手部疾病
Disorders of the Hand

第 1 卷
Volume 1

手损伤
Hand Injuries

主 编 （英）伊恩·A.特雷尔（Ian A. Trail）

（英）安德鲁·N. M.弗莱明（Andrew N. M. Fleming）

主 审 徐文东　高伟阳

主 译 杨晓东　糜菁熠　李志杰

副主译 林 平　赵晓航　竺 枫　朱孜冠　吴攀峰　余 霄

北方联合出版传媒（集团）股份有限公司
辽宁科学技术出版社
·沈 阳·

Translation from the English language edition:

Disorders of the Hand

Volume 1: Hand Injuries

edited by Ian A. Trail and Andrew N. M. Fleming

Copyright © Springer-Verlag London 2015

This Springer imprint is published by Springer Nature

The registered company is Springer-Verlag London Ltd.

All Rights Reserved

图书在版编目（CIP）数据

手损伤 /（英）伊恩·A. 特雷尔（Ian A. Trail），（英）安德鲁·N.M.
弗莱明（Andrew N. M. Fleming）主编；杨晓东，糜菁熠，李志杰主译. —
沈阳：辽宁科学技术出版社，2022.1

ISBN 978-7-5591-2114-1

Ⅰ.①手… Ⅱ.①伊…②安…③杨…④糜…⑤李… Ⅲ.①手 —
骨疾病 — 诊疗 Ⅳ.①R681.7

中国版本图书馆CIP数据核字（2021）第124851号

出版发行：辽宁科学技术出版社
　　　　　（地址：沈阳市和平区十一纬路25号　邮编：110003）
印　刷　者：辽宁新华印务有限公司
经　销　者：各地新华书店
幅面尺寸：210mm×285mm
印　　张：25.25
插　　页：4
字　　数：600千字
出版时间：2022年1月第1版
印刷时间：2022年1月第1次印刷
责任编辑：吴兰兰
封面设计：王思雨
版式设计：袁　舒
责任校对：栗　勇

书　　号：ISBN 978-7-5591-2114-1
定　　价：298.00 元

投稿热线：024-23284363
邮购热线：024-23284357
E-mail:2145249267@qq.com
http://www.lnkj.com.cn

译者名单

主　　审：徐文东　高伟阳

主　　译：杨晓东　糜菁熠　李志杰

副 主 译：林　平　赵晓航　竺　枫　朱孜冠　吴攀峰　余　霄

译　　者（按姓氏拼音排序）：

包先国　陈　博　陈　佳　陈　强　褚庭纲　葛　蒙

顾仕林　郭恩琪　何　亮　侯　彪　侯　桥　黄显军

黄志丹　蒋泽辉　林　涧　刘刚义　毛建水　孟思嘉

牛　杨　沈立锋　宋　杰　孙文海　滕晓峰　田　林

田茂元　王海涛　王扬剑　吴　睿　谢松林　杨　锦

叶红禹　尤加省　赵云珍　周飞亚　周洪翔　朱海锋

朱跃良

主译助理：卢鸿瑞　吴建龙

译者简介

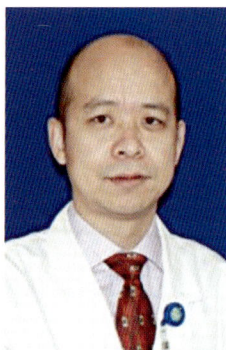

杨晓东，主任医师，浙江省人民医院手外科和修复重建外科主任，中华医学会手外科学分会先天畸形学组委员，中国医师协会显微外科学分会委员，中国康复医学会修复重建外科专委会委员，浙江省医学会手外科学分会及显微外科学分会副主任委员，浙江省医师协会手外科医师分会及显微外科医师分会副会长，世界重建显微外科（WSRM）国际委员，美国手外科协会（ASSH）国际委员，《中华显微外科杂志》《组织工程与重建外科》《实用手外科杂志》编委等。发表核心期刊专业论文 30 余篇，其中 SCI 论文 3 篇，参编专著 5 部，获省市科研成果共 4 项。

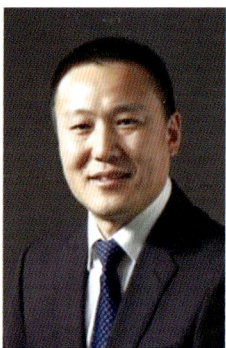

糜菁熠，苏州大学附属无锡九院（无锡市骨科医院、无锡市第九人民医院）副院长，博士生导师，中华医学会手外科学分会委员，中华医学会手外科分会腕关节镜学组副组长，中华医学会手外科学分会周围神经学组委员，中国医师协会手外科医师分会委员、副总干事长，江苏省医学会显微外科学分会候任主任委员，江苏省医学会手外科学分会副主任委员，白求恩公益基金会骨科基层教育专业委员会秘书长，美国手外科协会（ASSH）国际委员，SICOT 中国部运动医学专委会常委，APWA 亚太腕关节协会委员，《中华手外科杂志》编委、《中华显微外科杂志》通讯编委等。发表核心期刊专业论文 30 余篇，其中 SCI 论文 5 篇，参编专著多部，获中华医学科技奖二等奖 1 项，及省市科研成果十余项。获江苏省"科教强卫"医学重点人才、江苏省"首届百名医德之星"等称号。

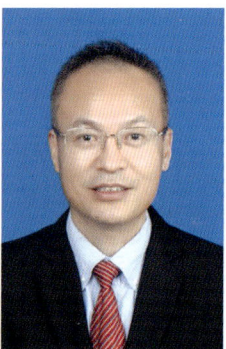

李志杰，温州医科大学附属第二医院创面修复科主任，骨科学系副主任，主任医师，硕士生导师，中华医学会手外科学分会常务委员，中华医学会骨科学会骨显微修复学组委员，中华医学会手外科学会再植再造及皮瓣学组委员，中国医师协会手外科医师分会及显微外科医师分会委员，华东地区手外科学会委员，浙江省医学会手外科学分会主任委员，浙江省医师协会手外科医师分会副会长，浙江省医学会整形外科学会委员，温州市医学会手外科学会主任委员等。发表中文核心期刊专业论文 50 余篇，SCI 论文 14 篇，参编专著多部，获省市科研成果数项。

译者序

　　手损伤是手外科最常见的疾病之一。临床上的手损伤疾病既简单又复杂，是青年手外科医生手术操作技能提高的载体。由于手部解剖与功能的特殊性，部分临床医生往往容易忽视手损伤的诊治要点与细节，处理欠规范，出现临床效果的差异性。因此，拥有一本专业的手损伤诊治指南尤为重要。

　　一年前，有幸接手由国际知名手外科矫形外科专家 Ian A. Trail 与 Andrew N. M. Fleming 教授主编的 *Disorders of the Hand Volume 1: Hand Injuries* 的翻译工作。当仔细拜读了该著作各大章节时，我们非常惊讶于主编团队严谨认真的治学作风和专著的全面性与系统性。该著作关注了手部的每一个细节，针对不同结构的损伤特点，从解剖、损伤机制、病理、分型、诊断与治疗等各方面作了简洁明了的阐述，多视角展示了相关临床精要，并附上直观易懂的插图，帮助读者快速理解手损伤专业理论，掌握诊治原则。

　　为了更准确地还原编者的思想，我们特邀众多手外科专家进行反复交叉校审翻译和专题讨论，力求专业术语的规范化并符合国人语言习惯。其间，也得到了《中国临床解剖学杂志》主编徐达传教授、中国医师协会手外科医师分会劳杰会长、中华医学会手外科学分会田文主委等专家的指点与帮助，倍感荣幸。该译著的出版，凝聚了我们翻译团队的每一位专家同仁的辛勤汗水，更离不开主审专家徐文东教授、高伟阳教授的激励与悉心指导，在此深表感谢！

　　"他山之石，可以攻玉"，希望此书能带给读者裨益丰富的收获。由于我们的英语水平有限，书中翻译的错误与不足之处，敬请广大读者同仁批评指正。

杨晓东　糜菁熠　李志杰

前言

　　近年来，手腕部疾病的诊治方面取得了重大进展，众多患者的生活质量得到了显著改善。本书的编者均是手外科领域的精英，他们拥有丰富的手外科诊治与处理的经验，走在专业领域的前沿，受到国际的广泛尊重。

　　本书所涵盖的各专题内容均附有相应的图像、X线片和线条图，且图文并茂，提供了详细的手外科手术操作指导。每一章节的参考文献都是精心挑选的经典论文或最新的专科诊治理论。

　　因此，我们希望本书的出版能够对临床手腕部疾病的诊治有较大的促进作用，并激励专科医生对疾病治疗方案有着更系统全面的思考，为患者提供更好的治疗。

　　最后，我们也真诚感谢所有的参编人员以及 Diane Allmark 等的辛勤付出，也感谢我们的家人的大力支持。

Wrightington, Lancashire, UK　Ian A. Trail, MBCHB, MD, FRCS (Edin),
FRCS (Lon), ECFMG
London, UK　Andrew N. M. Fleming, FRCS (Edin), FCS (SA) Plast

致谢

我们真诚地感谢所有参编者，正是有了他们的共同努力，该书才能及时出版并与读者见面。尽管每位编者都有繁忙的临床工作和其他诸多事项，他们仍然完成了高质量的章节内容。我们非常享受阅读这些经典的内容，也希望对您的临床诊疗有所帮助。

我们也特别鸣谢 Springer 允许我们开展这个项目，并特别感谢 Rachel Glassberg 的帮助、建议和鼓励。

最后，我们要感谢我们的秘书们，特别是 Diane Allmark，以及她们各自的家庭。她们容忍着我们反复阅读和校对手稿，付出了比我们想象得更多的努力！

编者名单

Brian D. Adams, MD Department of Orthopaedics, University of Iowa Hospitals and Clinics, Iowa, IA, USA

Sharifah Ahmad Roohi, MD, FRCS, MCh Orth Department of Orthopaedics, Faculty of Medicine and Health Sciences, Universiti Putra Malaysia, Serdang, Selangor, Malaysia

R. Amirfeyz, MD, MSc, FRCS (Trauma and Orth) Department of Orthopaedics, Bristol Royal Infi rmary, Bristol, UK

Christopher Armitstead, MBBS (Lond), MRCS (RCSoE), FRCS (Tr & Orth) Department of Hand Surgery, Leighton Hospital, Crewe, Cheshire, UK

Anthony Barabas, BM, BSc, MRCS (Eng), FRCS Department of Plastic Surgery, Hinchingbrooke Hospital, Huntingdon, UK

Richard Barton, MBBS, FRACS (plastics) Plastic and Reconstructive Surgery Unit, The Royal Melbourne Hospital, Melbourne, VIC, Australia

Douglas A. Campbell, ChM, FRCS.Ed, FRCS(Orth), FFSEM(UK) Department of Trauma and Orthopaedic Surgery, Leeds Teaching Hospitals NHS Trust, Leeds, UK

Jeremy Cashman, MB BS, BA, BSc, MD, FRCA, FFPMRCA Anaesthesia and Acute Pain Management, St George's Hospital, London, UK

Louise A. Crawford, FRCS(Tr & Orth) Department of Orthopaedic Surgery, Tameside General Hospital, Ashton Under Lyne, Lancashire, UK

T. R. C. Davis, FRCS Department of Orthopaedics, Nottingham University Hospitals, Queen's Medical Centre, Nottingham, UK

Subodh Deshmukh, MS, MCh (Orth), FRCS, FRCSG, FRCS (Orth) Department of Trauma and Orthopaedic, City Hospital, Dudley Road, Birmingham, UK

David Elliot, MA, FRCS, BM, BCh St Andrews Centre for Plastic Surgery, Broomfi eld Hospital, Chelmsford, UK

Andrew N. M. Fleming, FRCS(Edin), FCS(SA)Plast Department of Plastic Surgery, St Georges Hospital, London, UK

Grey Giddins, BA, MBBCh, FRCS(Orth) FRCSEd Department of Orthopaedic, The Royal United Hospital, Bath, UK

Henk Giele, MBBS, MS, FRCS, FRACS, AMRACMA Department of Plastic Reconstructive and Hand Surgery, Oxford University Hospitals, Oxford, UK

Michael J. Hayton, BSc (Honours), MBChB, FRCS (Tr&Orth), FFSEM (UK) Consultant Orthopaedic Hand Surgeon, Upper Limb Unit, Wrightington Hospital, Wigan, Lancashire, UK

N. R. Howells, MSc, FRCS (Trauma & Orth) Department of Orthopaedics, Bristol Royal Infi rmary, Bristol, UK

Simon P. J. Kay, FRCS, FRCSE(hon) FRCS (Plas Surg) Department of Plastic Surgery, Leeds General Infi rmary, Leeds, UK

Richard Kennedy, MB BS, FRCA Anaesthesia and Pain Management, St George's Hospital, London, UK

Simon L. Knight, FRCS Department of Plastic Surgery, Leeds General infi rmary, Leeds, West Yorkshire, UK

Caroline Leclercq, MD Consultant, Institut de la Main, Paris, France

Steven Lo, MA, MSc, FRCS Plast Canniesburn Plastic Surgery Unit, Glasgow Royal Infi rmary, Glasgow, UK

Carmel Martin, MB BCh Anaesthesia and Acute Pain Management, Wrightington Hospital, Wigan, Lancashire, UK

David McCombe MBBS, MD, FRACS Royal Children's Hospital, Melbourne, Australia St. Vincent's Hospital, Fitzroy, Melbourne, VIC, Australia

Lawrence Moulton, MBChB(Hons), MRCS(Ed) ST5 Trauma and Orthopaedics, All Wales Rotation, Morriston Hospital, Morriston, Swansea, UK University Hospital of Wales, ST6 Trauma and Orthopaedics, Heath Park, Cardiff, CF14 4XW, UK

Chye Yew Ng, MBChB (Honours), FRCS (Tr&Orth), DipSEM, BDHS EBHSDip Consultant Hand and Peripheral Nerve Surgeon, Upper Limb Unit, Wrightington Hospital, Hall Lane, Appley Bridge, Wigan, Lancashire, UK

Matthew Nixon, MD, FRCS (Orth) Consultant Hand and Peripheral Nerve Surgeon, Upper Limb Unit, Wrightington Hospital, Hall Lane, Appley Bridge, Wigan, Lancashire, UK

Mark Pickford, FRCS Plast Department of Plastic Surgery, Queen Victoria Hospital, East Grinstead, UK

S. Raja Sabapathy, MS, MCh, DNB, FRCS (Edin), MAMS Department of Plastic Surgery, Hand and Reconstructive Microsurgery and Burns, Ganga Hospital, Coimbatore, India

David J. Shewring MB BCh, FRCS(Orth), Dip Hand Surg(Eur) Department of Trauma and Orthopaedics, University Hospital of Wales, Cardiff, UK

Ian A. Trail, MBCHB, MD, FRCS (Edin), FRCS (Lon), ECFMG Department of Orthopaedics, Wrightington Hospital, Wigan, Lancashire, UK

Hari Venkatramani, MS, MCh, DNB Trauma Reconstructive Surgery, Ganga Hospital, Coimbatore, India

Stewart Watson, FRCS, MRCP Plastic Surgery Unit, Wythenshawe Hospital, Manchester, UK

Robert I. S. Winterton, BMedSci, MBBS, MRCS, MPhil FRCS (Plast) Department of Plastic Surgery, Wythenshawe Hospital, Manchester, UK

目录

第一章 血管

Henk Giele, Richard Barton

关键词

血管损伤；手与上肢；缺血

引言

上肢血管疾病种类繁多，伴随着不同的临床表现和治疗方案。血管功能不全是导致细胞凋亡的关键因素，也可造成组织损害但不足以导致组织坏死。这是由血管组织结构异常（血管破裂、血栓形成、栓塞等）、生理调控机制异常导致的。最终，由于缺乏血供，肢体出现各种血管疾病的相关症状。

对每一例血管疾病，需要全面了解血管的解剖及可能的诊断，才能进行更有效的评估和治疗。在本章中，我们将讨论上肢血管的解剖、血流动力学调控机制，并对创伤性、压迫性、闭塞性、痉挛性、肿瘤性和全身因素引起的血管疾病的评估、检查和治疗分别进行概述。

对疾病发病率和特性等一定程度的了解将有助于对检查结果作明确的解释，并在出现易混淆甚至互相矛盾的症状和体征时做出正确的诊断。

发生血管疾病时，上肢动脉系统通过建立侧支循环动脉网和生理调控机制可以得到有效的代偿。手是血管走行的"终末端器官"，最终均会表现出相应的症状。

解剖

在评估与处理血管损伤时，外科医生必须熟悉上肢血管的解剖、常见解剖变异及典型的侧支循环。

动脉系统

上肢血液由左右锁骨下动脉提供，两者在第一肋骨外缘，腋窝顶处移行为腋动脉。

> 临床学习精华：锁骨下动脉的 5 个分支（关键词记忆法 VIT amin C&D）
>
> V：Vertebral（椎动脉）
>
> I：Internal thoracic（胸廓内动脉）
>
> T：Thyrocervical trunk（inferior thyroid、suprascapular、transverse cervical）[甲状颈干（甲状腺下动脉、肩胛上动脉、颈横动脉）]
>
> C：Costocervical trunk（first intercostal、deep cervical）[肋颈干（第一肋间动脉、颈深动脉）]
>
> D：Dorsal scapular artery（肩胛背动脉）

腋动脉走行至大圆肌下缘周围后移行为肱动脉。腋动脉根据其与胸小肌的关系分为三部分（内侧、深部、下部）和 6 个分支（胸上动脉、胸肩峰动脉、胸外侧动脉、肩胛下动脉、旋肱前动脉、旋肱后动脉）。除了胸廓血管外，这些都是肩部的重要侧支循环。

Sixties–supreme thoracic（胸上动脉）

Teens–thoraco–acromial axis（胸肩峰动脉）

Love–lateral thoracic（胸外侧动脉）

Sex–subscapular trunk（肩胛下动脉）

And–anterior and（旋肱前动脉）

Pot–posterior circumfl ex humeral（旋肱后动脉）

肱动脉进入上臂内侧的屈肌间室，然后在其间隙下行，逐渐转向前方直到位于肱骨髁上之间的肘前窝区，在桡骨颈平面分为桡动脉和尺动脉。肱动脉主要分支有肱深动脉、尺侧上副动脉和尺侧下副动脉。肱深动脉与桡神经伴行，向后外下绕肱骨到前外侧，随后在肘关节周围与桡侧返动脉、骨间返动脉构成动脉网；尺侧上、下副动脉经肱骨内上髁前后分别与尺侧返动脉远端吻合。这些分支是肘间侧支循环的主要来源。

桡动脉是肱动脉的直接延续，在前臂近端走行位置较尺动脉浅表，起始段在肱二头肌腱膜和肱桡肌，随后向浅表沿着旋前圆肌、指浅屈肌和拇长屈肌到达腕部。在腕关节以近发出掌浅支和腕关节掌侧支，然后转向背侧在第一伸肌间室下走行。在鼻烟窝处发出腕关节背侧支和第一掌背动脉，最后经第一骨间背侧肌两头之间进入掌侧形成掌深弓。

尺动脉走行于旋前圆肌深面和指浅屈肌腱纤维弓深面，在前臂近端内侧 1/3 处与尺神经伴行，走行于指深屈肌肌腹的浅面。尺神经血管束行至尺侧腕屈肌桡侧深面到达腕部。在豌豆骨以近 2~5cm 处发出背侧皮支、腕关节掌侧支和背侧支。尺动脉穿过腕横韧带浅面进入手部，继续走行组成掌浅弓，并发出掌深支进入 Guyon 管。

骨间总动脉起始于距肘部几厘米的尺动脉，随即分为骨间前动脉和骨间后动脉。二者分别沿着骨间膜的前后侧下行至腕部，通过穿支穿骨间膜吻合，远端与腕关节掌侧及背侧动脉弓吻合，

形成手部侧支循环通路。

手腕部的动脉弓系统，具有丰富的血管吻合网和侧支循环，但通常会出现解剖变异，特别是手的桡侧部。该动脉弓系统最近端是围绕腕部的掌侧与背侧腕骨段血管，其血供来自桡动脉、尺动脉和骨间动脉的分支。掌腕弓发出分支至手的远端与掌深弓吻合；第 2~4 支掌背动脉来自腕背动脉网，走行在掌骨间隙，在掌骨头周围与掌侧血管穿支有充分吻合，继而分为指背支供应相应的 4 个手指近端。

掌浅弓是尺动脉穿过屈肌支持带后的直接延续，位于掌腱膜深面，在外展拇指的平面，由动脉弓发出指动脉分支，尺侧为小指固有动脉，分布于小指尺侧，其余 3 支为指掌侧总动脉，分别分布于 2、3、4 指蹼。

掌深弓是桡动脉的延续，经骨间背侧肌两头之间然后经拇收肌横头斜头间隙进入手掌。掌深弓位于掌浅弓近端平面及屈肌腱深面。通常情况下，掌深弓通过发出第一个分支（第一掌侧动脉或拇主要动脉）供应拇指血液，沿着第一掌骨在掌骨头远端分为两支拇指掌侧指动脉。示指桡侧的血液供应大多来自掌深弓或拇主要动脉，也可来自掌浅弓。掌深弓的凸面发出 3 条掌心动脉，在掌骨头远端与掌背动脉及对应的指掌侧总动脉吻合。因此，5 个手指的血供均来自尺桡动脉吻合形成的掌深弓及掌浅弓。

手掌两个动脉弓也可能存在变异。掌浅弓通常由桡动脉掌浅支形成，但也有通过正中动脉或掌深弓的分支形成。掌深弓很少发生变异，98.5% 是由尺动脉的深支形成的。

指总动脉分出 2 条指固有动脉，在 Grayson 和 Cleland 韧带之间与 2~5 指的同名指神经伴行到指端。两支动脉在手指近端、中段和远端深部发出 3 条掌侧指横弓相互吻合。指动脉是掌指间关节和指间关节的主要供血动脉，分别有 2 条背侧支与指背动脉吻合。

拇指有两条掌侧固有指动脉的交通支：一条位于近节指骨颈，另一条穿过屈肌鞘滑车，远端

指腹区走行于屈肌腱止点与末节指骨粗隆之间。与其余4指类似,从指动脉发出更多分支到指间关节、拇指背侧、甲床和屈肌腱鞘。

有些动脉的解剖变异存在争议,目前已经证实手部桡侧的动脉变异率较高。主要供应拇指的掌尺侧指动脉仅60%是由第一掌心动脉构成的,此外也有发自第一掌背动脉、掌浅弓和桡动脉浅支。尽管起始来源不同,一旦达到尺侧籽骨水平,尺掌侧指动脉就恒定走行在拇指浅表尺侧。

腕上部位最常见的变异是肱动脉发出的桡动脉高位分支。这种变异更容易发生在肱动脉近段较高的位置而非下段,在上臂发生率大约为12%。虽然桡动脉在前臂部位不常发生变异,但也有血管位于更浅表位置,如位于肱桡肌表面(不在内侧缘)、腕部位于第一至第三伸肌间室浅面。尺动脉很少发生变异,其起源有所不同,较常见起源于肱动脉高位,典型的可出现前臂屈肌较浅的位置;也有起源于肘以下5~7cm的位置。

据报道,遗存正中动脉发生率为4.4%~27%。在胚胎发育过程中,正中动脉发自骨间前动脉,在前臂伴随正中神经走行进入手掌。在胎儿生命的最初几个月,该动脉主要供养上肢的远侧。在正常发育过程中,正中动脉随着桡动脉和尺动脉的发育常常会退化甚至消失。在胚胎形成后正中动脉伴随着正中神经穿过腕管,可能吻合组成掌浅弓,也可能形成一条或两条掌侧指动脉。

静脉系统

静脉系统是指由浅、深静脉与其穿支联合组成的静脉网。在静脉系统中存在瓣膜,阻止血液反流或从深静脉逆流回浅静脉。深静脉数量较多,在肌层与动脉伴行形成静脉丛。大量浅静脉在手背形成手背静脉网,有利于手掌部静脉回流,然后汇于前臂桡侧和尺侧,分别流向头静脉和贵要静脉。头静脉和贵要静脉沿着上肢外侧和内侧走行,是上肢主要回流途径。

在肘部以远,头静脉分出一支肘正中静脉,也接受来自深静脉的血液并斜向内上方汇入贵要静脉。头静脉在肘上方走行于肱二头肌外侧,经三角肌胸大肌肌间沟,穿过胸锁筋膜汇入腋静脉。贵要静脉走行于上臂内侧,穿过上臂中段筋膜汇入肱静脉形成腋静脉。前臂常有的浅静脉也包括腕及前臂部屈肌浅面的正中静脉,与头静脉和贵要静脉吻合,但这个结构常常发生变异。

淋巴系统

上肢的淋巴结和淋巴管分为浅表和深部。浅表淋巴结只有滑车上淋巴结及胸三角淋巴结群,每组仅有少量淋巴结。滑车上淋巴结组位于肱骨内上髁的上方,贵要静脉的内侧。胸三角淋巴结组位于三角肌沟内并靠近头静脉,锁骨下方。浅表淋巴管与头静脉、正中静脉和贵要静脉伴行。浅表淋巴管主要与腋下深部淋巴管相通,深部淋巴结沿着前臂动脉和肱动脉分布。腋窝淋巴结通常有20~30颗,用外科术语称为一级至三级,一级位于胸小肌远端,二级位于胸小肌深部,三级位于腋窝顶(胸小肌近端)。

生理

手部的微血管系统为组织输送营养物质并参与体温的调节。用来保持组织活力的血流通常只占潜在血流的10%~20%,其余血流则用来进行体温调节。微循环系统很大程度能对血容量波动进行调节,同时也受周围环境的影响,包括局部的因子、代谢的需要、循环介质和中枢神经交感系统。

机体通过携氧水平和代谢产物介导局部代谢需求,影响微循环血流量,从而维持足够的营养需求。

内皮细胞通过细胞因子、生长因子、前列腺素类和其他生物活性大分子的合成与释放参与调节血管张力。血管舒张介质包括前列环素、一氧化氮等,血管收缩介质包括内皮素-1等。

交感神经系统作用于血管平滑肌的α-肾上腺素能受体进而引起血管收缩。神经纤维附着于血管周围并进入手和前臂的动静脉壁内。

上肢血管疾病的诊断

病史和临床表现

上肢血管疾病的临床表现包括明显的缺血症状如疼痛、手指远端的溃疡或坏疽，以及提示血供不足（亚临界血流量）的征象，如跛行、四肢冰凉、感觉异常和皮肤颜色的改变。

患者可表现为急性期或慢性期的不同临床表现，随着时间推移症状会发生变化。急性坏死或开放伤口比较容易进行评估，但对于慢性、轻度或间歇性的主诉诊断则较困难，这有赖于进一步的检查。

患者可有近期创伤、慢性职业病或者反复手部损伤和振动伤的病史，如果非创伤性患者，则要进一步追问其既往病史，如动脉粥样硬化性疾病、心肌缺血、心律不齐、恶性肿瘤、糖尿病、系统性结缔组织疾病、吸毒、烟草和恶病质家族史等。导致周围血管疾病的因素可能在受伤前就存在或者原血管脆性增加更易被损伤。对于慢性或迟发性症状，一定要询问其加重或者缓解的因素，如活动、手臂的姿势、周围环境和情绪压力。

查体

查体范围包括整个上肢和颈部，目的是确定血管的完整性和损伤的部位。

视诊即可发现开放性血管创伤、关节脱位和畸形，以及更细节的表现包括皮肤颜色的改变、毛发缺失、瘢痕、指尖萎缩、坏疽溃疡、细小出血和指甲真菌感染。

触诊包括检查肢体温差、皮肤纹理、毛发生长情况、毛细血管再充盈和脉搏强弱。既往损伤部位可能会出现巨大的动脉瘤、动静脉瘘和血肿。

诊断时还可以采用有效的查体试验，如 Allen 试验可检测手部双侧血液供应、手和手指侧支循环的情况。术者双手同时在腕部按压桡动脉和尺动脉，患者反复用力握拳和张开手指至手掌变苍白，然后依次释放血管，观察手掌颜色变化，重复多次变换动脉放开顺序，延迟灌注或者灌注失败则表明手掌侧支循环不良。

如果脉搏无法触及，可使用便携式多普勒超声探测。但多普勒信号的存在不能作为诊断标准，因为完全闭塞的动脉仍可显示多普勒信号。

辅助检查

通过临床表现、病史和查体结果来决定合适的辅助检查。出现远端血管损伤和无脉搏的开放伤口、骨折、脱位等不需要过多的检查，而是需要进行及时手术探查和复位。

但是对于慢性疾病，需要特殊的相关实验室检查，如 ESR、类风湿因子和抗核抗体等。有些情况下，特别是怀疑栓塞时，还需要行心电图和心脏超声心动图。经过上述检查后，许多患者因此而获益被转诊到风湿科、心内科或血管外科等专科治疗。

血管检查主要目的是判定上肢血管结构完整性和抗压能力。通常结合不同的辅助检查能够区别血管闭塞和血管痉挛，当同时出现时也能判定两者相对的重要性。

多数情况下首选平片检查，有利于发现静脉石、血管钙化、异物和任何的骨性结构异常。血管超声、CT、MRI 大大提高了超声科和放射科医生的诊断能力。

多普勒超声方便实惠，它能够区分静脉血流和动脉血流，评估血流动力学和血管管腔形态。一条正常的血管产生三相波形，而异常血管则形成单相波形。脉冲回波成像应用声波在血管壁形成一个二维表象。但是该检查依赖于操作者技术，且不能充分评估上肢动脉血流量。

彩色双工多普勒成像可以提供血管结构和功能的信息，在监视器上显示的红色或蓝色的强度变化表示血流方向和速度。这种非侵入性的技术既经济又可重复。它有助于区分上肢肿瘤，如神经节与动脉瘤的鉴别，也可以找到局部血管阻塞的部位。

体积描记仪或数字脉冲容量记录仪是通过检测肢体或者手指体积变化来测定流量的技术，并可以测量血液对温度变化的反应。它产生特殊的脉冲容量能够用来鉴别血管阻塞和血管痉挛引起的狭窄，这有助于血管痉挛性疾病的进一步评价，通过观察局麻阻滞下受冷或血管收缩手指的反应来预测交感神经切除术的预后。麻醉状态下的手指，模拟了交感神经切除术后的生理状况，因此周围环境应激下的症状的改善是对手术成功的积极预示。

寒冷应激试验是在寒冷刺激下通过监测血管灌注情况和温度的改变来评估手指血管在生理应激下的反应能力，该试验在诊断雷诺现象时最常用。

磁共振成像／磁共振血管成像（MRI/MRA）、CT血管造影（CTA）或者常规血管造影在血管辅助检查中应用广泛。血管造影仍是肢体静态结构细节评价的"金标准"，为手部远端和手指的血管重建提供关键的信息。但这种方法是侵入性的，需要碘造影剂并且暴露于射线，可能会引起受损血管进一步痉挛。对于明显的腔外病变，若无其他检查的帮助，它可能检测不到。

MRI/MRA 没有电离辐射，不会引起造影剂潜在的过敏反应，不会诱发血管痉挛并且没有肾毒性。MRI/MRA 能够提供有用的血流速度、容量和方向的信息，但对体内金属和内植物有限制。相比于 CTA 和血管造影检查，它的空间分辨率较低和对血管壁特异性不可靠，这是在手部小血管成像中必不可少的。

CTA 检查患者暴露在辐射下，并且需要静脉注射造影剂，但是不像常规血管造影需要置入动脉导管。CTA 检查耗时短并且应用广泛，相比于 MRA，它提供了良好的血管特性和高空间分辨率，并且具有综合评价非血管结构的优势。通常情况下，每一个特定患者的最佳治疗方案都需要和放射科医生讨论后决定，也有赖于当地专业知识水平和设备可用性。

血管损伤病因

创伤

创伤占上肢血管疾病的一半左右。血管创伤可分为穿透伤（开放伤）和钝挫伤（闭合伤）。穿透性创伤引起的急性血管损伤通常容易诊断，临床预后不仅取决于重建足够的血液循环，还需处理好合并骨、神经和软组织损伤等复杂问题。钝挫伤应该考虑有无撕裂伤或者重要血管的阻塞，急性缺血或亚临床血管损伤应及时探查、鉴别和规范治疗。

对于创伤患者是通过损伤机制及临床表现来决定治疗方式的；对于多发伤患者，在正确评估上肢损伤前，需要优先开放气道及呼吸循环的管理。

穿透伤

多数患者的上肢穿透伤是单一的损伤，直接压迫出血点止血和抬高患肢是控制出血的有效方法。在外周循环系统中几乎所有类型的出血都可用该方法止血，包括严重的肱动脉部分损伤（由于血管不回缩并且血栓形成困难，常常比血管横断伤更难控制出血）。

延长止血带使用时间是不合理的，止血带只是有利于阻断远端肢体的侧支循环；另外常见的错误是敷料覆盖位置不当和包扎过多不合理。一般情况下可通过简单的止血带控制，也可去除所有敷料，找准并直接压迫出血点，即可有效地控制出血。注意切勿使用有潜在损害的器械（如动脉夹），盲目地进入充满血液的伤口并试图控制失血，这样很可能损伤神经，并影响血管的重建。

上肢开放性损伤中的肱动脉或以远的血管损伤很少需要紧急手术控制出血，急诊手术的指征是恢复肢体的缺血，这与腋动脉或锁骨下动脉损伤不同，因为后者解剖位置较深和出血量大，可造成生命危险，若不进行急诊手术控制病情难度极大。

一旦出血被控制，即可进行有效的肢体损伤评估，特别是软组织、神经和骨关节的损伤程度。只有在手术室麻醉下对血管损伤区域仔细探查，才能更好地判断肢体血管的完整性。可以通过皮肤的颜色、温度、毛细血管再充盈程度和脉搏的触诊来评估肢体的灌注情况。毛细血管反应和指尖粉红色的表现不是肢体血液供应充足的指标，而是侧支循环良好的表现，如果误判可能会导致肢体渐进性坏死或缺血丧失活性。多普勒超声阳性或远端脉搏触及也不是可靠的近端血管完整的征象，存在的脉搏可能是通过侧支循环回流或者受损部位波动的影响。除了 X 线片外，血管造影等进一步检查不但没有帮助，而且还会浪费时间。

显然，修复重要动脉对于挽救肢体是至关重要的，但我们也建议修复单独次重要的动脉，如肱深动脉的远端、桡动脉或尺动脉，以免肢体进展为相对缺血的状态，并减少因灌注不足引起的临床症状，如畏寒、跛行等症状。血管修复也有助于骨与软组织的愈合和神经的恢复。缺失供养手的一条主要动脉可能会增加另一部位动脉闭塞和血管损伤的风险。众多单独修复桡动脉或尺动脉损伤的报道显示，随访动脉通畅率只有 50%，没有修复血管栓塞或血管结扎的后遗症。然而其他研究表明，结扎或闭塞腕部的桡动脉或尺动脉，50% 患者主诉出现手部无力症状，25% 感觉异常，15% 对寒冷刺激不敏感。桡动脉作为移植血管应用于冠状动脉旁路移植术时，10% 的患者出现手部感觉异常或麻木。

钝性伤

钝挫伤引起的闭合性动脉损伤常常伴有关节脱位或肱骨骨折。肩关节、肘关节和肩胛胸壁关节脱位可引起牵拉伤并导致动脉断裂和撕脱，或造成动脉内膜损伤致血栓形成的风险，如肩关节前脱位可导致腋动脉损伤。幸运的是锁骨下动脉的钝挫伤并不常见，一旦发生则是巨大挑战，它一般由高能量外伤引起，可导致锁骨、肩胛骨骨折及肩胛胸壁分离，可造成近端血管损伤，危及

生命。患者常表现为锁骨周围血肿、肩部明显肿胀，伴随臂丛神经损伤引起的神经功能障碍。及时进行血管造影以确认损伤部位，手术治疗修复血管是必需的。粥样动脉硬化的老年患者发生明显移位的肱骨骨折，有合并血管损伤的风险，通常是肱骨近端骨折脱位，通过旋肩胛动脉、肩胛下动脉撕脱或直接创伤导致腋动脉的损伤。

肱骨髁上骨折多发生在年轻患者，常造成肱动脉的错位、扭曲，或碎骨片直接压迫或刺穿血管。正中神经损伤（尤其是骨间前神经）比血管损伤更常见。对于合并血管损伤的肱骨髁上骨折，一定要注意有无神经损伤的临床表现。闭合性肱骨骨折通过复位和穿针固定来恢复肱动脉血流或者通过侧支循环重建，常能缓解急性缺血症状。若骨折手法复位后仍存在缺血表现，应及时发现并急诊手术，而不是进行血管造影延误处理。肱动脉损伤的部位常常是骨折的部位，损伤机制通常是由骨折碎片压迫引起的，也可能是骨折碎片直接造成的破裂，或者血管受压和扭曲致内膜损伤引起闭塞性血栓。进行血管探查可以明确血管损伤程度和进一步治疗方案。

肱骨髁上骨折复位固定后，手部血液灌注恢复但仍然无脉搏，这对医生来说仍然是个难题，如何选择合适治疗及是否需要手术探查仍然是个争议的问题。通常观点认为，手指尖粉红色和无脉不是手术指征，应该继续观察。由于动脉损伤发病率较高，持久的血管损伤造成后果严重，并且神经损伤风险大，微血管手术并发症出现率相对较低，因此，我们对肱动脉进行手术探查指征较低。骨折复位后 24h 内，出现肢体疼痛加剧、神经症状有进展或持续的桡动脉无脉搏，应立即手术探查。文献报道在 331 例的无脉搏的肱骨髁上骨折中，发现 157 例骨折复位固定后仍显示无脉（其中 98 例出现无脉伴指尖粉红色），手术探查后发现 70% 仍存在肱动脉损伤。手术探查发现动脉损伤的机制：创伤性动脉瘤形成、完全断裂或部分撕裂和骨折部位卡压等。这些研究表明，即使是粉红色并无脉的手也可能存活并且无明显

后遗症，血供依赖于侧支循环，且这些侧支在极端状态下必须有承受正常生理和功能的能力。

手术治疗

清洁、锋利、单一部位的穿透性血管损伤一般只需要端－端吻合修复。这可通过保守的血管游离后进行，但在张力较高或损伤的断端未彻底清创时不应直接吻合，采用血管移植术是理想的选择，部分撕裂通常可以直接修复或用静脉补片修复。

钝性损伤，血管可能完全断裂、撕裂（通常在分支的起源）或维持血管连续性的血管内膜损伤。

钝性损伤或开放性撕裂伤的发病机制也会涉及纵向牵拉的致伤因素，这将导致实际血管损伤比直视下或显微镜检查发现的损伤更广泛，并很难确定血管切除长度。在这种情况下，端－端吻合只会增加纵向张力和血栓形成的风险。通过密切观察提示内膜分离的红色条纹可评估血管损伤程度，并切除预计损伤血管长度，明确近端有充足的血流，方可进行血管移植。静脉移植物可从邻近的头静脉或贵要静脉及其分支中获取，虽然这些静脉位于受损区域，但其位于皮下，与肱动脉分开，通常不会遭受同样的损伤。移植静脉应该倒置进行吻合，并保持合适的长度和张力以避免扭曲，特别是在屈肘时。

我们也应考虑这些移植血管的远期作用和有无其他更合适的供区血管。头静脉和贵要静脉血管壁很薄，作为选取的移植物有内膜增生、扩张和退变导致血管闭塞的风险。心胸外科有较多文献报道动脉移植比静脉移植有更高的通畅率。动脉移植物常来自胸背椎弓根动脉、腹壁下动脉、旋股外侧动脉降支，或是厚度与动脉相近的静脉，如小腿远端静脉。虽然有以上理论的顾虑，但在134例肢体动脉损伤患者应用下肢静脉移植修复，5年随访显示有98%通畅率。

我们的经验是，术中或术后不必进行系统性抗凝（如普通肝素或右旋糖酐），术后使用手持式多普勒探头或数字脉搏血氧计对肢端血液灌注和脉搏进行密切的临床监测，足以确定吻合口的持续通畅性。

损伤血管通过手术修复可较好地恢复血流量，但对于缺血时间过长的肢体（＞3h），应进行预防性筋膜切开减压术，避免出现再灌注损伤。

动脉挤压伤

筋膜室综合征即由正常解剖筋膜室内压增高致组织灌注损害而产生的一系列症状和体征。上肢最常见于前臂，手内肌损害也会发生，而上臂肌群受损较少见。

前臂有4个肌间室：掌侧浅层、掌侧深层、背侧间室和背侧近侧间室（包括肱桡肌、桡侧腕长伸肌腱、桡侧伸腕短肌行于其中）。在手部，除了拇收肌和大小鱼际肌外，每个骨间肌都有自己的间室，但有人认为这些间室在低压力下没有作用，因此不是真正的肌间室。

引起筋膜室综合征的原因有多种，包括挤压伤、骨折、血肿、渗漏性损伤、烧伤和局部压迫等。基本上而言，任何导致间室容积减少、间室扩张受限（如烧伤焦痂引起）或间室内容物增加的因素均可引起筋膜室综合征。除创伤之外，间室内容物的增加也可由肾病综合征、静脉阻塞、感染和运动引起。运动引起的肌间室受压也有被称为复发性或慢性劳损性肌筋膜室综合征，它更常见于下肢，通常是短暂的，休息后可缓解。

发生筋膜室综合征是由于在固定的空间间室内组织病理性压力升高，阻止毛细血管血液灌注，使其不能维持组织活性，最终导致肌肉和神经缺血、坏死、纤维化，引起Volkmann缺血性挛缩。

Rowland描述了局部血流量和动静脉压力梯度的关系（LBF），由以下方程表示：$LBF=(Pa-Pv)/$局部血管阻力。

间室内局部血流量等于局部动脉压（Pa）减去局部静脉压（Pv）除以局部血管阻力。由于静脉是可压缩的，它的内部压力不应小于局部组织压力，故间室内组织压力上升时，局部静脉压力也升高，从而导致动静脉压力差降低，局部血流量减少。这是一个复杂的过程，在细胞水平，细胞外环境中代谢产物的聚积，增加毛细血管渗透压，进一步促进间质组织压力上升。正常毛细血管灌注压在25mmHg左右，间室内压在5mmHg左右，间室内压升高会影响毛细血管灌注。如果间室内压力升高至30mmHg，患者活动时感到疼痛；在40mmHg时被动牵拉疼痛；在50mmHg时常表现为剧烈疼痛和感觉异常；在60mmHg时缺血开始，但仍可触到脉搏，远端毛细血管血液回流，直到间室内压力高于收缩压。

这个公式与患者血压有关，间室内压比收缩压低20mmHg，其间室内血流量和氧分压下降；当低于收缩压10mmHg，血流完全停止，pH和氧分压明显下降；当挤压伤后肌肉出现该筋膜室综合征，至少低于收缩压10mmHg。

筋膜室综合征要点

典型的临床表现和体征5P出现时已经为时已晚！

Pallor：苍白。

Pain：疼痛。

Paraesthesia：感觉异常。

Paralysis：麻痹。

Pulselessnes：无脉。

间室内压力的轻微增加可以产生明显的负影响。

症状	间室内压力（最大25mmHg）
活动时疼痛	比正常降低5mmHg
被动牵拉时疼痛	比正常增加15mmHg
疼痛和感觉异常	比正常增加25mmHg
不可逆性缺血	比正常增加35mmHg
脉搏消失和苍白	比正常增加120mmHg（超过收缩压）
只要压力增加10mmHg，肌肉损伤就已经存在	

对于筋膜室综合征必须早期诊断早期处理。对于无近端神经损伤的清醒患者，疼痛是最重要的持续存在的症状，在抬高患肢或制动后并不会缓解，当手指被动伸展时，疼痛加剧。感觉神经纤维是最易缺氧的组织，指尖感觉敏感度下降是一个常见的临床表现。在神经肌肉开始缺血受损时（组织压低于收缩压），远端动脉搏动仍较明显。无脉和皮肤苍白是晚期症状，此时组织已经发生不可逆损害。

对于醉酒昏迷、头部重创或者气管插管的患者，临床症状相对有限，此时需要监测间室内压力。当怀疑筋膜室综合征、间室内压力上升30~45mmHg以上或呈现上升趋势时，建议急诊行筋膜切开术。

筋膜室综合征的延误诊断或漏诊的后果是灾难性的，对于任何高度怀疑的患者应立即进行筋膜切开减压术。在前臂掌侧行长弧形或直切口切开减压，始于肘横纹处，可斜至肱骨内上髁，从尺侧腕屈肌桡侧缘沿前臂尺侧下行达腕横纹处，然后切口平行于腕横纹，并切开腕管进行减压。通过切口完成浅层减压，牵开尺侧神经肌肉束、前臂中下1/3的指浅屈肌，很容易显露旋前方肌、拇长屈肌和指深屈肌，减压深层间室。最后，松解腕横韧带，必要时对肌肉组织的活性进行评估，并充分清创坏死失活的肌肉组织。

前臂背侧间室的减压可在外上髁远端沿着指总伸肌与桡侧腕短伸肌之间切开皮肤，向下延伸到腕上近2/3处，切开筋膜松解背侧肌肉和近侧组织。

在手部，沿第二和第四掌骨做两条纵向切口，达掌侧和背侧骨间肌间室及拇内收肌；切开桡掌侧和尺侧切口分别减压大小鱼际间室。在行急诊预防性筋膜切开术时不必对重要神经进行神经外膜松解术，该操作可能对骨筋膜室综合征或Volkmann挛缩预后有益。手指的减压行侧方正中切口，只适用于手指严重的受压，如烧伤后和焦痂（图1.1~图1.3）。

筋膜切开后伤口应该敷料覆盖，直至前臂肿胀消退后再缝合皮肤，可直接缝合全部伤口；也可先对皮肤做部分缝合，剩余部分皮肤行移植术

图 1.1　前臂挤压伤后肿胀

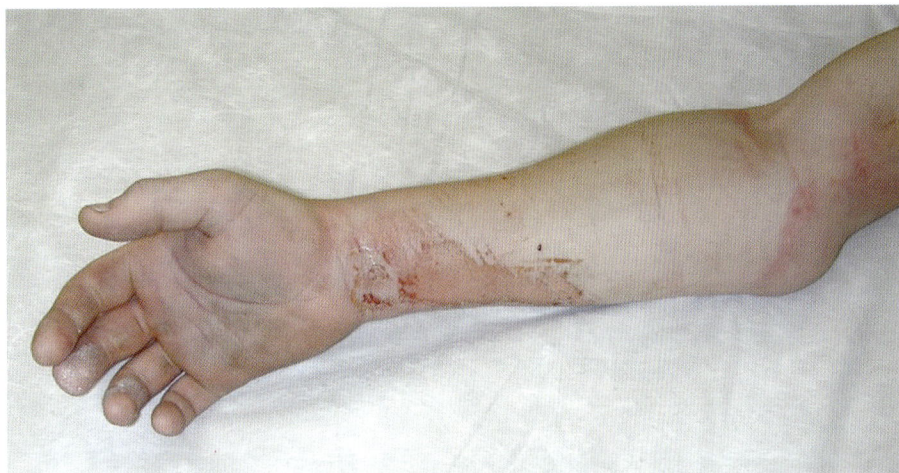

图 1.2　前臂及手掌筋膜切开术

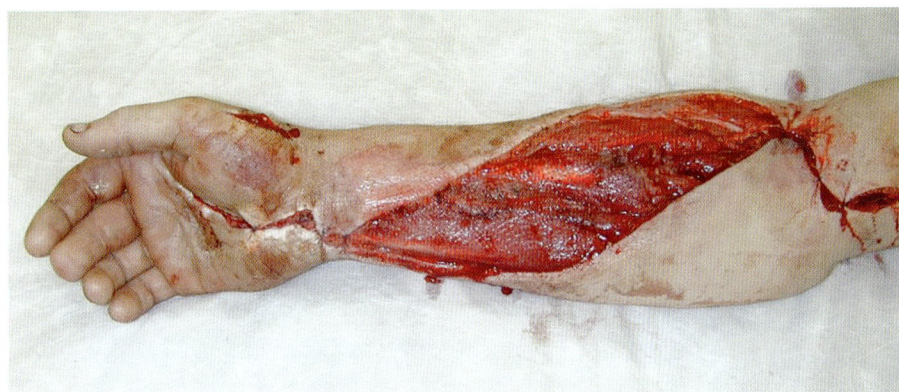

图 1.3　背侧筋膜切开术

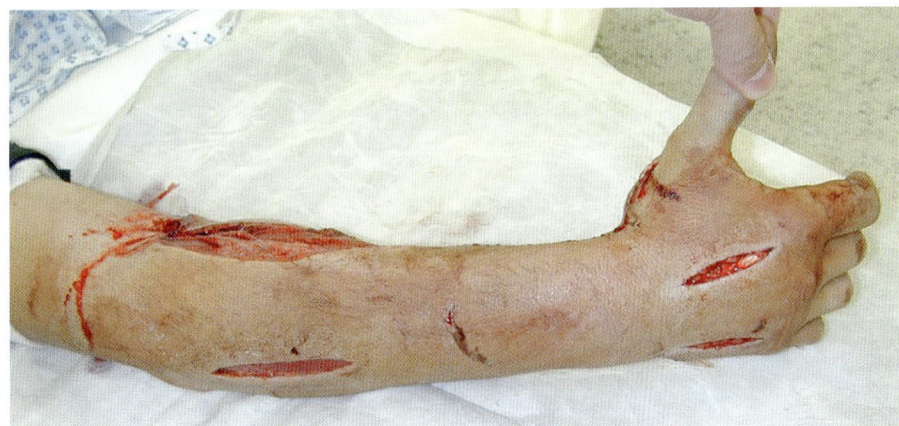

或二期处理。

急性血管闭塞的影响条件

　　上肢的急性动脉闭塞性疾病可由血栓形成、动脉栓塞和动脉瘤导致，但这些因素出现较少，最常见原因还是监测或血管造影置入动脉导管时的医源性损害所致。常见病理形式是创伤后尺动脉血栓引起的闭塞，也称为小鱼际撞击综合征。当上肢突然出现缺血表现，且患者伴有房颤或者心肌梗死病史，应该考虑动脉栓塞可能。然而，远端微血栓大多数是来源于上肢血管血栓或动脉瘤，很少来源于心脏。

根据 Rutherford 分型，可将急性肢体缺血进行分类和分型，这有助于评估和指导治疗（表 1.1）。

上肢静脉闭塞性疾病最常累及深静脉系统，常出现在伴有高凝状态、静脉内膜损伤或胸廓出口区静脉受压的患者之中，可表现为上肢肿胀、疼痛、皮肤变色和浅静脉扩张等。

Paget Schroetter 病表现为上肢深静脉血栓形成，常出现在近端大血管，可自发或伴有胸廓出口综合征。

血栓形成

非特发性上肢动脉闭塞最常见的类型是"小鱼际撞击综合征"，因手掌尺侧动脉血栓形成所致，即长期拍打掌面的重复性损伤导致手掌尺侧动脉内膜分离。这可形成动脉瘤和附壁血栓，最终导致尺侧动脉血栓性闭塞和远端动脉栓塞。该疾病临床表现由微血栓和手指侧支循环不足引起，继发性痉挛可使症状加重。

患者大多数为男性，长期吸烟、常年使用震动工具的劳动者多。血管损伤部位常为小指、环指和中指，表现为冷刺激过敏、疼痛、麻木、刺痛、溃疡，及指尖颜色可随着温度而变化。症状的严重程度也与桡动脉在手掌尺侧的血流供应程度相关，患者也可有远端动脉栓塞，导致间歇性手指缺血。

Allen 试验可用来判断尺动脉血流情况，可在手掌尺侧近端触及柔软有搏动的结构。血管造影或 MRA 能较清楚地显示血管段情况，并可作为依据选择准确的治疗方案。尺动脉血栓在血管造影

中表现为"串珠状"外观，这表明血管内膜交替纤维化和扩张，但这不能解释创伤后螺旋扩张和老年性动脉改变。

治疗目的是肢体恢复足够的血流，包括戒烟和保暖等保守治疗。如果症状主要由生理调控异常引起，而不是内部结构损伤问题，可早期进行血管介入溶栓治疗或扩张血管治疗，如颈胸交感神经切断术、星状神经节阻滞和口服抗交感神经药等治疗。

对于急性血栓形成、侧支循环不足、远端持续缺血或远端栓塞复发等情况应进行手术干预治疗，包括血管的切除、重建和移植。尺动脉手术探查从腕部开始，顺着闭塞动脉，经掌浅弓到达尺侧 3 支指固有动脉。在评估血管损伤的程度后，可用大隐静脉和足背小静脉进行血管移植治疗。

桡动脉也会形成血栓并成为栓塞的来源。它可发生在鼻烟窝，多由第一伸肌间室肌腱压迫导致。肱动脉或桡动脉血栓形成更常见于动脉压力监测或血管造影插管的医源性损伤。40% 动脉插管可引起暂时性血栓形成，但很少出现肢体缺血。一旦出现皮肤苍白、感觉异常和拇指、示指疼痛时，应立即拔除导管。切除和重建相应血栓段血管可有效地缓解症状。

栓塞

上肢血管栓塞占所有外周血管栓塞的 15%~20%，栓子最常来源于心脏（占 70%），常继发于心律失常、心室动脉瘤、心肌梗死和细菌性心内膜炎等疾病；其余 30% 来源于上肢变异的血管，如继发胸廓出口综合征的锁骨下动脉瘤和继发于动脉插

表 1.1 急性下肢缺血的 Rutherford 分型

	可存活	高风险	不可存活
感觉缺失	无	部分	完全
动脉多普勒	可闻及	不可闻及	不可闻及
运动障碍	无	部分	完全
疼痛	轻微	严重	剧烈
毛细血管反应	完全	延迟	缺损
静脉多普勒	可闻及	可闻及	不可闻及
治疗	紧急处理	急诊手术	截肢

管的桡、尺动脉血栓形成。

心脏来源的栓子往往较大，常导致肱动脉分支闭塞。手腕远端的栓塞常由锁骨下动脉或外周血管来源的微小栓子引起。急性发作性缺血是栓塞的典型临床特征，肢体远端表现为疼痛、肢体低温、皮肤颜色苍白、脉搏细弱。诊断栓塞应通过有针对性的病史询问和查体，以及有效的辅助检查，包括超声心动图和上肢血管造影。血管造影可以帮助确定栓子的来源，并区分栓塞与急性动脉血栓形成。

对于肱动脉栓塞的大栓子，可用肝素抗凝和 Fogarty 导管取栓治疗；手部的栓塞可以抗凝、溶栓或手术切除血管段并重建血管；但对于动脉粥样硬化性栓塞，溶栓治疗没有效果。

动脉内注射伤，包括非法药物（毒品）的使用、涉及高压溶剂和油漆产品的职业伤害、意外注射药物治疗等，导致化学性动脉内膜炎，继而出现血管痉挛和微粒状栓塞，从而引起动脉闭塞，患者可表现为疼痛、花斑和四肢厥冷。彩色多普勒检查有助于治疗方案的制订，血管造影能确定是否存在血管损伤及其远端闭塞程度。通常情况下，多发的远端血管栓塞无法进行动脉重建，唯一的选择是进行全身或动脉内治疗，治疗方案仍存在争议，并未达成普遍共识。血管扩张剂、溶栓剂、类固醇和抗凝血剂的多种联合应用方案已进入临床。肝素化能有效地预防血栓游走，进一步的治疗方案取决于血管痉挛和血栓形成对机体的影响。

动脉瘤

上肢动脉瘤，包括大部分获得性血管肿瘤，通常由反复创伤引起。最常见的部位是紧邻钩骨钩的尺动脉，也可发生在桡动脉掌浅支（在拇短展肌和拇对掌肌之间）、锁骨下动脉（由胸廓出口综合征、颈肋相关的动脉受压引起）和狭窄后扩张血管。在上肢任何部位发生的血管穿透伤或动脉插管均可形成假性动脉瘤，它不像真性动脉瘤具有动脉血管的 3 层结构，而是血液自动脉破口

流出被邻近组织包裹形成血肿。

动脉瘤通常的临床表现是远端血管栓塞或可触及的肿块等，很少有报道阻塞性血栓引起血管功能不全。动脉瘤查体为在动脉走行方向上可触及一个无痛性的软组织肿块，常可出现震颤并闻及杂音，彩色多普勒成像或血管造影可以确诊。

动脉瘤大多有潜在的并发症，如破裂和血栓栓塞，需要进行手术切除和重建受损血管。应充分探查动脉瘤的远近端，节段性切除并进行血管重建。

医源性损伤

动脉插管或药物注射可引起医源性动脉损伤。一些患者需要动脉穿刺检查或经动脉置管监测血压，成人最常选择的穿刺部位是腕部的桡动脉。重复性损伤可增加血栓形成及动脉瘤的风险，并有远端栓塞的可能性。肱动脉也是医源性血栓形成的常见部位，它常常会进行冠状动脉造影导管介入治疗。因医源性损伤导致局部血栓形成者可达 10%，但需要立即经皮血管介入或急诊手术修复者少于 1%。

桡动脉置管前需用 Allen 试验来评估手的侧支循环情况。一般认为动脉置管引起的血管阻塞大多数随着时间推移会再通，但有 25%~40% 为非临界性阻塞。一旦出现血管闭塞相关症状，往往需要手术干预，进行血管探查或血管重建手术。成人首选溶栓和单纯切开取栓治疗。

医源性血栓性动脉闭塞的棘手人群是新生儿和儿科患者。因早产儿存活率的明显提高，动脉导管性血管损伤发生率也相应增加。动脉血栓形成对新生儿和儿童机体的损伤可表现为肢体或组织的缺失、Volkmann 挛缩、神经损伤、骺板缺血引起的肢体发育障碍等。因血管内皮细胞对损伤耐受性降低、血管直径小、易发生血管痉挛和纤溶系统不完善等因素，这类患者的动脉血栓性阻塞的风险较高。

因血管口径之故，肱动脉经常是导管介入的部位，而肱动脉支配的是整个上肢和手，更具有

特殊的风险性。桡动脉置管应该首选，即使发生栓塞仍保留有尺动脉的代偿功能。所有出现症状的栓塞患者都应积极应用静脉肝素抗凝治疗，其中50%的患肢需要通过血管介入溶栓和手术治疗来恢复血供。

血管痉挛

周围血管痉挛性疾病是指在各种因素刺激下，远端肢体出现异常的、可逆性的血管收缩。它常表现为微小动脉、毛细血管前动脉和手指皮肤动静脉交通支的紊乱，其特征性表现为皮肤3种颜色的变化和温度的降低。手指因血管痉挛而血流中断表现为皮肤苍白（白色），随后血管舒张、毛细血管后静脉收缩导致血氧饱和度下降，皮肤出现发绀（蓝色），最后是皮肤缺血后再充血表现（红色）。上述表现临床上称为雷诺现象，是一种原发性疾病或多个继发因素相关症状的综合性表现，包括正常生理性因素（图1.4）。

原发性雷诺病患者血管解剖结构正常，但对寒冷和情绪压力的刺激有异常强烈的痉挛反应，多见于20~30岁的青年女性，多数患者为双侧发病，很少伴发手指溃疡和严重缺血，但常伴有疼痛。继发性雷诺现象常伴有一系列的潜在因素，如胶原血管疾病和血管闭塞性疾病。对原发性和继发性雷诺现象必须进行分类，这有助于判断疾病预后、严重程度并选择治疗方案。

雷诺现象通常在一些全身系统性类风湿病的临床表现时最先出现，它能预测潜在的疾病。许多非炎症性和全身性类风湿性疾病可伴有雷诺现象，最常见的是系统性硬化症（硬皮病）。超过90%硬皮病、10%~45%系统性红斑狼疮、30%干燥综合征、20%皮肌炎和10%~20%类风湿关节炎患者会出现雷诺现象。此外，长期职业暴露，如长期使用气动设备，及某些抗肿瘤化疗药物，如博莱霉素、长春新碱，重金属中毒以及一系列血管活性药物也可继发雷诺现象。

诊断该疾病的实验室检测目的是与其他血管闭塞性疾病相鉴别，并区分雷诺现象的原发性和继发性。对于红细胞沉降率正常而诊断有雷诺现象的轻症患者，相关系统性疾病的综合风险较小，其10年患病风险低于10%。抗着丝点抗体（ACA）是早期出现的一个诊断指标，ACA阳性患者进展为系统性硬化症风险极高，可出现指端缺血最终截肢。

体格检查包括脉搏强弱、有无指端坏死和营

图1.4 雷诺现象

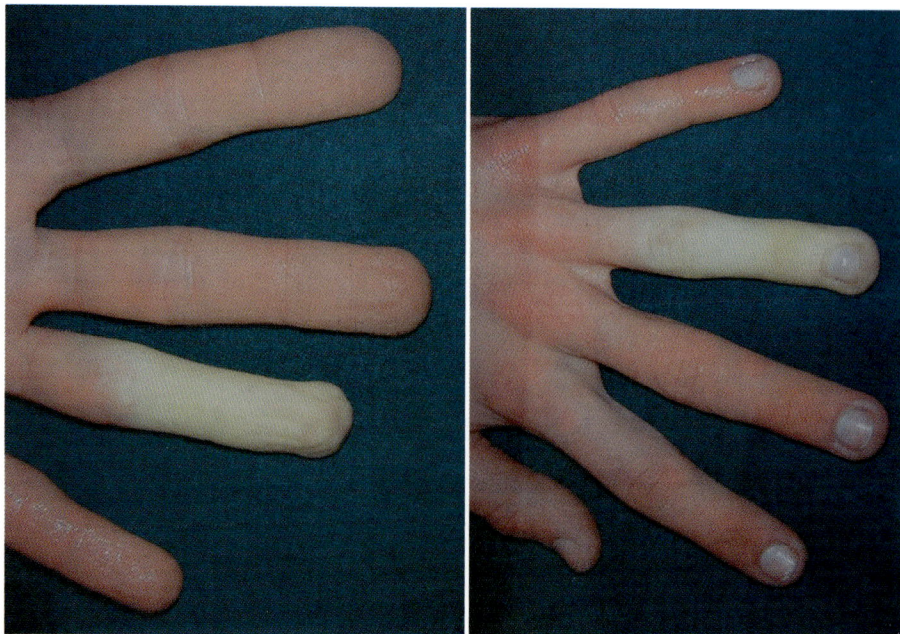

养改变，Allen 试验可以发现潜在的闭塞性疾病。在放大镜下观察甲床两侧毛细血管可以鉴别早期继发性系统性硬化症和雷诺病，当出现甲床毛细血管扩张和迂曲是硬皮病的特征性表现。

无论病因如何，本病表现的症状最终是由小肌性动脉和指动脉的痉挛引起的。机体正常的血管收缩是通过血管内皮细胞、平滑肌、支配血管的自主神经和感觉神经之间相互作用来维持的。引起原发性雷诺现象的根本原因尚不明确，目前认为主要与微血管异常的自我调节有关。发病机制可能部分是由内皮依赖性血管调节物质的浓度改变引起，特别是血浆内皮素浓度升高和内皮细胞释放的一氧化氮减少。

内皮细胞相关调节血管的物质在继发性雷诺现象中起着重要的作用。其内皮细胞损伤较为常见，受损内皮细胞可通过收缩平滑肌细胞，加重血管痉挛，使灌注进一步降低。凝血因子的活性提高和纤溶活性的降低，促进血管内微血栓形成并激活局部炎症反应。关于发病机制的进一步探讨质疑了其他血管调节因素的相关作用，如交感神经系统、血小板激活和循环中各种因子。

我们应加大管理措施，对于轻症患者，通过戒烟和避免寒冷的措施可以改善患者症状，也应减少促血管收缩物质的应用，如 β 受体阻滞剂、麦角生物碱、安非他明、可卡因、减充血剂和咖啡因等。当必须药物治疗时，建议使用血管扩张剂。血管扩张剂治疗原发性雷诺综合征比治疗继发性的更有效，钙通道拮抗剂是治疗的核心药物，如硝苯地平。该类药物能高效作用于血管平滑肌，对心脏功能影响较低。其他药物还有血管紧张素转换酶抑制剂、外用硝酸盐和伊洛前列素合成的前列环素类似物等。每种药物的疗效不确定，并伴有一定的副作用。最近，发现使用 A 型肉毒毒素显示较好的临床效果，已被用于原发性和继发性雷诺综合征，能有效地缓解症状和治愈慢性手指溃疡。

对于长期缺血或溃疡不愈合的难治性严重的雷诺综合征，需行手术治疗，可选择闭塞血管的重建或降低交感兴奋性的手术。虽然行交感神经切除术对于硬皮病等相关疾病的预后较差，但能有效地降低神经兴奋和缓解症状。颈胸交感神经节切除术治疗上肢血管痉挛性疾病疗效有限，而手指交感神经切除术已成为首选治疗方法，该手术过程包括手指动脉和神经的解剖、神经血管支的分离和动脉外膜的剥离。需完整剥离掌浅弓，暴露示、中、环三指的动脉起始端，并沿着该动脉行动脉周围交感神经切除术，范围至少达 1cm。

动静脉瘘

动静脉瘘可通过手术建立，以利于肾病患者的血液透析治疗，也可由穿透性外伤造成，损伤性动静脉瘘在动脉和静脉之间形成直接通路，瘘口近端动脉血流量明显增加，造成远端组织灌注不足。临床诊断依赖于病史、可触及的肿块和震颤，彩色多普勒有助于确诊。理想的手术是动静脉瘘切除和血管重建术。

动静脉瘘（AVF）透析通路建立后会偶发肢端低灌注缺血综合征，因静脉压力升高、闭塞或狭窄的动脉病损或盗血现象等引起肢端缺血。盗血现象是血液从动脉远端通过吻合口逆流的特征性表现，可发生在大多数桡动脉 - 头静脉瘘的患者中，一般是亚临床表现，很少导致肢体远端缺血。在出现缺血并发症时，应最大限度建立侧支循环，如伴有盗血现象的桡动脉 - 头静脉瘘患者应进行尺动脉血管成形术。通常的解决方案是结扎原有的动静脉瘘口，在另一肢体再建新的血透瘘口。如果上述操作不可行，则跨过动静脉瘘进行血管移植，结扎瘘口远端动脉，防止血液逆流并重建充足的肢端血流。

引起血管损伤的全身系统性疾病

有许多的系统性疾病可以影响上肢血管。

结缔组织病

结缔组织疾病种类多种多样，往往有多种病

变的交叉重叠。与上肢血管疾病相关的特征性改变是桡尺动脉和指动脉的口径减小，伴有明显的血管痉挛和散在的血管狭窄区。血管节段性闭塞继发于抗原抗体复合物沉积，可导致血管内皮损伤、纤维蛋白样增厚和内膜增生，最终出现闭塞性动脉内膜炎等症状，如手指缺血，可比全身症状早很多年出现。

系统性硬皮病涉及多种结缔疾病的特征，主要是动脉硬化和不同程度的细胞外胶原堆积，可导致组织和内脏纤维化。它拥有几个亚型，包括系统性硬化症、CREST 综合征（表现为皮肤钙质沉着症、雷诺现象、食管功能障碍、指端硬化、毛细血管扩张）。超过 1/3 病例可引起尺动脉的闭塞，很少累及桡动脉。与其他血管炎类似，最常累及指固有动脉。因皮肤血流量减少，患者常表现为顽固性手指溃疡。通过挛缩关节的功能位融合术、动脉重建术、再血管化手术和手指交感神经切除术等治疗，可提高手指血流的灌注，并促进溃疡愈合，缓解疼痛和改善手指功能等。

多结节性动脉炎是一种好发于男性的罕见病，表现为中小动脉的渐进性坏死性炎症，产生的炎性渗出液可导致血管内形成不规则的大小不等的多发结节。免疫介导的血管损伤被认为是贯穿了整个过程。手部特征性病变是指固有动脉和指总动脉的多发性短节段狭窄，血管造影和组织活检是确诊的重要手段。目前，治疗首选类固醇、英夫利昔单抗和免疫抑制剂药物治疗，而不是手术。

Buerger 病又称为"血栓闭塞性脉管炎"，是一种主要累及肢体远端中小动脉的血管炎性病变，好发于吸烟的男性。最初症状类似雷诺病的间歇性疼痛、寒冷、颜色变化和感觉异常，可进一步发展为溃疡和坏疽。治疗一般包括戒烟，也可尝试联合采取血管再生治疗。

败血症

肺炎球菌和脑膜炎球菌性败血症产生的毒素可导致周围血流减缓、血管收缩和血液高凝状态，这些表现可因重症患者使用血管加压素（如去甲肾上腺素）而进一步加重，并会导致双侧性肢端缺血。治疗时可应用支具将手腕固定在功能位，并被动活动关节，以达到最佳的手功能恢复。对于"预防性筋膜切开术"或皮肤软组织松解术是否减少截肢的风险目前仍存在争议（图 1.5）。

血液疾病

高凝血症的几种类型也与上肢远端动脉闭塞

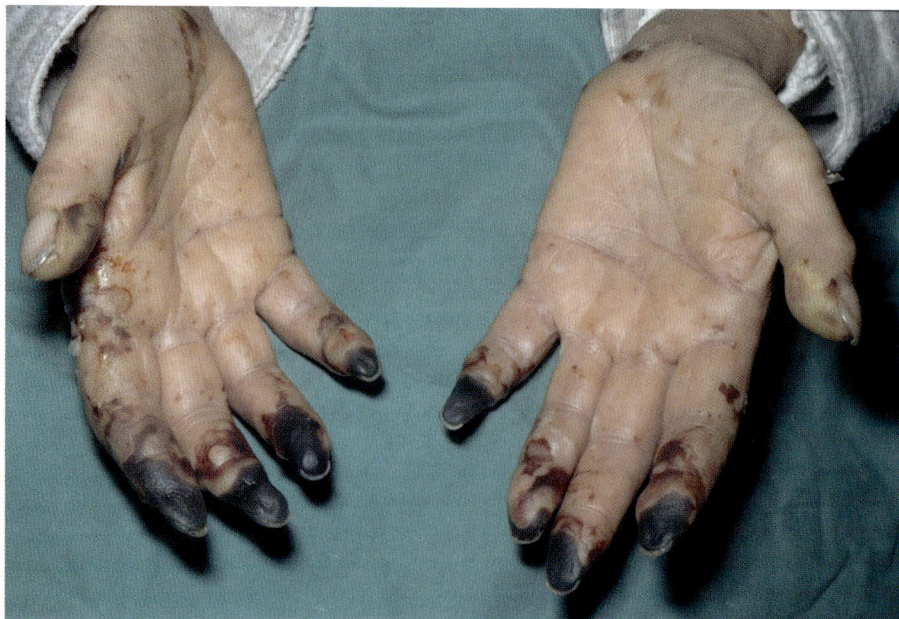

图 1.5 在重症监护病房，经去甲肾上腺素治疗后的指端缺血坏死

有关，如冷球蛋白血症、骨髓增生性疾病、高黏滞综合征和多冷凝集素疾病。病理生理方面表现主要为小动脉血栓形成，需要特殊的实验室检查来确诊。

肾功能不全

肾功能不全患者出现钙化防御时可表现有典型的血管性病变，可在普通 X 线上显示指动脉中层的钙化。这些病变通常可见于糖尿病、慢性肾功能衰竭或肾移植术后的患者，还可导致手的严重缺血或坏疽，其预后极差。

参考文献

[1] Gupta C, et al. A morphological study of variations in the branching pattern and termination of the radial artery. Singapore Med J. 2012;53(3):208–211.

[2] Ramirez AR, Gonzalez SM. Arteries of the thumb: description of anatomical variations and review of the literature. Plast Reconstr Surg. 2012;129(3):468e–476e.

[3] Singla RK, Kaur N, Dhiraj GS. Prevalence of the persistant median artery. J Clin Diagn Res. 2012;6(9):1454–1457.

[4] Imanishi N, Nakajima H, Aiso S. Anatomic study of the venous drainage architecture of the forearm skin and subcutaneous tissue. Plast Reconstr Surg. 2000;106(6):1287–1294.

[5] Suami H, Taylor GI, Pan WR. The lymphatic territories of the upper limb: anatomical study and clinical implications. Plast Reconstr Surg. 2007;119(6):1813–1822.

[6] Suami H, Pan WR, Taylor GI. Changes in the lymph structure of the upper limb after axillary dissection: radiographic and anatomical study in a human cadaver. Plast Reconstr Surg. 2007;120(4):982–991.

[7] Puttarajappa C, Rajan DS. Images in clinical medicine. Allen's test. N Engl J Med. 2010;363(14):e20.

[8] Reimer P, Landwehr P. Non-invasive vascular imaging of peripheral vessels. Eur Radiol. 1998;8(6):858–872.

[9] Zweifl er AJ, Trinkaus P. Occlusive digital artery disease in patients with Raynaud's phenomenon. Am J Med. 1984;77(6):995–1001.

[10] Sitzmann JV, Ernst CB. Management of arm arterial injuries. Surgery. 1984;96(5):895–901.

[11] Hafez HM, Woolgar J, Robbs JV. Lower extremity arterial injury: results of 550 cases and review of risk factors associated with limb loss. J Vasc Surg. 2001;33(6):1212–1219.

[12] Shanmugam V, et al. Management of upper limb arterial injury without angiography – Chennai experience. Injury. 2004;35(1):61–64.

[13] Cikrit DF, et al. An experience with upper-extremity vascular trauma. Am J Surg. 1990;160(2):229–233.

[14] Aftabuddin M, et al. Management of isolated radial or ulnar arteries at the forearm. J Trauma. 1995;38(1):149–151.

[15] Meharwal ZS, Trehan N. Functional status of the hand after radial artery harvesting: results in 3,977 cases. Ann Thorac Surg. 2001;72(5):1557–1561.

[16] Gates JD, Knox JB. Axillary artery injuries secondary to anterior dislocation of the shoulder. J Trauma. 1995;39(3):581–583.

[17] Ebraheim NA, et al. Scapulothoracic dissociation (closed avulsion of the scapula, subclavian artery, and brachial plexus): a newly recognized variant, a new classifi cation, and a review of the literature and treatment options. J Orthop Trauma. 1987;1(1):18–23.

[18] Dormans JP, Squillante R, Sharf H. Acute neurovascular complications with supracondylar humerus fractures in children. J Hand Surg Am. 1995;20(1):1–4.

[19] Garbuz DS, Leitch K, Wright JG. The treatment of supracondylar fractures in children with an absent radial pulse. J Pediatr Orthop. 1996;16(5):594–596.

[20] Shaw BA, et al. Management of vascular injuries in displaced supracondylar humerus fractures without arteriography. J Orthop Trauma. 1990;4(1):25–29.

[21] White L, Mehlman CT, Crawford AH. Perfused, pulseless, and puzzling: a systematic review of vascular injuries in pediatric supracondylar humerus fractures and results of a POSNA questionnaire. J Pediatr Orthop. 2010;30(4):328–335.

[22] Keen RR, et al. Autogenous vein graft repair of injured extremity arteries: early and late results with 134 consecutive patients. J Vasc Surg. 1991;13(5):664–668.

[23] Guyton GP, Shearman CM, Saltzman CL. Compartmental divisions of the hand revisited. Rethinking the validity of cadaver infusion experiments. J Bone Joint Surg Br. 2001;83(2):241–244.

[24] Taylor RM, Sullivan MP, Mehta S. Acute compartment syndrome: obtaining diagnosis, providing treatment, and minimizing medicolegal risk. Curr Rev Musculoskelet Med. 2012;5(3):206–13.

[25] Matsen 3rd FA, Winquist RA, Krugmire Jr RB. Diagnosis and management of compartmental syndromes. J Bone Joint Surg Am. 1980;62(2):286–291.

[26] Kalyani BS, et al. Compartment syndrome of the forearm: a systematic review. J Hand Surg Am. 2011;36(3):535–543.

[27] Garg K, et al. Open surgical management of complications from indwelling radial artery catheters. J Vasc Surg. 2013;58:1325–1330.

[28] Larsen BT, et al. Surgical pathology of hypothenar hammer syndrome with new pathogenetic insights: a 25-year institutional experience with clinical and pathologic review of 67 cases. Am J Surg Pathol. 2013;37:1700–1708.

[29] Rutherford RB, et al. Recommended standards for reports dealing with lower extremity ischemia: revised version. J Vasc Surg. 1997;26(3):517–538.

[30] Wheatley MJ, Marx MV. The use of intra-arterial urokinase in the management of hand ischemia secondary to palmar and digital arterial occlusion. Ann Plast Surg. 1996;37(4):356–362; discussion 362–363.

[31] Bedford RF, Wollman H. Complications of percutaneous radial-artery cannulation: an objective prospective study in man. Anesthesiology. 1973;38(3):228–236.

[32] Valentine RJ, Modrall JG, Clagett GP. Hand ischemia after radial artery cannulation. J Am Coll Surg. 2005;201(1):18–22.

[33] Maiman MH, Bookstein JJ, Bernstein EF. Digital ischemia: angiographic differentiation of embolism from primary arterial disease. AJR Am J Roentgenol. 1981;137(6):1183–1187.

[34] Arquilla B, et al. Acute arterial spasm in an extremity caused by inadvertent intra-arterial injection successfully treated in the emergency department. J Emerg Med. 2000;19(2):139–143.

[35] Andreev A, et al. Severe acute hand ischemia following an accidental intraarterial drug injection, successfully treated with thrombolysis and intraarterial Iloprost infusion. Case report. Angiology. 1995;46(10):963–967.

[36] Sen S, Chini EN, Brown MJ. Complications after unintentional intra-arterial injection of drugs: risks, outcomes, and management strategies. Mayo Clin Proc. 2005;80(6):783–795.

[37] Harris Jr EJ, et al. Surgical treatment of distal ulnar artery aneurysm. Am J Surg. 1990;159(5):527–530.

[38] Nehler MR, et al. Upper extremity ischemia from subclavian artery aneurysm caused by bony abnormalities of the thoracic outlet. Arch Surg. 1997;132(5):527–532.

[39] Siddiqui MU, Khurram D, Elder M. Management of brachial artery thrombosis post catheterization. J Invasive Cardiol. 2013;25(3):E60–E62.

[40] Arshad A, McCarthy MJ. Management of limb ischaemia in the neonate and infant. Eur J Vasc Endovasc Surg. 2009;38(1):61–65.

[41] Coombs CJ, et al. Brachial artery thrombosis in infants: an algorithm for limb salvage. Plast Reconstr Surg. 2006;117(5):1481–1488.

[42] Herrick AL. Pathogenesis of Raynaud's phenomenon. Rheumatology (Oxford). 2005;44(5):587–596.

[43] Pyykko I, Gemne G. Pathophysiological aspects of peripheral circulatory disorders in the vibration syndrome. Scand J Work Environ Health. 1987;13(4):313–316.

[44] Gemne G, et al. The Stockholm Workshop scale for the classifi cation of cold-induced Raynaud's phenomenon in the hand-arm vibration syndrome (revision of the Taylor-Pelmear scale). Scand J Work Environ Health. 1987;13(4):275–278.

[45] Doll DC, Ringenberg QS, Yarbro JW. Vascular toxicity associated with antineoplastic agents. J Clin Oncol. 1986;4(9):1405–1417.

[46] Wigley FM, et al. Anticentromere antibody as a predictor of digital ischemic loss in patients with systemic sclerosis. Arthritis Rheum. 1992;35(6):688–693.

[47] Anderson ME, et al. Computerized nailfold video capillaroscopy–a new tool for assessment of Raynaud's phenomenon. J Rheumatol. 2005;32(5):841–848.

[48] Landry GJ. Current medical and surgical management of Raynaud's syndrome. J Vasc Surg. 2013;57(6):1710–1706.

[49] Fregene A, Ditmars D, Siddiqui A. Botulinum toxin type A: a treatment option for digital ischemia in patients with Raynaud's phenomenon. J Hand Surg Am. 2009;34(3):446–452.

[50] Tomaino MM, Goitz RJ, Medsger TA. Surgery for ischemic pain and Raynaud's phenomenon in scleroderma: a description of treatment protocol and evaluation of results. Microsurgery. 2001;21(3):75–79.

[51] Kotsis SV, Chung KC. A systematic review of the outcomes of digital sympathectomy for treatment of chronic digital ischemia. J Rheumatol. 2003;30(8):1788–1792.

[52] Beathard GA, Spergel LM. Hand ischemia associated with dialysis vascular access: an individualized access fl ow-based approach to therapy. Semin Dial. 2013;26(3):287–314.

[53] Aimaq R, Katz SG. Using distal revascularization with interval ligation as the primary treatment of hand ischemia after dialysis access creation. J Vasc Surg. 2013;57(4):1073–1078; discussion 1078.

[54] Bogoch ER, Gross DK. Surgery of the hand in patients with systemic sclerosis: outcomes and considerations. J Rheumatol. 2005;32(4):642–648.

[55] Stone JH. Polyarteritis nodosa. JAMA. 2002;288 (13):1632–1639.

[56] Dargon PT, Landry GJ. Buerger's disease. Ann Vasc Surg. 2012;26(6):871–880.

[57] Warner PM, et al. Current management of purpura fulminans: a multicenter study. J Burn Care Rehabil. 2003;24(3):119–126.

[58] Numanoglu A, et al. Meningococcal septicaemia complications involving skin and underlying deeper tissues–management considerations and outcome. S Afr J Surg. 2007;45(4):142–146.

[59] Miedema A, et al. Improving outcome in meningococcal disease: don't forget compartment syndrome! Pediatr Crit Care Med. 2008;9(3):e20–e22.

[60] Penington AJ, Craft RO, Tilkorn DJ. Plastic surgery management of soft tissue loss in meningococcal septicemia: experience of the Melbourne Royal Children's Hospital. Ann Plast Surg. 2007;58(3):308–314.

[61] Tzamaloukas AH, et al. Hand gangrene in diabetic patients on chronic dialysis. ASAIO Trans. 1991;37(4):638–643.

第二章 神经损伤

Robert I. S. Winterton, Simon P. J. Kay

关键词

神经损伤；周围神经；失神经改变；神经移植术；运动神经元；感觉功能；运动功能；神经修复；牵张性损伤；神经移植；神经鞘管；神经转位

引言

大约在公元前 3500 年，Edwin Smith Medical Papyrus 在他的医学手稿中第一次描述了中枢神经系统，其中包含了"大脑"一词，并对包被大脑的其他结构也进行了描述。早期医生，即使是医学之父希波克拉底（Hippocrates），也无法区分周围神经和肌腱。直到公元 2 世纪，Galen（古希腊名医）对周围神经和肌腱做出区分，但尚未尝试进行神经修复。当时的外科医生们担心对神经残端的刺激会引起肢体抽搐，并错误地认为神经功能的恢复与是否修复无关。在 19 世纪 30—70 年代，随着神经生理学的发展，外科医生们开始尝试进行神经修复，第一次世界大战期间神经吻合术开始应用于临床。

在两次世界大战期间积累的临床经验极大地促进了周围神经损伤诊疗技术的提高。20 世纪后期，显微外科技术的巨大进展，显微手术器械的不断改进，神经学研究的持续深入，都大大促进了周围神经损伤修复的发展。20 世纪 70 年代，Millesi 和 Terzis 等学者进行的一系列临床和实验研究表明，神经缝合后张力过大可抑制神经再生，因此许多外科医生开始尝试行神经移植来修复相应的神经缺损。

神经损伤十分常见，加拿大学者的一项研究表明 2.8% 的创伤患者至少发生 1 处重要周围神经损伤，美国有学者研究表明每年全国有约 20 万例周围神经撕裂伤患者。

本章介绍神经学的基础内容及神经损伤的诊治，包括神经组织的大体解剖和显微解剖、神经断裂与修复等，还包括神经牵拉伤或挤压伤相关的病理生理学改变，同时也探讨神经移植、神经鞘管以及神经保护方面的研究进展。

神经解剖学和显微解剖学

神经显微解剖学

神经的基本细胞构成是神经元，由细胞体和轴突组成。运动神经元的细胞体位于脊髓灰质的前角，感觉神经元的细胞体位于脊髓灰质的后角。轴突连接细胞体和远端靶器官，分为有髓神经纤维和无髓神经纤维。有髓神经纤维的轴突包被于双层基底膜结构的髓鞘内，髓鞘由生长于神经纤维周围的施万细胞组成。代谢合成与交换发生于细胞体和细胞核内，包括神经递质合成所需的酶。一些细胞内成分可能以每天 410mm 的速度沿着轴突运输，而其他成分如结构蛋白，则以每天 1~6mm 的最大速度移动，正是这种较慢速的物质传输机制限制了神经生长的速度。

轴突与包绕其周围形成髓鞘的施万细胞共同组成神经纤维，髓鞘也被称作神经内膜。多根神经纤维与其周围包绕的胶原蛋白和弹性蛋白一起被称为神经束。神经束由神经束膜包裹，神经束膜由呈同心圆生长的扁平细胞构成，扁平细胞突出的基底膜是神经束膜的主要成分，这些基底膜彼此相连并含有生理学上的紧密连接结构。神经束膜有抗牵张作用，同时作为血脑屏障的延伸，以主动扩散的方式维持神经细胞内环境的稳定（图 2.1）。

神经束是目前可手术解剖的最小神经结构。神经束没有分支，与整条神经走行一致，但多条神经束间有众多的交通连接形成复杂的神经丛。神经丛的复杂性随神经的长度而变化。总体而言，神经束间连接在神经主干的近端较多，在神经向前臂远端延伸，与邻近的神经束融为一体之前，神经束支可单独解剖较长的距离。鉴别神经束和神经束组并了解其分布情况对于周围神经损伤的诊疗有重要意义。神经束组比单个神经束更独立，而且神经束组之间的连接更少。在神经修复前应明确神经远、近断端相应的神经束组的解剖特点，以便精准对位缝合，更好地促进感觉和运动的功能恢复。

多条神经束的汇总形成一条神经。神经外膜是一种主要由胶原蛋白组成的疏松结缔组织，当胶原蛋白进入神经时附着在营养血管上。所以神经外膜通常在挫伤或牵拉损伤后出血，在慢性神经卡压后会使外膜变厚。在进行神经松解术时需要对神经外膜进行剥离。在每一神经不同位置或神经之间，其神经外膜在横截面上所占的百分比各不相同。在关节周围的神经外膜的占比往往更高，但其在神经横截面中所占比例仍大不相同，为 25%~70%。

在慢性炎症刺激下，外膜可达到 2~3mm 厚，神经牵拉后导致神经外膜成纤维细胞增殖形成大量瘢痕。在大部分神经修复手术中，神经外膜常常需要缝合。

神经血供与手术解剖

周围神经有着丰富的节段性血供。滋养血管在神经外膜内沿神经纵轴分布，在神经束膜处则供应节段性神经丛，然后这些血管丛形成毛细血管网均匀地分布在整个神经束。神经内膜无淋巴

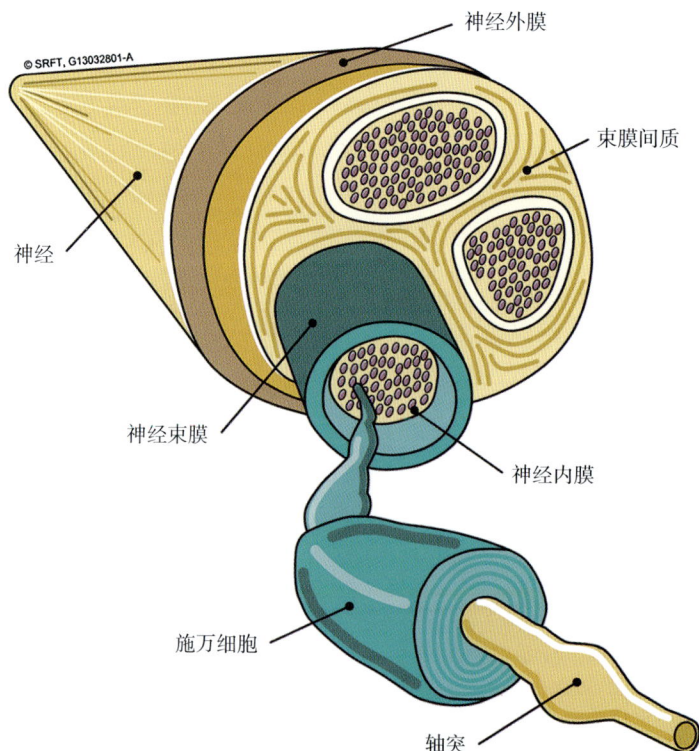

图 2.1 有髓周围神经解剖结构示意图

系统分布，沿纵轴分布的微动静脉之间存在广泛的交通支，因此一条完整的周围神经可以从其血管网中得到充分的血供。当神经被横断时，其血供的丧失及轴突的破坏可一定程度地影响该神经。

周围神经很少跨越关节的运动轴，当关节运动时，神经与其周围组织间会产生相对滑动，自身长度亦发生变化。神经系膜是位于神经周围可滑移的疏松结缔组织，并且含有节段性的血供。神经长度可有较大的变化，例如，正中神经在手臂伸展时可拉长 4.5%，在休息位到充分屈曲时可以缩短 4.5%。手术会造成系膜纤维化，导致关节活动受限。

神经具有黏弹性质，表现为应力松弛（当神经拉伸到一定长度时应力下降）和蠕变（神经长度随着恒定张力而延长）。神经通常具有弹性并处于微小张力下，关节的活动可增加神经的张力，影响神经内压力从而降低血液灌注。神经损伤会导致其生物力学的改变，更容易因关节运动导致血供减少，因此神经损伤部位需要提高血液灌注以促进修复。神经缺血程度增加、瘢痕的形成和继发轴突再生的减少，都可能导致神经功能恢复不佳。为预防这一系列的问题，可能需要通过神经移植术来减少张力，或者应用其他方法如肘部尺神经前置术来减少神经张力。

神经断裂

周围神经损伤后的生理学改变

Augustus Volney Waller，一位英国的神经生理学家，最先描述神经断裂或挤压伤后的生理变化。Wallerian 变性（瓦勒变性，又称顺行性变性）是指轴突由于损伤或退变从神经元细胞体中脱离的过程。Wallerian 变性的长度与损伤的性质和神经遭受的应力大小成正比。锐性切断的神经，其变性的长度要小于在重型机械事故中被挤压撕脱的神经。在神经横断后 24h 内，每一个轴突断端都会发出多个轴芽开始再生。在每个轴芽尖部都含

有丰富的肌动蛋白，其丝状触手的外形如伪足般构成"生长锥"。这种伪足能够在远端环境中搜寻纤维连接蛋白和层粘连蛋白，使其能与断端远端神经内膜基底相连接。

若不存在任何机械屏障，生长锥通过存在于周围环境中的神经营养因子来引导。一旦轴芽的丝状伪足遇到合适的基底，就会附着并向远端生长，这个接触引导过程使轴突进一步向远侧神经断端生长。

在断端远侧神经组织，顺行 Wallerian（瓦勒）变性出现在整条神经。神经横断后，施万细胞增生并吞噬变性的髓鞘和轴突。神经内膜管随之塌陷，施万细胞沿着管道增生。轴突芽孢探寻并附着于断端远端基底膜上的纤维连接蛋白和层粘连蛋白，逐渐向远端生长，从而使近端神经残端向远端再生。

神经纤维的定向生长取决于断端远端神经对其影响的程度。目前研究表明，各种施万细胞和髓鞘相关糖蛋白的表达可能会促进或阻碍受损轴突的定向生长。

轴突将继续生长，直至末端效应器或机械屏障。当达到相应的终末器官，如运动轴突到达运动终板时，神经营养物质传递信号以促进细胞核和周围组织的生长，使轴突成熟。如果存在不恰当的连接，如运动轴突到达触觉小体，那么轴突就会消失。

末端器官本身，无论是运动终板或感觉受体，失神经支配下都会出现萎缩。运动系统的恢复期为 12~18 个月，而 Meissner 小体、Pacinian 小体、Merkel 细胞等感觉受体在神经损伤后恢复期可长达数年。功能的恢复取决于运动和感觉神经纤维与其终末器官之间正确的匹配连接的及时性和足够的数量。

损伤后周围神经的形态学

Terenghi 于 1998 年最先描述了损伤后周围神经的显微外观。

一条断裂神经的近侧残端会同时出现含无髓和有髓神经的轴突再生，并由近端向远端生长。有髓和无髓的轴突与其周围的施万细胞一起形成神经纤维的微生长区，包裹在富血管化的胶原基质中，生成神经瘤样物。在与神经相应长度位置的神经鞘也有类似的改变。在近侧残端区，神经束膜的结构显得紊乱，并且消失在生长区。然而，神经样组织存在其中，可能与再生轴突和施万细胞迁移有关。

新生神经的瘤样残端由不规则的微神经束组成，由每一层神经样细胞包围。这些新生神经束的轴突先与 S-100 染色阳性施万细胞相连接，后与远端基底层相连接。

在远侧残端，出现胶原沉积和神经内膜管收缩。这些变化，是神经重新支配的证据。然而，所有的残端均含有 PGP-9.5 阳性轴突，与 S-100 阳性的施万细胞共同存在，并且伴随有一定数量可变的有髓鞘轴突。残端远端比近端存在更少的免疫阳性纤维。

施万细胞被证明在受伤后 53 个月内均存在于基底部，并且没有任何证据显示存在基底膜的瓦勒变性和断裂。

Terenghi 等研究证实，人体神经损伤后的形态学变化与动物模型中所观察到的相似。有人指出，虽然连续性的新生瘤样神经很少进入远端基底，但其也可以向远端提供丰富的再生轴突，这一现象证实了一个观点，即慢性失神经支配的残端将对神经轴突的生长更为不利。

如果你接受这个结论，即周围神经损伤的形态学改变在哺乳动物动物模型和人体是相似的，那么对大鼠轴突 – 施万细胞相互作用的研究中将会得出以下结果：人的轴突 – 施万细胞相互作用在慢性失神经支配中无明显作用，但这可能导致神经再生后结果较差。

Giannini 和 Dyck 描述了失神经支配的施万细胞基底膜的外观。电子显微研究（大鼠腓神经）表明，随着时间的推移，失神经支配细胞的基底膜会变得不连续，最终崩解消失。有人认为这也

部分解释了为什么长段神经残端在长期失神经支配后需要更长的时间恢复。

此外，有实验表明慢性失神经支配的施万细胞，其诱导匹配轴突生长的受体表达下调，特别是 c-erbB4 或 c-erbB-2。这样可减少轴突生长的趋化性，因为失神经的施万细胞和残端远端的神经支配恢复程度与远端受体的表达水平密切相关。

失神经支配的施万细胞在神经再生过程中会出现怎样的反应？

当周围神经纤维被离断且断端回缩时，残端内的轴突将退化。如果神经断端可缝合，或桥接一个短的神经移植物，那么再生轴突通常在伤后几周内，将穿透残端远端。然而，如果修复被延迟或移植物长度过长，将导致只有少数轴突能穿透残端远端，从而使神经恢复受到严重损害。

有人认为，在失神经支配的神经残端远端，其微环境会发生物质变化，如神经内纤维化、萎缩、轴突再生障碍。相反，我们也知道，即使在 12~18 个月后，这种萎缩也很少失去全部的施万细胞。然而，尽管存在施万细胞，但其功能不一定完整。任何轴突 – 施万细胞损伤的表现可能会预示着神经修复的失败。

损伤后运动神经元和感觉神经元的保护

在伤后神经功能的恢复上，仍然要优先考虑运动功能的恢复。但如果要达到更加满意的神经功能恢复，感觉功能的恢复也很重要。

近年来，我们已证实，中枢神经元的缺失将会导致神经恢复不良，并且与损伤时间和部位有关。在脊神经前根切断后，大约 50% 的脊髓前角运动神经元凋亡，而在神经根撕脱时，凋亡的神经元可达 80%~90%。神经元的凋亡包括被动性和主动性。虽然细胞凋亡过程将持续数周，但坏死是快速的，几乎不能预防。有证据表明，N- 乙酰半胱氨酸（NAC）等药物的辅助治疗，能够防止

神经远端轴索切断后的感觉神经元和腹侧神经根切断术后运动神经元的凋亡。虽然手术干预也可能有利于神经元的存活，但往往由于各种因素极少应用于人体。

未来可能会产生延迟远端运动神经凋亡的技术，修复神经的精细手术也将推广，这将大大提高神经功能恢复的可能性。

损伤神经的临床评估

病史

创伤、挤压或牵拉引起的上肢损伤，应考虑周围神经是否损伤。损伤的机制决定了神经近段发生多大程度的退变，同时也预示是否存在神经缺损。重要的是要确定是否为锐性损伤、神经损伤的程度、牵拉或挤压严重性、估计的暴力大小及持续时间。

受伤后的时间也很重要。虽然损伤可能不会第一时间出现，但大多数神经损伤发生在第一个24h内。延迟出现意味着有可能存在神经残端瘢痕组织和顽固性神经收缩。此外，神经修复后，运动功能的恢复可能会不佳，这取决于损伤的程度和时间的长短，因为随着时间的推移，运动终板萎缩，肌肉失神经支配后逐渐发生不可逆的功能障碍。

神经损伤常引起麻木、感觉异常或无力。重要的是，需要确定损伤前是否存在神经损害或神经病变。患者的一般情况、年龄和职业等要素也将有助于损伤修复的重建。

总体评估

在有生命危险或面临截肢的紧急情况下，不应先诊断是否存在周围神经损伤和处理损伤的神经。但是，一旦急性期结束，神经功能的受损或神经损伤相关的疼痛往往成为其主要的临床症状。

如果存在伤口，受损区域内往往有周围神经的损伤。如果没有开放性伤口，周围神经可能因闭合性骨折或脱位而损伤。对于鉴别和确定是否存在神经损伤，仔细、反复的神经系统检查并记录是十分重要的。

感觉功能评估

手的敏感度可用钝性工具如回形针来检查，而不是锐性工具检查。值得注意的是，处于疼痛状态中的患者，敏感度检查时，刺激可能不像非创伤部位一样易被感知。

感觉神经损伤的程度最好通过动静态两点辨别觉距离来判断，其用于神经支配密度的测量和神经纤维支配感官终末器官数量的测定。例如，轻微移动觉可用来评估大 A-β 纤维的神经分布，并可通过可靠有效的"十次测试"来快速筛选（见下文）。通过振动仪器和 Semmes-Weinstein 单纤丝的阈值测试来评估神经纤维的性能水平，在评估慢性压迫性神经病变中更有效。在神经修复后也应进行神经测试，以评估神经修复的情况，确定是否需要进一步修复，也用来监测神经恢复情况。

对于较配合的患者，诊断正中神经、尺神经、桡神经损伤较容易。神经急性损伤、不同神经损伤所引起感觉异常的部位不同，详见图 2.2：

·示指、中指远节指骨的近 1/3 掌侧由正中神经支配。

·小指远节指骨的近 1/3 掌侧由尺神经支配。

·拇指背侧虎口皮肤由桡神经支配。

·大鱼际近端尺侧由正中神经掌皮支支配。

·小指侧第五掌骨背侧由尺神经背皮支支配。

对患者手指感觉神经进行评估时，要求患者对感觉量化用 1~10 分进行评分。对正常未受伤的手指，其感觉定位是"正常"10 分，患者常常对无神经损伤的手指评为 8~9 分，但通常伴有肿胀；6~7 分的患者为手指神经挫伤；2~3 分的患者手指神经断裂。这些评分在神经伤后几天进行评估则可靠程度较低。

（掌面）前视图

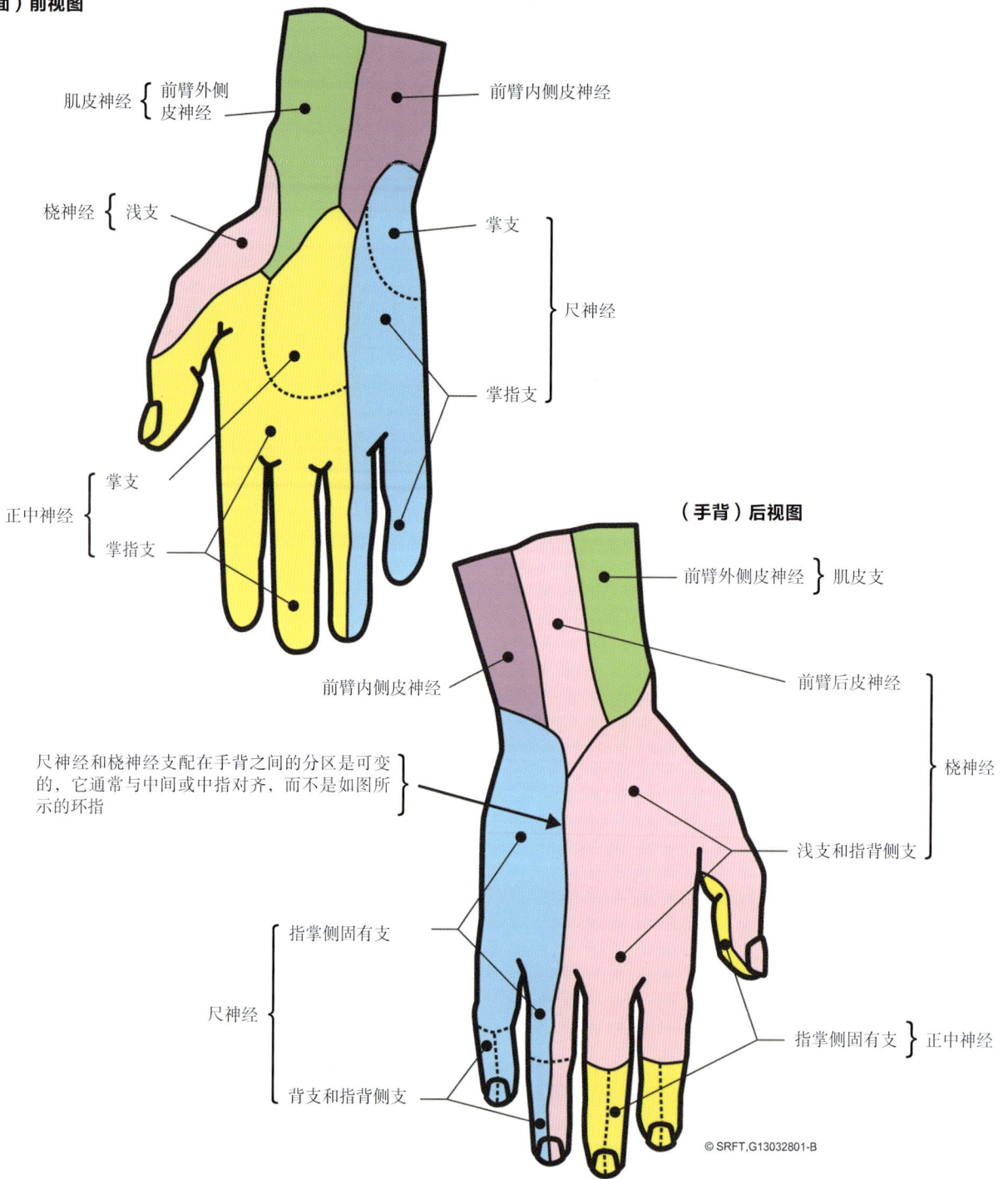

肌皮神经 { 前臂外侧皮神经

前臂内侧皮神经

桡神经 { 浅支

掌支 } 尺神经

掌指支

正中神经 { 掌支

掌指支

（手背）后视图

前臂外侧皮神经 } 肌皮支

前臂内侧皮神经

前臂后皮神经 } 桡神经

尺神经和桡神经支配在手背之间的分区是可变的，它通常与中间或中指对齐，而不是如图所示的环指

浅支和指背侧支

指掌侧固有支

尺神经

背支和指背侧支

指掌侧固有支 } 正中神经

© SRFT,G13032801-B

图 2.2　手部感觉支配分布图

对于上肢近心端或臂丛神经的损伤应通过皮肤感觉来评估。通过对上肢神经感觉分布节段的熟悉，检查皮肤的锐性痛觉、轻触和振动觉，从而正确鉴别神经根或臂丛神经损伤。

当严重的近端神经损伤时，对手部感觉进行详细的评估可能不切实际，通过询问患者是较好的诊断方法，如：

· 你能感觉到我在触摸你吗？

· 你能告诉我触摸的手是哪一面吗？

· 你能告诉我触摸到的是哪个手指吗？

运动功能评估

运动神经损伤的程度取决于肌无力、功能丧失、肌肉萎缩的评估。运动功能评估一般比感觉评估更容易。如果运动神经完全断裂，那么由该神经支配的肌肉就不会有自主收缩。为了检查某一特定的肌肉，先让患者做主动运动。为了评估肌肉力量，先将患者患肢放于某个能移动的功能位，随后在相反方向施力，嘱患者患肢抗阻力维持在原有位置。

例如，对支配腕部拇短展肌的正中神经的检查，嘱患者拇指外展位，而检查者的手指放在大鱼际肌处，随后施力使患者拇指内收，并嘱患者做对抗。检查者观察大鱼际是否收缩或隆起。再比如前臂神经损伤肌力的查体，对于支配拇长屈肌和指浅屈肌的正中神经，支配小指展肌和尺侧腕屈肌的尺神经和支配拇长伸肌、桡侧伸腕长肌和桡侧伸腕短肌的桡神经，都可以参照类似抗阻力检查方法。

医学研究委员会（MRC）肌肉力量分级评价表被广泛用于评估肌肉功能，分为 0~5 级：

· 5 级：肌肉收缩正常，能完全对抗阻力。

· 4 级：肌肉力量降低，肢体能做对抗阻力的运动但不完全。

· 3 级：肌肉力量进一步降低，肢体关节能克服地心引力活动，但不能对抗阻力。比如：上臂自然下垂时，肘关节可以充分伸展或屈曲。

· 2 级：肢体不能对抗自身重力。比如：只有当手臂放在水平台面上时，肘关节才能完全弯曲。

· 1 级：仅能观察到肢体微小移动，或仅看到肌肉收缩。

· 0 级：无肉眼可见的移动。

然而，这种评分系统在上肢的价值仅限于近端大关节，重力对于手内肌的姿势和动作或手腕的旋前旋后影响不大。当记录这些动作的力量时，使用专业性术语能更有效。如：

· 轻微运动。

· 能运动，但不能对抗阻力。

· 能对抗有限的阻力。

· 对抗较强的阻力。

· 肌力正常。

对于慢性神经损伤患者，肌纤维失去营养供应、体积减小。在临床上则是明显的肌肉萎缩，并意味着肌肉长期失神经支配。

临床精华

感觉神经皮节与支配的精准认识是准确评估神经损伤的关键。

同样的，熟练掌握肌肉的神经支配和运动功能是评估运动神经损伤的关键。

其他方法

在儿童或无意识患者中很少使用的水浸泡试验，对神经断裂的发现很有帮助。将正常神经支配的手指放置在 40℃ 的水中 4min，手指尖将出现皱纹。而当手指浸泡时未出现皱纹，则表示支配手指尖的周围神经是不连续的。

一个更直接的诊断方法是在可疑损伤的神经支配皮肤区域内是否有出汗现象。如果神经功能不正常，就会感觉皮肤干燥，因为它失去了排汗的能力。如果神经功能恢复，皮肤将再次能够分泌汗液，并且皮肤的触觉将恢复到正常。

断裂神经直接修复后功能恢复

术语

虽然单个神经纤维支持胞质流动，但神经不是空心管道，因此，连接神经两端的手术最好称为神经修复或神经缝合，而不是神经吻合。当缝合线只穿过外膜，称之为神经外膜缝合法；当缝合线穿过神经外膜和束膜，并缝合单个神经束，这个修复方式称为神经束缝合法；当多个神经束缝合，称之为多组神经束缝合法。神经通过直接缝合修复，称之为端端缝合术或神经桥接缝合法。"神经重建"一词在使用神经鞘管或神经移植时更常用。

当神经有段组织缺失时，就称之为神经缺损。然而，简单的神经横断损伤，即使没有神经组织的缺失，也可导致两断端之间出现间隙。一个 1mm 的间隙和一个 1mm 的缺损之间的差异是：间隙的修复通常不产生额外的张力。而且，神经间隙的两断端神经束的解剖一模一样；而神经缺损需要增加张力来使断端对合，并且偶尔会使端端缝合失败。此外，由于神经干的内部结构形态千变万化，并且通常轴突近端和神经远端排列方式不同，这可能会对神经再生产生不利影响。

神经修复原则

我们知道，一旦神经断裂，即使使用某种方法修复，也不能使终末器官的感觉和运动功能完全恢复到受伤前的状态。

神经修复，是用细致的显微外科技术，通过仪器将术野放大适当的倍率，进行精准的缝合。理想情况下，首选的神经修复方法是无张力修补术。为了更有效地修复神经，损伤神经的末端可进行适当的拉长（或在肘部进行尺神经移位）。外周神经本身可提供有限的移行，在微观层面可见神经纤维的波动或曲折的路径。这种特性使周围神经呈带状，当神经受压或拉伸时带状消失，这称为 Fontana 带。如果不能达到无张力修补，植入神经移植物是首选方法。将肢体保持在中立位进行神经移植比将肢体保持在强迫体位的直接修复更有效。

临床研究并没有显示神经束膜缝合术优于神经外膜修复。如果神经内部的运动 / 感觉神经束可被明确地解剖，则更易辨别相应的分支，其神经束支配特定的终末器官，并且多组神经束的修复应比神经外膜修复更好。如果神经内部没有上述的结构，那么额外的操作和缝合材料的增加，可能阻碍神经功能的恢复。这是神经外膜修复的标准。

神经外膜血管的出血应该轻柔压迫止血或在显微引导下精准地双极电凝止血。神经束切断后，单个神经束因神经内压逐渐增大并从神经鞘管中膨出。在神经外膜缝合时，神经束的排列可能不顺畅，这将造成再生纤维的生长失控。对神经束的适当微调，可使神经束在神经外膜端端对合。因此神经外膜的缝合应尽量保持神经束的正确匹配防止其生长失控。

术后运动和感觉的康复训练可使手术效果最优化。

神经修复时机

及时修复神经锐性断裂将有助于提高预后。神经缝合有神经束和血管标志引导正确的定位，可避免神经回缩和神经瘤的形成，导致需要神经移植术治疗。在神经横断的第一个 72h 内，由于神经末梢内残存有神经递质，所以远端神经段的运动神经仍然对直接电刺激有反应。

对于挤压伤、撕脱伤或爆炸伤导致的神经损伤，外科医生必须考虑损伤神经横断面的近端和远端的情况。急性损伤时，即使使用手术显微镜，损伤程度也难以确定。在这种情况下，神经断端应先拉拢，防止神经回缩，并延期修复治疗，直到损伤局部情况允许。当再次确定损伤程度时，则通过神经瘤和瘢痕的形成情况来判断。神经瘤必须切除直至看到正常健康的神经束支结构，清理神经瘤和瘢痕后，断端的神经长段缺损通常需要神经移植来修复。

临床精要

如果不能达到神经无张力缝合，则首选在肢体中植入神经移植物。将肢体保持在关节中立位进行神经移植比将肢体保持在强迫体位的直接修复更可取。

临床研究显示神经束膜和神经外膜缝合的治疗结果没有明显差异。

神经修复的手术方法

一般原则

根据损伤和修复的时间，神经损伤的手术治疗可分为即刻修复、一期修复和延期修复。即刻修复是指在受伤后 24h 内进行手术治疗，一期修复是在伤后 1 周内进行，伤后 1 周以上的手术修复称为延期修复。

在大多数情况下，损伤的神经应该在探查时进行修复。然而某些情况下没有足够的外科专业经验、设备器材，或是患者的情况无法耐受长时间的手术，此时可先采用缝线标记神经端，之后再进行规范的神经修复。在严重污染或需要神经移植和软组织覆盖不足的情况下，损伤的神经修复也应采取延期修复。

牵拉或挤压所导致的神经损伤是延期探查并进行神经修复的指征。在这种情况下进行手术探查，可能会发现神经是连续的。而在某些情况下（特别是在膝关节的腓总神经），虽然神经是连续的，但过伸损伤后的神经中会有相当多的瘢痕，此时应把损伤的神经瘢痕切除，直到出现健康的神经组织，并用神经移植来修复缺损。

虽然仅仅是怀疑损伤，也可以先采取等待并观察的治疗方案，但在创伤后的最初几天里，神经损伤的临床表现是最容易被发现的。如果是闭合性损伤，就需要仔细观察神经恢复的迹象，如果未能出现神经恢复的迹象，则应早期手术治疗。

在即刻或一期外周神经修复之前，神经的断端应在放大镜下进行修剪处理，直至见到大量轴突（图 2.3）。在延期手术或二期修复前，应修剪神经断端，神经束内的瘢痕组织必须彻底切除，直到显示清晰的神经束支。一些外科医生会采用显微镜下冰冻切片的方式来确定切除范围，这需要一个专业的病理学专家共同参与手术。如果手术修剪过程中出现神经缺损，应采取缺损重建的手术方法。

神经探查修复手术需要合适的麻醉和常规使

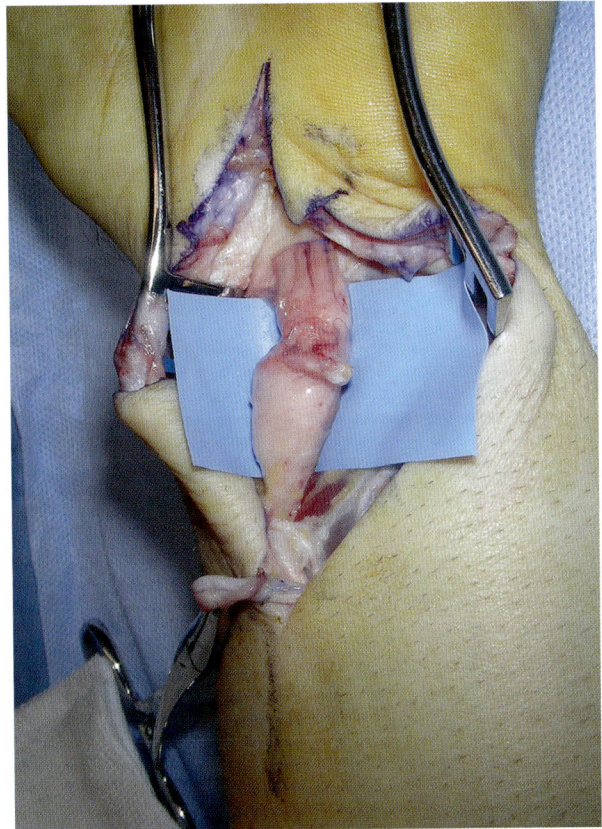

图 2.3　神经瘤切除后，在前臂正中神经切断处出现"蘑菇状扩展"表现

用充气止血带。

神经外膜缝合

神经修复的目的是采用某种方法，使感觉和运动轴突达到最佳对位，促进轴突的再生，以支配终末器官。最常应用的技术是两断端的神经外膜缝合。

外露的神经外膜上的纵向血管，可作为神经束对齐的标志。伴随着不同横截面的神经束，这些标志可用于神经修复前的对齐排列。缝合的第一针将提供旋转对位并且缝线只穿过神经外膜。大多数神经缝合采用 9-0（或更小）的不可吸收线。神经外膜缝合后应疏松无张力。值得注意的是，如果神经末梢不能承受单根 8-0 缝线的缝合，说明此时张力太大，不宜直接缝合。

随后的缝合，以其他解剖标志进行对位排列，每次缝合确保内部神经束对位正确。缝线不应穿过神经束，并且神经缝合处不应有间隙，值得注意的是，虽然轴突本身没有机械性复位，但这项技术提供了神经再生的生理管道。这是最简单、最快速、最适用于纯运动或感觉神经或不明确内部构造的神经修复技术。

通常需要对每个外周神经束进行缝合，并且缝合不要太严密，这样可以避免血肿的形成。在神经缝合中使用组织胶，可有效地帮助防止修复端的移位，否则可能使已对位缝合的神经束发生错位（图 2.4）。

神经束膜缝合

神经束的修复有时可与神经外膜修复类似。切开外层的神经外膜，同时保护内在的神经束膜。先修复最粗大的可识别的神经束组，每个神经束组使用 9-0 或 10-0 的不可吸收缝线缝合 2~3 针。

该技术更适合于容易辨认的神经束的修复，如在手掌侧的指固有神经、在腕部的尺神经和正中神经。相比于神经外膜缝合，其需要更多的精力和对神经的精细操作。特别重要的是，该技术无法在有张力的情况下进行，因为其张力会直接传导到单个神经束，从而导致修复部位的缺血。为此，进一步的缝合只能在神经外膜进行，从而降低其神经束膜的张力。

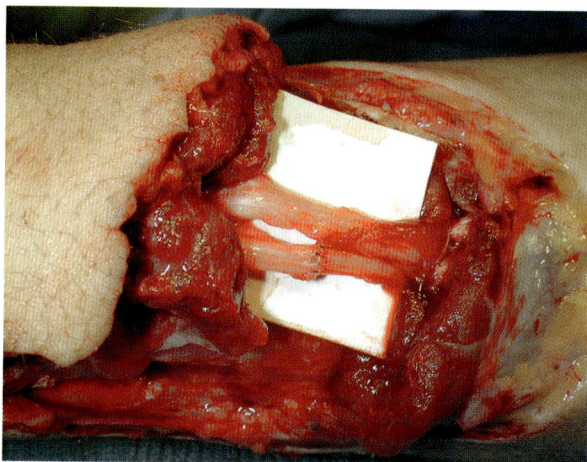

图 2.4 直接进行前臂尺神经和尺神经背侧感觉支修复术

单一神经束也可进行修复，但其适应证有限。需要切开内外侧相应的神经膜，但保留神经束膜。采用 10-0 或 11-0 的缝合材料，每一神经束缝合 1~2 针。这种方法通常应用于部分切断神经的修复。

众多的临床与实验研究表明，无论神经束膜缝合术或是神经外膜缝合术，都能获得良好的预后。迄今为止，没有证据表明，一种手术方式优于其他方式。如果可能，用微创的手术方式可使神经束更精准对合，理论上提示神经束膜缝合术的临床预后可能优于神经外膜缝合术。但是，神经束膜缝合难以避免会有一些神经束的错位，并可导致受损神经的额外损伤，这在理论上未见有明显改善。尽管神经外膜修复不够精确，但它能让神经营养因子发挥趋化作用影响神经纤维生长方向，这可能是不太精确的神经外膜修复技术能产生与神经束膜修复同样临床结果的原因。

神经端端缝合术的治疗效果

神经端端缝合术治疗急性神经横断伤，临床效果因人而异。运动和感觉功能的恢复，与以下 4 点因素有关：

· 年龄（最重要的因素）：年轻患者比老年患者有更好的治疗效果。

· 横断平面：横断面越靠近肢体远端，功能恢复越好。这是由于对末端器官进行神经再支配所需的时间较短，而且相对离散的神经束更容易对齐。

· 损伤机制：锋利的横断面比挤压、牵拉或撕脱伤有更好的治疗效果。钝性损伤有较长的神经节段损伤，其精确的神经束支匹配更加困难。

· 延期探查手术。

通常，上述这些因素都不在外科医生的控制范围之内。感觉小体可在伤后的几年恢复神经支配，但运动终板在伤后超过 15~18 个月，就很难再受神经支配。由于轴突再生的速度为 1~1.5mm/d，而且神经再支配到达手部需要时间，所以臂丛神经损伤时，即使立即修复或移植，仍难以达到肌肉运动功能的良好恢复。

术后护理及并发症

术后护理通常简单明了。手术创口缝合后，采用相应的支具或石膏固定肢体，因为神经缝合是在无张力的情况下进行的。对于神经本身而言，不需要长时间制动保护，但其他损伤结构可能需要长时间制动。对于单纯的神经损伤，术后3周可开始活动，以防止关节挛缩，并减少神经与周围组织的粘连。

为防止神经损伤的患者发生运动障碍，患肢应固定在安全的位置。同时，有序地进行肌肉功能锻炼，有助于防止失神经性肌肉挛缩。

口服抗生素可根据伤口污染情况而定。与骨软骨不同，神经有良好的血管床，因此比其他组织的感染风险小。疼痛控制也很重要，有效镇痛可促使炎症和肿胀的消退。患者术后应服用足够的口服镇痛药，来消除锐性痛或烧灼痛等。

最常见的神经修复或重建的并发症是未能达到预期的功能恢复效果，或出现神经瘤。有些患者虽然出现远端神经功能的恢复，但主诉有瘢痕区疼痛。这可能是神经和周围组织或皮肤的瘢痕粘连作用所致的，可采用瘢痕按摩和脱敏治疗等进行处理。

神经修复或重建术也可能会出现复杂的局部疼痛综合征。这种疾病详细的治疗方式超出了本章的内容范围，但早期识别和干预必不可少的，手法治疗、神经电刺激、皮质激素、局部注射麻醉剂等有一定的效果。

> **临床精要**
> 钝性或牵拉性损伤和延期手术均对临床效果有负面影响。

复杂性损伤

牵拉伤

当周围神经拉伸约10%时，不会丧失功能；而拉伸达15%~20%时，会暂时性失去功能（神经失用）；当牵拉超过20%时，则将导致神经束膜超出弹性极限，轻则导致轴索断裂损伤，严重者可出现神经束断裂，更有甚者是神经完全断裂。

在英国，导致牵拉伤的最常见原因是机动车事故、运动创伤和分娩性损伤。如果造成神经失用性的损伤，则可在几个月后恢复功能，如果轴突已严重破坏并继发神经内纤维化改变，则将导致永久性神经功能丧失。

神经牵拉伤的诊断需要基于损伤机制的判断和对其他损伤的认识来进行临床鉴别。如果是开放性创口的损伤，应在修复骨关节、软组织或血管损伤的同时，进行相关神经的探查手术。如果是闭合性损伤，通常情况下，不必单独为评估神经损伤而进行急诊探查手术。闭合性损伤的诊断依据是复查症状、体征和神经电生理检查。

分型

Seddon于1947年首次提出神经损伤分型（分为3度损伤），1951年Sunderland进行扩展（分为5度损伤），这个分型系统一直广泛应用，直到Mackinnon改良分型增加第六型损伤，即混合损伤模式：

- Ⅰ度损伤（神经失用）——神经节段内局部传导阻滞，结构保持完整，损伤节段远近端传导正常，维持营养活动，轴突未损伤，无须再生，可完全恢复功能。

- Ⅱ度损伤（轴突断裂）——轴突中断后，远端节段发生沃勒氏变性，而该型结缔组织层没有损伤，神经功能可完全恢复。除非运动终板同时损害，导致受体肌肉长时间的失神经支配，从而对运动恢复产生不利影响。

- Ⅲ度损伤——华勒氏变性合并神经内膜纤维化。由于神经内膜瘢痕化，将阻碍轴突再生，或导致神经再生纤维与终末器官不匹配，功能恢复不完全。

- Ⅳ度损伤——外观神经连续性尚存，但只有外膜保持连续，形成完整的瘢痕（连续性的神经瘤）意味着难以神经再生，除非切除瘢痕，并修复神经或行神经移植术。

·V度损伤（神经断裂）——神经完全性断裂，必须在神经再生发生前进行修复。

·Ⅵ度损伤——前五度损伤的组合。由于挤压伤的纵向性质，沿损伤神经的不同部位可见不同程度的神经损伤。这对手术医生而言，是最具挑战性的神经损伤，有些神经束需要保留，而不是切除，另外一些则需要修复重建。

采用何种治疗方式取决于神经损伤的程度。Ⅰ~Ⅲ度损伤，神经有自主恢复的能力，一般不需要手术干预。Ⅰ度损伤3个月内可完全恢复功能；Ⅱ度损伤也能完全恢复，但恢复缓慢（近端到远端轴突生长略小于1mm/d）；而Ⅲ度损伤，恢复缓慢且不完全。Ⅳ度和V度损伤必须通过手术治疗才能恢复，Ⅵ度损伤的恢复存在较大的个体差异。

神经失用症

神经失用症是神经节段局限性传导障碍，其结构保持完整，正常的传导方向及营养功能得以保留。轴突未受损伤，无轴突再生，神经功能恢复完全。因此，正确诊断神经失用症尤为重要，该类损伤不建议手术。

病史和查体可以提示神经失用症的发生：

·轻度或低能量创伤、长期较轻的挤压伤病史。

·通常非全部功能丧失（一般先影响运动和本体感觉，而振动觉、疼痛觉、冷热觉等常常得以保留）。

·Tinel征阴性，无肌肉纤颤。

·无神经营养性改变，但可有轻微肌萎缩。

·感觉恢复先于运动恢复（感觉运动分离）。

·运动功能呈突然、偶发、非连续性恢复。

如果怀疑有神经失用，应定期复查，监测恢复情况并明确诊断。肌电图的价值在于显示远端动作电位保存情况，这有助于疾病诊断。

枪击伤

枪击伤是严重的、高能量、特殊性的神经损伤。受损神经可被完全离断（V度损伤），但通常损伤是由于爆炸效应引起的（从Ⅰ度到Ⅳ度损伤）。前者需要探查并直接修复，后者应观察并按牵拉伤原则进行治疗。

一般而言，枪击伤不可能仅仅造成某一重要周围神经横断而不影响周围血管。但由于几乎所有枪击伤（即使无重要血管损伤）都需要清创，因此通常同时需行周围神经探查术。对于子弹引起的完全性或部分性神经损伤，相对于形成神经瘤后的二期手术治疗，延迟一期探查修复术更容易，且伤口稳定后即可安全进行手术。

神经缺损的治疗

神经移植原则

当神经端端吻合不能满足无张力条件时，就需要进行神经移植（或其他方案），因为在神经缝合中，即使很小的张力也会影响临床效果。不建议通过肢体屈曲使两神经断端靠近后吻接修复神经的方法，因最终神经将随着肢体活动而滑移，不仅是处于中立位，而且要适应充分伸展。

对于需要移植的神经缺损的临界长度，仍存在争议。手指的指神经缺损1cm是无法克服的。在前臂和上臂，Millesi认为6cm以下的神经缺损，如果断端游离后靠近而邻近关节无屈曲，应考虑端端缝合。我们的经验是，6cm以上的神经缺损，建议神经移植而不是直接缝合，但尺神经是个例外，可通过前置术获得有效长度。

将神经移植物置于健康的组织床对神经恢复至关重要。神经移植类似于皮肤移植，需要周围组织的毛细血管长入才能存活。相比神经主干或线缆状神经移植，细小的皮神经移植更容易血管化。如果移植神经在第三天仍未出现新生血管化，神经的特殊成分，如神经内膜的施万细胞会凋亡并被纤维组织替代。

神经移植物是通过新生血管的长入达到愈合的，因此，需要可新生血管化的血管床（放疗后的组织中未见）。在神经移植物或邻近金属材料周围存在感染、血肿、脂肪液化等，会严重影响其生长愈合。神经移植物应在无张力下缝合，需要显微缝线或微纤维蛋白胶修复，并达到最大表面积体积比的接触。手术操作至关重要，神经移植物不应聚集一起形成神经干。移植神经的所附脂肪组织应去除，彻底止血，并使用抗生素预防感染。一般而言，移植神经应略长于缺损长度，避免张力的形成。有时，可能需要移植一个带血供的血管床基底，如肌皮瓣，或应用硅胶垫片在神经移植前放置数周，创建一个干燥的创口基床。

神经移植技术的另一挑战，是保持远近端神经末梢之间合适的神经束排列。在神经跨越缺损间隙时，两端的神经内部结构常常是有变化的，或远近断端所包含的神经束数量是不同的，尤其是神经干包含感觉运动混合神经束时，其结构更为复杂。对神经内部及远端解剖的认识，仔细检查被切断的神经断端结构，能够帮助准确定位。当切除神经瘤时，如果切除前神经仍有功能，则先进行神经电生理刺激来明确神经束支损伤情况，这有助于重建手术的移植神经的定位。

神经移植后，使更多数量的轴突通过移植神经的远近端吻接口，这也是一个挑战。移植神经予以逆向倒置，可减少轴突经分支侧漏，并能促进远端轴突再生。最大化应用跨越缺损区的移植神经数量，可增加潜在再生轴突的数量（图 2.5）。

> **临床精要**
> 神经移植手术成功的关键是精准操作。移植神经应在微张力或无张力下缝合，并置入良好的血管床。神经束尽可能地精确对位也非常重要。

供体神经

成人腓肠神经可以提供 30~40cm 的移植神经，内含 11~12 个神经束，腓肠内侧皮神经和腓侧交

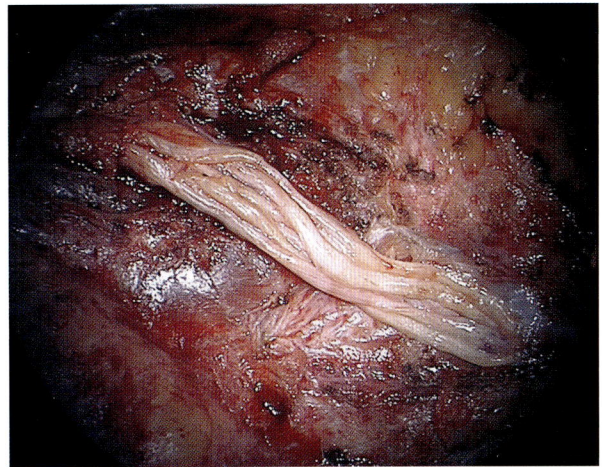

图 2.5 膝关节后脱位腓总神经损伤切除术后，神经缺损 7cm，采用多束腓肠神经移植修复

通支占其中的 80%。若有必要，交通支可提供额外 10~20cm 的移植神经。神经与外踝后方的小隐静脉相邻，通常采用纵切口（以免影响神经移植的效果），也有医生偏好做多个横切口，或应用内窥镜技术切取神经。术后，足外侧常遗留可接受的麻木感。该供区的缺点是神经远端结构较分散，与上肢神经相比，相对于轴突含量，结缔组织的比例偏高。

当上肢损伤仅需少量的神经移植物时，可从患侧切取前臂内侧或外侧皮神经移植。前臂外侧皮神经（LACN）与头静脉相邻，沿着肱桡肌尺侧缘走行，成人可获取 8cm 长度的移植物。前臂内侧皮神经（MACN）位于肱三头肌和肱二头肌的肌间沟，与贵要静脉相伴行，并分为前后两支。若两分支同时切取，可获得 20cm 的移植神经，但会出现肘部和前臂内侧的感觉丧失。

用于重建手指神经缺损的神经移植一般较短，可采用前臂骨间后神经修复。最易切取的位置是腕部第四背侧伸肌间室的桡侧，一个较小切口就可轻松获得 2.5cm 的移植物。如果骨间前神经未受损伤，腕关节敏感性和本体感觉的影响是可以接受的。

神经移植的手术技术

Millesi 最先报道的神经移植手术技术在许多

方面与一期神经修复类似。手术医生通过评估和切除受损或瘢痕化的神经，备好缺损神经的远近端，然后切取移植神经置于神经缺损区，保持远近端无张力。在确定移植神经的长度前，被动活动患肢以评估缺损长度。将移植神经置于缺损区，先缝合移植神经的一端，另一端修剪以适应缺损的长度。每个吻合口缝合 2~3 针，将移植神经固定至神经断端。我们的经验是采用纤维蛋白胶以增加神经吻合口强度。主干神经通常需要多根神经束移植，而指神经只需要单根神经束移植。

当进行神经移植时，在远近端修复部位的感觉束和运动束予以较好的对合非常重要。如何进行神经定位的技术前文已作了讨论。在近端肢体移植时，神经断端的神经束往往是混合性的，因此移植神经束的对位也无法达到精准。而在远端神经残端，束支排列通常较为精确。有时，将所有的重建神经移植修复更重要的运动功能可能更为有效。例如，在近端桡神经损伤中，神经近侧断端通常是运动和感觉的混合神经束，但在移植神经远端，桡神经浅支的感觉神经纤维可以完全排除在外，使所有再生神经纤维通过移植神经长入远侧运动神经束内，而不是修复感觉束，以达到更好的功能恢复。

血管化神经移植和同种异体神经

在传统的神经移植中，神经移植长度和疗效成反比。这是因为神经移植物越长，部分移植神经就越难以发生血管化。血管化神经移植的目的就是避免这个问题，特别是在移植血管床条件差和移植物较长的情况下。

潜在的供体神经包括胫前神经、隐神经、腓浅神经、腓深神经、桡神经浅支、尺神经和腓肠神经。虽然带血管神经移植的可行性已经在临床研究中得到证明，但在周围神经修复中确切作用仍有待证实。目前几乎没有实验证据可证明其在操作性和手术效果上更胜一筹。

较少见的情况是，肢体发生长段神经缺损时，由于没有足够的供体，无法行自体神经移植术。Mackinnon 和 Hudson 报道了应用 23cm 长的 10 条同种异体神经移植进行坐骨神经缺损的重建，恢复了足部保护性感觉。Bain 在 7 例神经缺损重建的患者中采用了该技术。尽管仍处于研究阶段，但异体神经有望成为神经移植的较好替代材料。

神经导管

神经导管是一种管状结构，用于套接缺损神经的两个横行断端来修复神经。神经导管在神经修复重建领域的潜在作用，外科医生已经关注多年。自 Bengngner 在 1891 年采用动脉管移植术成功获得神经再生以来，我们已经知道分离的神经可以通过导管穿过间隙生长。

支持周围神经导管修复的理论是，封闭空间允许神经远端残端释放的神经营养因子经神经导管形成均匀的浓度，从而对近端新生轴芽产生趋化性诱导，促进更多的轴突再连接。

然而，裸化轴突的生长是有限的，轴芽需要多种生长因子才能存活。这些细胞因子部分是由内部轴突运输提供的，另一些是从周围环境获得的。施万细胞开始包围新生轴芽并提供代谢支持，同时成纤维细胞开始释放胶原蛋白以提供结构支持。

在动物和人体模型中，已经显示神经再生通过生物可吸收多糖原导管现象（缺损较短时）（图2.6），其疗效与标准的移植神经相似。近来的研究是在这些导管表面引入神经营养因子，使神经再生过程取得了令人鼓舞的改善。在动物模型中，导管内表面的显微工程技术可使导管的潜在长度增加。

商用神经导管已经应用到直径大小不同的小节段神经缺损中，但应用尚未广泛。随着人们对该类材料的疗效信任度增高，应用增多，它将避免因自体神经移植相关的并发症。但是目前该应用的最佳疗效仍是实验性的，临床效果并不明显。

另外，静脉移植物也应用于短节段、远端的、感觉神经缺损的修复，但临床效果不如传统的神经移植术。

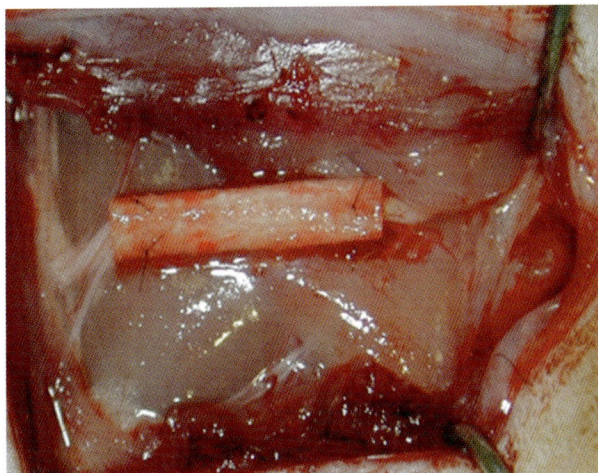

图2.6　短节段的生物可吸收性神经导管置于实验大鼠的后腿神经缺损区

神经转位

适应证

神经转位是指应用自体作用较小的神经移位来替代受损的作用较大的神经。随着对四肢周围神经内在结构的深入了解，神经转位的应用技术也有了进一步的拓展。

神经转位适用于近端周围神经损伤或神经根的撕脱伤，其中近侧断端无法一期修复或行神经移植。尽管神经移植是可行的，但是神经损伤在近端，神经转位比神经移植更能促进远端运动终板的神经再支配。神经转位也可避免在严重瘢痕区域进行手术，如陈旧性神经损伤、部分神经损伤伴有明显功能缺陷时、损伤程度并不明确的特发性神经炎或放射性神经损害等。

原则

神经转位和肌腱转位是基于相同的原则，即牺牲一些次要功能以恢复更重要的功能。例如，将桡神经的浅支转位修复源于尺神经的指掌侧神经，以恢复重建困难的尺神经损伤患者的手掌侧感觉。

理想的运动神经转位的供体神经需具备以下几点：

·拥有大量纯运动轴突的可牺牲的供体运动神经。

·位置靠近目标运动终板，使再生轴突的长度和时间最小化，以利于靶器官的神经再支配。

·供体神经同时支配其靶器官的协同肌。

临床应用

最常见的运动神经转位的临床应用是臂丛神经损伤后的功能重建，包括恢复屈肘、肩外展、尺神经支配的手内肌功能，以及前臂旋前和桡神经功能等。

为了重建屈肘功能，可将胸前内侧神经、胸背神经、肋间神经转位到肌皮神经。尺神经的尺侧腕屈肌支和正中神经的桡侧腕屈肌支也可转位到肌皮神经的肱二头肌和肱肌肌支，以更确切地恢复屈肘功能并减少供体神经的并发症。

为了恢复肩外展功能，可将副神经远端转位到肩胛上神经，或者桡神经的肱三头肌分支可转位到腋神经。为恢复手内肌功能，骨间前神经远端可转位到尺神经。为恢复前臂旋前功能，可将尺神经尺侧腕屈肌部分肌支转位到正中神经支配的旋前圆肌肌支，也有将指浅屈肌和掌长肌的正中神经分支转位到旋前圆肌肌支。桡神经的重建通常采用支配尺侧腕屈肌的部分尺神经分支转位来完成。

解剖离断转位神经，将功能性近端（远端予旷置）转位吻合于相应肌支，操作技术与标准的神经修复基本相同。与肌腱转位的原则类似，神经转位也需要足够的软组织保护，以免外在因素的影响，并且确保神经走行的通畅，避免解剖结构的压迫。

神经端侧吻合

神经端侧吻合是指将切断的神经远侧断端缝

合到另一根完整神经的侧方的技术。理论上，完整神经的轴突可从侧方裂口产生轴芽，沿着神经生长到达远端终末器官。在 20 世纪 90 年代初开始进行神经端侧吻合的实验，在 21 世纪初已有相关神经端侧吻合技术的临床应用报道。

随后，大量的研究报告支持了这个观点，并将其应用于临床。早期并不清楚神经发出的轴芽来源于何处，但双重标记实验表明，真正的生长起始（节点）来自郎飞氏节。感觉和运动神经均可发生侧支轴芽生长，并且对供体神经功能仅有轻微的影响。

该技术通过移位受损神经的远侧断端，将其与合适的完整供体神经进行端侧吻合。如果用于运动神经的修复，供体神经应支配相应的协同肌；如果用于重建感觉功能，则供体神经应支配邻近皮肤区域。显微镜下，在供体神经外膜上切开形成一个窗口，大小与移位的神经断端面积相同，然后精细进行端侧吻合。

神经端侧吻合技术已广泛应用于面瘫、臂丛神经损伤、正中神经、尺神经和指神经损伤等，但结果不一。当神经移植不可行时，神经端侧吻合技术似乎对于感觉重建有更好的疗效，但对于能否代替神经转位手术，仍需要进行更多的研究。

神经损伤后的检查

检查

除了神经根性损伤，可以行脊髓造影或高分辨率 MRI 检查明确，普通放射学检查在周围神经损伤的诊断中几乎没有实际价值。超声检查可用于评估神经的连续性或诊断神经瘤，尽管这类案例报道仍较少。

电生理诊断也有一些缺陷，其主要的局限性是时效性，即使完全断裂的运动神经，在损伤后 3 周内，其电生理表现也仍是正常的。

在怀疑运动神经损伤的情况下，连续肌电图（EMG）检查可以提示肌肉是否仍有神经支配，和渐进性神经再生现象（新生或多相电位）或持续失神经支配（静息自发电位和失神经电位）。这有助于指导是否需要行神经探查手术。损伤后 4 周的第一次检测信息是最有价值的，结合临床检查，可初步做出神经失用症的诊断（图 2.7）。

在某些情况下，体感诱发电位测量可能对于无意识患者有较高的临床价值，因为体感诱发电位可以确定从指尖到中央后回的神经通路的完整性。

探查

如果结合病史和体格检查后仍不能确诊潜在的神经损伤，建议行外科手术探查。

总结

神经修复、转位和移植技术得益于显微外科的发展和神经科学领域的进步。只有通过精准的手术技术，并结合相应的措施促进神经再生以恢复其功能，才能达到更好的临床效果。

自体神经移植仍然是神经缺损重建的"金标准"，但人工合成的神经导管仍然在周围神经的修复领域发挥着有限但非常重要的作用，相信在未来的几十年将有更大应用前景。

图 2.7 损伤 4 周后行肌电图检查并结合临床的一系列评估有助于诊断

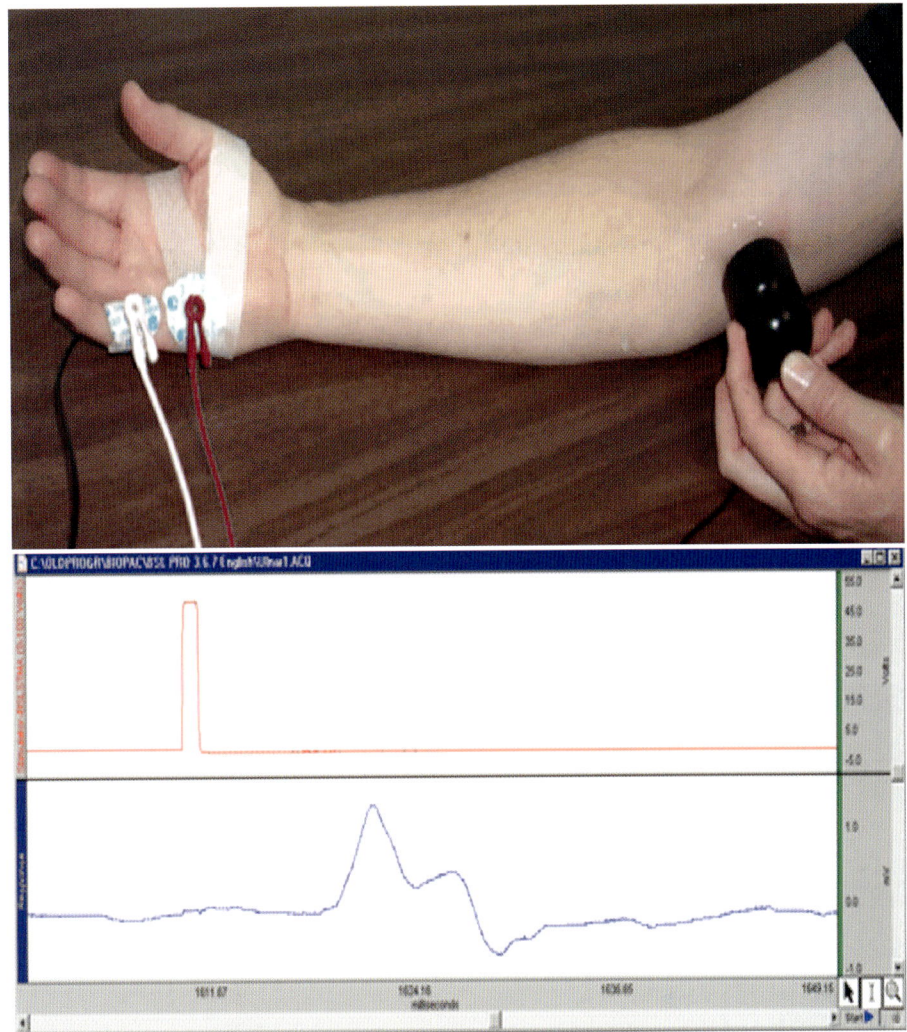

参考文献

[1] Elsberg C. The Edwin Smith surgical papyrus. Ann Med Hist. 1931;3:271–279.

[2] Millesi H. Reappraisal of nerve repair. Surg Clin North Am. 1981;61:321–340.

[3] Terzis J, Faibisoff B, Williams B. The nerve gap: suture under tension vs. graft. Plast Reconstr Surg. 1975;56:166–170.

[4] Noble J, Munro CA, Prasad VS, Midha R. Analysis of upper and lower extremity peripheral nerve injuries in a population of patients with multiple injuries. J Trauma. 1998;45:116–122.

[5] Dellon AL, Mackinnon SE. Basic scientifi c and clinical applications of peripheral nerve regeneration. Surg Annu. 1988;20:59–100.

[6] Jabaley ME, Wallace WH, Heckler FR. Internal topography of major nerves of the forearm and hand: a current view. J Hand Surg. 1980;5:1–18.

[7] Williams HB, Jabaley ME. The importance of internal anatomy of the peripheral nerves to nerve repair in the forearm and hand. Hand Clin. 1986;2:689–707.

[8] Mackinnon SE, Dellon AL. Experimental study of chronic nerve compression. Clinical implications. Hand Clin. 1986;2:639–650.

[9] Sunderland S, Bradley KC. The cross-sectional area of peripheral nerve trunks devoted to nerve fi bers. Brain. 1949;72:428–449.

[10] Millesi H. The nerve gap. Theory and clinical practice. Hand Clin. 1986;2:651–663.

[11] Terenghi G, Calder JS, Birch R, Hall SM. A morphological study of Schwann cells and axonal regeneration in chronically transected human peripheral nerves. J Hand Surg. 1998;23:583–587.

[12] Giannini C, Dyck PJ. The fate of Schwann cell basement membranes in permanently transected nerves. J Neuropathol Exp Neurol. 1990;49:550–563.

[13] Li H, Terenghi G, Hall SM. Effects of delayed reinnervation on the expression of c-erbB receptors by chronically denervated rat Schwann cells in vivo. Glia. 1997;20:333–347.

[14] Hems TEJ, Glasby MA. The limit of graft length in the experimental use of muscle grafts for nerve repair. J Hand Surg Br. 1993;18:165–170.

[15] Calder JS, Norris RW. Repair of mixed peripheral nerves using muscle autografts: a preliminary communication. Br J Plast Surg. 1993;46:557–564.

[16] Ma J, Novikov LN, Wiberg M, Kellerth JO. Delayed loss of spinal motoneurons after peripheral nerve injury in adult rats: a quantitative morphological study. Exp Brain Res. 2001;139:216–223.

[17] Fu SY, Gordon T. The cellular and molecular basis of peripheral nerve regeneration. Mol Neurobiol. 1997;14:67–116.

[18] McKay Hart A, Brannstrom T, Wiberg M, Terenghi G. Primary sensory neurons and satellite cells after peripheral axotomy in the adult rat: timecourse of cell death and elimination. Exp Brain Res. 2002;142:308–318.

[19] Gu Y, Spasic Z, Wu W. The effects of remaining axons on motoneuron survival and NOS expression following axotomy in the adult rat. Dev Neurosci. 1997;19:255–259.

[20] Novikov L, Novikova L, Kellerth JO. Brain-derived neurotrophic factor promotes axonal regeneration and long-term survival of adult rat spinal motoneurons in vivo. Neuroscience. 1997;79:765–774.

[21] Hart AM, Terenghi G, Kellerth JO, Wiberg M. Sensory neuroprotection, mitochondrial preservation, and therapeutic potential of N-acetyl-cysteine after nerve injury. Neuroscience. 2004;125:91–101.

[22] Zhang CG, et al. Motorneuron protection by N-acetylcysteine after ventral root avulsion and ventral rhizotomy. Br J Plast Surg. 2005;58:765–773.

[23] Strauch B, et al. The ten test. Plast Reconstr Surg. 1997;99:1074–1078.

[24] Cales L, Weber RA. Effect of water temperature on skin wrinkling. J Hand Surg. 1997;22:747–749.

[25] Lundborg G, Dahlin L, Danielsen N, Zhao Q. Trophism, tropism, and specifi city in nerve regeneration. J Reconstr Microsurg. 1994;10:345–354.

[26] Grabb WC, Bement SL, Koepke GH, Green RA. Comparison of methods of peripheral nerve suturing in monkeys. Plast Reconstr Surg. 1970;46:31–38.

[27] Bora Jr FW, Pleasure DE, Didizian NA. A study of nerve regeneration and neuroma formation after nerve suture by various techniques. J Hand Surg. 1976;1:138–143.

[28] Cabaud HE, Rodkey WG, McCarroll Jr HR, Mutz SB, Niebauer JJ. Epineurial and perineurial fascicular nerve repairs: a critical comparison. J Hand Surg. 1976;1:131–137.

[29] Lundborg G, Rydevik B. Effects of stretching the tibial nerve of the rabbit. A preliminary study of the intraneural circulation and the barrier function of the perineurium. J Bone Joint Surg. 1973;55:390–401.

[30] Haftek J. Stretch injury of peripheral nerve. Acute effects of stretching on rabbit nerve. J Bone Joint Surg. 1970;52:354–365.

[31] Millesi H. Peripheral nerve injuries. Nerve sutures and nerve grafting. Scand J Plast Reconstr Surg Suppl. 1982;19:25–37.

[32] Millesi H. Techniques for nerve grafting. Hand Clin. 2000;16:73–91, viii.

[33] Brammer JP, Epker BN. Anatomic-histologic survey of the sural nerve: implications for inferior alveolar nerve grafting. J Oral Maxillofac Surg. 1988;46: 111–117.

[34] Millesi H, Meissl G, Berger A. Further experience with interfascicular grafting of the median, ulnar, and radial nerves. J Bone Joint Surg Am. 1976;58:209–218.

[35] Millesi H, Meissl G, Berger A. The interfascicular nerve-grafting of the median and ulnar nerves. J Bone Joint Surg Am. 1972;54:727–750.

[36] Millesi H. Nerve grafting. Clin Plast Surg. 1984;11: 105–113.

[37] Mackinnon SE, Hudson AR. Clinical application of peripheral nerve transplantation. Plast Reconstr Surg. 1992;90:695–699.

[38] Bain JR. Peripheral nerve and neuromuscular allotransplantation: current status. Microsurgery. 2000;20: 384–388.

[39] Bungner O. Die degenerations-und regenerationvorgange am nerven verletzungen. Beitr Pathol Anal. 1891;10:321–393.

[40] Lundborg G, Rosen B, Dahlin L, Danielsen N, Holmberg J. Tubular versus conventional repair of median and ulnar nerves in the human forearm: early results from a prospective, randomized, clinical study. J Hand Surg. 1997;22:99–106. doi: 10.1016/S0363-5023(05)80188-1.

[41] Chiu DT, Janecka I, Krizek TJ, Wolff M, Lovelace RE. Autogenous vein graft as a conduit for nerve regeneration. Surgery. 1982;91:226–233.

[42] Oberlin C, et al. Nerve transfer to biceps muscle using a part of ulnar nerve for C5-C6 avulsion of the brachial plexus: anatomical study and report of four cases. J Hand Surg. 1994;19:232–237. doi: 10.1016/0363-5023(94)90011-6 .

[43] Al-Qattan MM. Terminolateral neurorrhaphy: review of experimental and clinical studies. J Reconstr Microsurg. 2001;17:99–108.

[44] Viterbo F, Trindade JC, Hoshino K, Mazzoni Neto A. End-to-side neurorrhaphy with removal of the epineurial sheath: an experimental study in rats. Plast Reconstr Surg. 1994;94:1038–1047.

[45] Zhang Z, Soucacos PN, Bo J, Beris AE. Evaluation of collateral sprouting after end-to-side nerve coaptation using a fl uorescent double-labeling technique. Microsurgery. 1999;19:281–286.

[46] Zhang Z, et al. Long-term evaluation of rat peripheral nerve repair with end-to-side neurorrhaphy. J Reconstr Microsurg. 2000;16:303–11. doi: 10.1055/s-2000-7338.

第三章 创伤：屈肌腱

David Elliot

关键词

肌腱；屈肌腱；屈肌腱一期修复；屈肌腱康复；屈肌腱断裂；肌腱粘连

引言

曾经我们自满地以为屈肌腱手术已经日趋完善，对于屈肌腱的理论研究也已经完美。但其实和手外科其他部分一样，我们越是深入地研究，就越会发现我们对它的了解仍然是知之甚少，而我们基于事实的认知，往往是建立在观点之上的。虽然在现代屈肌腱外科领域，一些手术技巧的细节还有争议，但是它的核心理念是不变的，那就是早期修复，早期功能锻炼。

修复断裂的屈肌腱并让它恢复正常或接近正常功能，目前还是个无法完全解决的问题，由于预后的不确定性，屈肌腱的一期手术修复依然是个难题。除了技术上修复困难，肌腱愈合过程中的再断裂和肌腱粘连，也是我们必须面对的两个并发症，而这两个问题已经困扰了我们近 1 个世纪。屈肌腱愈合大约需要 3 个月，在此期间，肌腱的连续性很大程度上取决于缝合的强度。但是这段时间手难免会有意外发生的可能，屈肌腱仍易再次断裂。在任何愈合区域，纤维蛋白形成的胶状物随后会转化为瘢痕组织。遗憾的是，身体并不能把这一愈合过程仅仅限制在损伤部位，邻近组织也参与了这一愈合过程，结果相关邻近组织像"点焊"一样粘连在一起。尽管身体会重塑瘢痕组织，但其病理过程通常较慢且微弱，无法让组织结构恢复正常，正如我们手部必须活动的这些功能结构。这不仅会对屈肌腱造成损害，也会影响手部的神经、伸肌腱和关节，这是多数手外伤后遗症和需要二期再手术的主要原因。这种由瘢痕粘连引起的"点焊"可以发生在屈肌腱的任何部位，但是对于手指区域则是一个特殊的问题，因为该部位的屈肌腱被局限在腱鞘内，这是一个类似精密的发动机活塞样装置。

历史背景

1913 年，Lexer 就介绍了通过早期活动来防止屈肌腱修复后的瘢痕粘连，他指出术后 6 天就应该活动手指，美国波士顿的 Harmer 在 1917 年改进了手术技术，他介绍了一种新的缝合方法，该方法有足够的强度允许屈肌腱一期修复术后数小时就可以活动，并且不需使用夹板固定。同年，维也纳的 Kirchmayr 也报道了一种新的缝合方法，该方法类似于 30 年后发明的 Kessler 缝合法。Lahey 在 1923 年也报道了屈肌腱一期修复以后早期活动的经验，他聪明地将采用该方法的日期追溯到 1907 年。Bunnell 也在 1918 年的报道中同意这种方法可以运用于部分合适的患者。由于这些学者都只描述了手术方法而没有报道患者的预后，故手术的成功率和术后再断裂比率我们并不了解，不过可以显示这些学者很早就意识到这些我们目前依然面对的问题。这些手术治疗的先驱所提倡的坚强缝合和早期活动，依然是该领域当今的主流观念。

Bunnell 在 1920 年的报道中认为屈肌腱的一期修复在多数情况下是不安全的，他建议一期只需要缝合皮肤，将二期修复交给专业的手外科医生，这种观念一直流行。直到 1950 年，肯塔基路易斯维尔的 Kleinert 团队、同样位于美国的 Young 和 Harman，以及瑞士的 Verdan 这 3 组学者都开始一期修复 1 区和 2 区的屈肌腱损伤并让患者修复后早期活动。为了增加安全性，他们采用保护性夹板来减轻早期活动对修复处的张力，这是我们这个时代屈肌腱一期修复手术的开端。

也有一些学者尝试用化学方法来减轻修复后屈肌腱的粘连。人们尝试了多种药物，包括：细胞毒性药物、透明质酸酶、抗术后粘连凝胶和最近的透明质酸。最近的研究显示上述药物中的透明质酸在有限的临床试验中产生了效果，但该方法还没有被推广，而是否需要在以后的屈肌腱修复后常规使用这类或者其他药物来减少粘连，依然需要验证。

当然，早期活动并不能完全防止术后粘连，但它可以形成稳定瘢痕，使患者尽可能更好地恢复活动功能，有时甚至可以完全恢复正常。但肌腱再断裂会妨碍这一目标，所以我们需要发明更强的缝线和缝合技术来允许早期锻炼。在笔者的年代，手术医生通过一些保护性夹板装置等使缝线尽可能承受日常活动。此后 50 年，不同时代及不同医生的研究很大程度上是双管齐下：改进缝合技术和改良康复锻炼方法。从 20 世纪到 21 世纪早期，医生们都在努力改进这两个方向的技术。

临床评价

由于屈肌腱的位置全程都非常贴近皮肤，因此，几乎所有伤及前臂与手掌侧部分的皮肤全层切割伤患者，我们都需要仔细检查手掌、手腕和前臂结构，以明确整个屈肌腱系统有无损伤。

受伤的手指或拇指，相对于其他正常的处于休息位手指，表现更为伸直位，这可明显提示有屈肌腱断裂。当单纯疼痛不影响患者的主动屈曲活动，或不影响被动腕部肌腱固定试验和前臂挤压试验，这些方法也可用以诊断肌腱断裂。当屈肌腱浅面皮肤被破坏时，即使没有阳性临床表现，也要高度怀疑屈肌腱损伤的可能。

> 临床精要
>
> 下列情况需考虑屈肌腱开放性损伤：
> 手指屈肌腱表面全层皮肤损伤。
> 手指位于不正常的伸直位。
> 腕部肌腱固定试验阳性。
> 前臂挤压试验阳性。

在没有外伤的情况下发生手和前臂的屈肌腱闭合性断裂是不常见的，其大部分发生在环指和小指的深屈肌腱手指远端的止点处。屈肌腱损伤一般有较明确的外伤史：手指主动屈曲时突然受力伸直，比如橄榄球球衣意外事件，相关的临床试验可以帮助诊断。尽管目前影像学检查尤其是 B 超被越来越多地用于深层肌腱损伤和屈肌腱修复术后再断裂的诊断上。但在屈肌腱开放性损伤仍应用较少，大多还是依靠临床表现进行诊断。

手术解剖

评估并治疗屈肌腱损伤的关键是熟悉它的解剖以及腱鞘滑车系统（Doyle 和 Blythe，1975；Idler，1985）（图 3.1）。同时还需要理解 Verdan 和 Michon 在 1961 年提出的手指分区系统，该系统随后被 Kleinert 和 Weiland 在 1976 年进行改良，这些是讨论合适治疗方法的基础（图 3.2）。1 区是指深屈肌腱远节指骨止点到指浅屈肌腱中节指骨止点之间的区域，2 区是指浅屈肌腱止点到 A1 滑车近侧缘的区域，3 区是指 A1 滑车近端到腕管远侧边界的区域，4 区就是腕管区域，5 区是腕管以近的区域。拇指的分区比较特殊：1 区是拇长屈肌腱止点到 A2 滑车近端边界的区域，2 区是 A2 滑车近端到 A1 滑车近端边界的区域，3 区是肌腱穿过鱼际

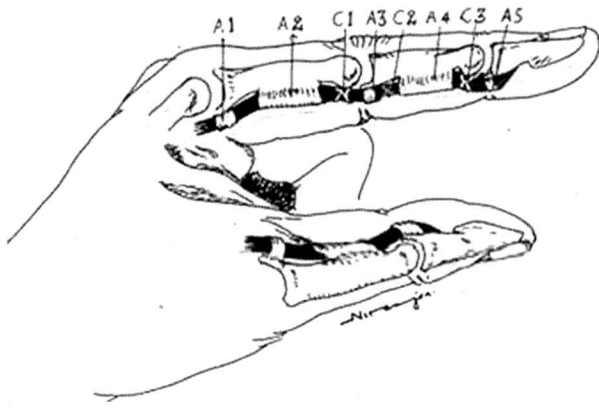

图 3.1 屈肌腱滑车系统

肌的区域，4~5 区和其他手指的分区一致。

近期 Tang 又将 2 区分为 4 个亚区（图 3.3）：

2A 区是指浅屈肌腱在中节指骨的止点，2B 区包括指浅屈肌腱止点到 A2 滑车远端边缘的区域，2C 区是肌腱在 A2 滑车的部分，2D 区是指位于 A2 滑车近端并仍然在腱鞘内的部分。作者和他的同仁们还将 1 区进一步分为 3 个亚区（图 3.3）。1A 区是指深屈肌腱止点附近不能用 Kessler 法缝合的区域，肌腱紧紧附着于远节指骨；1B 区是深屈肌腱从 1A 到 A4 滑车远端边缘部分；1C 区是肌腱在 A4 滑车下方及近端的部分。这样的进一步分区是

改良的 Verdan 屈肌腱分区

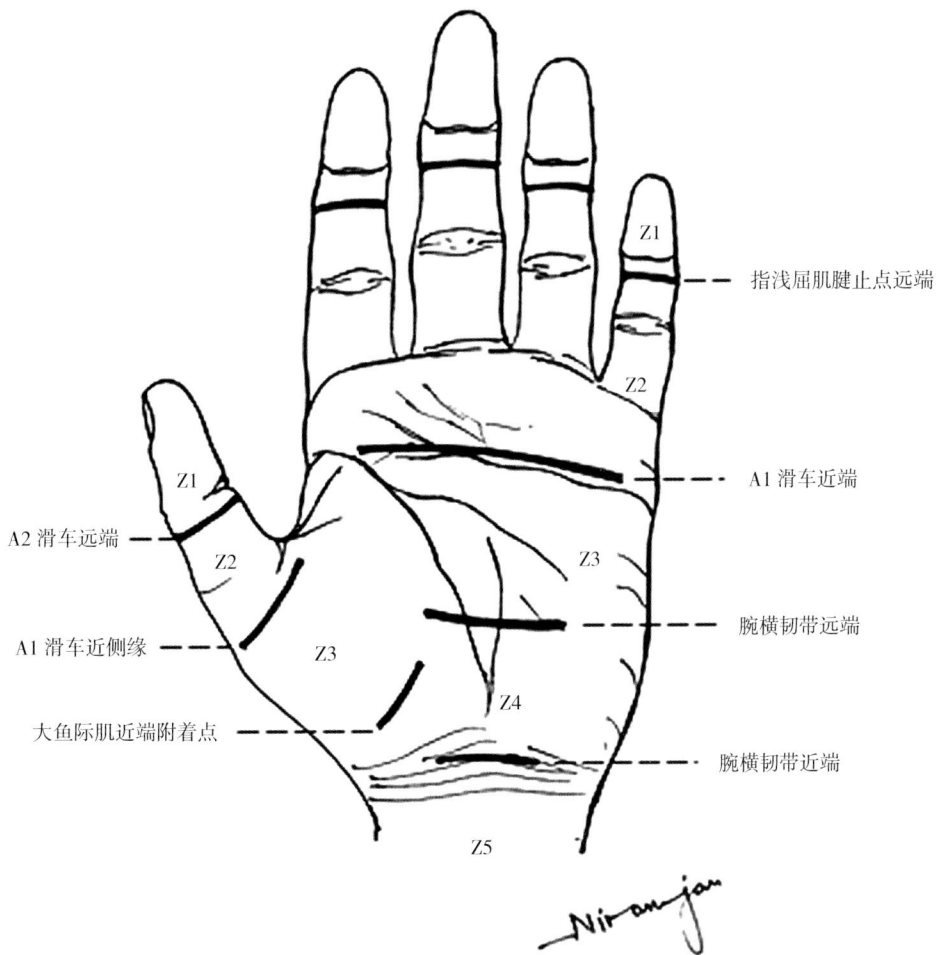

图 3.2 改良的 Verdan 屈肌腱分区系统

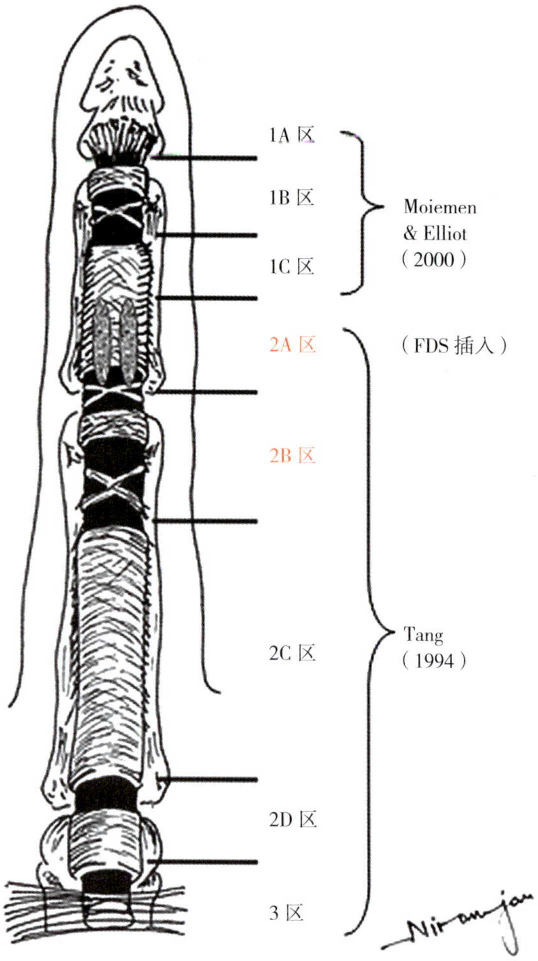

图 3.3 1区、2区的亚分区

希望能比 Verdan 分区更准确和细致地分析这类复杂损伤。另一个有用的分区法是将 5 区分为 2 个亚区：腱性部分损伤、包含肌腹部分的损伤。前者损伤修复后可以早期活动，而后者损伤想要早期活动需要找到并缝合肌肉内的腱性部分，以提供足够强度的支持。

一般而言，屈肌腱损伤的分区在 1~2 区是根据腱鞘损伤的部位而确定的，在近端则是根据周围软组织明确其分区。

修复时机

尽管屈肌腱的一期修复应该在受伤后尽早进行，但研究显示延迟 24~72h 并不会导致不良后果，适当延迟将患者转给有经验的专科医生手术，往往比没经验的医生行急诊手术取得更好的结果。首先处理更紧迫的问题后再将患者转到专科处理手外伤是可行的。虽然损伤的初步治疗应该在 72h 以内，但可以不必作为急诊手术处理肌腱损伤。

修复技术（见附录）

屈肌腱一期修复手术应该行臂丛或者全身麻醉，尽量避免使用局部或者环形阻滞麻醉，因为断裂的屈肌腱近端往往会回缩到更近部位，手术时间和范围往往会超过预期。近年来，出现了称为"完全清醒"的屈肌腱修复术，即局麻药配合肾上腺素进行的局部麻醉，并且不使用止血带的手术方法，该方法被部分学者采用并推广，它允许患者术中主动配合活动来帮助术者评估手术修复效果。越来越多的学者宣称局麻药配合肾上腺素使用是完全安全的，但笔者没有这方面的经验。

屈肌腱手术大多采用 Z 字切口（改良 Bruner 切口），全层切开皮下组织。部分术者在手指的手术中，更喜欢采用旁正中切口。在 1 区和 2 区，屈肌腱周围有腱鞘包绕，但这些切口可以提供足够术野进行探查修复损伤肌腱，并尽可能地减少手术损伤。横行切开破损的腱鞘，适当延长 2~4mm 长的窗口，分离远近两端的腱鞘，即可显露肌腱。如果损伤时手指处于伸直位，一般不需要打开更多的腱鞘，断端多位于腱鞘破口处。如果手指处于屈曲位时损伤肌腱，其断端会在腱鞘破口的远端，除非将手指屈曲至受伤时相同的位置。

遇到这种情况需要伸展手指并向远端暴露，皮肤切口需要延伸，腱鞘窗口也需要扩大。但如果延长时影响滑车，应该避开滑车结构，在远端打开另一个腱鞘窗口进行操作，并且充分暴露手指以修复肌腱。因为 A2 和 A4 滑车的功能十分重要，这样才能更好地保护滑车装置。为了能顺利修复肌腱，并且修复后的肌腱可以顺畅地滑行而不被滑车边缘卡住，术中常常需要打开部分 A2 或 A4 滑车的一侧附着点。因为修复后的屈肌腱直径显然要比伤前更大，但伤前的屈肌腱在腱鞘内是非常紧致的。幸运的是 A2 滑车较长，切开松解 1/3 或稍多并不影响它的功能。而 A4 滑车是可以将一侧全程松解的，虽然应用机会较少，只要 A3 和 C 滑车保留，就可以避免手指屈肌腱的弓弦样畸形。一般只有当 A2 滑车的远端到 A5 滑车的腱鞘完全缺如才会发生弓弦畸形。

修复方法

屈肌腱的修复方法多年来一直是个有争议的问题，1917 年，Bunnell 首先提出了一期手术、坚强缝合和早期活动的优点。其后直到 1950 年，该观点才再次被学者提出。从那以后又有很多学者发表了关于改良缝合方法、缝线材料和术后早期锻炼方法的报道，不过目前大多提倡在夹板保护下锻炼，比早期学者要更谨慎些。现在医生的目标是，既想早期锻炼以避免术后肌腱粘连，又要降低术后肌腱再断裂比率，寻找两者之间的平衡点。到目前为止，还没有找到"最好"的缝线材料和"最佳"的缝合方法。影响两者选择的更多是不同国家地区医师的主观选择、历史传统和可用材料，而不是科学研究。参考文献［19］是一篇关于屈肌腱修复所需强度选择方面里程碑式的文章，目前仍然被作为这方面的"金标准"，尽管从 1975 以来缝线材料和缝合技术已经有了很多改变。

目前多数医生认为屈肌腱修复应包括肌腱内的缝合即"轴心"缝合，和连续的周边环绕或外延缝合。轴心缝合的应用原则是缝合后要有一定的肌腱把持力，在修复的最初几周可对抗肌腱活动时产生的纵向张力，防止缝线切割肌腱断端，因为此时肌腱断端会软化。这种肌腱断端的软化会影响不同缝合材料的强度优势。20 世纪初，英国流行的轴心缝合法是双束 Tajima 改良缝合法，它是由 Kirchmayr 在 1917 年首先提出的，在 1969 年被 Kessler 和 Nissim 再次描述。Tajima 改良缝合法是将一个线结埋入肌腱断端中心，而 Strickland 改良的 Kirchmayr/Kessler 缝合法在美国更流行，它将两个线结埋入肌腱断端中心。Kirchmayr/Kessler 缝合法一般使用 3-0 或 4-0 单纤维聚丙烯缝线（Prolene）或涤纶编制缝线（Ticron），两种材料都拥有足够的强度并且各有自己的优点。笔者使用的是聚丙烯缝线，一是因为手术习惯，二是因为该缝线容易在肌腱内拉动，三是它的线结比较小。1985 年，Savage 的研究指出 6 束的 Kirchmayr/Kessler 轴心缝合法要比传统的双束缝合法更加牢固，之后 20 年里学者又创新了 4 束缝合法，它和 6 束的 Savage 缝合法有相近的强度，但更容易操作。很多 4 束和 6 束轴心缝合法被报道和进行相应测试，大部分是体外测试，到目前为止还没有发现哪种最好。

现在大部分肌腱修复采用 4 束轴心缝合法，配合连续的环形缝合加固，多使用 5-0 或 6-0 的单纤维尼龙线（Ethilon）或聚丙烯缝线（Prolene）。周围加固缝合原是想将不规则的肌腱断端缝合整齐，使它更易于滑移，但后期研究发现周围加固缝合具有较好的张力。然后有更多的报道详细研究了周围缝合对于局部某一点而言有着比轴心缝合更高的强度，可以提供数倍于早期活动时所需要的张力。周围缝合的每一针都扮演着和轴心缝合相似的作用，它们在断端通过 8 束或者 10 束来"咬合"肌腱。和 Savage 轴心缝合法类似，学者对周围缝合的精密度有一定的建议，使缝合足够细致不留缝隙。那么紧接而来的问题就是这些缝线会增加肌腱在腱鞘内滑行的阻力。至今还没有哪种周围缝合法在增强张力和减少肌腱滑行阻力方便取得良好的平衡。尽管精细的周围缝合看起来可以完全替代轴心缝合，但最近的研究重点又重新回到了采用增加强度的轴心缝合，配合周围单纯连续加固缝合法。这可能反映了采用复杂周围缝合的一些难点，尤其在轴心缝合的肌腱深面和紧邻 A4 滑车的狭窄区域。有一个技巧是在轴心缝合之前先缝合这部分"内侧面"，然后简单地连续周围缝合，可避免复杂缝合的褶皱。

综述性分析结果认为，在近10年的报道中，尽管实验室数据显示现有修复方法比2束缝合更牢固，但肌腱再断裂比率并没有降低。近50年来我们通常用屈肌腱2区损伤的修复来测试不同的修复方法，但结果显示不管哪种方法修复，再断裂比率均在5%左右。尽管有些方法在实验室的数据显示比传统轴心缝合和周围缝合法更牢固，但目前临床上仍有待观察，是否有明确的新方法可以提高强度降低再断裂比率。我们分别在1994和1999年两次研究中显示，在1区和2区的肌腱损伤使用3-0或4-0聚丙烯缝线（Prolene）行2束的Kirchmayr/Kessler缝合法轴心缝合，然后5/0或6/0单纤维尼龙线（Ethilon）或聚丙烯缝线（Prolene）连续缝合周围，断裂比率依然在4%（17/397），和Savage缝合法在2区的再断裂比率依然很接近（3%，1/31）。同时一些有限的证据显示缝线材料对肌腱细胞活性的负面影响，因此应用更多的缝线修复肌腱会加重其不良影响。

在拇长屈肌腱修复的临床研究中发现，它的再断裂比率要比其他手指屈肌腱2区比率（占5%）更高。自1937年就有众多文献报道，拇长屈肌腱修复较为困难，可能由于它比其他手指的屈肌腱更易再收缩，但在20世纪五六十年代未引起足够的重视。由于其较高的再断裂比率，拇长屈肌腱更适合在临床上用以测试新的缝合方法，而不是使用传统的2区损伤模型。我们研究发现，采用1933年Silfverskiold和Anderson报道的周围缝合法，结合传统的Kirchmayr/Kessler轴心缝合法可以明显降低拇长屈肌腱的再断裂比率。最近一些研究表明，先用Silfverskiöld周围缝合法，再用新的直角穿入的4束Kirchmayr/Kessler轴心缝合法，可以将肌腱的再断裂比率降为0。这些研究成果建议我们加强轴心缝合与周围缝合技术。

但是，采用这些更复杂的缝合方法是有代价的，它让本身已经较复杂的缝合方法更难以操作。我们应该明确，目前各国的大多数屈肌腱损伤的初次修复手术是由新手医生完成的，让他们采用更复杂的缝合方法反而有坏处。在远东地区，有一种改良缝合法正逐渐流行，它是由Tsuge首先报道的，采用双束尼龙线环形缝合断端，类似于采用单纯周围缝合法（图3.4b）。之后Tang比较详细地介绍了该改良缝合方法：他建议用三重Tsuge缝合法均匀地缝合肌腱一周。Tang和他的同事测试了一系列缝合法，包括三重Tsuge缝合法和我

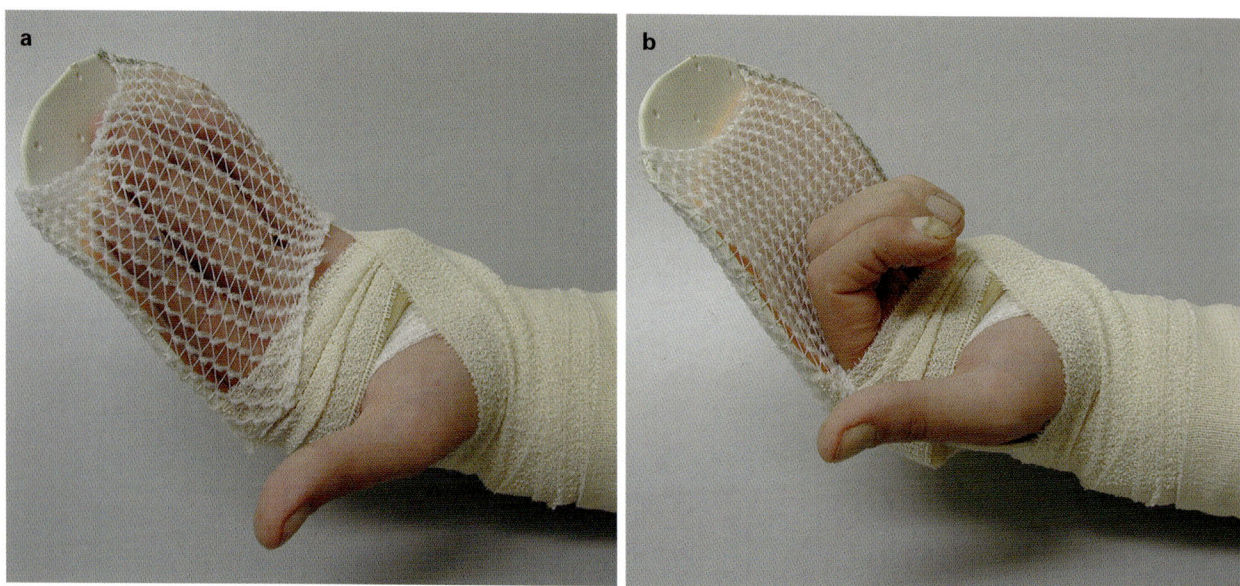

图3.4 （a）这是最近笔者单位采用的夹板装置，使用网套促进指间关节伸直。（b）锻炼时可以将手指从网套中拿出，平时置于网套中

们在修复拇长屈肌腱时采用的双束 Kessler 配合 Silfverskiöld 缝合法。结果显示所有的上述缝合法都比单纯双束 Kessler 轴心缝合法更牢固，并且都可以负担肌腱的早期活动锻炼，而 Tang 的方法是最牢固的。尽管 Tsuge-Tang 的方法很吸引人，但 Tang 的研究团队早期随访结果表明，依然不可避免地会有少部分患者发生再断裂，但和同期西方医生的复杂方法相比，它显然更加简便。最近我们用 Tang 的方法治疗了 50 例拇长屈肌腱断裂的患者，锻炼与康复中没有发生再断裂。

腱鞘的处理方法

完全修复腱鞘的时代已经成为过去。肌腱修复后难以避免会比正常时更粗大，如果完全缝合腱鞘会造成卡压，妨碍肌腱的自由活动。30 多年前就有研究显示损伤腱鞘不处理和缝合腱鞘的预后是一样的。但即使简单地将损伤腱鞘大部分切除，有选择地修复重要的滑车也仍是个问题。目前学者认为，必须保护或重建 A2 和 A4 滑车，正如在二期行肌腱松解术时也至少要修复 A2 和 A4 滑车，以保护屈肌腱系统的机械功能。A2 和 A4 滑车的修复逐渐成为一期肌腱修复手术的必需的步骤，尽管它可能是修复后卡压的主要原因。1990 年，Savage 的研究显示部分 A2 和 A4 滑车甚至整个 A4 滑车的损伤都不会影响屈肌系统的活动功能，只要还有部分完整的腱鞘存在，其他学者的研究也证实了这一结论。

1998 年，我们统计了 100 例屈肌腱 2 区损伤修复的病例，范围从 A2 滑车远端到 1 区 2 区交界处，即指浅屈肌腱在中节指骨的远端止点处（Tang 氏分区的 2A 和 2B），手术由高年资有经验的整形外科医生完成。结果显示 64% 的患者需要侧方切开部分 A2 滑车，A4 滑车则更多。有时部分 A4 滑车一开始就需要切开，以方便远端肌腱的轴心缝合，因为轴心缝合法的横穿部分需要距离断端 0.5~0.75cm，而在部分病例中这个距离的肌腱已在 A4 滑车下方。有时在缝合手指切口前，A2

和 A4 滑车都需要部分松解使修复后的肌腱全程没有卡压。我们的临床研究显示，A4 滑车需要松解的程度从 10% 到 100% 不等，其中 14 例患者需要完全松解 A4 滑车。仔细分析这 14 例患者后我们发现，由于前面所述的两条理由，部分患者不可避免需要完全松解 A4 滑车。目前研究结果显示，部分或者完全的滑车松解在一期修复后的长期随访中并没有产生不良后果。而比这些必要的临床实践研究更重要的是，松解滑车是直观和正确的，除非手术可以完美地修复肌腱，使重建后的肌腱直径和受伤前一致。修复后早期锻炼时肌腱在滑车处的磨损会影响屈伸活动，同时可导致肌腱再断裂。其实这只是 A4 滑车的问题，A2 滑车装置有足够的长度，可以切开任意 1/3 长度既保证修复和肌腱活动的需要，又至少剩余的 1cm 长度保留了滑车功能。因此远侧指间关节弓弦畸形进行的二次手术不单独重建 A4 滑车。当剩余的大部分腱鞘是完整的前提下，A4 滑车的功能并不是至关重要的。远端的弓弦畸形只有在 A2 滑车到 A5 滑车间所有的腱鞘都缺损时才会发生。因此，急诊外科医生应该了解，当近侧指间关节屈曲时，虽然指深屈肌腱损伤在手指近端，但仍需切开 PIP 以远腱鞘的窗口修复肌腱，以保护 A3 和 C 滑车。

目前我们的方法是简单地侧方切开松解部分滑车装置，保证修复后的肌腱可以自由活动。在缝合皮肤前再次测试手指是否可以全程被动自由活动，然后关闭伤口。术后背侧夹板固定患肢，防止手指过伸，夜间抬高患肢。

术后的治疗

屈肌腱修复术后的早期功能锻炼已经成为共识，这也是肌腱修复后更好地恢复功能的必需锻炼，至少在手指部分，可防止与周围组织发生粘连。研究显示纵向的张力可以促进肌腱的愈合。目前大部分手术医生让患者在屈肌腱修复术后使用背侧阻挡夹板，作为防止肌腱再断裂的安全装置。术后无保护装置的早期活动早在一个世纪以前就被学者提出，但直到 50 年前我们才重新接受这一观念。不管哪种康复技术，一般都在术后 24~72h 佩戴背侧热塑形夹板，保持指间关节完全伸直，腕关节和掌指关节伸展的角度则各地区各不相同。由于各地区情况的不同，临床实践中的夹板标准化程度可能和文献中有所不同。并且这几个关节精确背伸角度可能意义并不大，我们会在后面阐述。

最先提出的术后早期锻炼方法是"Kleinert 牵拉法"，更准确的描述是"主动背伸 – 被动屈曲"活动。最初该方法是应用背侧夹板防止腕关节和掌指关节完全背伸，通过伸肌腱主动背伸手指，屈曲则依靠指尖到前臂中段的弹力带，使修复后的屈肌腱在没有直接张力的作用下滑动。尽管具体方式有了很多改进，但核心原则没有改变。也许最大的改变是通过手掌区牵拉改变力线方向，以促进指间关节的屈曲活动。所有的锻炼方法都面临一些问题，就是怎样让患者在家也坚持锻炼；还有就是如何确定患指是依靠弹性带被动屈曲，还是通过修复后的屈肌腱主动屈曲。另一个问题是手指在锻炼间隙处于屈曲位，对于不配合锻炼的患者而言，手指屈曲时间更长，会发生近侧指间关节的挛缩畸形，且一旦发生将较难纠正。过去该问题被认为是 Kleinert 牵拉锻炼法的一个特有并发症。1994 年，Sifverskiöld 和 May 提出了改良方案，防止近侧指间关节屈曲时间过长，预防该畸形的发生。弹力带的松紧度也是个问题，因为前臂绑带连接处常常容易被松脱或移动，其实临床医生只需要几分钟就可以重新调整。最近一些文章描述了该技术的应用，并结合下文所述的改良技术的特点，来克服原有方法存在的一些问题。虽然"Kleinert"法的推广已经逐渐减少，但各种改良技术依然是目前各国广泛应用的康复锻炼的好方法。

自 Kleinert 牵拉法应用以来已经 40 多年，现主要有两方面的改进，其一是依靠康复师或者患者另一只手的辅助，修复后的屈肌腱早期活动不管屈伸都是完全被动活动，该方法由 Duran 和 Houser 在 1975 年提出，被印第安纳波利斯的 Strickland 和他的团队推广应用。尽管原作者第二篇报道中说明该方法有 15% 的再断裂比率，并且仅有 53% 的患者最终获得优或者良的手指活动度，该方法依然被广泛应用，尤其在美国。但由于康复锻炼所需要的时间和费用问题，对多数国家而言仍然推广困难。最近有一些北美的外科医生应用这个改良方法，以实现更大范围的伸曲活动度。

其二是从最初 Kleinert 牵拉法报道以来，一部分手术医生采用了主动屈伸的锻炼法，从 21 世纪初就有学者应用在背侧阻挡夹板保护下的主动锻炼法。大多数采用主动活动的患者，术中均需要多种缝合方法以对抗锻炼期间产生的张力。1989 年，Belfast 医生报道了未采用额外缝合技术修复的 2 区损伤患者，进行 Kleinert 法锻炼，不使用弹力带。该方法从最初的"早期主动活动"逐渐改良为"有限主动活动"，不同地区对该方法也有很多细节上的不同，但基本原则没有变。后续多篇报道显示各种 Belfast 法的预后和 Kleinert 法类似。Belfast 法的支持者认为，该方法对于患者和康复师而言，都比 Kleinert 法和其改良方法更简单、易于操作，并且费用更低。目前关于屈肌腱最多的争议可能是哪种术后锻炼方法更好，是 Kleinert 法（现常与 Duran–Houser 法联合使用），还是早期主动锻炼法。其实这个争议没什么现实意义。如果仔细观察这两种技术，就会明确两者目标都是更自由的活动度，而且两者都希望手术修复更牢固以适应早期锻炼。1994 年，瑞典哥德堡的 Sifverskiold 和 May 的系列报道是目前国际上医院报道的最佳结果，他们实际上结合了 Kleinert、Duran–Houser 和 Belfast 法的特征。由于目前已有术后早期锻炼的共识，因此现在的主要问题不在于用哪种方法锻炼，而是如何在锻炼时降低再断裂比率。

我们收集了诊治的再断裂患者资料，试图找出问题的原因以更好地避免它的发生。不幸的是，5% 的再断裂比率意味着 100 例患者中只有 5 例患者可供临床研究，因此收集足够的病例用了很长时间。我们将 1 区损伤的患者也统计在内，6 年时间共 500 例手指屈肌腱损伤的患者，只有 23 例患者共 23 例发生了再断裂。我们的研究表明，在 1 区和 2 区分别有 5% 和 4% 的再断裂发生率，47% 的患者是由于用手不当，如 1 例患者是用伤指搬家具时发生再断裂的。尽管有夹板可以防止手部过度活动，但有些人会出现夹板脱落，也有出现夹板破损的情况。几年前，我们发现 Kleinert 牵拉法和 Belfast 法相比有一个特别的优势，就是弹力带的存在可以防止患肢在手掌上放东西并去抓握它。因此，我们会在夹板上添加一个被患者称为"反啤酒罐"的东西，以达到同样的效果。大部分再断裂的患者比较年轻，因为该年龄组患者更容易不遵医嘱而不当使用患肢。然而，也有一小部分 40 岁以上男性患者，即使完全按照康复医生的建议锻炼，也发生了肌腱再断裂。因此，年龄较大的男性患者（也可能不限性别），也是一项再断裂的危险因素。但不幸的是，我们需要再分析 2000~3000 例患者，才能知道这一结果有无统计学意义。目前降低再断裂比率的唯一方法是增加缝合的强度，以至术后早期即可去搬动家具。

最近 20 年，我们采用的是改良的 1989 年 Belfast 早期主动锻炼法（表 3.1）。我们的习惯是将腕关节基本保持在中立位，掌指关节屈曲约 40°，对 1994 年发表的腕关节和掌指关节各屈曲 30° 的方法进行了调整。角度的准确性也许并不重要，我们改良的目的是让夹板装置更有利于康复锻炼。腕关节需要屈曲的角度比以往认为的要小，事实上早期学者建议的极度屈曲的角度和屈腕试验要求的角度类似，容易对正中神经产生刺激作用，尤其是合并 5 区损伤引起软组织水肿的患者。Savage 在 1988 年提出屈曲腕关节并不能减少远端屈肌腱修复后承受的张力，因为屈肌放松时，相对应的伸肌张力就会升高，将在反方向牵拉修复后的屈肌腱。他认为修复后手指和手掌屈肌腱的最小张力位置是"休息位"，一般是腕关节轻度背伸位，一些医院现在用夹板固定腕关节于该位置。我们分析了 50 例采用此体位固定腕关节的患者，发现再断裂比率、预后的优良率和以往报道的屈

表 3.1 St. Andrews 早期主动锻炼计划（2014）

第 1 周	当患者的疼痛可以用口服镇痛药控制即可出院，可以敷料包扎，在夹板保护下完成背伸，主动屈曲到正常角度的 25%。患者遵医嘱每小时主动屈伸锻炼 10 次
第 2 周	在手术医生和康复师指导下，夹板保护下完全背伸，主动屈曲至全程的 50%。每小时重复锻炼 10 次，开始被动屈曲练习
第 3~4 周	每周在康复师指导下练习，完全背伸至夹板位置，尽可能主动屈曲至最大角度（一般在第 3 周末），每小时重复锻炼 10 次，被动练习，第 3 周起可应用超声治疗
第 5 周	在手术医生和康复师指导下练习，去除夹板，夜间和受伤风险时佩戴夹板（如拥挤时），锻炼腕关节背伸，早可放松手指
第 6~7 周	每周 1 次在康复师指导下练习，逐步增加幅度至全范围活动手指和腕关节
第 8 周	完全不用夹板，被动伸展练习，必要时可用动态背伸夹板，允许日常生活和恢复工作（重体力劳动除外）
第 10~12 周	循序渐进锻炼至 12 周开始做重体力劳动

曲位固定法相同（Elliot, 1999）。目前两种主动锻炼方法依然没有解决指间关节不能完全背伸的问题，近侧指间关节，尤其是小指目前依然很难做到完全背伸。事实上，文献也显示小指的修复效果比其他手指差，一期手术后再断裂比率和再修复后二次断裂比率都更高。

术后第 1 周，患者主动背伸锻炼时，康复师可在患指近节背侧插入一根铅笔或手指，使患指离开支具并使掌指关节屈曲，从而使近侧指间关节能够完全背伸。被动背伸锻炼和动态背伸支具的应用也略提前到了术后第 8 周。目前康复师认为轻度增加支具的掌指关节处屈曲角度，能够增强伸肌腱在近侧指间关节的作用，从而减少相关的问题。然而，此方法对于小指 5 区肌腱损伤无效，因为小指屈肌腱紧邻尺神经，损伤会造成相关内在肌瘫痪。小指近侧指间关节处掌板韧带继发挛缩，也是这类损伤造成关节背伸不能的问题。几年前，我们报道了一种能够使近侧指间关节进一步背伸的改良型支具，用弹性网套替代 20 世纪

90 年代背侧支具上的保护性手掌带（图 3.4）。弹性网套可以长期佩戴，并能够为指间关节提供少量的背伸力。当锻炼时网套可以向近端卷至手掌中。当康复治疗中手指功能恢复比预期差时，可引入超声波治疗，关于超声波对早期康复治疗有害的观念是不正确的。

无论采用哪种方法进行功能锻炼，对于持续时间问题观点基本一致，但是各个时间段的锻炼情况仍较模糊。无论使用哪种早期锻炼法，屈肌腱修复后 4~5 周内患指在背侧支具保护下进行非主动抓握锻炼。接下来的 3~4 周逐渐增强锻炼，而支具只在夜间及患指有突然背伸风险时使用。8 周后患手开始主动轻微活动，并纠正患指背伸受限问题，12 周内避免用力抓握动作。术后 8~10 周患者能够进行长时间的手部活动，术后 12 周能够进行重体力劳动。尽管会议交流时常有学者提出缩短支具使用时间，但尚无相应的文献报道。我们研究发现所有患者中只有 1 例在术后 5 周出现修复术后的肌腱断裂。而在 1999 年 Harris 等报道 23 例肌腱断裂患者中只有 3 例（13%）发生在第 5 周，没人在第 6 周发生肌腱断裂，证明目前支具的固定时间是正确的。

充分的镇痛是必要的，术后早期使用药物不仅有镇痛作用，更可让康复师鼓励在痛阈值较低和伴有痛性神经损伤的患者进行早期功能锻炼。

大多数医院相关报道显示，不管用哪种功能锻炼方法，只有 70%~80% 的患者能够恢复良好或较正常的手指功能，同时存在 5% 的肌腱断裂比率以及相近的肌腱粘连比率。相关临床研究显示手指活动受限的患者一般都是被动屈曲受限的，该问题的主要原因是伸肌腱被纤维蛋白包绕后产生瘢痕所致，而不是屈肌腱与腱鞘的粘连。当然，也有两者同时发生。

目前手外科医生报道的疗效评分"优"是指效果比正常略差，在 Strickland Ⅰ 评分里"优"则定义为正常功能的 85%。考虑到这一点，一个国际性评分系统可能获得比国内评分更好的结果，全国平均水平中只有 70%~80% 的结果是优或良，

每 10 例肌腱修复患者中有 1 例出现肌腱断裂或粘连。这结果并不让人感到意外，因此改进改良也是有道理的。

其他区损伤的修复

几乎所有关于屈肌腱损伤修复的研究都是关于 2 区损伤的，这主要是因为早期学者认为 2 区损伤最难有好的预后。自 1950 年以来，专注于 2 区结果的有近 20 种屈肌腱修复的评估方法，用来评估 2 区损伤的康复。目前，2 区的修复方法被用于其他区损伤的修复，虽然不同区之间结构上存在较大差异，包括肌腱的差异及周围组织差异。就单纯的肌腱损伤而言，相对少见的 1 区损伤手术时腱鞘更狭窄，但 2 区损伤在技术上仍是最难修复的。而在整体损伤中，3、4、5 区的损伤对于手功能的影响更大，也更难康复，这不是因为肌腱损伤本身，而是因为周围组织的关联性损伤所致。因此，其他区的损伤需要更加细致的分析和检查，无论 2 区损伤的手术及康复技术能否直接使用。我们目前使用的疗效评价方法并不完全适用于其他区的损伤，正如我们分析 1 区损伤的疗效。

1970 年，Kleinert 表示 2 区的手术方式完全可以应用于 5 区，因此在 5 区损伤同时修复深浅屈肌腱和早期功能锻炼成为常规。之后的 40 年里腕部屈肌腱损伤的患者深浅屈肌腱也行一期修复，即使在 Kleinert 之前的医生还普遍认为此类损伤中只需修复指深屈肌腱，而同时修复指浅屈肌腱会引起缠绕问题。1992 年，Stefanich 和他的团队发表的短篇临床研究中提到，19 例 5 区一期修复并用 Kleinert 法早期锻炼的患者中只有 37% 的患者有独立的指浅屈肌腱活动，为此我们开始一项关于 5 区的前瞻性研究。我们调查了 50 例在 5 区共计 161 例指屈肌腱离断患者中，采用 Belfast 法锻炼，结果显示只有 66% 可以进行独立的指浅屈肌腱活动，但 90% 的手指活动范围达到优或者良。本文第一次评价超过一根屈肌腱损伤的手指之间的相互作用，这个结果相较于 Stefanich 报道

的要好，但是距离更好的指浅屈肌腱功能还有一定距离。单独的指浅屈肌腱功能在手指用力握持时并不十分重要，但当我们进行更精细的动作时，它是影响良好控制和个性化手指活动的重要因素。因此5区损伤术后需要更加有效的功能锻炼。

1991年，美国的Gerbino和他的团队报道了20例1区损伤患者，结果显示1区损伤修复较为困难，活动范围差、粘连及再断裂等并发症的发生率高达35%。这虽然只是一个小宗病案报道，但也是当时我们在英文文献中能找到的仅有的两篇采用类似方法治疗1区损伤的文章之一，他们采用双束Kessler中心缝合结合周围加固的方法，和我们采用的方法一致。Gerbino及其团队报道1区损伤术后采用Kleinert牵拉法锻炼，而我们采用早期主动锻炼法。1990年的一篇文献报道，一名美国物理治疗师Evans采用Duran-Houser被动活动法治疗当地不同外科医生术后的部分患者，并发症发生率更高。我们回顾性研究近8年来的1区损伤患者的疗效，包括89例患者93处1区肌腱断裂，采用Kessler心缝合结合简单周围缝合，术后采用和2区损伤类似的早期主动锻炼法。本次研究中，预后优良的比例和Gerbino等学者在美军研究中报道的类似，采用原版Strickland评分法，预后优良的比例为60%，而远侧指间关节单独评价时比例为47%，再断裂比率均为5%。然而，我们研究中只有4%的患者需要行肌腱松解术，而Gerbino等报道有30%的患者完全丧失了远侧指间关节的活动度，他们考虑是过度锻炼导致肌腱分离可能，我们认为可能是肌腱修复后完全缝合腱鞘并修复了A4滑车所致。我们的方法是在修复1区损伤的同时切开松解A4滑车，使修复后的肌腱能够顺畅滑移，我们认为这种方法在狭窄的1区更加实用。

严重损伤

对于严重的掌指部创伤，我们采用和简单肌腱断裂一样的术后锻炼方法，这是简单的2区损伤的延伸，对于严重损伤是否需要采用不同的手术方法和术后康复，目前尚无涉及任何评估手段。我们往往认为严重创伤可导致不良的预后，并且明显已接受这一观点！严重创伤的不良预后，在某种程度上，可能是我们采用和简单创伤相同的手术技术处理复杂创伤的结果。在20世纪60年代，手术医生不确定能否在腱鞘中同时修复深浅屈肌腱而不导致肌腱粘连。Kleinert和Verdan提出这不仅是可能的，而且可获得更大的力量以及独立的更优手指功能，并且可产生更少的并发症。最近，Tang对该观点表示有异议，当损伤发生在2区A2滑车下方的指根区域，即他定义的2C区时，这是腱鞘最狭窄的部分，指浅屈肌腱围绕在指深屈肌腱周围。Tang研究了33例患者共37处2C区损伤的病例，结果显示只修复指深屈肌腱有更好的预后。1971年，Boyes和Stark就提出过2区的这个问题，他们同样发现A2滑车下方最易发生肌腱粘连，但是并没有建议可以仅修复指深屈肌腱来解决这一问题。在Kwai Ben和Elliot于1998年发表的一篇关于2区损伤的研究中，我们参考了Tang的理论观察31例2C区损伤的患者，相对于2区其他位置损伤的患者没有显著性差异，从而证实了2C区单纯修复一根肌腱的理论。对于经验不足的医生，作者认为这种方法在修复严重创伤和简单2C和2D区损伤时是切实可行的。在过去20年里，作者二期处理了11例手掌远端和指根部严重损伤的患者，这些患者2C和2D区的深浅屈肌腱均由规培医生一期修复的，这些肌腱术后发生水肿并在A2滑车下发生粘连卡压。二期手术时发现深浅屈肌腱在A2滑车近端肿胀达到正常肌腱直径的两倍，切除指浅屈肌腱后，单独的指深屈肌腱可在A2滑车下顺畅的滑移。和许多医生一样，作者在很长一段时间里仅修复指深屈肌腱。Tang的单肌腱修复理论也应适用于该区域其他类型的严重损伤，例如所有4例手指的肌腱断裂、严重的挤压或切割伤、指跟部或手掌远端的再植与血运重建等，从而避免二期再手术。在腕管严重创伤中所有屈肌腱均修复也将导致类似的问题，例如手无寸铁的人举起手臂防护对面部的攻击时，造成的手腕尺侧典型的刀砍伤创口。

2区"黑匣子"

尽管2区已经成为各专科医生展示屈肌腱修复水平和测试功能锻炼方法的典型代表，但是大多数关于2区的临床研究样本量只有50或60个病例，因为在一段时期内医院收集超过50例2区损伤的病例是有难度的。基于这个困境，存在有3个问题：第一是国内外文献中相关该问题的临床研究总量依然很少，因为很少单位能够收集到足够的病例；第二是大多数研究病例数过少，甚至不能做统计学分析；第三是可用的病例数更少，难以分析我们称为2区这个"黑匣子"里究竟有什么，正如所有研究需要积累足够的病例才能达到发表的要求。2区在结构方面和其他区不同，该区域的腱鞘内存在8种不同的肌腱损伤类型，我们往往会忽视所有的部分损伤，并将其他损伤也混在一起，尽管其中包括了5种不同的损伤类型。最近我们在研究这方面的内容，尽管研究没有结束，我们已发现不同类型损伤预后不一样，一些复合的肌腱切割伤即使采用最新的功能锻炼法，其预后也不理想。另一个治疗2区"黑匣子"可能存在的问题是，当单指两根屈肌腱同时断裂时，则会有两处肌腱缝线。如果是手指屈曲位时的肌腱断裂，那么手指伸直时肌腱断端分离较远，仅屈曲时才能对合。与之相对的，如果肌腱在手指伸直位断裂，无论手指处于屈曲或伸状态，肌腱断端都易对合一起。因此，考虑这两种损伤将导致不同的预后，建议采用不同的功能锻炼方法。另一个我们忽略的2区问题是该区腱鞘全程并不完全是圆柱形的，1区也是如此。因此这两区肌腱周围的变化比较大。如前所述，Tang把2区分为4个亚区，我们将1区分为3个亚区，但多数学者没有足够的病例参考这样精细的分区。我们仍需要更多专著来解释这些2区黑匣子的未解之谜。

损伤的分型

我们目前仍在应用的屈肌腱损伤分型系统已经显得有些不适用了，虽然目前所用的是1976年Kleinert和Weiland的改良分区法，但是这种分型是Verdan在20世纪50年代提出的，当时有关滑车的研究还没有展开。尽管所有其他分区是按肌腱外可见的解剖标志划分的，Verdan将1区、2区的界线定义为中节指骨指浅屈肌腱止点远端，但这个分区已经意义不大。最近研究中我们发现，70%手指中的交界处位于A4滑车下，而30%的指浅屈肌腱止于A4滑车的近端。一旦滑车的位置确定，这个特殊的分区界线就应该重新界定或改进。也许对于屈肌腱断裂的手指伤而言，我们更应该关注肌腱损伤的细节，以及手指在不同屈伸状态下肌腱与滑车系统的相对位置关系，而不是Verdan分区所要确定的腱鞘损伤的位置。这种分区系统会因为手指运动时产生的肌腱损伤会出现肌腱移位造成一定的混淆。例如一个手掌区的切割伤，如果受伤时手指中度屈曲，按常规定义属于3区的损伤，但是当手指伸直时，离断的肌腱向远端滑移进入2区，则转为2区近端（2D区）损伤问题，即A1或A2滑车下方的肌腱粘连问题。同样的情况发生在屈曲位时2区远端的肌腱离断，手指伸直后肌腱断端会移位到1区。因此，需要重新审视屈肌腱手术的一些基本规则了。我们似乎是在应用一种太过陈旧的分型，它不能更好地分析和评估实际损伤的细节，正如"无人区"的概念终将被取代一样，可能需要重新讨论或更新屈肌腱损伤的分区系统了。

屈肌腱手术与康复的专业化

最近50年，值得关注的是关于常规二期肌腱手术的Bunnell准则的观念逆转，以及明确了屈肌腱一期修复或离断后延迟的亚急诊修复的预后比延期肌腱移植术更好。但是，肌腱修复的唯一规范是由经过充分训练的专科医生主刀，并且术后进行早期功能锻炼。这段时间以来，手部治疗的专业化发展是这一改变的主要因素。建议急诊中心将此类手外伤患者转诊给专业的手外科医生和手部康复治疗师，手外科医生的培训应该包括急诊屈肌腱手术，其占到所有屈肌腱系统损伤治疗的 80%~90%。

附录：一期屈肌腱修复手术的一些细节

1. 手术应该使用止血带：需要较好的麻醉，让患者上肢在每次至少 1h 的止血带时间里较为舒适。这个时间可以修复一些屈肌腱，但是需要仔细进行探查以明确损伤程度。

2. 皮肤伤口转为改良 Bruner 切口：这可以更好地探查损伤部位，如探查神经血管束并进行修复。在伤口远近端，切口只需要探查腱鞘部位就足够了，因此 Brunner 切口应尽量小，并且要避免超过侧中线。

3. 只切开皮肤伤口附近的标记部位：根据术中需要延长切口，而不是手术一开始时就切开整个手指。

（1）探查血管神经束有无离断。

（2）暴露损伤的腱鞘，从腱鞘损伤处略微切开腱鞘 2~3mm，明确肌腱的损伤程度，以及肌腱是在手指屈曲位或伸直位的断裂伤。这两点将影响修复的顺序。在近指间关节皱褶以近，是两个肌腱损伤最常见的部位，下文将详细介绍修复肌腱的各种常用"技巧"。

4. 在手指伸直位时屈肌腱切断伤：肌腱断端一般容易发现，多位于腱鞘破损处或者附近。可在原皮肤伤口远近端做 Bruner 切口少许切开。然后从腱鞘破损处纵向部分切开一侧或两侧腱鞘，以方便修复肌腱。手术时一方面要将肌腱断端拉出，另一方面要切开部分腱鞘，随着术者经验的增加，腱鞘很少需要切开。首先将近端肌腱断端拉出腱鞘破口处，其断端一般位于腱鞘破口处或附近，可以用小的有齿镊或者血管钳夹住肌腱中心处，不要损伤肌腱边缘，将肌腱拉到术野

下。另外，部分病例也可以通过屈曲关节以及从近端向远端挤压前臂屈肌的方法来暴露近端肌腱断端。如果仍然不能找到肌腱断端，则可以使用小血管钳插入近端腱鞘 1~1.5cm 去尝试夹住肌腱断端中心，血管钳在狭窄的腱鞘内无法充分张开以钳夹肌腱外围。重复以上操作多次并配合屈曲关节以及挤压前臂，少数病例会取得成功。如果不成功，在手指对应的手掌部远侧掌横纹处做约 2cm 的 "C" 形切口，于腱鞘起始部近端寻找相应的屈肌腱。将肌腱断端拉出掌侧切口，将一根无菌医用橡胶导管从腱鞘内穿至手指创口，然后在掌侧切口处将橡胶导管和指深屈肌腱断端侧侧缝合，通过牵拉橡胶导管将肌腱断端拉出手指伤口处。当深浅屈肌腱均离断时，如果只处理指深屈肌腱，另一肌腱也会因为解剖结构的关系向远端移位。当两条肌腱都通过橡胶导管拉向远端时，深屈肌腱会依然保持在两束浅屈肌腱中间的位置。如果只有深屈肌腱离断，术中需要注意橡胶导管和深屈肌腱从浅屈肌腱的腱交叉处通过，具体可以在伤口区直视下看到指浅屈肌腱的腱交叉进行操作，而不是从旁边通过。将肌腱断端拉出伤口超过 1cm，用缝线固定肌腱最深处，使肌腱断端保持在伤口区。

由于指浅屈肌腱在此区域在深屈肌腱的下方，因此首先修复浅屈肌腱。拆除从手掌通过 A2 滑车牵拉肌腱的橡胶导管和缝线，使肌腱回到原来的位置。有时手指近端和手掌区的损伤，需要用同样的方法在腕上找出肌腱断端再穿过腕管进行修复。牵拉缝线远端将近端肌腱断端拉入术野内，但不要过度牵拉肌腱断端使其完全占据有限的创口区域。用注射器针头在距近端术区 1~1.5cm 处穿过肌腱和腱鞘以固定近端肌腱断端，确保针头穿到脂肪组织，避免损伤血管神经束，同时防止主刀医生和助手在修复肌腱时被针刺伤。然后通过屈曲指间关节使远端肌腱断端进入创口区，穿过远端肌腱断端进行轴心缝合。如果近端肌腱断端没有被完全拉入创口区，将更容易进行此操作。在这个阶段，固定近端肌腱断端的注射器针头可

以拔除，因为肌腱两断端已缝合，不会再缩回至掌部。拔除针头后，浅屈肌腱的近端断端可以向远端牵拉对合远端断端。屈肌腱缝合后的一个常见问题是中心缝合处太紧导致修复后的肌腱比原肌腱粗，这将影响今后肌腱的滑动。这个问题可以通过以下方法来解决，在中心缝线打结前先进行底面的腱周缝合，然后将底面缝合作为中心缝合张力的标准进行打结，以防止中心缝合处团缩。最后进行浅层前方的腱周缝合。当浅屈肌腱在止点附近离断时，它已经分成两束，需要分别缝合修复。有时候每一束浅屈肌腱也有足够的体积允许中心缝合并结合腱周缝合来修复，正如之前描述的一样，但大多数情况下肌腱已经变薄呈缎带样，难以完成中心缝合。这时，可采用标准的水平褥式法进行腱周缝合，或者用大一号的褥式缝合法将线结打在腱鞘侧方，这也是一个可行的选择。

然后进行深屈肌腱的缝合。在这一阶段，缝合后的肌腱不可避免会比原肌腱粗大，需要注意的是缝合后的肌腱能够全程顺畅滑动，不会被相邻滑车卡压，这可通过被动活动手指进行测试。如肌腱是在伸直位被切断的，只需要修复后肌腱能够向近端移动即可，手术时在相邻近端滑车远侧缘的腱鞘侧方切开松解或"开口"。如果损伤在近侧指间关节横纹近端，"开口"需包括 A2 滑车的一部分。如果损伤位于 1 区，可能需要切开部分或者全部 A4 滑车。然后不缝合腱鞘使其松解，放松止血带进行术野内止血。通常在没有出血的术野内缝合皮肤更快，因此可以在缝合皮肤时再次使用止血带。

5. 在手指屈曲位时的屈肌腱切断伤：肌腱断端将会随着手指的伸直移行到伤口远端的腱鞘内，只有屈曲手指时才能在伤口内发现肌腱断端。由于实际修复时需要手指处于伸直位或者接近伸直位，因此需要打开手指远端的腱鞘至远侧肌腱断端的平面。因此，Bruner 切口需要向远端延长至可在腱鞘下看到远侧肌腱断端。然后横行切开腱鞘，进一步在腱鞘侧面做纵行切口进行腱鞘开窗。由于深浅屈肌腱的修复在不同的平面，因此切开

的腱鞘通常比手指伸直时修复分离的肌腱更长，这通常包括 C1-A3-C2 滑车系统的部分无功能区。若为了达到修复后完全的被动活动而将 A4 滑车全部切开，这是不可取的，建议尽可能保留其部分滑车系统（如下所述）；如果 A2 滑车远侧缘至 A5 滑车近侧缘之间没有腱鞘，深屈肌腱将会出现远端弓弦畸形。近侧肌腱断端像上文所述位于伤口的腱鞘内，中心缝合法首先缝合近侧肌腱断端，然后将缝线通过腱鞘穿到远侧肌腱断端的开窗处，利用缝线将近侧肌腱断端通过伤口和远端开窗之间的腱鞘牵拉至远端。当浅屈肌腱位于深屈肌腱深面的修复时，牵拉浅屈肌腱通过两个开口之间的腱鞘并首先修复。浅屈肌腱远侧断端一般在腱鞘远侧的开口处，不需要进一步切开暴露。修复深屈肌腱需要暴露肌腱远端 0.75~1.0cm 以进行中心缝合法的侧方进针缝合。此修复部位接近 A4 滑车，不利于手术操作，但可以让助手握持手指，使近侧指间关节完全伸直而远侧指间关节完全屈曲，从而使远侧肌腱断端滑出 A4 滑车以利于修复。但有时仍需要切开部分 A4 滑车近端以暴露深屈肌腱远侧断端。由于往往在手指微曲时进行修复，因此在修复完成时必须测试 DIP 关节被动伸直时肌腱吻合口有无在 A4 滑车近侧缘受卡。如果有必要，可以进一步切开部分 A4 滑车，甚至为了能够主动完全伸直 DIP 关节，需要切开整个 A4 滑车。

6. 屈肌腱缝合：缝合方法多种多样。目前我们使用两个双股 3/0 Prolene 缝线在相互垂直的平面上进行 Kirchmayr/Kessler 中心缝合，或者使用 4/0 缝线修复更细的肌腱，如 Tajima 介绍的在肌腱断端之间用单结固定，用 6-0 或 5-0 的 Prolene 或 Nylon 缝线进行腱周加强缝合。对于中心缝合，我们建议采用 Prolene 缝线，它不同于编织线，在复杂的 Kessler 缝合中 Prolene 缝线更容易穿过肌腱。Prolene 缝线的记忆对于中心缝合来说不是一个特别的问题，但是对于更精细的腱周缝合而言不是很合适。因此，我们中的一些人喜欢使用 Nylon 缝线来进行腱周缝合。我们修复拇长屈肌腱的缝合

方法有很多，因为该肌腱常用于屈肌腱修复术后早期功能锻炼的相关研究。目前，拇长屈肌腱使用同样的缝线进行修复，但是在肌腱断端采用两个相互垂直的 Kessler 缝合，两者均在肌腱断端间行单结固定。1993 年，Silfverskiöld 和 Andersson 提出更简单双重周围缝合来加固。在所有手指，当肌腱在远节指骨止点附近离断时，无法在肌腱断端间进行 Kessler 缝合，我们则不切除远端肌腱，利用远端肌腱的残端将近端肌腱固定在远节指骨上。我们在几年前曾介绍过该技术，两束 Kessler 缝合的缝线通过远节指骨的侧方，然后在指尖甲缘做一鱼唇样小切口，暴露远节指骨尖，其中一束缝线穿过远节指骨上的钻孔与另一束缝线打结。它避免了在指甲背留置纽扣易出现的问题，并且比使用锚钉减少了很多费用。

7. 术后早期治疗：在手和前臂中段固定一个超过指尖的背侧夹板，保持腕关节屈曲 20°，掌指关节屈曲 40°，指间关节处于伸直位。夜间抬高患肢，早上拆除手和手指掌侧的敷料开始功能锻炼。目前精致的热塑型夹板应用广泛，它可以随时塑型，比石膏固定更加舒适，但并不是临床必需的。石膏夹板制作时需要有 15 层以上，并且在背面形成像屋顶一样的波浪形纹理，则也有足够的强度进行固定 5 周。如果绷带固定时不包绕远端手指，允许手指可屈曲活动，这样也利于石膏保护下的早期功能锻炼。

参考文献

[1] Lexer E. Die Verwerthung der freien Sehnentransplantation. Arch Klin Chir. 1912;98:818–825.

[2] Harmer TW. Tendon suture. Boston Med Surg J. 1917;177:808–810.

[3] Kirchmayr L. Zur Technik der Sehnennaht. ZBL Chir. 1917;40:906–907.

[4] Kessler I, Nissim F. Primary repair without immobilisation of fl exor tendon division within the digital sheath. Acta Orthop Scand. 1969;40:587–601.

[5] Lahey FH. A tendon suture which permits immediate motion. Boston Med Surg J. 1923;22:851–852.

[6] Bunnell S. Repair of tendons in the fi ngers and description of two new instruments. Surg Gynecol Obstet. 1918;126:103–110.

[7] Kleinert HE, Kutz JE, Ashbell T, Martinez E. Primary repair of lacerated fl exor tendons in "No Man's Land". Proceedings, American Society for Surgery of the Hand. J Bone Joint Surg Am. 1967;49:577.

[8] Young RES, Harmon JM. Repair of tendon injuries of the hand. Ann Surg. 1960;151:562–566.

[9] Verdan C. Réparation primaire des fl échisseurs en dehors des coulisses osteo-fi breuses des doigts. In: Chirurgie Réparatrice et Fonctionnelle des Tendons de la Main. Paris: L'Expansion Scientifi que Française; 1952. p. 174–176.

[10] Verdan C. La réparation immédiate des tendons fl échisseurs dans le canal digital. Acta Orthop Belg. 1958;24(Supplement III):15–23.

[11] Riccio M, Battiston B, Pajardi G, Corradi M, Passaretti U, Atzei A, Altissimi M, Vaienti L, Catalano F, Del Bene M, Fasolo P, Ceruso M, Luchetti R, Landi A, Study Group on Tendon Adhesion of Italian Society of Hand Surgery. Effi ciency of Hyaloglide in the prevention of the recurrence of adhesions after tenolysis of fl exor tendons in zone II: a randomized, controlled, multicentre clinical trial. J Hand Surg Eur. 2010;35:130–138.

[12] Doyle JR, Blythe W. The fi nger fl exor tendon sheath and pulleys: anatomy and reconstruction. In: Hunter JM, Schneider LH, editors. American Academy of Orthopaedic Surgeons symposium on tendon surgery in the hand. St. Louis: Mosby; 1975. p. 81–87.

[13] Idler RS. Anatomy and biomechanics of the digital fl exor tendons. Hand Clin. 1985;1:3–11.

[14] Verdan CE, Michon J. Le traitement des plaies des tendons fl echisseurs des doigts. Rev Chir Orthop. 1961;47:290–6 and 386.

[15] Kleinert HE, Weiland AJ. Primary repair of fl exor tendon lacerations in zone II. In: Verdan C, editor. Tendon surgery of the hand. Edinburgh: Churchill Livingstone; 1979. p. 71–75.

[16] Tang JB. Flexor tendon repair in zone 2C. J Hand Surg Br. 1994;1994(19):72–75.

[17] Moiemen NS, Elliot D. Early active mobilization of primary fl exor tendon repairs in zone 1. J Hand Surg Br. 2000;25:78–84.

[18] Barton NJ. Experimental study of optimal location of fl exor tendon pulleys. Plast Reconstr Surg. 1969;43:125–129.

[19] Urbaniak JD, Cahill JD, Mortenson RA. Tendon suturing methods: analysis of tensile strengths. In: Hunter JM, Schneider LH, editors. Symposium on tendon surgery. St Louis: Mosby; 1975. p. 70–80.

[20] Mason ML, Allen HS. The rate of healing of tendons. An experimental study of tensile strength. Ann Surg. 1941;113:424–459.

[21] Strickland JW. Flexor tendon surgery. Part 1: primary fl exor tendon repair. J Hand Surg Br. 1989;14:261–272.

[22] Savage R. In vitro studies of a new method of fl exor tendon repair. J Hand Surg Br. 1985;10:135–141.

[23] Savage R, Risitano G. Flexor tendon repair using a "six

strand" method of repair and early active mobilisation. J Hand Surg Br. 1989;14:396–399.

[24] Wade PJF, Wetherell RG, Amis AA. Flexor tendon repair: signifi cant gain in strength from the Halsted peripheral suture technique. J Hand Surg Br. 1989;14:232–235.

[25] Lin GT, An KN, Amadio PC, Cooney WP. Biomechanical studies of running suture for fl exor tendon repair in dogs. J Hand Surg Am. 1988;13:553–558.

[26] Kubota H, Aoki M, Pruitt DL, Manske PR. Mechanical properties of various circumferential tendon suture techniques. J Hand Surg Br. 1996;21:474–480.

[27] Elliot D, Moiemen NS, Flemming AFS, Harris SB, Foster AJ. The rupture rate of acute fl exor tendon repairs mobilized by the controlled active motion regimen. J Hand Surg Br. 1994;19:607–612.

[28] Harris SB, Harris D, Foster AJ, Elliot D. The aetiology of acute rupture of fl exor tendon repairs in zones 1 and 2 of the fi ngers during early mobilization. J Hand Surg Br. 1999;24:275–280.

[29] Wong JK, Alyouha S, Kadler KE, Ferguson MW, McGrouther DA. The cell biology of suturing tendons. Matrix Biol. 2010;29:525–536.

[30] Murphy FG. Repair of laceration of flexor pollicis longus tendon. J Bone Joint Surg Am. 1937;19:1121–1123.

[31] Silfverskiöld KL, Andersson CH. Two new methods of tendon repair: an in vitro evaluation of tensile strength and gap formation. J Hand Surg Am. 1993;18:58–65.

[32] Sirotakova M, Elliot D. Early active mobilization of primary repairs of the fl exor pollicis longus tendon. J Hand Surg Br. 1999;24:647–653.

[33] Sirotakova M, Elliot D. Early active mobilization of primary repairs of the fl exor pollicis longus tendon with two Kessler two strand core sutures and a strengthened circumferential suture. J Hand Surg Br. 2004;29:531–535.

[34] Tsuge K, Ikuta Y, Matsuishi Y. Intra-tendinous tendon suture in the hand. Hand. 1975;7:250–255.

[35] Tsuge K, Ikuta Y, Matsuishi Y. Repair of fl exor tendons by intratendinous suture. J Hand Surg. 1977;2:436–440.

[36] Tang JB, Shi D, Gu YQ, Chen JC, Zhou B. Double and multiple looped suture tendon repair. J Hand Surg Br. 1994;17:699–703.

[37] Tang JB, Gu YT, Rice K, Chen F, Pan CZ. Evaluation of four methods of fl exor tendon repair for postoperative active mobilisation. Plast Reconstr Surg. 2001;107:742–749.

[38] Giesen T, Sirotakova M, Copsey AJ, Elliot D. Flexor pollicis longus primary repair: further experience with the tang technique and controlled active mobilization. J Hand Surg Eur. 2009;34:758–761.

[39] Savage R. The mechanical effect of partial resection of the digital fi brous fl exor sheath. J Hand Surg Br. 1990;15:435–442.

[40] Tomaino M, Mitsionis G, Basitidas J, Grewal R, Pfaeffl e J. The effect of partial excision of the A2 and A4 pulleys on the biomechanics of fi nger fl exion. J Hand Surg Br. 1998;23:50–52.

[41] Mitsionis G, Bastidas JA, Grewal R, Pfaeffl e HJ, Fischer KJ, Tomaino MM. Feasibility of partial A2 and A4 pulley excision: effect on fi nger fl exor tendon biomechanics. J Hand Surg Am. 1999;24:310–314.

[42] Franko OI, Lee NM, Finneran JJ, Shillito MC, Meunier MJ, Abrams RA, Lieber RL. Quantifi cation of partial or complete A4 pulley release with FDP repair in cadaveric tendons. J Hand Surg Am. 2011;36:439–445.

[43] Kwai Ben I, Elliot D. "Venting" or partial lateral release of the A2 and A4 pulleys after repair of zone 2 fl exor tendon injuries. J Hand Surg Br. 1998;23:649–54.

[44] Mason ML, Shearon CG. The process of tendon repair. Arch Surg. 1932;25:613–692.

[45] Mason ML. Primary and secondary tendon suture. A discussion of the signifi cance of technique in tendon surgery. Surg Gynecol Obstet. 1940;70:392–402.

[46] Mason ML, Allen HS. The rate of tendon healing. Ann Surg. 1941;112:424–459.

[47] Gelberman RH, Amilf D, Gonsalves M, Woo S, Akeson WH. The infl uence of protected passive mobilisation on the healing of fl exor tendons: a biochemical and microangiographic study. Hand. 1981;13:120–128.

[48] McGrouther DA, Ahmed MR. Flexor tendon excursions in 'No-Man's Land'. Hand. 1981;13:129–141.

[49] Slattery PG, McGrouther DA. A modifi ed Kleinert controlled mobilisation splint following fl exor tendon repair. J Hand Surg Br. 1984;9:217–218.

[50] Silfverskiöld KL, May EJ. Flexor tendon repair in zone II with a new suture technique and an early mobilization program combining passive and active fl exion. J Hand Surg Am. 1994;19:53–60.

[51] Chow JA, Thomes LJ, Dovelle S, Milnor WH, Seyfer AE, Smith AC. A combined regimen of controlled motion following fl exor tendon repair in "no man's land". Plast Reconstr Surg. 1987;79:447–453.

[52] Duran RH, Houser RG. Controlled passive motion following fl exor tendon repairs in zones II and III. In: Hunter JM, Schneider LH, editors. American Academy of Orthopaedic Surgeons symposium on fl exor tendon surgery in the hand. St. Louis: Mosby; 1975. p. 105–114.

[53] Strickland JW, Glogovac SV. Digital function following fl exor tendon repair in Zone II: a comparison of immobilisation and controlled passive motion techniques. J Hand Surg. 1980;5:537–543.

[54] Small JO, Brennen MD, Colville J. Early active mobilisation following fl exor tendon repair in zone 2. J Hand Surg Br. 1989;14:383–391.

[55] Cullen KW, Tolhurst P, Lang D, Page RE. Flexor tendon repair in zone 2 followed by controlled active mobilisation. J Hand Surg Br. 1989;14:392–395.

[56] Bainbridge LC, Robertson C, Gillies D, Elliot D. A comparison of post-operative mobilization of fl exor tendon repairs with "passive fl exion - active extension" and "controlled active motion" techniques. J Hand Surg Br. 1994;19:517–521.

[57] Baktir A, Türk CY, Kabak S, Sahin V, Kardas Y. Flexor tendon repair in zone 2 followed by early active

mobilization. J Hand Surg Br. 1996;1996(21):624–628.

[58] Savage R. The infl uence of wrist position on the minimum force required for active movement of the interphalangeal joints. J Hand Surg Br. 1988;3:262–268.

[59] Dowd MB, Figus A, Harris SB, Southgate CM, Foster AJ, Elliot D. The results of immediate re-repair of zone 1 and 2 primary fl exor tendon repairs which rupture. J Hand Surg Br. 2006;31:507–513.

[60] Kulkarni M, Harris SB, Elliot D. The signifi cance of extensor tendon tethering and dorsal joint capsule tightening after injury to the hand. J Hand Surg Br. 2006;31:52–60.

[61] Elliot D, Harris SB. The assessment of fl exor tendon function after primary tendon repair. Review. Hand Clin. 2003;19:495–503.

[62] Stefanich RJ, Putnam MD, Peimer CA, Sherwin FS. Flexor tendon lacerations in zone V. J Hand Surg Am. 1992;17:284–291.

[63] Yii NW, Urban M, Elliot D. A prospective study of fl exor tendon repair in zone 5. J Hand Surg Br. 1988;23:642–648.

[64] Gerbino PG, Saldana MJ, Westerbeck P, Schacherer TG. Complications experienced in the rehabilitation of zone 1 fl exor tendon injuries with dynamic splinting. J Hand Surg Am. 1991;16:680–686.

[65] Evans RB. A study of the zone 1 fl exor tendon injury and implications for treatment. J Hand Ther. 1990;3:133–148.

[66] Boyes JH, Stark HH. Flexor tendon grafts in the fi ngers and thumb. A study of factors infl uencing results in 1000 cases. J Bone Joint Surg Am. 1971;53:1332–1342.

[67] Smith AM, Evans DM. Biomechanical assessment of a new type of fl exor tendon repair. J Hand Surg Br. 2001;26(3):217–219.

第四章　伸肌腱损伤

Simon L. Knight

关键词

伸肌腱；伸肌腱修复；纽孔畸形；Carducci 试验；锤状指；Elson 试验；Boye 试验；矢状束

简介

临床上，伸肌腱损伤较为常见，类型复杂多样。其复杂性常被低估，容易忽视或漏诊，且修复后功能恢复也是一大难题。

本章将着重探讨伸肌腱的解剖、临床诊断及注意事项。伸肌腱的闭合性损伤包括锤状指、纽孔畸形和矢状束损伤。开放性伸肌腱损伤是根据损伤程度分类，其不同部位的伸肌腱开放性损伤的手术原则、康复治疗和预后将在后文介绍。

解剖

伸肌群在前臂背侧分为深浅两层。浅层起点位于肱骨外上髁的伸肌总腱，深层起点位于尺桡骨背侧及骨间膜。在前臂远端，支配拇指的 3 条肌腱分别为拇长展肌腱、拇短伸肌腱和拇长伸肌腱，其将浅层肌分成两组，每组 3 块肌肉：桡侧为肱桡肌、桡侧腕长伸肌、桡侧腕短伸肌；尺侧为指总伸肌、小指固有伸肌和尺侧腕伸肌。示指固有伸肌腱在深层，止于示指近节指骨基底背侧。

伸肌腱在腕背部穿经一束带样韧带结构：伸肌支持带，它起于桡骨前外侧，紧邻旋前方肌，绕过腕背止于三角骨和头状骨。另外，此韧带还附着于尺骨，在前臂旋前旋后时，对保持韧带张力提供稳定性非常重要。伸肌支持带还可防止手

腕背伸时，出现弓弦状畸形。

伸肌支持带深面，由一系列纤维间隔分隔成 6 个伸肌间室（表 4.1）。其作用在于防止伸肌腱在腕背凸起表面向侧方移位。从桡侧到尺侧 6 个间室包含的肌腱分别为：第一间室内有拇长展肌腱和拇短伸肌腱；第二间室内有桡侧腕长伸肌腱和桡侧腕短伸肌腱；第三间室内有绕经 Lister 结节的拇长伸肌腱；第四间室位于桡骨末端，也是最大的间室。内有指总伸肌腱、示指固有伸肌腱及骨间背侧神经；第五间室位于下尺桡关节表面，内有小指固有伸肌腱；第六间室内有尺侧腕伸肌腱。每个间室内的肌腱表面都有腱鞘包绕。

手背伸肌腱存在多种变异。最常见的分布为每个手指各有一条指伸肌腱，示指和小指另外各有一条独立的伸肌腱，即示指固有伸肌腱和小指固有伸肌腱。因而，示指与小指相对于中指、环指具有更独立的活动性。小指固有伸肌腱通常由

表 4.1　伸肌支持带的间室

第一间室	拇长展肌腱（APL） 拇短伸肌腱（EPB）
第二间室	桡侧腕长伸肌腱（ECRL） 桡侧腕短伸肌腱（ECRB）
第三间室	拇长伸肌腱（EPL）
第四间室	指总伸肌腱（EDC） 示指固有伸肌腱（EIP） 骨间背侧神经
第五间室	小指固有伸肌腱（EDM）
第六间室	尺侧腕伸肌腱（EUC）

两条平行的肌腱组成，部分人的小指固有伸肌腱缺如，取而代之的是从环指发出的联合腱。

指总伸肌腱分出各指伸肌腱后，于掌指关节附近有腱联合联结各指伸肌腱。腱联合的结构有多种变异，最常见的是小指和环指伸肌腱之间有一个较强的腱联合，如前文所述，可替代小指固有伸肌腱。通常情况下中指和环指之间也有一个腱联合，而且中指还有一横行较薄弱的腱联合跨越示指固有伸肌腱后，与示指伸肌腱联合。

伸肌腱于近节指骨分成 3 束。中央束止于中节指骨的基底背侧部，两条侧腱束在中央束的两侧走行，于中节指骨远段汇合成一束后止于远节指骨基底背侧部。侧腱束和中央束通过骨间肌和蚓状肌的协同配合来完成手指背伸动作。

伸肌腱系统和屈肌腱系统有所不同。屈肌腱几乎全被包绕在稳定的手掌横弓和纵弓的凹槽内，而伸肌装置则靠一系列精细的韧带在手背侧的凸起表面保持着微妙的平衡。具体如下：在腕背，伸肌支持带及各间室防止伸肌腱向侧方脱位；在掌背部，腱联合使伸肌腱稳定滑行于各手指；在掌骨头水平，伸肌腱由矢状束稳定在掌骨头的中央位置；在中节指骨的背侧，有三角韧带连接两侧伸肌腱侧束，防止伸肌腱向掌侧脱位；在近指间关节有横行支持带附着于伸肌腱侧束，防止伸肌腱向背侧脱位。斜行支持带起于屈肌腱鞘和近节指骨，止于近节指骨的远端背侧，在侧束并入中央束前汇入。在近侧指间关节伸直时紧张，以稳定伸肌腱的远端。

手指的伸肌腱结构复杂，并且尚未完全阐述清楚。想要详细分析这一复杂的机制，仅此一章远远不够，这里仅介绍等距原理在伸肌装置的作用。指间关节协调的关键在于侧束的相对长度和中央束的相对长度及其在活动过程中的相对位置。中央束的损伤会影响侧束的功能，其原因在于中央束与侧腱束之间紧密的协同关系被破坏，反之亦然。等距平衡的破坏，则造成相应的锤状指、纽孔畸形与鹅颈畸形。手指损伤早期的体征都是由于等距平衡的破坏造成的，因此，手术及康复

的目标是恢复侧束和中央束间的等距关系。

神经支配：肱桡肌和桡侧腕长伸肌由桡神经支配，桡侧腕短伸肌及其余伸肌均由穿出旋后肌的骨间后神经支配。

血供：近端肌腱的血供大多依靠附近肌肉。在伸肌支持带下，在肌腱滑膜内，其血供是以系膜形式由滑膜供应。在手背和指背区域，肌腱及其腱旁组织的血供依赖周围软组织丰富的血供滋养。但拇长伸肌腱在伸肌支持带下和 Lister 结处血供较差，易于磨损。伸肌腱在远端止点处的血供最差，这也是该处受伤后需要更长恢复时间的主要原因。

在腕部，滑膜分泌的滑液润滑肌腱，并维持着伸肌腱光滑的表面，减少伸肌间室内的摩擦。在手背和指背，伸肌腱通过腱旁组织和脂肪与深面的掌指骨及表面的皮肤间隔开来。在远端，伸肌腱活动范围很小，因又紧贴指骨，导致此处肌腱修复后易产生粘连（表 4.2）。

诊断

一般情况下，伸肌腱损伤的诊断比较直观。不仅是医生，患者也容易判断伸肌腱急性损伤造成的功能障碍。通过病史、专科检查、损伤部位及手或指体位置等，即可做出诊断。放松的手，因屈伸肌腱的平衡作用，显示为特定的休息位姿势：掌心朝上时，腕关节背伸30°，拇指和其余4指相对并半屈位，指尖呈一弧线，示指、中指、环指、小指屈曲度逐级增加。此平衡关系一旦被打破，则表明有肌腱损伤。

临床上，常常需专科检查结合常规检查，以

表4.2 关节每活动 10° 伸肌腱滑移的距离（mm）

关节	拇指	示指	中指	环指	小指
腕关节	1.5	2.0	2.0	2.0	1.4
掌指关节	1.2	1.5	1.5	1.5	1.0
近侧指间关节	0.9	0.8	0.8	0.8	0.6
远侧指间关节	—	0.6	0.8	0.6	0.6

避免漏诊或误诊的发生（表 4.3）。

拇指伸直位时，拇长展肌腱和拇短伸肌腱在鼻烟窝处，这两者的损伤不易鉴别。但有一个简单的鉴别方法：检查拇长展肌腱，可通过抗阻力外展第一掌骨来判断（图 4.1）；检查拇短伸肌腱，则可在抗阻力卜试图伸直屈曲位的掌指关节进行评估（图 4.2）。

在鼻烟窝尺侧，可触及拇长伸肌腱。在对抗阻力下，通过背伸拇指指间关节来检查该肌腱是否损伤或断裂。如损伤段在掌指关节以近，会给

诊断造成困难。因周围协同肌依然可使指间关节轻度背伸。一个较好的检测拇长伸肌腱是否损伤的方法是，努力背伸拇指指间关节（图 4.3），该肌腱是唯一可使拇指指间关节背伸的肌腱。

检查指伸肌腱，需要检查每个手指对抗背伸阻力（图 4.4）。在腱联合近端，损伤的伸肌腱可能仅仅造成轻度的背伸障碍。因此，如果没有逐一检查每个手指，很容易造成漏诊。

小指和示指分别拥有独立的固有伸肌腱，使这两个手指可单独背伸（图 4.5）。

桡侧腕长、腕短伸肌腱的检查要点是：用力握拳并对抗阻力时，桡侧腕长、腕短伸肌腱可在腕关节桡背侧触及（图 4.6）。因指总伸肌也可使腕关节背伸，需排除指总伸肌的干扰，否则伸直手指检查会掩饰伸腕肌损伤的问题（图 4.7）。

在腕背，紧邻尺骨头可以扪及尺侧腕伸肌腱。该肌腱位于尺骨头的凹槽内，在旋前旋后时，其与尺骨头的相对位置类似于围绕尺骨旋转的腕骨。在完全旋后位，其位于尺骨头的背面，此时它的主要功能是背伸；在完全旋前位，其位于腕关节的尺侧，可使腕关节尺偏。检查时，通常在前臂旋前位，在对抗阻力下尺偏腕关节可触及，以确认该肌腱的完整性（图 4.8）。

其实，最难诊断的是指伸肌腱的中央束损伤。

表 4.3 常见误诊

创伤	误诊	明确诊断
EPL 断裂	拇指锤状指	腕部 EPL 空虚无张力
指总伸肌腱部分损伤	未受损的关节仍可背伸，易漏诊	检查每个手指的背伸力量，明确有无肌力减弱
中央束断裂	掌板损伤	远节指间关节过伸 Carducci、Elson 和 Boyes 试验阳性
桡侧腕长、腕短伸肌腱损伤	腕背伸无力，误诊为 EDC 肌力减弱	紧紧握拳，排除 EDC 影响，测试手腕背伸力量
掌指关节处伸肌腱半脱位	EDC 肌腱断裂	掌指关节被动伸直时可恢复主动背伸
骨间背侧神经损伤	前臂伸肌损伤	保留桡腕关节背伸功能

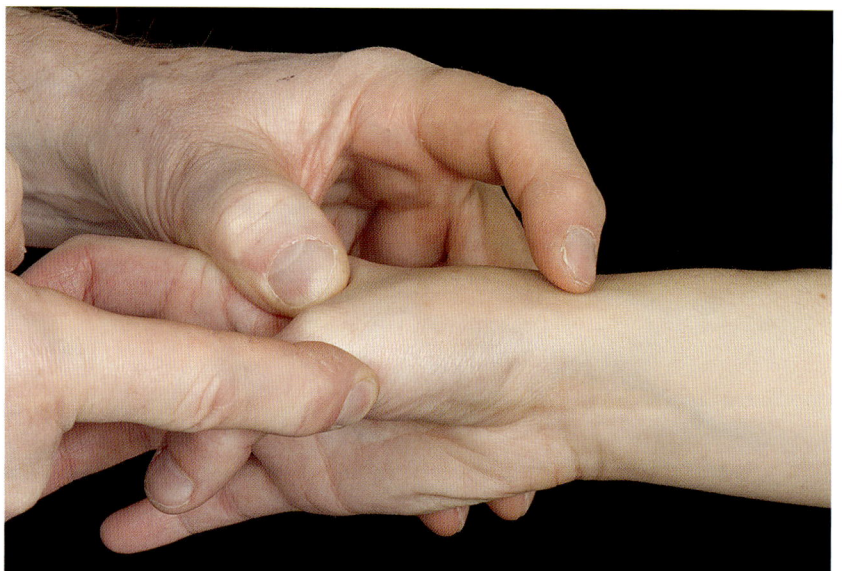

图 4.1 检查拇长展肌腱：在对抗阻力外展第一掌骨时可在鼻烟窝触及

图 4.2 检查拇短伸肌腱：在对抗阻力下试图伸直屈曲的第一掌指关节

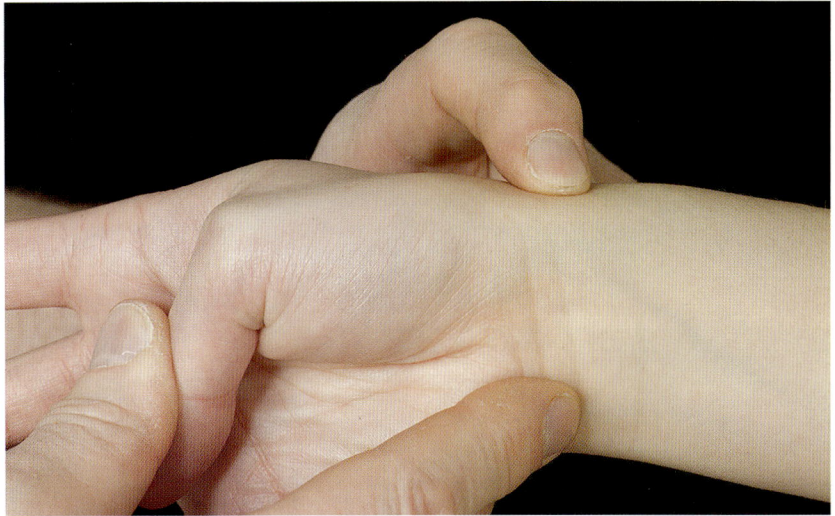

图 4.3 检查拇长伸肌腱：在对抗阻力下，背伸拇指指间关节

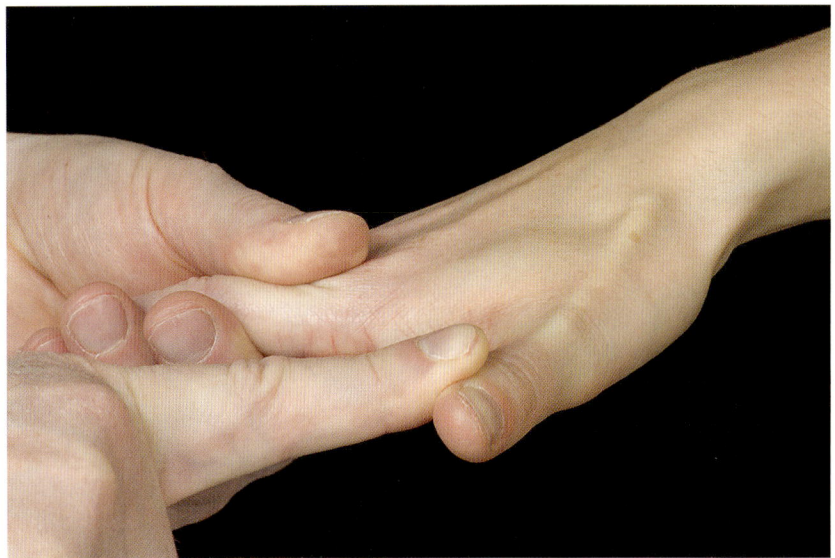

图 4.4 检查指伸肌腱：对抗阻力下背伸每根手指

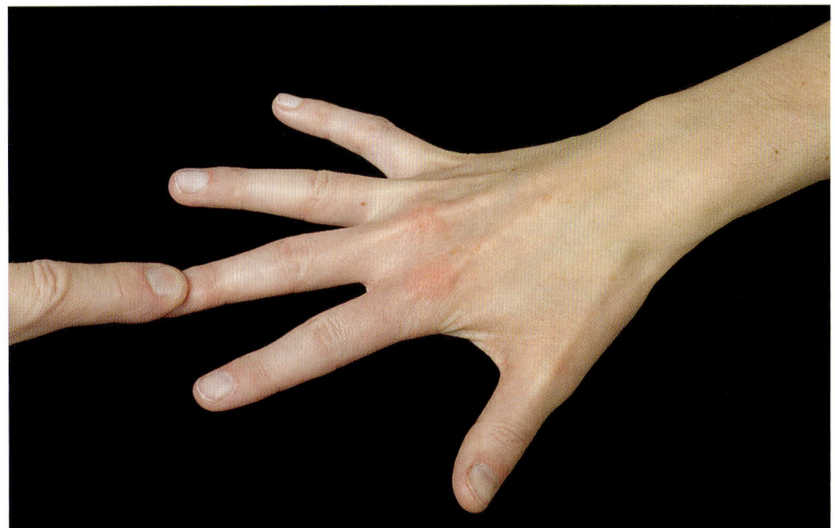

图 4.5 示指及小指固有伸肌腱可使这两个手指单独背伸

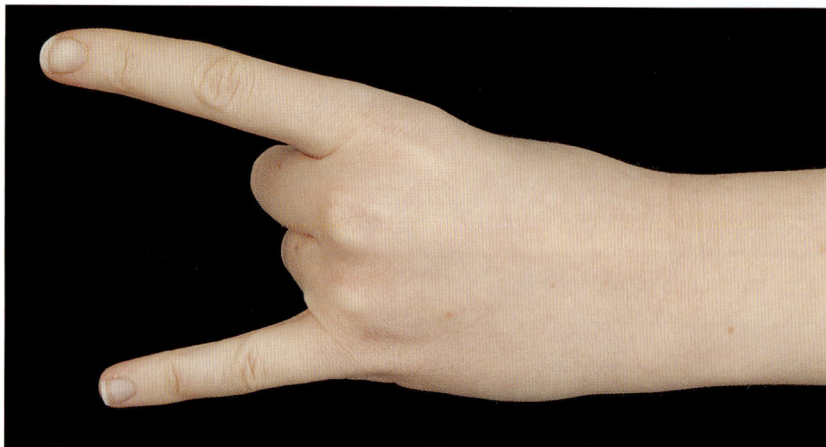

图 4.6 桡侧腕长、腕短伸肌腱可在用力握拳时，于腕关节桡背侧可触及

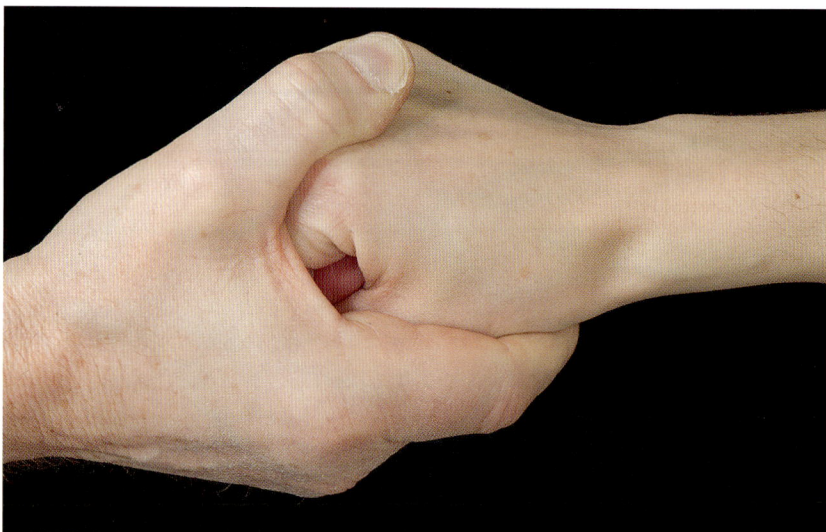

图 4.7 检查伸腕肌时，避免陷阱：检查时需要同时背伸手指，因为指总伸肌腱同样可以背伸腕关节，从而掩盖腕背伸肌腱的功能障碍

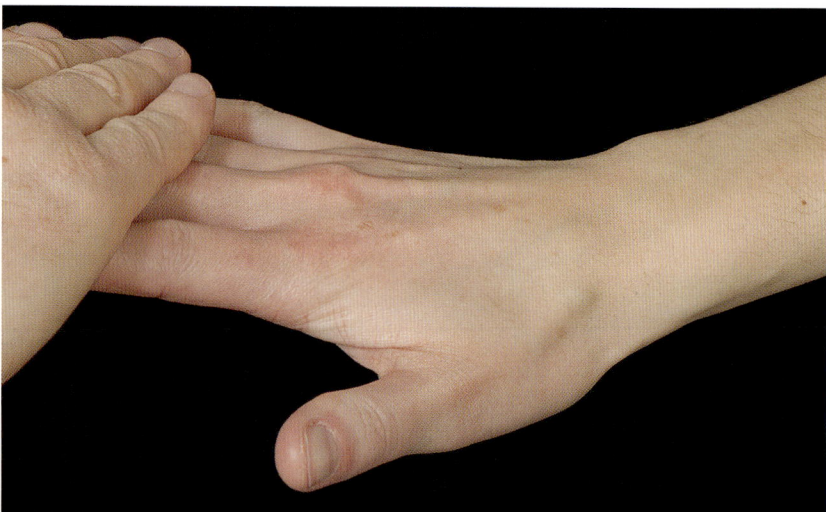

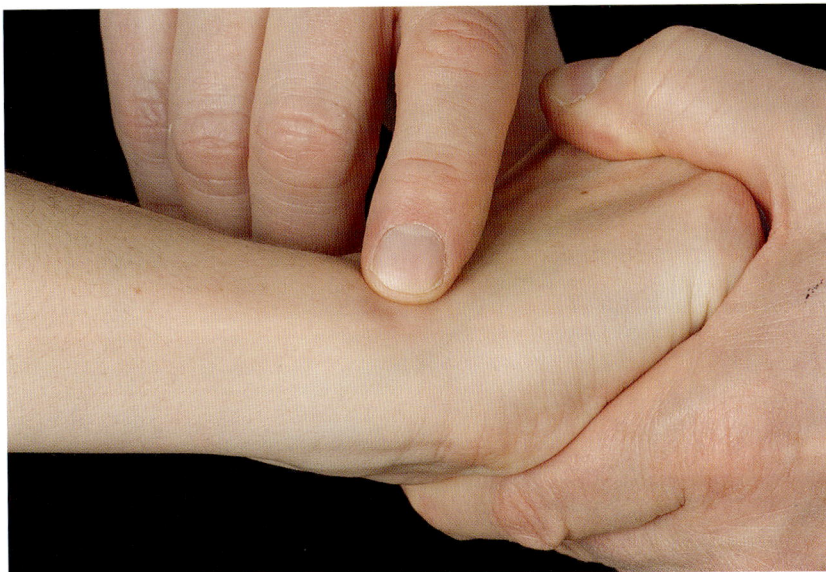

图 4.8 检查尺侧腕伸肌腱时，需对抗阻力尺偏背伸腕关节

损伤早期，典型的钮孔畸形不会立即表现出来，症状也比较隐匿。但是有 3 种临床检查可以判断这类损伤。

Carducci 试验：当同时屈曲腕关节和掌指关节时，可使伸肌腱紧张。如果中央束完整，近侧指间关节会自动伸直（图 4.9）。若不能伸直，说明其伸肌装置有损伤。这是一个非常实用的试验，还可以用于麻醉或醉酒状态，以及不愿配合检查的患者。

Elison 试验则不同，它是一个精细且需要患者配合的检查，分为两部分：一是观察中央束对近侧指间关节伸展的影响；二是着眼于损伤对远侧指间关节的继发影响。试验步骤如下：将近侧指间关节弯曲成一定角度，可以凌空操作，也可以在桌边做，让患者尝试对抗阻力下伸直近侧指间关节（图 4.10）。如不能伸直，说明中央束损伤可能。另外，中央束完整时，远侧指间关节不能完全伸直；反之，若中央束损伤，伸肌收缩使侧束紧缩，可出现远侧指间关节伸直。因此，当近侧指间关节不能主动背伸，同时出现远侧指间关节过伸，为 Elison 试验阳性。

第三个试验是 Boyes 试验，通常仅用于辅助诊断。测试时，伸直并固定近侧指间关节，让患者屈曲远侧指间关节，正常情况下，一般可以屈曲

60° 左右（图 4.11）。中央束损伤时回缩，可使侧束紧张，以致远侧指间关节不能屈曲。通常认为这个试验在急性损伤时不太可靠，在损伤数天伸肌腱回缩后，才会表现其阳性体征。然而，完全断裂的中央束即刻表现出临床可检测的等距变化。改良试验是被动屈曲远侧指间关节，而不是主动屈曲，并与正常指体比较所需的力量差异来判断。这些差异是轻微的，但损伤后即可出现。

闭合性锤状指损伤

Boyes 首先提出了锤状指这一名称，该名称的起源已经很难考证。它是指伸肌腱止点附近断裂造成的末节指下垂，也是最常见的肌腱损伤之一（图 4.12a）。它是一种撕脱性损伤，是 DIP 关节在伸直状态下突然受到屈曲暴力所致的。有些情况下部分末节指骨会连同肌腱止点一起撕脱（图 4.12b），这类损伤在 X 线片显示，部分远侧指间关节的韧带延续性存在，远侧指间关节不会脱位。

棒球指常常被归为锤状指的一种，有着独特的受伤机制，即由棒球或板球之类的坚硬物体直接撞击伸直的手指，致伸肌腱止点断裂，或末节指骨骨折，或经关节面骨折，并伴远侧指间关节半脱位（图 4.12c）。由于末节指骨撕脱的骨块向

图 4.9 Carducci 试验：用于检查中央束是否损伤，即同时屈曲腕关节和掌指关节时，PIP 关节伸直，如果屈曲角度超过 15°，则提示中央束断裂

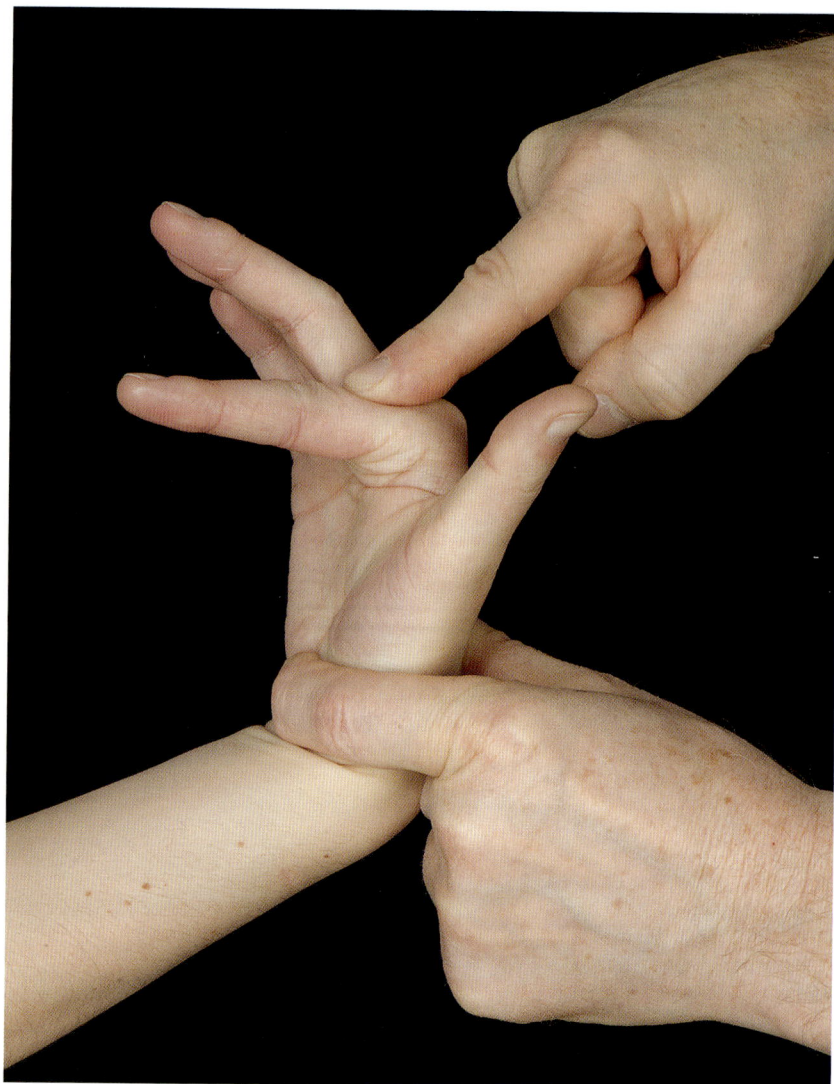

背侧移位，使指端下垂和锤状指相似，但临床表现却完全不同。

锤状指的诊断通常比较明确，易造成诊断困难的往往是拇长伸肌腱的自发断裂。其临床表现为拇指末节下垂。因此在拟诊拇指锤状指时，务必检查拇长伸肌腱近端的完整性，以避免误诊。

Doyle 将锤状指分成 4 型：Ⅰ型为闭合性损伤，Ⅱ型为开放性损伤，Ⅲ型合并皮肤和肌腱的缺损，Ⅳ型合并大块骨块的撕脱（表 4.4）。

大部分锤状指都属Ⅰ型损伤，可用夹板固定给予保守治疗，维持远侧指间关节于伸直位。夹板可自制，或使用成品高分子聚乙烯支具。认为远侧指间关节需要适当过伸固定，使撕脱的肌腱

或骨块更靠近远节指骨，这观念是错误的。因为远侧指间关节过伸往往使关节背侧皮肤受压影响血运，该体位固定造成溃疡的概率较高。因此，远侧指间关节应该保持在舒适的伸直位而不是过伸位，并维持夹板固定 6~8 周。可以适当取下夹板清洗伤指，但要注意维持远侧指间关节于伸直位。一些患者在去除夹板后，会出现 10°~15° 的伸直受限。这样可以鼓励夜间继续佩戴夹板 2 周来减少其发生。研究显示，因连接伸肌腱断端的瘢痕组织的收缩作用，这类角度丢失会在未来 6 个月内有所改善。

这类损伤在运动员中经常发生，而他们又希望尽早回归赛场。如果能减少伸肌腱止点张力，

图 4.10　Elison 试验：将近侧指间关节屈曲到一定角度，让患者尝试对抗阻力下伸直关节。若中央束完整，近侧指间关节可伸直，远侧指间关节呈如图所示的半屈曲位；若中央束断裂，则近侧指间关节不能伸直，而远侧指间关节常常呈现过伸

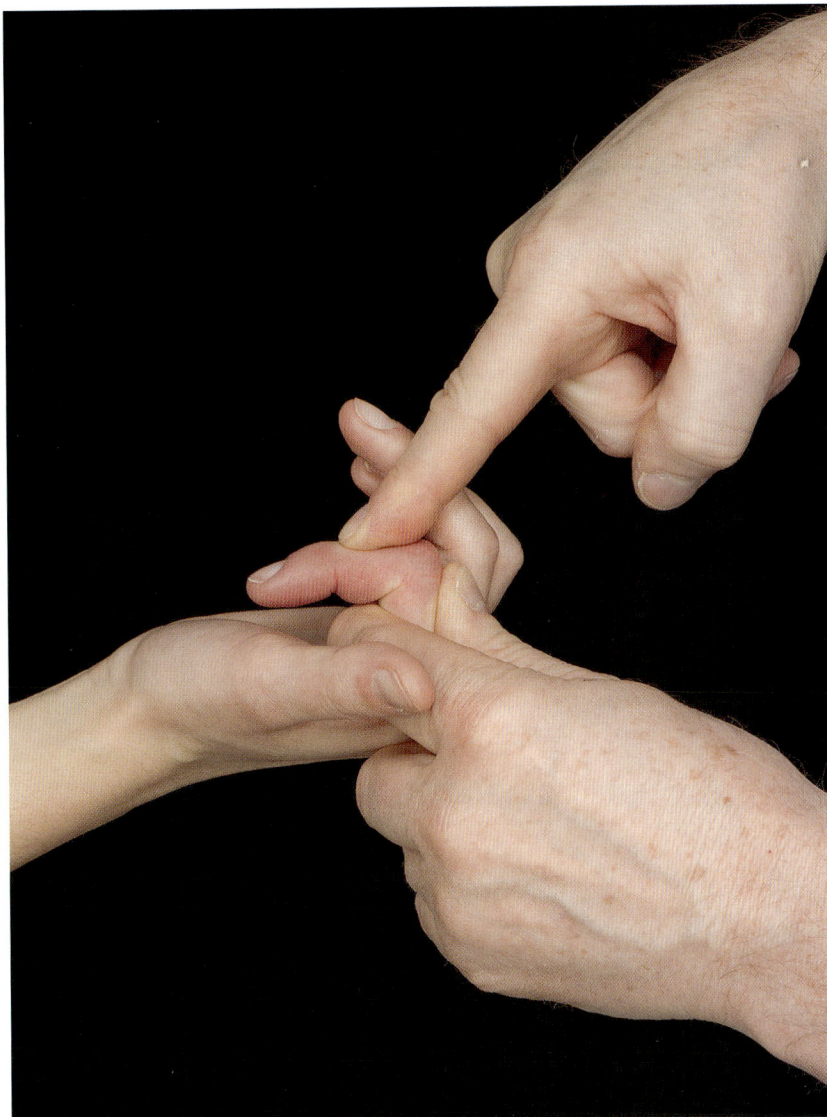

图 4.11　Boyes 试验：近侧指间关节保持伸直位时，尝试屈曲远侧指间关节，正常情况下可以屈曲到图中所示角度。中央束损伤时，因侧束回缩紧张，以致远侧指间关节不能弯曲

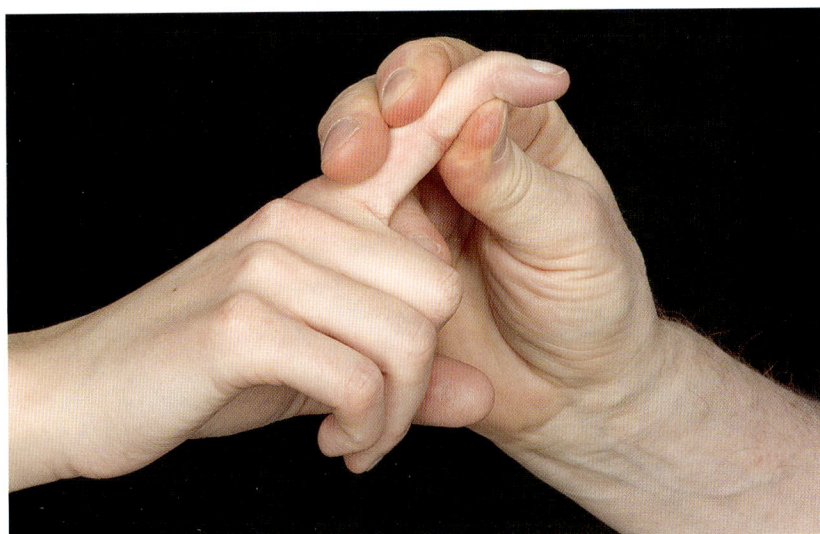

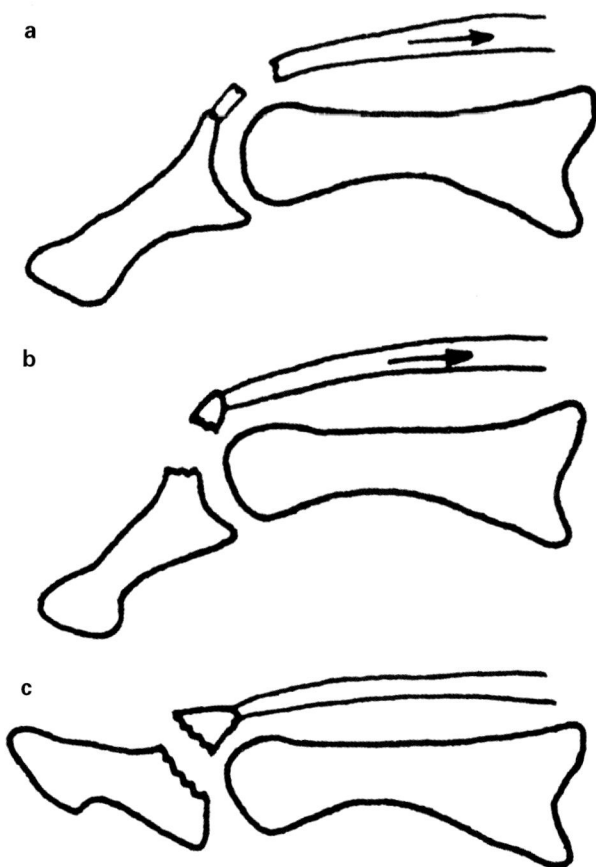

图 4.12 （a）锤状损伤。（b）锤状骨折。（c）棒球指

表 4.4 Doyle 的锤状指分型

Ⅰ型	闭合损伤，肌腱完整性被破坏，或合并小块撕脱骨折
Ⅱ型	远侧指间关节或以近的开放性裂伤
Ⅲ型	合并皮肤、肌腱缺损的较深损伤
Ⅳ型	合并大块撕脱骨折的锤状指 （1）经骺板的骨折 （2）过屈位损伤，骨折并累及 20%~50% 的关节面 （3）过伸位损伤，骨折累及关节面超过 50%，并伴有掌侧半脱位

则可以缩短夹板固定的时间。它可以通过屈曲近侧指间关节、伸直远侧指间关节来完成，这是利用伸肌腱的等距原则，屈曲近侧指间关节可以延展中央束，同时松弛两侧束。夹板固定两个关节 3 周，然后改为单独固定远侧指间关节夹板固定 2 周。这种方法需要密切随访，以防止近侧指间关节屈曲畸形。

锤状指合并远节指骨骨折半脱位者，一般建议手术治疗，半脱位的远节指骨复位后用克氏针固定，克氏针可以纵向穿入，相对容易操作；也可以采用斜行穿入法操作，其潜在优点是在固定期间克氏针断裂时拆除比较方便。

所有其他类型的锤状指骨折，无论骨块多大，都可以保守治疗夹板固定。有学者建议，关节面骨折超过 1/3 的 Ⅳ 型锤状指采用手术治疗。他们认为准确的复位关节面可以预防继发的关节炎，但这个结论还有争议。这类骨折固定比较困难，可以用到多种方法，包括克氏针、纽扣钢板和螺钉固定，但手术效果往往不理想，而且目前还没有证据显示这样可以减少骨关节炎的发生。笔者的经验是，除半脱位外其他所有类型的锤状指骨折，不管骨块有多大，都可以采用保守治疗夹板固定。

迟发的锤状指也可以保守治疗获得良好的临床效果。锤状指有时在伤后 1 个月才出现，这类患者依然可以尝试保守治疗，畸形也会有一定的改善。

在那些没有经过治疗的患者中，会出现明显锤状指畸形，当手指伸直时，远侧指间关节会出现鹅颈畸形。这类慢性锤状指畸形的患者的治疗包括伸肌腱止点的折叠缝合或肌腱移植术。近侧指间关节过伸的患者可以行中央束切断松解术。需要强调的是，在行该手术前，锤状指畸形至少观察 6 个月，以保证断裂的伸肌腱已经瘢痕愈合。

闭合性中央束断裂（纽孔样损伤）

了解这类损伤的重要意义在于它很难早期诊断，但漏诊的后果严重，往往造成纽孔样畸形。"纽孔样"这个术语起源于法语"纽扣孔"，它形象地描述了这类损伤，伸肌腱中央束断裂时，近侧指间关节没有它的约束，穿过两条侧束形成的一个纽扣孔（图 4.13）。侧束向掌侧移位后变成近侧指间关节的屈肌腱，近端牵拉收缩时，使远侧指间关节过伸，同时近侧指间关节更加屈曲，形

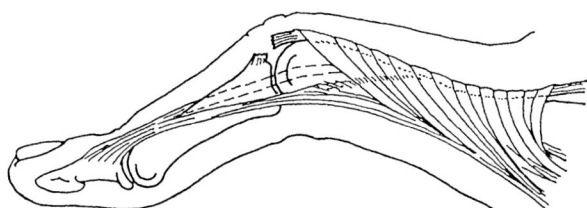

图 4.13 纽扣样损伤，中央束断裂而侧束完整，使近侧指间关节穿过"纽扣孔"

成典型的"Z"字形畸形。

病史通常是手指的损伤，伤后由于手指较肿胀常常不会有典型的钮孔畸形，X 线片也会呈现无异常，少数患者可以看到近侧指间关节背侧有小骨块。这类损伤需要引起高度重视，可以通过前文介绍的 Carducci、Elison 和 Boyes 试验进行诊断。一旦怀疑有该类损伤的患者，都需要夹板固定近侧指间关节于伸直位，并嘱患者 1 周后肿胀消退再复查。

闭合性钮孔畸形的治疗原则是保持近侧指间关节伸直位至少 6 周，远侧指间关节可以不固定。固定有多种方法，包括低温板、铝夹板，或者克氏针，固定近侧指间关节。笔者的选择是一小段管形石膏，在伤后早期，由于手指肿胀较明显，随着肿胀消退，石膏需要经常更换，石膏不能限制远侧指间关节活动，夹板固定期间需要经常主动和被动活动远侧指间关节。

如果患者就诊较晚，畸形已经形成，近侧指间关节需要使用矫形石膏固定以纠正屈曲畸形，然后持续限制性石膏固定 6 周，在这期间需要进行远侧指间关节持续的屈曲锻炼。

在拆除外固定后，夜间继续佩戴夹板 2 周。

矢状束损伤

伸肌腱在掌骨头通过矢状束键帽维持中立位，矢状束附着于伸肌腱两侧，围绕掌指关节后止于掌板和掌骨深横韧带。矢状束损伤几乎都发生在中指。手指受力突然屈曲和尺偏，使矢状束桡侧撕裂，导致伸肌腱半脱位进入掌骨头间的凹槽。

诊断一般比较明确，掌指关节屈曲时，在掌骨头尺侧可及半脱位的韧带。半脱位时，伸肌腱不能背伸掌指关节，容易误诊为伸肌腱断裂，但被动伸直掌指关节后，脱位的肌腱复位，并能维持掌指关节伸直位，屈曲时可见肌腱再次半脱位，诊断即可明确。

笔者的经验是一期修复损伤，然后掌指关节伸直位固定 4 周。

如果急诊时明确是矢状束断裂，可以尝试保守治疗，可使掌指关节伸直位固定 3 周，然后取下夹板再次检查，如果伸肌腱未脱位，可以继续邻指固定 3 周，防止手指尺偏。

对保守治疗失败或合并半脱位者，建议手术治疗。一般情况下，均可明确损伤并可直接修复。在残留矢状束不足时，可有多种方法进行手术，如应用腱联合和伸肌腱瓣转移加强修复。笔者经验认为，这些方法基本是不必要的，即便是晚期修复，一般也能找到足够的残余矢状束进行直接修复。如果矢状束尺侧过紧，可类似于类风湿性关节炎引起的半脱位，将其部分切开，以使伸肌腱两侧张力均衡保持于中央位置。

伸肌腱损伤分区

Verdan 和 Kleinert 按损伤部位将伸肌腱分为 8 区。结合这一原有的分区，我们再增加一个前臂近端的平面，总共分为 9 区（表 4.5）。F1 区：发

表 4.5 伸肌腱损伤的 9 个分区

区	手指（F）	拇指（T）
1	远侧指间关节区	指间关节区
2	中节指骨区	近节指骨区
3	近侧指间关节区	掌指关节区
4	近节指骨区	掌骨区
5	掌指关节区	腕关节区
6	掌骨区	
7	腕关节、伸肌支持带区	
8	前臂远段区	
9	前臂近中段区	

生在远侧指间关节部位；F2 区：中节指骨所在区域；F3 区：近侧指间关节区；F4 区：近节指骨所在区域；F5 区：掌指关节部位；F6 区：掌骨所在区域；F7 区：为腕关节和伸肌支持带所在区域；F8 区：为前臂远端部位；F9 区：位于前臂肌肉所在区域。

拇指因特殊的解剖结构，其分区有所不同。T1 区：位于指间关节部位；T2 区：为近节指骨所在区域；T3 区：为掌指关节所在区域；T4 区：为掌骨所在区域；T5 区：位于腕关节桡侧所在区域。

为方便记忆，把相关分区归纳为：奇数区位于关节处，偶数区位于骨干所在部位（F9 区除外）。

伸肌腱开放性损伤的手术原则

建议伸肌腱损伤由手外科专科医生处理。在英国，对于没有经验的外科医生，即便是简单的修复也没有机会了。对于急诊伤口，在专科医生到位前，可常规检查记录病史，在局麻下清洗伤口并包扎固定，然后尽快转诊至手外科医生处理。建议此过程不超过 24h。上肢肌腱损伤的手术治疗，一般可采用局部麻醉或区域神经阻滞麻醉，必要时给予全身麻醉。建议常规应用止血带、小型放大镜，并可预防性使用抗生素治疗。

手术技巧非常重要，任何操作都应该确保肌腱断端的血供不被破坏；并注意保护肌腱表面的腱膜及腱旁组织。在缝合之前，伸直邻近的关节使损伤的伸肌腱处于松弛位。理想状态下，缝合前将两侧肌腱断端轻轻靠近，不要试图用力拉紧两断端，这样缝线往往会切割肌腱断端，加重磨损，使肌腱修复更加困难。

与全程均呈圆柱形的屈肌腱不同，伸肌腱横断面的形状随其向远端走行而变化。近段伸肌腱呈圆柱状，可采用 Kessler 缝合法或 Bunnell 缝合法修复；在手指段，伸肌腱变为薄片状，需要褥式缝合或者 "8" 字缝合修复。

目前，主流观点建议伸肌腱修复后能适应早期主动锻炼，因此，临床上更关注的是各种缝合方法的强度。在传统的 4 种缝合方法中，Kessler 缝合法和 Bunnell 缝合法相比于褥式缝合法及 "8" 字缝合法，其强度与牢固性更大。最近，术者热衷于 Epitendinous 缝合技术，如 Silfverskiold 缝合法与连续锁边褥式缝合法。这两种方法缝合的强度比轴心缝合法更大。

事实上，肌腱缝合方法众多，但需要遵循的基本原则是缝合后断端对合良好，避免短缩，并有足够的强度，可早期康复锻炼并防止缝合处形成缺口。另外，缝合线结尽量小并埋于深面，以防止线结刺激手背引起疼痛和肿块形成。

建议使用不可吸收单纤维缝线，比如 prolene 缝线。建议使用圆针，若使用三角针，则易损伤肌腱断端，还易切割已缝好的缝线。编织的不可吸收缝线，如爱惜邦缝线也可以使用，但此缝线操作不方便。为避免线结于手背缝合处形成包块，部分术者喜欢使用长效的可吸收缝线，比如 PDS 线。

编者习惯采用 Kessler 缝合法（图 4.14a）修复近段的伸肌腱损伤（5~8 区），采用 "8" 字缝合法修复远端伸肌腱损伤（1~4 区）。采用 "8" 字缝合时，建议从肌腱反面开始进针，这样可使线结埋于肌腱的深面（图 4.14b），修复后的肌腱较平滑而不会触及线结。有关实验研究显示，单一的 "8" 字缝合法的强度不及 Kessler 缝合法，但这不能反映临床实际。事实上，修复扁平的肌腱时，一般会采用多次 "8" 字缝合技术进行修复，其强度接近甚至超过 Kessler 缝合法。

不同分区伸肌腱的修复技术小结见表 4.6，更全面的介绍则在下文进行阐述。

1 区开放性损伤（远侧指间关节区）

1 区伸肌腱损伤会导致锤状指畸形（Doyle Ⅱ型）。此区域伸肌腱很薄，难以缝合。可先用克氏针将远侧指间关节固定于伸直位，则修复更容易。选择 8 字缝合法，并将线结打在肌腱深面。克氏针固定远指间关节伸直位 4 周，夹板继续维持固定 2 周，然后开始主动功能锻炼。

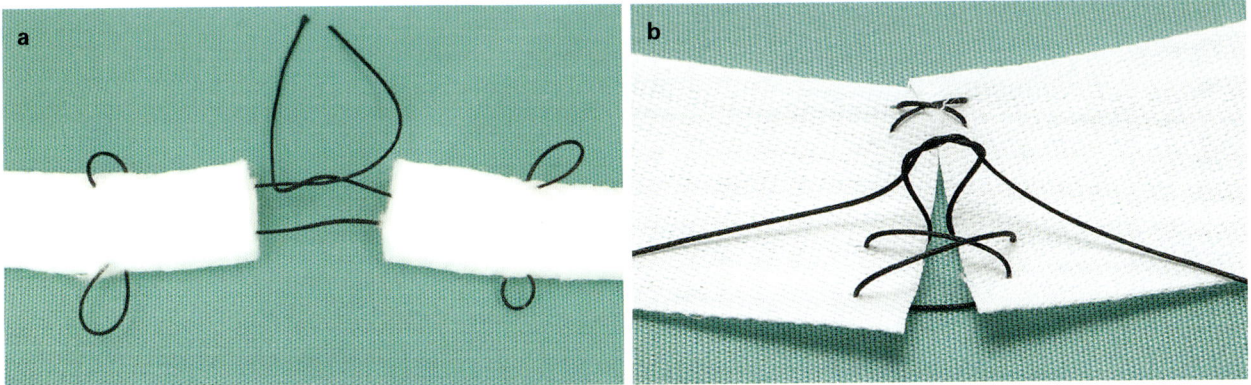

图4.14 （a）改良的 Kessler 缝合法。（b）"8"字缝合法，尽量把结打在肌腱下方

表4.6 开放性肌腱损伤的手术建议

分区	修复	恢复期
1	5.0 Prolene 线 "8" 字缝合	克氏针固定远侧指间关节4周，夹板继续维持固定2周
2	完全损伤：5.0 Prolene 线或 4.0 Prolene 线 "8" 字缝合	克氏针固定远侧指间关节4周，夹板继续维持固定2周
	单根侧束损伤：不用手术	邻指固定4周，避免活动
3	单根中央束损伤：4.0 Prolene 线 "8" 字缝合	克氏针固定近侧指间关节4周，夹板继续维持固定2周。固定期间主动活动远指间关节
	中央束和侧束损伤：4.0 Prolene 线 "8" 字缝合	同时固定远近指间关节4周
4	完全损伤：4.0 Prolene 线中轴缝合，4.0 Prolene 线 "8" 字缝合加固	夹板制动或有限主动背伸4周，然后在夹板保护下主动活动4周
5 6 7	4.0 Prolene 线中轴缝合	夹板制动或者有限主动背伸4周
8	肌腱：3.0 Prolene 线中轴缝合	夹板制动或者有限主动背伸4周
	肌肉肌腱移行区：3.0 Prolene 线及多个 "8" 字缝合	夹板制动4周
9	3.0 PDS 线缝合肌腹	夹板制动3周

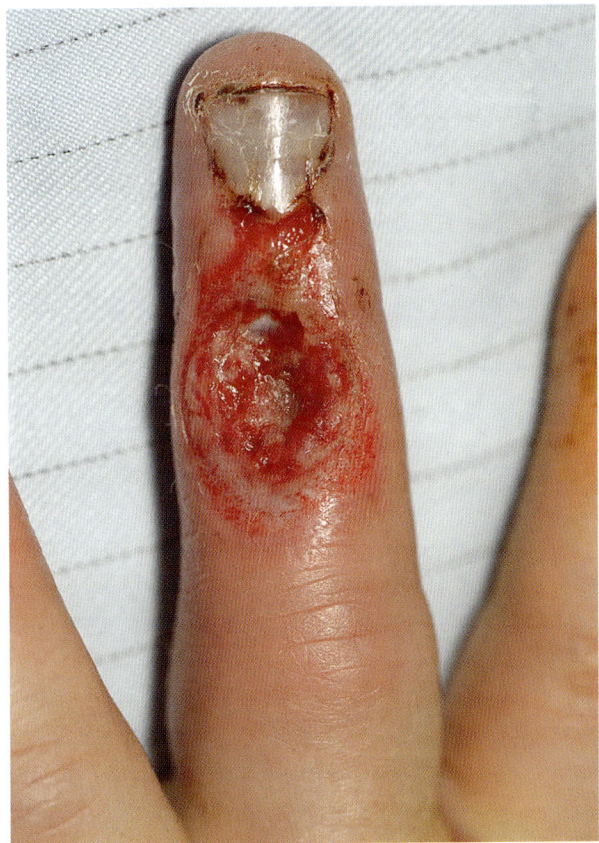

图4.15 婴儿伸肌腱1区损伤，皮肤和肌腱均有缺损

皮肤和肌腱的缺损致使该区的损伤更加复杂（Doyle Ⅲ型）。对于幼儿的较小缺损，采用保守治疗可以获得良好的效果（图4.15）。在伤口愈合的同时，应用夹板将远指间关节固定于背伸位6~8周。成人的1区损伤，一般预后不良。大部分患者会残留远指间关节僵硬。其治疗方式取决于软组织缺损的范围和深度，如果伸肌腱或腱旁组织仍有残留，则采用克氏针固定远侧指间关节，缺损处予以植皮，无须缝合伸肌腱；如果合并较大面积的软组织缺损，则需要移植肌腱并转移皮瓣

覆盖创面。编者通常采用邻指筋膜瓣联合植皮覆盖创面。

2 区开放性损伤（中节指骨区）

2 区损伤修复的原则：一般针对两条侧束均有损伤，才给予修复。治疗类似 1 区损伤，采用克氏针固定远侧指间关节于伸直位。

因手指呈圆柱状结构，损伤可能仅涉及一侧的侧束，而另一侧束完整。对于此类损伤，可不予修复损伤的侧束；但为了限制伤指活动，以免影响肌腱愈合，可固定 4 周。

3 区开放性损伤（近侧指间关节区）

对于该区伸肌腱中央束损伤，如果不处理会导致纽孔畸形。该损伤的皮肤伤口通常比较小，存在迷惑性（图 4.16）。因此，对于该区的任何伤口，都需考虑有无肌腱损伤，并进行仔细的探查。中央束比较坚韧，修复较为简单。常规采用克氏针斜行固定近侧指间关节于伸直位，以保护修复

后的肌腱，注意克氏针需要避开侧束。康复期间需要指导并鼓励患者行远侧指间关节主被动屈伸锻炼，以维持侧束的活动度。1 个月后拔除克氏针，采用短夹板继续维持固定 2 周。

如果中央束和侧束均损伤，则需要分别修复。术后康复训练也不同，因为此类损伤的远侧指间关节也需要夹板固定，以保护修复后的肌腱。夹板固定一般需要 4 周。

在近侧指间关节处有较大面积的皮肤软组织和肌腱缺损时，可通过局部转移皮瓣来修复皮肤缺损，中央束缺损可由肌腱移植和骨锚进行修复，通常取掌长肌腱或者部分伸肌支持带移植修复。也有报道一种巧妙的修复方法，应用指浅屈肌腱的远端部分穿过打孔的中节指骨后固定于原中央束的止点处。另外，还可以应用邻近的肌腱，如 4 区的伸肌腱翻转修复和用部分侧束向中间移位来重建中央束。笔者更倾向于采用肌腱移植修复术。

3 区伸肌腱损伤最常见的并发症是术后近侧指间关节僵直，这种情况可通过术后规范有序的主动康复锻炼来改善。其方案被称为：小角度活动方法，这是一套复杂而又精细的操作方法：首先，

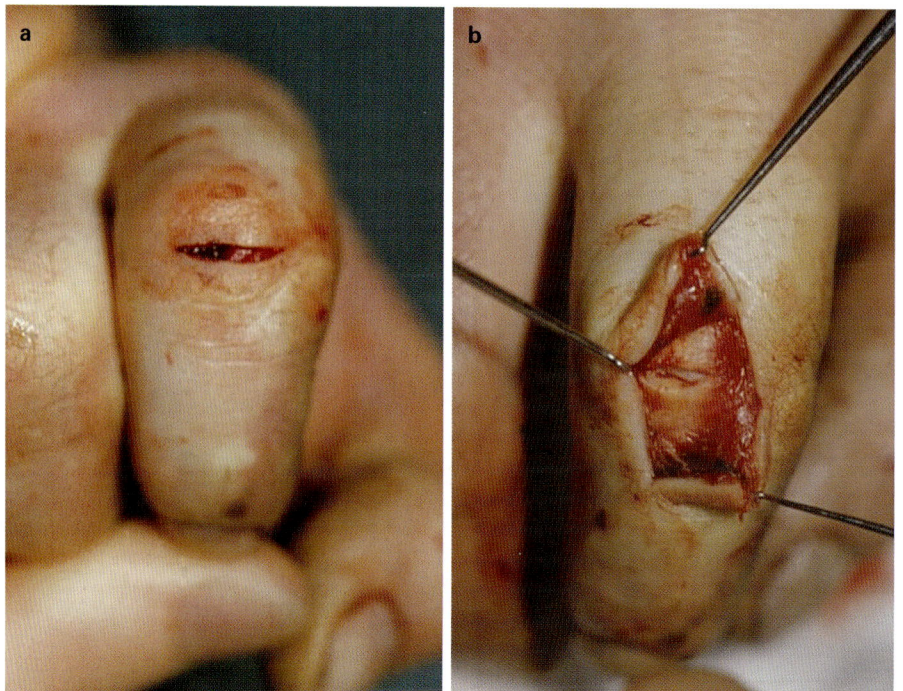

图 4.16 近侧指间关节处的小伤口（a）中央束完全断裂（b）

采用一长夹板固定远、近指间关节于伸直位，然后改用两个夹板来做分段固定；其中一个夹板维持固定近指间关节伸直位，可允许远指间关节主动屈曲；另一夹板允许近指间关节主动屈曲30°，远侧指间关节为25°。患者通过使用这两夹板来主动伸直相应指间关节进行锻炼。

4 区开放性损伤（近节指骨区）

该区伸肌腱的完全损伤一般均可直接修复。肌腱中央部位为较厚的腱体，可中轴缝合修复，剩余部分可用8字缝合法加固。术后夹板固定1个月。

该区肌腱部分损伤也很常见，对其修复的技巧和术后康复也非常关键。评估查体时屈伸手指各关节，明确肌腱损伤的程度。如果肌腱在整个滑程中保持连续性，可保守治疗，仅单纯缝合皮肤，并在保护下有限活动手指，以防止因修复或夹板固定导致的术后肌腱粘连与僵硬。

5 区开放性损伤（掌指关节区）

该区伸肌腱拥有较粗厚的中央束，可采用中轴缝合法修复肌腱断裂。该方法可使断端更平滑，或"8"字缝合时将线结打在肌腱深面，这样可避免该明显凸起的部位产生继发的影响。术后一般采用夹板固定1个月。

此处还有一常见的损伤，为"打架咬伤"。是患者拳打对方嘴巴时，伸肌腱被牙齿咬伤。这类损伤存在关节感染的风险，一定要谨慎对待。且患者常常会隐瞒病史，因此，详细查询病史也尤为关键。如在损伤24h内，即在感染征象出现前处理伤口，反复冲洗并彻底清创，合理应用抗生素，则可直接进行肌腱皮肤的一期修复。如果治疗被延误，很容易发生伤口感染或蜂窝织炎。因此，对延误治疗的伤口，需要清创后开放伤口引流，并给予抗生素预防感染，然后二期修复。另外，这类创伤在红肿消退以前需要严格制动患肢，术后不要尝试早期活动或功能锻炼。

6 区开放性损伤（掌骨区）

该区的肌腱损伤可以采用中轴缝合修复，如果预望术后早期进行康复锻炼，需要腱周缝合进行加固一圈。术后夹板固定保护1个月。对于肌腱断面小于50%的不全损伤可以不必手术修复，可在保护下进行早期活动训练。

该区的示指固有伸肌腱单独损伤的概率较低，临床少见，一般术前即可确诊（图4.5）。是否需要修复肌腱，要评估损伤的程度及患者的意见。

小指的伸指功能主要由小指固有伸肌腱完成，该肌腱断裂一般都需要修复。

7 区开放性损伤（腕关节区）

该区损伤发生在腕关节背侧，经伸肌支持带伤及伸肌腱。断裂的肌腱近端常常回缩，所以，断端定位往往比其他区域困难。

伸肌腱于此处断裂的修复需要中心缝合。为避免修复后肌腱在伸肌支持带处磨损，必要时可切开部分或全部伸肌支持带，以防术后肌腱卡压。术后采用夹板固定腕关节背伸45°，掌指关节可屈曲45°，指间关节于伸直位。

腕伸肌腱损伤也采用中心缝合，可术后夹板固定腕关节背伸45°，允许掌指关节自由活动。

8 区开放性损伤（前臂远端区）

该区其实包含了2个区，远段的区域为肌腱所在区，近段的区域为腱腹移行区，其处理原则截然不同。

肌腱区域的损伤需要中心缝合，而且修复一般要足够牢固。术后康复与7区基本相同。

不同的是，发生在腱腹移行区的损伤，修复通常较困难。需要采用多个"8"字缝合，以修复固定肌腱和肌肉组织。因肌肉通常都有纤维分隔，这种修复往往不够牢固，因此术后需要固定腕关节及掌指关节背伸位至少1月。

9 区开放性损伤（前臂近端区）

此区的损伤位于肌肉组织，术后愈合较快。手术可采用可吸收线褥式或者"8"字缝合修复。术前需要详细评估，术中要仔细探查有无合并骨间后神经的损伤。术后伸直位固定手腕关节1个月。

康复和预后

传统上，通过拉拢缝合肌腱远近断端修复伸肌腱，然后将手腕关节固定，降低修复肌腱张力。该制动方式使愈合过程的肌腱断端保持接触连接，但同时断端也与周围组织相粘连。结果是肌腱愈合了但无法伸屈活动。这是一种功能性的失用，需要术后加强康复锻炼使肌腱恢复活动范围。

Newport 等全面回顾了伸肌腱修复的预后，并采用了准确细致的 Miller 分级来评估术后的疗效（表4.7）。结果表明：康复期制动手或指体，大部分患者预后不佳，仅有一半患者结果为优或良好（表4.8）；如果合并其他损伤，则结果更差，比如合并骨折的肌腱损伤等。一般情况，肌腱近段损伤（5~8区）的预后比远端（1~4区）要好，屈曲丢失的平均角度比伸直丢失的要少。

受屈肌腱修复后各种主动、被动康复锻炼计划的启发，其类似方法也被运用于伸肌腱修复术后的康复计划，以期能改善愈后，如在修复以后，可以动态弹性夹板予以固定，并制订一套在保护下康复锻炼的计划（图4.17）。

接受早期主被动康复锻炼的患者，其康复更快，手功能活动范围恢复比静态固定者更好。但多数研究显示，两种方法在固定3个月时的差异不大。

上述的大部分研究，损伤都是在5~6区。损伤一般不复杂，不管用何种治疗方法预后均较好。真正有挑战的是手指（1~4区）的损伤，能否获得一个可预见的、良好的预后，包括那些合并有骨折的损伤。

康复计划的选择，需要考虑可应用的物理治疗方法、患者的配合度、损伤的部位和结构。总体而言，不管在哪个区的伸肌腱损伤，都需要制动。主动锻炼一般用于4~8区的伸肌腱损伤，可缩短功能康复时间，即使合并骨折，其主动功能锻炼也必不可少。

未来的挑战是改进与发展更牢固的伸肌腱修复技术，以允许术后即刻行功能锻炼，促进早日康复。

表4.7 Miller 伸肌腱预后分级

等级	活动度
优	屈、伸活动正常
好	伸直受限 < 10° 屈曲受限 < 20°
良	伸直受限 11° ~45° 屈曲受限 21° ~45°
差	伸直和屈曲受限 > 45°

表4.8 伸肌腱修复的分区预后

因素	好/优（%）
总体	52%
是否合并其他损伤 （比如骨折）	无 64% 有 45%
损伤所在区	1~2 区 38% 3~4 区 33% 5 区 85% 6~8 区 65%

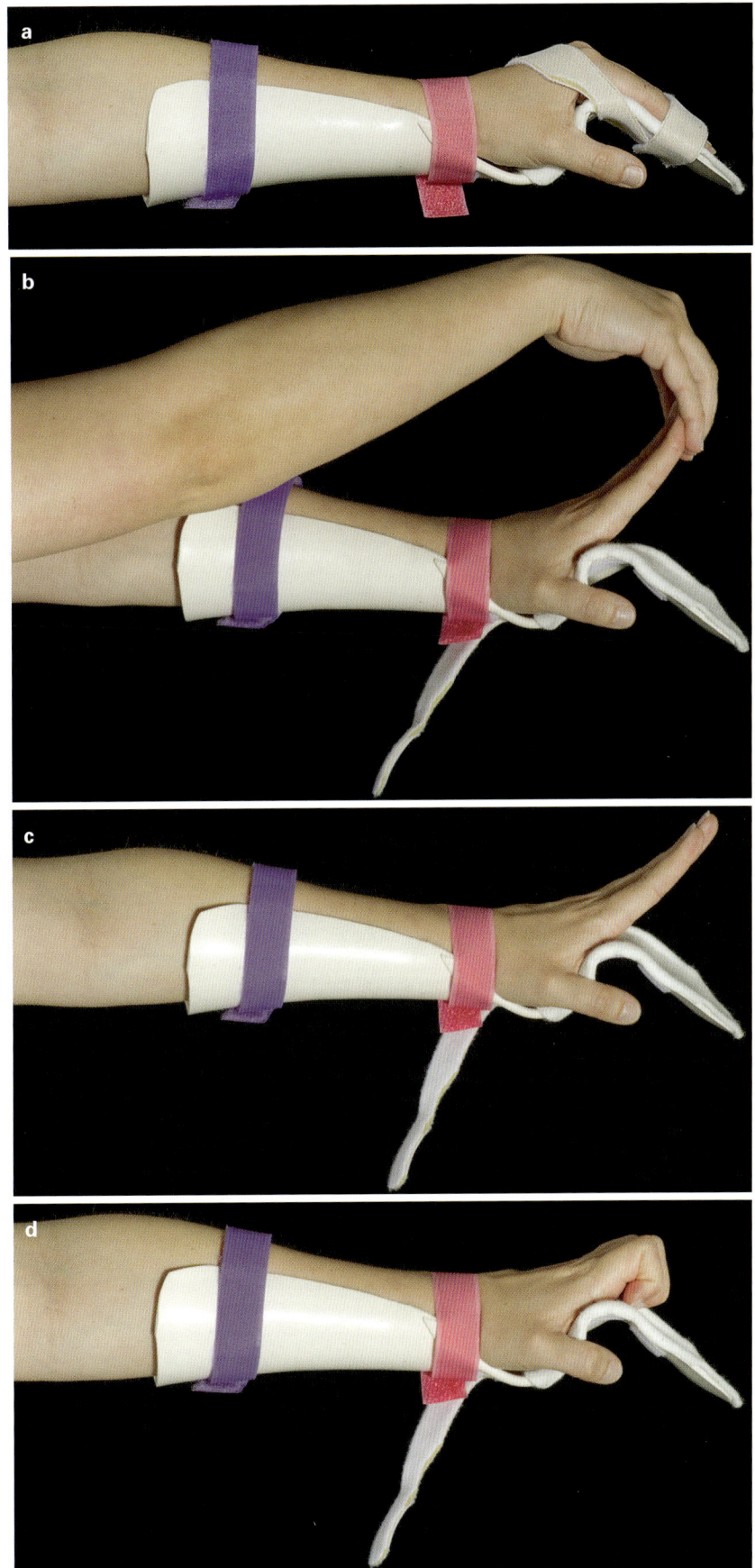

图 4.17 有限的伸肌腱主动康复锻炼活动。(a) 手夹板。(b) 被动背伸。(c) 主动背伸。(d) 主动屈曲指间关节

参考文献

[1] Godwin Y, Ellis H. Distribution of extensor tendons on the dorsum of the hand. Clin Anat. 1992;5:394–403.

[2] Wehbe M. Junctura anatomy. J Hand Surg. 1992;17A:1124–1129.

[3] Ueba H, Moradi N, Erne HC, Gardner HR, Strauch RJ. An anatomic and biomechanical study of the oblique retinacular ligamant and its role in finger extension. J Hand Surg. 2011;36A:1959–1964.

[4] Zancolli E. The structural and dynamic bases of hand surgery. 2nd ed. J.B. Lippincott Company; Philadelphia and Toronto; 1979. p. 92–105.

[5] Warren RA, Kay NRM, Norris SH. The microvascular anatomy of the distal digital extensor tendon. J Hand Surg. 1988;13B:161–163.

[6] Elliot D, McGrouther DA. The excursions of the long extensor tendons of the hand. J Hand Surg. 1986;11B:77–80.

[7] Carducci AT. Potential boutonniere deformity. Its recognition and treatment. Orthop Rev. 1981;10:121–123.

[8] Elson RA. Rupture of the central slip of the extensor hood of the finger. A test for early diagnosis. J Bone Joint Surg. 1986;68B:229–231.

[9] Boyes JH. Bunnell's surgery of the hand. 5th ed. Philadelphia: JP Lippincott; 1970. p. 440–441.

[10] Boyes JH. Bunnell's surgery of the hand. 4th ed. Philadelphia: JP Lippincott; 1964.

[11] Doyle JR. Extensor tendons- acute injuries. In: Green DP, editor. Operative hand surgery. 3rd ed. New York: Churchill Livingstone; 1993. p. 1925–1954.

[12] Crawford GP. The molded polythene splint for mallet finger deformities. J Hand Surg. 1984;9A:231–237.

[13] Rayan RA, Mullins PT. Skin necrosis complicating mallet finger splinting and vascularity of the distal interphalangeal joint overlying skin. J Hand Surg. 1987;12A:548–552.

[14] Burke F. Editorial. Mallet finger. J Hand Surg. 1988;13B:115–117.

[15] Evans D, Weightman B. The pipfl ex splint for treatment of mallet finger. J Hand Surg. 1988;13B:156–158.

[16] Neichajev IA. Conservative and operative treatment of mallet finger. Plast Reconstr Surg. 1985;76:580–585.

[17] Stern PJ, Kastrup JJ. Complications and prognosis of treatment of mallet finger. J Hand Surg. 1988;13A:329–334.

[18] Webhe MA, Schneider LH. Mallet fractures. J Bone Joint Surg. 1984;66A:658–669.

[19] Patel MR, Desai SS, Bassini –Lipson L. Conservative management of chronic mallet finger. J Hand Surg. 1986;11A:570–573.

[20] Stack HG. Mallet finger. Hand. 1969;1:83–89.

[21] Kleinman WB, Peterson DP. Oblique retinacular ligament reconstruction for chronic mallet finger deformity. J Hand Surg. 1984;9A:339–404.

[22] Lucas GL. Fowler central slip tenotomy for old mallet deformity. Plast Reconstr Surg. 1987;80:92–94.

[23] Bingham DL, Jack EA. "Buttonholed" extensor expansion. Br Med J. 1937;2:701.

[24] Zancolli E. The structural and dynamic bases of hand surgery. 2nd ed. J.B. Lippincott Company; Philadelphia and Toronto; 1979. p. 79–92.

[25] Ishizuki M. Traumatic and spontaneous dislocation of extensor tendon of the long finger. J Hand Surg. 1990;15A:967–972.

[26] Catalano LW, Gupta S, Ragland R, Glickel SZ, Johnson C, Barron OA. Closed treatment of non rheumatoid extensor dislocations at the metacarpophalangeal joint. J Hand Surg. 2006;31A:242–245.

[27] Wheeldon FT. Recurrent dislocation of extensor tendons. J Bone Joint Surg. 1954;36B:612–617.

[28] Carroll C, Moore JR, Weiland AJ. Posttraumatic ulnar subluxation of the extensor tendons: a reconstructive technique. J Hand Surg. 1987;12 A:227–231.

[29] Kleinert HE, Verdan C. Report of the committee on tendon injuries. J Hand Surg. 1983;8A:794–798.

[30] Newport ML, Pollack GR, Williams CD. Biomechanical characteristics of suture techniques in extensor Zone IV. J Hand Surg. 1995;20A:650–656.

[31] Henderson J. Epitendinous suture techniques in extensor tendon repairs- an experimental evaluation. J Hand Surg. 2011;36A:1968–1973.

[32] Lee SK, Dubey A, Kim BH, Zingman A, Landa J, Paksima N. A biomechanical study of extensor tendon repair methods: introduction to the runninginterlocking horizontal mattress extensor tendon repair technique. J Hand Surg. 2010;35A:19–23.

[33] Newport ML, Williams CD. Biomechanical characteristics of extensor tendon suture techniques. J Hand Surg. 1992;17A:1117–1123.

[34] Ahmad F, Pickford M. Reconstruction of the extensor central slip using a distally based flexor digitorum superfi cialis slip. J Hand Surg. 2009;34A: 930–932.

[35] Snow JW. Use of a retrograde tendon flap in repairing a severed tendon in the PIP joint area. Plast Reconstr Surg. 1973;51:555–558.

[36] Aiche A, Barsky AJ, Weiner DL. Prevention of boutonniere deformity. Plast Reconstr Surg. 1979;46:164–167.

[37] Evans RB. Early active short arc motion for repaired central slip. J Hand Surg. 1994;19A:991–997.

[38] Newport ML, Blair WF, Steyers C. Long-term results of extensor tendon repair. J Hand Surg. 1990;15A:961–966.

[39] Miller H. Repair of severed tendons of the hand and wrist. Surg Gynaecol Obstet. 1942;75:693–698.

[40] Bulstrode NW, Burr N, Pratt AL, Grobbelaar AO. Extensor tendon rehabilitation. J Hand Surg. 2005;30B:175–179.

[41] Chester DL, Beale S, Beveridge L, Nancarrow JD, Titley OG. A prospective, controlled, randomized trial comparing early active extension with passive extension using a dynamic splint in the rehabilitation of repaired extensor tendons. J Hand Surg. 2002;27B:283–288.

[42] Khandwala AR, Webb J, Harris SB, Foster AJ, Elliot DA. A comparison of dynamic extension splinting and controlled active mobilization of complete divisions of extensor tendons in zones 5 and 6. J Hand Surg. 2000;25B:140–146.

[43] Mowlavi A, Burns M, Brown RE. Dynamic versus static splinting of simple zone V and zone VI extensor tendon repairs: a prospective randomized, controlled study. Plast Reconstr Surg. 2005;1154:482–487.

第五章 肘、前臂、腕、手部皮肤覆盖和皮瓣的基本原则

Stewart Watson

关键词

软组织重建；手；基本原则；个体化；创面；创伤；筋膜室综合征

引言

对于每一位患者而言，个人生活习惯、功能需求、美观以及患者自我抉择等因素非常重要，医生在选择最佳修复重建方案之前，应该着重了解和关注这些问题。无论是单纯皮肤缺损还是复合组织缺损，我们都会面对诸多的考虑和选择。本章将讨论如下要点：

1. 创伤性皮肤缺损病例的评估和诊疗的基本原则。

2. 早期处理和二期重建中麻醉师的重要作用。

3. 创面的特异性评估：

血运。

骨筋膜室综合征和切开减压术。

创面污染。

清创术、判断组织活性及脱套伤。

4. 恶性肿瘤术后缺损的修复重建计划。

5. 创面覆盖（基本原则与美学考虑）。

6. 修复重建方法的阶梯选择：

一期闭合或延迟一期闭合创口。

二期愈合及负压引流技术的应用。

断层植皮，全厚皮片、人工皮片的应用。

局部皮瓣。

远端蒂皮瓣。

游离皮瓣。

如何进行手术方案的决策，本章将通过精心挑选的临床应用的病例进行针对性阐述。

参考文献的引用可能不够全面，但可以帮助读者对相关主题的细节进行更深入的探讨。在此，也对未被纳入参考文献的相关作者表示歉意。

创伤——基本原则

对上肢创伤进行早期评估，可获知创面修复的需求，仅仅是单纯皮肤覆盖还是需整合骨科、整形、血管外科等技术的复杂处理。这些技术可能是一位临床医生具备的综合能力，也可能需要多学科讨论计划。手术专业设备与器械、手术时间安排、术前术后等均需要良好配合与专业的支持。

对于多发伤患者，肢体创伤只是其中的一部分，在这种情况下，上肢损伤的治疗必须与患者的全身治疗相结合。患者可能需要高级创伤生命支持系统（ATLS）的评估和复苏。所有患者应该尽早进行麻醉评估，患者的早期处理与治疗时间的安排均依赖于这些因素。上肢损伤虽不危及生命，但远期良好的上肢功能对于患者来说尤为重要，往往影响患者未来的经济独立性和其家庭的生活质量。

医生需要全面了解损伤机制，所有细节将与后续的治疗以及预后紧密关联。比如，高能量损伤还是低能量损伤，挤压伤还是烧伤等。上肢损伤可能存在以下潜在的风险：动脉损伤、肌肉缺血缺氧、筋膜室高压、油污或化学溶剂污染创口、高压灌注伤或全周径肢体烧伤的切痂需求等，因

此不管有无皮肤软组织缺损，都可能需要急诊手术。手术团队还需要与患者进行沟通，进一步了解患者的生活方式、工作和兴趣爱好等。首诊专科医生对上肢进行初步评估并拍摄 X 线片，通知相关主刀医生，并联系手术室做好各项术前准备。手术之前可能需要一些特殊检查，比如多普勒超声、CT 和 MRI 等，可进一步评估受伤情况、伴随的损伤和合并疾病等。决定皮瓣手术前可对穿支血管进行多普勒定位和检查（详情见后文）。

麻醉管理

手术治疗的全程都需与麻醉师进行沟通和商量。现代麻醉技术完全可以保证我们安全成功地开展长时间的复杂手术，但是麻醉师必须是整个手术实施过程的重要组成部分。麻醉师可以通过吸入、神经阻滞、持续静脉麻醉等不同方式来维持麻醉状态。因此如何正确选择麻醉方式，对于成功手术及术后有效管理显得尤为重要。初期的准确评估和清创，对于患者麻醉复苏及术后恢复良好的血液循环是必不可少的。如果需要皮瓣进行重建手术，手术前后全程的麻醉计划尤其重要。患者体温及尿量监测是皮瓣手术成功的关键指标，体温在 37℃ 以下且尿量减少对于皮瓣手术或显微手术均是不利的征兆。通过外周神经阻滞或局部麻醉可在术中术后更好地控制疼痛及获得良好的血管舒张效果。

创伤——注意事项

血运

外科医生必须认识到前臂、肘窝或者上臂近端的动脉损伤都是外科急诊。用手部皮肤的血循环状态和前臂桡动脉搏动来评估前臂和手部肌肉的血循环是不可靠的。举个例子（图 5.1a），一位肘窝深部切割伤致肱动脉断裂患者，手部皮肤颜色粉红，桡动脉搏动减弱，支持治疗后则搏动变

强、手皮温变暖。该患者同时有醉酒，接诊时很容易建议"延迟到明天酒醒再手术"。但是，急诊探查后，可发现明显的前臂肌肉缺血，如图 5.1b 所示，肱动脉重建以后前臂肌肉重新恢复正常颜色（图 5.1c）。在前臂肌肉缺氧期必须进行动脉血供重建，否则可能发展成 Volkmann 缺血性挛缩。

创面污染

衣物、污垢、有机物、油脂、漆类污染，均需要急诊手术。而高压注射伤，不管是何种注射物，也需要急诊手术，即便是空气或水。急诊手术探查与清创是必不可少的。

筋膜室高压

前臂及手部肌肉筋膜室高压需要急诊手术。但是相对于小腿而言，其疼痛和典型症状出现更晚，不利于早期诊断。来自筋膜室高压的是剧烈疼痛，表现为与原发创伤不成比的疼痛。当出现挤压伤或动脉损伤导致的肌肉缺血缺氧，应高度警惕可疑的筋膜室高压并积极处理，不能为获求明确诊断而继续观察等待，延误治疗。筋膜室内压力可选用合适的测压装置进行测量，或者直接进行筋膜室切开减压探查术。

前臂纵向单切口可以对屈肌群进行减压和探查，如切口需跨腕关节延伸到腕管，可在关节部位"Z"字形切开。需要对伸肌群进行减压的情况相对少见，但是若发现伸肌间室进行性的压力升高，则需要同时减压处理。手部小肌肉的减压一般采用大鱼际和小鱼际隆起部的直切口，暴露第一骨间背侧肌及拇收肌，手背的筋膜室减压一般在示中指、环小指之间行纵切口对各筋膜室进行联合减压。

手部切开减压时，大多数术者在腕管减压时也会进行腕尺管减压，因手、腕及前臂损伤术后，尤其是对深面严重损伤及处于镇静状态的患者而言，早期无法评估正中神经、尺神经在腕管和腕尺管内的压迫。类似患者往往会产生神经粘连，

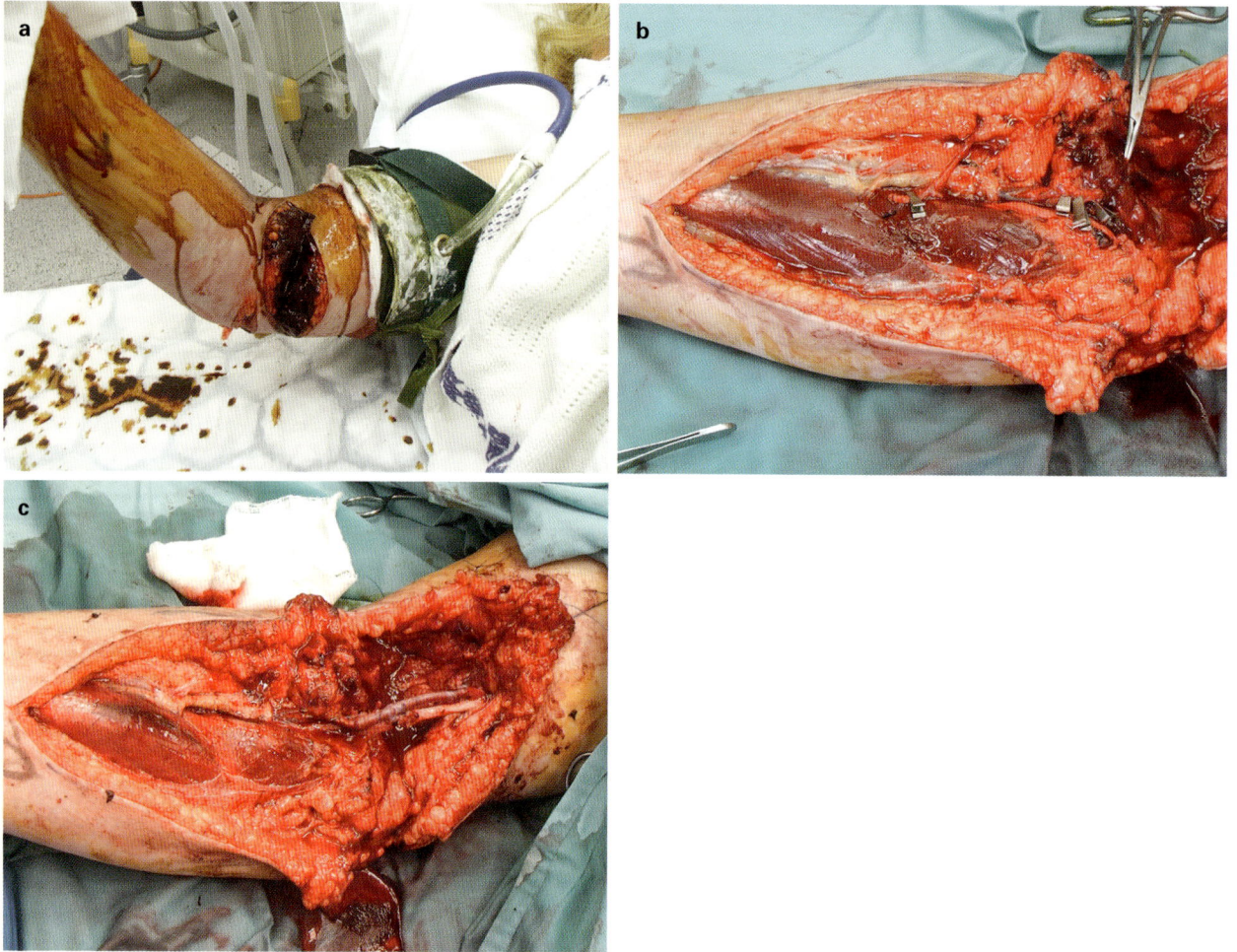

图 5.1 （a）患者玻璃割伤肘窝大量失血，通过支持治疗后手部皮温变暖、桡动脉搏动增强。（b）急诊术中探查发现前臂肌肉缺血低灌注。（c）肱动脉重建后灌注良好，前臂肌肉转红

而早期的腕部减压术可避免二期松解手术带来的二次损伤可能。

减压时必须对筋膜室进行彻底切开松解才有效，如果采用小切口没有彻底松解筋膜室的压力，则仍会遗留对肌肉组织的压迫。对前臂和手部的切开减压术，建议在松止血带之前进行，无血视野下只需几分钟即可对筋膜室进行彻底减压。若在松止血带后的充血期对肌肉间室进行松解手术，则因手术视野的出血模糊，增加手术时间。

焦痂切除术在手和上肢烧伤的应用

当肢体出现环形全厚或真皮下烧伤时，组织间隙的炎性渗出无法使损伤肢体扩张，内部组织压力升高导致静脉回流受阻、组织缺氧，进而加重渗出，最后出现动脉供血受阻。如同筋膜室高压一样，这需要积极评估与诊断，及时处理。治疗时需皮肤全层切开减压，但很少需要切开深筋膜，范围从近端正常组织到远端未受损组织，即"从损伤近端到损伤远端"。该手术需在肢体尺侧和桡侧区域均要切开处理。切痂过程可能不需要任何麻醉，但并不意味其是一个微不足道的手术，术中会因浅静脉切断而导致大量的出血。有必要做好相关的手术准备来保证其安全性。

清创术（组织活力判断及脱套伤评估）

在初次探查和清创时，当患者全身血液循环

状态良好时，所有组织均需单独评估。创面可先用生理盐水大量冲洗，严重污染则要求使用软刷擦洗组织。当有污垢或颗粒物嵌入组织内，则需要扩大探查，仔细剔除或切除污染组织。这是一个缓慢、艰苦而又是耗时的工作。常常需对严重污染的特殊组织的保留进行评估和判定，如神经和肌肉的彻底清除需要谨慎处理，因为其扩大切除后的重建并非简单容易。图 5.2 示一例车祸辗压伤的前臂清创前后和重建的效果，由此看出全面宏观的清创在肢体修复重建之前尤为重要。除此之外，还需要对深部组织进行穿刺细菌培养。

皮下组织

在肢体受挤压或剪切力致伤时，皮下脂肪可能最容易受到破坏和损伤，但是早期很难判断其活力，因而皮下脂肪组织的处理尤为重要。皮肤脱套时导致皮下脂肪组织与深筋膜分离，破坏

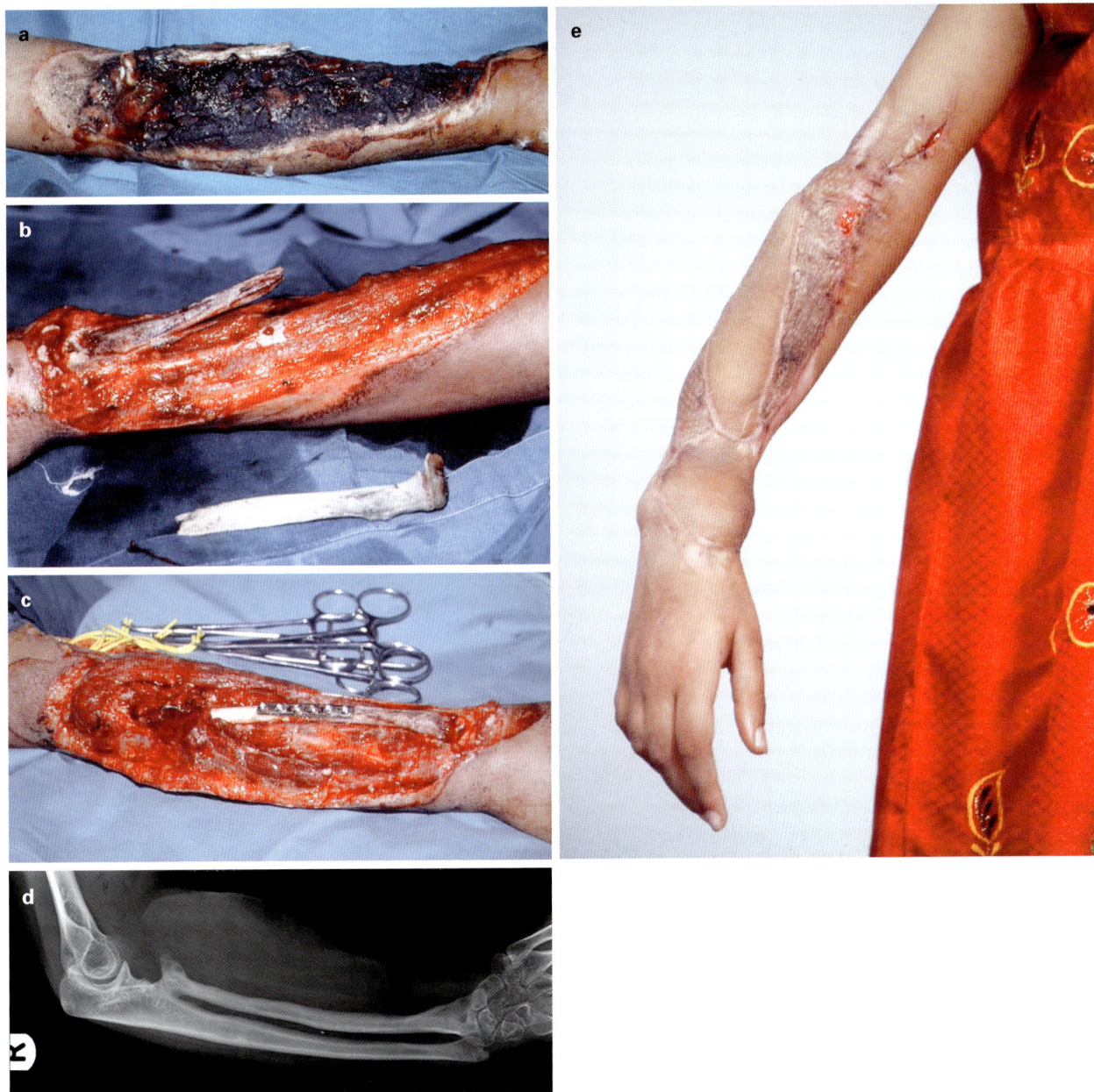

图 5.2 （a）交通辗压伤致前臂组织缺损。（b）前臂清创术后。（c）前臂骨折固定。（d）术后 18 年 X 线片。（e）游离背阔肌皮瓣和腹股沟带蒂皮瓣重建术后

了该区域所有进入皮下组织的血管，进而阻断了皮肤的血供（见下文"皮肤血供的探讨"）。皮肤脱套时需要评估其是局部伤还是广泛性损伤（图5.3a，b）。脱套伤区域的皮下组织是不可能完全清洁的，如果脱套的皮下组织存在污染需要切除皮下甚至皮肤层。彻底的切除将导致更大的皮肤缺损，但是可以减少可能随之而来的创面感染，常常让人难以抉择。在损伤发生后的36~48h，损伤和缺血的脂肪组织呈现灰白色或固定的红染，很容易辨别。在某些散在动脉供血区域仍可能存在血管栓塞。

皮肤

皮肤血供必须单独评估，如果真皮层出血即使是少量红色血液还是有可能存活，但如果切缘渗血为深瘀血则仍有可能坏死。36~48h再次清创时很容易评估皮肤的活力。

如果脱套伤皮肤和皮下组织完全失去血供，则必须切除。如果皮肤尚存不确切的血液循环或者血运良好皮肤的深面存在明确的污染异物，则较

难做出挽救皮肤的选择。

具体应考虑如下两个因素：

首先，损伤的无血运皮肤，甚至伴有浅表损伤者，也可作为肢体断层植皮（SSG）或全厚植皮的来源。图5.3c所示广泛的下肢皮肤脱套伤。脱套皮肤修剪去脂成全厚皮片覆盖膝盖，或断层植皮修复剩余创面。断层植皮可按2:1或4:1的比例进行打孔，也可以将其保存在冰箱数天后使用，甚至在法律允许存储人体组织的前提下二期手术使用。全厚皮肤（去除皮下脂肪）可在急诊损伤当天进行回植。图5.4a，b所示为手掌及手指掌面全厚皮肤的脱套伤。图5.4c、展示了掌面皮肤通过修剪去脂后以全厚植皮的方式回植术后3周的情况。图5.4d展示6个月后外观，再植皮肤质地良好，再次全厚植皮解决因部分掌侧皮肤挛缩松解后形成的缺损。

其次，决定原位保留血供不良或污染的皮肤和皮下组织，将会增加延期愈合和创口感染的风险，对患者预后造成关键性的影响。如果肢体损

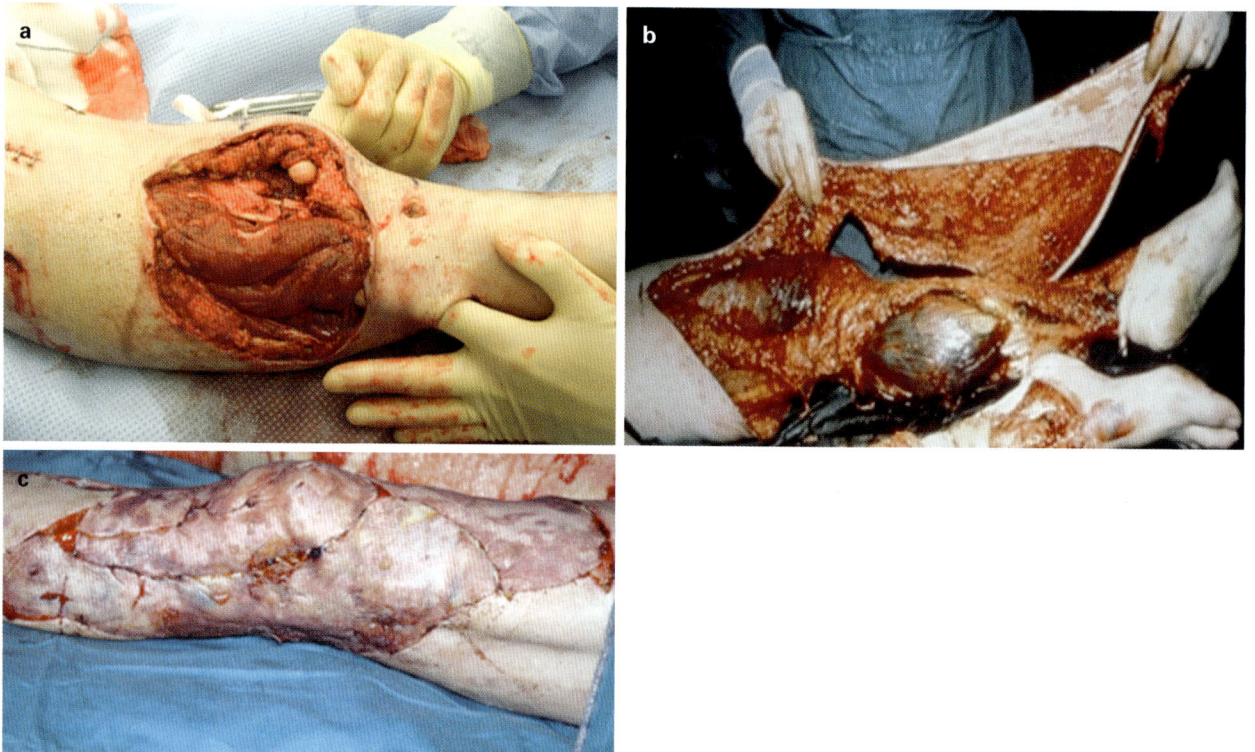

图5.3 （a）局限性的皮肤脱套伤。（b）广泛的皮肤脱套伤。（c）急诊行脱套皮肤修剪去脂全厚或断层回植修复创面

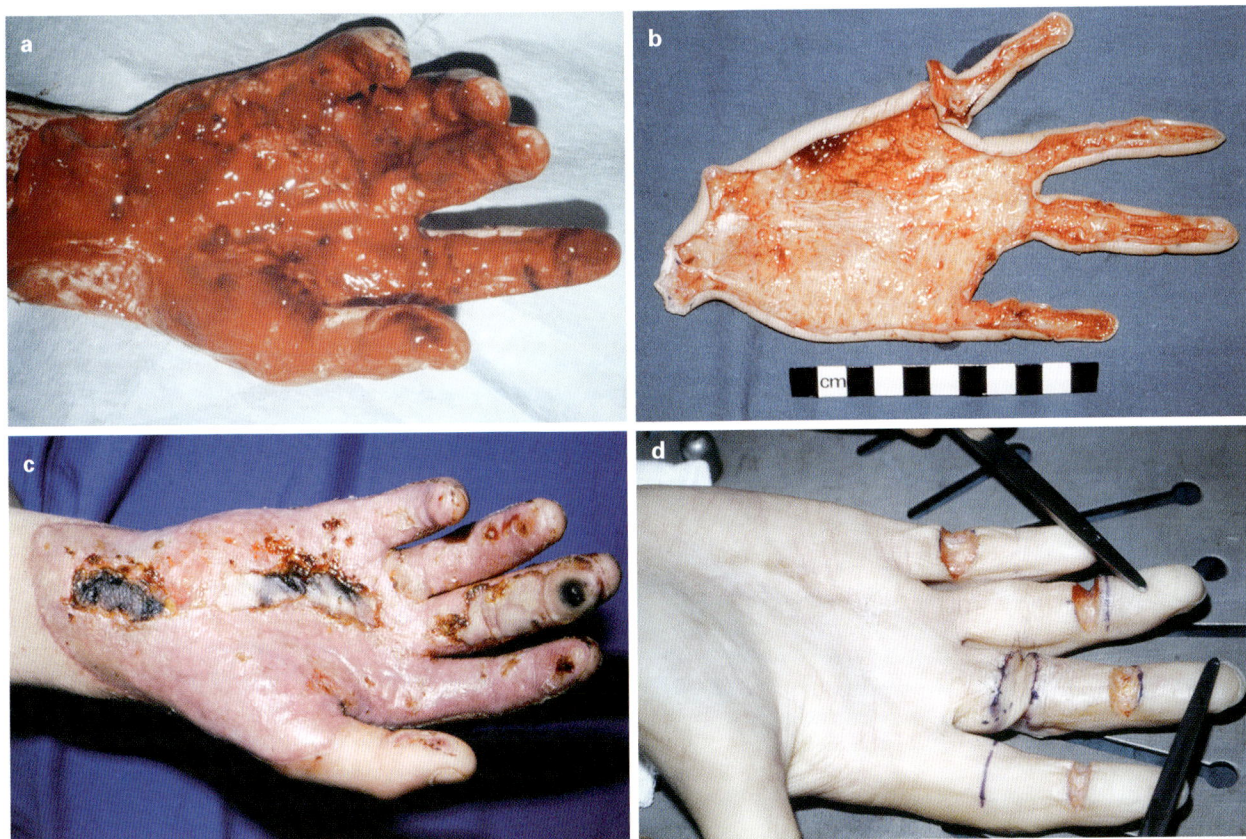

图 5.4（a，b）手掌及指掌侧脱套伤皮肤修剪去脂成全厚皮。（c）脱套皮肤回植 3 周后的情况。（d）术后 6 个月回植效果理想，但部分挛缩区域行松解并全厚皮片移植修复

伤仅仅是简单的皮下脱套而未伤及深筋膜深层，因伤口感染和延期愈合风险导致的愈合延迟问题则并不严重。在这种情况下，略保守地切除皮肤和皮下组织，保留部分血供相对较差的组织缓慢愈合，可以更多地保留皮肤，减少额外植皮的需求。然而，创伤涉及深筋膜以下并存在明确骨折时，保留受损的皮肤和污染的皮下组织则增加感染和延迟愈合的风险，将严重影响骨折愈合。在这种情况下，清除所有损伤或脱套的皮肤和皮下组织是最有效的措施，可形成一个清洁无菌的环境使所有组织良好的一期愈合。真空负压引流技术的出现（VAC 技术，见下文）可允许创面的延期处理和修复，有利于我们有更多的时间来观察组织活性和决定是否切除。

肌肉

在初次手术的时候，肌肉活力常很难准确评估。受损的肌肉有时看似已累及，却仍有明确的点状出血或存在收缩能力。肌肉从起点撕脱是创伤严重程度的一个重要指标。显然，在患者全身情况允许的前提下，坏死的肌肉必须彻底切除，若存在部分肌肉可疑损害时，可在 24~36h 后给予再次探查清创。

骨组织

初次手术有时难以判断和评估骨组织是否存活或存在感染，这显然会影响骨折的固定方式。因此，可能必要时进行二次手术探查，甚至对初次的内固定进行调整修正，具体见下文实例。

血管

血管的修复重建优先于其他组织的功能重建。要求保证动脉和静脉的通畅，防止血管扭转、迂曲和受压。

在重建手术之前必须保证组织相对健康，如果时间和患者条件允许，可进行再次探查术切除存在可疑坏死感染的组织。

肿瘤术后修复重建

上肢肿瘤的手术切除治疗应该组织多学科进行术前讨论（MDT），以确保最佳的治疗方案。大多数肿瘤切除和重建手术是同期进行的，不同专业手术团队合作及麻醉的应用等各项细节需要做好计划。部分恶性肿瘤还需要术前放射治疗，一些病例则需要术后放疗和化疗。这些辅助治疗的应用将影响重建手术的选择。为保证创口的一期愈合，大多数选择皮瓣进行修复重建，而不是采用断层植皮术。皮瓣往往会选择简单的筋膜皮瓣或吻合血管的游离皮瓣（见下文）。

皮肤覆盖

基本原则

修复重建阶梯方案的概念是指按照手术复杂程度的假定顺序进行选择的，即：一期闭合创口、延迟一期闭合创口、经真空负压引流技术后二期处理、断层皮片移植、全厚皮片移植、局部皮瓣、远端蒂皮瓣、游离皮瓣等。这是一个非常重要的概念，可以作为临床医生重建方案选择的应用指南或工具。重建方式的选择往往决定于患者的兼顾外观和功能的需求。复合组织缺损的重建，则需要在一期重建和分期重建之间进行计划和权衡。如果伴有多发伤或合并其他病变时，重建的选择需要着重考虑患者的基本情况，选择修复方式需患方书面知情同意。当术者的经验及所在医疗机构的设施不能开展重建手术时，应该从患者的最佳利益出发将其转往另一家合适的医院，这需要医生进行准确判断和计划。

在伴有骨折或骨缺损时，目的在于获得骨折固定或重建时进行皮肤软组织的覆盖。我们可将复杂性胫骨骨折的治疗经验拓展应用到上肢的严重损伤。目前，对复杂性骨折处理的指导原则是强调建议将患者转至具有丰富处治经验专科的医院。这在很大程度上取决于当地医疗设施，但具备一支优秀的创伤救治团队至关重要。一些骨折固定方法，尤其是外固定支架，因外支架钉棒的阻挡，将影响带蒂皮瓣的切取与转移，甚至使游离皮瓣的血运重建变得困难。如果发现初期的骨折固定方案不合适或者影响手术医生操作，可在短期内进行固定方式的调整。下文的两个病例阐释了专科协作处理的原则，以实现彻底清创和更好的修复。团队必须坚持努力修复重建这些疑难病例，尽管早期手术仍难以获得最佳的临床效果，但一定比晚期重建更可取。

腕上撕脱性离断（图5.5a）再植成功，术后第6天血供良好，但受损皮肤区域部分坏死伴缺损（图5.5b），如再植成功，则必须进行皮瓣移植。最终决定行尺桡骨短缩钢板固定，桡掌侧缺损区以腹股沟带蒂皮瓣修复（图5.5c~f）。这是一个较复杂的手术，但3个月后看似效果良好。尽管离断再植术后外观功能无法恢复正常，但良好的皮肤及骨愈合、尺神经功能以及肌腱功能的恢复让患者感到非常满意。

前臂血管重建术后（图5.6a）2周，伤口愈合不理想，掌侧缺损区采用游离肩胛区皮瓣（图5.6b，c）修复。前臂创口愈合，但遗留窦道并骨不连（图5.6d），患者二期进行游离腓骨移植（图5.6e~h）。最终结果还是令人满意的，但如果彻底清理骨不连后短缩固定，游离腓骨移植似乎没有必要，也可获得可靠的血运。

当伴有神经、肌腱等复合缺损时，复合组织瓣移植、神经移植、肌腱移植给予全部组织重建。尽管，如此复合组织重建接近一期完全修复，并有可能成为"金标准"，但从长远来看即刻重建虽然可行，却只能适合特定的患者。下文实例显示了复合伤行重建手术的一些患者。图5.7a~e展示了清创术后发现合并皮肤软组织及尺神经的复合缺损，一期给予神经移植并健侧臂外侧游离皮瓣修复。在同时需要皮瓣覆盖及神经移植的患者中，如果神经的损伤程度及长度不明确，建议在2~3个月后再次评估神经损伤情况，然后延期重建方案，这可能是更好的治疗。

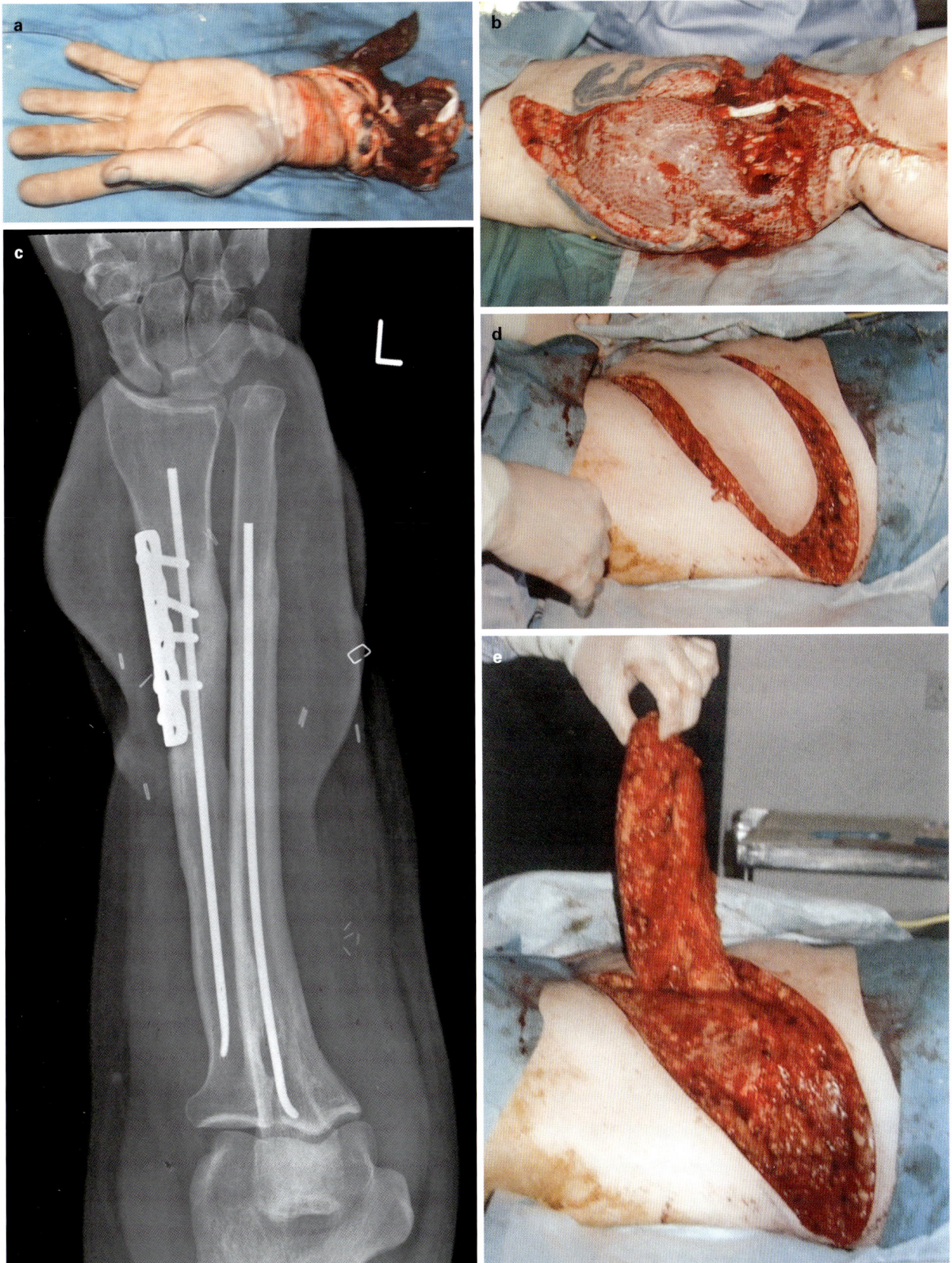

图 5.5 （a）腕上撕脱性离断。（b）术后第 6 天外观。（c~f）短缩尺桡骨加强固定，缺损部位以腹股沟带蒂皮瓣修复

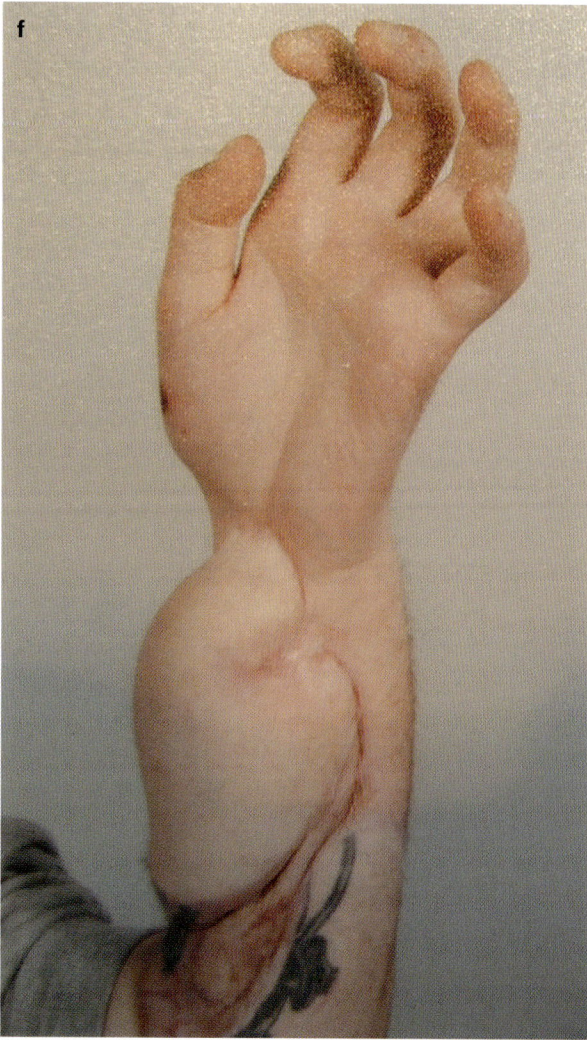

图 5.5（续）

同样的，皮肤缺损伴伸肌腱缺损患者，一期修复重建效果理想。但有些情况下选择分期重建仍是可行的方法。如果关节被动活动受限，或动力肌的状态不明确，一期伸肌腱移植和皮瓣修复所取得的效果，比皮瓣术后至关节被动活动到最大范围时再行肌腱移植的效果更差。一种分期重建方法见图 5.8，手背创面最初予断层植皮修复愈合后，二期采用带掌长肌腱、纵行劈裂的桡侧腕屈肌腱的前臂桡侧皮瓣进行修复。肌腱和神经的移植供区来源有限，必须谨慎优化使用。

另一个需要考虑的因素是重建皮肤的质地和耐磨性，是否满足分期处理肌腱、骨、神经等手术需要。如果皮肤覆盖需要进行二期手术掀起，

则应用皮瓣修复可在二期重建时提供较好的覆盖。肌瓣联合植皮看似实用，但它却类似植皮术后出现组织挛缩，阻碍儿童的生长发育，而且在二期重建术时，植皮很难再次解剖分离，本章后续会有案例阐述。

一期和二期缺损的美容术

患者可以接受因创伤和肿瘤切除部位留下的原始瘢痕，但会对手术造成的二期损伤留下的瘢痕感到不满，有时会因继发的功能损害而法律诉讼，因此对重建术式的选择和患者遗留的瘢痕进行讨论是必不可少的。继发损伤的瘢痕将在案例中展示并讨论，贯穿整个章节。即使大腿作为植皮供区没有列入讨论，却成为喜欢展现自己美腿的患者极其不满的焦点（图 5.9），该案例中小片的断层植皮取自臀部。

特殊伤口闭合技术

1. 一期和延迟一期闭合创面常常适用于严重组织肿胀和肌间隔切开减压后的创面。当延期创口仍不能直接缝合，则需行皮片移植以获得无张力创面闭合。

而老年与重症患者，或医疗条件及组织状况不适合重建的时候，仅通过换药获得二期愈合可能是更好的选择。伤口负压治疗（NPWT），由 Argenta 设计发明并应用于临床，又称为负压辅料，这是一种应用于大多数创面治疗非常重要的敷料技术，现在通常称之为真空辅助治疗或 VAC 治疗。VAC 治疗在创面管理治疗当中应用广泛，是创面治疗的重大进步和发展。然而，仍缺少标准化操作应用及基于最佳实践的详细临床研究，Glass 和 Nanchahal 的文章已有明确的阐述。大多数的外科医生相信 VAC 治疗可以有效地保持创面清洁并且可以在进入重建阶段之前"赢得时间"。复杂创面的治疗，也倾向使用负压封闭治疗。在复杂损伤重建时，负压封闭治疗不是作为传统创面重建术式的首选。但对于部分患者而言，确实

是快速有效的方法。VAC 治疗在现代战伤创面中的应用占有举足重轻的作用。在某些特定的解剖区域进行网状植皮，常规的固定方式无效时，VAC 治疗是一个很好的选择。新生儿具有强大的愈合能力一般无须外科手术治疗，如图 5.10 所示，手背全层皮肤缺损可通过换药到达快速愈合。

2. 断层植皮（SSG）和网状植皮是创面愈合的主要方式，但皮肤颜色和质地往往欠满意。手掌跨关节断层植皮会导致关节挛缩，且儿童还可能影响其生长发育。图 5.11 所示前臂创面网状植皮效果较满意；而图 5.12 所示尽管初期断层植皮已修复创面，但是因为清创不彻底导致正中神经处

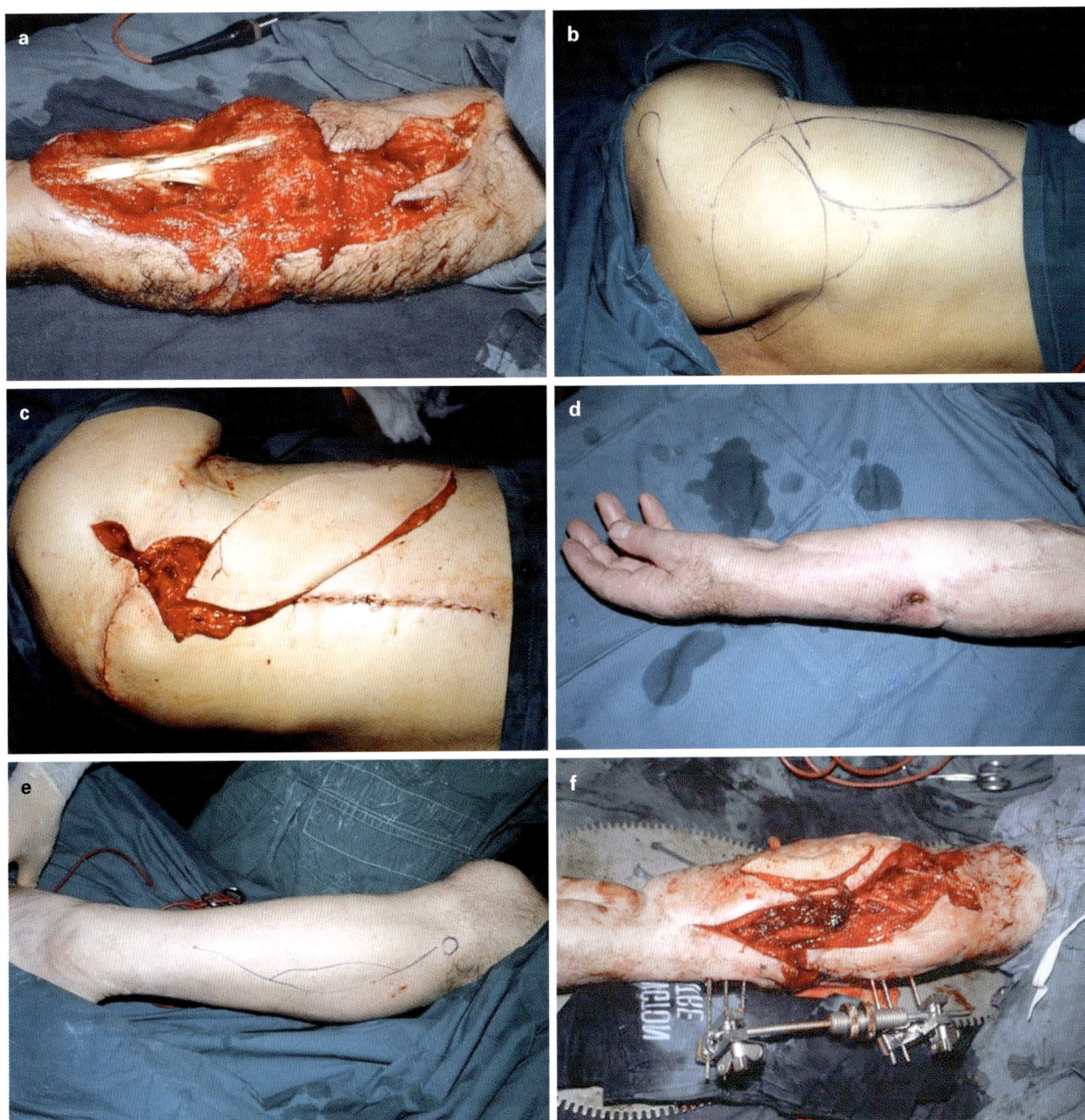

图 5.6　（a）前臂血管重建的大面积广泛损伤。（b，c）游离肩胛皮瓣修复创面。（d）皮肤窦道及桡骨骨不连。（e~h）游离腓骨皮瓣修复骨不连

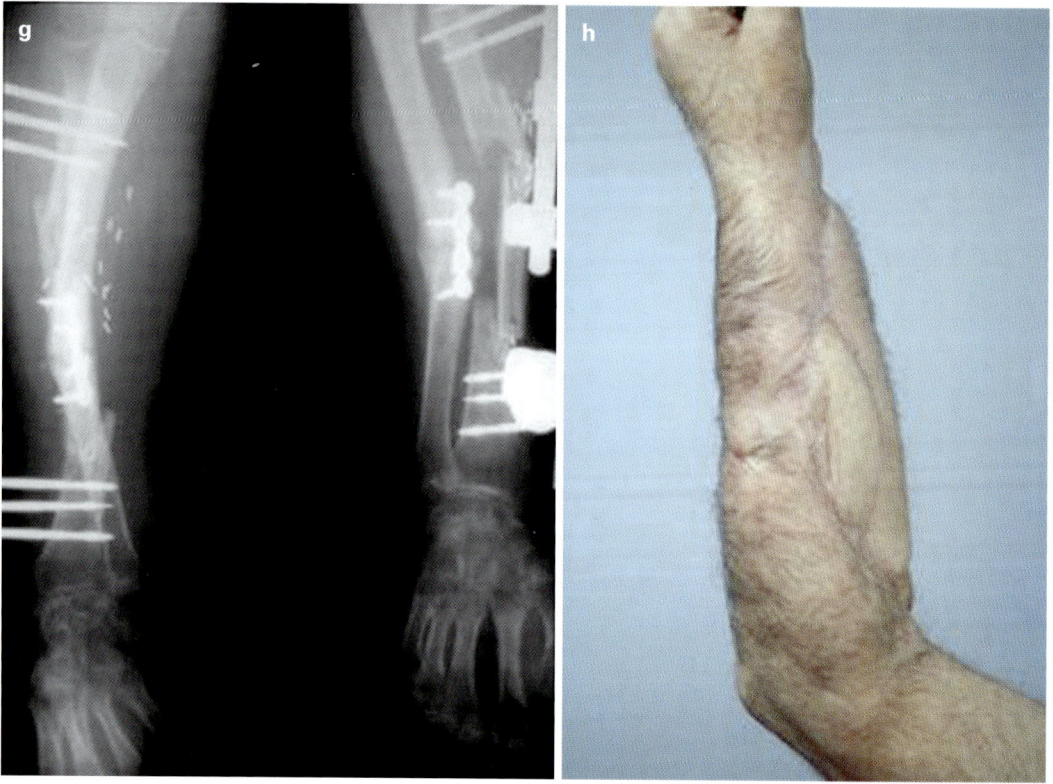

图 5.6（续）

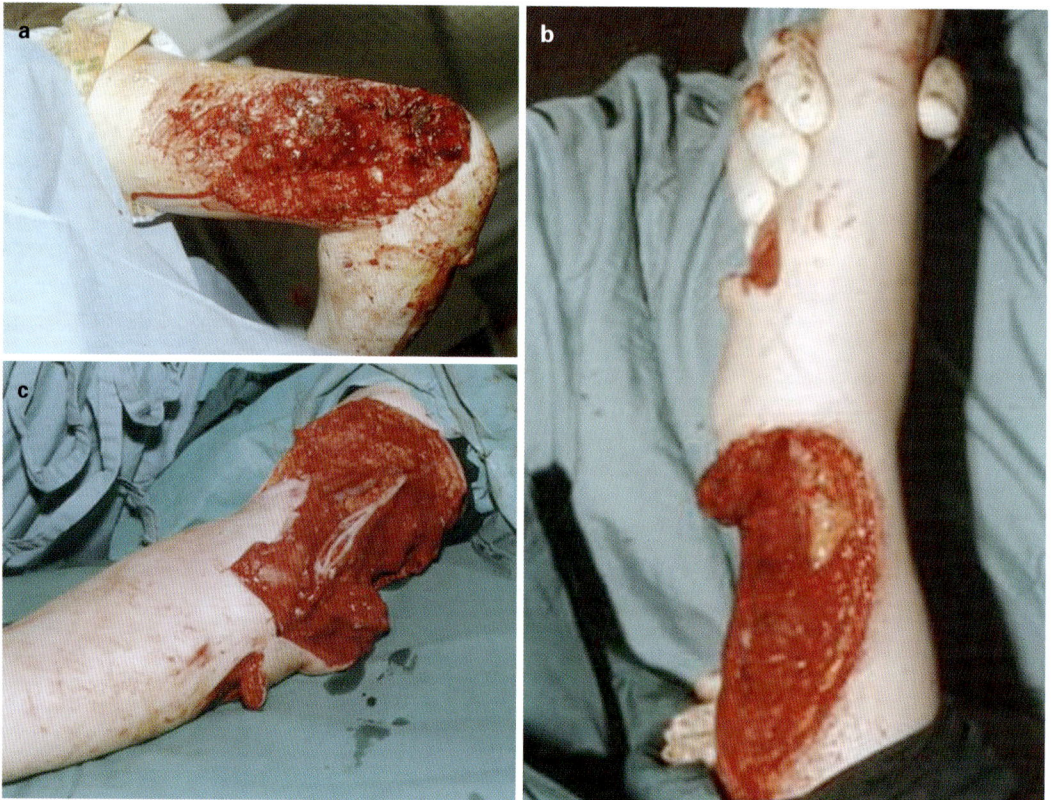

图 5.7 （a）肘部创面清创前。（b）清创后。（c）尺神经移植。（d）对侧游离臂外侧皮瓣。（e）随访外观

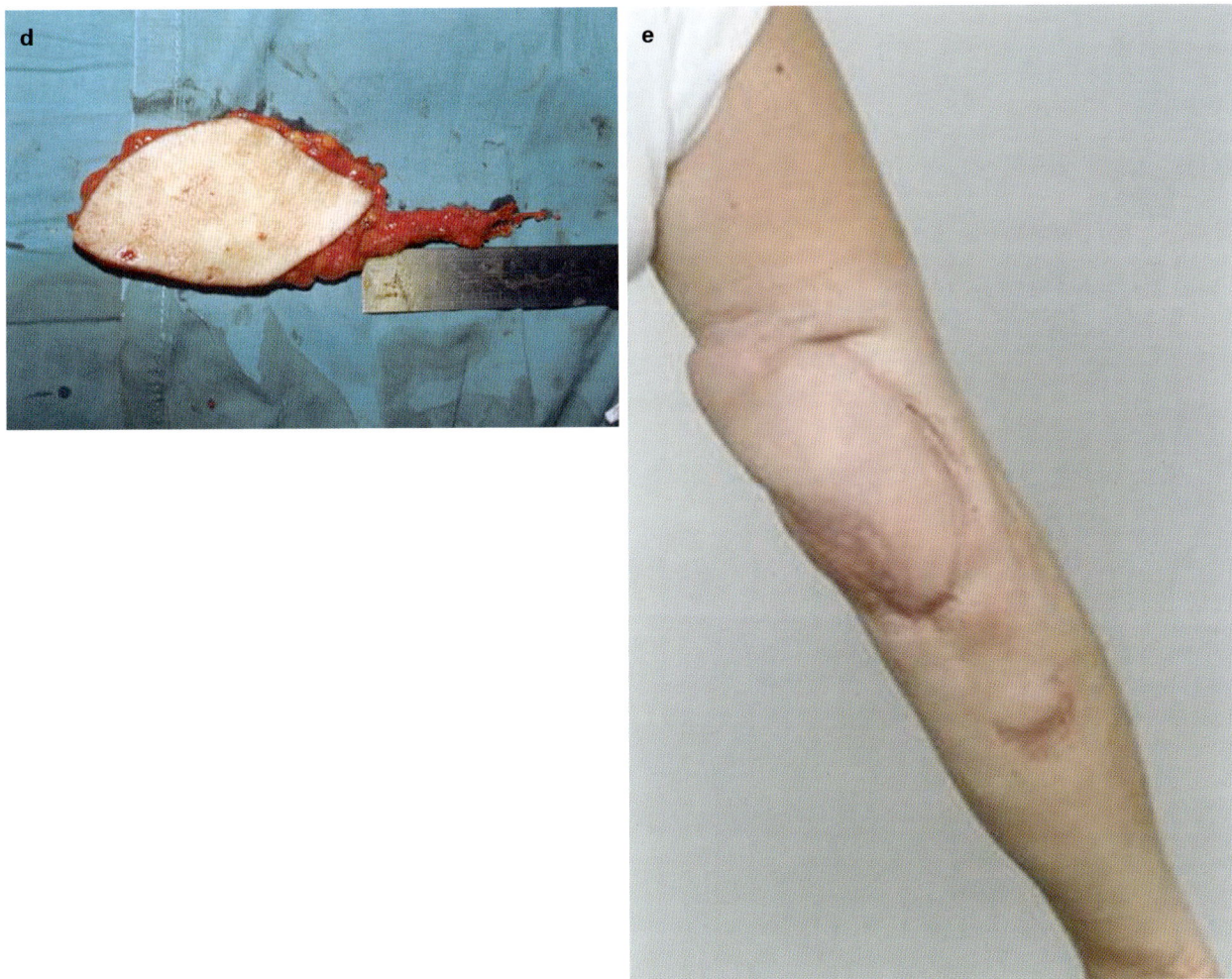

图 5.7（续）

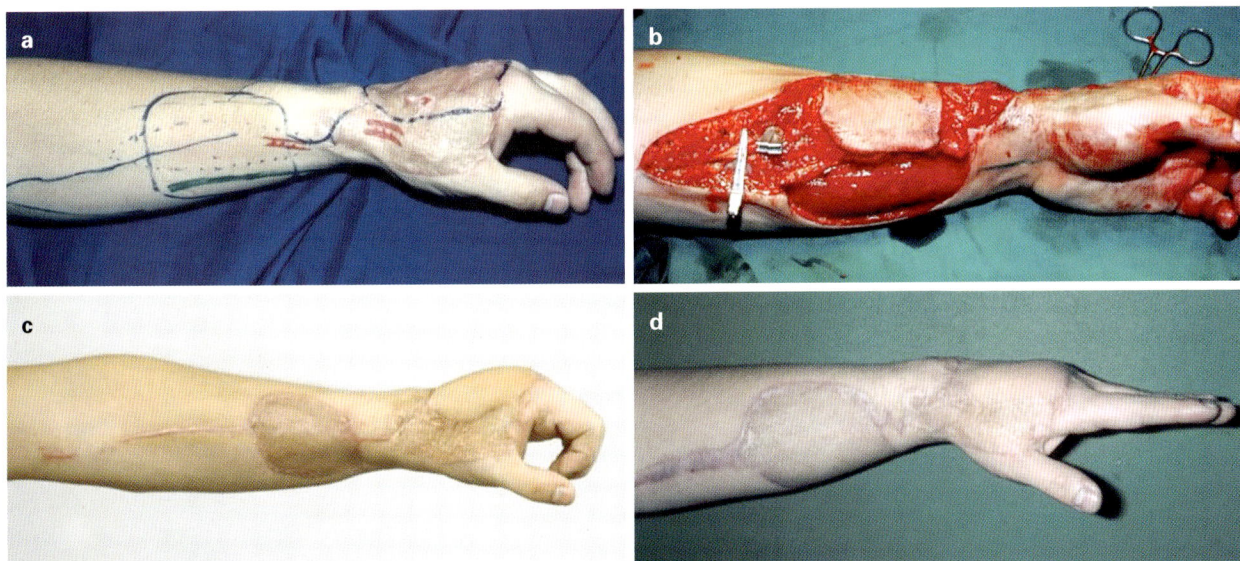

图 5.8 （a~d）示指伸肌腱和指总伸肌腱缺失，行二期重建手术，设计带掌长肌腱和纵行劈裂的部分桡侧伸腕肌腱移植修复重建

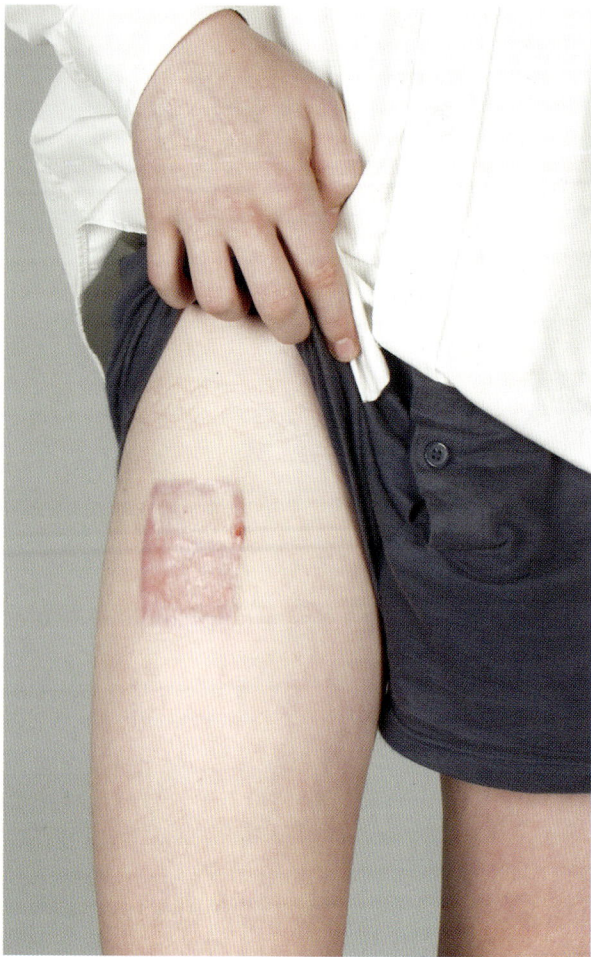

图 5.9 大腿前侧因断层取皮形成增生性瘢痕，留下永久性的标记，故建议选取其他更隐蔽的供区更好

修复失败，全层皮肤缺损，二期采用吻合血管的游离皮瓣覆盖。

3. 全厚皮植皮通过全层切取的全厚皮片具有很重要的特点，如很少发生挛缩并且能伴随儿童一起生长发育。但全厚植皮的周围会留有瘢痕，且没有继续生长的可能，因此，植皮边缘的处理要非常小心，应该跨过关节的中轴线放置而尽量不达掌侧面。全厚植皮在并指分指、掌腱膜挛缩皮下筋膜切除等手术中应用广泛。对于大面积缺损和创面基底床不规则者，采用全厚皮片有一定的限制性，应将皮瓣移植作为首选。

胶原蛋白替代品：随着牛胶原真皮替代品的临床应用增加，未来它将可能成为创面愈合领域的重要部分，详见烧伤处理的内容。

皮瓣重建

皮瓣具有自身良好的血液供应，并能为创面区域带来健康的组织愈合。在 20 世纪 60 年代中期，大家对皮瓣的血液供应仅有粗浅的理解，仅使用任意皮瓣。这个具有历史意义的病例（图 5.13）展示了来自腹壁的任意皮瓣，包含皮肤和皮下组织，长宽比为 1∶1。这个皮瓣需要进行断蒂术和后续的分指手术，在 4 个月内进行了 4 次手术，但获得了较好的临床效果。目前，大多数腹部带蒂皮瓣采用腹壁浅动脉或旋髂浅动脉供血，它在上肢软组织缺损的修复中仍占有重要的作用（见下文）。

现在，我们对皮肤的血供解剖和皮瓣设计有了更深的认识。不同设计的皮瓣定义是基于它的组织结构：1. 薄型皮瓣，血管直接供养皮肤及皮下组织，腹股沟皮瓣是其中的典型代表；2. 筋膜皮瓣，血供首先到达筋膜再供养皮肤；3. 肌皮瓣，血供首先供养肌肉再营养皮肤。除此之外，还有称之为复合组织皮瓣，可包含皮肤以外的神经、肌腱或骨组织等。轴型皮瓣内含知名动脉供血，可以设计更大长宽比的皮瓣，这是任意皮瓣无法达到的。下文我们将进一步讨论。Taylor 通过解剖学研究描述了人体有 374 支直径大于 0.5mm 的动脉，穿深筋膜组织达皮肤，称为穿支动脉，这可以通过手提式多普勒超声进行标记，或用彩色多普勒探查血管大小、深度、血流走向等详细信息。Taylor 将穿支血管供养的组织区域称为"血管体区"，相邻穿支血管分支之间通过微小血管相互连接，称为"Chock 吻合"。目前临床皮瓣设计的共同之处在于对穿支动脉的了解以及血管起源和静脉回流系统的掌握。许多皮瓣的描述仍沿用传统血管解剖轴，但是新型皮瓣的描述则更重视穿支血管的解剖。目前，应用穿支皮瓣修复上肢创面有更明显的优势，其设计灵活，可以修薄、分叶等处理，或设计成嵌合皮瓣携带筋膜、骨、肌腱等不同组织修复特殊创面。基于肩胛背动脉和旋股动脉为血供来源的皮瓣在上肢修复重建应用广泛（详见下文的病例）。

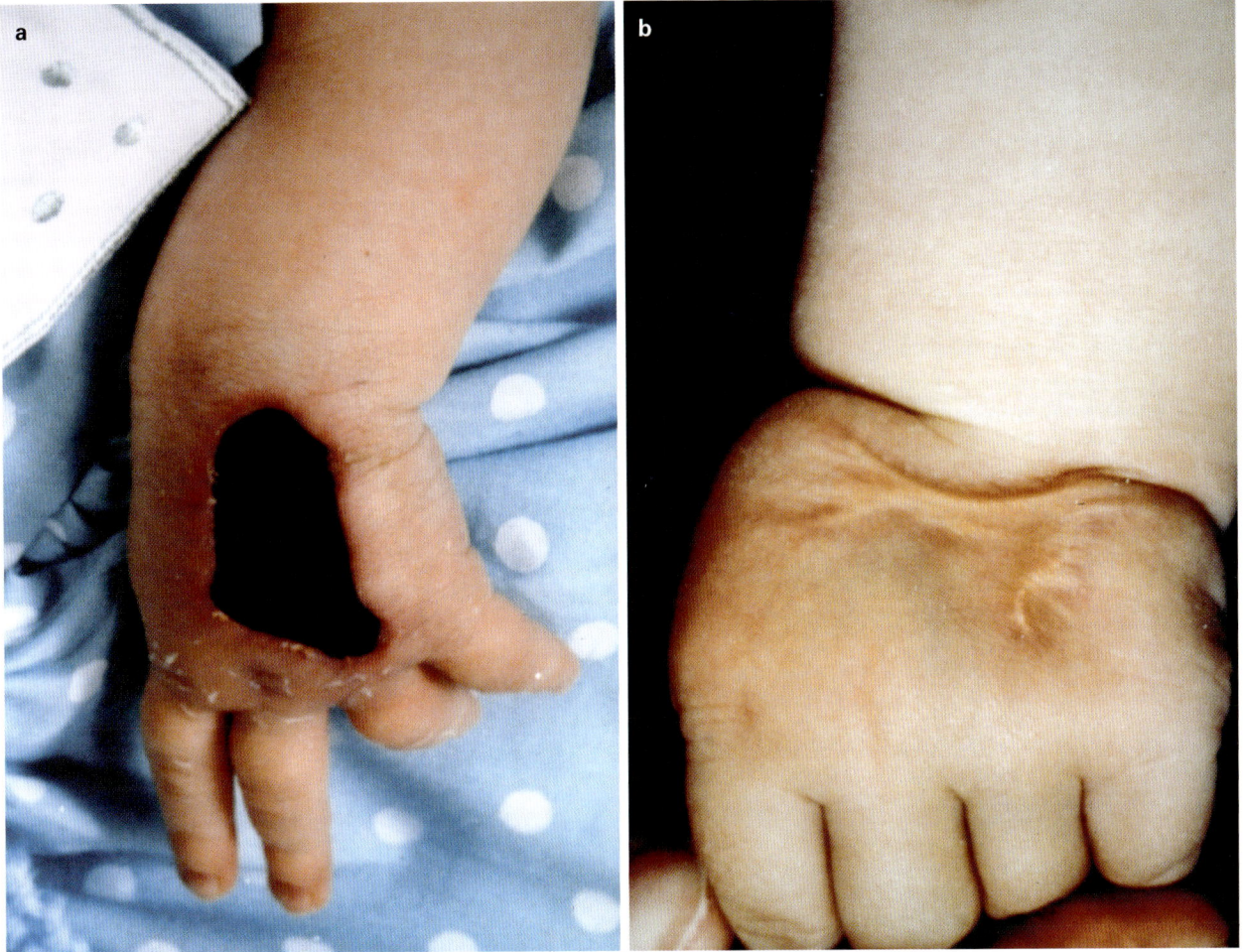

图 5.10 （a，b）新生儿手背皮肤坏死，该年龄段具有强大的自愈力使创面愈合

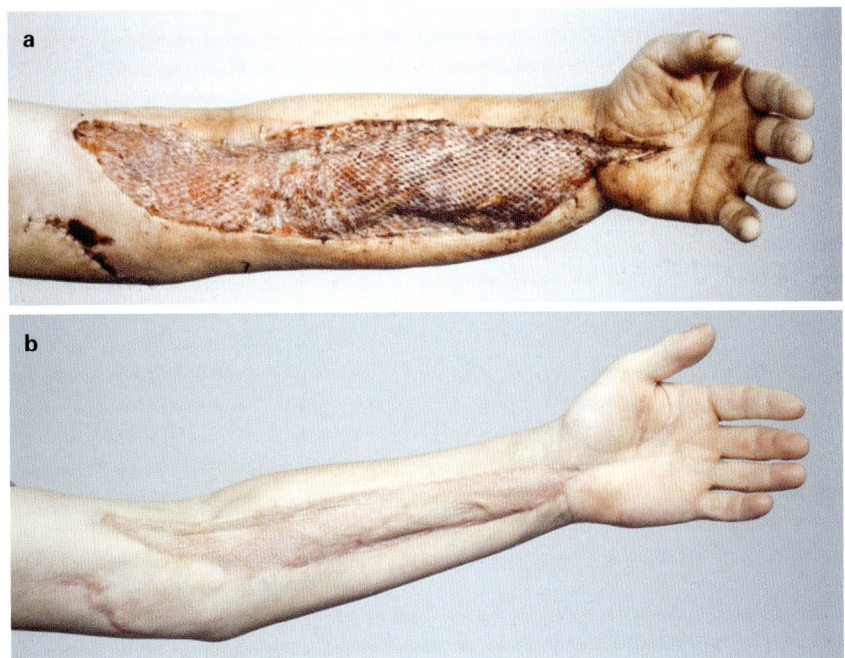

图 5.11 （a，b）前臂缺损采用网状植皮，前臂掌侧大面积皮肤挛缩，但该年龄段较少影响其功能和康复

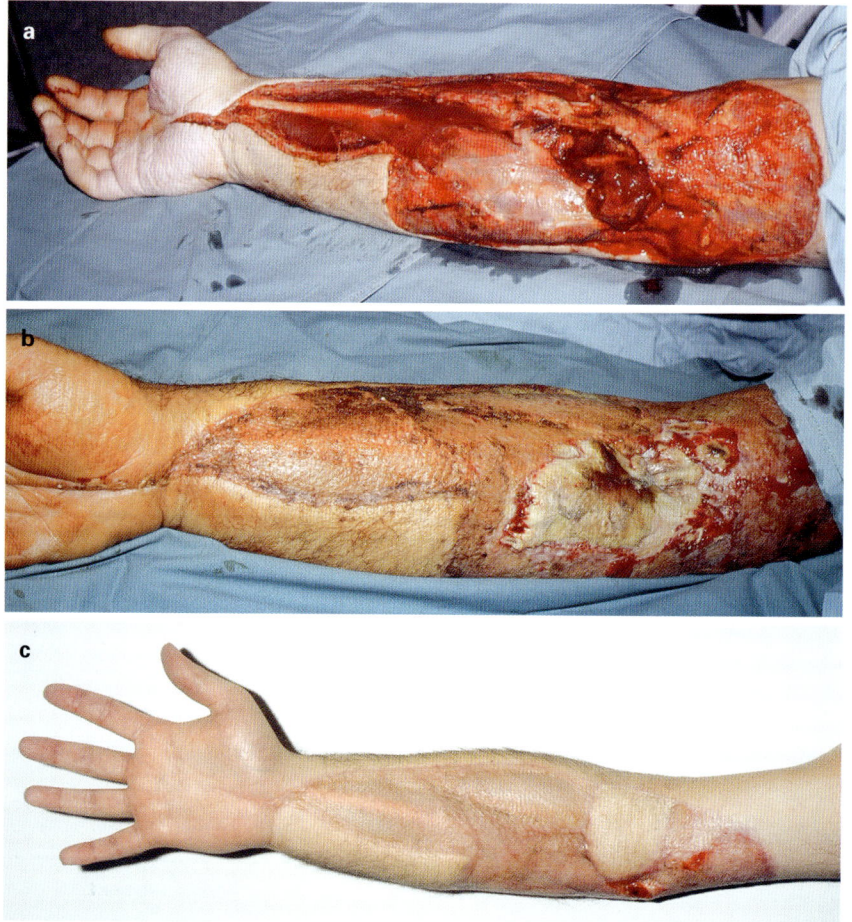

图 5.12 （a~c）这个前臂创面初期断层植皮修复，但正中神经区覆盖不理想，部分植皮坏死，二期予游离皮瓣修复

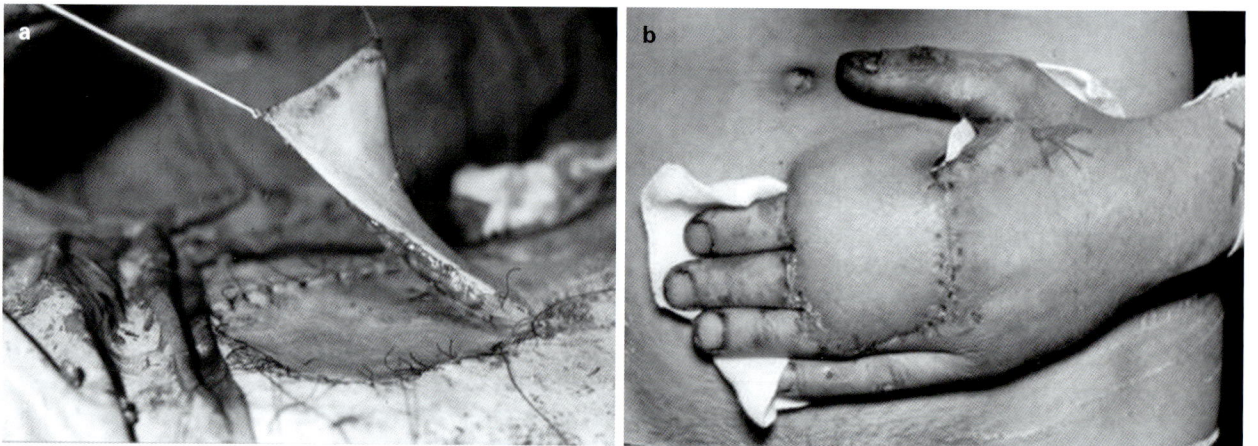

图 5.13 （a，b）这是手背皮肤缺损的病例，来自 20 世纪 60 年代，采用血供丰富的带蒂皮瓣修复，当时由于对皮肤血供的粗浅理解，该皮瓣命名为任意皮瓣

目前，对于众多的上肢软组织创面缺损，选择一个合适的皮瓣进行修复重建已成为常规。不同皮瓣的选择和组合应用等，存在一定的挑战，包括住院时间以及术后瘢痕形成等。对于每一创面进行个性化选择皮瓣，这需要临床经验和充分评估，下文将对其进行相关的讨论。建议临床医生在切取某些特定皮瓣前，先复习参考相关专著和文献，熟悉相应的技术要点。

局部转移皮瓣

对于直径小于 2cm 的创面缺损，多见于皮肤癌切除者，而创伤性缺损少见，一般只需采用带皮肤和皮下组织的局部皮瓣转移即可修复。这类局部皮瓣可以通过各种形式进行修复，如 V-Y 推进、旋转、换位或梯形设计等。常规按照标线扩大切取使组织松弛并保持长宽比例为 1:1，一般不需要标记切取穿支血管，但是如果术中能简单标记出穿支更妥，可以增加皮瓣的安全性。

目前，上肢最常用的局部转移皮瓣是筋膜皮瓣，皮瓣的设计源于大家对皮肤血液供养的深刻理解，筋膜皮瓣临床应用有如下 4 种：

近端蒂筋膜皮瓣

近端蒂筋膜皮瓣常用于下肢，但上肢仅限于肘关节周围。图 5.14 展示外侧筋膜皮瓣可以向前转移修复肘窝，或修复鹰嘴后方的缺损创面。

穿支筋膜皮瓣

穿支筋膜皮瓣依赖于可通过多普勒标记的穿出深筋膜的穿支动脉，一般用于局部转移或游离移植。穿支动脉源于深部的源动脉，穿出深筋膜进入浅筋膜层，营养皮肤与皮下组织。解剖皮瓣时，保留筋膜组织在穿支血管周围以保护血管穿支，当皮瓣蒂远离穿支动脉时需携带深筋膜，而需要较薄皮瓣时可在浅筋膜 Scarpa 层进行切取。严格意义上，这类皮瓣部分可称为筋膜皮瓣，另一部分属薄型皮瓣。穿支皮瓣解剖学的新理念可以获取更薄的皮瓣，尤其适合上肢创面的修复。针对各种不同的创面，在选择相应的皮瓣之前，必须全面细致地对手术区域的穿支血管进行多普勒定位。

图 5.15 显示一个较小的完全岛状化的筋膜皮瓣，仅依赖一条穿支动脉和伴行静脉。一旦皮瓣完全岛状化，则可轻松转移修复相邻的缺损，或在评估蒂部无明显影响时可旋转 180° 修复。图 5.16 显示一前臂背侧缺损，它虽然面积较小，但是肌腱和骨折外露。穿支血管定位后进行皮瓣的切取，皮瓣完全游离至仅有单一条穿支血管相连，然后穿支蒂进一步解剖游离，使皮瓣拥有最大的移动范围。只有这种拥有足够活动度的皮瓣才能

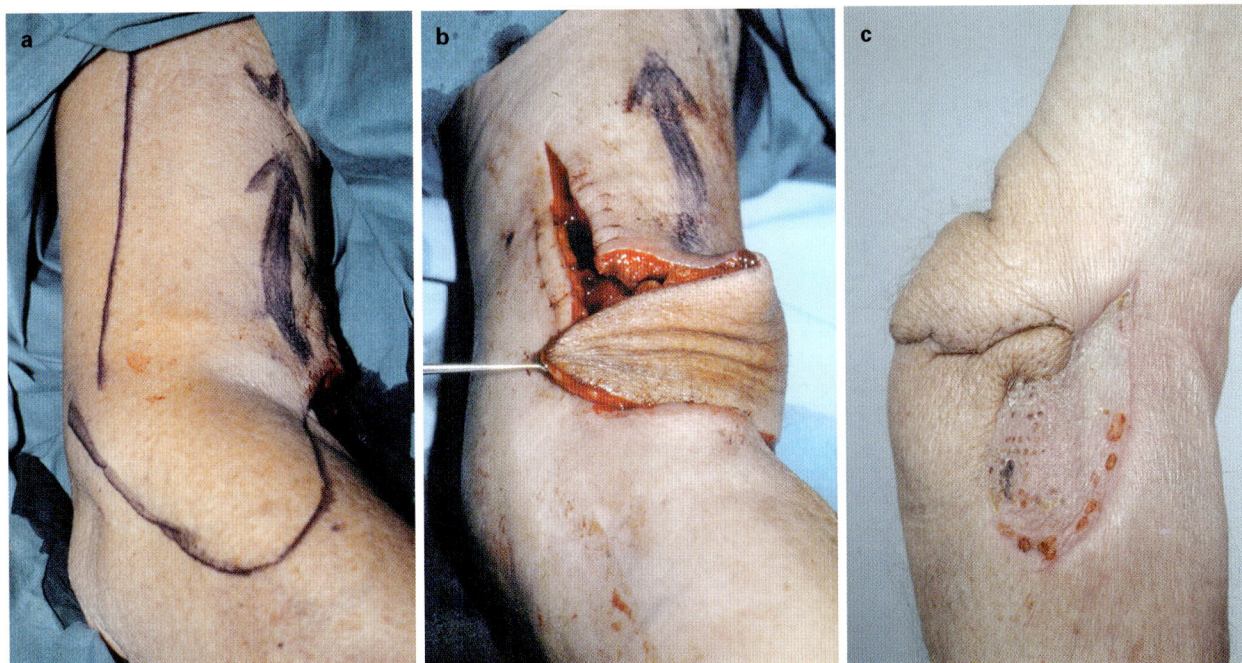

图 5.14 （a~c）前臂外侧皮瓣向前转移修复肘窝或向后旋转修复鹰嘴区缺损

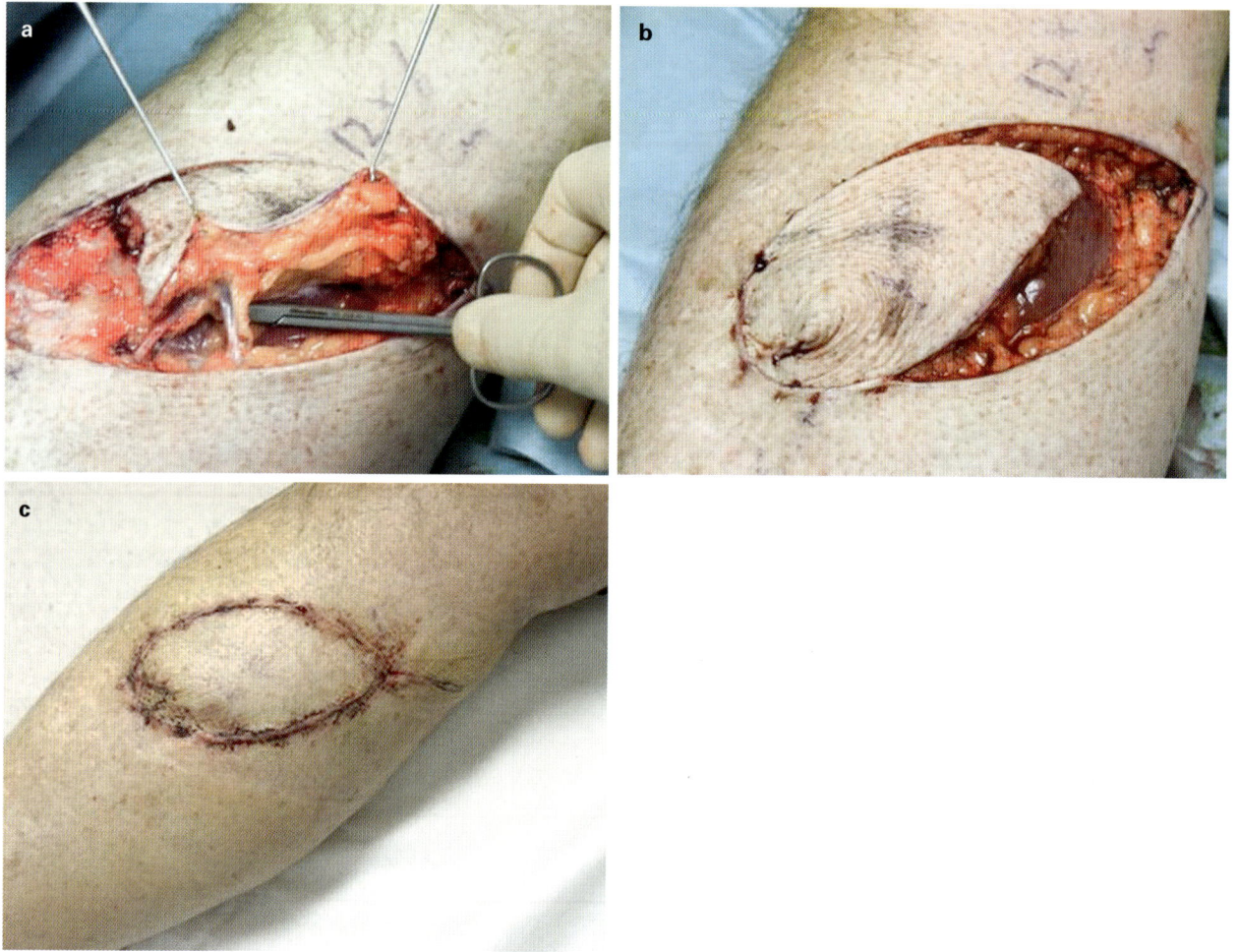

图 5.15 （a~c）这是较小的筋膜岛状皮瓣或被称为仅由一条穿支动脉及伴行静脉营养的穿支皮瓣，较好地修复小创面缺损

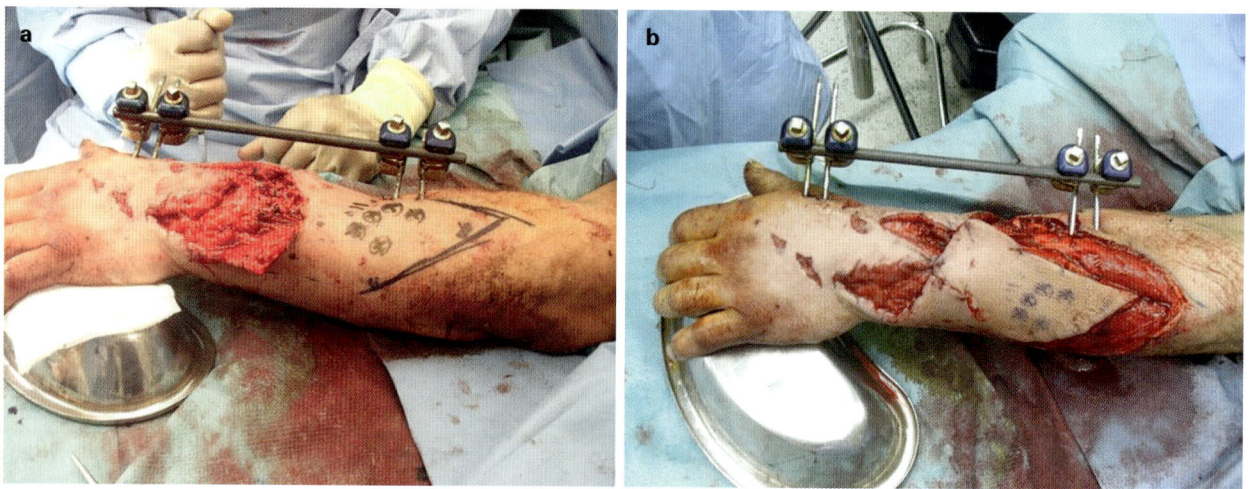

图 5.16 （a）前臂背侧创面伴有部分肌腱和骨外露。（b）一个带穿支血管皮瓣修复肌腱和骨外露创面，其余缺损创面行植皮修复

更好地修复创面的关键部分，如外露的伸肌腱、骨折等。而剩余的皮肤缺损部位可通过断层植皮进行修复。

远端蒂筋膜皮瓣

　　远端蒂筋膜皮瓣在四肢皮瓣重建中取得了重大发展。皮瓣的动脉供血是逆向的，而且静脉回流的方向为逆静脉瓣向远端回流。其筋膜岛状皮瓣依赖此蒂部动脉及伴行静脉回流。远端蒂逆行岛状皮瓣也可以辅助吻合一根皮下静脉对皮瓣静脉回流进行补充。前臂桡侧皮瓣、前臂骨间后动脉皮瓣、前臂尺背侧皮瓣是 3 个典型的用于上肢的逆行供血皮瓣。

　　（1）前臂桡侧筋膜皮瓣（中国皮瓣），携带桡动脉和伴行静脉。图 5.17 展示沿桡动脉主干轴线的皮瓣设计图，以及皮瓣下组织，也可以切取

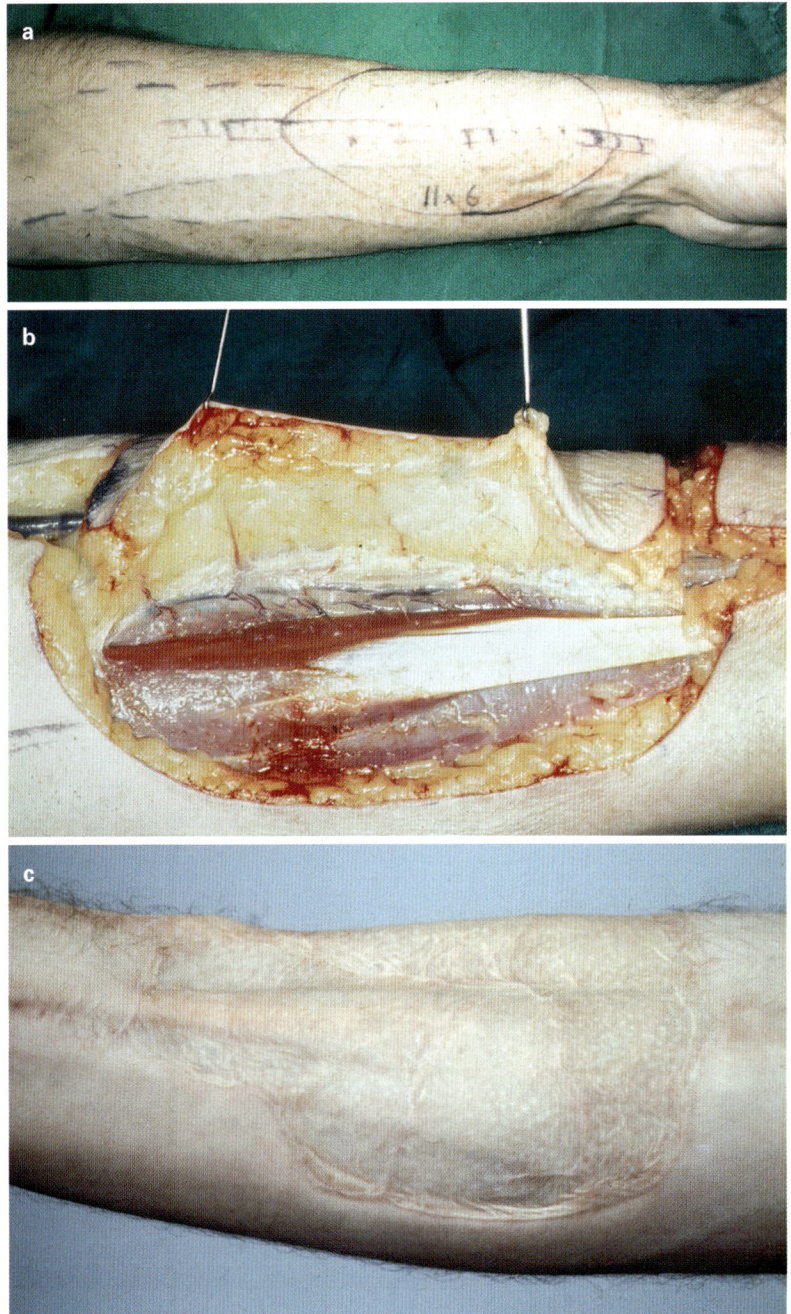

图 5.17　（a~c）图示前臂桡动脉皮瓣，其血供及皮瓣供区植皮后的外观。术前必须与患者充分沟通皮瓣供区修复后的外形

87

源自桡骨的带血运骨瓣。该皮瓣可以横行、逆行转位或者游离移植，但切取需牺牲桡动脉的主干供血。前臂皮瓣广泛应用于口腔创面的修复重建，很少有肢体功能影响的相关报道。在切取皮瓣之前通常需要进行 Allen 试验检查尺动脉是否能够给手部提供良好血供，并且桡动脉断蒂前必须排除任何可能的隐患。皮瓣供区留下的缺损需要通过植皮修复，部分患者会拒绝因前臂区域植皮留下的凹陷性瘢痕后遗症，需要预先与患者进行良好的沟通交流。

图 5.8 所示带掌长肌腱和半束桡侧腕长伸肌腱的皮瓣重建修复指伸肌腱缺损创面。下文两个病例将证实前臂皮瓣重建腕、手、手指的优势。

图 5.18 病例为长蒂逆行前臂皮瓣修复左中环指 PIP 关节背侧创面缺损，患者为全身多处以及双手烧伤。供区创面植皮，手指行二期分指。这例采用相对较大的皮瓣才能解决这个问题，如果没有适合的组织覆盖创面，将导致伸指功能障碍或纽孔畸形。该患者因其他部位的烧伤导致皮瓣选择受限，但最后仍获得了满意的关节活动功能（5.18c，d）。

图 5.19 所示逆行前臂皮瓣修复手指掌侧皮肤缺损，指腹远端皮肤尚存，如无身体其他部位的损伤，我们可以考虑腹部带蒂皮瓣或游离组织移植，但该患者最终修复效果也较理想。

（译者按：目前随着中国显微外科的发展，桡

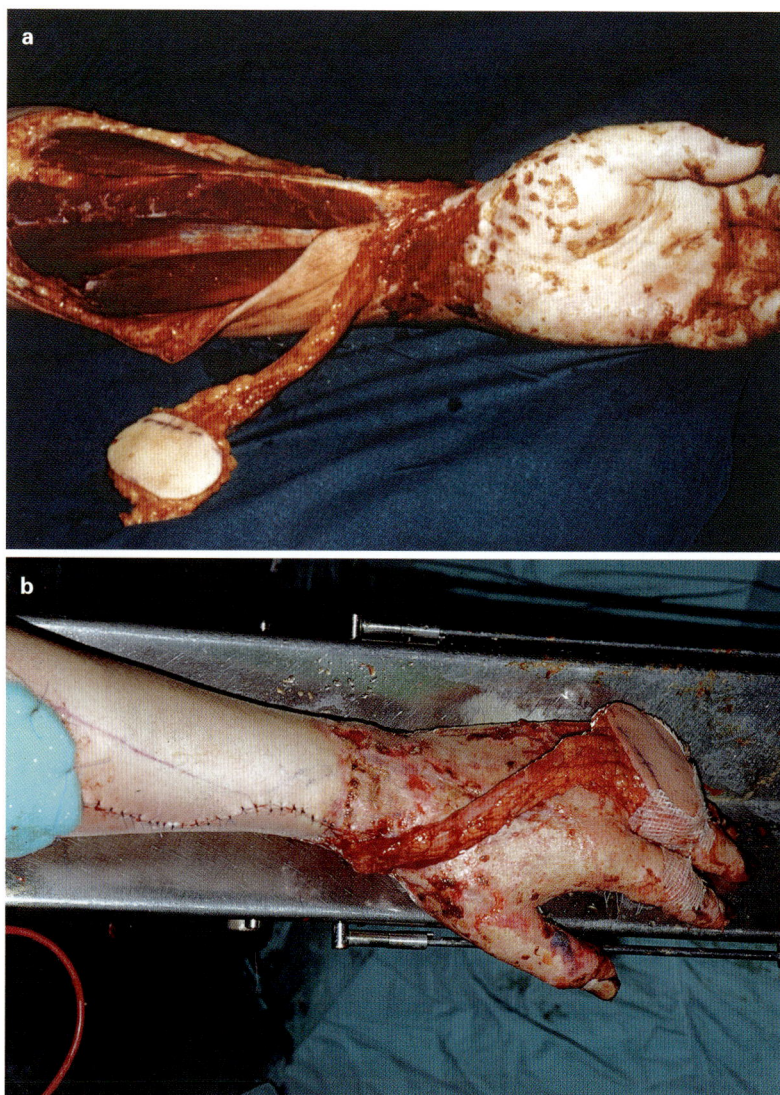

图 5.18 （a，b）展示远端蒂前臂桡侧皮瓣修复左手中环指 PIP 关节背侧缺损，该皮瓣需要二期分指和修薄。（c，d）远期随访良好的外观和 PIP 关节功能

图 5.18（续）

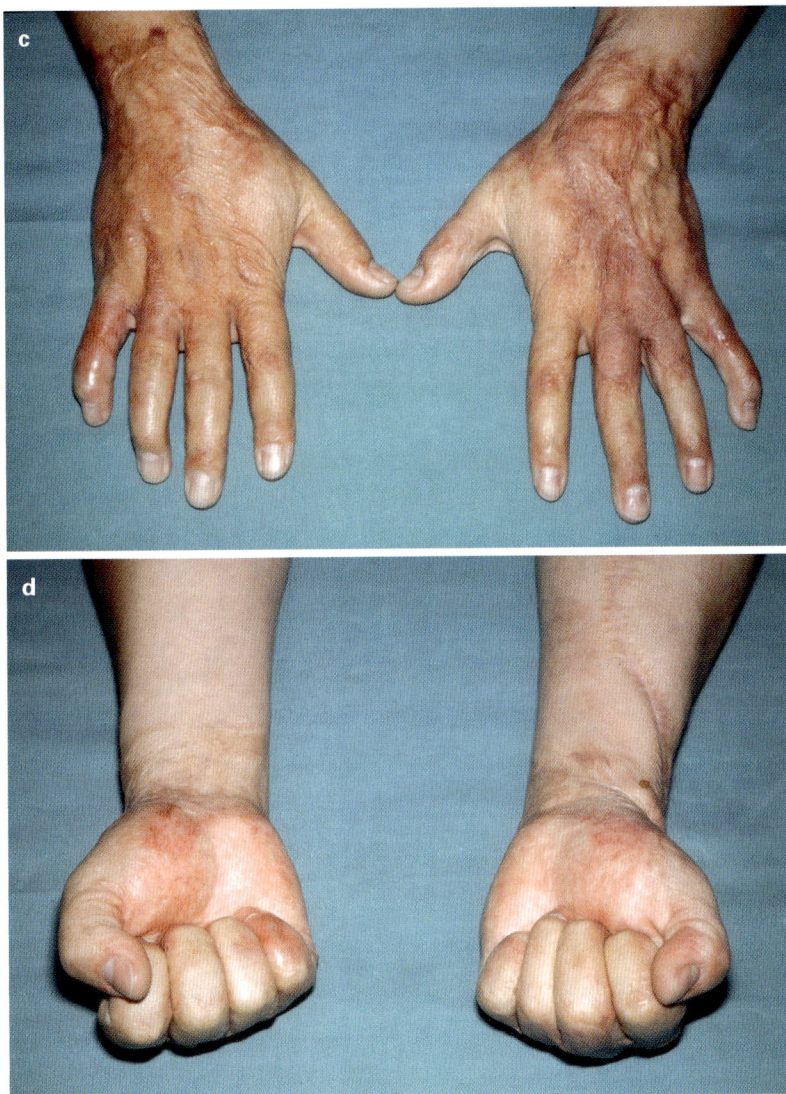

动脉蒂皮瓣属 20 世纪 70—80 年代技术，因破坏主干血管临床已基本不再应用，现多采用其他带蒂或游离皮瓣进行修复！）

（2）骨间后动脉筋膜皮瓣（PIIF），血供来自骨间后动脉及其穿支，可以逆行切取岛状皮瓣或游离穿支皮瓣的形式应用。皮瓣的优点是切取时不需损伤手部主干动脉，不足之处是皮瓣可切取面积有限和前臂背侧遗留瘢痕。解剖过程相对困难，需要 3.5 倍以上的放大镜辅助操作。少数患者存在骨间后动脉的缺如，但是术前无法预知，仅在术中探查动脉时才发现。因此，皮瓣解剖前应在前臂进行穿支标记，可先设计备用皮瓣以防骨间后动脉变异缺如。骨间后动脉皮瓣术前设计的关键是，在前臂旋后位时从肱骨外上髁到尺骨茎突画一连线，为骨间后动脉走行的体表轴线，位于指总伸肌腱与尺侧腕伸肌腱之间的肌间隔。值得注意的是，若患者皮下组织较厚，则易因前臂皮肤显示不清导致皮瓣标记错误，造成在另一肌间隙寻找骨间后动脉可能。当骨间后动脉向远端解剖时，如遇到低位、支配指总伸肌的运动神经分支时，注意加以保护。皮瓣通过远端蒂旋转 180°，而供区以及部分蒂部则需要断层皮片植皮修复。图 5.20 所示远端蒂骨间后动脉皮瓣通过一个较长的蒂部转移修复手背远端创面。部分患者

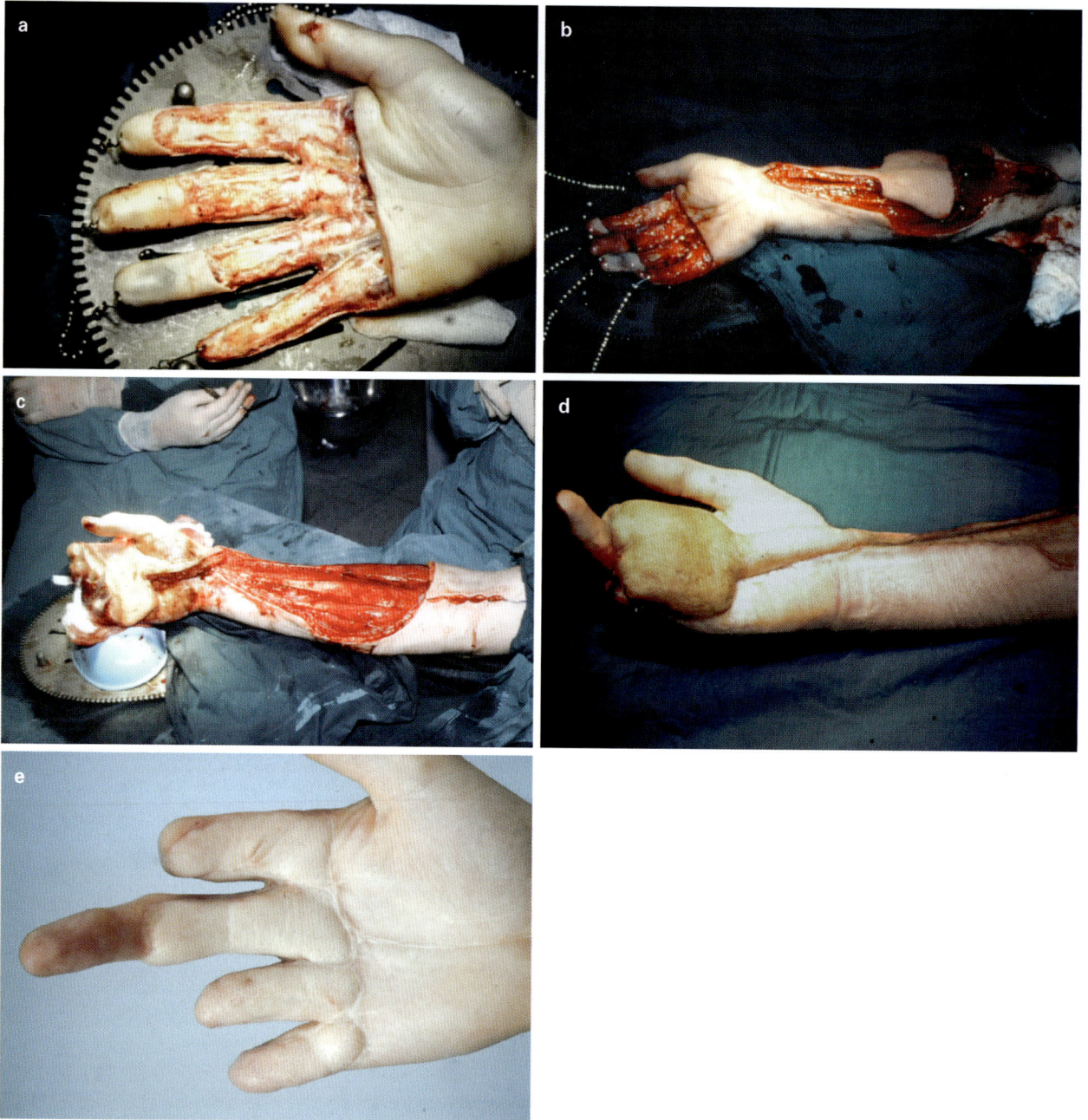

图 5.19 （a）热压伤导致手指及远端掌侧皮肤缺损。（b~d）皮瓣转移修复远端手指创面。（e）临床随访效果

腕背部皮肤松弛可以考虑将蒂部置于皮下隧道，然而大多数情况下需要切开腕背皮肤并在皮瓣蒂部中厚皮片修复。

带蒂皮瓣旋转 180° 以螺旋桨皮瓣修复创面，是一个巧妙的改善外观的方法，但它需要对局部软组织、穿支血管大小有准确判断，且确保不影响蒂部血供，同时需要有熟练的显微外科技术。

（3）尺动脉背侧支皮瓣，由尺动脉背侧返支供血，可以替代前臂骨间后动脉皮瓣修复手背缺损，穿支血管在术前需要精准标记浅出位置。图 5.21 所示皮瓣作为转移皮瓣携带宽蒂转移修复手掌部开放性损伤，蒂部形成"猫耳朵"经二期整形，可达到良好的效果。该皮瓣可以围绕血管蒂像"螺旋桨"一样旋转 180°。其转移方式巧妙，

图 5.20 （a，b）展示远端蒂逆行骨间后动脉岛状皮瓣修复手背小面积缺损及瘢痕

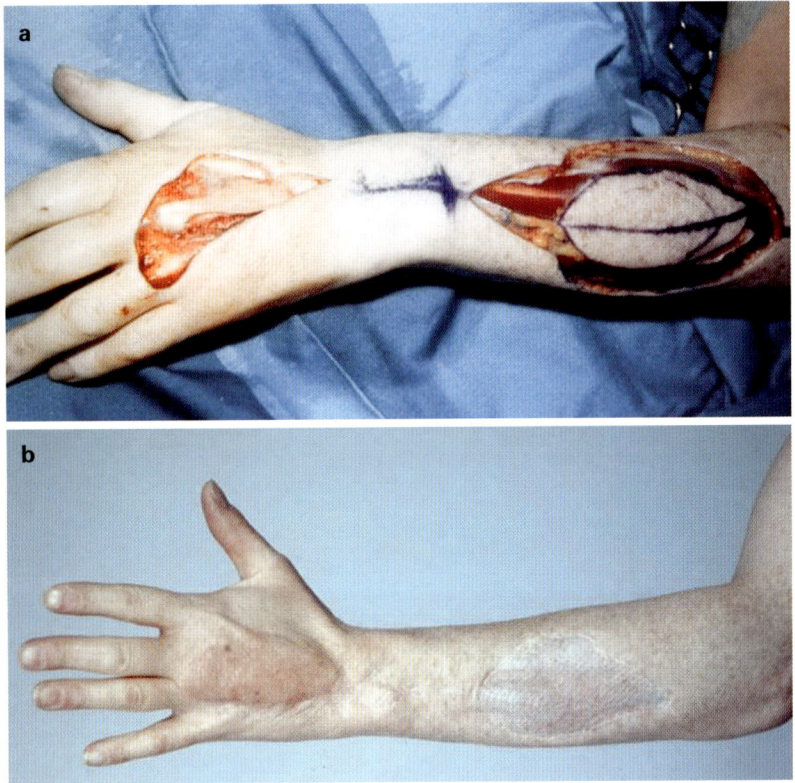

但是临床医生如上所述，需要进行谨慎的选择。

肘关节周围大面积皮肤缺损可选择肘关节周围返动脉为蒂的远端蒂皮瓣，临床效果满意。

筋膜脂肪翻转皮瓣

筋膜脂肪翻转皮瓣可以以近端为蒂，但更多是远端蒂皮瓣。切取时仅掀起皮下脂肪和深筋膜而保留表层皮肤，表层皮肤在筋膜脂肪层掀起后将原位缝合覆盖供区创面，深筋膜及脂肪掀起后向远端翻转如"翻书状"，并进行断层植皮覆盖创面。图 5.22 是 Mark Pickford 的修复拇指背侧创面缺损病例，手术方案巧妙，术中需小心解剖分离桡神经感觉支。

局部肌瓣转移可以修复一些小缺损创面，表面断层植皮。但该方法主要应用于下肢而很少在上肢创面，如腓肠肌瓣广泛应用在膝关节周围的缺损。在上肢需要保留肌肉功能，故局部筋膜皮瓣或远位皮瓣是个更好的选择。肌瓣移植后的表面植皮，将在游离皮瓣内容阐述。

远端蒂皮瓣

尽管皮瓣经历了筋膜皮瓣、游离皮瓣、穿支皮瓣的发展，在多数情况下，远端供血的腹部带蒂皮瓣仍是上肢修复重建的一个重要选择。

下腹部皮瓣

皮瓣切取时可将腹壁浅动脉包含在内，使其成为轴型皮瓣，即可获得更大的长宽比，皮瓣更长更宽且面积更大。图 5.23a 所示年轻男性患者手部大面积软组织缺损，前臂及手背伸肌腱缺失。图 5.23b~d 所示宽蒂下腹部皮瓣，光照透视下显示供养血管。图 5.23e，f 所示皮瓣通过 Raja Sabapathy 技术进行修薄修复，同时供区植皮术后的随访效果。二期予肌腱移植行伸肌腱重建。

下腹部皮瓣和腹股沟皮瓣的术中技巧：完成皮瓣切取后，首先应大致将皮瓣与缺损区简单缝合数针，检查皮瓣及手臂体位的位置，然后拆除这些缝线调整，供区直接缝合或植皮修复。如果

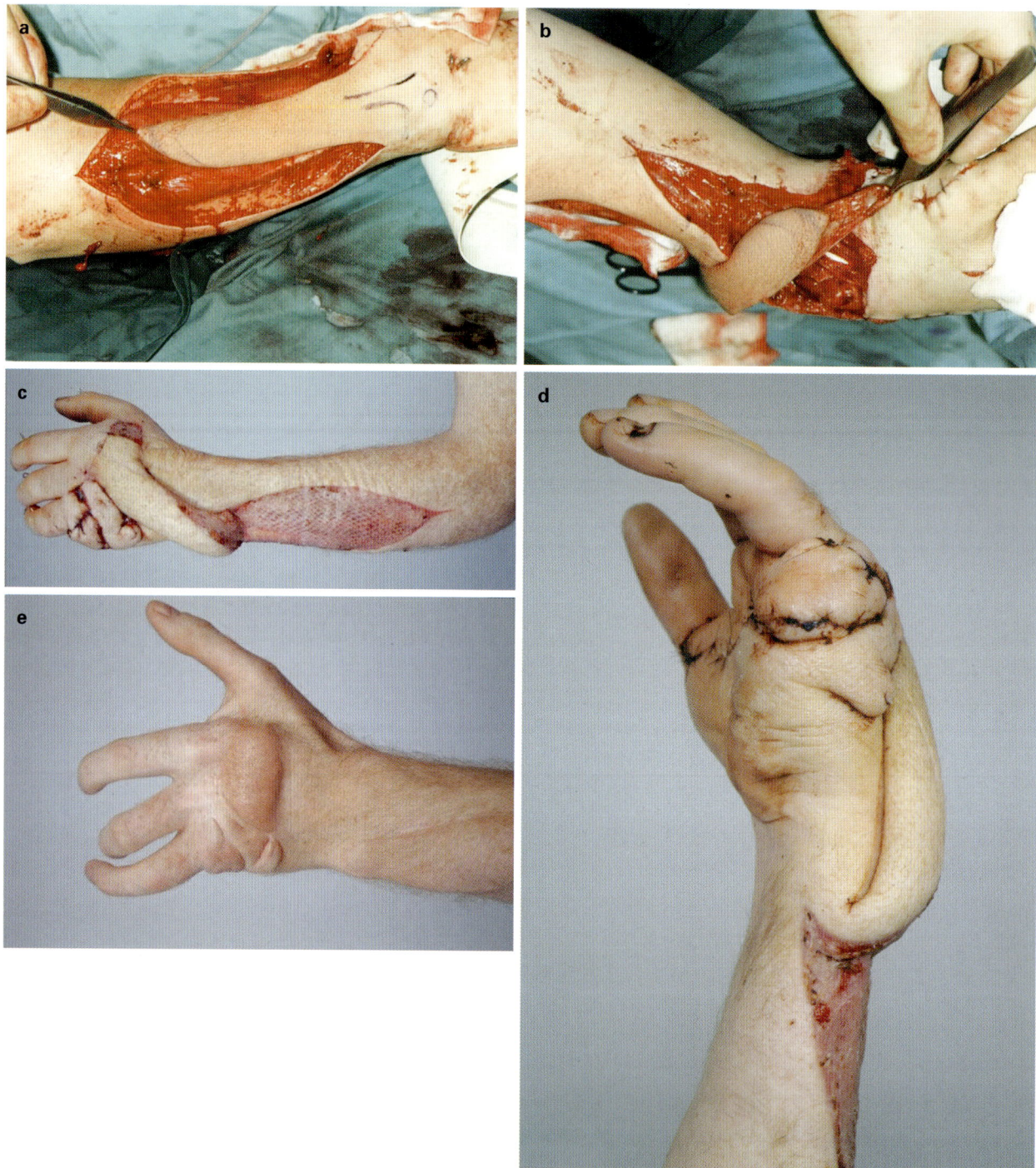

图 5.21 （a~e）显示应用较宽远端蒂的尺侧筋膜皮瓣旋转 180° 逆行修复伴掌骨骨折的手背创面。术前多普勒超声标记相应的背侧穿支血管（由于骨间后动脉的缺失，无法获得骨间后动脉逆行岛状皮瓣，故选用此替代方案）。该皮瓣外观欠佳，需要进行修薄整形手术

在皮瓣的蒂部采用植皮技术，则可减少供区原始创面大小，处理皮瓣的重点是尽可能增加皮瓣与周边皮肤的皮缘对合，水平褥式缝合较为理想。肥胖患者可将皮瓣边缘的脂肪修薄以改善外观，但必须保留皮瓣中央以及血管蒂部的皮下组织。

如果皮肤边缘对合良好，一般 3 周可以进行断蒂术。如果对皮瓣的血运和存活尚不明确，则可以延期断蒂。关于延迟断蒂并没有标准的流程，

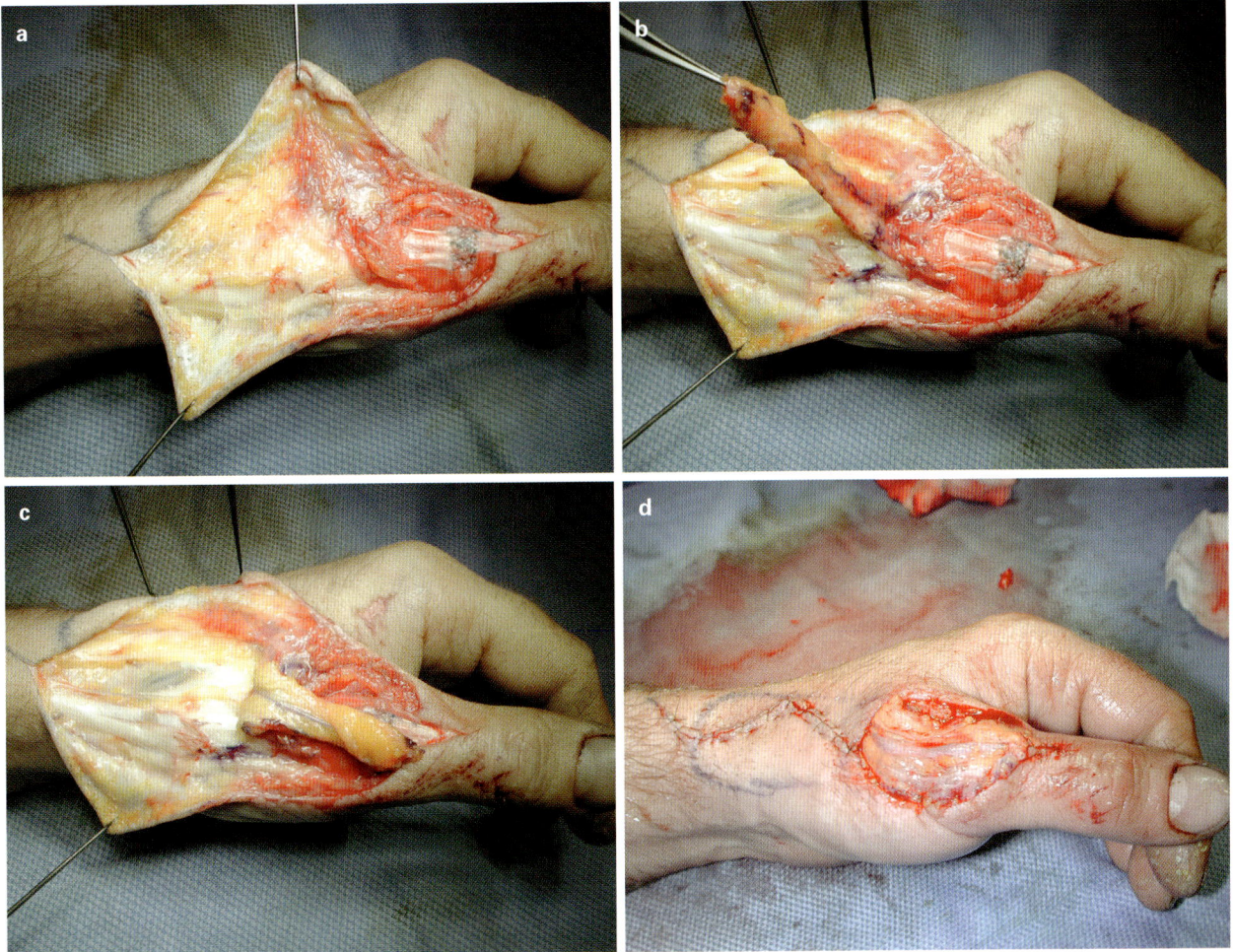

图5.22 （a~d）应用远端蒂翻转筋膜皮瓣一期修复拇指背侧创面缺损（Mark Pickford）

必须根据以下情况谨慎判断：皮瓣与周缘皮肤存在实质性的愈合、组织愈合质量及转移组织的大小（可参阅下文带蒂腹股沟皮瓣的扩展应用）。如果皮瓣需要延期断蒂，通常是选择性阻断皮瓣供养血管的蒂部而保持皮瓣完整性，7~10天以后即可进行皮瓣断蒂。此延迟过程可以造成皮瓣内相对缺氧，激发周边新生血管网形成并供养皮瓣。作者的经验是不建议在皮瓣断蒂的同时修整皮瓣，此时易出现边缘坏死的风险。如进行了蒂部的延期处理，则不会出现边缘坏死，但也有将皮瓣蒂部旷置1周后缝合创口或换药后愈合。

带蒂腹股沟皮瓣

　　带蒂腹股沟皮瓣是基于旋髂浅动脉为血管蒂的轴形皮瓣（SCIA），它是上肢创面修复重建的重要皮瓣。SCIA因为血管来源不同具有多变性，故有条件可先行多普勒超声标记血管蒂。回流静脉主要是旋髂浅静脉，回流到大隐静脉，而不是SCIA的伴行静脉。标准的动脉体表标记为股动脉搏动点（腹股沟韧带下两指宽）至髂前上棘。另外也可设计为任意皮瓣，但皮瓣长宽比应设为1:1。为先解剖回流浅静脉，部分医生会采用内侧小切口入路切取皮瓣。但大多数医生是参考旋髂浅动脉的体表标记或多普勒超声定位，从外侧到内侧进行解剖掀起皮瓣，而不是内侧入路手术。体型较瘦的患者在髂前上棘周围区域可在皮下组织和深筋膜的交界处解剖，肥胖患者从皮瓣外侧中层脂肪层解剖分离，再向髂前上棘区域逐

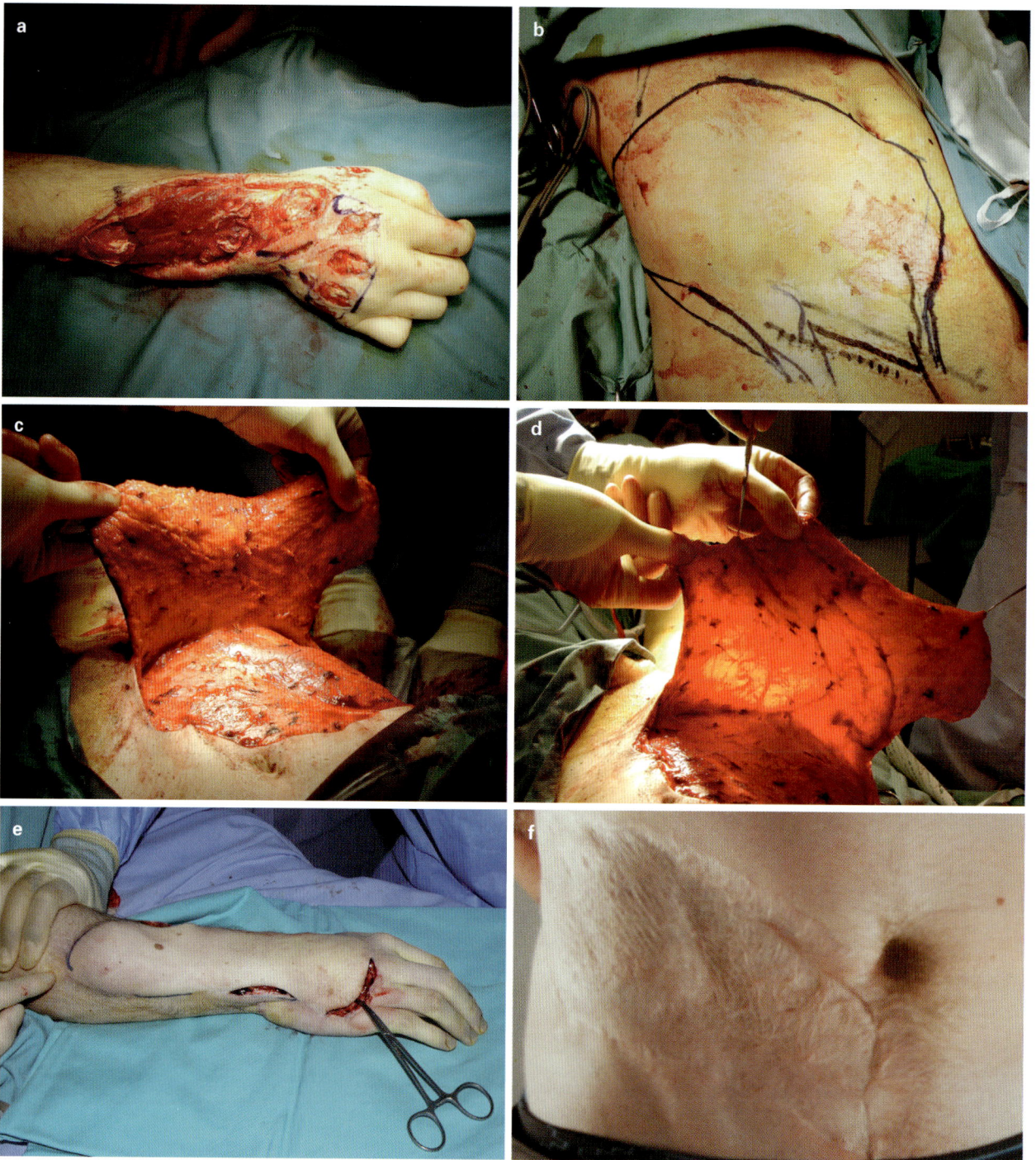

图 5.23 （a）前臂和手背伴伸肌腱缺失的较大创面。（b~d）相对较大的下腹部任意皮瓣掀起并显露，清晰可见营养血管。（e）皮瓣采用 Raja Sabapathy 法在周边做多切口进行修薄处理。（f）显示腹部供区瘢痕

步转为全层解剖。若要获取较长的髂腹股沟皮瓣，增加皮瓣厚度可以提高其存活率。当解剖至髂前上棘处时，注意保护股外侧皮神经。在髂前上棘内侧可见旋髂浅动脉位置，或通过照光投射发现；

若血管不在皮瓣轴线设计的位置，切取时可做适当调整；如果能明确轴型血管蒂，则可修薄皮瓣边缘的脂肪组织，改善皮瓣的臃肿外观，更利于修复创面。

当带蒂皮瓣转移时，腹股沟皮瓣通常无须从缝匠肌的内外侧边缘进行解剖。而作为游离皮瓣时，需在放大镜下游离解剖至深筋膜下，保护旋髂浅动脉，其发自于股动脉或股深动脉，动脉管径小于1mm。带蒂腹股沟皮瓣是一个应用较广的皮瓣，多适用于中小创面的缺损，通常被视为损伤较小且有美学价值的供区。

图 5.24 显示一手部挤压伤伴局部全层皮肤烧伤，包括 4 个手指掌侧面皮肤、屈肌腱及滑车，缺损创面复杂，修复困难。手术采用带蒂腹股沟皮瓣修复创面，但术后进行了多次分指和皮瓣修薄，并且二期行屈肌腱移植和滑车重建术等。对于该年轻女性患者而言，这是一个漫长的治疗过程，但最终的临床效果较为满意，供区瘢痕隐蔽在腹股沟区。但采用游离皮瓣修复手术可能是更好的选择。

图 5.25a，b 是一个广泛的前臂和手部软组织缺失的新生儿，该创面尤其需要皮瓣修复术。作为 2 个月龄的患儿，也采用了较长的带蒂髂腹股沟皮瓣并植皮进行修复，图 5.25c~e 显示远期预后良好。下文有对带蒂皮瓣要点的讨论。创面采用双层埋线缝合法修复，以避免缝线增生性瘢痕。

延长内侧段的腹股沟带蒂皮瓣或下腹部皮瓣

如果需要更多的皮肤来覆盖创面，可以延长带蒂髂腹股沟皮瓣或下腹部皮瓣的内侧端，但需要通过延迟手术来完成。图 5.26a 显示该术式应用于一名 8 岁患儿，其拇指有一环形先天性色素痣，先切除尺掌侧色素痣，采用带蒂髂腹股沟皮瓣修复创面，图 5.26b，c.皮瓣的营养血管在 3 周后进行阻断，这是如上所述的皮瓣延迟手术。1 周后皮瓣断蒂，多余皮肤形成一个皮管；再过 1 周后，将皮管切开缝于创口；继续等待 1 周后，将色素痣桡背侧剩余部分切除，皮瓣完全覆盖创面，如图 5.26d~g。很多人认为这样操作过于谨慎了，但当皮瓣只有单一轴向动脉供血时，宽大较长的皮瓣边缘容易缺血坏死，因而延迟技术的操作可使周围新生血管再生以保证皮瓣的血供。

（译者按：腹股沟带蒂皮瓣临床应用广泛，延

迟技术是改善皮瓣血供的有效方法，但随着显微外科技术的发展，对于该类创面的修复，目前有更多的有效手术方法，具体可参考侯春林教授的"皮瓣外科学"。)

交臂皮瓣

对侧上臂的交臂皮瓣，去表皮化操作不常应用但效果良好，可同时修复一个或多个手指指背创面。对于指背损伤或多指损伤伴远节指骨与肌腱外露的创面，常常修复困难。一个可行的修复方法就是将对侧上臂内侧皮肤区域去上皮化，与外露手指远端创面缝合。双手臂一起固定 10~14 天，然后断蒂使皮下组织覆盖患指创面，再修薄予断层中厚皮片修复创面，可以在 PIP 和 DIP 关节背侧此"皮瓣"断蒂时同期修复。上臂供区间断缝合修复。

游离皮瓣移植

游离组织瓣移植是将皮瓣或复合组织瓣术中通过吻合血管转移修复受伤创面，需要团队协作和显微外科专业技术支持。患者必须理解并适合显微外科手术，知晓相关美学问题。在游离组织瓣移植中，应基于以下方面考虑皮瓣的选择：各皮瓣的解剖特点、术后伤口护理便捷性、术后患手治疗护理和夹板固定的便捷性、缩短住院时间和术后愈合时间。皮瓣的选择需要慎重考虑，取决于缺损的大小和几何形状、部位、复合组织损伤和供受区的血管条件等。游离组织瓣可提供皮肤、筋膜和骨组织等联合移植，嵌合修复复合缺损的创面。许多相关论文与文献，对皮瓣解剖和切取技术进行有全面的阐述。本书目的不是重复这些优秀的文章，而是帮助读者在皮瓣的选择和技术应用时提供一定的参考。

游离皮瓣和游离筋膜皮瓣

1.游离腹股沟皮瓣为最早的游离皮瓣之一。对于体型消瘦的患者尤为适用，而肥胖患者则操

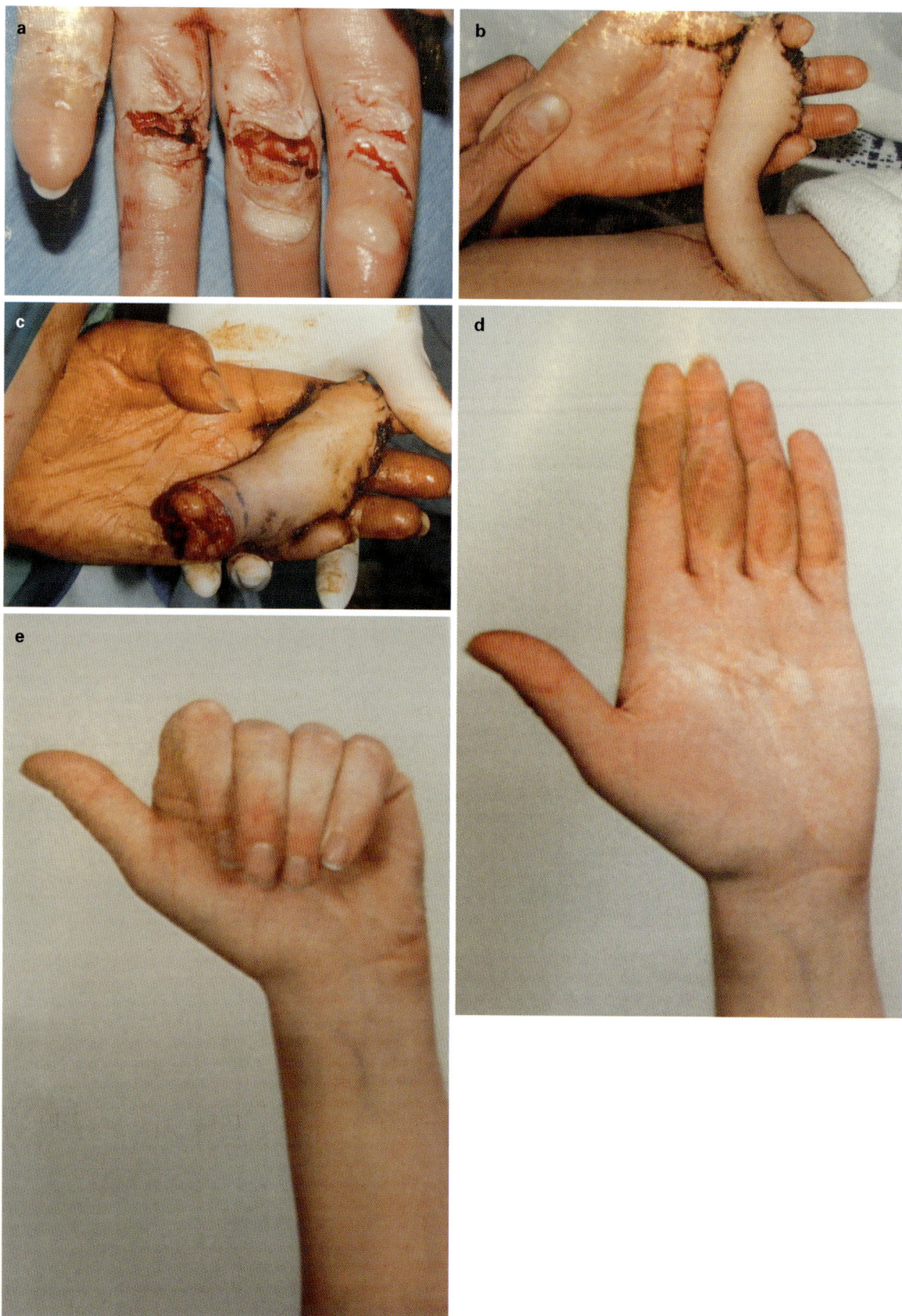

图5.24（a）4指掌侧挤压伤伴皮肤Ⅲ度烧伤，屈肌腱和滑车损伤。（b）带蒂髂腹股沟皮瓣修复4指创面。（c）皮瓣断蒂术后3周。（d，e）皮瓣整形和肌腱移植术后手功能

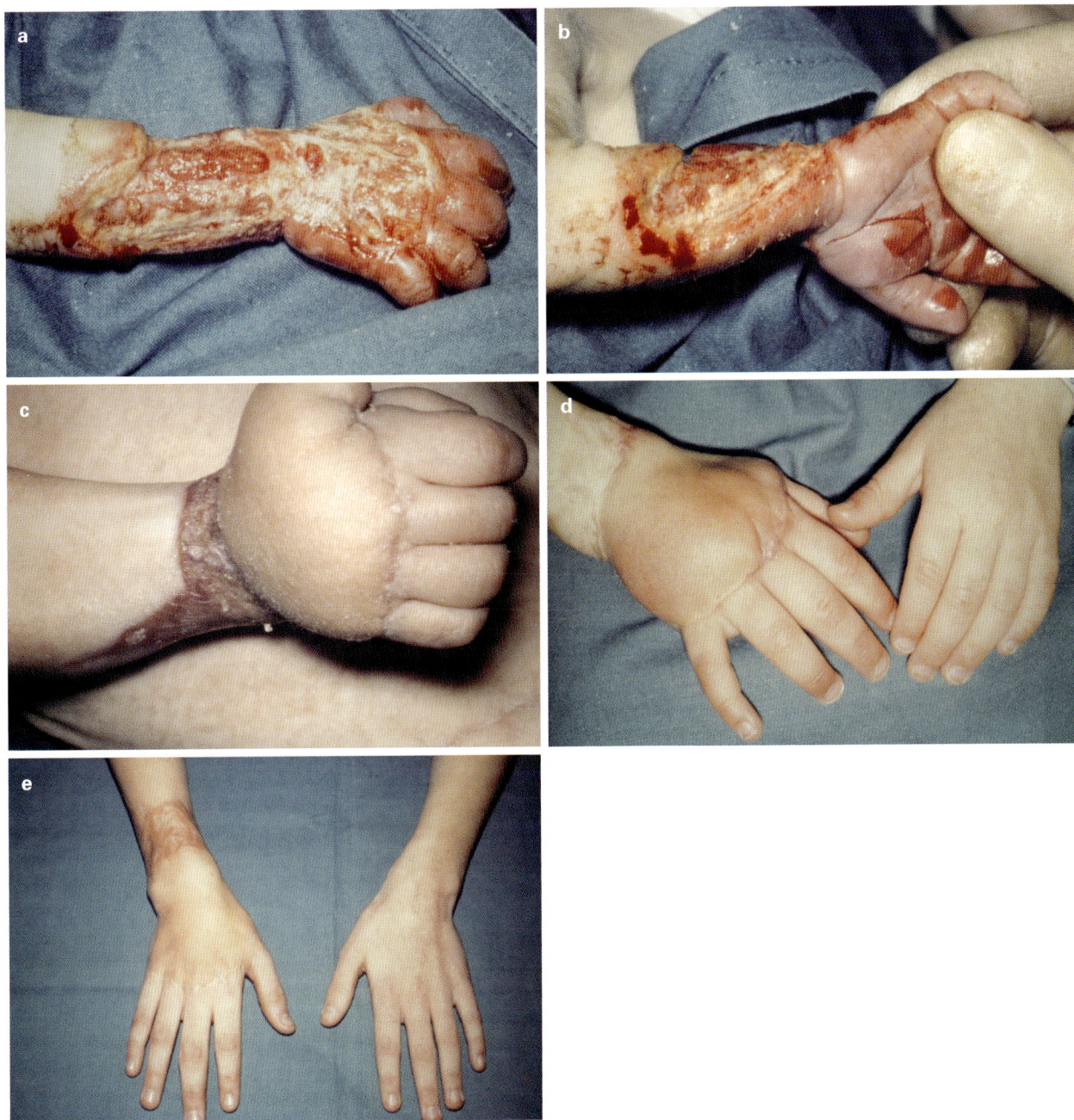

图 5.25 （a，b）1个月龄患儿手背广泛软组织缺损。（c）带蒂髂腹股沟皮瓣修复创面，术后6个月外观。（d）6岁时随访。（e）16岁时手部外形

作困难。皮瓣的标记和切取前文已有讨论。该皮瓣动脉一般小于0.9mm，对比其他粗大血管蒂的皮瓣而言，解剖更具难度。皮瓣血管蒂较短，一般皮瓣须直接覆盖于受区动静脉表面，以便直接吻合。一个重要的操作技巧是，皮瓣动静脉在断蒂前可用9-0缝线标记，以便血管吻合时容易发现并进行区分。注意动脉蒂较短，易回缩至皮瓣

的皮下组织而找寻困难。任何游离皮瓣手术，包括腹股沟皮瓣，静脉与动脉容易混淆。及时选择合适的血管吻合方法，动脉通常与桡动脉行端侧吻合，静脉则与浅静脉行端端吻合。图5.27a显示游离腹股沟皮瓣术后20年，图5.27b显示一期缝合的供区瘢痕。患者较消瘦，但皮瓣仍进行过修薄手术。供区显示游离腹股沟皮瓣的中瘢痕较短。

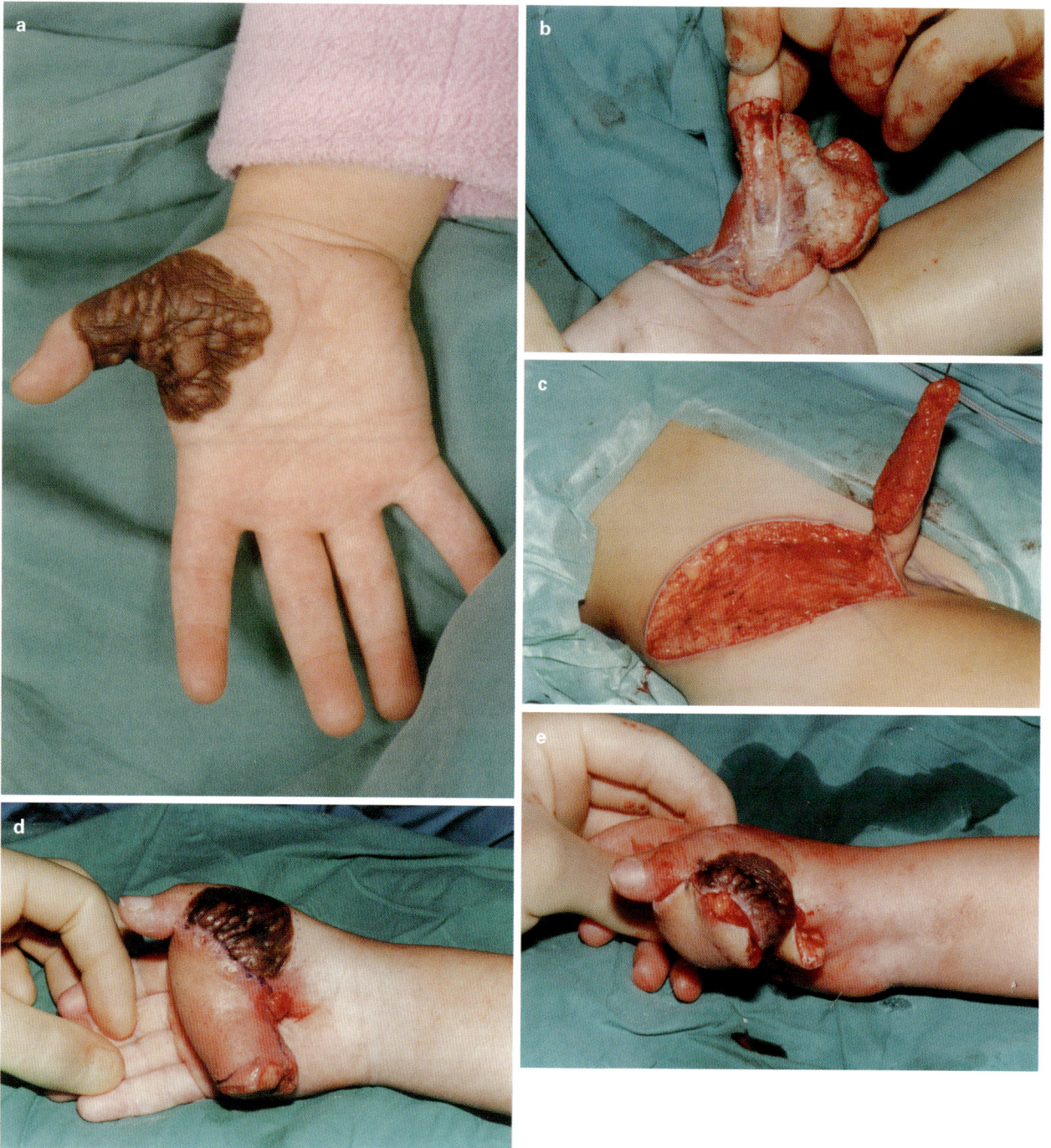

图 5.26（a）拇指近节环形先天性色素痣。（b）尺侧和掌侧色素痣切除。（c）切取带蒂腹股沟皮瓣。（d）腹股沟皮瓣延迟 1 周后将皮管切开。（e，f）皮瓣延迟术后血供可靠，修复拇指桡背侧残留色素痣切除后的创面。（g）术后外观

　　2. 前臂桡侧皮瓣：作为带蒂皮瓣已在上文讨论，它也可用作游离皮瓣。前文讨论了这一皮瓣的外形问题，而不是功能问题。它能提供较好的球拍样皮瓣大小和较长血管蒂，切取方便安全，并且带有主干大动脉，较适用于血管缺损的动脉串联桥接以重建血供，同时可修复创面。另一种选择方法是应用较薄的桡动脉穿支皮瓣修复创面。

　　（译者按：该游离前臂桡侧皮瓣即为杨果凡教授最先报道的"中国皮瓣"，主要用于整形外科，因需要牺牲主干血管，手损伤创面不建议采用！）

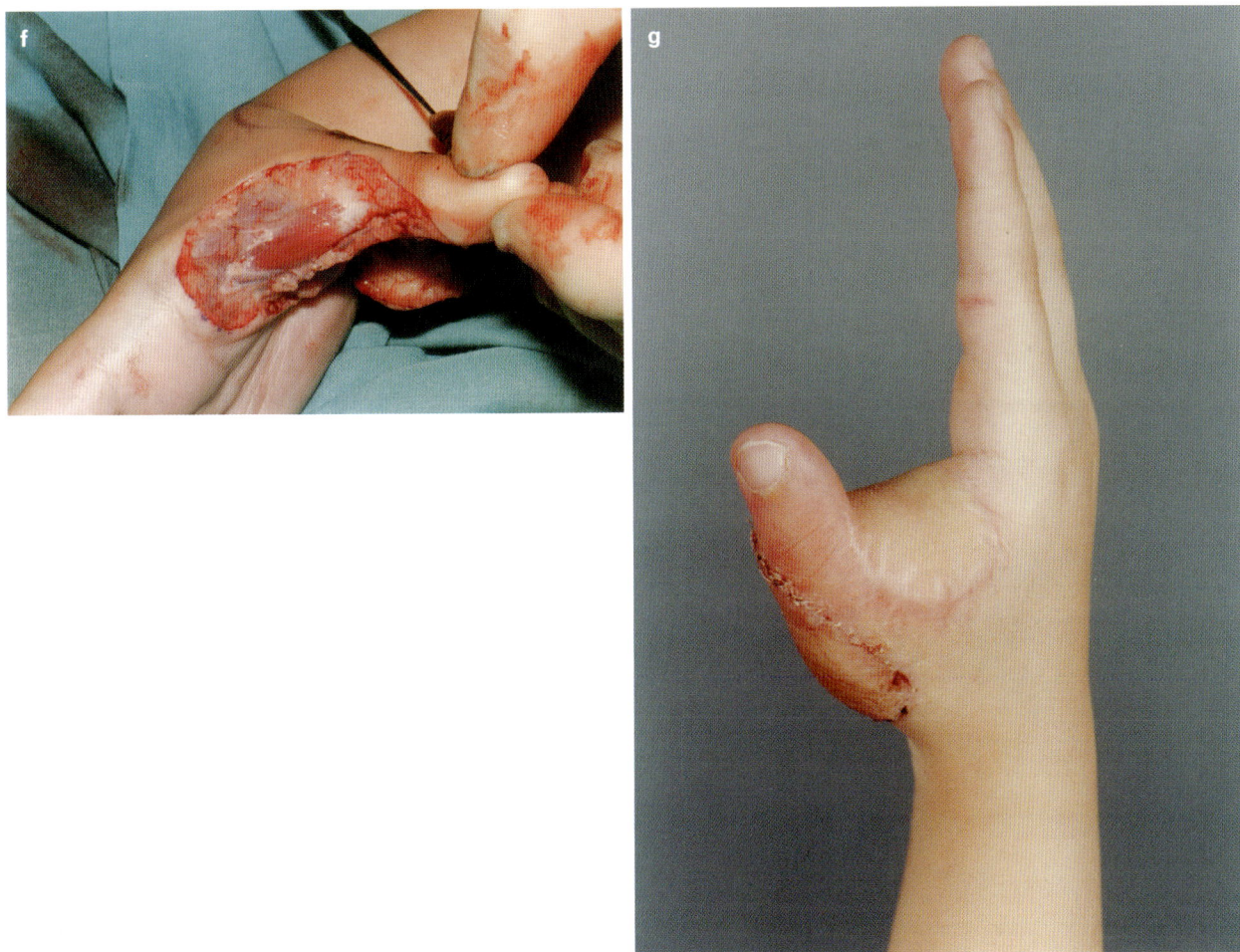

图 5.26（续）

3. 股前外侧皮瓣：其动脉供血是旋股外侧动脉降支的穿支，在皮瓣标记时蒂部位于皮瓣中心偏上，蒂部长度有一定可变性，但一般可达6~10cm，见图 5.28a~c。对于多数患者，股前外侧皮瓣是较薄的理想皮瓣，但其他穿支皮瓣也可在术中进行皮瓣的修薄。穿支皮瓣的修薄是显微外科的一大进展，它增加了解剖和显微操作的难度，但可更好地应用于众多患者的上肢创面修复。图 5.28d~f 显示股前外侧皮瓣修复手背创面的临床效果。

如果缺损创面需要更长的皮瓣修复，及较长的血管蒂与供区血管吻合，则需要医生有更丰富的临床经验进行皮瓣设计。在这种情况下，一般需要解剖旋股外侧动脉降支的第二个肌皮穿支。主刀医生需要结合自身经验进行手术，不轻易更

换其他皮瓣来适应不规则的缺损创面。股前外侧皮瓣供皮瘢痕暴露在大腿前外侧，手术瘢痕取决于切取皮瓣的大小和是否进行了断层皮片移植。患者必须理解该皮瓣手术供区瘢痕的后遗症。

4. 上臂外侧筋膜皮瓣：这是一个狭长的皮瓣，近端带有较长血管蒂的，提供较好的延展性。它可以从同侧手臂掀起，将瘢痕限制在同一肢体。如果皮瓣较狭窄其供区可以直接缝合，否则需要断层皮片移植。图 5.7 显示了该皮瓣的临床应用。对于喜欢展示手臂的患者而言，该皮瓣不是一个合适的选择，因为供区瘢痕明显且凹陷，如图 5.29 显示了皮瓣的供区外观。撇开美观问题，如果缺损创面适合应用该皮瓣，其切取方便并血管蒂口径良好，这应是一个较好的选择。术中需注意桡神经的保护，因为血管蒂与肱骨桡神经沟平

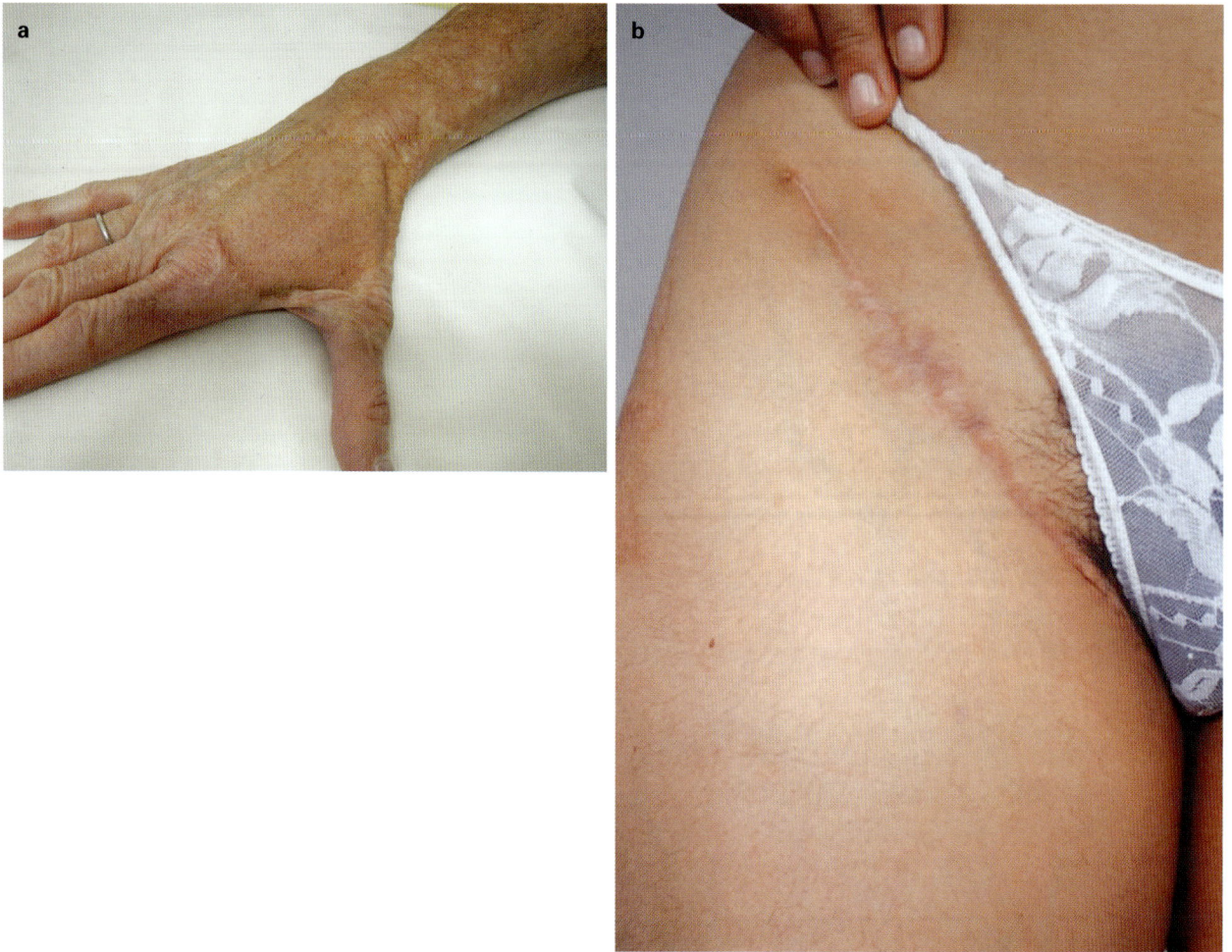

图 5.27 （a）游离腹股沟皮瓣术后 20 年。（b）游离腹股沟皮瓣供区外形，注意供区瘢痕较短

行，解剖延长血管蒂近端时易损伤紧邻的桡神经。细窄的止血带可帮助解剖操作，重要的是要尽量减少止血带时间和压力，防止神经的损伤。

5. 背侧旋肩胛动脉轴：肩胛皮瓣和肩胛旁皮瓣是依据此血管轴设计的皮瓣。图 5.6c 显示了肩胛旁皮瓣的应用。皮瓣长条形，且近端有一较长并恒定可靠的血管蒂，当缺损创面的大小形状与该皮瓣符合，则较为适用。但该皮瓣按传统形式切取时较为臃肿肥厚，并且可能带有毛发，手术时还需要变换体位等。有报道显示应用改良方法将肩胛皮瓣和肩胛旁皮瓣形成一联合皮瓣，用于修复一个面积达 257cm² 的缺损创面。将血管蒂包含于皮瓣中心，可切取旋肩胛动脉穿支皮瓣，这是穿支皮瓣技术发展的实际应用。在切取皮瓣时，

它可在 Scarpa 筋膜层进行解剖或形成更薄的皮瓣，并且涵盖了游离嵌合皮瓣的概念。该血管蒂可形成一个复合皮瓣，包含皮肤、筋膜和骨组织，每一组织含有独立的血管分支。背部切口如果是横形的，它的瘢痕会增宽，但垂直切口的瘢痕相对较小。图 5.30 显示旋肩胛复合皮瓣，带有 2 个分叶皮瓣和 1 个带血管的骨瓣，修复一个手部爆炸伤三维缺损创面。

6. 足底内侧皮瓣：遵循"缺什么补什么"原则，以相似组织修复手掌创面的精彩实例。然而，足部供区继发性缺损带来的问题仍存在争议，需慎重考虑。可能的并发症包括足部肥厚性瘢痕、神经瘤形成和冷刺激的不耐受等。

7. 阔筋膜张肌瓣：带旋股外侧动脉横支的较

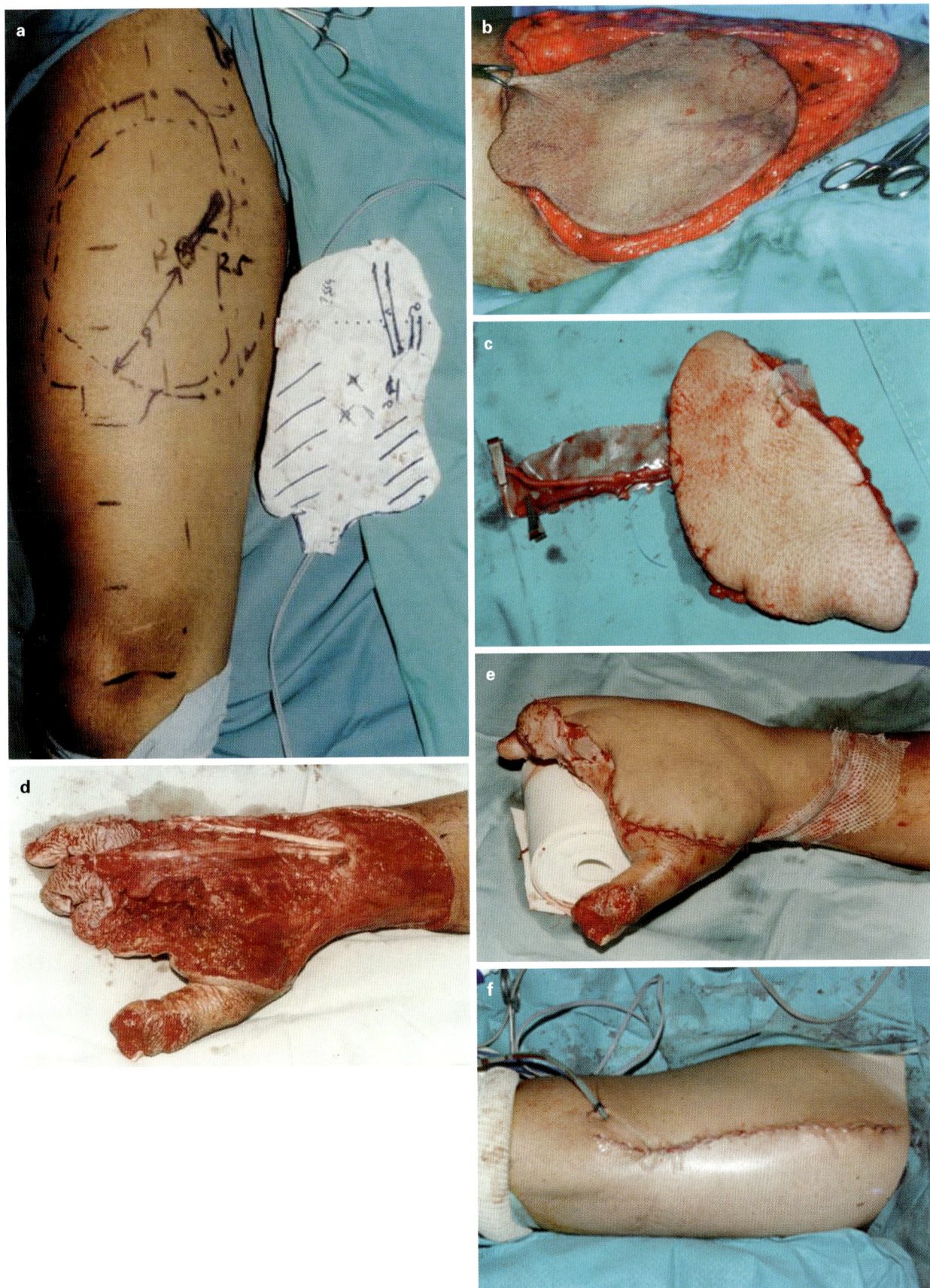

图 5.28 （a）股前外侧皮瓣设计。（b，c）皮瓣掀起及其蒂部。（d~f）显示皮瓣修复创面缺损及供区

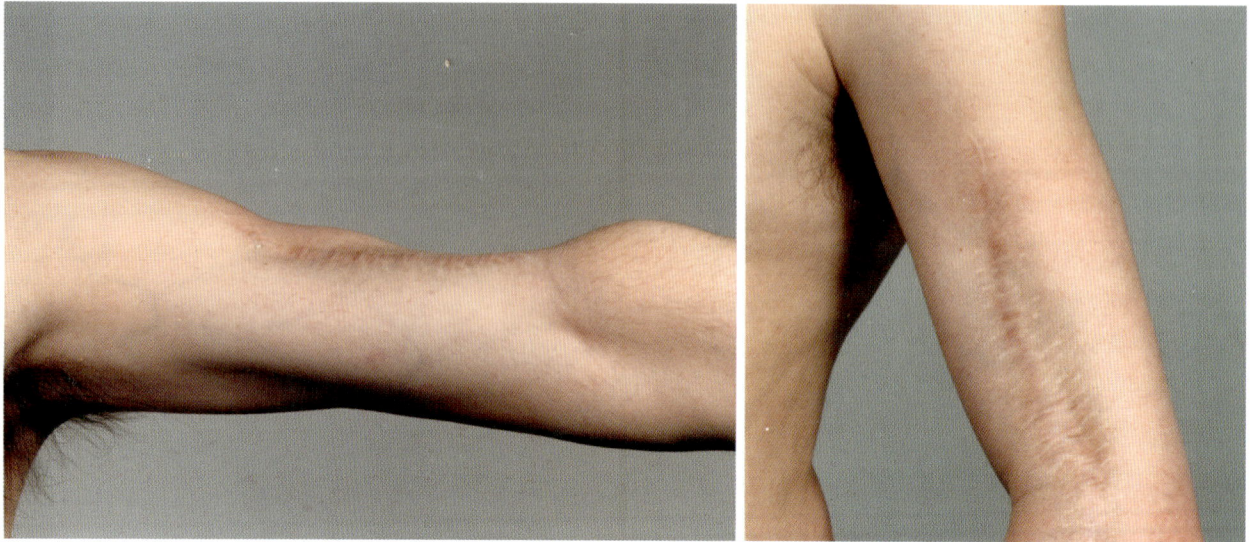

图 5.29 上臂外侧皮瓣供区的典型外观

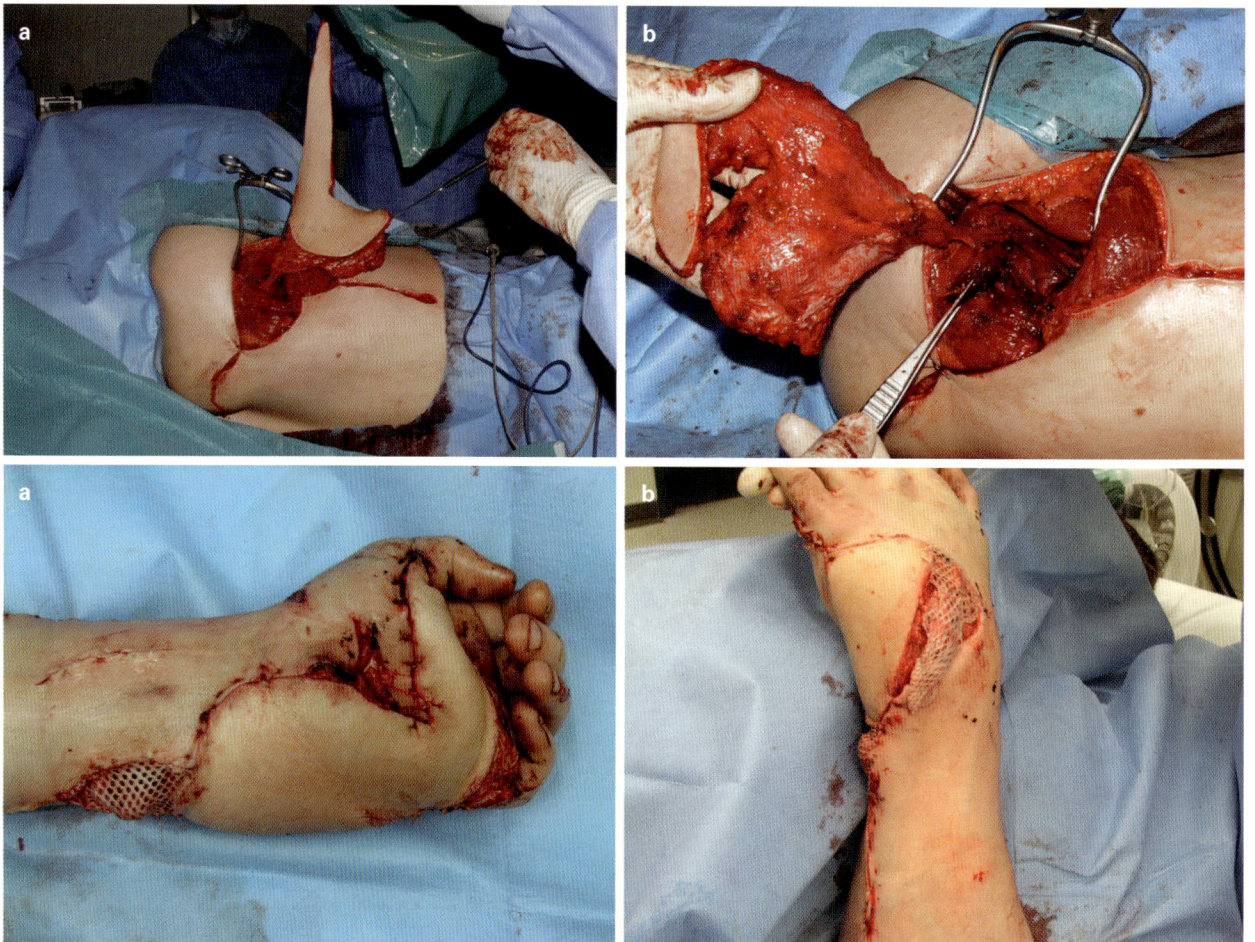

图 5.30 （a）肩胛皮瓣。（b）复合肩胛皮瓣 + 带血管蒂骨瓣。（c）分叶肩胛皮瓣与带血管骨瓣移植修复掌骨缺损及手部软组织创面。（d）皮瓣的背侧面

大皮瓣，血管蒂恒定较长，皮瓣实用无须更换体位，但皮瓣较臃肿，且供区瘢痕明显。现在有更多更好的皮瓣选择，该皮瓣已很少使用。

8. 游离颞筋膜瓣：该组织瓣仅能提供较小面积，但需要植皮覆盖，因此它具有跟上述讨论的肌瓣植皮类似的性质。它可以解决肌腱、神经、关节或手掌表面不能直接植皮的问题，但供区在太阳穴有一个瘢痕。作者曾见过第七对颅神经额支损伤和毛囊丢失的病例，故它的选择应与其他备选方案进行权衡。

肌皮瓣

背阔肌皮瓣：是以胸背动脉为蒂的肌皮瓣，是长而可靠的组织瓣。肌瓣可解剖至髂后上嵴10cm 以内，可携带或不携带皮瓣，也可切取以此血管为蒂的皮瓣，这样可以保留背阔肌的一些功能。但这使得解剖过程复杂化，并且随着穿支皮瓣的出现，很少会使用背阔肌皮瓣。在肌肉粗大肥厚的患者，即使是去神经支配和肌肉萎缩，较厚背侧皮肤仍可造成令人不满意的外观。它可以后期手术修薄，但需要彻底修薄肌瓣并植皮。图5.31 是年轻患者有一个被遗漏的手臂枪伤，并有肘部挛缩伴长范围血管损伤。这种情况需要一个非常安全的修复重建方案，并且需要一个较长的蒂部才能到达受伤区域之外的健康血管受区。切取足够大面积的皮瓣来防止肘部挛缩，并带上部分肌肉。由于该患者肌肉不发达，最终的结果仍可接受。

失神经支配游离肌瓣：以可牺牲的肌肉如股薄肌联合植皮的方式用于填充和修复缺损创面。该重建方法有两个潜在的缺点，首先需要断层皮片移植并存在挛缩风险，对于儿童而言，这样植皮的皮肤不会像皮瓣皮肤那样生长；其次，如果二次手术需要在皮瓣下解剖进入，那么再次打开

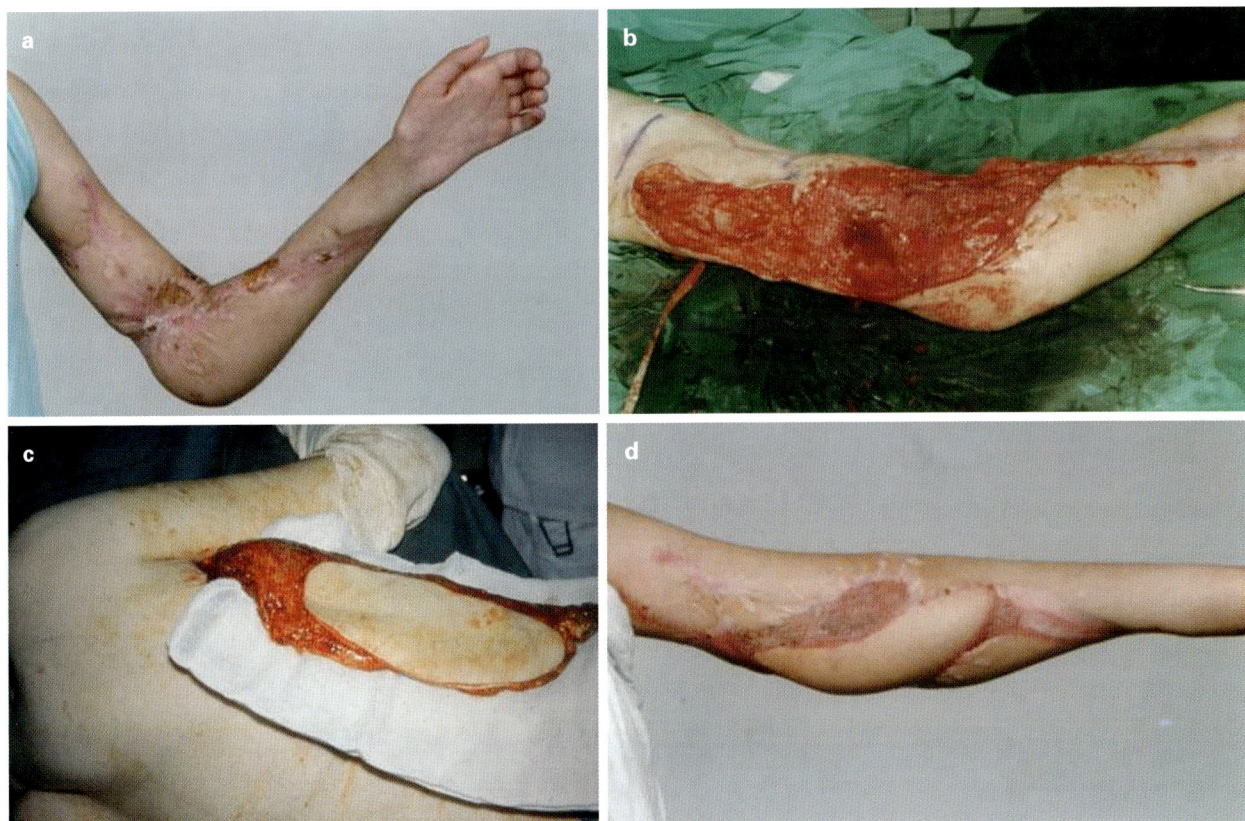

图5.31（a）遗漏的枪伤后肘部挛缩。（b）挛缩松解后缺损创面。（c）背阔肌皮瓣切取术。（d）该皮瓣尺寸大，蒂长，可安全有效地修复缺损，但外形臃肿

和缝合会更加困难。图 5.32a，b 是髁上骨折伴血管损伤儿童患者，大部分前臂屈肌缺损和掌侧皮肤缺损。最初的创面愈合采用游离腹直肌肌瓣联合植皮来进行修复。由于腹部潜在的功能性缺失和缺乏皮岛，腹直肌肌瓣的选择尚有争议。随

着穿支皮瓣的出现，这种皮瓣将被淘汰，但它确实现了创面愈合。孩子随着生长发育出现腕掌侧挛缩，部分原因归结于内部瘢痕，部分原因是前臂缺损修复后，带植皮的腹直肌肌瓣挛缩所致的。

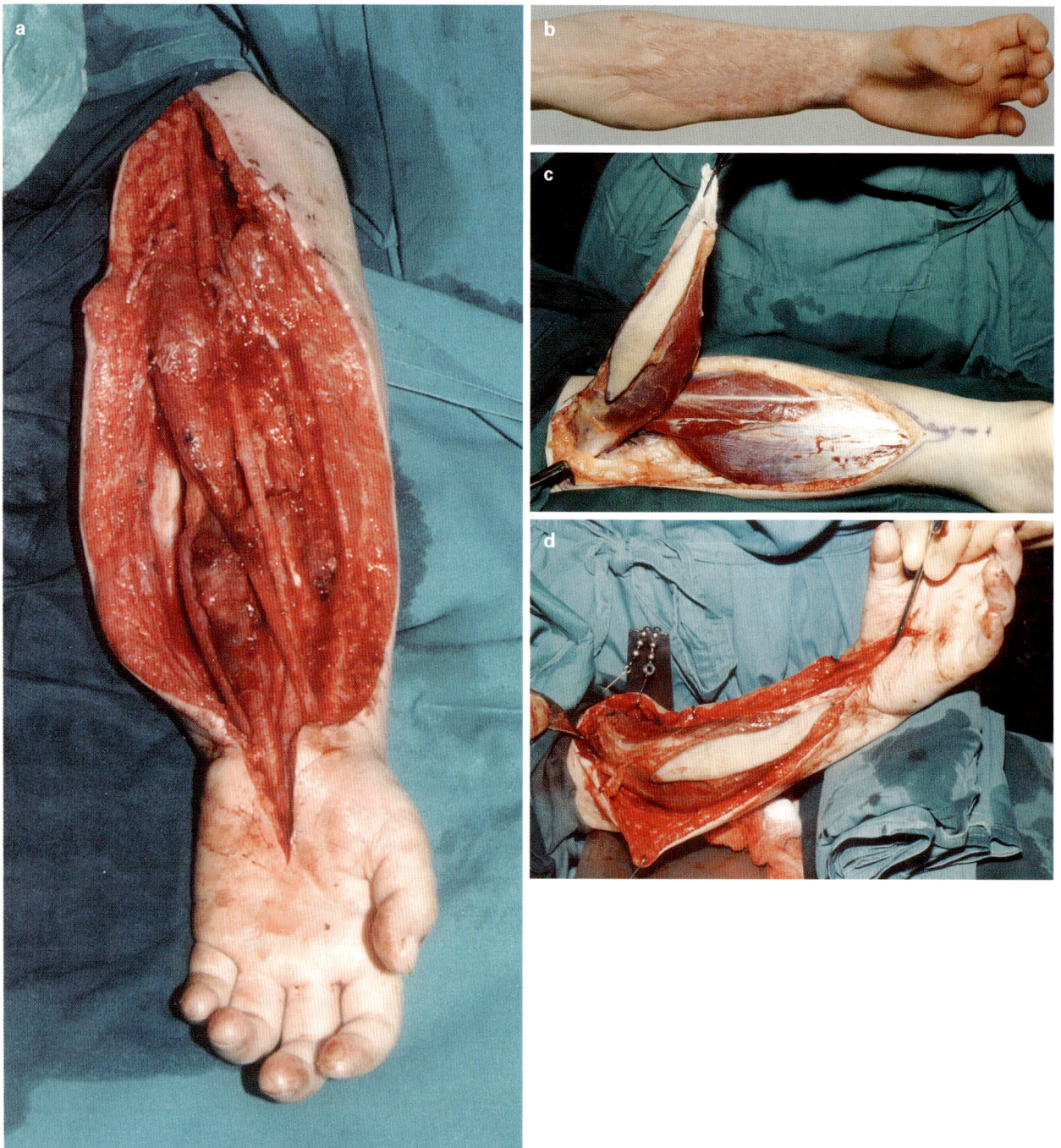

图 5.32 （a，b）该患儿肱骨髁上骨折，前臂屈肌肌肉损伤，游离腹直肌瓣和断层游离皮片移植重建。（c，d）修复创面，接受了带神经肌瓣游离移植手术，使前臂肌肉变得有力。（e~g）孩子前臂挛缩多年，最后的解决方案是行近排腕骨切除术和腕关节融合术，随访具有如图所示的功能。患儿保留了正常的感觉功能

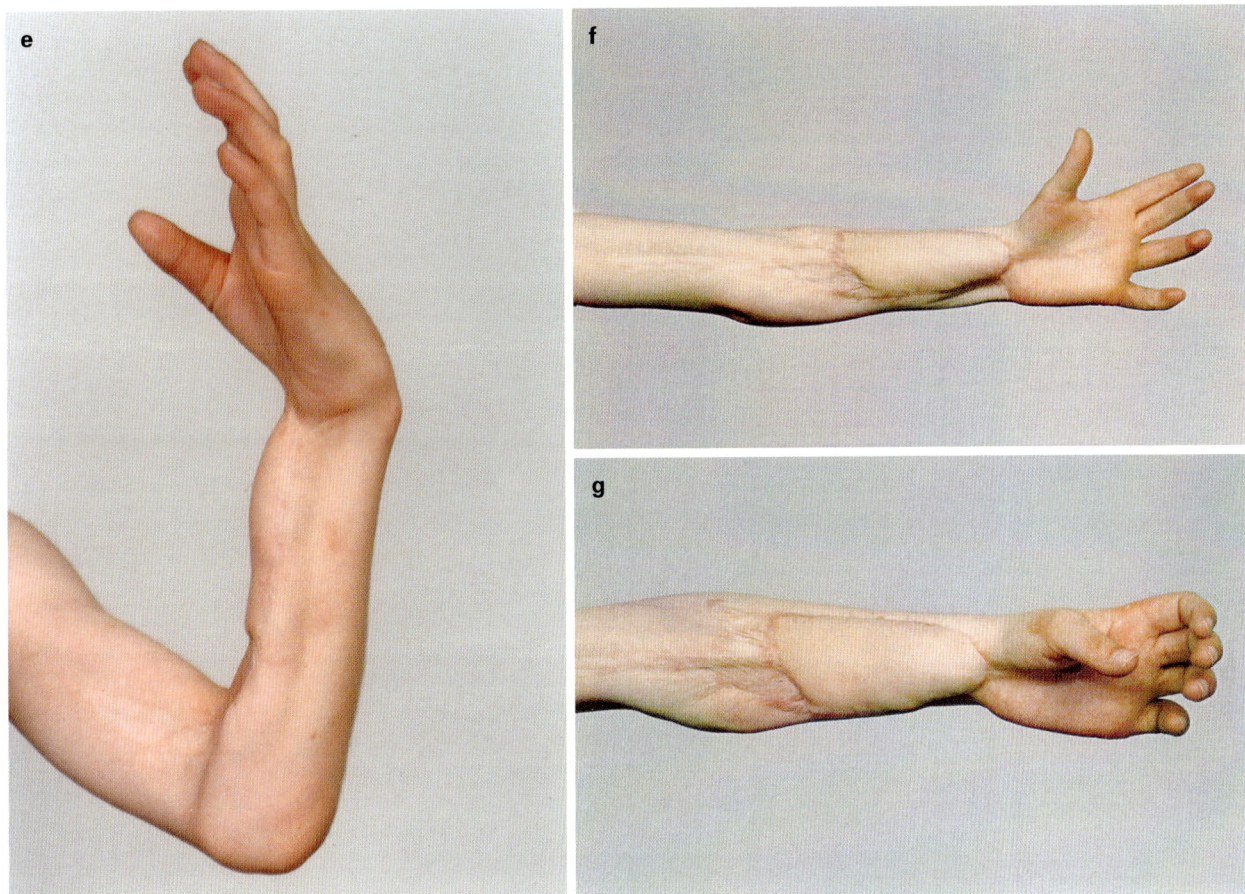

图 5.32（续）

带神经支配的游离肌皮瓣

　　背阔肌皮瓣：带蒂背阔肌皮瓣是理想的重建肱二头肌缺损或失神经支配的肌皮瓣。它可以独立嵌入创面，为了判断肌肉的长度和张力，可采用每 5cm 肌肉有多少缝线来判断肌肉在分离之前的长度。肌皮瓣供区可实现一期缝合。

　　腓肠肌：图 5.32c，d 患儿接受游离腓肠肌瓣加植皮以修复重建屈肌腱动力。随着生长发育，可出现与腕掌侧挛缩持续的对抗。图 5.32e 需要二期腹部皮瓣修复和屈肌腱粘连松解术。最终，他接受近排腕骨切除术和关节融合来达到稳定，图 5.32f，g 所示为活动范围，手部整体感觉有保留。

　　股薄肌肌瓣：是肱二头肌和前臂肌肉缺损重建的主要方式。图 5.33 显示儿童上肢关节挛缩，肘关节被动活动良好，患者接受股薄肌肌瓣移植重建右肱二头肌手术，体重仅仅 12kg。通过肋间

神经支配肌瓣，取得了良好的肘关节活动范围。

多皮瓣重建策略

　　在修复早期，上肢可能需要多个皮瓣修复，必须仔细规划皮瓣的选择与顺序，并考虑前文提及的运用于现代战争创伤的急救治疗的 VAC 创面治疗技术。在他们的论文中，对于两个上肢创口时，同时采用两个带蒂腹部皮瓣可顺利修复创面。

　　图 5.2e 显示伴重度污染的前臂大范围挤压毁损伤，行病灶清创术和植骨术的情况。使用游离背阔肌皮瓣修复，远端皮瓣灌注不足，不如同时使用腹股沟皮瓣带有游离骨瓣移植修复远端创面，达到一期愈合。在这种情况下，与 Tintle 带蒂皮瓣情况相同，同样存在与带蒂皮瓣类似的术后护理和治疗难度，而最终可获得较好的创面修复和皮

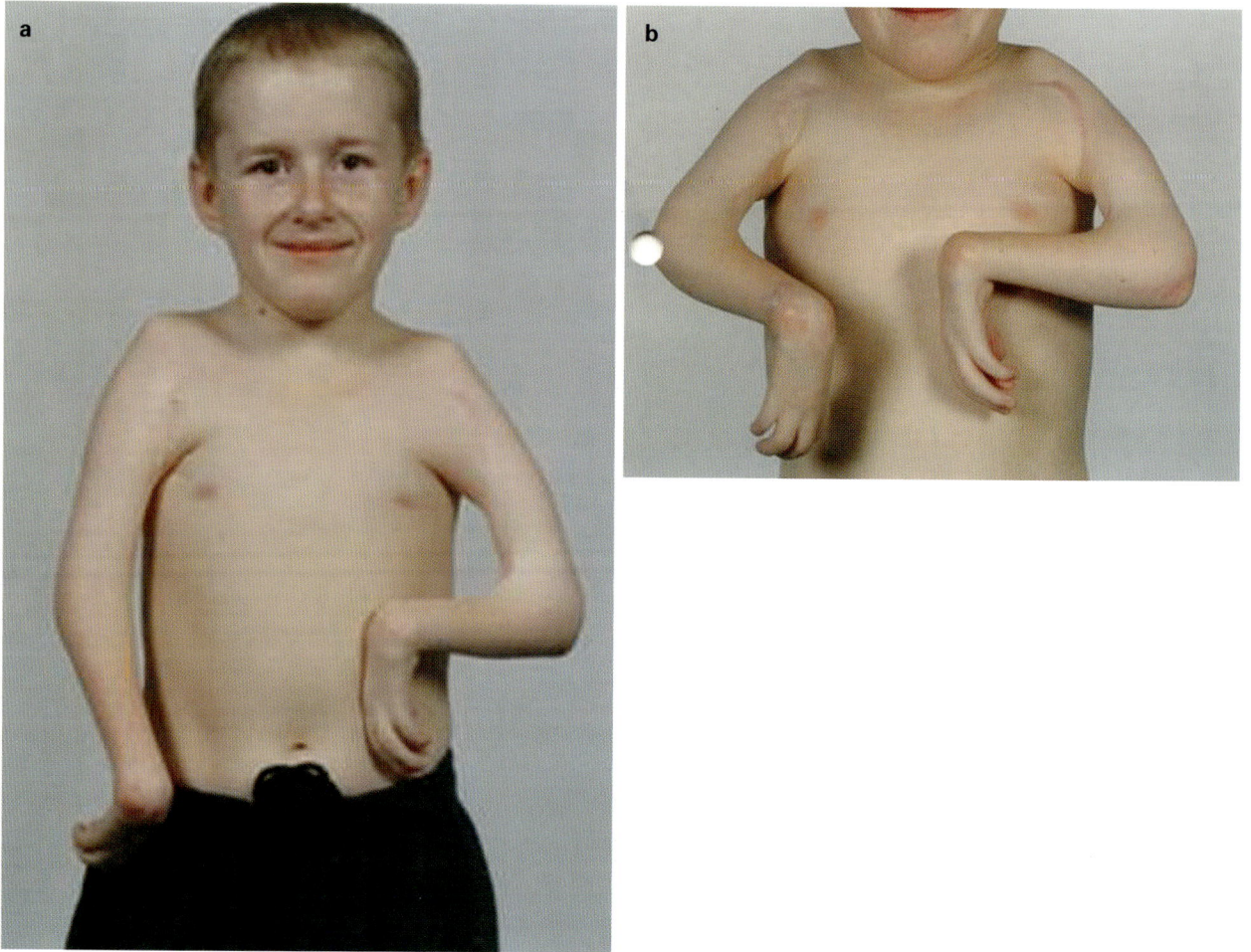

图 5.33 （a）该患儿右上肢关节挛缩及肱二头肌功能不全。（b）右肘游离股薄肌瓣重建功能

肤质量。

有时存在需要两个皮瓣修复的可能，这不仅是因为缺损创面的大小，而是当一期重建失败后就需要后续二期皮瓣。图 5.5 说明了修复重建计划是如何演变的。最重要的问题是必须在早期阶段检查和分析案例，并准备好随时做出改变修复重建方案，直至早期完成修复重建术。如图 5.5 所示，坚持不懈，以获得最佳修复效果。图 5.34a~d 展示了一例严重手外伤的手术计划、演变和修复重建过程。在拇指再植时，采用对侧游离前臂皮瓣重建手掌和手背，再植失败后，修复方式选择目的是最大限度地恢复患手功能。患者希望行拇指再造，带蒂髂腹股沟皮瓣修复手臂桡侧，为足趾再造手指创造条件。图 5.34e 展示第一足趾移植再造手指，获得之后 23 年手工劳动的能力。带蒂

腹股沟皮瓣的缺点是体积大，虽然最初并非有意，但两个皮瓣的组合却获得了较好的效果。

皮瓣选择策略

在每个独特的病例中，如何选择皮瓣有许多考量，决策必须以患者为中心，给患者提供的选择在很大程度上取决于创面的形状、大小和所需组织类型。如果外观对于患者很重要，这即是决策时最重要的考虑因素。

带蒂皮瓣的困难之一是受伤的手臂和手在术后 3~4 周的护理，特别是如图 5.5 和图 5.34 所示的复杂损伤后行修复的情况。对患者而言，带蒂皮瓣的愈合期是困难的，需要接受医务人员专业护理。受损部位和供区伤口护理很难获得较好的

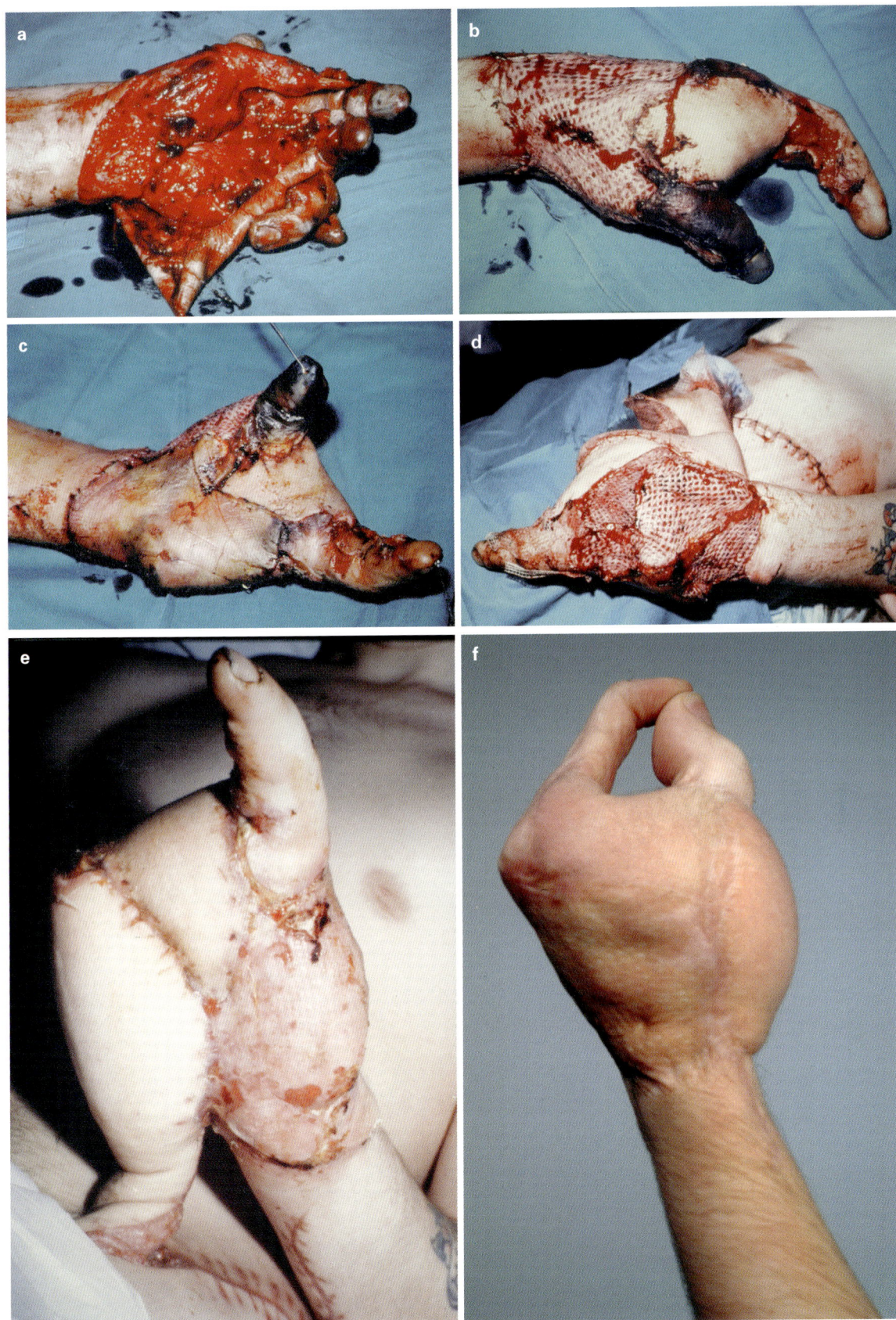

图 5.34 （a）手部脱套伤。（b，c）对侧游离前臂皮瓣移植术后，及拇指再植失败后的掌背侧外观。（d）为足趾移植做准备而行腹股沟带蒂皮瓣修复。（e）腹股沟皮瓣准备断蒂。（f，g）踇趾移植到手部重建拇指

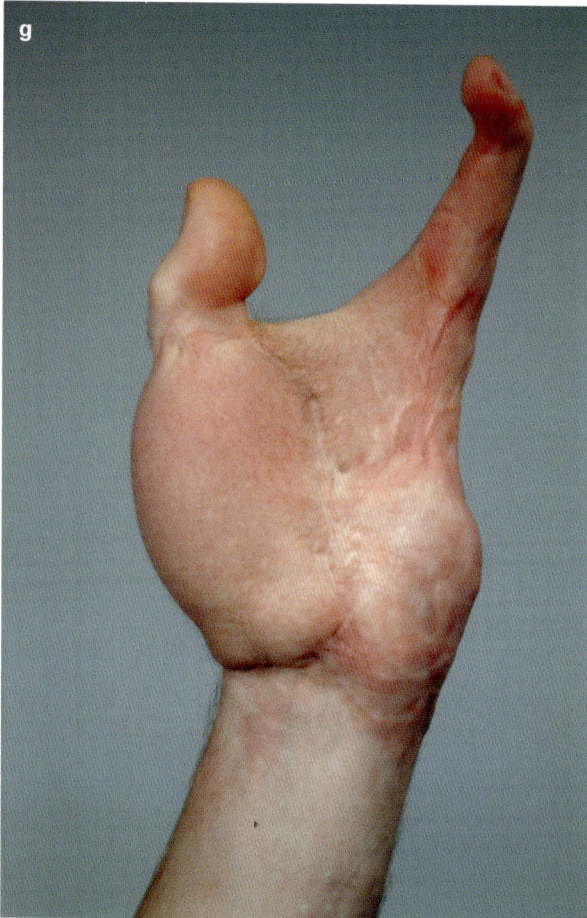

图 5.34（续）

处理，治疗师很难照顾到损伤部位，也难以维持患者肩、肘、腕的活动。对于带蒂皮瓣，腹股沟皮瓣比上臂皮瓣允许更多的手臂活动。尽管有这些困难，但仍可以由一个专业护理、康复以及医务人员组成的团队来完成。相反，游离组织瓣移植需要更强显微外科技术专长的团队合作。术后手臂可以抬高，而且更容易接受伤口护理和康复治疗。

参考文献

[1] Mowatt DJ, Shah M, Watson JS. Palmar resurfacing techniques: an "ideal" opportunity and the importance of long-term follow-up. J Hand Surg Br Eur. 2002;27B(2):198–201.

[2] Lohman RF, Nawabi AS, Reece GP, Pollock RE, Evans GR. Soft tissue sarcoma of the upper extremity: a fi ve year experience at two institutions emphasizing the role of soft tissue fl ap reconstruction. Cancer. 2002;94:2256–2264.

[3] The management of open fractures. British orthopaedic Association and British Association of plastic surgeons. Published by the British orthopaedic Association; 1997.

[4] Nanchalal J, Nayagam S, Khan U, Moran C, Barrett S, Sanderson F, Pallister I. Standards for the management of open fractures of the lower limb. London: The Royal Society of Medicine Press; 2009.

[5] Argenta LC, Morykwas MJ. Vacuum-assisted closure: a new method for wound control and treatment: clinical experience. Ann Plast Surg. 1997;38:563–576; discussion 577.

[6] Glass GE, Nanchalal J. The methodology of negative pressure wound therapy: separating fact from fi ction. J Plast Reconstr Aesthet Surg. 2012;65:989–1001.

[7] Greer SE, Longaker MT, Margiotta M, et al. The use of subatmospheric dressings for the coverage of radial forearm free fl ap donor-site exposed tendon complications. Ann Plast Surg. 1999;43:551554.

[8] Tintle SM, Wilson K, Mckay PL, Andersen RC, Kumar AR. Simultaneous pedicled fl aps for coverage of complex blast injuries to the forearm and hand (with supplemental external fi xation to the iliac crest for immobilization). J Hand Surg Eur Vol. 2010;35E(1):9–15.

[9] Weigert R, Choughri H, Casoli V. Management of severe hand wounds with integra dermal regeneration template. J Hand Surg Eur Vol. 2011;36E(3):185–193.

[10] Taylor I. Chapter 15. In: Mathes plastic surgery, vol 1. 2nd ed. Saunders Elsevier; 2006.

[11] Taylor GI, Palmer JH. The vascular territories (angiosomes) of the body: experimental study and clinical applications. Br J Plast Surg. 1987;40:113–141.

[12] Cormack GC, Lamberty BG. A classifi cation of fasciocutaneous fl aps according to their patterns of vascularity. Br J Plast Surg. 1984;37:80.

[13] Dabernig J, Sorensen K, Shaw-Dunn J, Hart AM. The Thin circumfl ex scapular artery perforator fl ap. J Plast Reconstr Aesthet Surg. 2007;60:1082–1096.

[14] Kim DY, Kim KS. Hand resurfacing with the superthin latissimus dorsi perforator based free fl ap. Plast Reconstr Surg. 2003;111:366–370.

[15] Strauch B, Vasconez LO, Hall-Findlay EJ, Lee BT. Grabb's encyclopedia of fl aps. 3rd ed. Philadelphia: Wolters Kluwer Lippincott Williams Wilkins; 2009.

[16] Pauchot J, Chambert J, Remache D, Elkhyat A, Jacquet E. Geometrical analysis of the V-Y advancement fl ap applied to a keystone fl ap. J Plast Reconstr Aesthet Surg. 2012;65:1087–1095.

[17] Rayan GM, Chung KC. Flap reconstruction of the upper extremity. ASSH; 2009.

[18] Ponten B. The fasciocutaneous fl ap: its use in soft tissue defects of the lower leg. Br J Plast Surg. 1981;34:215.

[19] Amarante J, Costa H, Rees J, Soares R. A new distally based fasciocutaneous fl ap of the leg. Br J Plast Surg.

1986;39:338–340.

[20] Yang GF, Chen PJ, Gao YY, Jiang SX, He SP. Forearm free skin fl ap transplantation. Clin Med J. 1981;61: 139–141.

[21] Angrigiani C, Grilli D, Dominikow D, Zancolli EA. Posterior interosseous reverse forearm fl ap: experience with 80 consecutive cases. Plast Reconstr Surg. 1993;92:265–293.

[22] Brunelli F, Giele H, Perrotta R. Reverse Posterior Interosseous Flap based on an Exteriorized Pedicle to cover Digital Skin Defects. J Hand Surg [Br]. 2000; 25(3):296–299.

[23] Ono S, Sebastin SJ, Yazaki N, Hyakusoku H, Chung K. Clinical applications of perforator-based propeller fl aps in upper limb soft tissue reconstruction. J Hand Surg. 2011;36A:853–863.

[24] Becker C, Gilbert A. The distally bases ulnar island artery fl ap in hand reconstruction. Eur J Plast Surg. 1988;11:79–82.

[25] Maruyama Y, Onishi MD, Iwahira Y. The ulnar recurrent fasciocutaneous island fl ap: reserve medial arm fl ap.

Plast Reconstr Surg. 1987;79(3):381–388.

[26] Davalbhakta AV, Niranjan NS. Fasciocutaneous fl aps based on fascial feeding vessels for defects in the periolecranon area. Br J Plast Surg. 1999;52(1):60–63.

[27] Mcgregor IA, Jackson IT. The groin fl ap. Br J Plast Surg. 1972;25(1):3–16.

[28] Song YG, Chen GZ, Song YL. The free thigh fl ap: a new concept based on the septocutaneous artery. Br J Plast Surg. 1984;37:149–159.

[29] Kimura N, Satoh K, Hasumi T, et al. Clinical applications of the free thin anteriolateral thigh fl ap in 31 consecutive patients. Plast Reconstr Surg. 2001;108: 1197–208.

[30] Izadi D, Paget JTEH, Haj-Basheer M, Khan UM. Fasciocutaneous fl aps of the subscapular artery axis to reconstruct large extremity defects. J Plast Reconstr Aesthet Surg. 2012;65:1357–1362.

[31] Kay S, Pinder R, Wiper J, Hart A. Microvascular free functioning gracilis transfer with nerve transfer to establish elbow fl exion. J Plast Reconstr Aesthet Surg. 2010;63(7):1142–1149.

第六章　手部软组织修复

Steven Lo, Mark Pickford

关键词

手部软组织修复；现有证据；对照研究；小型游离皮瓣；皮瓣

第一部分：非皮瓣修复法

非皮瓣的指尖重建手术与更复杂的皮瓣修复术在许多方面的处理效果相近，在某些情况下甚至优于皮瓣法。

二期愈合

一篇综述性研究报道，使用半封闭敷料包扎的所有指尖缺损病例伤口均能完全愈合，平均两点辨别觉为 3.6mm，触压觉恢复也较好。一项不同方法指尖重建的对比研究发现，在两点辨别觉恢复到 3.8mm 的时间和早期恢复工作方面，使用敷料包扎的方法优于其他治疗。敷料包扎的缺点是指尖软组织垫质量较差，瘢痕的高敏感性达 54%。

皮片移植

Lister 建议手指功能侧使用全厚皮片移植，以获得更健康的覆盖，非功能侧可使用刃厚皮片移植使伤口收缩，从而牵拉附近更好的有感觉的皮肤组织。但是，在指尖修复重建中应尽量不用皮片移植术，因为前瞻性研究显示不论是刃厚皮片还是全厚皮片，在两点辨别觉和瘢痕敏感性方面表现都不及皮瓣。

复合材料移植

关于复合材料移植总体成功率及影响因素的报道仍存争议。一项研究认为 5h 内完成的复合材料移植成功率高，但该研究并未基于临床进行分析，而是问卷调查的结果，需谨慎看待其结论。其他与复合材料移植失败相关的影响因素是吸烟，及复合材料到甲皱襞的距离。由于现有证据等级不高与证据冲突，我们认为可以在非急性期及儿童患者损伤时应用复合材料移植修复。由于采用简单皮瓣修复可以达到接近正常的两点辨别觉及快速一期愈合的效果，在治疗时应仔细评估复合组织材料移植是否是成人中最合适的治疗方法。

第二部分：手指的皮瓣修复

背景

功能问题

手指无伸屈肌腱附着的远侧部分称为指尖，也有人不太准确地描述其为远侧指间关节的远端部分。从重建手功能的角度看，皮瓣修复与指尖离断缺损的平面更相关。在靠近指尖和远侧指间关节皱褶处的缺损中，复合皮瓣修复无法显著改善手指功能。在 Swanson 的手部损伤分级中，远侧指间关节远端的缺损将导致 50% 的患指功能丧失。因此在指尖缺损时应尽量保留长度，但是在接近远侧指间关节平面时，保留长度意义不大，可考虑残端修整术而不是皮瓣修复治疗。（译者按：随着全形再造技术的推广，建议尽量保留手指长度，包括 DIP 关节等。）

感觉问题

触痛觉，也是手指"看见"感受物体的能力，是指尖感觉恢复的重要组成之一，Moberg 指出正常的两点辨别觉需在 6mm 之内。有人认为单用两点辨别觉测试来评估触压感觉不够可靠，但大部分研究仍以此作为评估方法之一。也就是说，触压感觉的重建在指尖的功能侧更为关键（如拇指尺侧、示指和中指桡侧、小指尺侧）。相比而言，修复非功能侧时可以不必特别关注恢复触压感觉，如可使用两点辨别觉大于 6mm 的皮瓣。此外，使用转位皮瓣时不应过于强调两点辨别觉，因存在双重定位现象。此外，应将两点辨别觉和瘢痕感觉综合考虑。在修复时应尽量避免在指尖功能侧形成瘢痕，以期取得更好的效果。

分级

指尖损伤有很多分级方法。主要包括两个方面：第一，离断缺损平面，我们通常使用 Ishikawa 截指分级（图 6.1）；第二，缺损平面的角度（如掌侧倾斜、背侧倾斜、横断、尺侧倾斜和桡侧倾斜等）。

指尖缺损的软组织修复（第 2~5 指）

手术方法

在本章节中，将按指尖、手指背侧、手指掌侧缺损分别进行讨论，主要修复方法有同指皮瓣、邻指皮瓣、远位带蒂皮瓣和游离皮瓣修复术。我们将依次对其进行讨论，其中游离皮瓣修复重建将在后面的章节展开。

截指平面

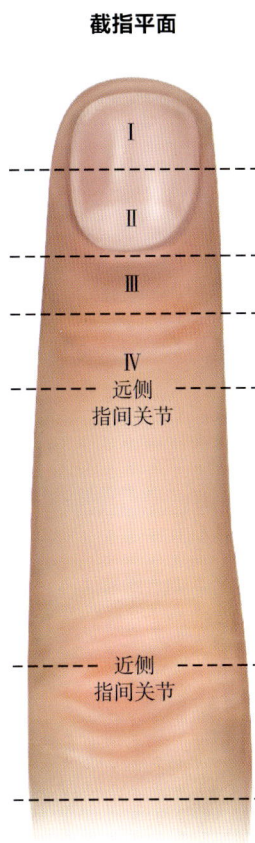

图 6.1　Ishikawa 截指分级

同指皮瓣

方法

Ⅰ . V–Y 推进。

Ⅱ . 斧形皮瓣。

Ⅲ . 双侧 V–Y 皮瓣（Kutler/Segmuller 皮瓣）。

Ⅳ . 同指三角推进皮瓣（Venkatswami 皮瓣）。

Ⅳ . 逆行皮瓣。

V–Y 推进皮瓣

适应证

背侧斜行及横行截断伤。截指平面在指甲中部水平（Ishikawa Ⅰ 型）采用标准 V–Y 皮瓣，在近侧半甲床水平（Ishikawa Ⅱ 型）采用改良双蒂 V–Y 皮瓣。

技术改进

V–Y 推进皮瓣的应用最早出现于 1935 年，在

1970 年由 Atasoy 进一步推广。近年来，由于邻近远侧指间关节指纹的神经血管束清晰明确，出现了 V-Y 皮瓣改良形成的带血管神经束的双蒂皮瓣。这可使推进距离增加至 14mm。

局限性

标准 V-Y 皮瓣推进距离有限。

优点

简单，两点辨别觉好，外形美观。

治疗效果

Lorea 研究了 22 例带血管神经的 V-Y 推进皮瓣，发现平均两点辨别觉为 6mm，其中有 2 例出现感染，1 例神经瘤，1 例近侧指间关节屈指挛缩。Eliot 回顾了 102 例皮瓣，其中 46 例采用传统 V-Y 方式，56 例采用带血管神经蒂皮瓣。两组中均有 13% 患者出现冷刺激耐受差，14% 出现感觉过敏，此文并无关于两点辨别觉的讨论。在 Ma 等关于指尖皮瓣的前瞻性对照研究中，V-Y 皮瓣相比于其他皮瓣在瘢痕敏感性和两点辨别觉（4.3mm）方面效果更佳。

斧形皮瓣

适应证

尺侧或桡侧斜行、背侧斜行和横行截断伤，特别适用于修复示指、小指的功能侧。

技术改进

斧形皮瓣最早由 Emmett 提出的旋转推进皮瓣，用来修复如坐骨及大转子处的压疮而非指尖部位的损伤。后来，斧形皮瓣也用以重建指尖指腹的小缺损创面。本质上，这是一种掌侧 V-Y 皮瓣，其中 "V" 形一边约 3/4 长度不做切开，以旋转推进修复创面（图 6.2）。这种方法通过将皮瓣基底设计于手指的功能侧以减轻瘢痕敏感性的问题。这也是一种保留示指、小指功能侧的较好选择。

局限性

皮瓣推进距离有限。

优点

避免在手指功能侧形成瘢痕。

治疗效果

Tuncali 等报道了 19 例应用斧形皮瓣修复指尖

损伤的病例，随访时间为 1 年，其中两点辨别觉为 6.3mm，在 5 周内即恢复工作，其中 22% 患者出现冷刺激耐受性差。

双侧 V-Y 皮瓣（Kutler 和 Segemuller 皮瓣）

适应证

不完全指腹缺损。

技术和改进

在 1943 年，Gessendorfer 首先提出了外侧 V-Y 皮瓣，后由 Kutler 提出了双侧改良型 V-Y 皮瓣。最早的方法未对神经血管蒂进行分离，后来由 Segmuller 等进行了改良，分离出血管神经蒂，增加了推进量，使其可以在远节指骨附近，也有作者已将其推进至远节指骨。Kutler 和 Segmuller 皮瓣通常双侧应用，但也可以单侧应用，更类似一个短的 Venkatswami 皮瓣，这样可以避免在手掌侧形成过多的瘢痕。然而，与 Venkatswami 皮瓣不同的是，Segmuller 皮瓣不会跨过指腹掌侧中线。

局限性

和其他皮瓣相比，Kutler 皮瓣（非改良型）会在指尖处形成额外的瘢痕，造成瘢痕敏感性和远端指间关节僵硬，相对结果较差。

优点

改良型血管神经带蒂皮瓣用途更广。在衡量是否需要二期皮瓣移植时可以先采用此类皮瓣。相比 Venkatswami 皮瓣，这两种皮瓣都能维持神经支配，效果可靠。

治疗效果

Smith 和 Elliot 回顾了 100 例采用 Segmuller 皮瓣法的病例，其中有 1 例出现局部皮瓣坏死，5 例出现神经瘤。45% 的病例两点辨别觉恢复正常。

同指三角推进岛状皮瓣（Venkastwami）

适应证

掌侧或背侧 < 2cm 的斜行撕裂伤。

技术和改进

由 Venkatswami 在 1980 年提出的同指三角推进皮瓣由于存在屈曲挛缩的问题（图 6.3），并未在世界范围内取得认同。1988 年，Evans 和 Martin 提出的阶梯推进改良为此提供了较好的解决方案，

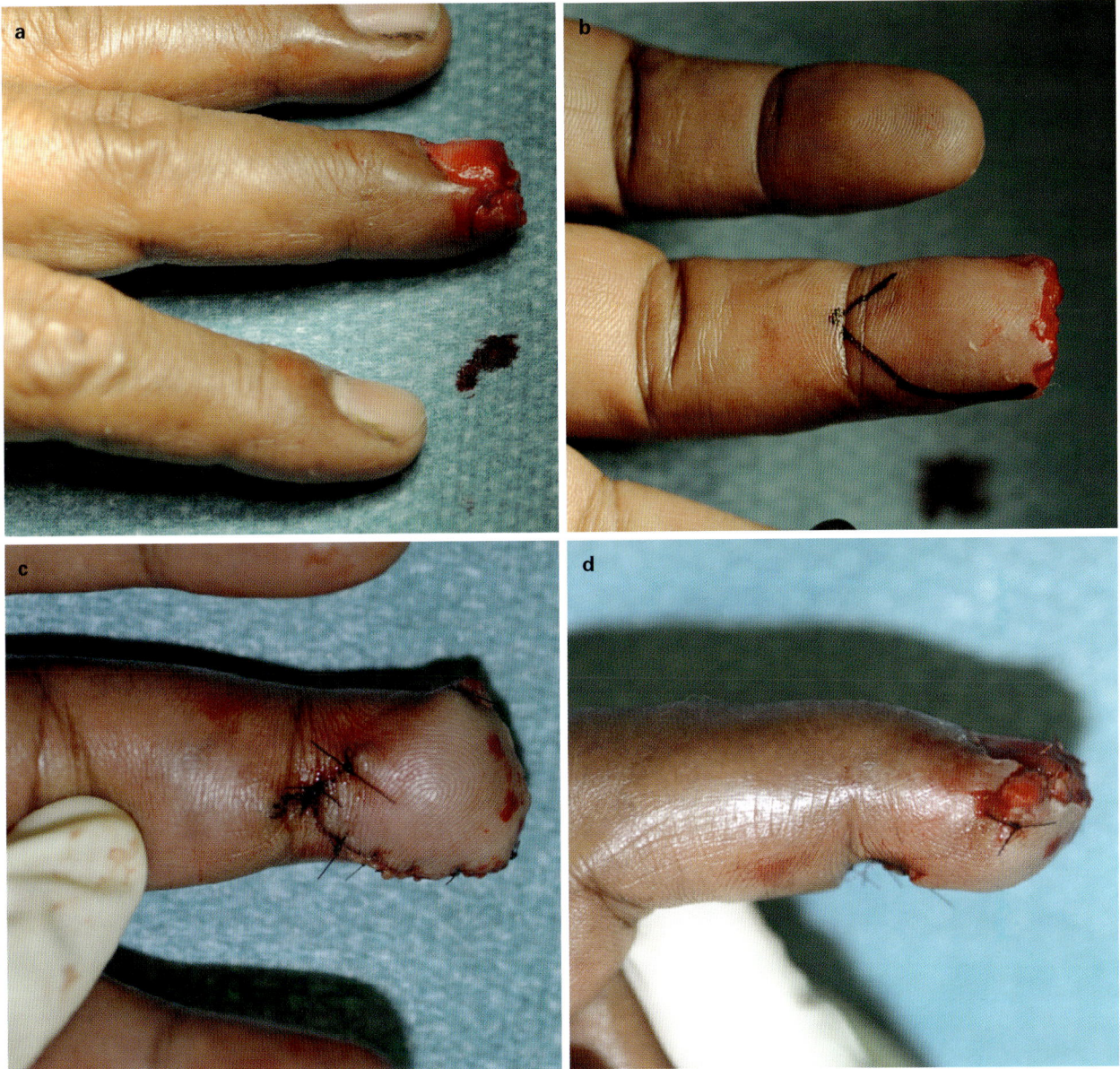

图6.2　斧形皮瓣：（a）中指横行截断伤。（b）设计斧形皮瓣，底部位于中指功能侧。（c）旋转推进皮瓣。（d）手指桡侧观，功能侧无瘢痕形成

但是其治疗结果缺乏独立的文献报道。然而，在皮瓣完全岛状分离并接受适当的术后治疗的患者中，我们尚未发现屈曲挛缩的情况。我们也没有发现阶梯推进皮瓣的更优之处，这种皮瓣在形成之后往往不再具有调整余地。

局限性

夜间不使用伸展夹板会导致屈曲挛缩。

优点

两点辨别觉恢复良好，重建触压感觉。

治疗效果

Lanzetta 回顾了 25 例病例，这类皮瓣填充稳定，未出现神经瘤，其中 1 例出现坏死，12% 出现过敏性瘢痕，80% 出现冷不耐受，7 例（28%）的患者出现 10°~45° 的伸展受限。伸展受限的患者均未按照指导使用夜间夹板，使用夜间夹板的患者无一出现伸展受限。两点辨别觉为 3~6mm，92% 的病例患侧手指的两点辨别觉恢复到健侧水平。

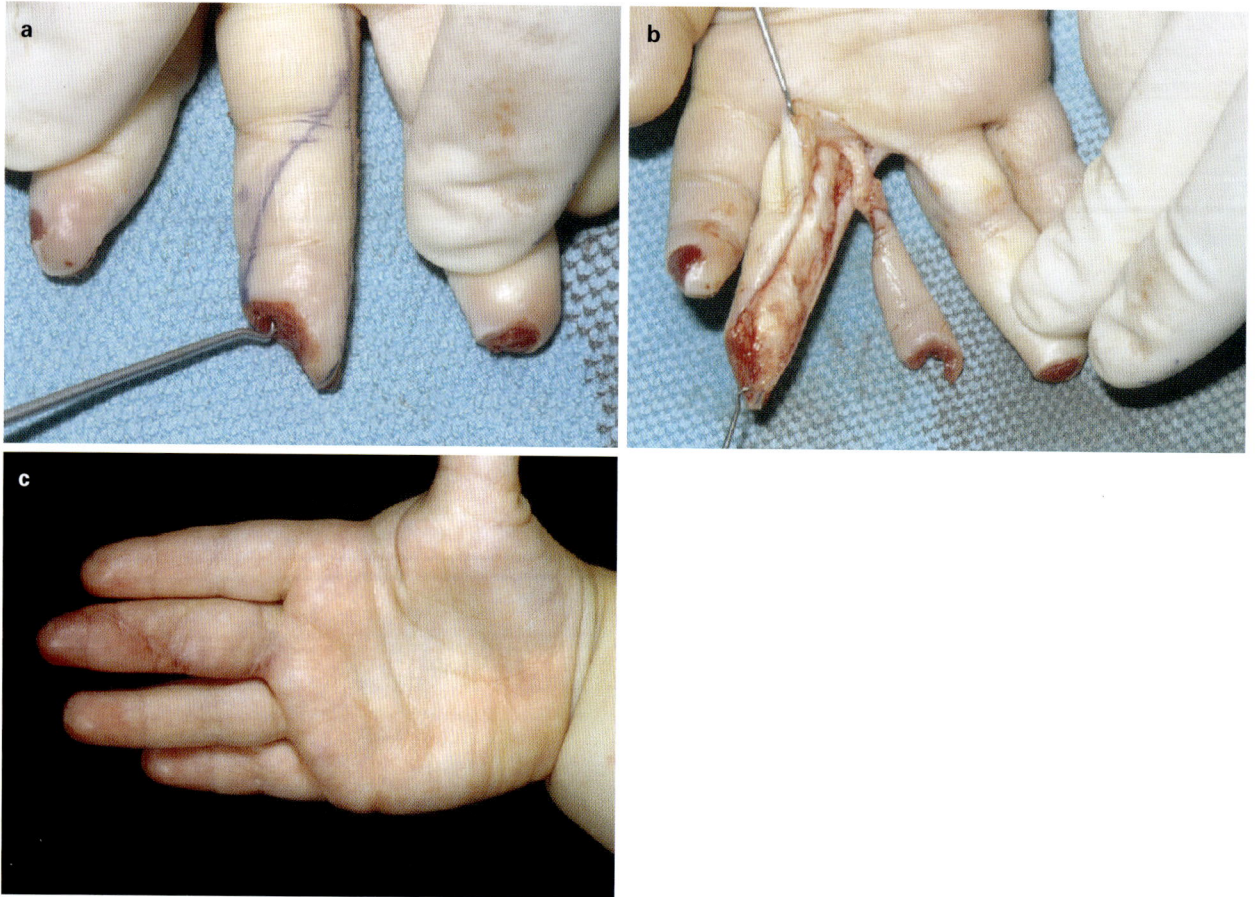

图 6.3 Venkatswami 皮瓣:(a)皮瓣设计,近侧达手指根部。(b)皮瓣蒂带薄层脂肪袖。(c)最终结果,无屈曲挛缩

逆行同指皮瓣

适应证

大面积掌侧斜行缺损或者全指腹缺损。

技术改进

最早由 Lai 等学者在 1989 年提出。这是一种近节水平的逆行皮瓣,可包含或者不包含指神经背支,旋转点在远端指间关节近端 5mm,此处有交通支连接双侧指固有动脉。关于连接指背神经是否能提高两点辨别觉仍存争议。然而,指神经吻合可能对提升皮肤感觉,避免发生异位现象有一定效果。血管蒂过度剥离可导致静脉瘀血,可以通过保留脂肪袖或选择性保留手掌静脉来解决。

局限性

触压感觉的两点辨别觉恢复欠佳。解剖分离复杂。

优点

使供区局限于受伤的手指。

治疗效果

Yazar 回顾了 64 例病例发现神经吻合后两点辨别觉为 5.7mm,1 例出现局部皮瓣坏死,3 例出现屈曲挛缩,2 例出现神经瘤(图 6.4)。

邻指皮瓣

方法选择

Ⅰ.邻指皮瓣。

Ⅱ.邻指血管神经岛状皮瓣(详见 Litteler 皮瓣)。

邻指皮瓣

适应证

不完全指腹缺损,指背缺损(逆行邻指)。

技术和改进

最早由 Gurdin 和 Paganin 在 1950 年提出,包

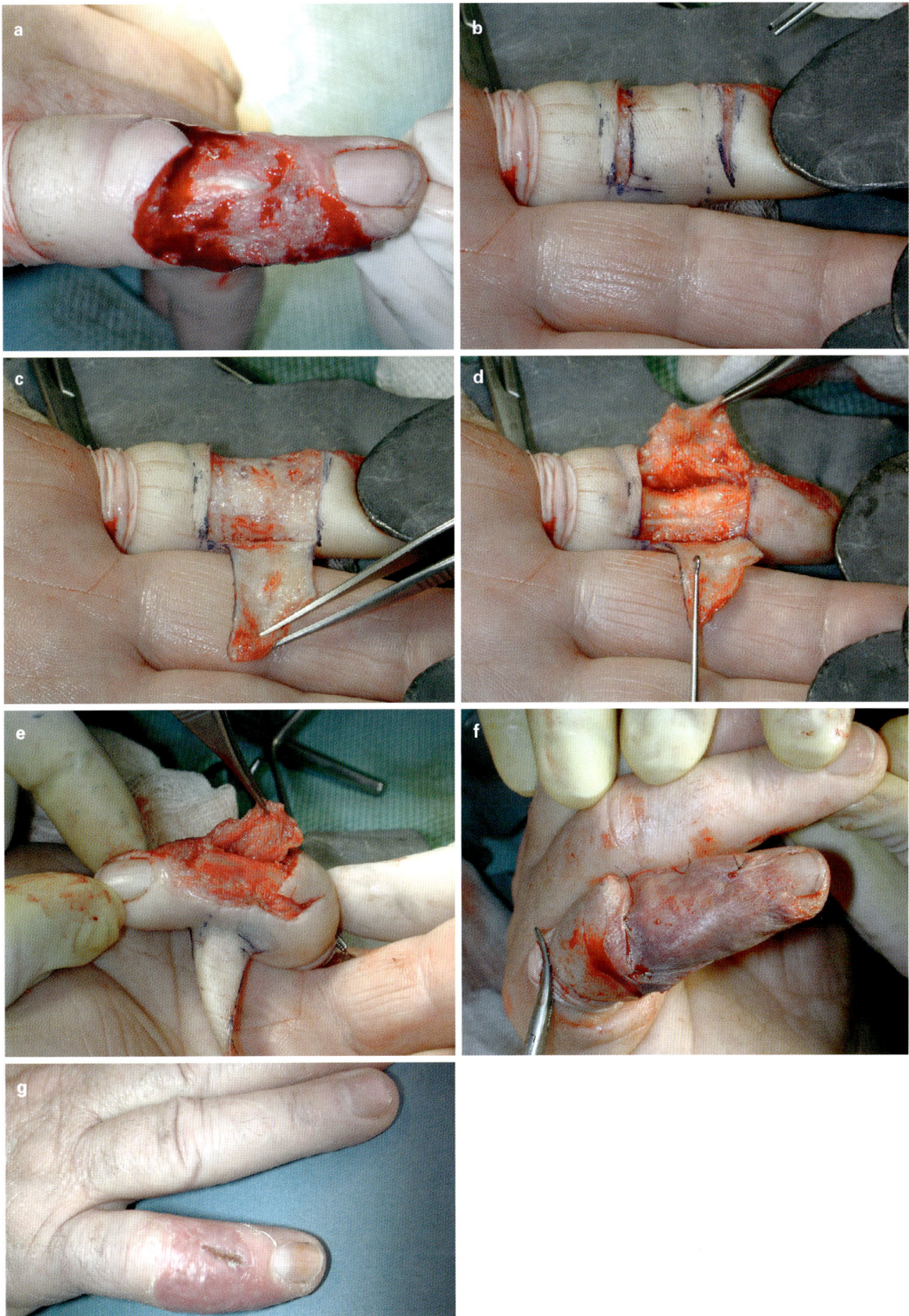

图 6.7　改良 Merle 皮瓣：（a）尺侧背部缺损，因此靠近尺侧血管神经束分离皮瓣。（b）分离皮肤瓣。（c）暴露脂肪筋膜层。（d）分离脂肪筋膜瓣。（e）皮瓣覆盖。（f）皮瓣移植处植皮。（g）最终结果

Ⅱ . 静脉营养皮瓣（见后述）。

Ⅲ . 脂肪筋膜翻转皮瓣（见前述）。

掌背动脉穿支皮瓣（Quaba 皮瓣）

适应证

近节指背缺损，指蹼缺损。

技术和改进

Quaba 最早在 1900 年提出了"手部远端蒂皮瓣"，穿支皮瓣起源于手掌至指背动脉的穿支，距离掌指关节近端 0.5~1cm（图 6.8）。原始皮瓣可到达近端指间关节。Murayama 提出一种

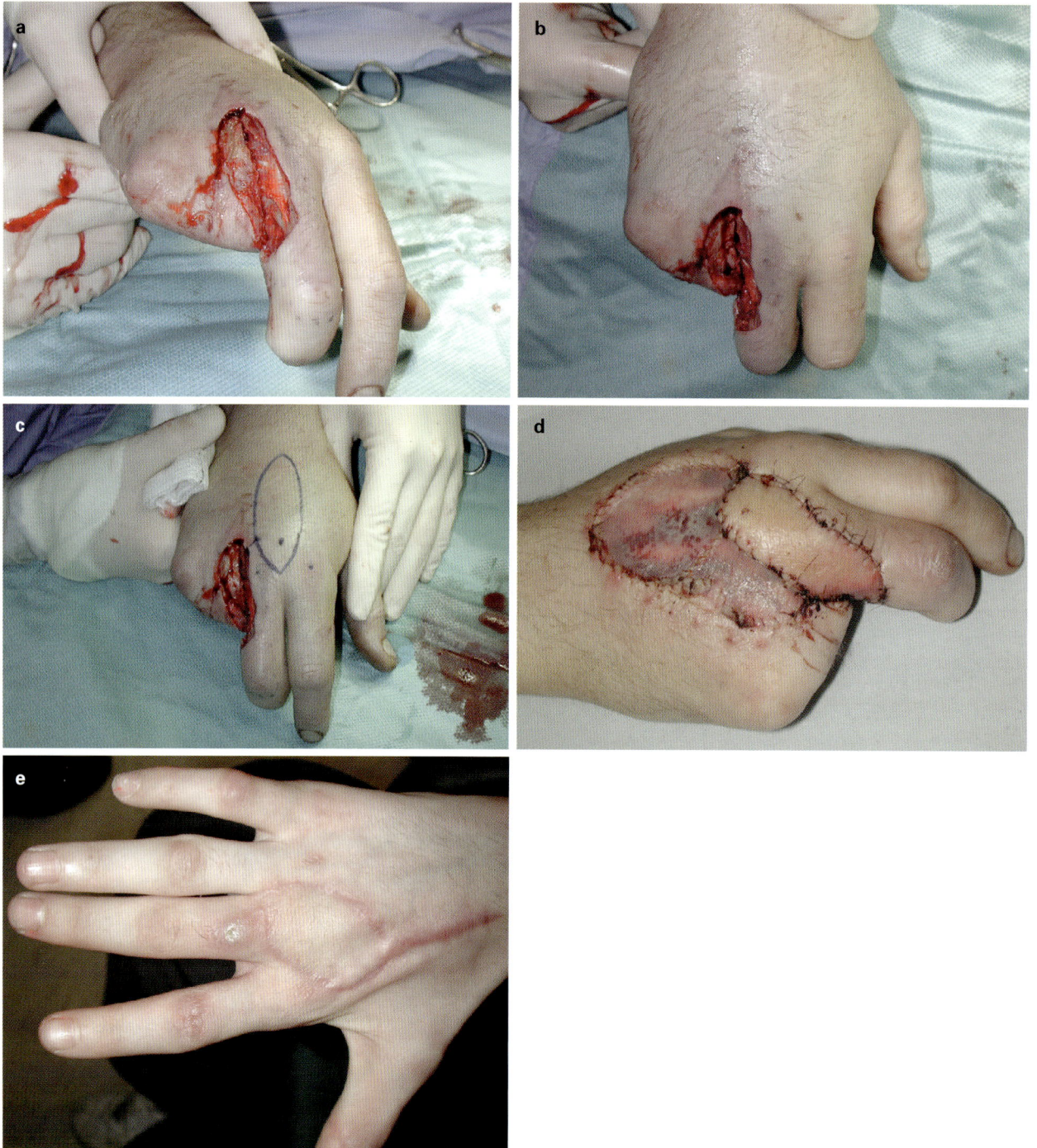

图 6.8 Quaba 皮瓣：（a，b）肌腱外露的中指缺损。（c）多普勒超声定位穿支血管。（d）移植皮瓣和继发缺损处植皮。继发缺损通常可以直接闭合，本例中由于截断伤导致皮肤无法拉拢。（e）一期闭合供区的 Quaba 皮瓣案例

相类似的合并了掌背动脉的皮瓣。这种皮瓣分离较为复杂，但并无过多优点。有人报道扩大的掌背动脉皮瓣可到达指尖。但这种方式往往不考虑手背而导致额外的瘢痕，对此应考虑其他治疗方法。

局限性

在手部出现感染时可发生移植失败。

优点

局部来源的组织相对更直接，血供更丰富。

治疗效果

在一篇 69 例的综述中，有 7 例出现局部移植失败，3 例出现完全移植失败。完全移植失败均由手部感染导致，因此在这种情况下不推荐使用这类皮瓣。只要穿支血管通过多普勒超声定位，尺侧或桡侧分离的皮瓣不存在显著性差异。

指腹缺损

方法

Ⅰ. 邻指皮瓣（见前述）。

Ⅱ. 游离静脉瓣（见后述）。

Ⅲ. 游离骨间后肌皮瓣（见后述）。

Ⅳ. 游离第一掌间隙皮瓣（见后述）。

Ⅴ. 腹股沟带蒂皮瓣。

Ⅵ. 逆行前臂桡侧皮瓣。

很多皮瓣都可以用于指腹缺损的修复。小的非植皮性的缺损可考虑邻指皮瓣，较大的缺损我们则考虑用小型游离皮瓣来重建手指，避免对正常供区造成损伤，对此，我们将在后面进行讨论。

对于不可回植性的单个手指的脱套伤，除拇指外，都应首先考虑截指术。多个手指损伤需要用带蒂腹股沟皮瓣，逆行前臂桡侧皮瓣或者游离皮瓣进行修复。指腹缺损通常要求再血管化，使用静脉营养皮瓣不仅可以起到皮瓣覆盖，而且具有提供动脉管道的作用。我们之前提出使用并指桡侧逆行前臂皮瓣治疗多个手指损伤，使用相同直径的桡动脉穿支重建手指血供。这种技术在用大面积皮瓣覆盖创面的同时重建了血供。

指尖重建的治疗效果

指尖重建的治疗效果缺乏高等级的证据，大部分文献为案例报道或个人经验。尚无证据等级为Ⅰ级或Ⅱ级的研究。

Ⅲ级证据——回顾性对照研究

目前，有一些回顾性或前瞻性的对照研究，但大部分集中于技术方法的比较。

Soderberg 等在一项回顾性对照研究中对比研究了不同的重建方法（皮片移植，一期闭合和皮瓣移植）与保守方法治疗骨外露的指尖截断伤。所有病例被分为两组，保守治疗组与手术治疗组，具体的手术方法并未做进一步统计。共有 36 例采用保守治疗和 34 例采用手术治疗，随访时间为 6 个月至 4 年。保守治疗组在两点辨别觉，疼痛感觉和精细抓握方面表现更好。两组的误工时间没有明显差异。这项研究显示保守方法治疗指尖损伤比手术治疗的效果更好。然而，由于未对具体手术方法进行统计，当使用某种效果特别差的方法，如刃厚皮片移植进行治疗时，会产生偏移，导致手术治疗组总体治疗效果不佳。

在 Ma 等进行的一项大规模前瞻性对照研究中，共有 140 例指尖损伤患者，使用 7 种方法进行治疗。包括刃厚皮片移植、全厚皮片移植、修复截指、V-Y 皮瓣、Kutler 皮瓣、邻指皮瓣和敷料覆盖。所有病例都在术后 6 个月用标准化试验进行评估。

治疗效果如下表所示（表 6.1）：

1. 愈合问题——邻指皮瓣中有 27% 发生感染或移植失败，Kulter 皮瓣法中有 23%，其他方法的愈合问题发生率为 11%~17%。

2. 外观——由患者及术者进行 1（外形较差）~ 4 分（外形较好）的评分。各方法的总体评分相近，V-Y 皮瓣的评分最高。

3. 瘢痕触痛。刃厚皮片移植的瘢痕敏感性最差（59%），其次为敷料覆盖法（54%）。这和远节指骨缺少较厚组织覆盖有关。

4. V-Y 皮瓣，Kutler 皮瓣，修复截指和敷料覆盖方法的两点辨别觉都恢复到具有较好的触压感觉（＜6mm）。皮片移植和邻指皮瓣组的两点辨别觉最差，在6.2~7.2mm，触压感觉恢复不佳。

5. 僵硬程度——邻指皮瓣主动活动度（TAM）下降最为显著（20%）。Kutler 皮瓣的活动度减退程度为18%，主要在近端指间关节处。敷料包扎组的手指僵硬程度最低。

6. 力量——除了邻指皮瓣组，其他组的总体力量和捏持都进行了比较。力量减退主要由长期制动所致（2~3周）。

7. 恢复工作和病假时间——虽然敷料包扎组

的伤口完全愈合时间最长（28天），但该组恢复工作的时间却最短（41天）。邻指皮瓣的恢复工作时间为其他组的2倍（87天）。

在该研究中，邻指皮瓣的总体效果不佳，而V-Y皮瓣的总体效果最好。虽然敷料组也取得了较好的结果，但最后的指端瘢痕敏感性高，质量不佳。皮片移植组的指端偏柔软，感觉较差。

IV级证据——非对照性病例研究

非对照回顾性研究数量较多，但总体作用不大，也没有关于技术方法进行有效的对比（表6.2）。

表6.1 III级证据的前瞻性对照研究（术后6个月的结果）

	愈合问题（移植失败，伤口感染）（%）	外观[1（较差）~4分（较好）]	两点辨别觉（mm）	瘢痕触痛（%）	僵硬程度（主动活动度缺失程度）	力量抓持（kg）	捏持（kg）	恢复工作时间（天）
刃厚皮片移植	11	2.7	6.2	59	10	20.6	2.7	46
全厚皮片移植	14	26	6.8	26	14	23	3.2	51
V-Y 皮瓣	17	2.9	4.3	31	14	21.2	3	42
Kutler 皮瓣	23	2.3	3.9	31	18	22.2	3.5	52
修复截指	11	2.5	4.1	46	13	21.4	2.4	52
邻指皮瓣	27	2.7	7.2	23	20	17.6	1.7	87
敷料覆盖	均愈合延迟	2.5	3.8	54	6	21.6	2.4	41

表6.2 软组织重建修复手指的治疗效果

治疗方法	两点辨别觉（mm）	治疗意见	文献报道	最高证据等级
敷料覆盖	3.8	愈合时间延长	Ma（1982）	III
皮片移植	6.2 刃厚皮片 6.8 全厚皮片	指尖效果较差瘢痕敏感	Ma（1982）	III
V-Y 皮瓣	4.3 6	推进距离较短	Ma（1982） Lorea（2006）	III
Hatchet 皮瓣	6.3	避免在功能面形成瘢痕	Tuncali（2006）	IV
Kutler/Segmuller 皮瓣	3.9		Ma（1982）	IV
Venkatswami/ 同指推进岛状皮瓣	3~6	80% 出现冷不耐受，不适用夜间夹板治疗会出现伸直延迟	Lanzetta（1995）	III
反向同指皮瓣	5.7	分离过程复杂	Yazar（2010）	IV
邻指皮瓣	7.2 7.6	重建了触压感觉，存在供区损伤	Ma（1982） Nishikawa（1992）	IV
邻指神经支配皮瓣	3.6		Lassner（2002）	IV
游离足趾移植 2~5 指	13.1	要求显微外科技术	Del Pinal（2004） Lin（2007）	IV
趾甲移植	无		Endo（2002）	IV
反向脂肪筋膜瓣	8	不推荐用于指腹的修复	Laoulakos（2003）	IV

治疗流程（图表 6.1）

第三部分：拇指修复

分类

Lister 提出了 4 类需要修复重建的拇指缺损：

1. 仍有一定长度，但覆盖较差（如：远端缺损）。

2. 不完全性截指，需要重建长度。

3. 完全性截指，腕掌关节和鱼际肌局部损伤。

4. 完全性截指，腕掌关节和鱼际肌缺失。

在这一章节中，我们仅对第一类缺损展开讨论。在这类损伤中需注意保留长度，40% 的手功能涉及拇指，而指间关节水平的截指又将损失 50% 的拇指功能。

局部皮瓣

同指皮瓣

方法

Ⅰ．掌侧推进皮瓣（Moberg 皮瓣）。

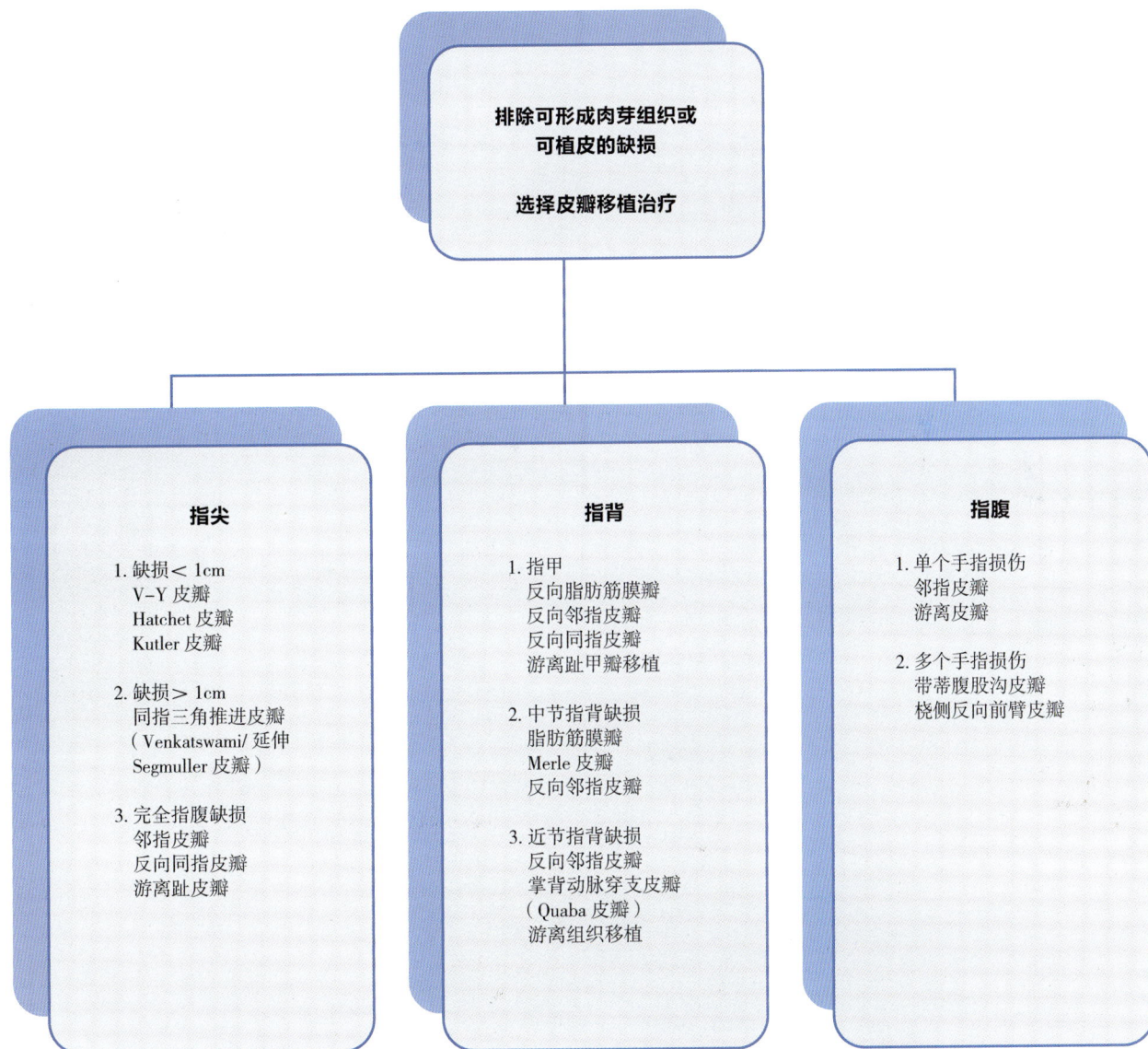

排除可形成肉芽组织或可植皮的缺损

选择皮瓣移植治疗

指尖

1. 缺损 < 1cm
   V–Y 皮瓣
   Hatchet 皮瓣
   Kutler 皮瓣

2. 缺损 > 1cm
   同指三角推进皮瓣
   （Venkatswami/ 延伸
   Segmuller 皮瓣）

3. 完全指腹缺损
   邻指皮瓣
   反向同指皮瓣
   游离趾皮瓣

指背

1. 指甲
   反向脂肪筋膜瓣
   反向邻指皮瓣
   反向同指皮瓣
   游离趾甲瓣移植

2. 中节指背缺损
   脂肪筋膜瓣
   Merle 皮瓣
   反向邻指皮瓣

3. 近节指背缺损
   反向邻指皮瓣
   掌背动脉穿支皮瓣
   （Quaba 皮瓣）
   游离组织移植

指腹

1. 单个手指损伤
   邻指皮瓣
   游离皮瓣

2. 多个手指损伤
   带蒂腹股沟皮瓣
   桡侧反向前臂皮瓣

图表 6.1　手指软组织缺损的治疗流程

Ⅱ.调换皮瓣。

Ⅲ.V-Y 皮瓣（见前述）。

Ⅳ.脂肪筋膜翻转皮瓣（见前述）。

掌侧推进皮瓣（Moberg 皮瓣）

适应证

指腹缺损<2cm。

技术和改进

掌侧推进皮瓣由 Moberg 在 1964 年提出，早期皮瓣基底不进行分离。后来出现的变式中最重要的一种是完全岛状分离皮瓣，增加了推进距离并预防屈曲挛缩。其他改良方法主要涉及继发缺损的修复。我们通常使用 Elliot 推行的 V-Y 改良式（图 6.9）。

局限性

虽然研究尚未证实这类皮瓣的屈曲挛缩情况，但是仍需进行相应的术后治疗。

优点

无须皮层重定向，感觉恢复较好，可靠。

治疗效果

Foucher 回顾了 12 例病例，发现两点辨别觉恢复为 5mm，抓持力量 / 活动度（ROM）和对侧相当，并且没有出现屈曲挛缩。Baumiester 回顾了 25 例发现再次手术率为 22%，主要为非熟练术者操作的皮瓣和缺损>2cm 的皮瓣。并且未出现显著的指间关节活动度降低或屈曲挛缩。83% 缺损不需要进一步截骨，可以直接闭合。74% 的病例感觉恢复正常，仍然保留拇指长度的患者抓持力量也无减退。

调换皮瓣

适应证

尺侧拇指指腹纵行损伤。

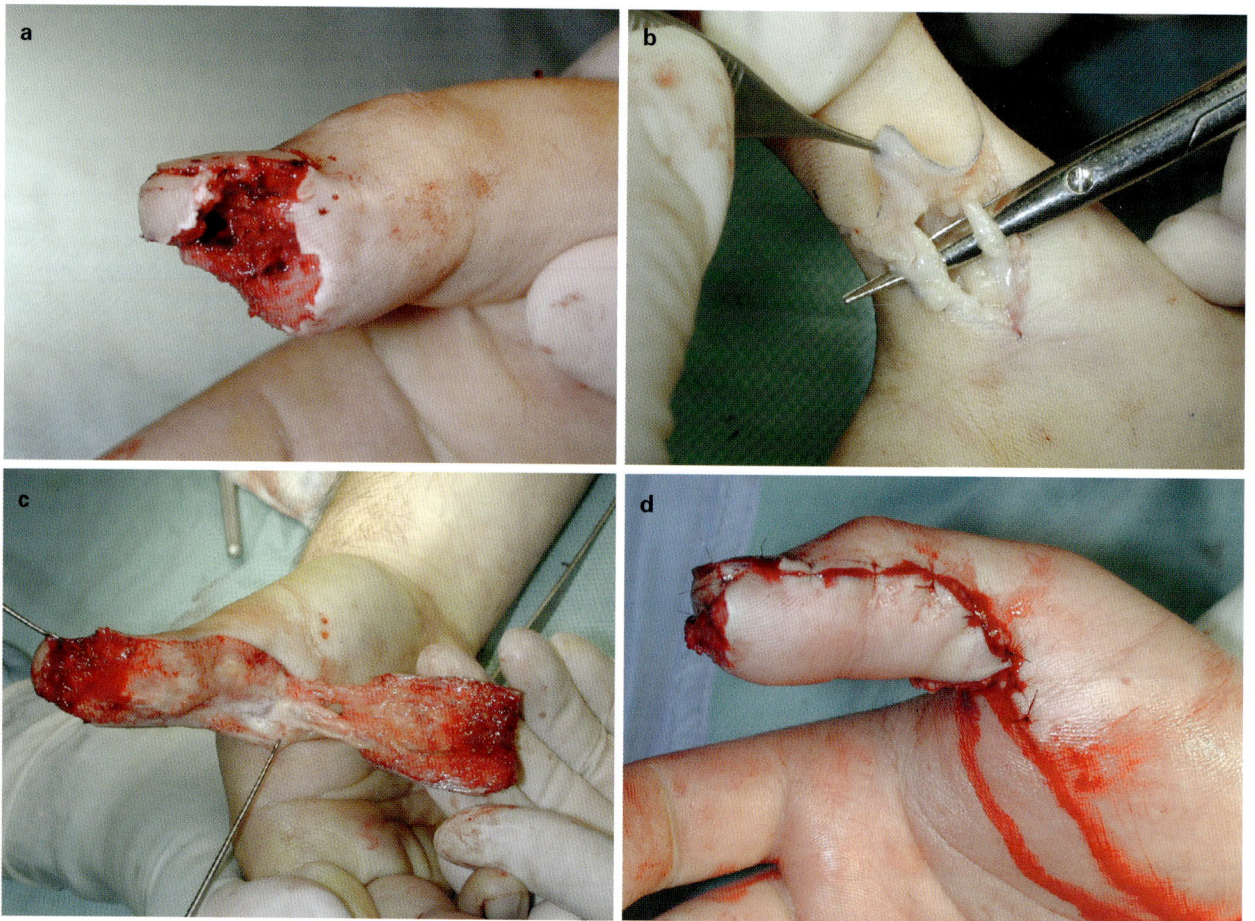

图 6.9 V-Y 改良式 Moberg 推进皮瓣。（a）拇指尖缺损。（b）分离并保留血管神经束。（c）皮瓣从拇指完全掀起。（d）皮瓣近端形成 V-Y 皮瓣

技术和改进

这类皮瓣早期被称为"交换皮瓣"，用来修复示指桡侧半指腹损伤，在 2003 年被 Elliot 用来重建拇指尺侧功能面。不完整的桡侧半指腹被移到尺侧，继发缺损用皮片移植来修复（图 6.10）。

局限性

牺牲了桡侧指腹，因此应慎用于特殊职业（打字员及音乐家）。

优点

简单，神经支配的无毛皮肤覆盖。

治疗效果

Elliot 回顾了 3 例病例，仅 1 例出现皮层重定向，尽管这样，重建的调换皮瓣的位置主要在"捏拧"动作接触点而非远端近端手指。

邻指皮瓣

方法

Ⅰ. 邻指血管神经岛状皮瓣（Littler/Buchler 皮瓣）。

Ⅱ. 第一掌背动脉皮瓣（Foucher 皮瓣）。

Ⅲ. 邻指皮瓣（见前述）。

邻指血管神经岛状皮瓣（Littler/Buchler 皮瓣）

适应证

感觉重建是手外伤拇指重建的常规组成部分。也可用于其他手指的重建（但不推荐）。

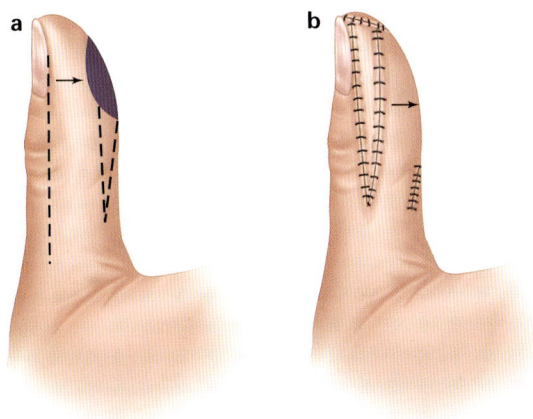

图 6.10 调换皮瓣。（a）拇指尺侧三角缺损。（b）将桡侧指腹调换至尺侧

技术和改进

Littler 在 1946 年提出的血管神经岛状皮瓣是手外科学的一个重要里程碑。邻指岛状皮瓣由于损伤供区手指，且大部分患者在后期皮瓣无法重新定向，易出现异位现象，现已较少应用。虽然 Foucher 提出用"去分支－再分支"技术做局部吻合，但仍然无法恢复两点辨别觉和感觉辨别能力。此外，总的来说，应尽量避免用正常的健侧手指作为供区。

Buchler 从指固有神经分离出指神经背支并采用了源自中节指背的皮岛而改良的 Littler 皮瓣被命名为"中节指背皮瓣"。这类皮瓣保留了指尖腹部指固有神经的支配，同时尽量避免了对供区造成损伤。这类皮瓣也被作为逆行和顺行带蒂皮瓣，但很少作为游离皮瓣使用。这类皮瓣可塑性较好，可到达保留长度的拇指指尖，第二至第五指的指尖和腕部褶皱。

局限性

皮层重定向性较差，手部额外的瘢痕，牺牲正常供区手指。

优点

当无法使用局部方法修复（如拇指的手外伤重建）时，可作为较好的神经支配的无毛皮肤供区。

治疗效果

虽然大部分患者（19/20）能恢复正常的触压感觉，但在 10 年随访期仅有 25% 病例能出现皮层重定向。Oka 称使用局部吻合（"去分支－再分支"）可提高皮层重定向率（61%~100%）。他们的研究发现局部吻合后两点辨别觉无显著性减退。一项 43 例使用"中节指背皮瓣"的研究发现皮瓣存活率为 100%，两点辨别觉为 10mm。虽然有 81% 的患者完全保留了指背感觉，但也有 12% 的患者出现了感觉过敏。

第一掌背动脉皮瓣（FDMCA/Foucher 皮瓣）

适应证

保留长度的拇指指尖腹部或背部缺损。大于 2cm 的缺损。皮瓣可到达的保留长度的拇指。

技术和改进

最早由 Hilgenfeldt（1950 年）和 Holevitch（1963 年）提出，后来由 Foucher（1979 年）通过改良半岛皮瓣为岛状皮瓣而提出的"风筝"皮瓣得到进一步推广。这类皮瓣的血供源自第一掌背动脉的尺侧分支。其桡侧分支供应拇指，中间支供应第一掌间隙。90% 的病例中皮瓣蒂与第二掌骨平行，也有 10% 在间隙中线。由于皮瓣蒂的深度各不相同，57% 在筋膜上，43% 在筋膜下，应将第一背侧骨间肌肌膜和第二掌骨桡侧半骨膜连同蒂一起分离（图 6.11）。在伸肌腱帽周围分离时应尽量小心。

示指指背的两点辨别觉为 12~15mm，这是感觉辨别的上限，比通常的触压感觉要求更高。在使用桡神经浅表分支作神经支配的病例中，平均两点辨别觉为 10.57mm。此外，Foucher 报道的系列病例中，由于存在皮层重定向的问题，不推荐使用这类皮瓣修复拇指的感觉面。仅有 14% 的病例出现了完全重定向。

小的改良包括附加使用小片皮肤使创面闭合地更为平整，或者避免在示指近端指间关节远侧分离皮瓣以防止组织失活或者供区手指僵硬。

局限性

拇指指腹的感觉重建要求皮层重新定向，因而限制了这类皮瓣的使用。触压感觉两点辨别觉恢复较差。

优点

适用于拇指背部损伤或无法采用 Moberg 皮瓣

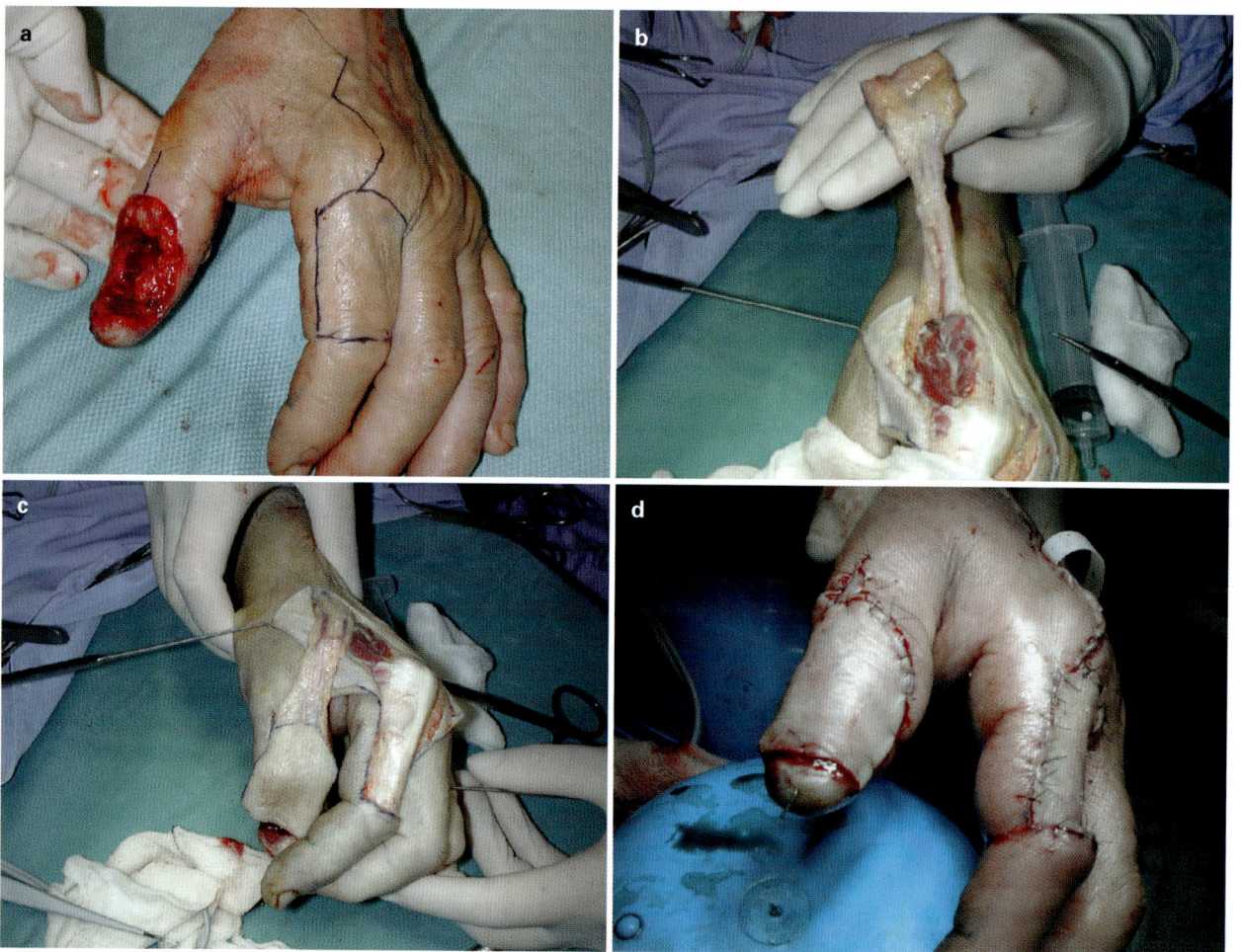

图 6.11 Foucher 皮瓣。（a）缺损及在手指近节设计皮瓣。（b）皮瓣显示的血管蒂。（c）皮瓣轻松到达拇指尖。注意保留的背侧静脉丛。（d）供区植皮

修复的大型缺损（＞2cm）。

治疗效果

在一项25例采用神经支配的第一掌背动脉皮瓣治疗的研究中，3年的两点辨别觉为10.9mm，只有50%出现皮层重定向，在年老和年轻的患者中无显著性差异。供区手指边缘较对侧示指更为僵硬，主动活动度减退14%。

远位带蒂皮瓣

远位带蒂皮瓣可用于拇指的大型缺损和脱套伤。皮瓣来源包括胸部、腹部、腹股沟和对侧前臂等。

游离皮瓣

趾腹和其他变化（蹞趾腹、胫神经皮瓣、蹞甲瓣）

适应证

需重建感觉和抵抗应力的抓握功能的完全性拇指缺损。有些学者将此适应证延伸至第二至五指。

技术和改进

Buncke（1979年）和Foucher（1980年）最早提出，用蹞趾趾腹游离皮瓣重建拇指指腹，在显微外科中心获得了广泛应用。具体分离方法和足趾移植相近，在此不做赘述（图6.12）。此外，还可以采用一些其他的改良。第一，趾甲移植中提到的短蒂概念，可以使供区和受区的外形更美观；第二，如在第一掌间隙的三岔连接处获取供区血管，就无须再分离足底或足背血管系统。使得分离更快速，损伤也更小；第三，血管痉挛常发生于足移植的病例中，对动脉外膜进行剥离可加以预防。Del Pinal也提出了使用第二趾内侧和趾神经，而不是使用蹞趾外侧和趾神经和腓深神经的"胫神经皮瓣"。这样可以减少第一趾蹼的供区问题。这项手术在臂丛神经阻滞和硬膜外阻滞麻醉下施行，平均手术时间为4h。

1980年，Morrison提出蹞趾皮瓣的变式——蹞甲瓣、中间植骨、外周用从周围转移的软组织包裹。由于这种方法主要用于修复拇指长度缺损

而不是修复软组织本身，因此我们仅作简单描述，在少数情况下也用于脱套伤的治疗（图6.13）。

局限性

传统观念认为这类皮瓣主要适用于拇指指腹重建，也有学者主张可用于其他手指的重建；供区问题。

优点

美观，无毛皮肤。

治疗效果

Lin等回顾了15例趾腹移植的病例，两点辨别觉为13.1mm，但有3例只能分辨一点。Semmes-Weinstein单线测试显示40%出现轻触感觉减退，53%出现保护性感觉减退，7%出现保护性感觉丧失。

重建拇指远端的治疗效果

关于理想的拇指软组织缺损的重建方法，尚无Ⅰ级（随机对照研究的Meta分析）或者Ⅱ级（随机对照研究）证据的研究。

Ⅲ级证据——回顾性对照研究

Woo等发表的一篇回顾性对照研究中使用了5种显微血管技术修复部分拇指缺损。其中43例拇指重建，存活率为100%。指腹缺损中有8例使用蹞趾腓侧趾腹修复，术后10个月两点辨别觉为6mm，主要捏持功能恢复至对侧的95%，指间关节活动度为65°。有4例拇指指背缺损中采用足背皮瓣，两点辨别觉为15mm，主要捏持功能恢复至对侧的75%，指间关节活动度为32°。18例拇指局部复合组织缺损，采用了局部蹞趾移植，两点辨别觉为9mm，主要捏持功能恢复至对侧的80%，指间关节活动度为48°。此外，有10例第一掌间隙移植，3例指甲移植，但未进行两点辨别觉等治疗效果评估。总的来说，这项研究指出显微血管移植是拇指缺损的有效重建方法，重建的拇指外形美观。此外，通过蹞趾移植进行的重建还能取得相对较好两点辨别觉。6mm的两点辨别觉甚

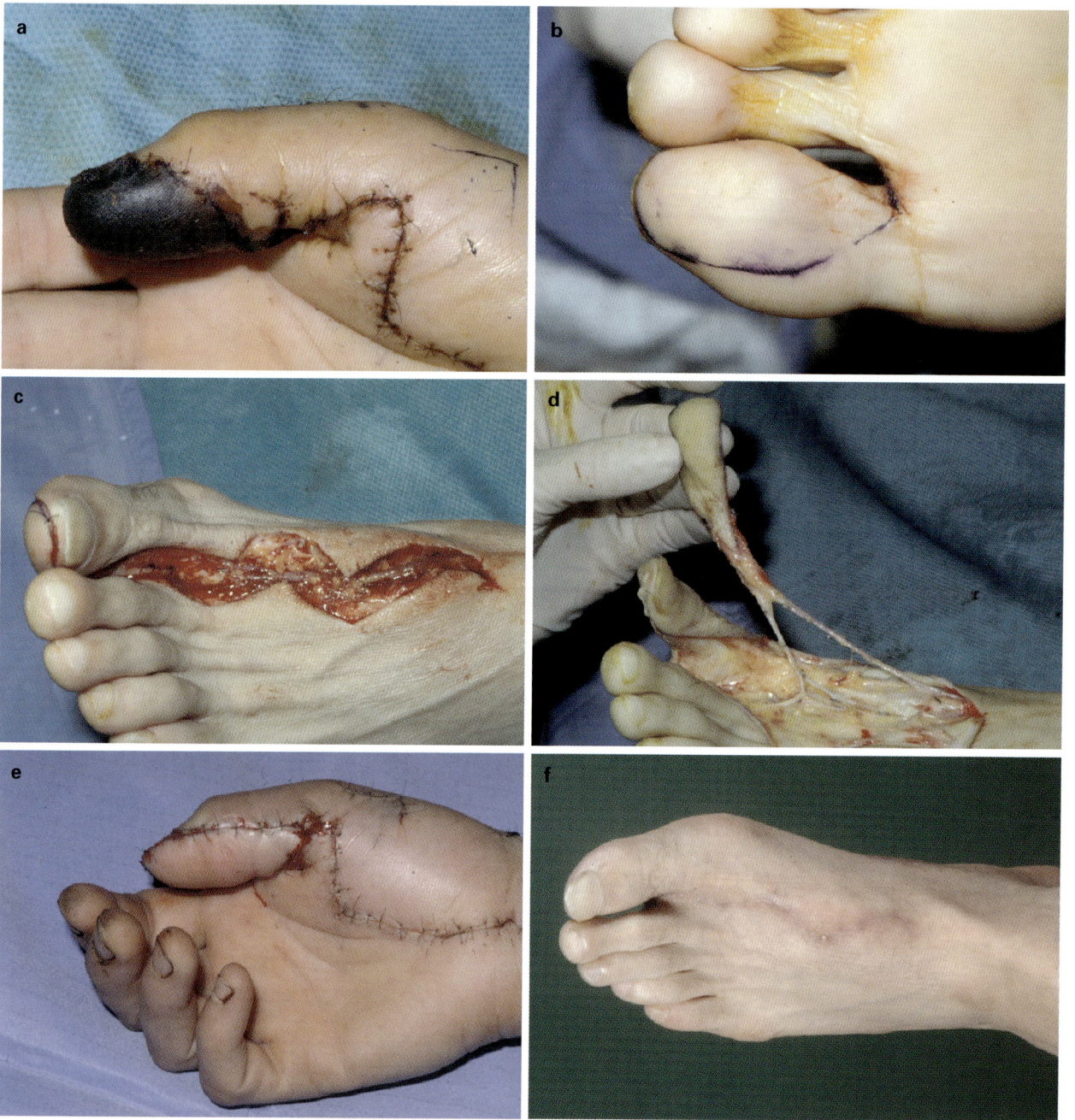

图 6.12 趾腹移植：（a）复合组织移植失败——全指腹。（b）取用踇趾腓侧趾腹瓣。（c，d）背侧分离。（e）吻合指动脉和手背静脉，而不分离鼻烟窝区。（f）供区

至比踇趾在其原本位置上的感觉更佳，其具体机制尚不明确，可能与术后持续刺激有关。然而，并非所有采用趾腹移植的研究都取得这样的感觉效果。

Ⅳ级证据——非对照性病例研究

由于其较好的两点辨别觉和无须皮层重定向的特点，文献大多支持用 Moberg 皮瓣作为首选的重建拇指指尖缺损的带蒂皮瓣，但尚无Ⅲ级证据数据支持。Foucher 和 Baumiester 进行的回顾性队列研究证实其重建效果和感觉恢复较好，两点辨别觉为 5mm，抓持力度 / 活动度和对侧相当。在采用适当治疗的患者中也没有出现屈曲挛缩。相比于异位皮瓣，其主要优点是无须皮层重定向，

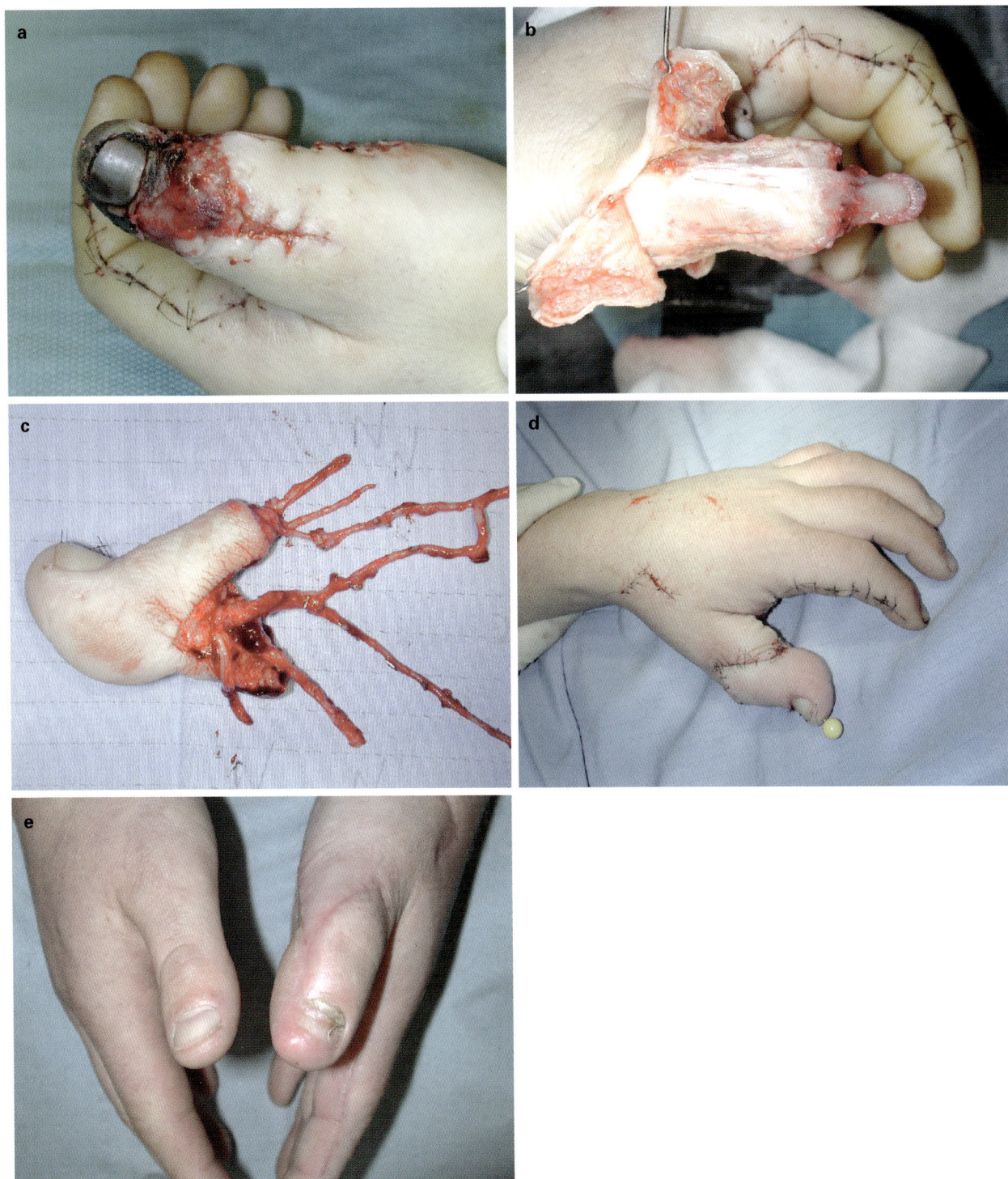

图 6.13　拇甲瓣：（a，b）机器挤压伤致拇指缺损，血供较差。（c）拇甲瓣。（d）皮瓣就位。（e）长期随访的美学外观

能在即刻显现拇指功能有效，有利于术后康复。两篇研究都指出 Moberg 皮瓣是治疗 2cm 以下指腹缺损的理想皮瓣。

虽然技术较为巧妙，用第一掌背动脉皮瓣重建指腹存在两大问题：第一，感觉辨别度低；第二，仅有 50% 的病例出现皮层重定向。Littler 皮瓣等异指血管神经岛状皮瓣也存在类似问题，10 年皮层重定向率仅为 25%。此外，这种方法牺牲

了健康供区手指，通过使用中节指背皮瓣可适当避免。虽然可能通过"去分支 – 再分支"的方法减轻异位皮瓣皮层重定向的问题，但由于其可能导致感觉辨别丧失，应用这类皮瓣修复仍存疑虑（表6.3，图表6.2）。此外，这项方法可延迟术后康复和手功能的恢复。

第四部分：小型游离皮瓣修复手指和掌间隙

我们无法穷尽所有的皮瓣类型，在此仅对一些常用的皮瓣进行讨论。然而，近来，越来越多的人开始关注使用小型游离皮瓣技术重建手指。少数无法进行局部重建的患者以往不得不截指，这种皮瓣可以帮助他们重建手指。此外，指蹼重建也是游离皮瓣的一大适应证，相比于单纯植皮往往能获得更好的效果。

近来，考虑到美观等因素，一些学者提出使用游离皮瓣重建手指。Cheng 等回顾了80例部分脚趾、趾甲、趾腹移植整形重建手指的病例（其中29例为第二至五指），存活率为97.5%，两点辨别觉在 4~10mm。在 Del Pinal 的一篇综述中，传统意义的趾腹移植也在面临着挑战，通常会在急性创伤期进行显微血管移植，这对于手工作业者来说尤为重要。以往只被用来重建拇指的趾腹，也被拓宽应用于示指、小指的功能面的重建。

在一项18例小型游离皮瓣治疗手指的研究中，皮瓣坏死率为11%，局部皮瓣坏死率为6%。这项研究中有10例静脉营养皮瓣，1例上臂外侧皮瓣，1例足底内侧皮瓣，2例骨间后皮瓣，1例趾腹皮瓣和3例第一趾蹼皮瓣。大部分患者功能恢复良好，臂肩手功能障碍评分（DASH）为5.7分。所有皮瓣都只恢复了保护性感觉，两点辨别觉为 13~15mm。疼痛，外观畸形发生率较低，但采用第一趾蹼皮瓣时对供区创伤较大，所有病例均出现供区增生性瘢痕。Endo 称使用人工真皮可缓解这类问题。这项研究指出由于其分离简单，皮瓣蒂的设计可调整，供区损伤小等特点，采用游离皮瓣修复手指时可优先考虑静脉营养皮瓣。虽然第一趾蹼皮瓣重建的手指外观效果较好，但其供区损伤较大，应尽量避免使用。

使用游离皮瓣重建手指的缺点有大部分皮瓣触压感觉恢复较差（除趾腹皮瓣外），手术时间较长，手术操作要求较高。当然在专家治疗中心可不考虑后面两点。

方法

Ⅰ.静脉营养皮瓣。

Ⅱ.骨间后皮瓣。

Ⅲ.足底内侧皮瓣。

Ⅳ.第一掌间隙皮瓣。

Ⅴ.趾腹皮瓣（见前述）。

Ⅵ.趾甲移植（见前述）。

静脉营养皮瓣

适应证

指尖近端缺损，大面积手指缺损，指蹼的重建，需要再血管化和皮肤覆盖的脱套伤。

表6.3 拇指软组织重建的治疗效果

	两点阈（mm）	皮层重定向	研究	证据等级
Moberg 皮瓣	5	无须	Foucher（1999）	Ⅳ
第一掌背动脉皮瓣（Foucher 皮瓣）	10.8	50%	Trankle（2003）	Ⅳ
	15		Shi（1994）	Ⅳ
血管神经岛状皮瓣（Littler 皮瓣）	7	10 年为 25%	Henderson（1980）	Ⅳ
	9.4	61%~100%	Oka（2003）	Ⅳ
蹬趾皮瓣	6	无	Woo（1999）	Ⅲ
	13.1		Lin（2007）	Ⅳ
足趾包裹皮瓣	12	无	Wei（1994）	Ⅲ

```
┌─────────────────────────────────┐
│   排除可形成肉芽组织或            │
│   可植皮的缺损                   │
│                                 │
│   选择皮瓣移植治疗               │
└─────────────────────────────────┘
```

拇指缺损

1. 横行缺损 < 2cm
   手掌推进皮瓣
   （Moberg 皮瓣及其变式）

2. 指腹纵行缺损
   桡侧：肉芽化或者用
   韧厚皮片闭合缺损
   尺侧：趾腹或者调换
   皮瓣

3. 完全拇指指腹缺损
   （1）趾腹移植
   （2）第一掌动脉皮瓣
   （Foucher 皮瓣）

指背缺损

1. 指甲
   脂肪筋膜反向皮瓣
   趾甲移植

2. 近端缺损
   第一掌动脉皮瓣
   （Foucher 皮瓣）
   游离皮瓣

完全性脱套伤

足趾甲皮瓣游离皮瓣
腹股沟带蒂二期血管神经
岛状皮瓣

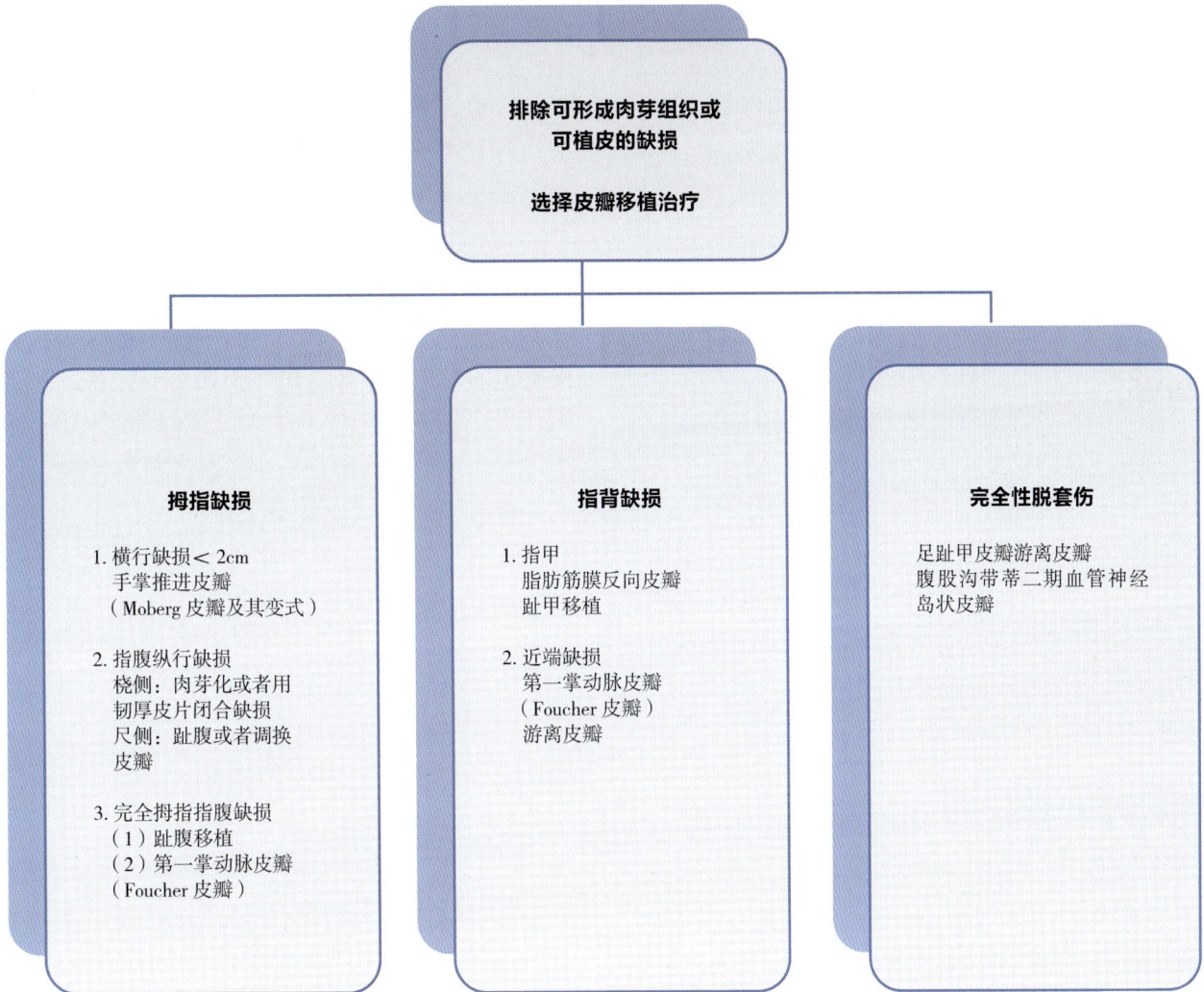

图表 6.2　拇指软组织缺损的治疗流程

技术和改进

Thatte 和 Thatte 提出了 3 种变式：Ⅰ型，静脉单蒂型；Ⅱ型，静脉吻合型；Ⅲ型，动静脉吻合型。由于皮瓣蒂仅需单支或单束静脉营养，供区的选择较多。对于重建手指来说，腕掌部皮肤静脉数量较多，呈 "H" 形分布，是理想的轻薄柔软的皮瓣供区。这类供区还能移植掌长肌或小的皮神经分支，如使用正中神经掌皮支或前臂外侧皮神经作为神经支配。在标记静脉和血流走行后设计皮瓣，之后进行束臂试验（图 6.14）。术后皮瓣充血水肿会类似于静脉危象，但远心端静脉血流的超声信号和针刺实验出血可提示血流灌注

正常。

局限性

有限的案例提示失败率较高。

优点

适用于修复小的手缺损的轻薄柔软的皮瓣，无须牺牲大动脉。可用于修复含神经肌腱损伤的缺损。血管管径和小型指血管的相当。

治疗效果

大量案例报道Ⅲ型动静脉吻合型静脉皮瓣失败率为 2%~3.6%。由于Ⅱ型静脉吻合型皮瓣的可靠度较低，我们建议采用动静脉吻合或动脉吻合营养皮瓣。

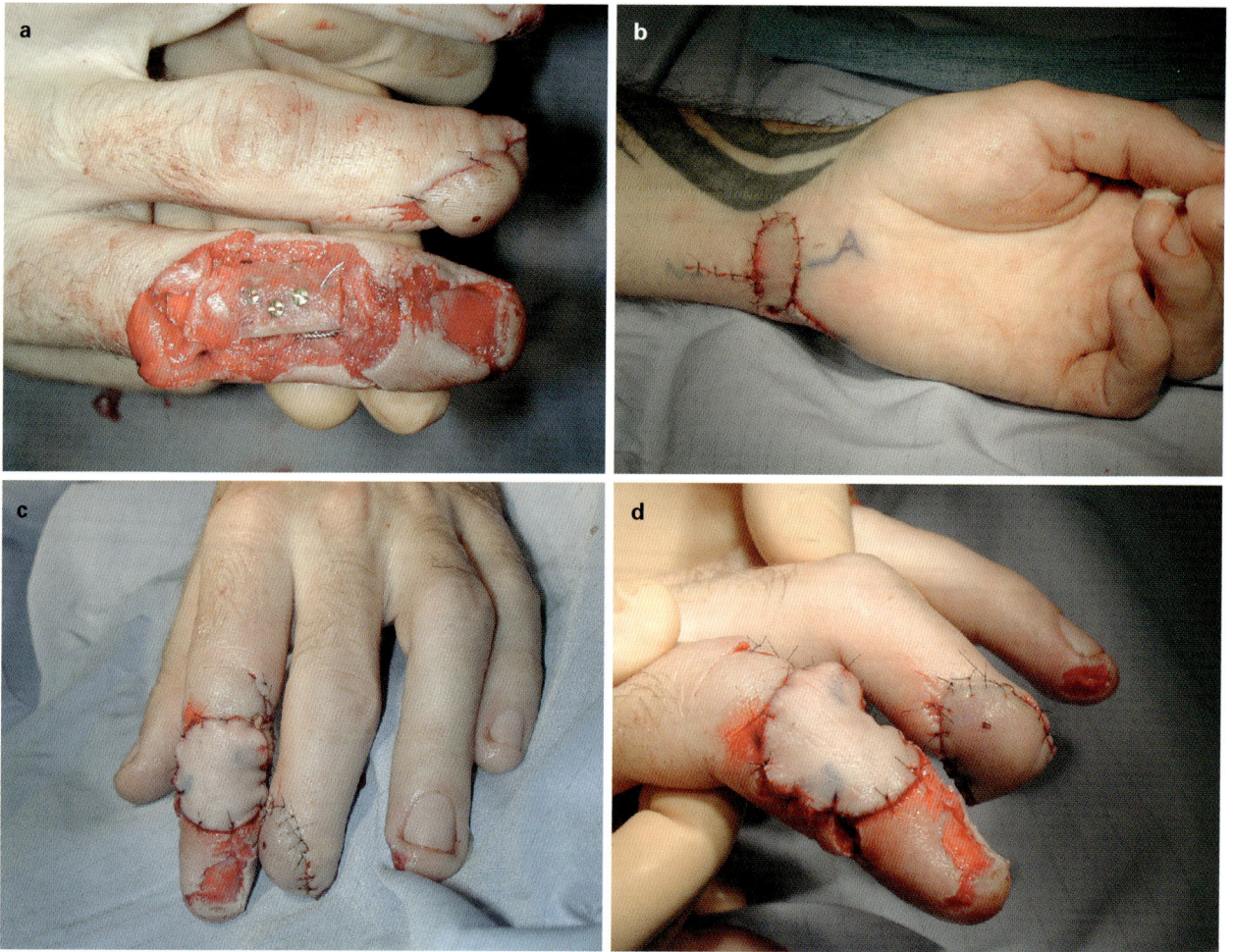

图 6.14 静脉营养皮瓣:(a)示指背部缺损。(b)相对无损伤的供区,注意在分离前事先标记的血流走向。(c,d)Ⅲ型皮瓣,动静脉血流入指血管

游离骨间后皮瓣

适应证

需要极薄组织覆盖的缺损,特别是手背、虎口和手指缺损。

技术和改进

Zancolli 和 Angrigiani 首先于 1988 年报道了基于骨间后动脉的带蒂皮瓣。这类皮瓣起源于尺动脉的分支骨间总动脉,骨间总动脉又分成骨间前和骨间后两支。骨间后动脉走行于旋后肌深面,其体表标记为外上髁和远端桡尺关节连线的近中 1/3。血管位于第五、第六伸肌间隙间。先在腕部确定伸肌间隙,再从桡侧向尺侧确定血管位置(图 6.15)。虽然动脉有相应的伴随静脉,但有些

学者认为应另外分离一条皮静脉供应游离皮瓣。

局限性

皮瓣蒂血管相对较小,但和手指的较匹配。

优点

轻薄,可仅作为筋膜瓣分离,皮瓣蒂较长。

治疗效果

Chen 等报道了 36 例游离骨间后皮瓣移植的病例,成功率为 97%。

游离足底内侧皮瓣

适应证

小的指腹缺损或其他需要无毛皮肤覆盖的缺损(如手掌小鱼际)。

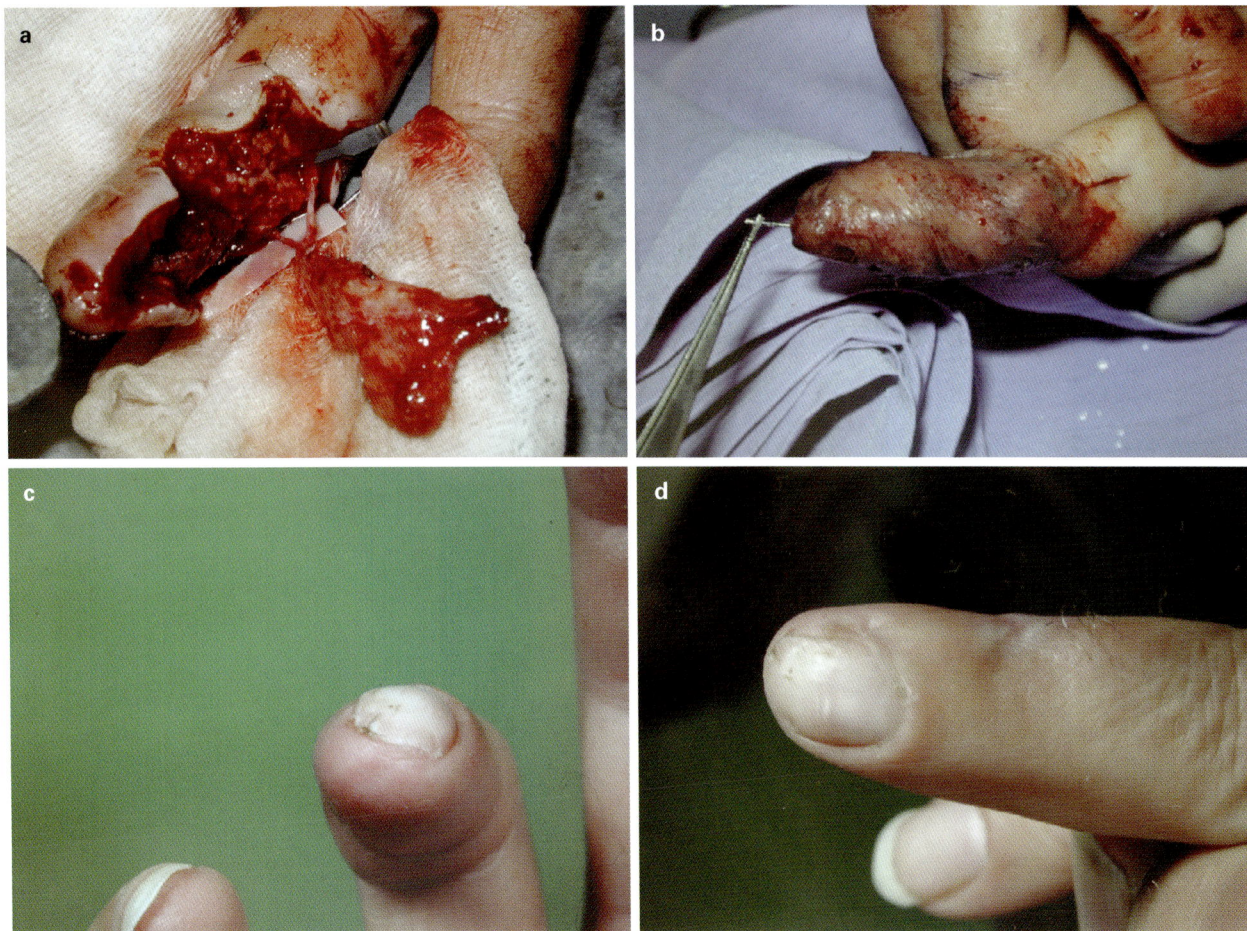

图 6.15　游离骨间后筋膜皮瓣：(a)游离骨间后皮瓣修复远端指间关节融合术后手指纵行创面。(b)刃厚皮片移植。(c, d)术后效果

技术和改进

1986 年，Hidalgo 首次提出使用足底内侧皮瓣作为游离皮瓣重建手掌。1988 年，Inoue 提出这类皮瓣也可用于重建指腹。许多文献报道指出，包含或者不包含神经再支配的小型游离足底内侧皮瓣可成功用于指腹重建治疗。足底内侧皮瓣的蒂位置相对固定，位于跗短屈肌和趾短屈肌之间，此外还需取一支大隐静脉皮支用于游离皮瓣的吻合。可分离足底内侧神经皮支或隐神经终末支实现神经再支配。足底内侧神经起自内踝远端 1~3cm，向足底内侧皮肤分出 3 支皮支。在游离皮瓣时可同时分离 1 支或更多的皮支，可用神经内分离的方法获取更大长度的神经。

局限性

作为短蒂移植时分离相对容易，供区问题。

优点

可提供面积较大的无毛皮肤，相比于趾腹皮瓣，适用于更大面积的缺损。

治疗效果

Huang 等研究了 10 例手指重建的病例，未带神经的皮瓣两点辨别觉为 8.8mm，20% 出现供区问题，完全皮瓣存活率为 90%，10% 出现局部失败。Lee 等回顾了 6 例小型足底内侧皮瓣移植重建指腹及神经重建的病例，术后 2 年两点辨别觉为 5.2mm。

第一趾蹼游离皮瓣 / 足背游离皮瓣

适应证

指蹼重建，较大的手指缺损。

技术和改进

最早在 1977 年就有人报道，这类皮瓣的解剖和分离方法与趾腹皮瓣相类似。也可设计包括第一掌间隙，跚趾外侧及第二趾内侧的"延伸"皮瓣。皮瓣可宽至 7.5cm，长达 14cm。这个区域的血管和神经支配使皮瓣的设计变化较为可观，腓深神经，第一、二趾的趾神经，跖底动脉和跖背侧动脉及第一、二趾的趾动脉都可以联合皮瓣进行移植重建。根据以上变化，第一趾蹼皮瓣可分为以下 4 种：

1 型：单纯趾蹼型。

2 型：分别带第一、第二趾血管和神经的取自跚趾和二趾的双岛状皮瓣。

3 型：全趾蹼皮瓣合并长足背皮瓣（图 6.16）。

4 型：辅助趾蹼皮瓣——第一趾蹼或邻近皮肤连同血管化的关节一起移植。

局限性

供区问题。

优点

手指蹼缺损同类组织重建。

治疗效果

在一项 31 例的研究中，存活率为 100%，两点辨别觉为 8.5mm。

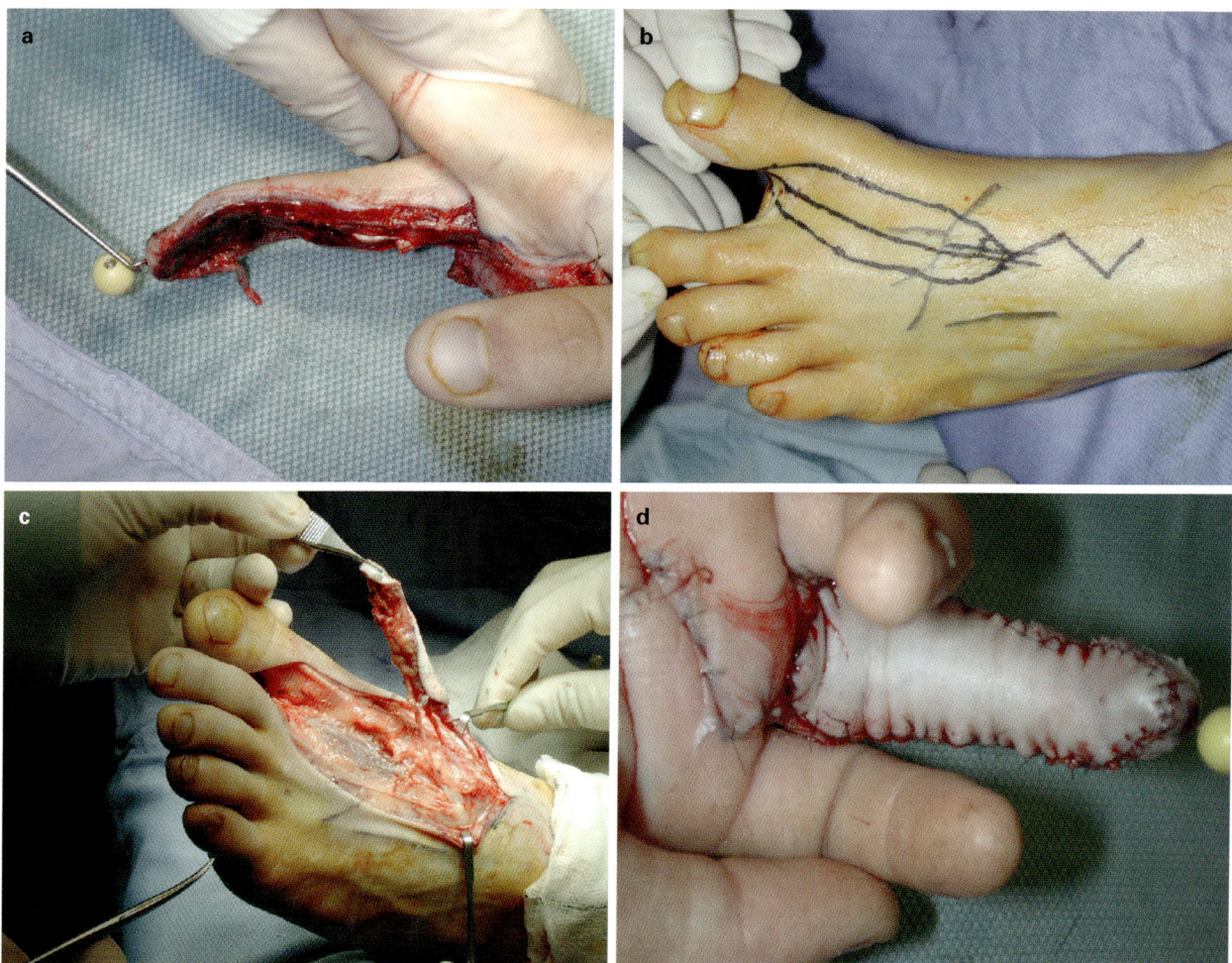

图 6.16 第一趾蹼皮瓣：（a）中指掌侧完全缺损。（b）第一趾蹼延伸皮瓣（或按照 1999 年 Woo 分型的 Ⅲ 型皮瓣）。（c）背侧血管系统。（d）皮瓣修复受区

参考文献

[1] Mennen U, Wiese A. Fingertip injuries management with semi-occlusive dressing. J Hand Surg Br. 1993; 18(4):416–422.

[2] Ma GF, Cheng JC, Chan KT, Chan KM, Leung PC. Finger tip injuries–a prospective study on seven methods of treatment on 200 cases. Ann Acad Med Singapore. 1982;11(2):207–213.

[3] Lister G. The hand. Diagnosis and indications. Edinburgh: Churchill Livingstone; 1984.

[4] Moiemen NS, Elliot D. Composite graft replacement of digital tips. 2. A study in children. J Hand Surg Br. 1997;22(3):346–352.

[5] Heistein JB, Cook PA. Factors affecting composite graft survival in digital tip amputations. Ann Plast Surg. 2003;50(3):299–303.

[6] Swanson AB, Göran-Hagert C, de Groot Swanson G. Evaluation of impairment in the upper extremity. J Hand Surg Am. 1987;12(5 Pt 2):896–926.

[7] Moberg E. Objective methods for determining the functional value of sensibility in the hand. J Bone Joint Surg. 1958;40B:454–476.

[8] Moberg E. Aspects of sensation in reconstructive surgery of the upper extremity. J Bone Joint Sur. 1964;46A:817–825.

[9] Dellon AL. Sensibility, re-education of sensation in the hand. Baltimore: Williams & Wilkins; 1981.

[10] Lundborg G, Rosen B. The two-point discrimination test: time for a re-appraisal? J Hand Surg (Br). 2004;29:418.

[11] Ishikawa K, Ogawa Y, Soeda H, Yoshida Y. A new classification of the amputated level for the distal part of the finger. J Jpn Soc Reconstr Microsurg. 1990;3:54.

[12] Tranquilli-Leali E. Ricostruzione dell'apice delle falangi ungue-ali ruediante autoplastica volare peduncolata per scorrimento. Infort Traum Lavaro. 1935;1:186–193.

[13] Atasoy E, Ioakimidis E, Kasdan ML, Kutz JE, Kleinert HE. Reconstruction of the amputated fingertip with a triangular volar flap. J Bone Joint Surg. 1970;52A(5):921–926.

[14] Elliot D, Moiemen NS, Jigjinni VS. The neurovascular Tranquilli-Leali flap. J Hand Surg Br. 1995;20(6):815–823.

[15] Lorea P, Chahidi N, Marchesi S, Ezzedine R, Marin Braun F, Dury M. Reconstruction of fingertip defects with the neurovascular tranquilli-leali flap. J Hand Surg Br. 2006;31(3):280–284.

[16] Emmett AJ. The closure of defects by using adjacent tri- angular flaps with subcutaneous pedicles. Plast Reconstr Surg. 1977;59:45.

[17] Tuncali D, Barutcu AY, Gokrem S, Terzioglu A, Aslan G. The hatchet flap for reconstruction of fingertip amputations. Plast Reconstr Surg. 2006;117(6): 1933–1939.

[18] Geissendorfer H. Beitrag zur Fingerkuppenplastik. Zentralbl Chir. 1943;70:1107.

[19] Kutler W. A new method for finger tip amputation. JAMA. 1947;133:29.

[20] Segmuller G. Modification of the Kutler flap: neurovascular pedicle. Handchirurgie. 1976;8(2):75–76.

[21] Lanzetta M, Mastropasqua B, Chollet A, Brisebois N. Versatility of the homodigital triangular neurovascular island flap. J Hand Surg. 1995;20B:824.

[22] Smith KL, Elliot D. The extended Segmüller flap. Plast Reconstr Surg. 2000;105(4):1334–1346.

[23] Venkatswami R, Subramanian N. Oblique triangular flap: a new method of repair for oblique amputations of the fingertip and thumb. Plast Reconstr Surg. 1980;66(2):296–300.

[24] Evans DM, Martin DL. Step-advancement island flap for fingertip reconstruction. Br J Plast Surg. 1988; 41(2):105–111.

[25] Lai CS, Lin SD, Yang CC. The reverse digital artery flap for fingertip reconstruction. Ann Plast Surg. 1989;22(6):495–500.

[26] Kaleli T, Ersözlü S, Öztürk Ç. Double reverse-flow island flaps for two adjacent finger tissue defect [Article in Turkish]. Arch Orthop Trauma Surg. 2004;124:157–160.

[27] Moschella F, Cordova A. Reverse homodigital dorsal radi- al flap of the thumb. Plast Reconstr Surg. 2006;117:920–926.

[28] Yazar M, Aydın A, Kurt Yazar S, Başaran K, Güven E. Sensory recovery of the reverse homodigital island flap in fingertip reconstruction: a review of 66 cases. Acta Orthop Traumatol Turc. 2010;44(5):345–351.

[29] Gurdin M, Pangman WJ. The repair of surface defects of fingers by trans-digital flaps. Plast Reconstr Surg (1946). 1950;5(4):368–371.

[30] Heng D, Zhang C, Yao Y, Liu L, Chen YI. Experimental study on early division of crossfinger pedicle flap and its clinical application. Chin J Traumatol. 2000;3(3):159–162.

[31] Lassner F, Becker M, Berger A, Pallua N. Sensory reconstruction of the fingertip using the bilaterally innervated sensory cross-finger flap. Plast Reconstr Surg. 2002;109(3):988–993.

[32] Atasoy E. Reversed cross-finger subcutaneous flap. J Hand Surg Am. 1982;7(5):481–483.

[33] Nishikawa H, Smith PJ. The recovery of sensation and function after cross-finger flaps for fingertip injury. J Hand Surg Br. 1992;17(1):102–107.

[34] Paterson P, Titley OG, Nancarrow JD. Donor finger morbidity in cross-finger flaps. Injury. 2000;31(4): 215–218.

[35] Laoulakos DH, Tsetsonis CH, Michail AA, Kaxira OS, Papatheodorakis PH. The dorsal reverse adipofascial flap for fingertip reconstruction. Plast Reconstr Surg. 2003;112(1):121–5; discussion 126–128.

[36] Foucher G, Nagel D, Briand E. Microvascular great toenail transfer after conventional thumb reconstruction. Plast Reconstr Surg. 1999;103(2):570–576.

[37] Koshima I, Soeda S, Takase T, Yamasaki M. Free

vascularized nail grafts. J Hand Surg (Am). 1988;13:29.

[38] Endo T, Nakayama Y. Microtransfers for nail and fi ngertip replacement. Hand Clin. 2002;18(4):615–622; discussion 623–624.

[39] McCash CR. Free nail grafting. Br J Plast Surg. 1955;8(1):19–33.

[40] Voche P, Merle M. The homodigital subcutaneous fl ap for cover of dorsal fi nger defects. Br J Plast Surg. 1994;47(6):435–439.

[41] Jeffery SL, Pickford MA. Use of the homodigital adipofascial turnover fl ap for dorsal cover of distal interphalangeal joint defects. J Hand Surg Br. 1999;24(2):241–244.

[42] Quaba AA, Davison PM. The distally-based dorsal hand fl ap. Br J Plast Surg. 1990;43(1):28–39.

[43] Maruyama Y. The reverse dorsal metacarpal fl ap. Br J Plast Surg. 1990;43(1):24–27.

[44] Gregory H, Heitmann C, Germann G. The evolution and refi nements of the distally based dorsal metacarpal artery (DMCA) fl aps. J Plast Reconstr Aesthet Surg. 2007;60(7):731–739.

[45] Lo S, Sebastin S, Tsai L, Pin PY. Reverse radial forearm fl ap peforator used in digital revascularization. Hand (N Y). 2007;2(3):155–158.

[46] Söderberg T, Nyström A, Hallmans G, Hultén J. Treatment of fi ngertip amputations with bone exposure. A comparative study between surgical and conservative treatment methods. Scand J Plast Reconstr Surg. 1983;17(2):147–152.

[47] Lister G. The choice of procedure following thumb amputation. Clin Orthop Relat Res. 1985;195:45–51.

[48] O'Brien B. Neurovascular island pedicle fl aps for terminal amputations and digital scars. Br J Plast Surg. 1968;21(3):258–261.

[49] Elliot D, Wilson Y. V-Y advancement of the entire volar soft tissue of the thumb in distal reconstruction. J Hand Surg Br. 1993;18(3):399–402.

[50] Foucher G, Delaere O, Citron N, Molderez A. Longterm outcome of neurovascular palmar advancement fl aps for distal thumb injuries. Br J Plast Surg. 1999;52(1):64–68.

[51] Baumeister S, Menke H, Wittemann M, Germann G. Functional outcome after the Moberg advancement fl ap in the thumb. J Hand Surg Am. 2002;27(1):105–114.

[52] Littler JW. Principles of reconstructive surgery of the hand. In: Converse JM, editor. Reconstructiue plastic surgery, The hand and upper extremity, vol. 6. 2nd ed. Philadelphia: W. B. Saunders; 1977. p. 3139.

[53] Elliot D, Southgate CM, Staiano JJ. A homodigital switch fl ap to restore sensation to the ulnar border of the thumb tip. J Hand Surg Br. 2003;28(5):409–413.

[54] Littler JW. The neurovascular pedicle method of digital transposition for reconstruction of the thumb. Plast Reconstr Surg (1946). 1953;12(5):303–319.

[55] Foucher G, Braun FM, Merle M, Michon J. La techniaue de "dibranchement-rembranchement" du lambeau. Ann Chir. 1981;35(4):301–303.

[56] Büchler U, Frey HP. The dorsal middle phalangeal fi nger fl ap. Handchir Mikrochir Plast Chir. 1988;20(5):239–243.

[57] Henderson HP, Reid DA. Long term follow up of neurovascular island fl aps. Hand. 1980;12(2):113–122.

[58] Oka Y. Sensory function of the neurovascular island fl ap in thumb reconstruction: comparison of original and modifi ed procedures. J Hand Surg Am. 2000;25(4):637–643. Review.

[59] Leupin P, Weil J, Büchler U. The dorsal middle phalangeal fi nger fl ap. Mid-term results of 43 cases. J Hand Surg Br. 1997;22(3):362–371.

[60] Hilgenfeldt O. Operativer daumenersatz. Stuttgart: Enkeverslag; 1950.

[61] Holevich J. A new method of restoring sensibility to the thumb. J Bone Joint Surg. 1963;45B:496–502.

[62] Foucher G, Braun JB. A new island fl ap transfer from the dorsum of the index to the thumb. Plast Reconstr Surg. 1979;63(3):344–349.

[63] Muyldermans T, Hierner R. First dorsal metacarpal artery fl ap for thumb reconstruction: a retrospective clinical study. Strategies Trauma Limb Reconstr. 2009;4(1):27–33.

[64] Tränkle M, Sauerbier M, Heitmann C, Germann G. Restoration of thumb sensibility with the innervated fi rst dorsal metacarpal artery island fl ap. J Hand Surg Am. 2003;28(5):758–766.

[65] Del Piñal F. The indications for toe transfer after "minor" fi nger injuries. J Hand Surg Br. 2004;29(2):120–129.

[66] Buncke HJ, Rose EH. Free toe-to-fi ngertip neurovascular fl aps. Plast Reconstr Surg. 1979;63:607.

[67] Foucher G, Merle M, Meneanen M, Michon J. Microvascular free partial toe transfer in hand reconstruction: a report of 12 cases. Plast Reconstr Surg. 1980;65:616–618.

[68] Woo SH, Choi BC, Oh SJ, Seul JH. Classifi cation of the fi rst web space free fl ap of the foot and its applications in reconstruction of the hand. Plast Reconstr Surg. 1999;103(2):508–517.

[69] Morrison WA, O'Brien BM, MacLeod AM. Thumb reconstruction with a free neurovascular wrap-around fl ap from the big toe. J Hand Surg Am. 1980;5(6): 575–583.

[70] Cheng G, Fang G, Hou S, Pan D, Yuan G, Wang Z, Zhang Y, Ding X, Tang H, Yang Z. Aesthetic reconstruction of thumb or fi nger partial defect with trimmed toefl ap transfer. Microsurgery. 2007;27(2):74–83.

[71] Lin CH, Lin YT, Sassu P, Lin CH, Wei FC. Functional assessment of the reconstructed fi ngertips after free toe pulp transfer. Plast Reconstr Surg. 2007;120(5):1315–1321.

[72] Woo SH, Kim JS, Kim HH, Seul JH. Microsurgical reconstruction of partial thumb defects. J Hand Surg Br. 1999;24(2):161–169.

[73] Trankle M, Germann G, Heitmann C, Sauerbier M. Defect coverage and reconstruction of thumb sensibility with the fi rst dorsal metacarpal artery fl ap. Article in

German. Chirurg. 2004;75(10):996–1002.

[74] Turner A, Ragowannsi R, Hanna J, Teo TC, Blair JW, Pickford MA. Microvascular soft tissue reconstruction of the digits. J Plast Reconstr Aesthet Surg. 2006;59(5):441–450.

[75] Thatte MR, Thatte RL. Venous fl aps. Plast Reconstr Surg. 1993;91(4):747–751. Review.

[76] Chen HC, Tang YB, Noordhoff MS. Four types of venous fl aps for wound coverage: a clinical appraisal. J Trauma. 1991;31(9):1286–1293.

[77] Woo SH, Kim KC, Lee GJ, Ha SH, Kim KH, Dhawan V, Lee KS. A retrospective analysis of 154 arterialized venous fl aps for hand reconstruction: an 11-year experience. Plast Reconstr Surg. 2007;119(6):1823–1838.

[78] Zancolli EA, Angrigiani C. Posterior interosseous island forearm fl ap. J Hand Surg Br. 1988;13(2):130–135.

[79] Chen HC, Cheng MH, Schneeberger AG, Cheng TJ, Wei FC, Tang YB. Posterior interosseous fl ap and its variations for coverage of hand wounds. J Trauma. 1998;45(3):570–574.

[80] Hidalgo DA, Shaw WW. Anatomic basis of plantar fl ap design. Plast Reconstr Surg. 1986;78(5):627–636.

[81] Inoue T, Kobayashi M, Harashina T. Finger pulp reconstruction with a free sensory medial plantar fl ap. Br J Plast Surg. 1988;41(6):657–659.

[82] Lee HB, Tark KC, Rah DK, Shin KS. Pulp reconstruction of fi ngers with very small sensate medial plantar free fl ap. Plast Reconstr Surg. 1998;101(4):999–1005.

[83] Huang SH, Wu SH, Lai CH, Chang CH, Wangchen H, Lai CS, Lin SD, Chang KP. Free medial plantar artery perforator fl ap for fi nger pulp reconstruction: report of a series of 10 cases. Microsurgery. 2010;30:118–124.

[84] May Jr JW, Chait LA, Cohen BE, O'Brien BM. Free neurovascular fl ap from the fi rst web of the foot in hand reconstruction. J Hand Surg Am. 1977;2(5):387–393.

[85] Shi SM, Lu YP. Island skin fl ap with neurovascular pedicle from the dorsum of the index fi nger for reconstruction of the thumb. Microsurgery. 1994;15(2):145–148.

[86] Wei FC, Chen HC, Chuang CC, Chen SH. Microsurgical thumb reconstruction with toe transfer: selection of various techniques. Plast Reconstr Surg. 1994;93(2):345–351.

第七章　远侧指间关节与远节指骨骨折

Subodh Deshmukh, Christopher Armitstead

关键词

远节指骨；DIP 关节；骨折；脱位；截指；指甲下血肿；指甲撕脱；甲床撕裂伤；锤状指；Jersey 指

引言

本章我们讨论指尖和远侧指间关节的损伤。熟知手指远端各种损伤类型非常重要，不仅仅是远节指骨，也包括指骨周围的非骨性结构（图7.1）。指尖损伤最为常见的，约占所有手部损伤的一半，常与运动、职业或者家务意外相关。为保留手指的功能，防止永久性功能障碍，熟悉这类损伤对规范的诊治尤其重要。

远节指的解剖

指甲由一层扁平角质化的鳞状细胞构成，其作用是保护指甲下的骨性结构和指腹中丰富的感受器。指甲通过感受手指尖部接触物体时所受到的反作用力，提高手指的两点辨别觉。指甲的

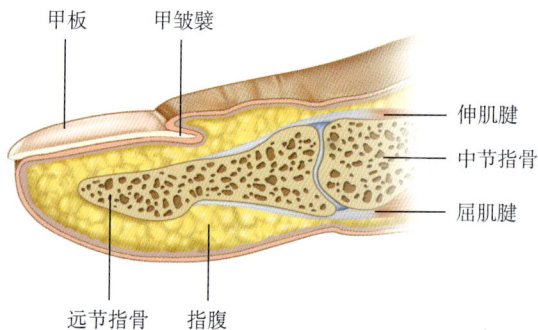

图7.1 指尖的解剖

90% 是由生发基质形成的。生发基质最远的边缘被认为是指甲近端下方的一个白色弧形，称作甲半月。甲上皮，位于背侧褶皱皮肤的远端，有助于形成指甲的光泽。指甲位于一层无菌基质表面，无菌基质与鳞状上皮一起促进指甲的生长，如指甲的增厚与黏附。生发基质一旦被破坏，指甲就停止生长；无菌基质损伤则会导致指甲畸形。指甲的两侧边缘是一层褶皱的甲周表皮，无菌基质的远端皮肤被称作甲床。甲周表皮的神经来自两侧指神经的终末分支，血供则来自掌深弓和掌浅弓形成的指动脉的终末分支。静脉回流是从甲床近端开始到手指背侧与微小淋巴管伴行，最终汇入手背侧的静脉丛。在所有真皮层中，甲床组织内拥有密度最高的微小淋巴管，可更好地预防感染。多种全身性疾病可影响指甲的生长、颜色、形状和纹理等，如慢性贫血（凹甲）、牛皮癣。局部病变也会影响指甲结构，如寄生虫、真菌感染、慢性细菌感染（甲沟炎）、末端支撑结构的缺失（钩甲畸形）及陈旧性损伤引起的裂甲畸形和甲脊畸形。

远节指骨由甲粗隆、骨干和关节周围结构组成，扁平的甲粗隆结构可以营养指甲，并形成多个纤维间隔附着于掌侧的皮肤。指伸肌腱附着于近关节的指骨基底部背侧结构，而指深屈肌腱则附着于它的掌侧面。

约 50% 的指尖损伤伴有骨损伤，挤压伤是最常见的损伤类型。临床上门缝夹伤最为常见，也

有被重物挤压或锐器刺伤等。中指损伤最为常见，这与它是最长的手指而更为突出有关。

临床表现、检查与治疗的选择

临床表现

这类患者往往第一时间由全科医学或急诊科接诊。患者的社会地位、职业、年龄、损伤机制、损伤发生的地点、时间以及其他相关的损伤因素都应该引起注意，这些因素可能与治疗相关。

损伤机制往往反映了创伤的严重程度。尖锐物品挤压指甲和骨骼可导致指甲裂伤、甲床撕裂和骨折；钝性损伤可造成更严重的挤压伤，导致甲下血肿或甲床广泛撕裂，甚至指骨粗隆粉碎性骨折。损伤的时间（尤其是手指离断伤，需考虑血供重建的患者）和其他损伤因素一起评估，也非常重要。

检查

手指的临床检查应包括软组织评估、神经血管与肌腱功能的评估，X线片可以评估指骨的完整性及远侧指间关节的情况。

治疗的选择

急诊处理：用生理盐水清洗伤口并敷料包扎（建议无菌的非黏性敷料），可在局部神经阻滞麻醉镇痛下进行。

甲下血肿

远节指的指甲受到挤压伤可导致甲下出血，若指甲完整，血液积在这个密闭空间内，压力增高可导致强烈的疼痛，可应用无菌技术在指甲上钻孔引流血肿。

以往是将血肿大小作为相关指标评估是否拔甲和修复甲床。Seaberg 等认为无论血肿大小，只

要没有指甲畸形就可以钻孔引流。一般来说，如果血肿范围大于指甲的 50%，且指甲已损伤，应行甲床探查术。

指甲撕裂

通常撕裂的指甲仍有一部分连着甲床，多位于远端。这种情况下，指甲可能会掀起甲床或甲周表皮。对于儿童，通常引起骨骺生长板损伤，建议行 X 线检查。如果有明显的甲床缺损（＞3mm），撕脱的甲床可进行原位回植；更大的缺损需要刃厚甲床移植（可来自同指、邻指、足趾）。而甲根生发层的缺损，则通常需要全甲床移植。

远节指骨骨折

远节指骨骨折是最常见的手部骨折。Schneider 的远节指骨骨折分型为：（1）甲粗隆骨折；（2）指骨干骨折；（3）关节内骨折（图 7.2）。

远节指骨骨折的临床分型：	
甲粗隆骨折	
简单 ↔	粉碎性
指骨干骨折	
稳定性 = 横行	不稳定性 = 斜行 / 纵向
关节内骨折	
掌侧（排除深部组织撕裂）	背侧（锤状指骨折）
骨折伴脱位 / 半脱位	
掌侧	背侧

远节指骨甲粗隆骨折

甲粗隆骨折可以分为简单型或粉碎性骨折，通常由挤压伤引起。闭合性指骨甲粗隆骨折常伴有甲下血肿，可行指甲钻孔引流，并口服抗生素预防感染。该类型的骨折很少需要内固定，而是多关注软组织损伤。有时这类骨折会出现不愈合，但通常无症状，因为新生指甲会提供一定的稳定性。

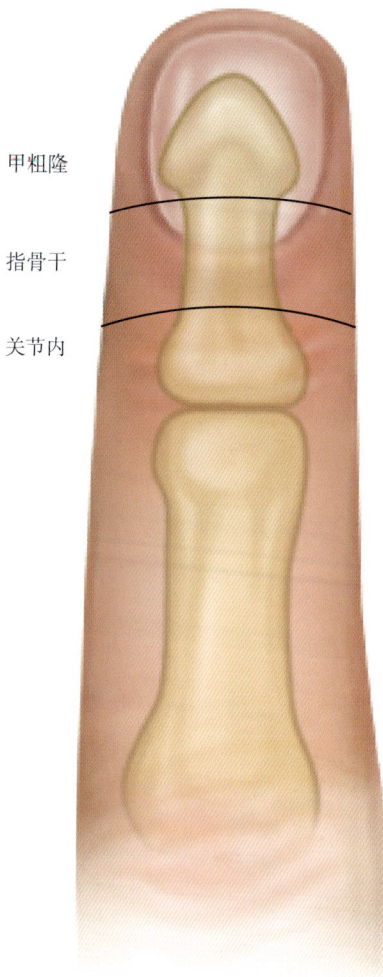

图 7.2 远节指骨骨折

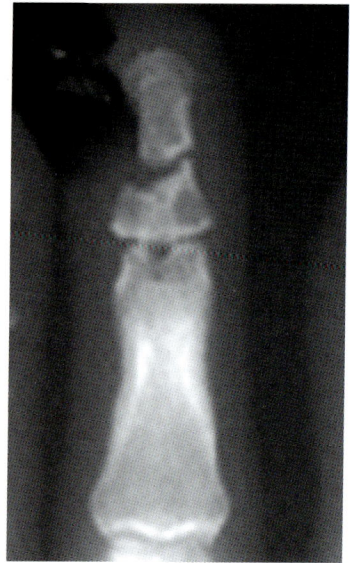

图 7.3 远节指骨不愈合

远节指骨干骨折

远节指骨干骨折可分为纵行或横行骨折，稳定或不稳定骨折。由于软组织的稳定作用，无移位的骨折可采用夹板固定 3~4 周（包括固定 DIP 关节），然后积极的康复治疗。有移位的骨折常伴有较严重的软组织损伤，因高能量损伤导致的骨折，常缺乏稳定性，可能出现骨折不愈合（图 7.3）。

甲襞以远骨折可能与指甲和甲上皮的分离有关，导致生发基质层或无菌基质层受到损害。骨折解剖复位，可避免形成背侧骨皮质的台阶，最大限度地减少指甲生长畸形。该类骨折常常无法自行愈合，需经手术修复甲床并使用 1.1mm 克氏针纵向贯穿或不贯穿 DIP 关节，以防止骨折的移位。儿童的远节指骨过度屈曲畸形可导致 Salter-Harris Ⅰ 型或 Ⅱ 型骨骺损伤。肌腱止点的位置决定了骨折的移位方向。远节指骨的伸屈肌腱均附着于近侧骨块中，通常这类骨折会出现尖部背侧畸形。Seymore 认为儿童中的这类近关节区域骨折常伴有指甲和甲上皮的分离，采用保守治疗比手术治疗效果更好。Day 和 Stern 则认为即使采用手术治疗，只需修复甲床，无须骨折内固定，因内固定会干扰骨骺的生长。

远节指骨的关节内骨折

关节内骨折（图 7.4）是背侧或掌侧关节面的边缘撕脱性骨折，也可能是少见的关节基底部骨折。

主要的骨折类型是"锤状"型，即伸肌腱背侧骨性附着点在承受轴向应力引起的撕脱性骨折。大多数"锤状"型损伤，不管有没有骨折，都可以保守治疗，用夹板固定远节指骨 6~8 周，然后继续夜间夹板固定 1 个月。骨性碎片似乎能更好促进肌腱止点愈合。治疗后可出现轻微的伸指受限，如果出现畸形复发，可再次夹板固定 1~2 个

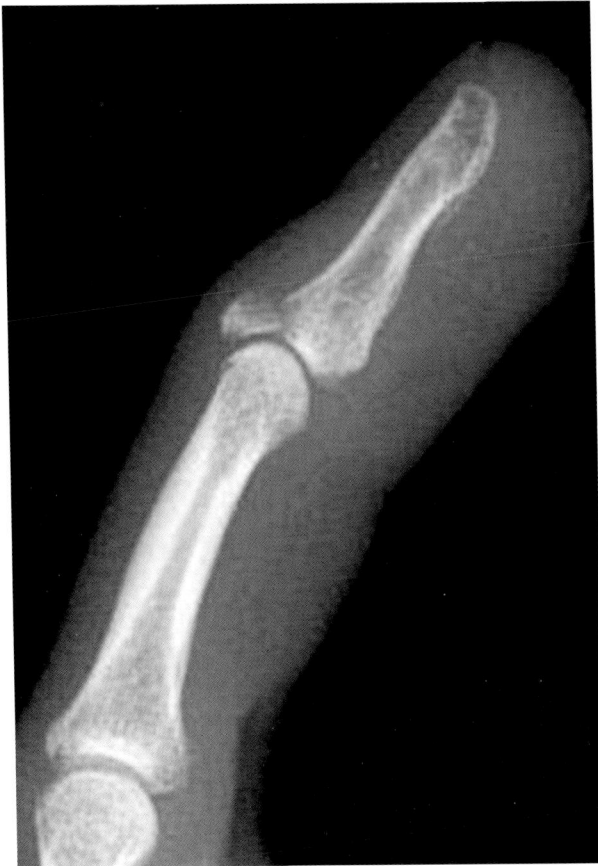

图 7.4　骨性锤状指

月。慢性锤状指畸形是指超过 3 个月的损伤，但仍然可以尝试夹板固定治疗这种畸形。如果存在远节指骨的掌侧半脱位，或者撕裂的碎片大于关节面的 1/3，建议解剖复位后采用背侧螺钉或钩钢板内固定（图 7.5）。

Jersey 指（指深屈肌腱断裂）

Jersey 指（指深屈肌腱断裂），可伴有或不伴有掌侧关节软骨的撕脱骨折。这种畸形通常出现于屈曲的远侧指间关节突然暴力伸直的损伤，最常发生于环指。典型症状是远侧指间关节突然出现屈曲障碍。Leddy 和 Packer 基于肌腱回缩的距离进行了损伤分型，并被广泛推荐使用。Ⅰ型是肌腱回缩到手掌并中断了腱纽的血液供应，由于肌腱缺血会出现肌腱短缩，不及时修复会导致预后不良，建议在 24~48h 进行修复；Ⅱ型损伤是最常见的亚型，腱鞘内保留了完整的腱纽结构，肌腱回缩至近侧指间关节，血供影响小，修复手术可在伤后 6 周内进行；Ⅲ型损伤有比较大的骨碎片，可防止肌腱回缩超过 A4 滑车（图 7.6），由于

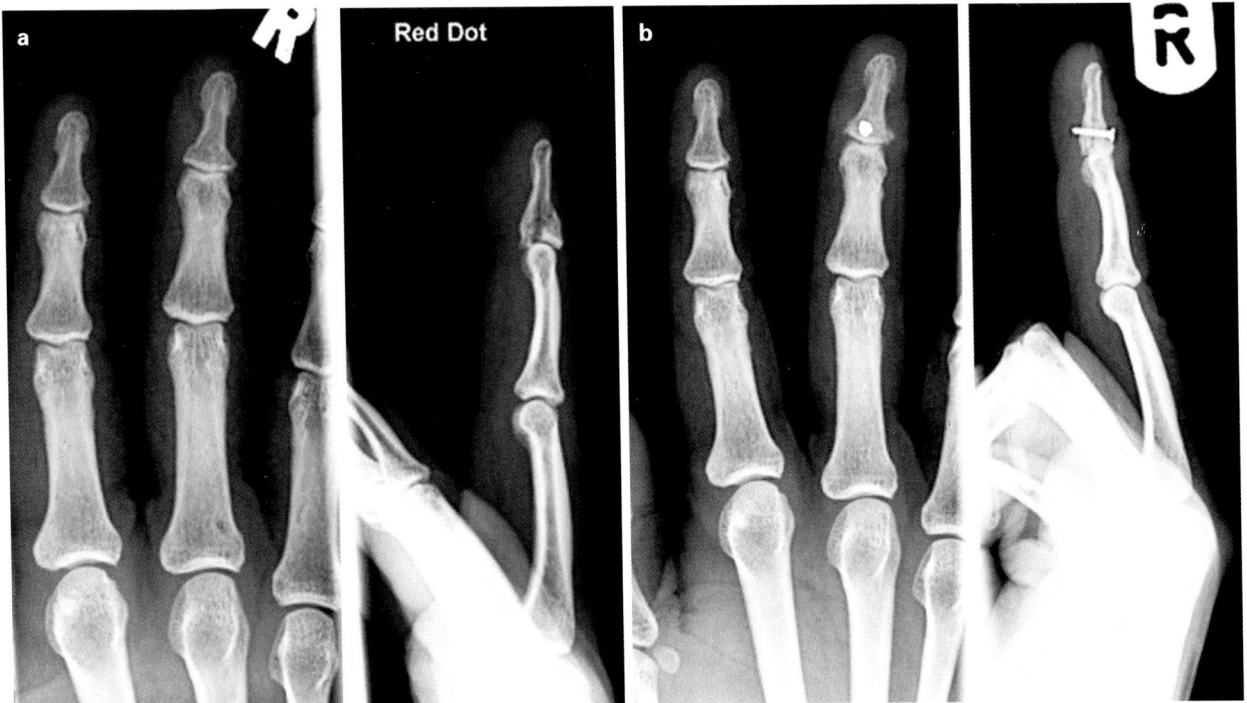

图 7.5　（a，b）螺钉内固定治疗远节指骨关节内骨折

缺血和肌腱回缩问题不严重，延迟修复是可行的；Ⅳ型损伤伴有远节指骨基底部唇状骨折，指深屈肌腱止点随骨块分离，治疗时要进行肌腱解剖学修复，使用锚钉重建止点，或通过纽扣将其固定在指甲表面，可固定或不固定掌侧关节面骨折块（图7.7）。

远侧指间关节脱位

单纯的远侧指间关节脱位较为少见。一般出现在背侧，常由远节指骨过度背伸引起（图7.8a）。

该类损伤常与掌侧裂开的皮肤伤口有关，较少发生，主要是由于远节指骨的较短力臂及屈伸肌腱相邻掌侧与背侧的附着点为其提供了稳定性。首选治疗方法是尝试闭合复位，通过在远节指骨

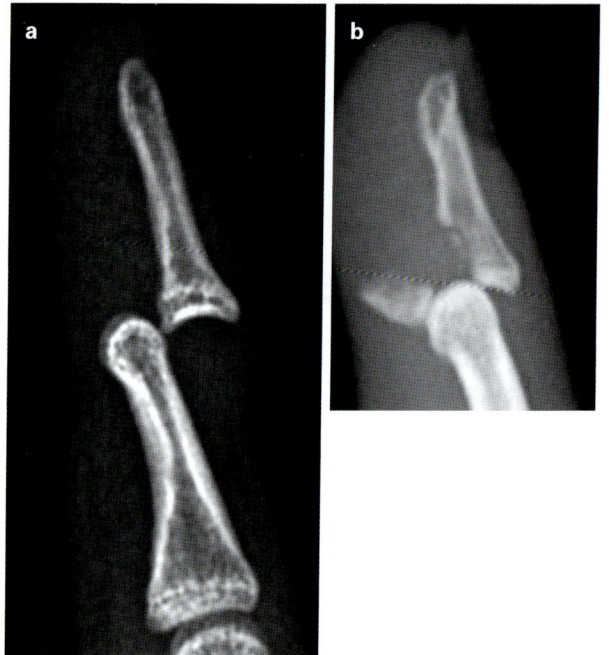

图 7.8 （a）远侧指间关节背侧脱位。（b）远侧指间关节骨折脱位

的基底部用轻柔的压力进行复位。如果手法复位困难，需行切开复位，克氏针顺行或逆行固定关节。开放的脱位应进行冲洗、清创和复位治疗。如果脱位的位置稳定，可以用夹板固定2~3周。复位后不稳定或伴有骨折（图7.8b），行切复内固定术，有较大骨折块时可通过掌侧或背侧入路行螺钉固定。

临床要点：无法复位的原因
    背侧关节脱位伴掌板嵌顿——最常见。
    指深屈肌腱嵌顿。
    骨软骨碎片嵌顿。
    中节指骨远端髁部的锁扣。
    顽固性脱位。

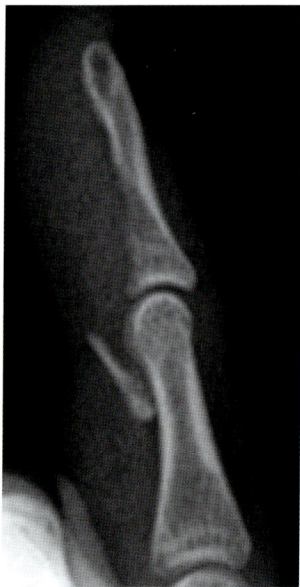

图 7.6 Jersey 指 Ⅲ 型

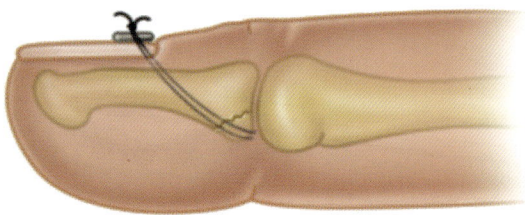

图 7.7 掌侧关节内撕脱骨折的纽扣法固定

指尖截断创面

治疗取决于损伤的性质、伤口污染程度，以及近端组织和断指部分受挤压程度的评估。

指尖离断伤（皮肤缺损＜1cm²且有充分软组

织覆盖指骨）可予以原位回植，或将离断部分修薄进行全厚皮片移植修复。随着伤口的缩小和上皮化的发生，神经支配可延伸至皮肤缺损区域，但愈合时间可能需要 2 个月。

当骨外露时，应通过去除指骨远端、局部转移皮瓣或游离皮瓣进行软组织修复。如果超过25% 的甲床是完整的，指甲可保留在原位；如果低于 25% 或不到 5mm 的甲基质保留，建议切除连同甲皱襞及甲基质在内的指甲。如果截指残修术影响屈伸肌腱止点的完整性，则容易引起远节指骨的脱位。更近端损伤时，肌腱可在张力下横行切断并让其回缩，而不需要缝合，以免造成指深屈肌腱的牵拉。

由于指端血管细小，甲上皮以远再植术的成功率不确定。指动脉在远侧指间关节处开始分叉更细并且背侧静脉找寻较为困难。

皮肤、甲床和指甲复合组织移植通常适用于儿童，尤其是 3 岁以下儿童。对于年龄较大的儿童，无骨碎片的帽状移植是一种有效的替代方案。

（译者按：我国的显微外科技术走在世界前列，较多的指尖离断伤可通过精湛的显微外科技术再植成功，因此，对于这类损伤，我们建议转诊至有条件的医院手外科治疗。）

手术技巧与康复

麻醉与镇痛

大多数手术可在指神经阻滞麻醉下安全完成。局部麻醉药物的选择取决于手术医生的偏好，作者推荐短效的利多卡因和长效的普鲁卡因混合使用。在手背侧进针，深入掌骨间隙麻醉以保证充分阻滞手指神经，然后经指背阻滞背侧神经的分支。使用 5~7mL 的小剂量的麻醉药麻醉，减少局部压力。同样的麻醉方式也适用于掌侧，但背侧皮神经较难阻滞，需要一个特定的进针点。

为止血目的采用肾上腺素与局麻药混合的方法是有争议的，以往认为有风险不建议使用。但最近研究表明，通过血管收缩止血法可减少止血带的使用，仍是可行的。Chowdhry 等在 2010 年再次提出这一观点，他回顾了 1111 个病例，发现无论是单纯注射局麻药还是局麻药与肾上腺素的混合剂都没有出现并发症。

止血带

Salem 的方法是使用无菌指套系在患指的根部，或者是引流片、儿童导尿管，均效果良好。但是，NHS 最近发布一个警告，声明使用止血带用于手指和足趾手术止血有较高的风险，他们建议"使用有合格标志的带有标签并颜色鲜明的手指专用止血带，使用方法与制造商的说明书一致，外科手套不应作为止血带使用"。

甲下血肿

在完善术前准备后，才能进行血肿引流。可使用钻孔、针刺、加热的回形针或者烙针进行指甲下血肿引流，引流口大小需足以持续引流。从理论上讲，甲床下有骨折时，闭合的损伤转化为骨折切开，应考虑使用抗生素。

是否拔甲

如上文所讨论，如果指甲完整或血肿面积小于指甲的 50%，指甲应予以保留。但如果指甲受损或血肿超过甲床的 50%，则行拔甲术并适当修复甲床。

拔甲术

如何去除指甲，很多技术已经成熟。如骨膜剥离器、血管钳或剪刀等常用工具可较简单进行拔甲术。如果使用弯曲的器械，建议曲面朝向指背，以免加重甲床损伤。从甲缘到甲根，将指甲完整地从甲床上剥离。

内固定技术

用克氏针复位固定骨折，并提供骨性支持促进指甲的愈合。如果甲床存在轻度的撕裂伤，可从指尖逆行进针穿过骨折端；如果甲床有较大的伤口，彻底清创后，直视下顺行进针通过骨折线过远端骨块，再退向远端使骨折复位后逆行进针固定近端骨块。由于远端指骨的尖端偏向指尖背侧，克氏针通常固定在甲下几毫米处。一般来说，尽量避免克氏针穿过远侧指间关节，以免破坏关节软骨，克氏针造成关节面损伤影响明显。建议使用1.6mm的克氏针，方便门诊拔出。需要根据骨折的类型，选用单针或交叉、平行的双针进行内固定。

临床要点：内固定小技巧

使用1.6mm的克氏针。

先逆行进针再顺行固定，可使骨折获得更好的复位。

克氏针通常固定在甲下几毫米，因为远节指骨末端偏向于指尖背侧。

避免穿过远侧指间关节以防损伤关节软骨及克氏针断裂。

指甲复位

在内固定术后，指甲应回置于原位，原因如下：首先可增加远节指骨固定的稳定性，可使甲襞保持开放状态，减少生发基质层与无菌基质层的瘢痕，从而减少指甲畸形的可能性。如果指甲已受损，可用金属薄片、硅胶片等制成人工指甲替代。

指甲固定

指甲复位后，可在两侧进行缝合，或"8"字缝合（图7.9）、黏合剂及免缝胶带固定。

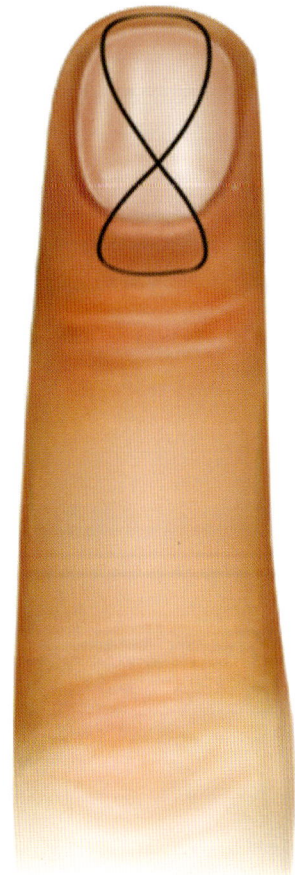

图7.9 指甲的"8"字缝合

骨性锤状指固定技术

首选技术是经皮过关节克氏针固定或使用1~2枚螺钉（1.3mm或者1.5mm的螺钉），或者Birmingham钩钢板固定（图7.10）。

Jersey 指

手术选用较粗的、不可吸收的缝线，绕扎在指甲背侧的纽扣固定，或者在远节指骨使用1~2枚锚钉固定。

截指术

选择鱼嘴状或皮肤中轴线切口来保留手指

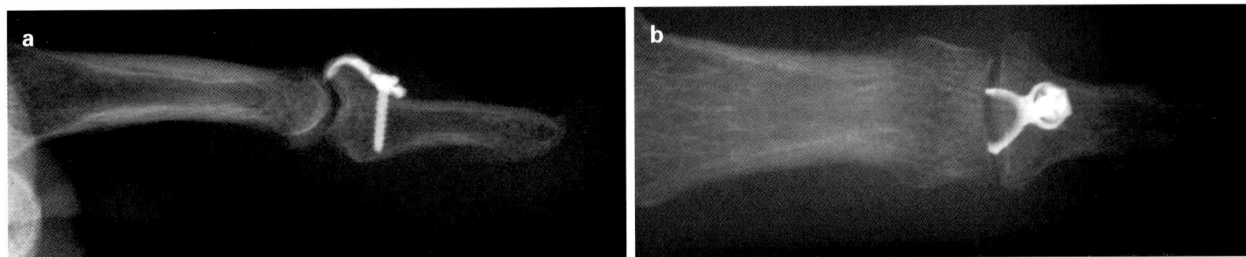

图 7.10 （a，b）使用 Birmingham 钩钢板内固定

的长度，同时有助于识别神经血管束。应尽可能保留远节指骨的伸屈肌腱骨性附着部分，用咬骨钳处理好远节或中节指骨残端。在 DIP 关节平面残修时，将肌腱轻轻拉出切断让其自然缩回。用类似方法处理指神经，确保神经末端远离创口边缘。皮瓣成形时优先保留掌侧皮肤，Cutler 皮瓣或 Atasoy 的 V-Y 皮瓣可以让远端暴露的指骨有更好的软组织覆盖。

指骨干骨折不愈合的治疗可用平行或交叉的克氏针固定。最近一篇文献认为，骨折块间的螺钉固定也是一种可靠的技术。

预后

远节指骨损伤的预后取决于以下几个因素，包括患者因素、损伤的性质和范围，以及专科治疗技术。患者的年龄超过 50 岁，或者伴有全身系统性疾病，通常预后较差。高能量的骨折伴广泛软组织损伤预后也较差。骨折伴肌腱损伤，尤其是伸肌腱，往往预后较差。手术医生可控的因素包括选择合适的内固定和制动时间不超过 3 周。

DaCruz 等报道了对 110 例远节指骨骨折患者进行的一项前瞻性研究，6 个月后仅不到 1/3 患者康复，骨折不愈合率高达 47%，其不良预后包括骨折块吸收、甲下血肿和不愈合。

并发症

软组织的问题如生发基质层、无菌基质层的损害，骨骼的问题包括不平整的背侧骨皮质、骨

性结构的丢失、骨不愈合或感染，均会导致指尖畸形。背侧骨皮质不平整，或甲床瘢痕会形成纵行或横行指甲隆起。畸形往往是美观问题，但横形指甲隆起时，指甲与甲床分离，易导致游离的甲缘勾到衣服等。治疗是拔甲并切除瘢痕，或者磨平背侧骨皮质可修复这类畸形。

纵形的指甲隆起或生发基质层、无菌基质层的瘢痕也会导致指甲分离，并引起局部指甲生长的停止。治疗包括拔甲和瘢痕切除。如果甲床缺损小（＞2mm），可以直接闭合。但较大的缺损需要足趾甲全厚生发基质层移植；如果仅仅是无菌基质层的缺失，只需从邻近区域或足趾的刃厚甲床移植。

严重的损伤造成生发基质层破坏，引起指甲的完全缺如，治疗较为困难。有人尝试用全厚或刃厚的皮片移植来代替指甲，也有人用复合材料移植修复。当然，也可采用带血管的微型足趾甲皮瓣移植，但显微外科技术要求高，并存在失败的风险。

指甲锐刺畸形与囊肿是由指甲皱襞残留部分生发基质层引起的常见并发症，治疗包括完整的生发基质层去除。

甲上皮的畸形是由甲上皮损伤或瘢痕引起，将甲上皮与生发基质层分离十分重要，因此强调术中用原指甲或替代物覆盖。甲上皮的翼状瘢痕可导致指甲生长的缺失或指甲分裂，瘢痕切除后，甲上皮必须被游离然后替代物覆盖并重建甲上皮。

甲下皮畸形通常因为指尖皮肤缝合过紧引起，常导致疼痛甚至出现钩甲（图 7.11）。失去指甲的支持可发生手指畸形，特别是远端指骨短缩的情

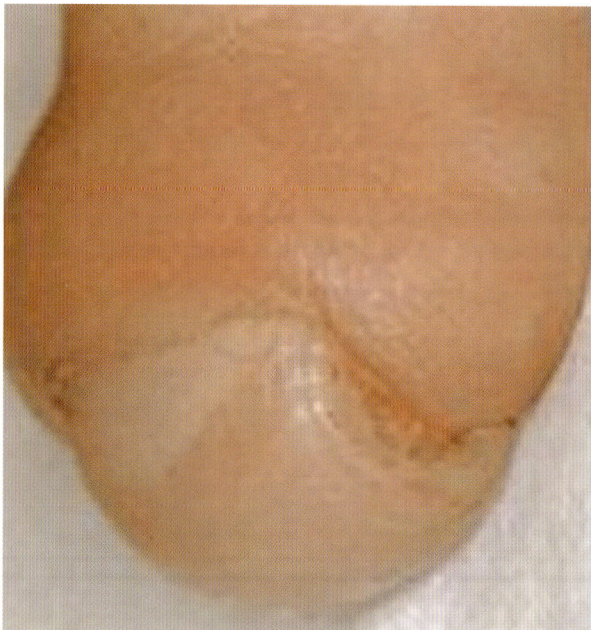

图 7.11 失去远节指骨支持形成的钩甲畸形

况下。指甲在无菌基质层生长,在掌侧方向顺着指尖弯曲生长。其治疗包括缩短甲床或增加甲下的支持。

甲沟炎是指甲侧方甲周组织的急性感染,需引流,可导致指甲畸形。必要时切除感染边缘的部分指甲。慢性甲沟炎治疗比较棘手,需将整个指甲拔除。

截指后的并发症包括蚓状肌阳性指,是由于指深屈肌腱从止点处撕脱而蚓状肌完整所致的。无约束的指深屈肌腱作用于蚓状肌延伸的侧束,附于背侧三角韧带,从而导致 PIP 关节的反常背伸。这种情况下的治疗是松解蚓状肌。截指也可引起神经源性肿瘤,再生神经源性肿瘤释放大量营养因子,在伤口处形成大量的施万细胞,从而在神经末梢产生痛性瘤样结节。治疗方法较多,包括烧灼、指甲拔除,或包埋至肌肉、静脉或骨髓腔。远节指骨截指后残端皮肤张力过大会产生疼痛,需要使用指套或再短缩截指以松解皮肤。

远侧指间关节融合

在远侧指间关节融合的众多适应证中,大多

数与关节损伤早期治疗后的慢性并发症有关,例如慢性疼痛、畸形和功能丧失等。继发于创伤后关节炎、骨关节炎、类风湿关节炎或感染后的关节破坏,以及慢性肌腱断裂与烧伤瘢痕,也可通过关节融合术进行治疗。活动性感染的病例不应考虑融合术。

内固定的选择包括张力带克氏针、骨间钢丝环扎、埋头螺钉和钢板等(图 7.12)。

一般来说,小指的远侧指间关节应融合在轻度屈曲位。

技术

远侧指间关节通常在背侧使用横向 "H" 形或 "Y" 形切口。横向切开后,暴露伸肌腱结构,必要时松解侧副韧带,可使用小型摆锯磨平关节表面。根据固定的类型,评估指骨两端的位置,术中透视检查复位情况,伤口分层缝合。术后予薄层敷料和掌侧保护性夹板固定,同时鼓励患者主动锻炼近侧指间关节。在 6 周和 3 个月时行 X 线

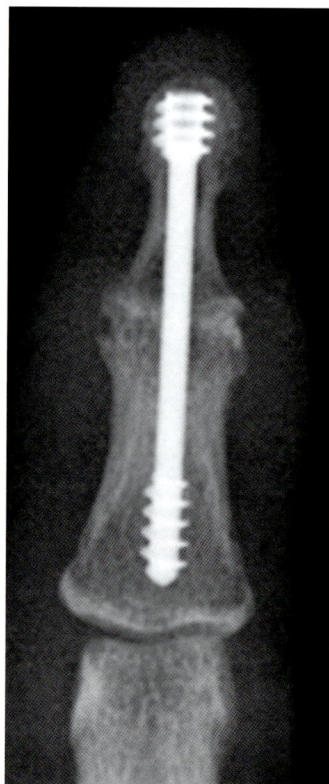

图 7.12 使用 Herbert 螺钉逆行内固定技术融合远侧指间关节

检查评估指骨愈合情况。并发症包括局部感染、深部组织感染 / 骨髓炎、疼痛（骨性突起引起者可截骨治疗）、不愈合和不耐寒冷。

临床要点：融合固定小技巧

　　在关节完全伸直时使用埋头螺钉固定。

　　远侧指间关节屈曲时，使用张力带 + 克氏针技术是可行的，但是操作上比较困难。

　　平行克氏针内固定在大多数情况下是可行的，能起到抗旋作用。

结果

据报道，远节指骨骨折行钢丝环扎内固定技术治疗的愈合率为 80%~100%，使用螺钉内固定技术的愈合率为 95%~100%。文献报道螺钉内固定的不愈合率为 0~15%。2011 年，Kocak 的研究表明，加压螺钉内固定不但操作简单而且可提供坚强的稳定性，在多数情况下是一种理想的治疗选择。

总结

远节指骨损伤与远侧指间关节脱位是较为常见的损伤，处理不当易引起功能障碍。远节指的灵敏性和敏感知觉赋予了双手良好的功能，一个微小的损伤也可能严重影响手指功能。处理指尖损伤时，最主要的目标是恢复一个稳定的、能活动的、无痛的和有知觉的远节手指。另外，手是人的第二个张脸，手外科医生在治疗这些损伤时，不仅要考虑功能的恢复，同时也要考虑美学的要求。

参考文献

[1] Hove LM. Fractures of the hand. Distribution and relative incidence. Scand J Plast Reconstr Surg Hand Surg. 1993;27(4):317–319.

[2] Zook EG. Anatomy and physiology of the perionychium. Hand Clin. 1990;6:1–7.

[3] Zook EG. Fingernail injuries. In: Strickland JW, Steichen JB, editors. Diffi cult problems in hand surgery. St. Louis: CV Mosby; 1982.

[4] Seaberg DC, Angelos WJ, Paris PM. Treatment of subungual hematomas with nail trephination: a prospective study. Am J Emerg Med. 1991;9:209–210.

[5] Schneider LH. Fractures of the distal phalanx. Hand Clin. 1988;4:537–547.

[6] Seymore N. Juxta-epiphyseal fracture of the terminal phalanx of the fi nger. J Bone Joint Surg (Br). 1966;48(2):347–349.

[7] Day CS, Stern PJ. Chapter 8. Fractures of the metacarpals and phalanges. In: Green's operative hand surgery, vol. I. 6th ed. Elsevier: Churchill Livingstone; Philadelphia 2010. p. 239–290.

[8] Hamas RS, Horrell ED, Pierret GP. Treatment of mallet fi nger due to intra-articular fracture of the distal phalanx. J Hand Surg [Am]. 1978;3:361–363.

[9] McCue 3rd FC, Wooten SL. Closed tendon injuries of the hand in athletics. Clin Sports Med. 1986;5:741–755.

[10] Leddy JP, Packer JW. Avulsion of the profundus tendon insertion in athletes. J Hand Surg [Am]. 1977;2: 66–69.

[11] Henry SL, Katz MA, Green DP. Type IV FDP avulsion: lessons learned clinically and through review of the literature. Hand (N Y). 2009;4(4):357–361.

[12] Fox J, Golden G, Rodeheaver G, Edgerton M, Edlich R. Nonoperative management of fi ngertip pulp amputation by occlusive dressings. Am J Surg. 1977;133(2): 255–256.

[13] Moienem NS, Elliot D. Composite graft replacement of digital tips. A study in children. J Hand Surg (Br). 1997;22(3):346–352.

[14] Wilhelmi BJ, Blackwell SJ, Miller JH. Do not use epinephrine in digital blocks: myth or truth? Plast Reconstr Surg. 2001;107:393–397.

[15] Chowdhry S, Seidenstricker L, Cooney D. Do not use epinephrine in digital blocks: myth or truth? Part II. A retrospective review of 1111 cases. Plast Reconstr Surg. 2010;126(6):2031–2034.

[16] NHS Rapid Response Report NPSA/2009/RRR007: reducing risks of tourniquets left on after fi nger and toe surgery, December 2009

[17] Teoh LC, Lee JYL. Mallet fractures: a novel approach to internal fi xation using a hookplate. J Hand Surg (Br & Eur). 2007;32(1):24–30.

[18] Theivendran K, Mahon A, Rajaratnam V. A novel hook plate fi xation technique for the treatment of mallet fractures. Ann Plast Surg. 2007;58(1):112–115.

[19] Chim H, Teoh LC, Yong FC. Open reduction and interfragmentary screw fi xation for symptomatic nonunion of distal phalangeal fractures. J Hand Surg (Eur). 2008;33(1):71–76.

[20] DaCruz DJ, Slade RJ, Malone W. Fractures of the distalphalanges. J Hand Surg (Br). 1988;13:350–352.

[21] Kocak E, Carruthers KH, Kobus R. Distal interphalangeal joint arthrodesis with the Herbert headless compression screw: outcomes and complications in 64 consecutively treated joints. Hand (N Y). 2011;6(1):56–59.

第八章　近侧指间关节损伤

Grey Giddins，Lawrence Moulton

关键词

临床表现；检查；软组织损伤；近节指骨骨折；关节内外；中节指骨骨折；骨折脱位；手术治疗；预后

引言

近侧指间关节损伤临床常见，其中累及中节指骨基底者更是如此。由于近侧指间关节是手指中最重要的关节，故关节的疼痛与僵硬可以使手指功能严重受损，而如果是尺侧部分的手指损伤则影响更为明显。幸运的是，大多数损伤较轻微，可以通过早期治疗而获得康复。相反地，对于复杂损伤的治疗，特别是发生在中节指骨基底部的复杂骨折，仍具有一定的挑战性。

背景 / 病因学

近侧指间关节的损伤，通常发生在摔倒时手部伸展但手指未能及时伸直，或运动时未能及时抓住球而导致的单个手指损伤。其他损伤机制包括牵拉损伤，例如手指被绳索牵拉或缠绕致损伤。

在其损伤机制中，尽管斜向、侧方或掌侧应力都可能发生，但是过伸暴力仍然是导致损伤的主要因素。关节周围的韧带是对抗致伤暴力的主要稳定结构（图 8.1）。虽然关节周围的髁状结构能赋予一部分侧方的稳定性，但主要作用依赖于掌板和侧副韧带。掌侧的损伤应力可由关节自然屈曲来缓冲，而伸肌腱组织特别是中央束止点可对抗过度屈曲。但是，关节周围的肌腱不是提供稳定的主要因素，一旦出现不稳定，肌腱的力学作用将加重畸形。特别之处在于，屈指浅肌腱止于中节指骨中部，而伸肌腱中央束止于中节指骨基底背侧，这种力偶不平衡会产生近侧指间关节屈曲型半脱位的趋势（图 8.2）。这一趋势通常被骨性解剖结构、侧副韧带和掌板所对抗，如果这些结构损伤，通常可出现中节指骨基底部相对于近节指骨头部的背侧半脱位或脱位（图 8.3）。如果骨性解剖结构完整或基本完整，则关节的良好对位能提供足够的早期稳定，关节也能准确地复位；但如果骨性解剖结构被破坏，则不可避免出现关节不稳定，通常表现为对线不佳。

最后，需要注意的是，关节凹面（例如中节指骨基底部）通常比凸面更能接受一定程度的对线不良。这在近侧指间关节尤其如此，同样的情况也发生在腕关节、膝关节和踝关节。关节的远、近端关节面对暴力产生的后果也是不同的：关节凹面倾向于碎裂，而更严重的损伤才能导致关节凸面形成单纯劈裂骨折或 T 形骨折。

临床表现、检查和治疗选择

患者通常会有明确的损伤病史，并且往往是发生于单个近侧指间关节的孤立性损伤。但要注意的是，当患者发生多发伤时，例如从高处跌落时，其近侧指间关节损伤容易被漏诊。患者可能有明显关节畸形病史，符合关节脱位表现，也可能损伤后已自行复位。患者主诉包括近侧指间关节疼痛、肿胀和僵硬，并可能出现手指感觉改变。

图 8.1　近侧指间关节的侧方和掌侧观显示正常的韧带和腱性稳定结构

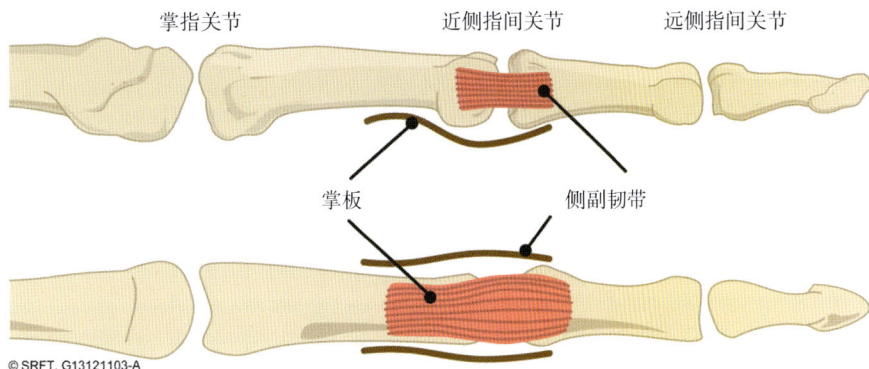

掌指关节　　　　近侧指间关节　　　　远侧指间关节

掌板　　　　侧副韧带

© SRFT, G13121103-A

图 8.2　中节指骨掌侧基底部骨折后导致近侧指间关节背侧半脱位的作用力示意图

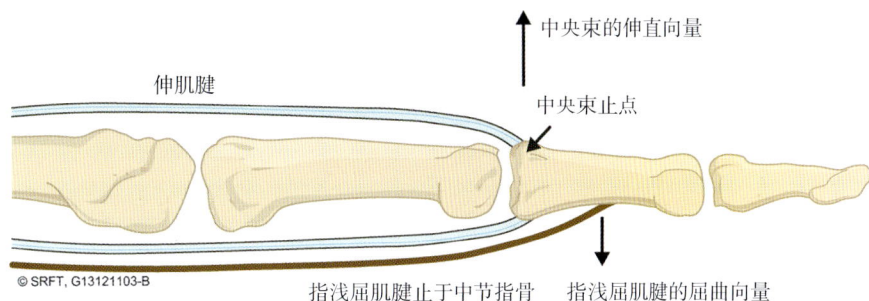

中央束的伸直向量

中央束止点

伸肌腱

指浅屈肌腱止于中节指骨　　指浅屈肌腱的屈曲向量

© SRFT, G13121103-B

中节指骨基底复合向量由掌板和中节指骨基底掌侧唇所对抗

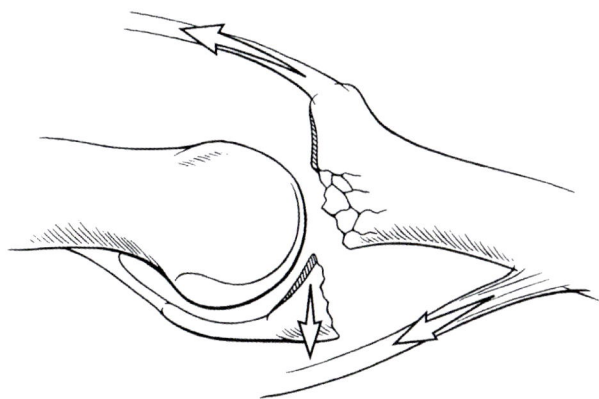

图 8.3　中节指骨相对于近节指骨背侧脱位示意图

检查时，如果有骨性解剖结构损伤导致关节脱位或半脱位，通常能发现近侧指间关节肿胀、畸形（图 8.4），触诊时局部压痛，伴有活动度减少，患者不敢主动活动关节。如果是开放性近侧指间关节脱位，掌侧可能会伴有皮肤裂口（图 8.5）。这通常发生在跌倒时手指过伸损伤，中节指骨向背侧移位，同时近节指骨头向一侧或对侧的侧中线撕裂掌侧皮肤。近侧指间关节开放脱位很

少存在严重污染。尽管手指的感觉通常会有轻度影响，但通常不会有明显的指神经或动脉损伤。

在体格检查时排除相关部位的损伤非常重要，包括伤指远指间关节在内的其他部位，以及其他手指有无伴发损伤等（图 8.6），这些往往容易漏诊。

平片是主要的辅助检查手段。拍片时射线投照的中心应在损伤关节部位，而不是简单的手部摄片。手部 X 线摄片通常采用的是后前位和斜位，但这很容易漏诊重要的近侧指间关节损伤，特别在中节指骨背侧半脱位时（图 8.7）。有时平片不足以明确诊断时，进行 CT 扫描非常必要，特别是评估近节指骨远端复杂的部分髁部骨折。

这些损伤的治疗取决于其严重程度。在大多数情况下，给予妥善修复并早期活动，临床效果较为满意。

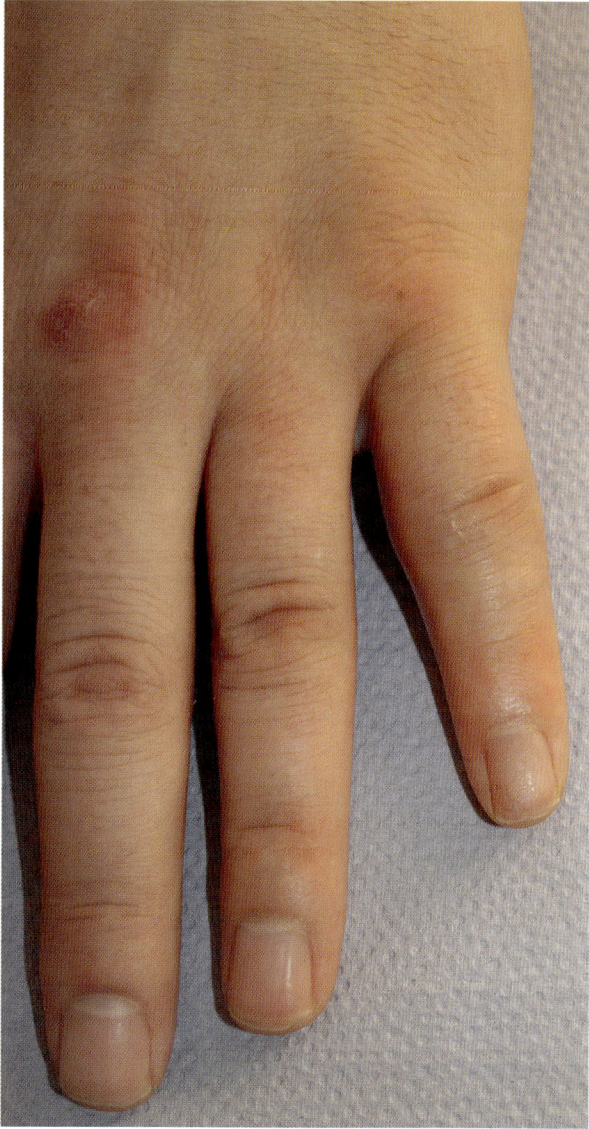

图 8.4 损伤后近侧指间关节肿胀

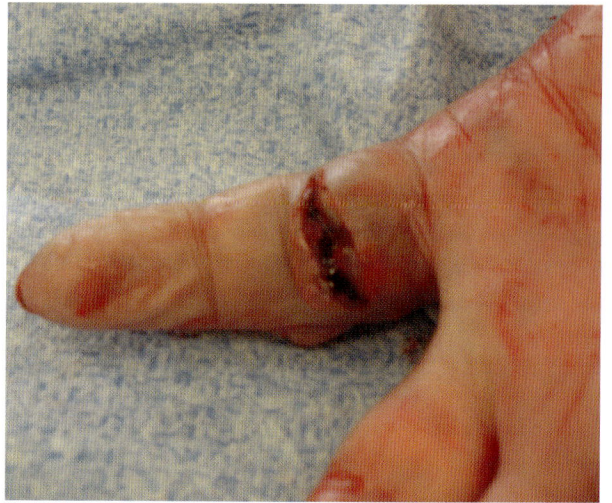

图 8.5 近侧指间关节开放性脱位后的掌侧裂口

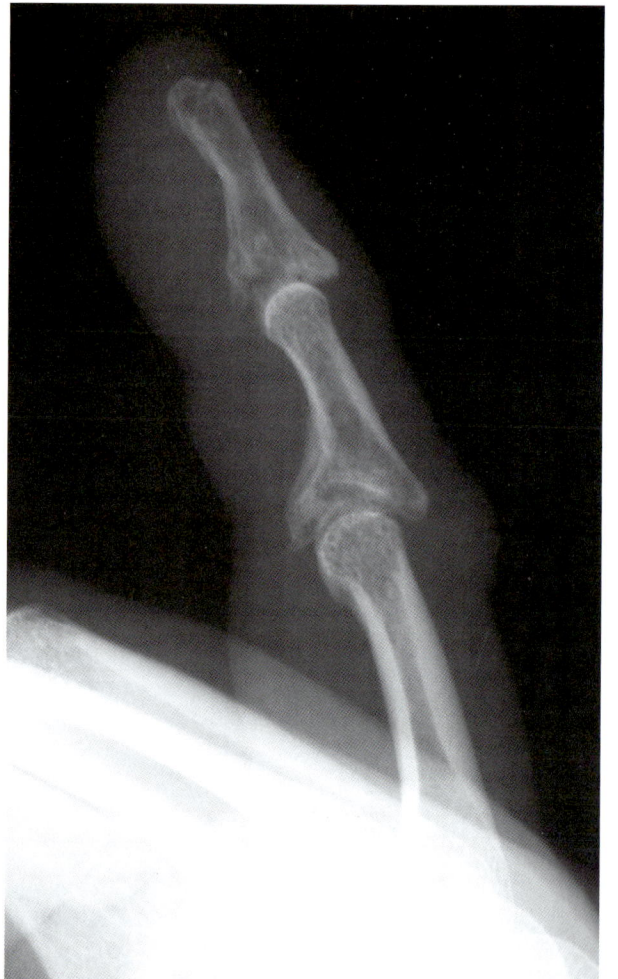

图 8.6 X线片显示近侧指间关节损伤合并远指间关节损伤

软组织损伤

掌板和侧副韧带损伤

这类损伤通常发生在手指过伸位损伤，撕裂掌板和侧副韧带掌侧部分；或者是侧/斜方暴力损伤致一侧侧副韧带撕裂，再累及部分掌板。有时尽管损伤后可能有小的撕脱骨块，但并不影响解剖结构的完整性（图 8.8）。正因为骨性解剖结构是完整的，最好的治疗是早期活动。虽然这时

给予一些舒适的保护（支具）是必要的，但大多数患者能早期恢复功能。尽管存在过伸性损伤，

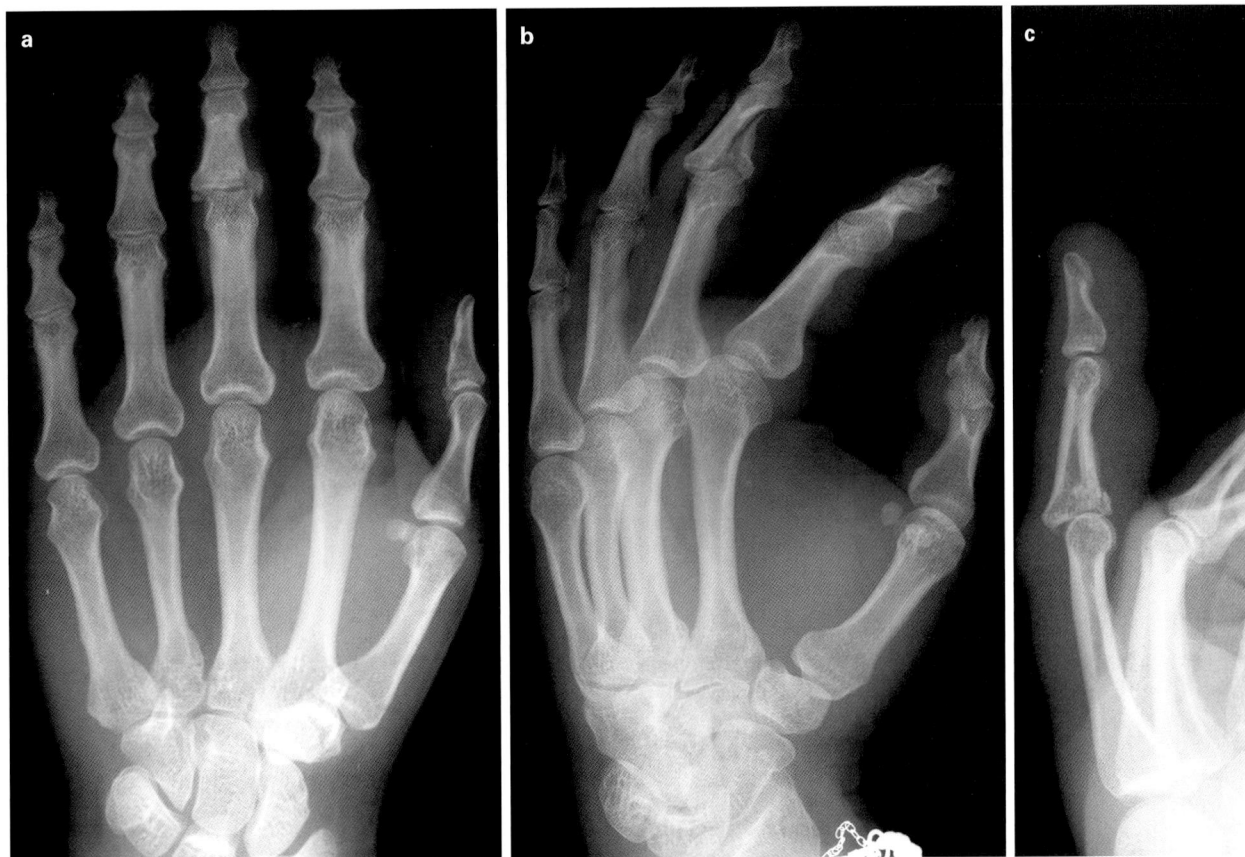

图 8.7　后前位和斜位片不能清楚显示近侧指间关节半脱位（a，b），在侧位片上非常清楚（c）

但近侧指间关节很少有伸直位的不稳定，除非患者原本存在掌侧韧带松弛的倾向，这可以通过检查其他未受伤手指来鉴别。对于这类患者，防止过伸是必要的，但是对多数患者而言，最好鼓励他们早期充分伸直近侧指间关节，否则极易发生伸直受限。约 5% 的患者发展为缓慢进展的严重疼痛，这通常在损伤 6~8 周后可以明确，注射类固醇可以帮助近侧指间关节缓解疼痛和早期活动。通常多数不需局部注射的损伤关节在几个月后能恢复到伤前的活动度。即使恢复良好的患者，其近侧指间关节也有可能在 6~12 个月感到一些不适。

　　急性纽孔样损伤并不常见，有时难以早期诊断。其近侧指间关节损伤表现明显，伴有肿胀、屈曲和背伸功能受限，这容易与更常见的掌板损伤相混淆。患者可通过侧腱束仍能维持一定程度的近侧指间关节主动背伸，通常不会立即出现典

型的远指间关节过伸畸形。临床上经常出现的是，患者仅有轻微的特殊损伤，往往是不典型的过伸型损伤，但在中节指骨基底背侧存在压痛，并伴有背伸力量减弱，平片提示中节指骨基底背侧存在可疑征象，这时应该怀疑存在急性纽孔畸形的可能性（图 8.9）。对于摄片提示有部分骨性异常的患者，短期制动近侧指间关节 2~3 周通常恢复良好。如果怀疑或明确有纽孔样损伤，建议予以近侧指间关节完全伸直位夹板固定 6 周，同时鼓励远指间关节屈曲活动，然后间断应用夹板固定 2~3 周，逐渐增加近侧指间关节的活动度。尽管多数患者无法恢复完全正常的活动度，可遗留 10°~20° 的伸直受限，但大多数患者功能恢复良好。对于在几周后出现屈曲僵硬的患者，建议牵拉近侧指间关节使之完全伸直，然后再用上述方法使用支具。由于容易发生相关并发症且结果难以预测，因此尽量避免手术治疗。

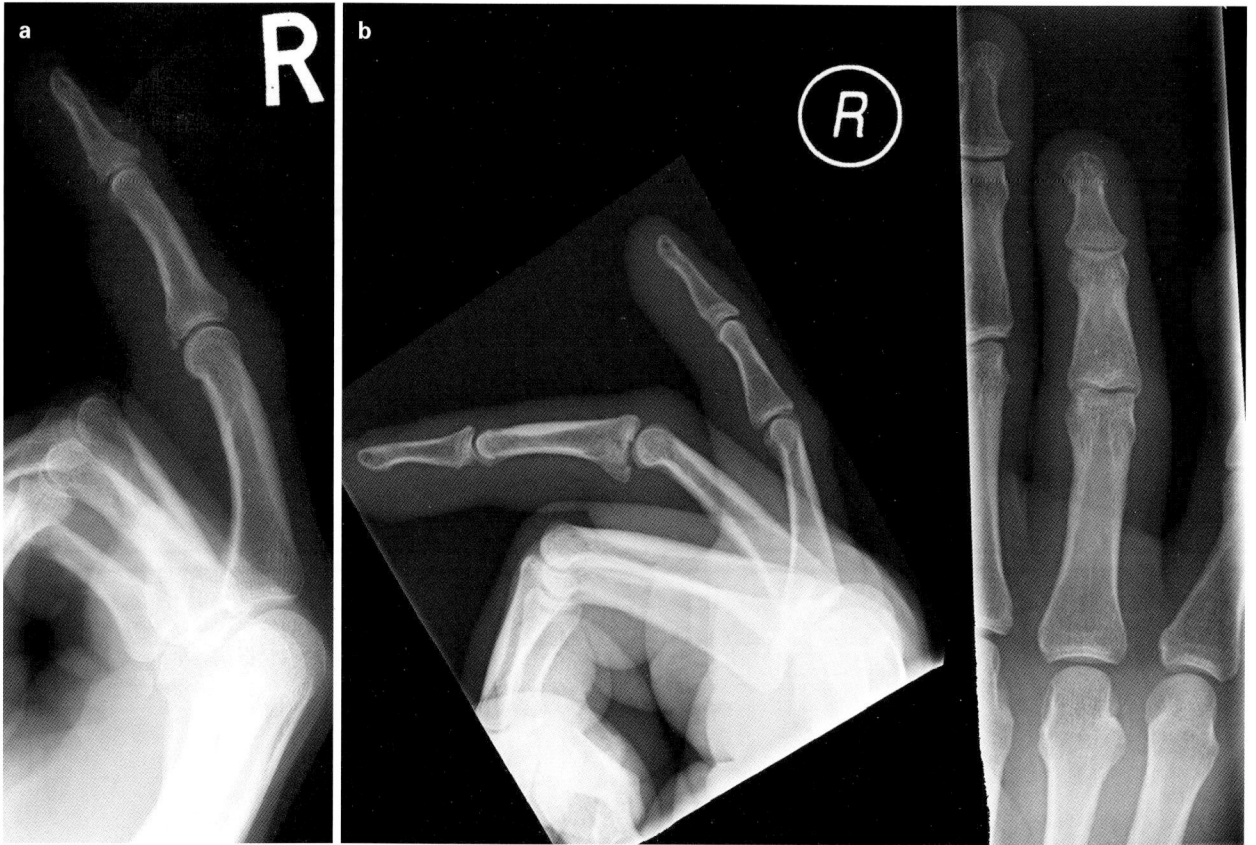

图 8.8 过伸位掌板损伤后可见掌侧撕脱骨块（a，b）

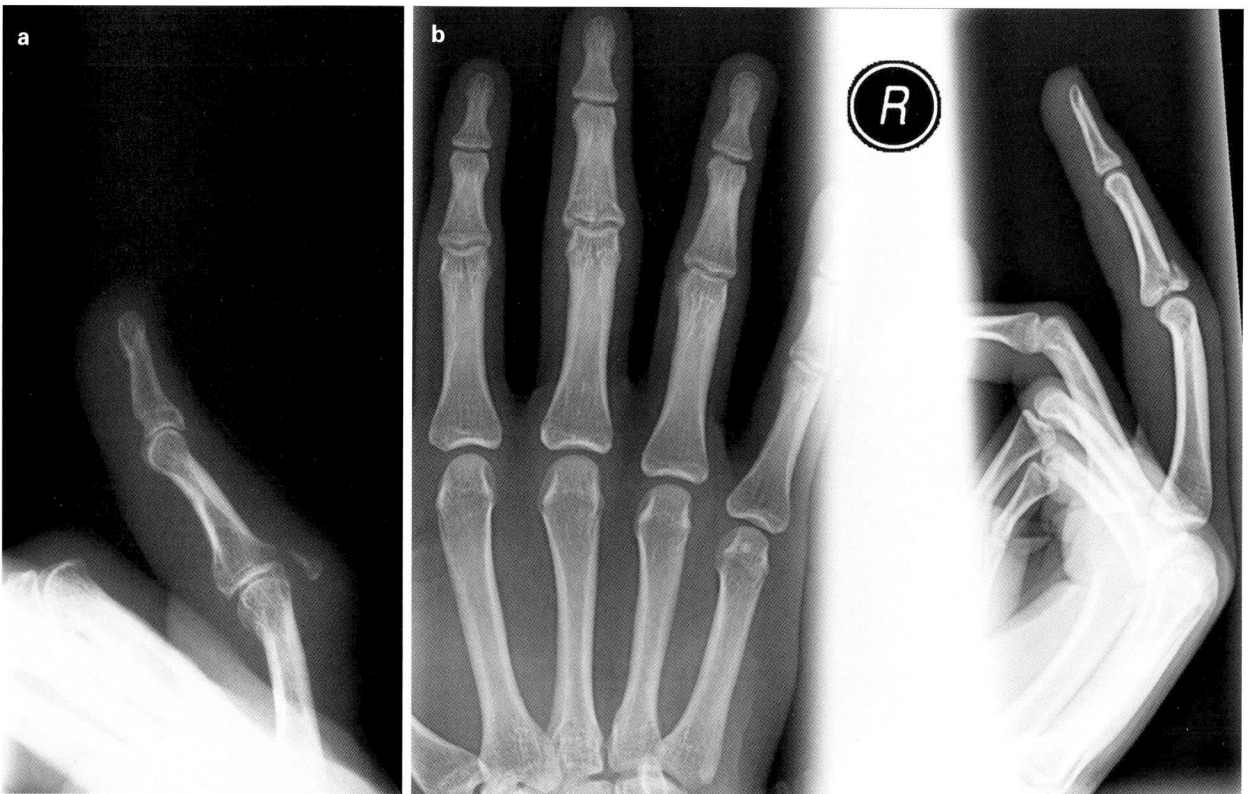

图 8.9 骨性纽孔损伤（a，b）

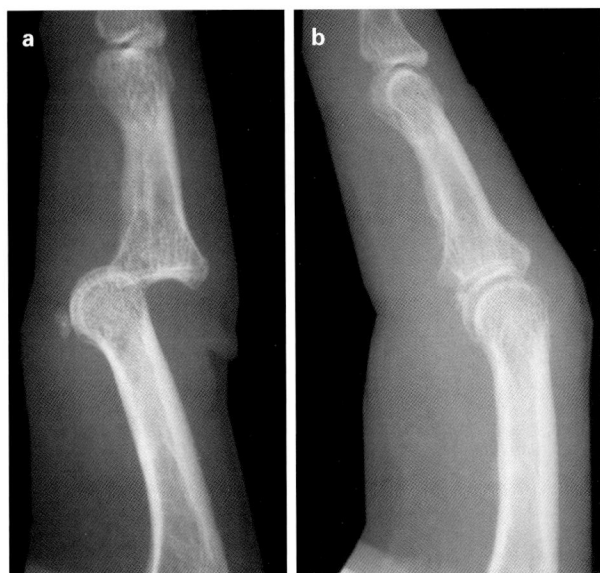

图 8.10 近侧指间关节脱位（a）与解剖复位（b）

如上所述，近侧指间关节脱位是常见的。通常在闭合复位后，近侧指间关节对位良好并保持稳定（图 8.10），这可以通过摄片进行确认。如果标准位置摄片显示近侧指间关节复位不佳，则要考虑关节间隙存在软组织嵌顿可能，如果置之不理，其预后将明显较差。这时，临床经验并细心评估十分重要，而进一步检查却意义不大。如果确定在近节指骨和中节指骨之间有软组织嵌顿，则通常由于一条侧腱束的影响，导致中节指骨相对于近节指骨旋转对位不良。对于典型的近侧指间关节脱位，这几乎都需要切开手术去除嵌顿组织，关节复位后，可恢复稳定性并进行屈伸活动。

开放性近侧指间关节脱位，往往有近节指骨头撕裂掌侧皮肤，由于忽视掌侧皮肤撕裂的严重性，常会被遗漏。虽然理论上这是具有感染风险的严重损伤，但如果进行仔细清创和早期活动，通常可获得较好的预后。一些作者建议，患者需要急诊在手术室进行关节冲洗清创，这是一个很好的建议。对于完全配合的患者，在急诊室局部阻滞麻醉下彻底冲洗清创，也可以达到相同的效果。术后应短期给予抗生素以预防常见的细菌感染，如葡萄球菌和链球菌。当然，如果局部有严重污染，例如是在农场里摔倒致伤，则必须在手术室进行规范的清创手术。开放性脱位通常发生在较高年龄组，一般为高能量的损伤，相对于闭合性脱位而言，两者预后总体上是相近的。

小结

近侧指间关节损伤比较常见。幸运的是，大多数创伤轻微可以保守治疗。在严重损伤时，需要对侧副韧带或掌板结构进行详细和反复的检查，明确有无破坏。再次强调，对于这类损伤，只有规范的治疗才能获得良好的预后。

骨

近侧指间关节的近侧为凸面而远端为凹面，对关节的远、近两部分需要分别探讨。

近节指骨

关节外骨折

近节指骨头的关节外骨折通常位于颈部，即紧邻髁部的近侧。这通常发生于过伸位损伤，远侧骨折块向背侧移位或倾斜成角畸形（图 8.11）。如果骨折是轻微移位，可以先用石膏或夹板固定 3~4 周，然后再进行康复训练；如果骨折移位明显，则应该进行相应的复位。这通常可以在急诊或门诊局部麻醉下进行。复位后如果骨折较稳定，选择石膏或夹板固定 3~4 周；如果骨折不稳定，则采用 1~2 枚斜行克氏针，自指骨头逆行穿过近节指骨干固定以维持复位，针尾通常留在皮外。与所有克氏针固定术后处理一样，需要用夹板或石膏固定 3~4 周。在术后 4.5~5 周拔除克氏针，并指导康复训练。与大多数近侧指间关节损伤一样，术后可能有部分关节僵硬，尤其会出现背伸 20°~30°受限，而屈曲功能一般恢复良好。

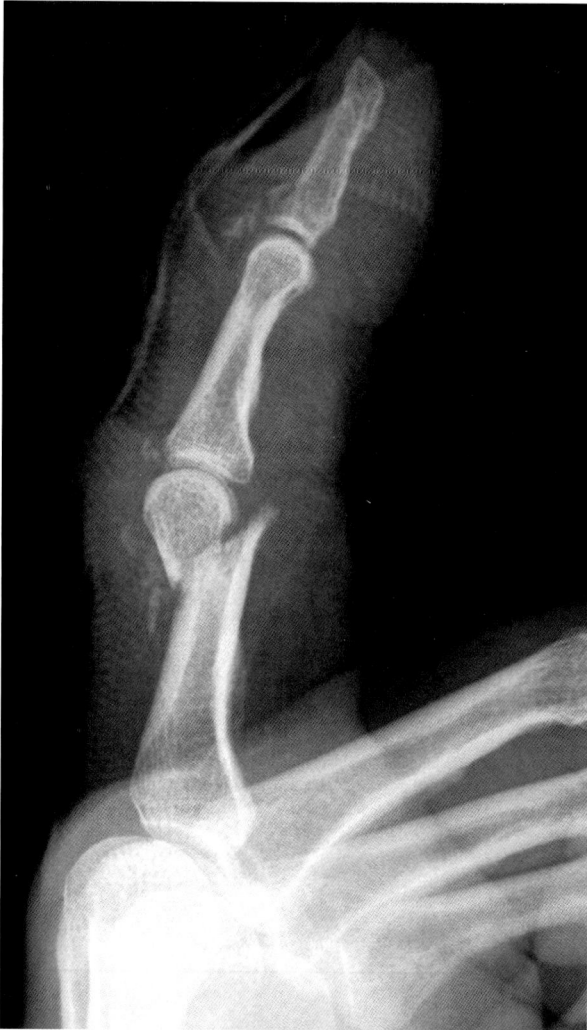

图 8.11 影像学显示近节指骨髁部骨折

关节内骨折

近节指骨头的关节内骨折并不常见，但临床诊断较为容易。其中单髁骨折较常见，这通常是由于侧方斜行暴力损伤所致（图 8.12）。如果髁部发生小于 1mm 的轻度移位，可以采用夹板或石膏固定 3~4 周。由于这类骨折在 2 周内有继发移位的风险，因此建议患者在 2 周内复查 X 线片，拍片时最好取下石膏或夹板，这样可以清晰地判断是否存在移位。如果出现髁部骨折明显移位，通常是近侧移位或旋前畸形，则需要进行相应的复位。对于不稳定骨折，几乎都需要手术治疗以恢复稳定性。手术可以采用闭合复位克氏针固定，通常在双髁之间打入 1~3 枚克氏针；也可以选择

切开复位螺钉固定，并早期康复训练。但是，具体手术操作在技术上并不简单（详见下文）。

中节指骨基底损伤

中节指骨基底掌侧的掌板撕脱性骨折

这本质上属于掌板损伤，应该如上所述，进行早期康复训练。

背侧骨折半脱位

背侧骨折半脱位本质上是伴有中节指骨掌侧基底部大骨块撕脱的掌板损伤，进而发生关节的不稳定。目前，关于中节指骨掌侧基底部撕脱多少会导致关节不稳定尚无定论，临床上通常用近侧指间关节的侧位片进行评估。如果中节指骨掌侧基底部撕脱小于 30%，则通常关节是稳定的；在 30% 和 40% 之间，关节可能是稳定的；而大于 40%，通常关节不稳定。确定稳定性的关键是判断近节指骨背侧基底部与中节指骨是否完全对位。只要存在轻微的对位异常，就能发现背侧关节出现一个三角形间隙（图 8.13）。对于掌板损伤来说，如果近侧指间关节对位良好，就可以允许早期活动训练的；如果存在对位异常，则需要复位处理。最简单的方法是将近侧指间关节屈曲约 45°。保持这个位置并进一步拍摄侧位片，可发现关节对位恢复良好。这时，可以应用背侧阻挡夹板固定患指，防止其背伸超过 45°，但允许手指屈曲。从伤后第 2 周开始，在随后几周内，每周减少约 10° 的阻挡固定角度，至伤后 4 周左右移除夹板。在每次复诊时，都需要拍摄侧位片确定关节的对位。之后，患者将恢复活动，并且通常可获得良好的功能，可能遗留小于 20° 的屈曲畸形；如果不能完全恢复活动度，用力和受冷时可能出现轻微的疼痛。如果关节复位不佳而导致手指屈曲受限，则建议手术治疗。可以选择的手术方式包括用 1 枚克氏针维持复位、可活动外固定支架甚至切开复位内固定术，当然选择后者要接受手术失败或并发症的风险。

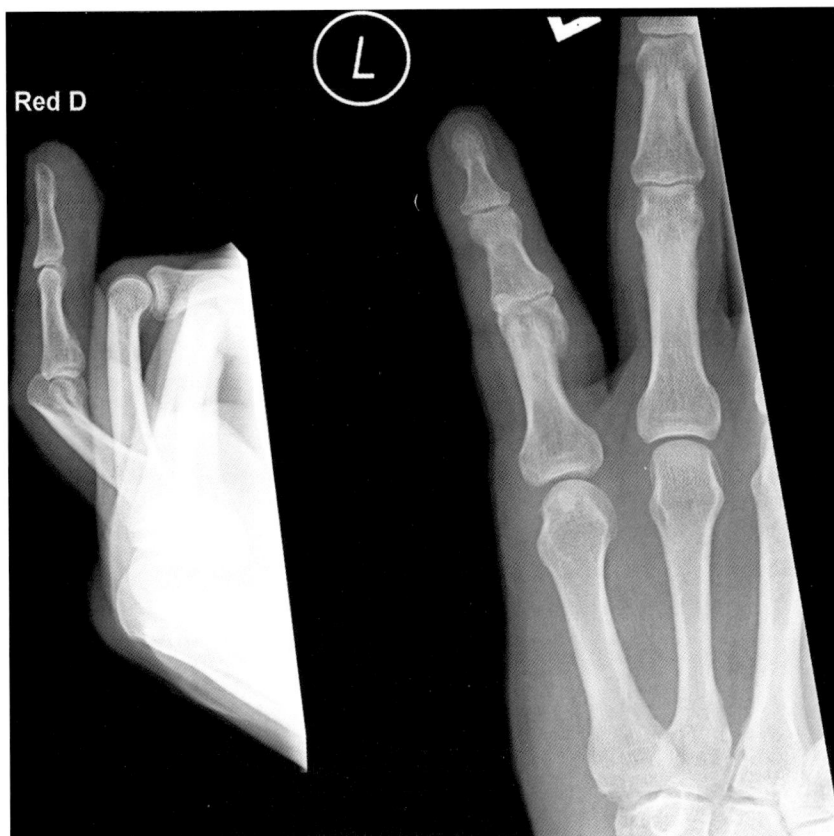

图 8.12　影像学显示近节指骨头单髁骨折

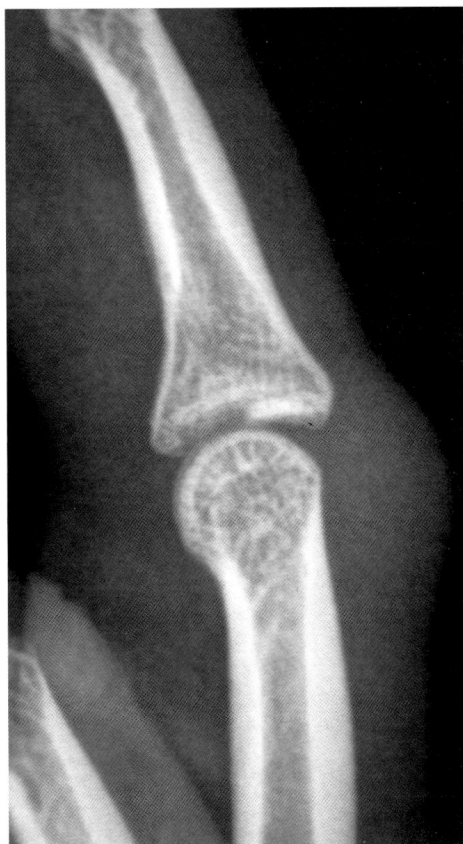

图 8.13　影像学显示隐匿性中节指骨背侧半脱位

Pilon 骨折

　　Pilon 骨折通常是中节指骨基底部最严重的损伤。它一般发生在跌倒或高速撞击时指端遭受高能量暴力致伤，如未能抓住的高速飞球撞击指端的损伤。中节指骨基底部骨折包括掌侧和至少一边侧方骨皮质的破坏，此外，背侧骨折和中部压缩性骨折也较常见。该类损伤仅有大约 10% 的患者，允许在伤后几天即开始早期活动（图 8.14），但需要门诊密切随访 2 周，在严格指导下进行活动，同时需要拍摄平片以确保关节没有进行性塌陷。然而，大多数此类损伤患者需要手术治疗。因为这是纵向不稳定的损伤，简单的克氏针通常不能获得良好效果，最好的治疗方法是可活动外固定支架。当然，尽管在技术上具有挑战性并可能发生并发症，仍有一些外科医生建议切开复位内固定。通过成功的治疗，大多数患者可以恢复 10°~90° 的活动度，但是在用力或受冷时仍会有一些疼痛感。

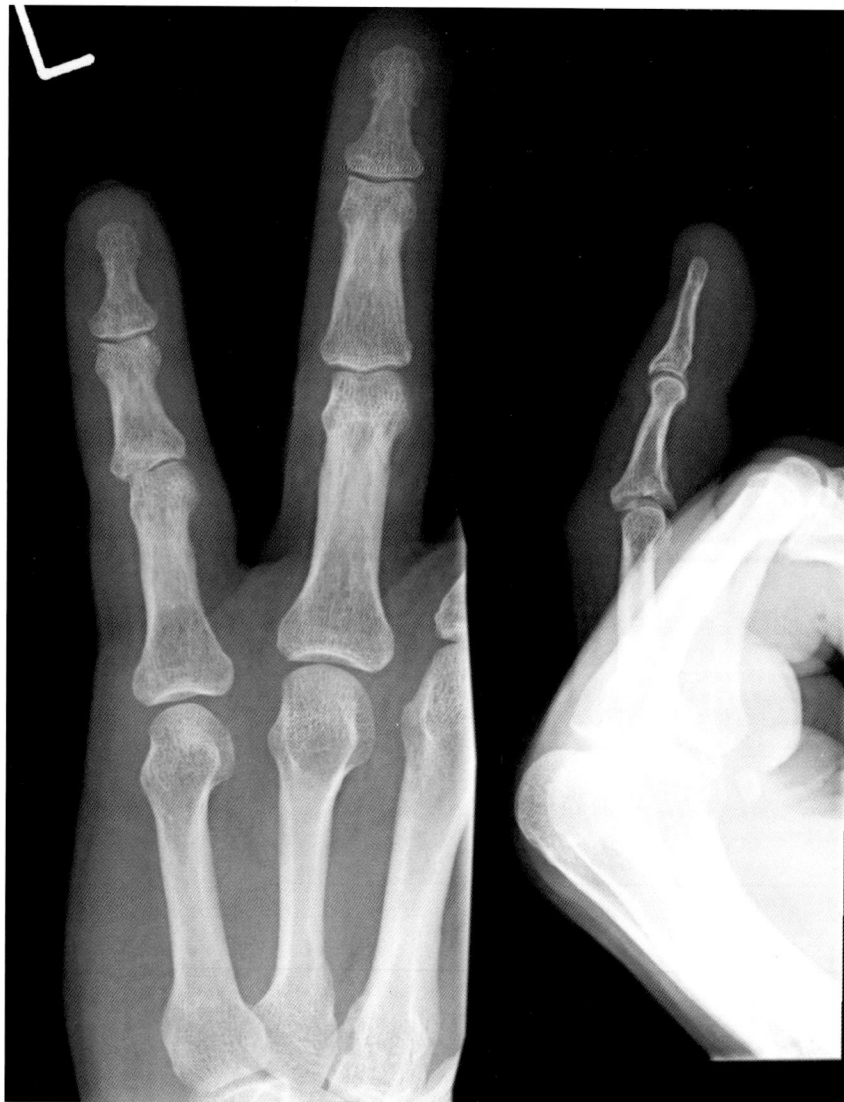

图 8.14 影像显示 Pilon 骨折后早期
活动训练的病例

图 8.14 影像显示 Pilon 骨折后早期
活动训练的病例

手术技术和康复

近节指骨

关节外骨折

关节外骨折很少需要切开复位内固定，通常
1~2 枚克氏针斜行固定就已足够。克氏针一般在
维持骨折复位同时可获得较可靠的稳定性。手术
时在紧邻关节面的近侧将克氏针倾斜钻入近节指
骨的头部，即使入针点穿过侧副韧带，也不会造
成明显不良影响。可在清晰的 X 线 C 臂机导引下，
将 1.1mm（1.0~1.2mm）的克氏针置入近节指骨。
理想的状况是，克氏针应穿入近节指骨侧方的骨

皮质，但不要穿透。如果完全穿透，克氏针可能
会向远侧滑移；而如果克氏针尖端正好穿入骨皮
质，则克氏针不会向远侧移动。一枚克氏针可以
提供较好的稳定性（图 8.15），通常很难在同一侧
置入第二枚克氏针，如果确实需要两枚克氏针固
定，应该在对侧穿入。需要注意是，由于在近节
指骨远端，一枚克氏针与另一枚克氏针交叉时，
施加的扭力可导致远侧骨折块旋转。骨折块旋转
在 X 线片中较容易判断，同样地，检查手指屈曲
靠近手掌时也可以评估是否存在旋转。与其他克
氏针内固定类似，术后需要采用石膏或夹板固定
3~4 周，并在 4.5~5 周后去除克氏针。

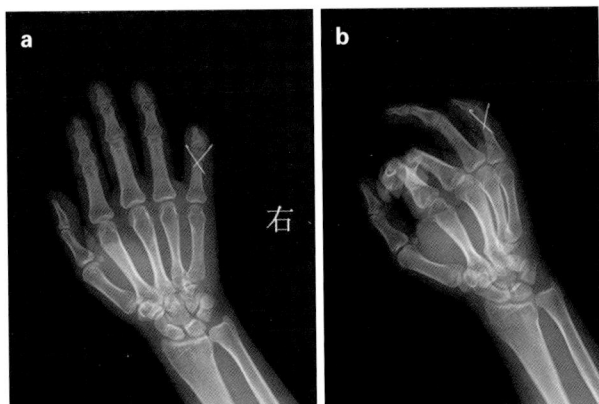

图 8.15 影像学显示近节指骨远端关节外骨折交叉克氏针固定。(a) 正位片。(b) 斜位片

关节内骨折

关节内骨折可以用闭合穿克氏针或切开复位螺钉内固定。如果采用切开复位克氏针内固定，可能存在稳定性不足的缺点，从而影响术后早期康复。

闭合克氏针固定：指骨髁骨折可以通过简单的牵引复位。但是，通过单纯牵拉手指并不足以提供充分牵引，而且，术者的手指在透视时容易形成遮挡。避免这一缺陷的简单方法是将克氏

针（1.1mm）横向穿过中节指骨的远端，然后将克氏针在两端以直角弯曲，再使用外科器械进行牵引。这可以在骨折部位提供良好的牵引力，并可由助手来完成，这样髁部骨折通常能复位良好。1~3 枚横向的克氏针穿过骨折部位，经侧副韧带穿过非关节面的指骨髁到达指骨头部的另一侧（图 8.16）。重要的是尽量避免克氏针穿过近节指骨远端头部的骨皮质，以减少克氏针滑移的风险。如果一枚或多枚克氏针穿透骨皮质，可将其在皮肤外适当弯曲，并用无菌外科胶布（胶带）黏合在一起，使它们更稳定，这可以降低克氏针滑移的风险。再次重申，大多数经克氏针固定的病例，仍需要石膏或夹板固定 3~4 周。克氏针可在术后 4.5~5 周拆除。有时想达到完全解剖复位较为困难，但如果复位后移位在 1mm 以内，患者通常恢复良好，不必进行切开复位。

切开复位内固定：除了闭合复位以外还可以选择关节切开手术，这可使髁部获得完美复位。虽然理论上很简单，但实际操作并非如此。一般可以用直径为 1.2mm 的小螺钉横穿两侧髁部固定，螺钉拧入时必须非常小心，因为螺钉拧入过紧可使近节指骨头部碎裂，或是将两侧髁部压缩，使

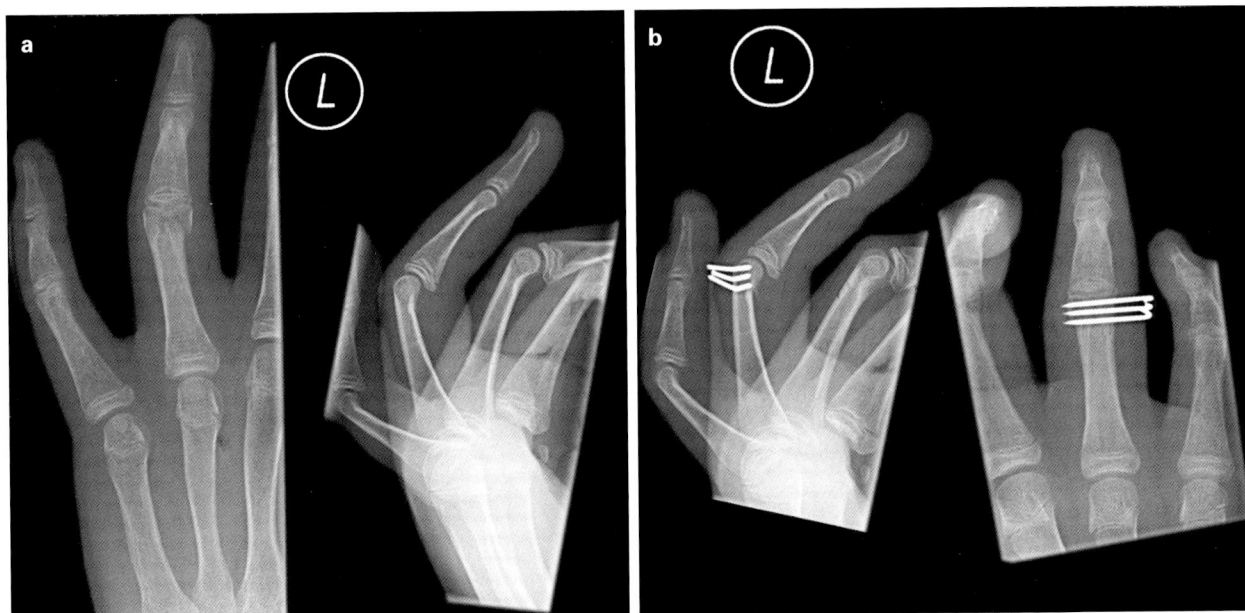

图 8.16 影像学显示闭合克氏针侧方固定单髁骨折：术前 (a)，术后 (b)

关节变窄，导致关节对合不良与僵硬。有时可以放置 2 枚螺钉，这提供了足够的稳定性，以利术后早期活动。然而，这样病例较少，多数仍需要固定 1~2 周，但这可能影响治疗结果。同样，可能存在 20°~30° 的屈曲畸形，伸直受限，但屈指可超过 90°，功能良好。

中节指骨基底部

骨折半脱位

克氏针操作：将克氏针作为阻挡经背侧直接打入近节指骨头，使中节指骨维持屈曲约 30° 的角度。这一操作简单实用，可使关节早期屈曲活动，但存在近侧指间关节感染的风险。手术时将中节指骨屈曲，用一枚 1.1mm 的克氏针从两侧髁部之间纵行穿针，从背侧穿向近节指骨干掌侧，注意仅需穿入掌侧骨皮质而不必穿出。另一方法是克氏针通过中节指骨背侧根部，将其固定在与近节指骨屈曲 10°~20° 的位置以维持复位。如果侧位片显示，中节指骨基底部仍较大，占关节面的 50% 以上，操作相对简单。克氏针从中节指骨的远端背侧穿向中节指骨基底，再由两髁之间经 PIP 关节进入近节指骨远端掌侧骨皮质。如果中节指骨的基底部结构小于 50%，则克氏针往往难以获得足够的把持，导致复位不良，这种情况下建议采用外固定支架。

可活动外固定支架：可活动外固定支架主要是提供穿过近侧指间关节的牵拉力，尽可能将近节指骨和中节指骨分开并再对位。其中近端克氏针穿过近节指骨头部的旋转中心，关节可围绕该克氏针旋转活动，同时保持一定的关节间隙。它允许关节早期活动，并可使中节指骨基底部的关节软骨或纤维软骨复位。这是一项非常可靠有效的技术，可以避免关节切开手术的相关并发症。在适当的麻醉（通常为局麻）下，C 臂机引导下横向置入两枚克氏针，一枚穿过中间指骨的远端，另一枚穿过近节指骨头部的旋转中心点或略靠近端（图 8.17）。然后用不同方法将两枚克氏针

相互连接在一起，可以将克氏针弯曲固定，也可另用克氏针连接或用橡皮筋固定等（图 8.18、图 8.19）。每种方法各有利弊，但最终结果是相似的。患处不需要过多的敷料包扎，而患者需要门诊仔细随访，并至少每两周进行摄片观察，一般在损伤后 4.5~5 周拔除克氏针，然后自由活动。对早期活动困难的患者，需要在门诊局部麻醉下辅助被动活动，再鼓励功能锻炼，这可以明显改善治疗效果。大多数患者可获得屈曲 10°~90° 的活动度，同时 DIP 关节活动良好。

切开复位内固定：这是一个技术上相对困难的手术，主要适用于掌侧骨折块较大的损伤类型，可以使其复位并固定于近节指骨主体部分。骨折可以通过牵引轻松复位，并通过单枚螺钉从背侧向掌侧置入骨折块。当手术完成时，关节复位良

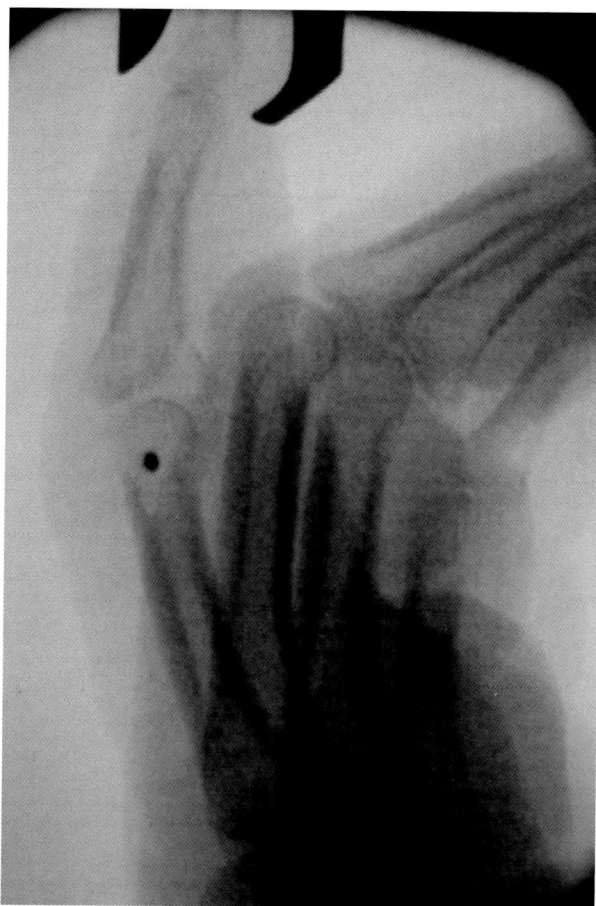

图 8.17 可活动外固定装置术中置入的近端克氏针，应位于 PIP 关节的旋转中心

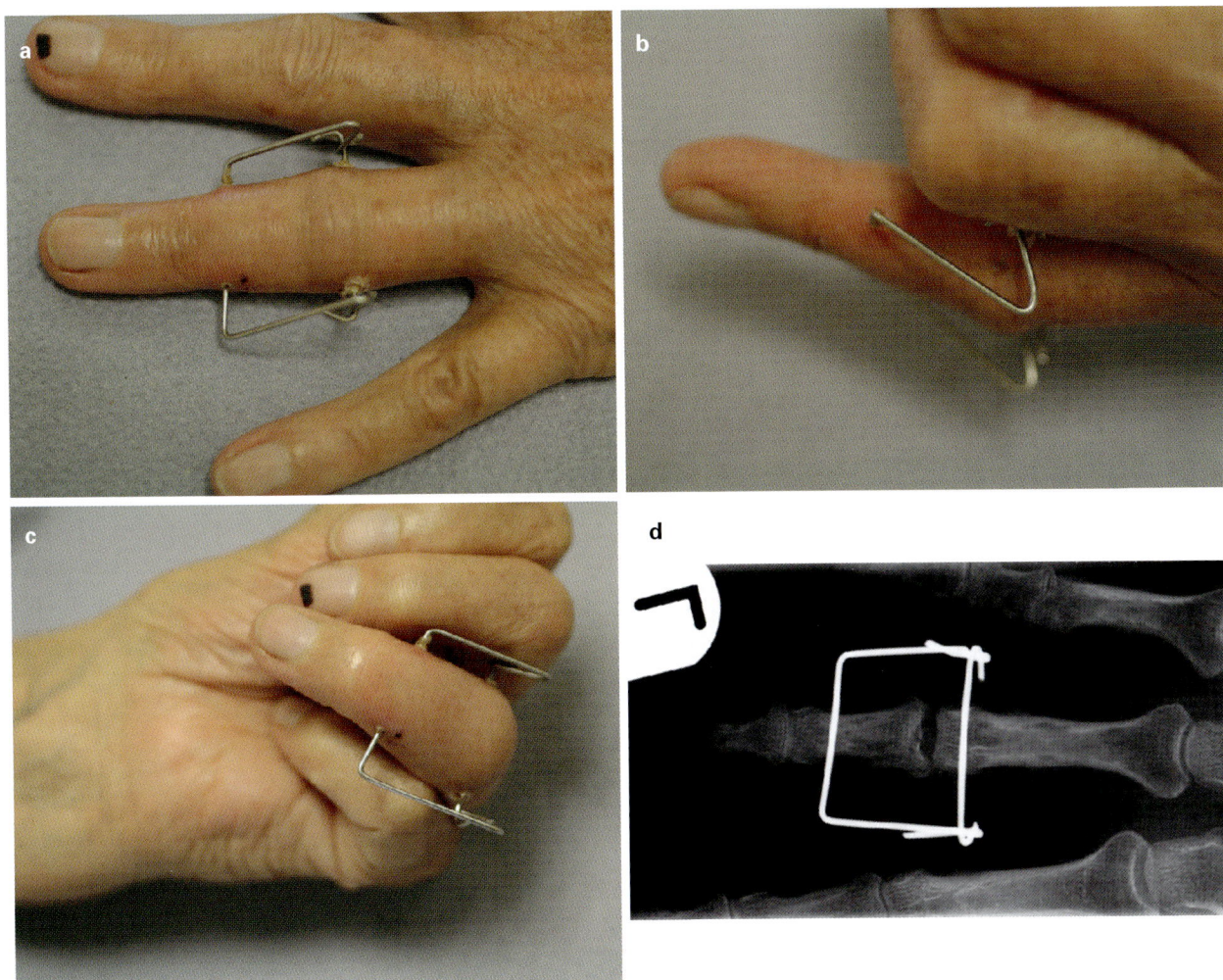

图 8.18 可活动外固定支架的临床照片和 X 线片:(a,b,c)临床外观。(d)X 线片

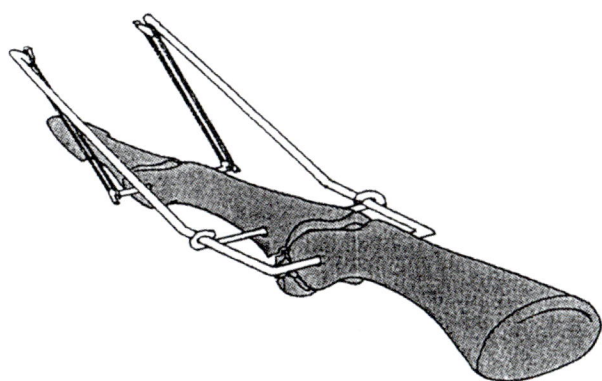

图 8.19 可活动外固定支架的另一设计——Suzuki 支架

好,固定稳定,可进行早期活动,预后良好。但是,该手术技术要求较高,操作不当容易造成掌侧骨折块再碎裂,因此,需要有经验的手外科医生进行操作。

Pilon 骨折

如上所述,纵向不稳定的骨折不适合用克氏针进行简单固定,该类型损伤是可活动外固定支架的理想适应证。切开复位内固定术操作较为困难,除非有经验的手外科医生手术,否则应尽量避免采用。

结果(包括文献综述)

关于近侧指间关节损伤预后的文献很多,但较为粗浅。大多数研究报告是合并中节指骨基底部的混合损伤,另文献报道随访 1~2 年且病例数少于 10 例,结果各不相同。通常可以统计的是损伤的类型、治疗方式、患者数量、平均随访时间长短（特别是应用克氏针或外固定支架患者）、平均活动度和相关并发症等，有握力和疼痛的报道资料但常常不完整。

这些数据如下所述。重要的是需注意这些临床结果来自关注该问题的相关单位，因此他们得出的结果可能比其他单位的更好，可能至少有25%的差距。根据我们的经验，关节活动度通常只有这些报道的75%，而患者的疼痛评分会加重一级。具体概括如下：

近节指骨头部

（1）关节外——其中大多数发生于儿童，预期恢复结果优良，固定屈曲畸形较少，关节屈曲大于90°，偶有轻微慢性疼痛。

（2）关节内——单髁非粉碎性简单骨折，预期恢复良好，固定屈曲畸形小于10°，关节屈曲大于90°，偶有轻度疼痛。如果骨折粉碎，则治疗难度加大，因骨折最初复位固定通常不理想，预后常常不佳。因此，对于伴有持续性疼痛的不太成功的病例，受冷和用力时疼痛会更加剧。

中节指骨基底部

软组织损伤

（1）掌板损伤——通常可完全恢复其功能，但如上所述，约5%的患者持续存在不适和僵硬，需要3~6个月才缓解，也可能需要关节内注射类固醇药物以改善结果。在少数情况下，会有一个明显的固定屈曲畸形，需要手术松解。

（2）开放脱位——主要是软组织损伤。假如没有发生感染，对于掌板损伤而言，除了5%~10%的患者存在持续不适和僵硬外，预后良好，通常在3~6个月恢复。与上述相同，少数情况下会有明显的固定屈曲畸形。

（3）纽孔损伤——成功治疗的关键是早期诊断。在伤后2周内正确诊断和治疗后，应该预后良好，虽然一些患者有持续的轻度伸直受限，或

10°~20°的固定屈曲畸形和轻度不适。延误治疗时间越长，越可能发生明显的固定屈曲畸形。特别是伸肌装置失效时，由于肌腱的不平衡，通常会发生近侧指间关节的固定屈曲畸形，这种情况无论非手术治疗或手术治疗都难以解决。

骨损伤

（4）背侧骨折半脱位——当损伤伴有小于25%的掌侧小骨块时，通常关节是稳定的，所以可按照掌板损伤进行治疗，可获得类似的结果。

当掌侧骨块较大，侧位片上显示小于关节面50%，则损伤既可能稳定，也可能不稳定。如果不稳定，可通过相对简单的治疗，例如以单枚克氏针或可活动外固定支架屈曲位固定，可获得较好的临床效果，有时虽然不能获得完全活动度，屈曲幅度从10°至大于90°范围，但患者只有轻度疼痛。随着损伤程度的增加，并发症的风险也增加，预后将更差。5%~10%的患者治疗效果较差，1%~2%有明显的僵硬和疼痛。

若掌侧骨块大于关节面的50%，手术几乎是不可避免的。单根克氏针固定通常是不可靠的，一般需要可活动外固定支架或切开复位内固定，尽管这些技术要求较高。随着损伤严重程度的增加，其预后更差。

（5）Pilon骨折——少数骨折是稳定的，可允许早期活动，非手术治疗可获得较好的临床效果，很少或甚至没有疼痛，并且有10°~90°的活动度。

但是大多数患者需要手术治疗，使用可活动外固定支架可以获得良好的结果，通常可以达到无痛和屈曲10°~90°活动度的效果，但同样可能有10%~15%患者恢复较差。

> **临床要点**
>
> 近侧指间关节的骨损伤通常X线片诊断较为容易。但是，治疗方式和预后主要取决于关节的对合度。如果关节复位较好，则可以取得良好的临床效果。手术目的在于恢复关节对位，最好由对该损伤治疗有经验的手外科医生进行。

预后

一般情况下，相关症状将持续改善直至伤后1~2年。此后，将长期保持稳定。随着损伤加重，会存在近侧指间关节的对合不良，在后期随访中，摄 X 线片可以发现关节的退行性改变。因为这些为非负重关节，与下肢不同，它们似乎更能承受对合不良和退行性的改变。因此，大多数患者的症状不是更明显，但关节僵硬往往会稍微严重一些。

并发症

非手术治疗的主要并发症是疼痛、关节僵硬和畸形愈合后的力量减弱。

手术后的一般并发症有感染、神经损伤、关节僵硬和复杂性区域疼痛综合征。特殊并发症有针道感染或切开复位内固定后所致的骨髓炎，以及畸形愈合导致的极差预后。有些患者会出现严重并发症，需要挽救性手术治疗，包括近侧指间关节松解（往往只对关节对位良好者有效）、关节融合术、关节成形术甚至截指术。

结论

近侧指间关节损伤较为常见，通常损伤相对轻微（如掌板损伤），经过早期指导下的功能训练后可获得良好的预后。与大多数关节损伤一样，关键是关节的良好对位。如果能保持关节对位，一般预后较好；反之，则需要通过治疗来恢复关节的对位。有多种方法进行手术干预，一般简单形式的克氏针固定就已足够。切开复位内固定需要有经验的手外科医生进行，其技术要求较高，而且相对于简单的处理，临床效果较差。

骨折脱位

作者	手术方式	平均随访时间	主动 / 有效活动度	并发症
Bain 等	切开复位内固定或掌板成形，再单边外固定	222 天	65.6°	1 例化脓性关节炎 2 例针道感染
Deshmukh 等	克氏针和橡皮筋牵引系统	34 个月	85°	2 例针道感染
Badia 等	可活动外固定支架	24 个月	84°	2 例针道感染
Calfee 等	半钩骨关节成形术	4.5 年	70°	1 例骨折 1 例屈肌腱滑车异常 2 例翻修
Deitch 等	掌板成形 切开复位内固定	46 个月 46 个月	72° 60°	6 例脱位 2 例深部感染 2 例关节和肌腱松解
Ellis 等	可活动外固定支架	26 个月	69° 88°	1 例针道感染
Hamilton 等	切开复位内固定	42 个月	70°	
Inanami 等	可活动外固定支架	未说明	95°	1 例复发性半脱位
Morgan 等	可活动外固定支架	24 个月	89°	6 例针道感染 5 例针松动
Rosenstadt 等	闭合复位和经皮克氏针固定近侧指间关节 切开复位内固定	55 个月	91°（二者结合的结果）	骨折移位 2 例复发性半脱位
Rutland 等	可活动外固定支架	16 个月	89°	8 例针道感染
Waris 等	克氏针背侧阻挡	5 年	83°	未报告
Williams 等	半钩骨自体移植	16 个月	85°	2 例复发性半脱位

续表

Durhan-Smith 等	掌板成形术	最少 6 个月	95°	3 例背侧皮肤坏死 1 例针道感染
Hamer 等	背伸阻挡夹板	20.6 个月	87°	3 例治疗失败需要手术
Newington 等	克氏针背侧阻挡	16 年	85°	2 例针道感染
Aladin 等	经皮克氏针（背侧阻挡） 切开复位内固定（拉力螺钉） 切开复位内固定（环绕钢丝）	7 年	75° 73° 48°	1 例术后感染导致近侧指间关节融合 2 例二期肌腱松解
Grant 等	切开复位内固定	39 个月	94°	2 例半脱位 1 例脱位需要进一步手术
Lee 等	切开复位内固定	8.7 个月	85°	1 例需要额外的外固定
Houshian 等	外固定支架	20 个月	79°	
Afendras 等	半钩骨软骨移植	60 个月	67°	1 例屈肌腱松解
Debus 等	克氏针和橡皮筋	53 个月	56.5°	3 例针道感染 4 例另外手术 1 例骨髓炎
Keramidas 等	Suzuki 可活动外固定支架	18 个月	91°	2 例感染
Agawal 等	Suzuki 可活动外固定支架	12.8 个月	71°	2 例针道感染
Patel 等	迷你手牵引架	12 个月	79°	1 例针道感染
Tekkis 等	切开复位内固定	16~18 个月	95°	无
De Smet 等	Suzuki 可活动外固定支架	16.5 个月	82°	2 例针道感染
Duteille 等	可活动外固定支架（克氏针和橡皮筋）	18 个月	91.25°	1 例无法适应 1 例针道感染
Weiss 等	切开复位内固定——环形钢丝	2.1 年	89°	无
Krakauer 等	切复内固定后外固定	11 个月 14 个月	73° 56°	1 例移位 1 例持续性半脱位 1 例针道感染 3 例持续性半脱位 1 例骨吸收 1 例针道感染

骨折

作者	植入物	平均随访时间	主动 / 有效活动度	并发症
Bain 等	切开复位内固定或掌板成形，再单边外支架	92 天	90°	1 例针道感染
Ruland 等	可活动外固定支架	16 个月	87°	8 例针道感染 鹅颈畸形
Sarris 等	切开复位内固定再动力牵引支具	29 个月	94°	1 例进针道感染
Wolfe 等	切开复位内固定	21 个月	97°	克氏针突出引起神经激惹
Hynes 等	可活动外固定支架	6~12 个月	76°	2 例针道感染
Syed 等	可活动外固定支架	2.2 年	79°	2 例外固定架松脱
Keramidas 等	Suzuki 可活动外固定支架	18 个月	95.5°	2 例感染

续表

作者	植入物	平均随访时间	主动/有效活动度	并发症
Agawal 等	Suzuki 可活动外固定支架	12.8 个月	66°	5 例针道感染 1 例截骨矫形
Khan 等	切开复位内固定	61 个月	100°	无
Korting 等	可活动外固定支架	10 个月	56.5°	2 例需额外固定 1 例骨折移位 1 例近侧指间关节感染
Duteille 等	可活动外固定支架（克氏针和橡皮筋）	18 个月	105°	1 例不能忍受 1 例针道感染
Lahav 等	经皮克氏针固定	36 个月	96°	1 例针道感染
Thievendran 等	可活动外固定支架	24 周	64°	2 例针道感染 1 例需重新手术

脱位

作者	植入物	平均随访时间	主动/有效活动度	并发症
Bain 等	切开复位内固定或掌板成形，再单边外支架	417 天	60.5°	1 例再脱位
Arora 等	屈曲位静态支具固定 背部阻挡支具屈曲位固定并早期主动活动	未报告 未报告	未报告 未报告	

合并伤患者

作者	患者	植入物	平均随访时间	主动/有效活动度	并发症
Majumder 等	骨折有（或无）脱位	可活动外固定支架	20 个月	74°	3 例针道感染 1 例骨髓炎
Suzuki 等	骨折有（或无）其他关节的脱位	克氏针和橡皮筋	13.1 个月	80°	
De Soras 等	PIP 关节周围的近节和中节指骨骨折	可活动外固定支架（克氏针和橡皮筋）	9.7 个月	报告称可达 84°	5 例针道感染 1 例骨髓炎
Finsen 等	骨折和骨折脱位	Suzuki 可活动外固定支架	49 个月	72°	3 例针道感染 2 例克氏针滑动

参考文献

[1] Gaine WJ, Beardsmore J, Fahmy N. Early active mobilisation of volar plate avulsion fractures. Injury. 1998;29(8):589–591.

[2] Phair IC, Quinton DN, Allen MJ. The conservative management of volar avulsion fractures of the PIP joint. J Hand Surg (Br Vol). 1989;14B:168–170.

[3] Arora R, Lutz M, Fritz D, Zimmerman R, et al. Dorsolateral dislocation of the proximal interphalangeal joint: closed reduction and early active motion or splinting or static splinting; a retrospective study. Arch Orthop Trauma Surg. 2004;124(7):486–488.

[4] Souter WA. The boutonniere deformity: a review of 101 patients with division of the central slip of the extensor expansion in the fingers. J Bone Joint Surg (Br Vol). 1967;49B(4):710–721.

[5] To P, Watson JT. Boutonniere deformity. J Hand Surg (Am Vol). 2011;36A(1):139–142.

[6] Henry MH. Management of hand injuries. In: Bucholz RW, Heckman JD, Court-Brown CM, editors. Rockwood and Green's fractures in adults, 6th ed. Lippincott Williams and Wilkins: Philadelphia; 2005. p. 802.

[7] Singh J, Jain K, Mruthyunjaya, Ravishankar R. Outcome of closed proximal phalangeal fractures of the hand. Indian J Orthop. 2011;45(5):432–438.

[8] Burkhalter WE. Closed treatment of hand fractures.J Hand Surg (Am Vol). 1989;14A(2):390–393.

[9] Weiss APC, Hastings H. Distal unicondylar fractures of the proximal phalanx. J Hand Surg (Am Vol). 1993;18A(4):594–599.

[10] Waris E, Alanen V. Percutaneous, intramedullary fracture reduction and extension block pinning for dorsal proximal interphalangeal fracture-dislocations. J Hand Surg (Am Vol). 2010;35A(12):2046–2052.

[11] Ruland RT, Hogan CJ, Cannon DL, Slade JF. Use of dynamic distraction external fi xation for unstable fracture-dislocations of the proximal interphalangeal joint. J Hand Surg (Am Vol). 2008;33A(1):19–25.

[12] Deitch MA, Kiefhaber TR, Comisar BR, Stern PJ. Dorsal fracture dislocations of the proximal interphalangeal joint: surgical complications and long-term results. J Hand Surg (Am Vol). 1999;24A(5):914–923.

[13] Hynes MC, Giddins GE. Dynamic external fi xation for pilon fractures of the interphalangeal joints. J Hand Surg (Br Vol). 2001;26B(2):122–124.

[14] Khan W, Agarwal M, Muir L. Management of intraarticular fractures of the proximal interphalangeal joint by internal fi xation and bone grafting. Arch Orthop Trauma Surg. 2004;124(10):688–691.

[15] Bain GI, Mehta JA, Heptinstall RJ, Bria M. Dynamic external fi xation for injuries of the proximal interphalangeal joint. J Bone Joint Surg (Br Vol). 1998;80B(6):1014–1019.

[16] Deshmukh SC, Kumar D, Mathur K, Thomas B. Complex fracture-dislocation of the proximal interphalangeal joint of the hand. Results of a modifi ed pins and rubbers traction system. J Bone Joint Surg (Br Vol). 2004;86B(3):406–412.

[17] Badia A, Riano F, Ravikoff J, Khouri R, Gonzalez-Hernandez E, Orbay JL. Dynamic intradigital external fi xation for proximal interphalangeal joint fracture dislocations. J Hand Surg (Am Vol). 2005;30A(1):154–160.

[18] Calfee RP, Kiefhaber TR, Sommerkamp TG, Stern PJ. Hemi-hamate arthroplasty provides functional reconstruction of acute and chronic proximal interphalangeal fracture-dislocations. J Hand Surg (Am Vol). 2009;34A(7):1232–1241.

[19] Ellis SJ, Cheng R, Prokopis P, Chetboun A, Wolfe SW,Athanasian EA, Weiland AJ. Treatment of proximal interphalangeal dorsal fracture-dislocation injuries with dynamic external fi xation: a pins and rubber band system. J Hand Surg (Am Vol). 2007;32A(8):1242–1250.

[20] Hamilton SC, Stern PJ, Fassler PR, Kiefhaber TR. Mini-screw fi xation for the treatment of proximal interphalangeal joint dorsal fracture-dislocations. J Hand Surg (Am Vol). 2006;31A(8):1349–1354.

[21] Inanami H, Ninomiya S, Okutsu I, Tarui T. Dynamic external fi nger fi xator for fracture dislocation of the proximal interphalangeal joint. J Hand Surg (Am Vol). 1993;18A(1):160–164.

[22] Morgan JP, Gordon DA, Klug MS, Perry PE, Barre PS. Dynamic digital traction for unstable comminuted intra-articular fracture-dislocations of the proximal interphalangeal joint. J Hand Surg (Am Vol). 1995;20A(4):565–573.

[23] Rosenstadt BE, Glickel SZ, Lane LB, Kaplan SJ. Palmar fracture dislocation of the proximal interphalangeal joint. J Hand Surg (Am Vol). 1998;23A(5):811–820.

[24] Williams RM, Kiefhaber TR, Sommerkamp TG, Stern PJ. Treatment of unstable dorsal proximal interphalangeal fracture/dislocations using a hemi-hamate autograft. J Hand Surg (Am Vol). 2003;28A(5):856–865.

[25] Durham-Smith G, McCarten GM. Volar plate arthroplasty for closed proximal interphalangeal joint injuries. J Hand Surg (Br Vol). 1992;17B(4):422–428.

[26] Hamer DW, Quinton DN. Dorsal fracture subluxation of the proximal interphalangeal joints treated by extension block splintage. J Hand Surg (Br). 1992;17B(5):586–590.

[27] Newington DP, Davis TR, Barton NJ. The treatment of dorsal fracture-dislocation of the proximal interphalangeal joint by closed reduction and Kirschner wire fi xation: a 16-year follow up. J Hand Surg (Br Vol). 2001;26B(6):537–540.

[28] Aladin A, Davis TR. Dorsal fracture-dislocation of the proximal interphalangeal joint: a comparative study of percutaneous Kirschner wire fi xation versus open reduction and internal fi xation. J Hand Surg (Br Vol). 2005;30B(2):120–128.

[29] Grant I, Berger AC, Tham SK. Internal fi xation of unstable fracture dislocations of the proximal interphalangeal joint. J Hand Surg (Br Vol). 2005; 30B(5):492–498.

[30] Lee JY, Teoh LC. Dorsal fracture dislocations of the proximal interphalangeal joint treated by open reduction and interfragmentary screw fi xation: indications, approaches and results. J Hand Surg (Br Vol). 2006;31B(2):138–146.

[31] Houshian S, Ghani A, Chikkamuniyappa C, Sakka SA. Single-stage distraction correction for neglected dorsal fracture dislocations of the proximal interphalangeal joint: a report of eight cases. J Hand Surg Eur Vol. 2008;33E(3):345–349.

[32] Afendras G, Abramo A, Mrkonjic A, Geijer M, Kopylov P, Tägil M. Hemi-hamate osteochondral transplantation in proximal interphalangeal dorsal fracture dislocations: a minimum 4 year follow-up in eight patients. J Hand Surg Eur Vol. 2010;35E(8):627–631.

[33] Debus G, Courvoisier A, Wimsey S, Pradel P, Moutet F. Pins and rubber traction system for intra-articular proximal interphalangeal joint fractures revisited. J Hand Surg Eur Vol. 2010;35E(5):396–401.

[34] Keramidas E, Solomos M, Page RE, Miller G. The Suzuki frame for complex intra-articular fractures of the proximal interphalangeal joint of the fi ngers. Ann Plast Surg. 2007;58(5):484–488.

[35] Agarwal AK, Karri V, Pickford MA. Avoiding pitfalls of the pins and rubbers traction technique for fractures of the proximal interphalangeal joint. Ann Plast Surg. 2007;58(5):489–495.

[36] Patel MR, Joshi BB. Distraction method for chronic dorsal fracture dislocation of the proximal interphalangeal joint. Hand Clin. 1994;10(2):327–337.

[37] Tekkis PP, Kessaris N, Gavalas M, Mani GV. The role of mini-fragment screw fi xation in volar dislocations of the proximal interphalangeal joint. Arch Orthop Trauma Surg. 2001;121(1–2):121–122.

[38] De Smet L, Boone P. Treatment of fracture- dislocation of the proximal interphalangeal joint using the Suzuki external fi xator. J Orthop Trauma. 2002;16(9):668–671.

[39] Duteille F, Pasquier P, Lim A, Dautel G. Treatment of complex interphalangeal joint fractures with dynamic external traction: a series of 20 cases. Plast Reconstr Surg. 2003;111(5):1623–1629.

[40] Weiss AP. Cerclage fi xation for fracture dislocation of the proximal interphalangeal joint. Clin Orthop Relat Res. 1996;327:21–28.

[41] Krakauer JD, Stern PJ. Hinged device for fractures involving the proximal interphalangeal joint. Clin Orthop Relat Res. 1996;327:29–37.

[42] Sarris I, Goitz RJ, Sotereanos DG. Dynamic traction and minimal internal fi xation for thumb and digital pilon fractures. J Hand Surg (Am Vol). 2004;29A(1): 39–43.

[43] Wolfe SW, Katz LD. Intra-articular impaction fractures of the phalanges. J Hand Surg (Am Vol). 1995; 20A(2):327–333.

[44] Syed AA, Agarwal M, Boome R. Dynamic external fi xator for pilon fractures of the proximal interphalangeal joints: a simple fi xator for a complex fracture. J Hand Surg (Br Vol). 2003;28B(2):137–141.

[45] Körting O, Facca S, Diaconu M, Liverneaux P. Treatment of complex proximal interphalangeal joint fractures using a new dynamic external fi xator: 15 cases. Chir Main. 2009;28(3):153–157.

[46] Lahav A, Teplitz GA, McCormack Jr RR. Percutaneous reduction and Kirschner-wire fi xation of impacted intraarticular fractures and volar lip fractures of the proximal interphalangeal joint. Am J Orthop. 2005;34(2):62–65.

[47] Theivendran K, Pollock J, Rajaratnam V. Proximal interphalangeal joint fractures of the hand: treatment with an external dynamic traction device. Ann Plast Surg. 2007;58(6):625–629.

[48] Majumder S, Peck F, Watson JS, Lees VC. Lessons learned from the management of complex intraarticular fractures at the base of the middle phalanges of fi ngers. J Hand Surg (Br Vol). 2003;28B(6):559–565.

[49] Suzuki Y, Matsunaga T, Sato S, Yokoi T. The pins and rubbers traction system for treatment of comminuted intraarticular fractures and fracture-dislocations in the hand. J Hand Surg (Br Vol). 1994;19B(1):98–107.

[50] De Soras X, de Mourges P, Guinard D, Moutet F. Pins and rubbers traction system. J Hand Surg (Br Vol). 1997;22B(6):730–735.

[51] Finsen V. Suzuki's pins and rubber traction for fractures of the base of the middle phalanx. J Plast Surg Hand Surg. 2010;44(4–5):209–213.

第九章　近节指骨骨折与累及掌指关节的骨折

David J. Shewring

关键词

骨折；指骨；撕脱；髁；克氏针；拉力螺钉；骨折不愈合；畸形愈合；截骨术；内固定

引言

近节指骨骨折是影响手功能的最常见骨折之一。Stanton 等的一项大型研究显示，691 例手部骨折中，近节指骨骨折占 17%。虽然大部分骨折可采用非手术治疗，但效果往往不理想，特别是累及指骨干的不稳定性骨折。

处理不当、重视不足以及错误的诊断与治疗方法，可能会造成灾难性和无法挽回的后果（图 9.1）。

近节指骨骨折的治疗可获得良好甚至理想的临床效果。但并不是易事，需要认真制订计划，并熟练掌握相关器械设备与治疗方法。

近节指骨骨折要获得理想的治疗效果，通常首次手术干预非常重要，在没有上级医师的指导下，不建议由团队中的低年资医生单独完成，或者由非专业的医生进行手术治疗。因此，宁可推迟几天内固定手术，以获得更专业技术的治疗。

指骨骨折的基本治疗包括手功能康复训练，建议在熟练的专业手外科理疗师指导下进行。对于大多数近节指骨骨折，应尽早行功能锻炼。对保守治疗者，如果允许可仅固定患指，让其余手指自由活动。理疗师指导患者行功能锻炼并对患指进行正确的护理，可减轻临床医师的负担。最好在受伤初期，理疗师就参与治疗计划的制订，并与手外科医生及患者一起讨论沟通。如果进行复杂内固定手术，则术后更需要专业的理疗师指导康复训练。理疗师应该在关键节点检查患者手功能恢复情况，如果患者有顾虑可收住治疗，以早日出院进一步康复。

评估

患者损伤的背景信息很重要，许多因素可影响治疗效果。必须了解患者的年龄、职业、诉求、轻重缓急、并发症和潜在的依从性，也需要考虑到许多患者对伤情重视不足。确定受伤到首次就诊的时间尤为重要，由于患者未及时就医或转诊延误常常导致治疗不及时。

受伤机制将决定骨折类型，往往也与骨折的治疗方式相关。如挤压伤可导致无移位的粉碎性骨折（图 9.2）。

尽管骨折呈粉碎性，但由于骨膜完整，骨折相对稳定，因此在早期对症治疗后可尽早进行活动锻炼。但是，挤压伤常会引起较严重的软组织损伤和局部慢性疼痛综合征的较高发生率，这也会影响治疗。

手指遭受直接暴力可导致横行骨折（图 9.3），断端移位的程度可反映暴力的大小。这类骨折往往不稳定，处理具有一定的挑战性。

螺旋形骨折（图 9.4）是由间接暴力所致，骨折线的走行由所遭受的旋转性外力决定。致伤原因通常是摔倒、暴力打击、运动中损伤，或者手指被狗绳缠绕等。移位的螺旋形骨折因骨膜撕裂

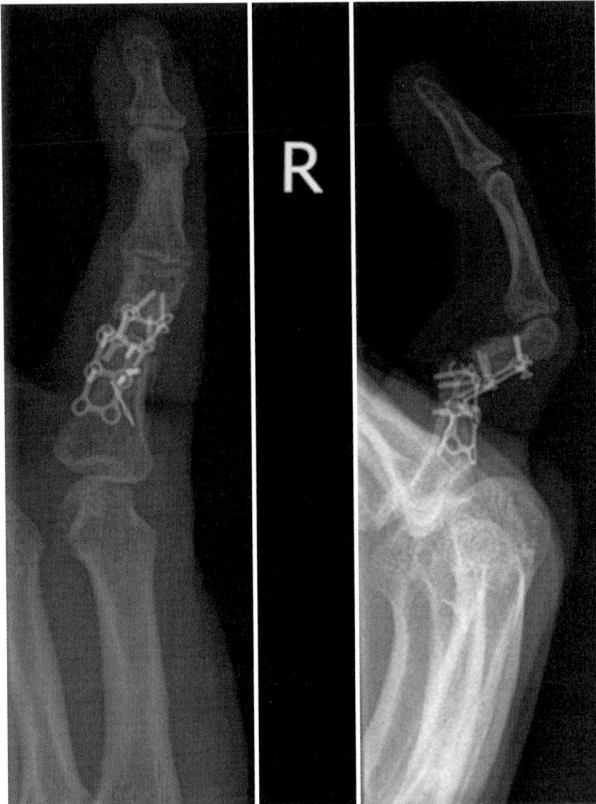

图9.1　骨折固定不良造成无法挽回的后果：多次尝试用不合适的内植物固定，并钻头折断，最终导致感染性骨不连

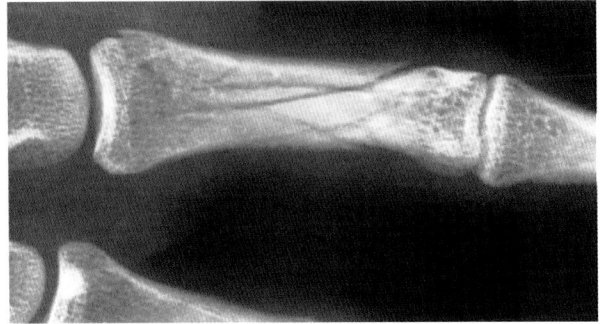

图9.2　挤压伤所致的粉碎性骨折，骨膜完整，相对稳定

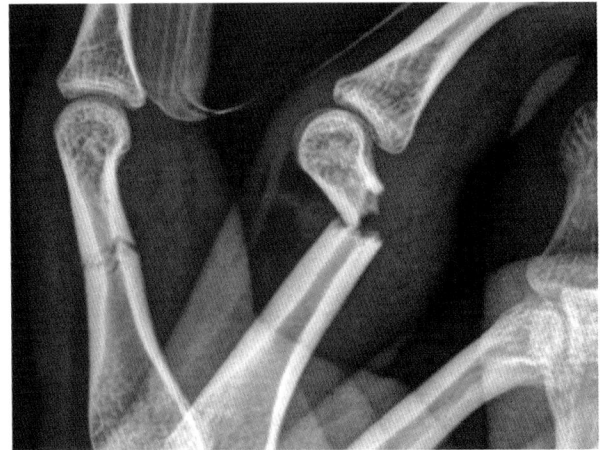

图9.3　直接暴力导致横形骨折，表现为不稳定的开放性骨折

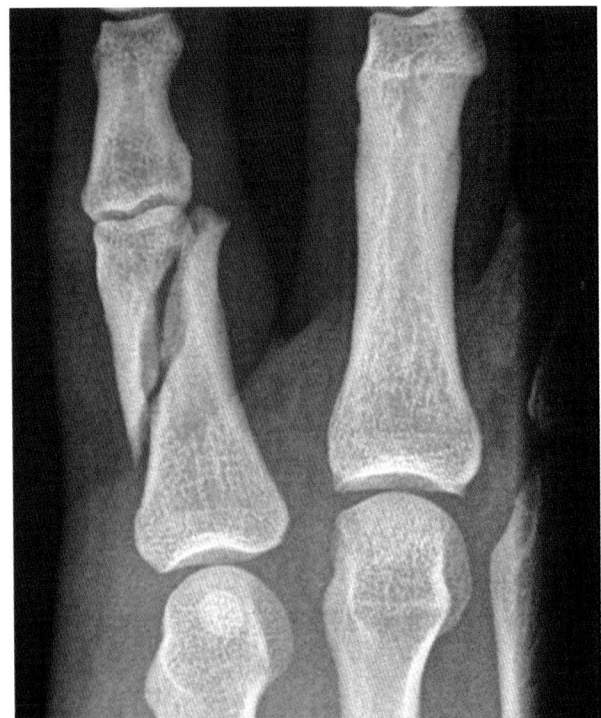

图9.4　螺旋形骨折的形态由遭受的外力性质决定

及特殊的骨折线走行，属于不稳定性骨折。

　　虽然有些螺旋形骨折貌似没有移位，但这是相对性的，因为一旦X线片显示螺旋形骨折，就已表明骨折的移位不稳定。

　　需要仔细检查手指是否有旋转畸形的迹象。可通过检查指甲的相对方向，或者轻轻地弯曲手指，旋转畸形即可显而易见。对于旋转畸形必须予以纠正，否则将导致手功能受损，并可引发医疗纠纷。

　　在对手指进行体格检查或X线检查之前，尽量去除所有敷料，这一点至关重要。因敷料的包扎，会影响检查的充分性，也将影响X线片的拍摄效果。

　　急诊拍摄的首张X线片通常不够标准，医生往往申请拍摄"手的正斜位片"，结果得到整个手的图像，而不是某一受伤手指或关节的具体影像。因此，建议申请拍摄患指的标准正侧位片。由于数字影像技术具有放大、旋转、改变图像对比度

167

及准确测量角度等功能，这使手部骨折的诊治更加容易。

临床要点

多数骨折可非手术治疗。

首次手术干预是获得良好预后的最佳时机，通常也是唯一机会。

为获得更专业技术的指导，推迟几天手术未尝不可。

更专业的手外科康复理疗师的指导是手功能康复的重要保障。

确定骨折发生的时间、损伤机制和患者的特性相当重要。

确保拍摄了正确的 X 线片。

骨干骨折

无移位

对于多数无移位的骨干骨折，简单地与邻指固定（"Buddy-Taping" 固定）就足够了。但如果骨折不稳定，容易出现移位，特别是对自身病情不够重视的患者，谨慎的做法是，伤后即刻采用保护性夹板或支具固定 1~2 周。手指应该固定在"手内肌阳性位"，即掌指关节屈曲而指间关节伸直位。可由手外科理疗师通过热塑性夹板为患者定制（图 9.5）。当处于安全状态下或夜间休息时，可以暂时性去除夹板并允许适当活动手指。保守治疗期间，要注意避免"过度固定"，以防止关节僵硬的发生。

移位

如果骨折移位需要内固定，针对不同骨折有各种相应的固定方法与技术。

一种是进行坚强稳定的内固定，如钢板（图 9.6）。

虽然内固定的优势是更稳定、更可靠，但操作过程中会增加手指的创伤，可对预后产生不良影响。

另一种方式是采用微创固定，如单根克氏针闭合穿针固定（图 9.7）。虽然该术式对手指造成的额外损伤最小，但固定可能不够稳定，无法进行有效的早期功能锻炼。

Horton 等的一项研究显示，对螺旋形近节指

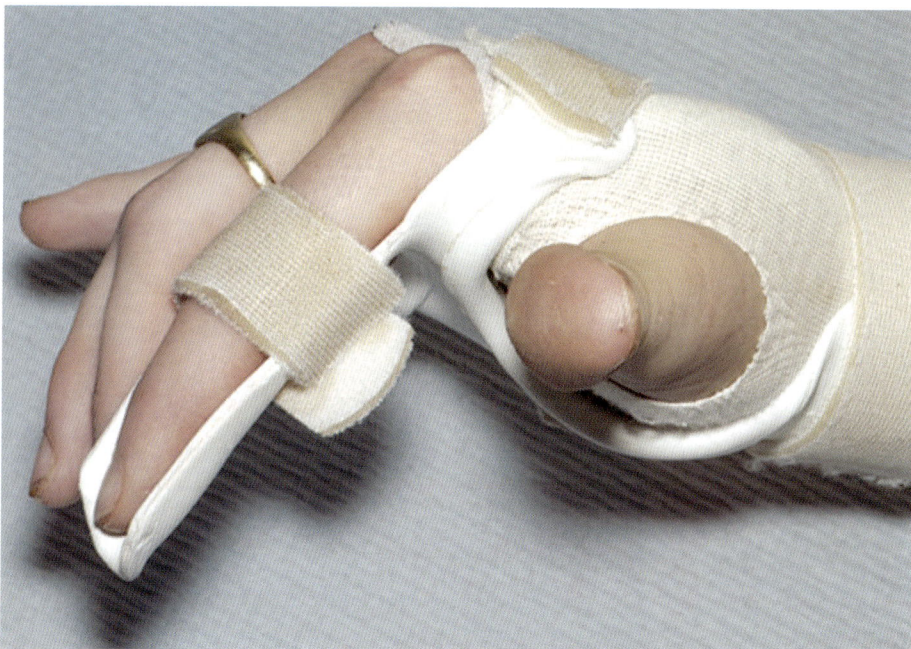

图 9.5 手外科治疗师为患者定制的热塑性夹板保护患指

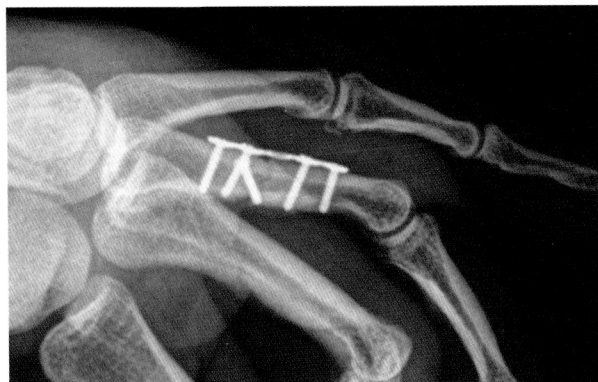

图 9.6　近节指骨骨折钢板固定

骨骨折患者分别采用闭合克氏针固定与切开复位拉力螺钉固定，两组患者的手指功能恢复程度及疼痛评分均无显著性差异（$P>0.05$），X 线片显示骨折畸形愈合率相似，活动范围或握力恢复方面无统计学差异。他们认为，应该采用术者最熟悉的手术方式治疗这类骨折，并尽量减少医疗资源的耗费。

理想情况下，我们希望通过稳定的固定达到解剖复位。术后能够即刻活动，使骨折对患指产生的影响最小，软组织恢复良好。

克氏针

克氏针不能提供稳定的固定，但可以作为有效的"骨缝合"方法，增强保守治疗的效果，使其更加可靠。

克氏针可以维持长度和防止旋转，使夹板固定更有效，并允许适度活动。

当然克氏针也存在一些缺点，其针尾位于皮外，不仅干扰软组织，而且容易引发感染，需要定期消毒换药。

克氏针不能提供足够稳定的固定以早期功能锻炼，并且一般需要拔除。但如果针尾位于皮外，门诊拔除即可。但是，克氏针成本低廉，操作简

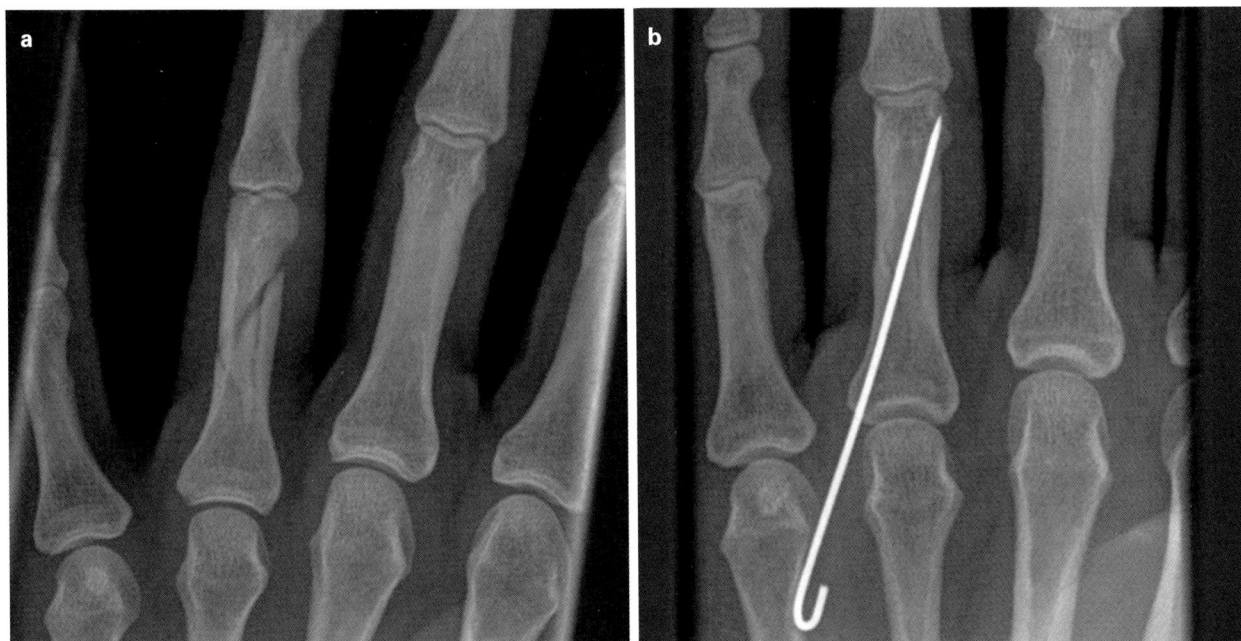

图 9.7　（a，b）闭合克氏针内固定，可保持软组织完整

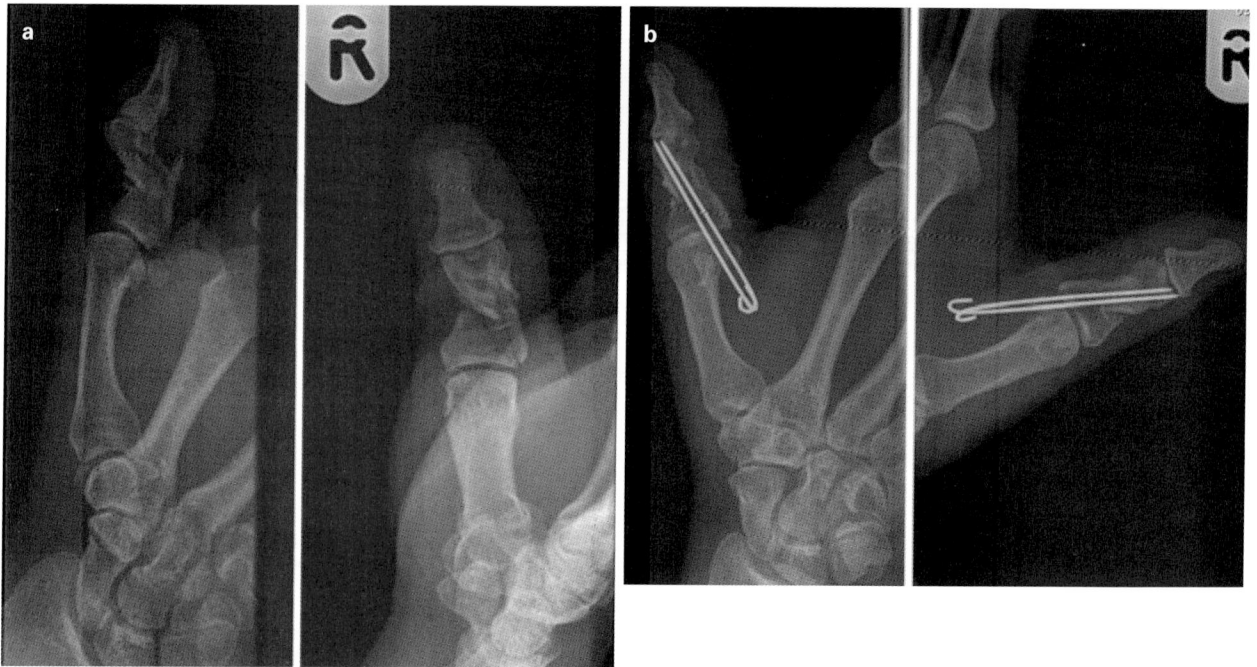

图 9.8 （a，b）软组织损伤严重时，克氏针不仅能提供稳定固定，而且无须切开

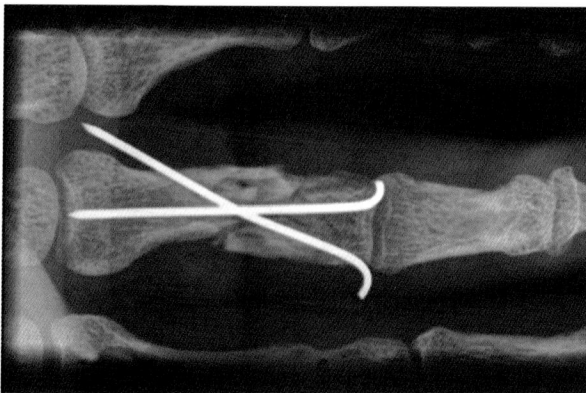

图 9.9 克氏针使用不当：克氏针在骨折线处交叉，易导致骨折不愈合；在近指间关节处穿出，并损伤侧副韧带，易使关节僵硬

单，闭合穿针时可保留软组织的完整性。如果骨折伴有明显的软组织损伤，如挤压伤，该方法不仅提供相对稳定的固定，而且可避免切开手术对软组织的进一步损伤，此时的优势尤为重要（图9.8）。

理想状态下，克氏针避免从近节指骨远端穿出（图9.9），因近侧指间关节面的损伤、破坏或侧副韧带的损伤都会影响 PIP 关节功能。

克氏针可以从掌骨头之间的指骨基底部进针更方便可行。穿针时可感受到克氏针触及指骨基

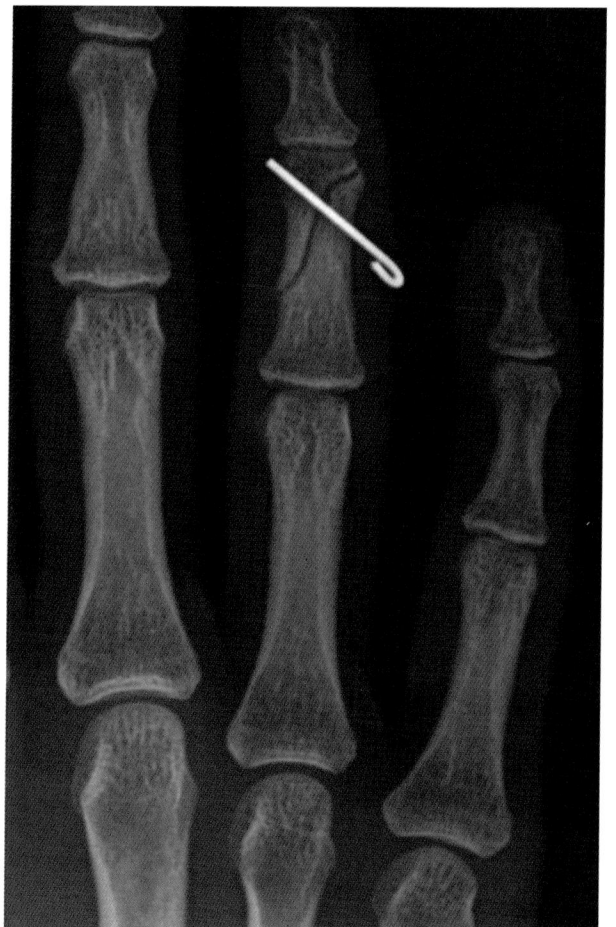

图 9.10 单头克氏针针尾留在骨折块中，固定稳定且未贯穿侧副韧带

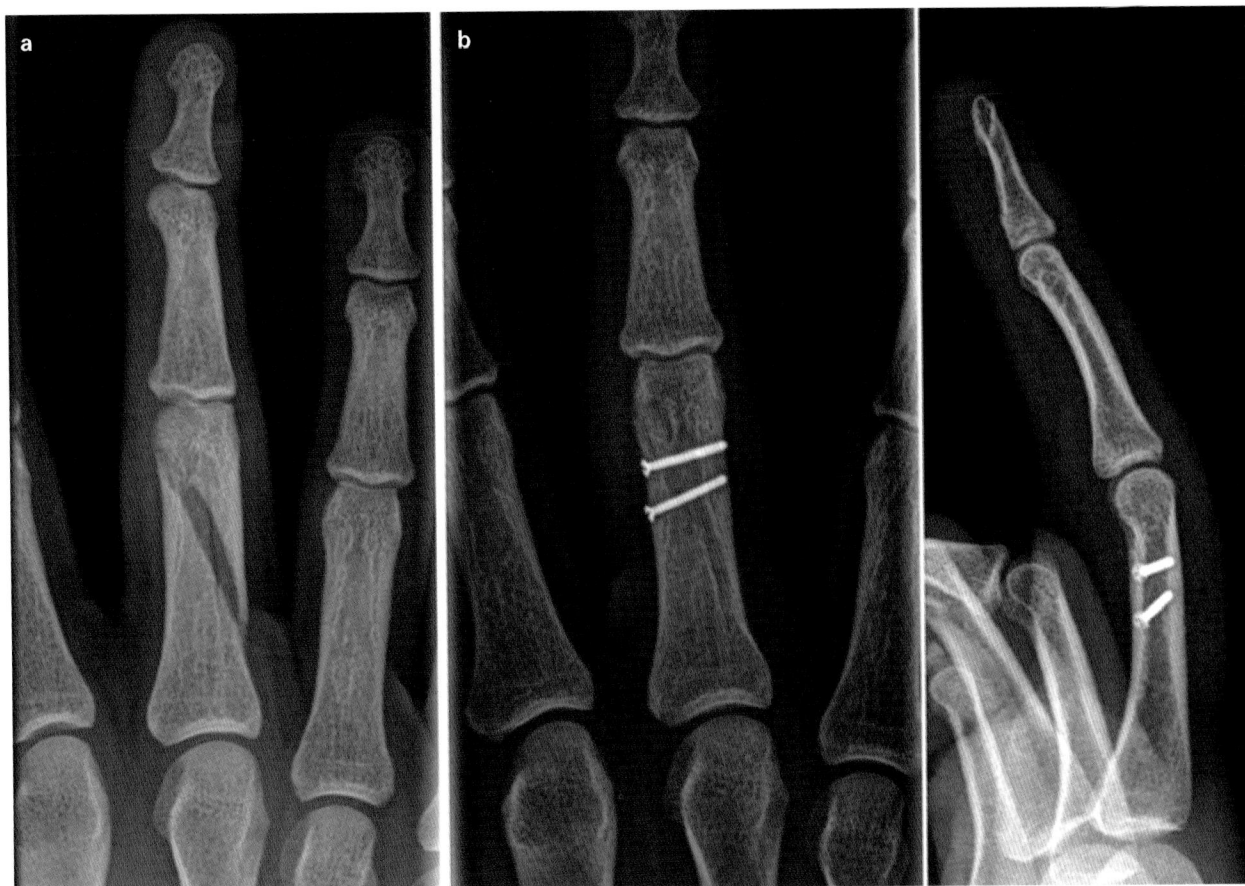

图 9.11　（a，b）新鲜移位骨折，精确复位并拉力螺钉固定，螺旋形骨折得以稳定固定，允许即刻活动

底边缘，穿入髓腔，直达软骨下骨或外侧骨皮质（图 9.7）。或者克氏针从指骨远端穿入，从骨干皮质穿出，然后再将克氏针退出部分仅留针尾在远段，避免干扰侧副韧带结构（图 9.10）。此时一般选用单头克氏针更妥。

指骨骨折的克氏针直径不应大于 1.2mm。

克氏针通常固定 3.5 周，必要时可与邻指固定（"Buddy-Taping"固定法）继续保护几周。

拉力螺钉

在过去的 20 年里，用于手部内固定的植入物技术有了较大的发展。目前，螺钉已更加小巧且多为自攻型，螺钉头体形细小，用于钻孔的器械也更加精细。因此，在手部骨折的手术治疗方面有了更多的专业技术，内固定的应用范围也随之增加。

理论上，为了减小对软组织的侵扰，金属内植物应尽可能少。对于非粉碎性或轻度粉碎的螺旋形骨折，用 1~2 枚拉力螺钉固定较为理想（图 9.11）。

骨折必须完全复位精准对合，否则，螺钉固定达到的稳定性将不能满足即刻的关节活动，反而给患者带来更差的临床效果。

钢板

近节指骨骨折也会应用钢板固定。近年来钢板的体形有所减小，但相对于指骨仍显较庞大，植入后骨膜难以修复。植入钢板需要广泛剥离软组织，相对于掌骨，指骨的软组织耐受性较差。指骨的横截面呈椭圆形，通过背侧入路放置钢板更容易。"微型髁钢板"是一种不太理想的植入物。

临床要点

克氏针可用于"骨缝合",增强保守治疗的效果,使其更可靠。

近侧指间关节面损伤、破坏或穿针过侧副韧带都会影响 PIP 关节功能。

指骨骨折固定的克氏针直径不应大于1.2mm。

金属内植物的应用尽量小型化。

拉力螺钉固定的骨折必须精准复位。

近节指骨骨折较少使用钢板固定。

特殊类型骨折

螺旋形骨折

指骨的长螺旋骨折较为常见。对于轻度移位的骨折复位较容易,从指骨基底部穿入髓内克氏针直至对侧皮质即可固定(图9.7)。考虑可能存在微动,建议支具保护增强固定。也可对新鲜的移位骨折进行精准复位并拉力螺钉固定,恢复骨折稳定性,可允许即刻活动。

为尽量减少手术对软组织造成的副损伤,需要认真考虑内固定的手术入路。

手术入路

侧方入路(图9.12)比背侧入路操作更困难,但侧方入路可避免侵扰伸肌腱与骨膜间隙,避免导致肌腱粘连和关节僵硬。因此,对于简单的螺旋骨折,建议采用侧方入路。

选择桡侧或者尺侧入路,需要考虑多方面因素。尺侧入路需要多一名助手来维持前臂旋前,还需要进入复位最困难的区域,也是最常发生软组织嵌入区域。如果骨折线累及侧副韧带附着区,它通常发生于指骨远端。

确认伸肌腱及其下方骨膜,并保护指神经背侧支,用 Mitchel 牵开器牵开并提起骨膜。显露指骨,注意避免侵扰骨膜和伸肌腱间隙。确认并小

心保护侧副韧带,牵开骨折,清除断端阻碍骨折复位的血块或纤维组织。

然后复位骨折并内固定。先以复位钳或血管钳维持复位,再钻孔打入第一枚螺钉。仔细检查,确保尽可能达到解剖复位,通常最多需要两枚拉力螺钉。钻头钻入时的骨碎屑可以收集起来移植到骨折部位,特别适用于骨折边缘有轻度粉碎时。缝合骨膜及皮肤,确认骨折无旋转并稳定性好。

早期进行手指屈伸锻炼。患指敷料包扎,并用绷带与邻指固定,无须石膏固定。

横行骨折

骨干中段横行骨折相对少见,但治疗上仍具有一定的挑战性。它通常为手指遭受直接撞击而导致的开放性、粉碎性骨折,一般选择伤口位置作为手术切口入路,伤口常位于背侧。

可使用骨"Lister"钢丝环或钢板固定,两者均可提供坚强的固定。"Lister"环技术要求更严格,软组织剥离和解剖范围更广泛。钢板固定需采用背侧入路,还可发挥"张力带"作用(图9.6)。背侧入路显露更具优势,尤其在粉碎性骨折。以上各项技术,手外科医生、理疗师和患者都必须明确,在术后一段时期会出现手指僵硬,近侧指间关节伸直受限。但这通常是暂时性的,恢复时间也可能会有延长。

干骺端骨折

经干骺端的近节指骨基底部骨折较为常见,特别在中老年患者(图9.13)。通常由简单的跌倒所致,由于干骺端自身结构特点,会出现特殊问题。

由于手内在肌的牵拉,骨折容易成角,远折端向背侧移位。手法复位成角畸形容易纠正,但由于内在肌的持续牵拉作用会再次成角,导致保守治疗失败,骨折愈合后将影响手部正常活动。正常情况下,蚓状肌肌腱通过掌指关节运动轴向

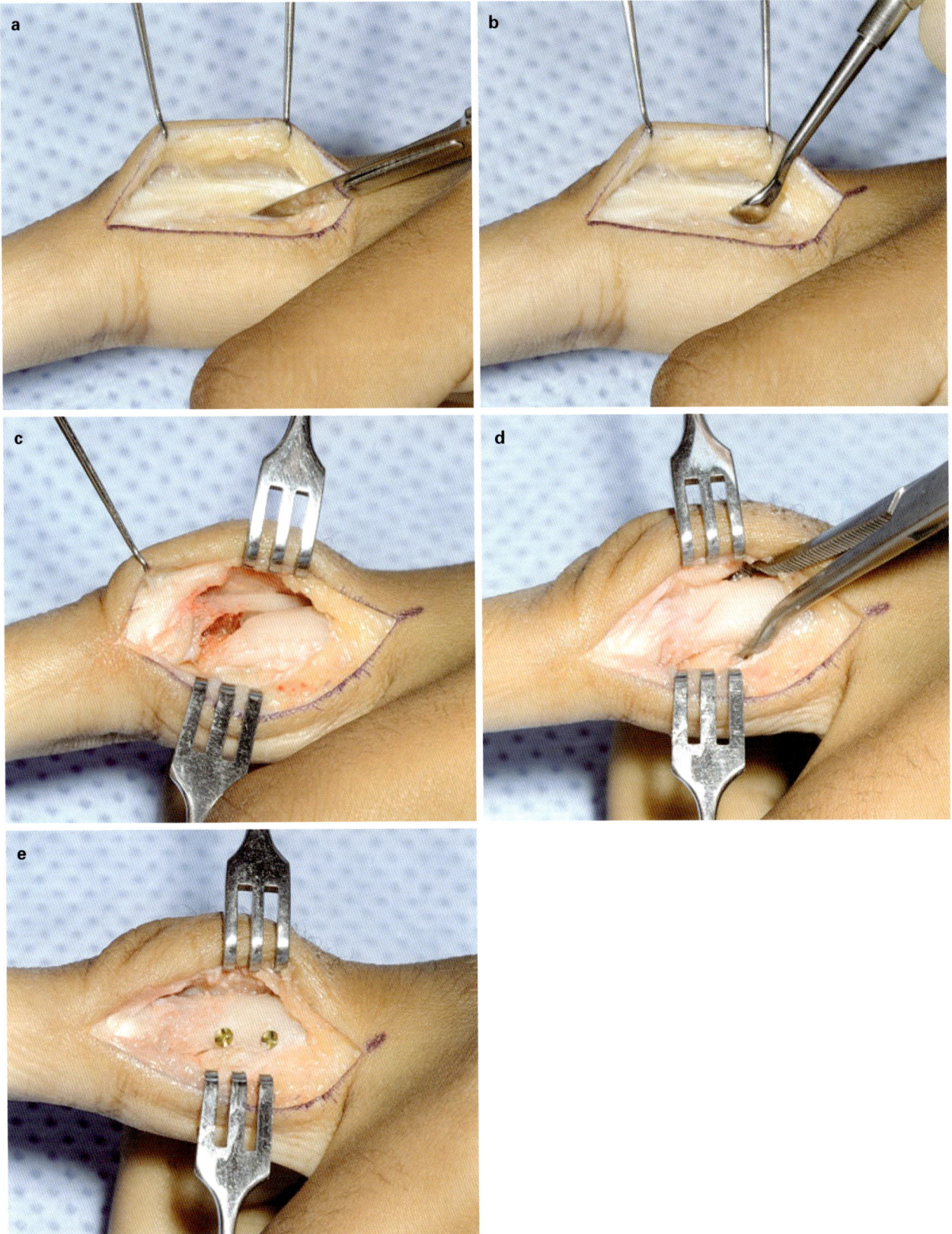

图 9.12　侧方入路治疗近节指骨螺旋形骨折：切开骨膜（a）并牵起（b），显露骨折断端（c），清理断面并复位（d），两枚拉力螺钉固定（e）

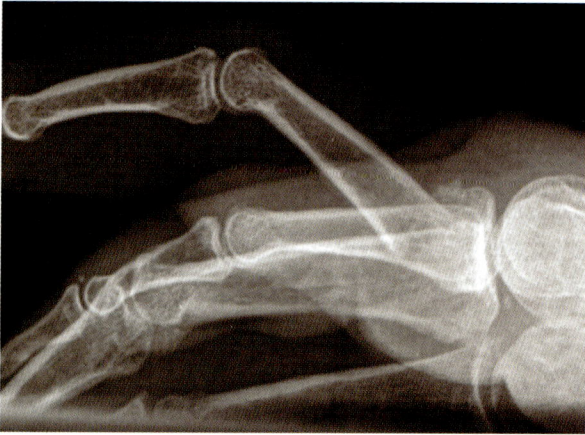

图 9.13 指骨基底部干骺端骨折

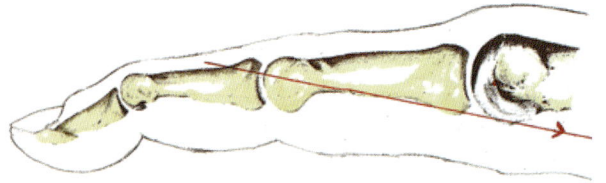

图 9.14 正常的蚓状肌力线位于掌指关节运动轴的掌侧

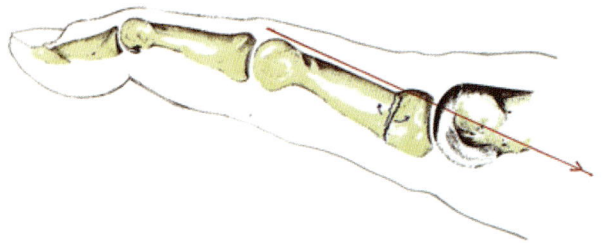

图 9.15 骨折背伸（掌侧成角）畸形愈合，手内肌力线移向掌指关节运动轴的背侧，掌指关节呈反向活动

掌侧牵拉关节，类似屈肌腱的作用，达到屈掌指关节伸指间关节的功能（图 9.14）。

如果骨折背伸（掌侧成角）愈合，手内肌肌腱固有力线向背侧移位，通过掌指关节运动轴背侧牵拉关节，类似伸肌腱的作用，呈反向活动（图 9.15）。其后果是掌指关节屈曲功能将明显受限，且康复训练无法恢复，需要截骨矫形手术治疗。

这类骨折一般采用单枚克氏针手术即可。从掌骨头之间穿入克氏针，通过近节指骨基底部边缘，完全屈曲掌指关节，避免损伤侧副韧带。克氏针穿过指骨基底后，通过髓腔到达软骨下骨，或对侧骨皮质（图 9.16）。局部阻滞麻醉即可满足手术要求。

克氏针一般保留 3 周半，在此期间进针点需定期消毒。热塑型夹板固定掌指关节于屈曲位，并减少克氏针对皮肤的刺激，在手康复治疗师指导下进行指间关节活动。门诊拔除克氏针后，逐步恢复手活动功能。

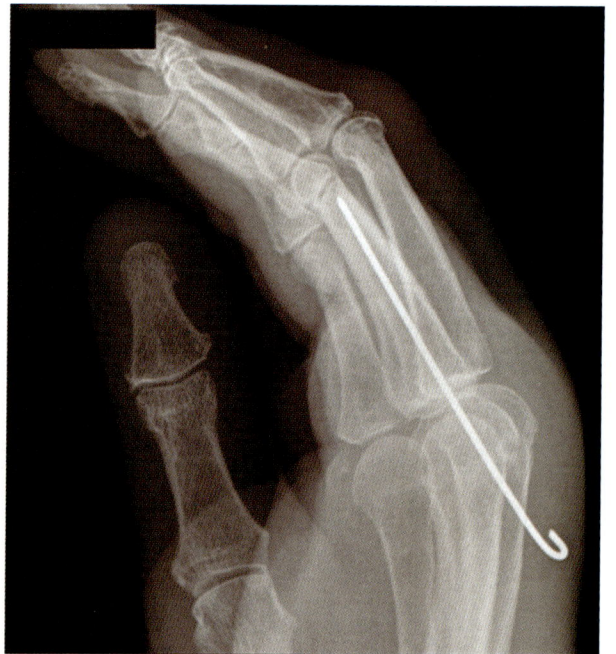

图 9.16 近节指骨基底骨折克氏针髓内固定

临床要点

慎重选择骨折的手术入路——将手术对软组织的副损伤降至最低。

新鲜移位骨折精准复位结合拉力螺钉加压可提供稳定的内固定。

钻孔产生骨碎屑可用于植骨。

横行骨折建议背侧入路采用钢丝环或钢板固定。

干骺端骨折属不稳定性骨折，手内在肌可将远折端背侧牵拉，导致关节屈曲受限和手部力量减弱。

指骨颈骨折

颈部或"髁下"骨折较少见。常发生于年龄较小的儿童，由挤压伤引起，特别是门枢的夹伤。需要拍摄标准的手指正侧位片准确评估伤情。如果髁部背侧移位并畸形愈合，则掌侧骨折端将阻止关节的屈曲，影响功能（图9.17）。这种骨折往往不稳定，并且由于骨折远离骨骺而重塑较差。

屈曲近侧指间关节并在指骨头背侧加压，可以很容易地闭合复位。如果是伤后数周的骨折，可将克氏针从背侧插入骨折部位，作为"操纵杆"，配合上述手法复位骨折。即使已复位，这些骨折仍是不稳定的。可采用克氏针固定复位的骨折，先通过一侧髁导入，再从对侧骨干退出，将针尾留于髁部与皮质平齐（图9.18）。最宜采用直径0.9mm的单头克氏针。

克氏针可于2.5周拔除。

严重移位的骨折建议切开复位，但大多数不必采用。背侧骨膜通常是完整的，骨折易于准确复位，而切开复位反而会造成不必要的损伤。

晚期表现

有时这类骨折在已经愈合的晚期才被发现（图9.19）。在儿童，由于掌侧骨赘撞击中节指骨基底，往往表现为近侧指间关节不能完全屈曲，建议通过侧方入路切除骨赘改善屈曲功能。为了获得最大限度的屈曲，可采用高速磨钻重建"髁后窝"，恢复中节基底的最大活动度。

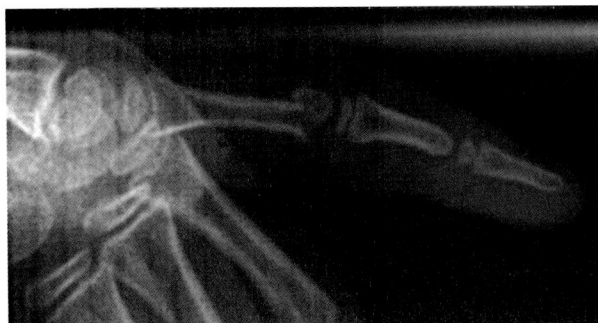

图9.17　指骨颈髁下骨折，骨折线远离骨骺，重塑较差

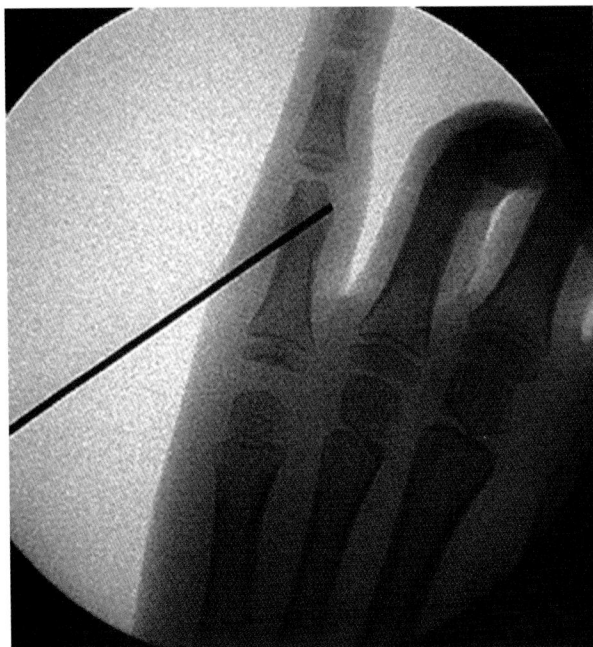

图9.18　单头克氏针固定骨折，针尾留在髁部

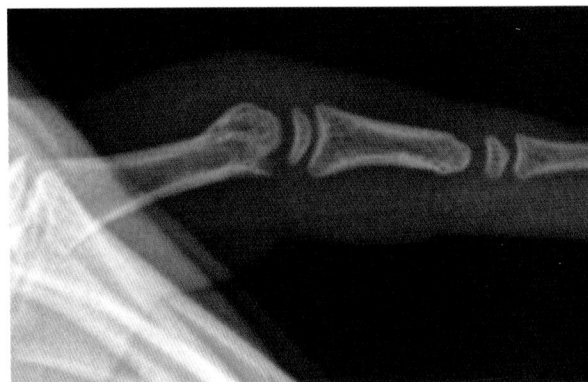

图9.19　指骨颈骨折畸形愈合，未矫形的掌侧骨赘将阻碍关节屈曲

髁骨折

近节指骨髁骨折相对比较常见。

髁骨折常发生在手指遭受侧方暴力，导致侧副韧带撕脱性骨折。这种情况下髁不会发生变形或粉碎，可手术切开精确复位。

它也可因球类撞击或上楼梯摔倒所造成的指端轴向暴力而导致，一般表现为双髁骨折，出现关节面塌陷，下方松质骨压缩，使解剖复位困难。

典型髁骨折的骨折线呈斜行，为不稳定性骨折，有发生移位的倾向，大多数需要复位固定。

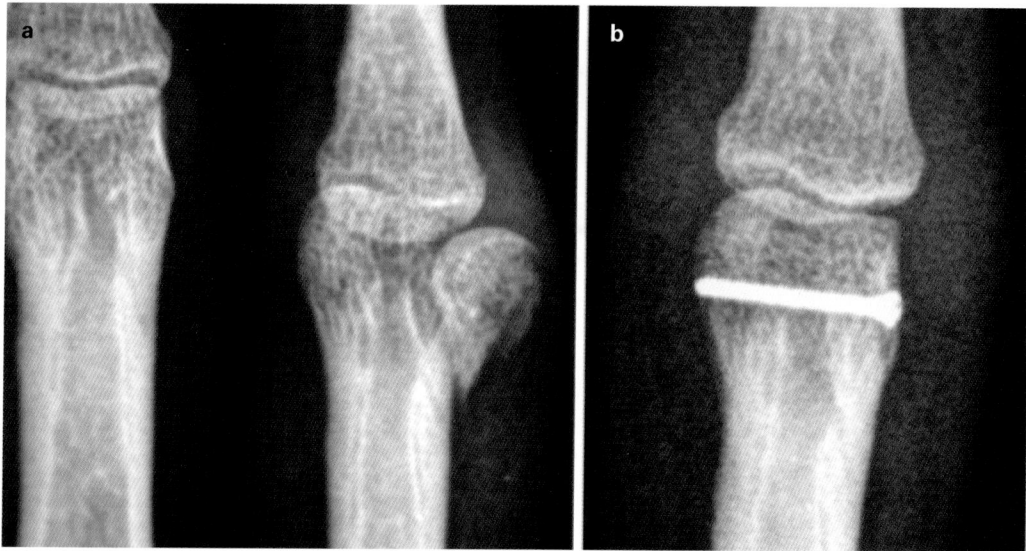

图9.20 移位的髁骨折（a），用一枚拉力螺钉固定（b）

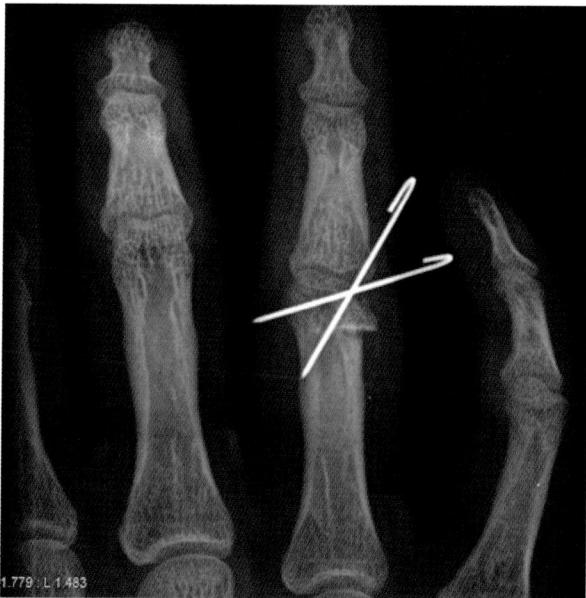

图9.21 反复尝试用克氏针固定髁骨折导致骨折块碎裂

即使关节重塑，仍可能发生关节不匹配，造成明显畸形。

如果骨折未发生移位，并且最初采取非手术治疗，则需要每周复查X线片进行密切观察，防止骨折发生移位。儿童的髁部骨折如未发生移位，由于骨膜较厚，骨折后仍可保持完整，骨折相对较稳定，但仍需警惕移位可能。

移位的髁突骨折必须进行切开复位和内固定（图9.20）。

如果骨折移位明显，则软组织损伤严重，并伴有骨膜撕裂，预示着骨折的不稳定。这类骨折虽然可以通过闭合方法复位，但非手术治疗难以获得理想的效果，因此内固定成为首选方法。

固定方法

克氏针并不能为早期活动提供足够可靠的稳定性，而且会干扰软组织，特别是侧副韧带。另克氏针反复钻入会使骨块碎裂（图9.21），当克氏针钻入小的骨折块时，如果不进行预钻孔，也存在骨块爆裂的风险。

也可用其他方法固定此类骨折，如"骨缝扎"技术。但这种方法比较复杂，所使用装置体积相对较大，会撞击侧副韧带，操作过程中也很难维持解剖复位，而且需要广泛的软组织剥离和双侧入路。

固定这类骨折最简单安全又有效的方法是使用小型自攻拉力螺钉。螺钉可以简便快捷地拧入，螺钉的圆锥头埋入髁松质骨，因此不会干扰侧副韧带。

骨折块间加压螺钉提供了坚强的内固定以维持复位，允许术后早期活动。

尽管部分专家推荐至少使用两枚螺钉，但笔者认为这通常是不必要的。只要是相对新鲜的骨折，骨折面的交错对合可提供旋转稳定性，一般不需要第二枚螺钉。

手术入路

背侧入路

从伸肌装置的中央束和侧束之间进入，螺钉置入侧副韧带背侧。

侧方入路

也可采用侧方入路（图9.22），在骨膜深面将骨膜和伸肌腱一同牵开。不仅可以更好地显露骨折块，而且避免侵犯两者间平面。仔细辨认并保留附着在骨块上的侧副韧带，翻转指骨髁，清理骨折断端。

然后复位骨折，从髁部略牵开侧副韧带，将螺钉置入其下方。为防止钻头滑脱，可在髁表面先制成一个小凹，以帮助准确定位螺钉。

患肢抬高休息2~3天后，可减少敷料，在理疗师的指导下开始功能锻炼。

手术时机

指骨髁骨折早期固定相对容易，但延迟几天也不会影响治疗效果。当然，最好是按计划实施这类"半择期"手术。手术可以通过日间手术室进行，以更好地提高服务效率和方便患者。需为患者提供相应的专业知识与复诊，及功能锻炼的机会。

鼓励周围医院确诊后能尽快将这些患者转诊给经验丰富的手外科医生手术，并能在术后得到更好的康复训练。

即使这类骨折被发现时已相对较晚（外伤几周后），仍可进行整复。联合应用锐性切开和轻柔的间接牵引，髁骨折在伤后3个月内仍可复位。随着时间的推移，骨折间隙变得不明显，局部变圆钝，复位更加困难且不稳定。即使如此，预后也优于畸形愈合后行髁间截骨治疗的效果，因为后者的技术要求更高。

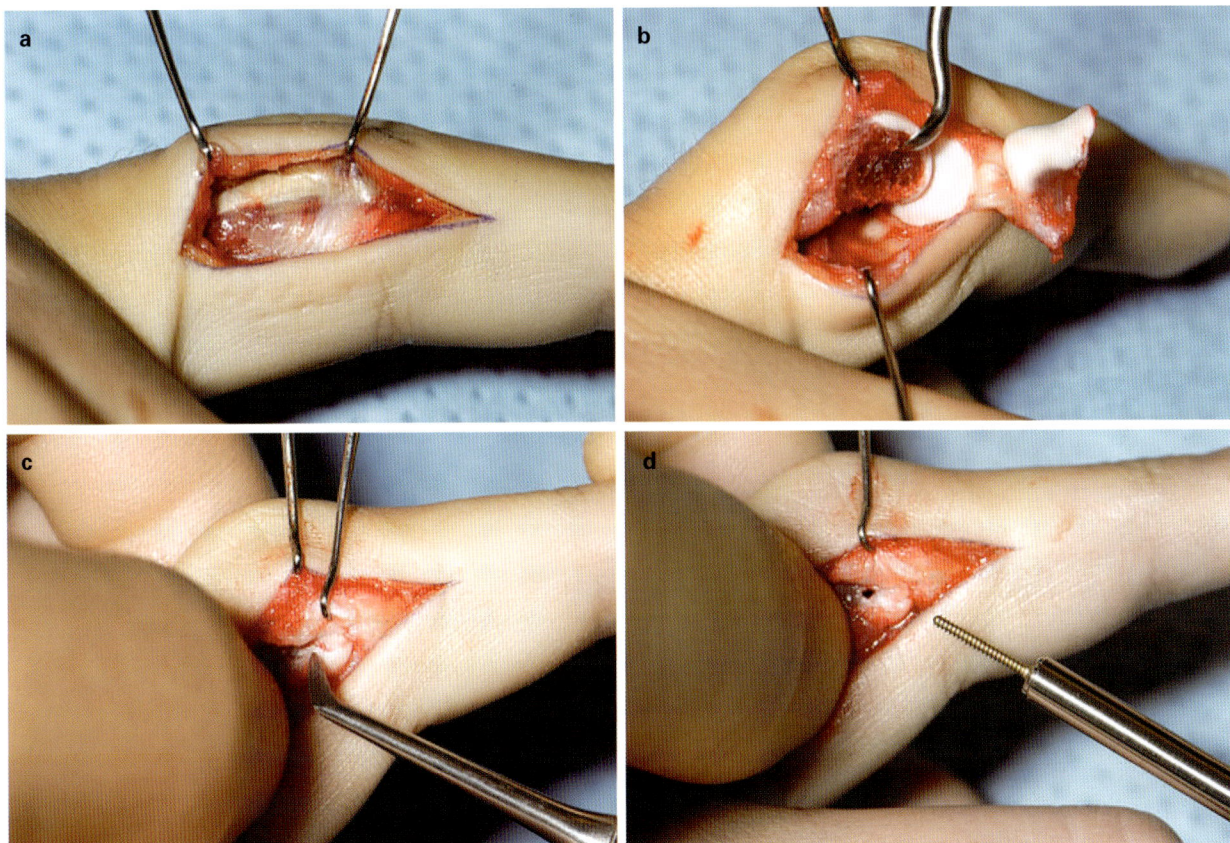

图9.22　指骨髁骨折的侧方入路（a）切开并牵起骨膜后，可将髁翻出（b）清理，牵开侧副韧带（c），置入拉力螺钉（d）

临床要点

　　髁骨折属于不稳定性骨折。

　　无移位的髁骨折需要密切监测。

　　移位的髁骨折必须进行复位固定。

　　加压拉力螺钉可提供坚强的内固定以维持复位，允许术后早期活动。

　　骨折面的交错对合可提供抗旋转的稳定性，通常不需要第二枚螺钉固定。

　　髁骨折的治疗需要更专业的技术水平，为达到更好的治疗效果，可延迟几天行"半择期"手术。

　　如果发现髁骨折较晚，即使是伤后数周至3个月内，骨折仍可进行复位。

问题与挑战

粉碎性骨折

　　临床上也会遇到更复杂的骨折，比如粉碎性骨折，或者发现及转诊较晚的骨折，非手术治疗不能达到良好的复位，而手术固定也可能造成更糟糕的状况。手术需对患指进行广泛剥离，且骨折固定不可靠，术后无法早期活动，可使病情进一步加重。这种情况应该减少手术干预，未解剖复位而产生的后遗症可以后期处理。

　　例如，一例4周的粉碎性骨折，因掌侧碎骨块阻挡，限制了近侧指间关节屈曲（图9.23）。此时，不建议困难地进行广泛剥离手术，更慎重的

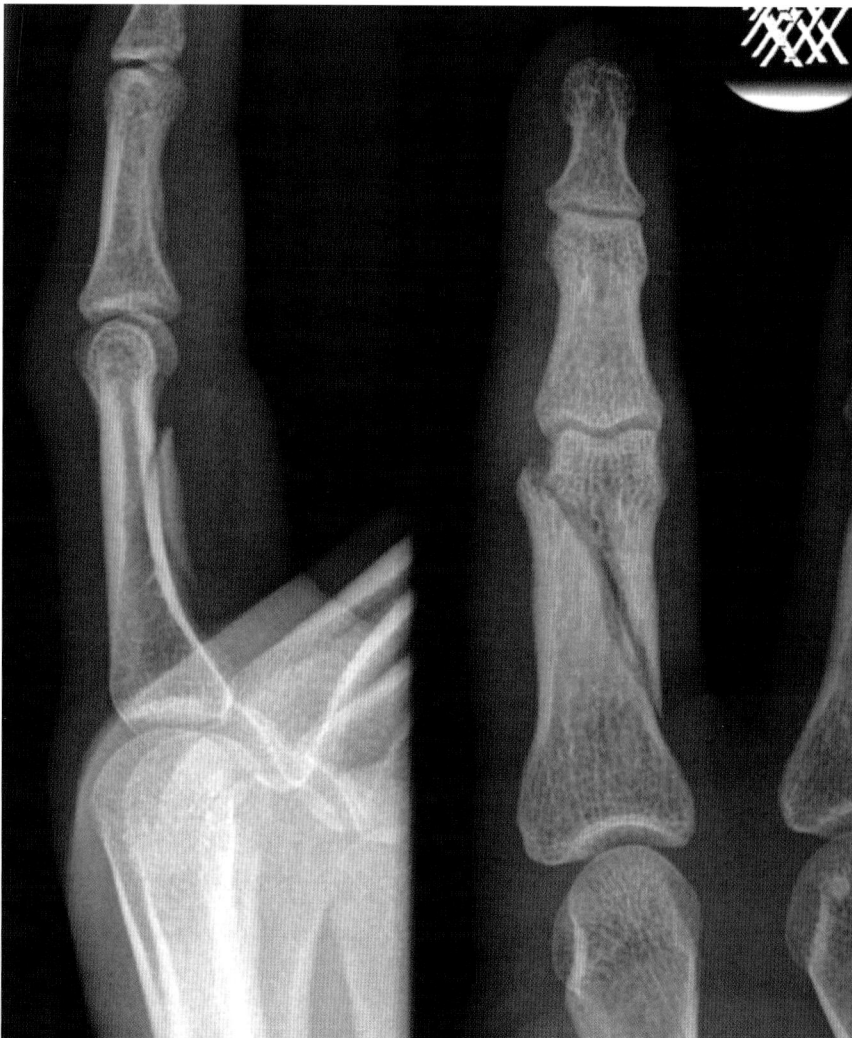

图9.23 粉碎性骨折4周，掌侧骨赘，近指间关节屈曲受限

处理是在骨折愈合后，通过切除掌侧骨赘重建髁窝来恢复关节的屈曲功能。手术选择骨赘侧的侧方入路，使用口腔科磨钻重建髁窝，操作可更简便，危险性更小。

骨折愈合

指骨骨折的愈合取决于多种因素：患者的年龄、并发症、营养、骨折的类型、严重程度及治疗措施等，这些因素均会影响骨折愈合的时间。轻度移位或无移位的、非复杂性骨干骨折通常固定3.5周后就基本稳定，无须辅助保护下即可适当活动。此时可以拔除克氏针，但仍需要一些保护措施，诸如与邻指固定等。骨折完全愈合至少需要5个月，在重返工作岗位和开始体育锻炼前的保护程度，必须考虑这个时间节点。

骨折不愈合

指骨骨折不愈合并不常见，采取非手术治疗的闭合性骨折尤其罕见。骨折不愈合通常有其他的复杂因素，如感染、软组织条件差等。内固定操作不当（图9.1、图9.9），或开放性骨折严重的软组织损伤均会导致骨折不愈合。

如果骨折不愈合行手术治疗，必须消灭感染，而骨缺损区需要进行植骨。采用钢板等进行稳定的内固定，以利于术后早期功能锻炼。

即使手术后骨折已愈合，部分患者手指功能也较差，甚至出现手指僵硬、疼痛，影响手的整体功能。这时患指成了累赘，截指可能是更好的选择，可以更快地恢复日常工作与生活。

畸形愈合

旋转性的畸形愈合偶有发生，这将给患者带来极大的不便，必须通过截骨术来矫正畸形。

施行截骨术需要考虑诸多因素。

手术时机非常重要。理想情况下，术前手指应该有最大的活动范围，且损伤已到了稳定期再进行手术。

关于截骨部位存在一定的争议。一些学者推荐行掌骨截骨手术，其风险性较低；然而，尽可能靠近畸形部位进行截骨矫正则显得更为合理；如果截骨平面位于指骨基底松质骨区域（图9.24），则骨愈合更容易。截骨部位应远离近侧指间关节和中央束，以最大限度地减少潜在风险。

临床要点

骨折不愈合并不常见，通常伴有其他复杂因素的影响。

当僵硬、疼痛的手指影响手的整体功能时，截指可能是更好的选择，可更快地恢复手功能。

旋转性的畸形愈合会给患者造成较大的不便。

截骨前的手指活动范围应尽可能接近正常。

综上，近节指骨干骨折的治疗面临很多挑战，后期问题也很常见。但如果加以重视并制订周密的治疗计划，可以取得良好的临床效果。

掌指关节周围骨折

撕脱性骨折

通过侧副韧带撕脱的骨折，可以从近节指骨底部撕脱，或者从掌骨头部撕脱（临床较为少见），一般发生在跌倒伸手时，因手指遭受内收或外展暴力导致。由于侧副韧带脱离，掌指关节继发不稳定。这类骨折一旦发生，不愈合较为常见，关节可出现慢性不稳定状态。

虽然这两种损伤发生的机制类似，但尚不清楚为何有些从指骨基底部撕脱，有些却从掌骨头部撕脱。也许考虑掌板的解剖可为这种损伤提供病因学上的解释，发生撕脱的指骨基底部是掌板

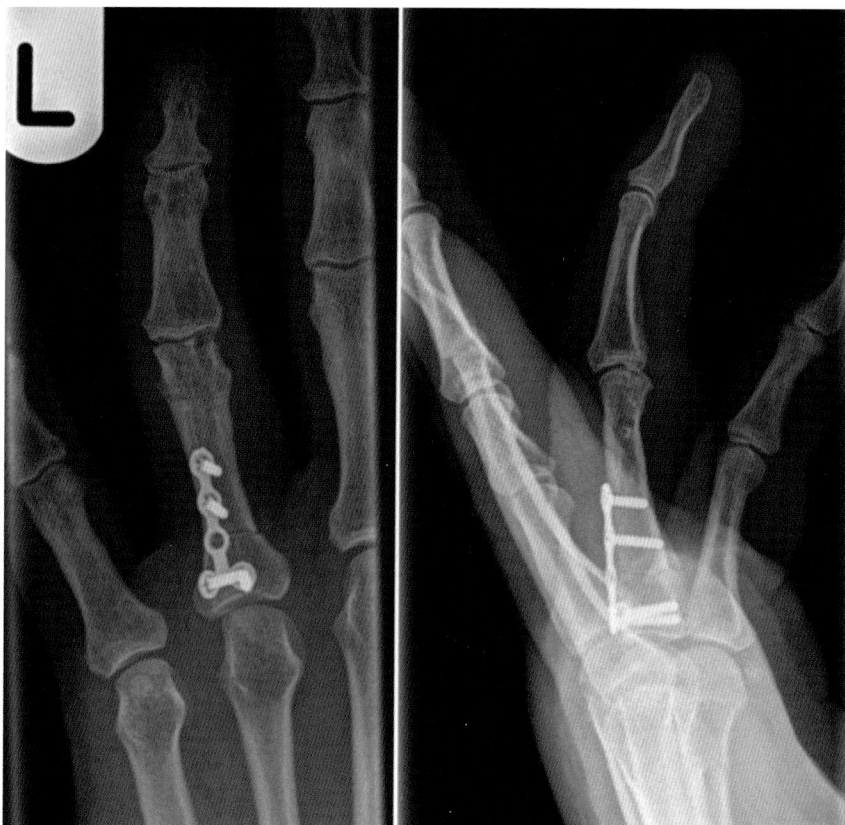

图 9.24 施行指骨干骺端截骨术矫正旋转

和侧副韧带的共同附着点。如果损伤发生在关节伸直时，侧副韧带松弛而掌板处于紧张状态，所形成的力量容易从近节指骨底部撕脱。当掌指关节屈曲时，掌板松弛而侧副韧带紧张，则撕脱发生在掌骨头关节面下方薄弱的松质骨部。由于摔倒时多为手指伸直状态，这可以解释两种损伤发生的相对概率，近节指骨底部撕脱骨折更为常见。对于这类损伤，最常累及的是示指尺侧和小指桡侧。

撕脱性骨折的不愈合率较高，主要是日常关节活动时侧副韧带反复牵拉撕脱骨块所致。掌指关节屈曲使侧副韧带紧张，可导致骨折块移位，影响骨折愈合。如果采用保守治疗，则将影响掌指关节的早期进行功能锻炼。

最初时采用保守治疗而后期改用拉力螺钉固定的骨折，没有进行植骨也愈合良好，表明如果提供了足够的稳定性，这些骨折很容易愈合。如果告知患者有发生不愈合的可能性，建议需要手术治疗，有些患者可能会要求急诊手术，以避免影响手功能的时间过长。

当骨块从近节指骨基底部撕脱时，也可能包含部分关节面结构，如果骨折有移位，则会导致关节不匹配。保守治疗有着较高的不愈合率和遗留一定的症状，即使固定掌指关节达 8 周左右。因此，骨折移位时，首选采用内固定治疗（图 9.25）。一些学者主张采用背侧肌腱劈开入路手术，但笔者认为掌侧入路（图 9.26）可以更好地显露并易于复位骨折块。通常骨折块较小，但仍可直接用拉力螺钉固定，并将螺钉置入最佳位置。即使属延期手术，骨折也容易愈合，并不会影响预后。

当撕脱骨块来自掌骨头部时（图 9.27），无移位骨折可自行愈合，但不愈合的发生率也较高。对无移位的骨折延迟治疗不会影响愈合，因此早期可试行保守治疗一段时间，可能会免于手术。虽然与近节指骨基底相比，掌骨头撕脱骨折不愈合的发生率较低，但即使是无移位的骨折，保守治疗也有不愈合的可能性。

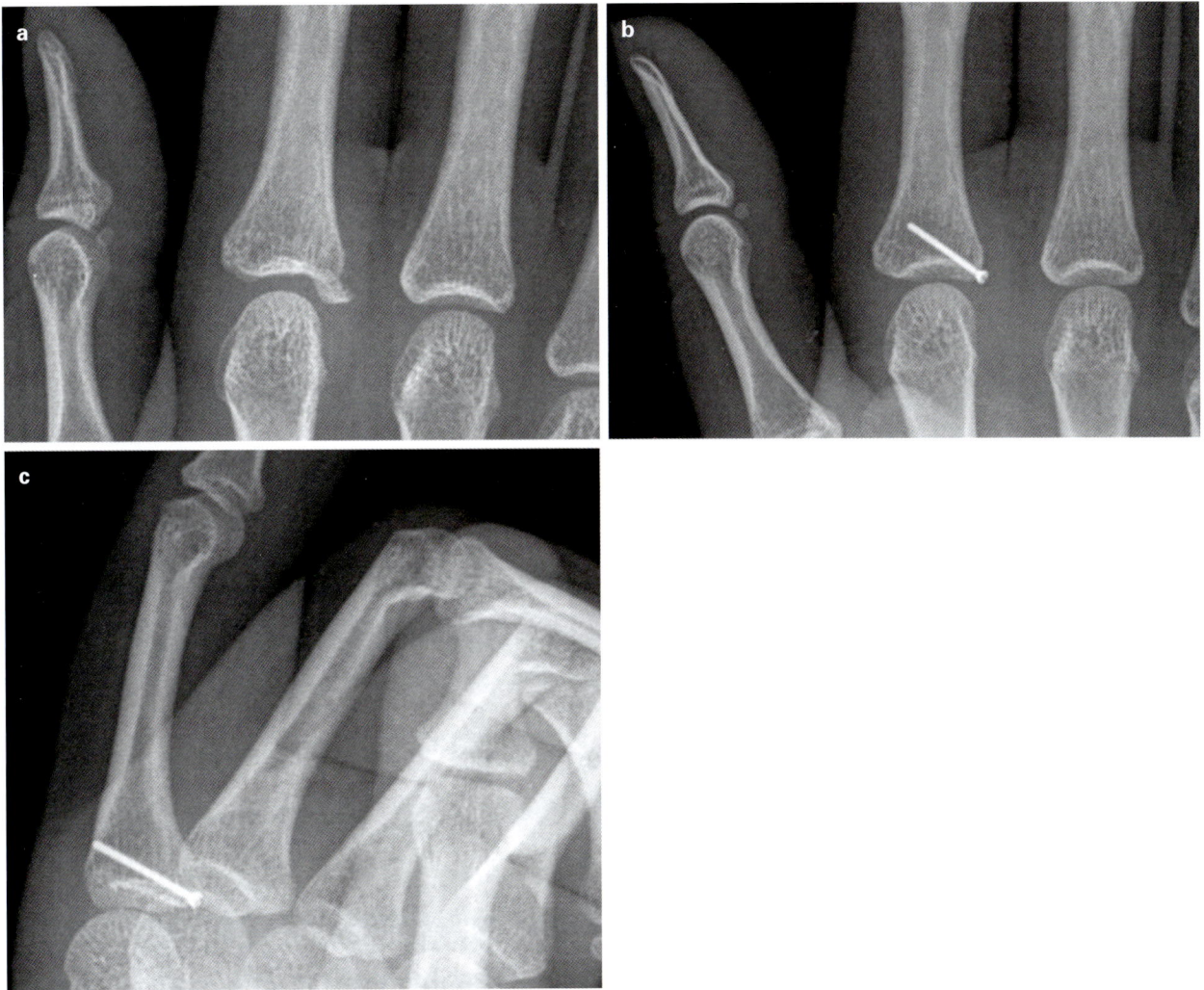

图 9.25（a）近节指骨底部撕脱骨折。（b）拉力螺钉固定。（c）经掌侧入路

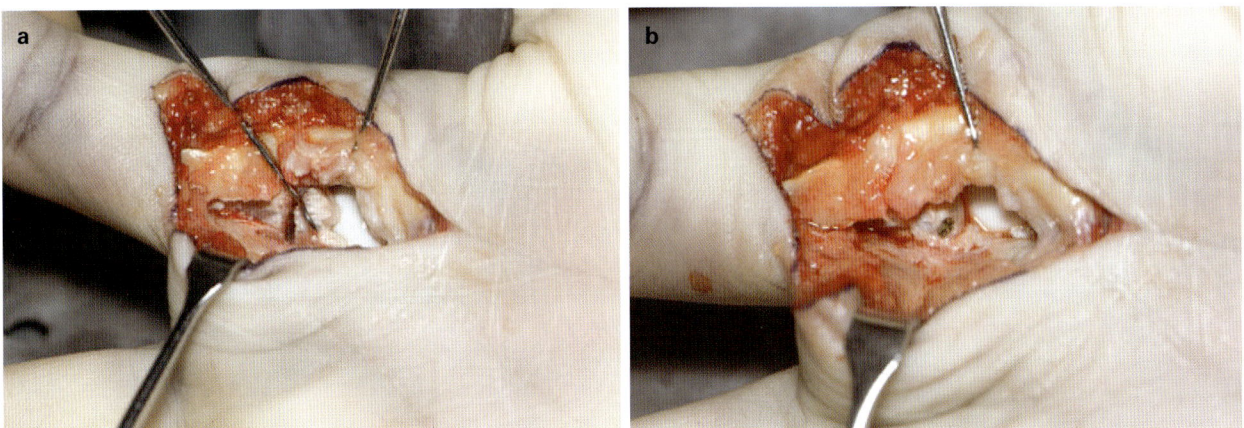

图 9.26（a）通过掌侧入路，牵开屈肌结构，抬起掌板和 A1 滑车显露碎骨块。（b）拉力螺钉将骨块固定

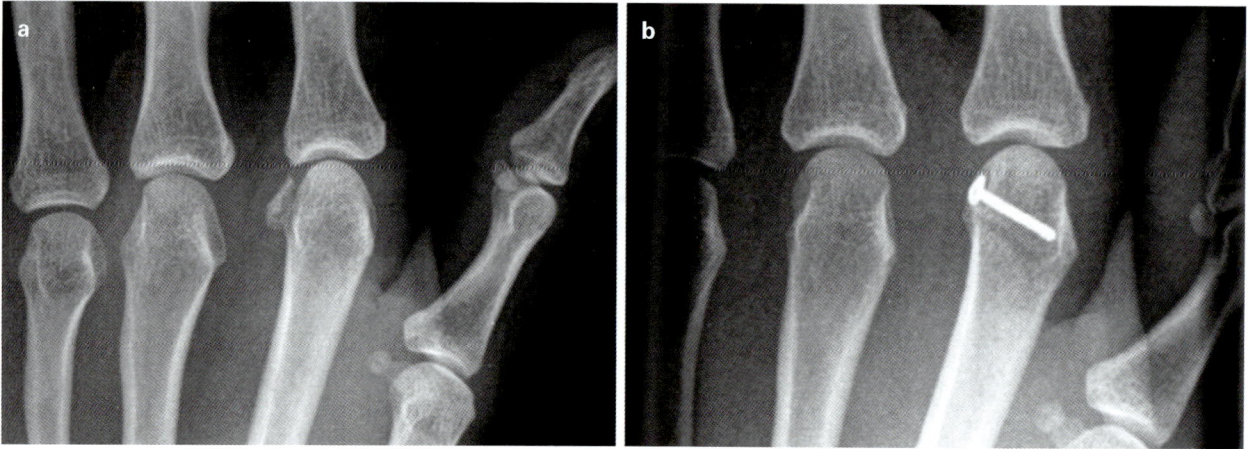

图9.27 （a）掌骨头部撕脱骨折。（b）经背侧入路单孔板拉力螺钉固定

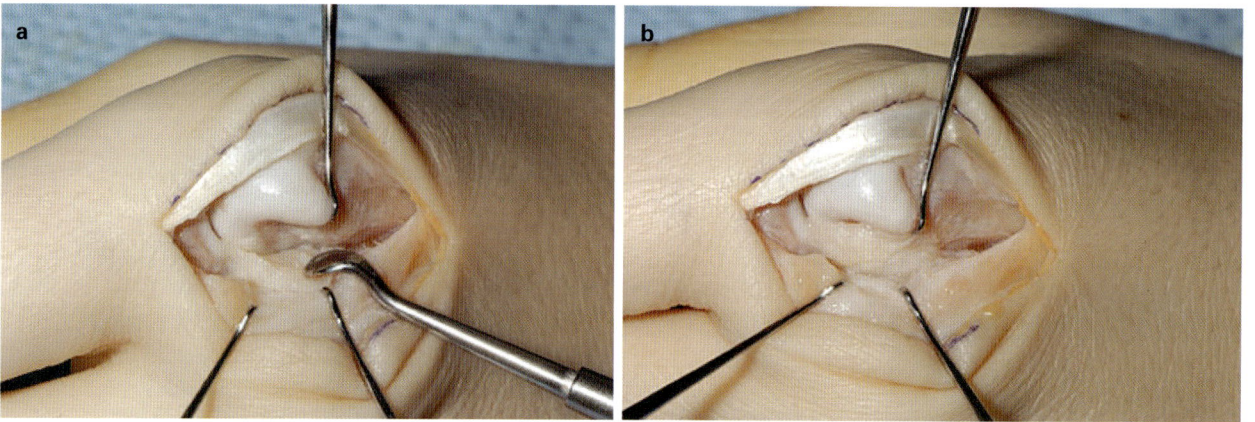

图9.28 （a）经背侧入路劈开肌腱。（b）清理骨折断面后复位和固定

掌骨头撕脱性骨折可通过背侧入路进行固定（图9.28），它与近节指骨基底撕脱类似，延迟手术对预后无明显影响。如果骨块较大，用单枚拉力螺钉进行固定，可以加用单孔板作为垫片；如果骨块很小或粉碎，则掌骨头钻孔，用尼龙丝线缝合固定侧副韧带及其附着的骨块。可用直径1.0mm的克氏针钻一合适的骨孔，缝针引导缝线穿骨孔进行缝合固定。

掌骨头骨折

掌骨头骨折比较少见。通常为掌指关节屈曲时，凸起的掌骨头遭受直接轴向暴力的结果，通常是由于跌倒或物体撞击手部造成的。冲击伤导致掌骨颈骨折较为常见，原因可能是受伤时没有握紧拳头。由于掌骨头是松质骨，骨折往往是严重粉碎性的。一般简单的闭合牵拉手指即可以复位骨折，然后用克氏针进行固定（图9.29）。但如果骨折不能闭合复位，则需要经背侧入路切开复位固定（图9.30）。背侧入路时纵向劈开伸肌腱，避免损伤矢状束，可获得良好的显露。

总结

近节指骨骨折临床常见，类型多样，并且不容忽视。骨折的治疗目的是能够及时顺利的愈合，恢复手指最佳的活动范围。每一类型的骨折都有多种可选择的治疗方法，制订治疗计划时必须充分考虑各种因素，包括主治医生所掌握的最有效的治疗方法，以及患者手指损伤后的依从性等。

如果需要内固定治疗，建议由专业的经验丰富的手外科医生手术。因为首次手术干预是获得

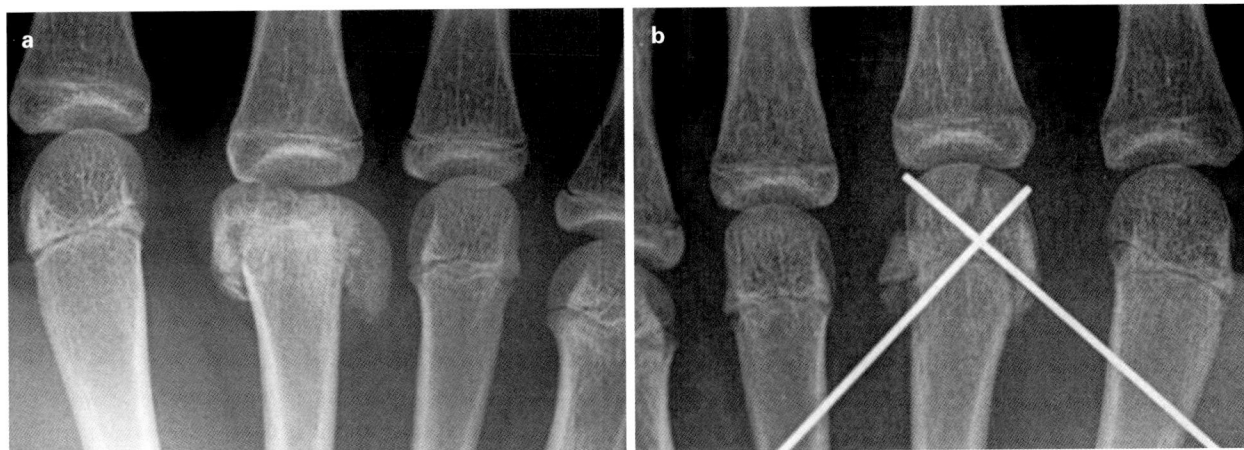

图 9.29　（a）闭合牵引手指偶尔会复位骨折，通过闭合克氏针固定。（b）单头克氏针的尾部留在骨块中

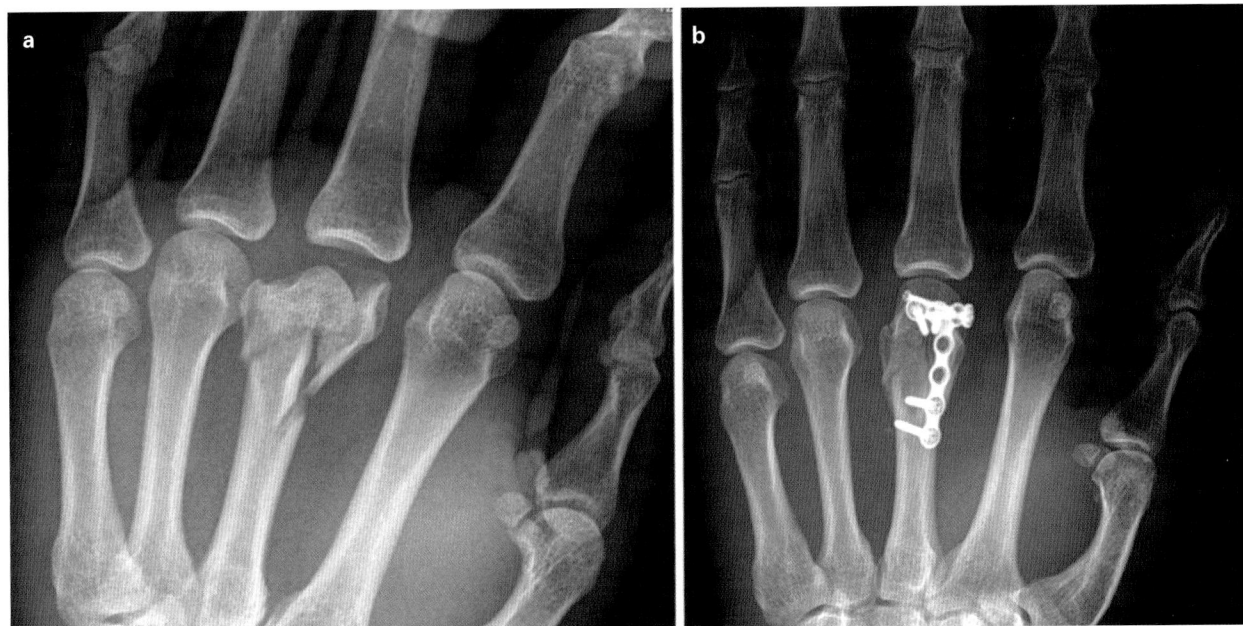

图 9.30　（a）掌骨头严重粉碎性骨折。（b）T形钢板固定

良好效果的最佳时机，甚至是唯一的机会。多数骨折不需立即手术治疗，为获得更专业的治疗，可以延期几天手术。

　　对于特别复杂的近节指骨骨折，应该谨记手术也可能使状况变得更糟。此时采取相对保守的治疗并接受次优的结果可能更为明智，待骨折愈合后采用较安全的方法处理相关问题。

　　综上，近节指骨干骨折的治疗面临较多挑战，后期问题也很常见。但如果加以重视并制订周密的治疗计划，仍可取得良好的临床效果。

　　训练有素的专职手康复师的介入，将极大改善这些骨折的治疗效果，并为业务繁忙医院的临床医生节省出手术的时间。

参考文献

[1] Stanton JS, Dias JJ, Burke FD. Fractures of the tubular bones of the hand. J Hand Surg Eur. 2007;32(6):626–36.

[2] Barton N. Internal fi xation of hand fractures. J Hand Surg. 1989;14B(2):139–142.

[3] Horton TC, Hatton M, Davis TRC. A prospective randomized controlled study of fi xation of long oblique and spiral shaft fractures of the proximal phalanx:closed reduction and percutaneous Kirschner wiring versus

open reduction and lag screw fi xation. J Hand Surg Eur. 2003;28(1):5–9.

[4] James JI. Fractures of the proximal and middle phalanges of the fi ngers. Acta Orthop Scand. 1962;32:401–412.

[5] Belsky MR, Eaton RG, Lane LB. Closed reduction and internal fi xation of proximal phalangeal fractures. J Hand Surg. 1984;9A:725–729.

[6] Green DP, Anderson JR. Closed reduction and percutaneous pin fi xation of fractured phalanges. J Bone Joint Surg. 1973;55A:1651–1653.

[7] Hornbach EE, Cohen MS. Closed reduction and percutaneous pinning of fractures of the proximal phalanx. J Hand Surg. 2001;26B(1):45–49.

[8] Ford DJ, El-Hadidi S, Lunn PG, Burke FD. Fractures of the phalanges: results of internal fi xation using 1.5 mm and 2 mm A.O. screws. J Hand Surg. 1987;12B(1):28–33.

[9] Shewring DJ, Thomas RH. Avulsion fractures from the base of the proximal phalanges of the fi ngers. J Hand Surg Eur. 2003;28(1):10–14.

[10] Lister GD. Intra-osseous wiring of the digital skeleton. J Hand Surg. 1978;3:427–435.

[11] Dixon GL, Moon NF. Roational supracondylar fractures of the proximal phalanx in children. Clin Orthop Relat Res. 1972;188:120–130.

[12] Newington DP, Craigen MA, Bennet GC. Children's proximal phalangeal neck fractures with 180 rotation deformity. J Hand Surg. 1995;20B(3):353–356.

[13] Hastings 2nd H, Carroll CT. Treatment of closed articular fractures of the metacarpophalangeal and proximal interphalangeal joints. Hand Clin. 1988;4:503–527.

[14] Sammut D, Evans D. The bone tie: a new device for interfragmentary fi xation. J Hand Surg. 1999;24B(1):64–69.

[15] Day CS, Stern PJ. Chapter 8. Fractures of the metacarpals and phalanges. In: Wolfe SW, Hotchkiss RN, Pederson WC, Kozin SH, editors. Green's operative hand surgery, vol. 1. 6th ed. Philadelphia: Elsevier/Churchill Livingstone; 2011. p. 239–290.

[16] Teoh LC, Yong FC, Chong KC. Advancement osteotomy for correcting condylar malunion of the fi nger. J Hand Surg. 2002;26B(1):31–35.

[17] Smith FL, Ryder DL. A study of the healing of one hundred consecutive phalangeal fractures. J Bone Joint Surg. 1935;17A:91–109.

[18] Jupiter JB, Koniuch MP, Smith RJ. The management of delayed union and nonunion of the metacarpals and phalanges. J Hand Surg. 1985;10A:457–466.

[19] Buchler U, Gupta A, Ruf S. Corrective osteotomy for post traumatic malunion of the phalanges in the hand. J Hand Surg. 1996;21B(1):33–42.

[20] Menon J. Correction of rotary malunion of the fi ngers by metacarpal rotational osteotomy. Orthopaedics.1990;13:197–200.

[21] Shewring DJ, Thomas RH. Collateral ligament avulsion fractures from the heads of the metacarpals of the fi ngers. J Hand Surg Eur. 2006;31(5):537–541.

第十章 掌骨和腕掌关节损伤

Chye Yew Ng, Michael J. Hayton

关键词

掌骨；腕掌关节；第一腕掌关节；骨折；脱位；旋转畸形；Bennett 骨折；Rolando 骨折；畸形愈合

背景

掌骨骨折临床多见，仅次于桡骨远端骨折，是骨科医生诊治的第二常见骨折。估计其年发病率为 130/10 万人口，男女比例为 85∶15。大多数骨折不需要手术干预，可以通过制动或保护夹板固定进行治疗。

对于不能复位或不稳定的骨折需要特别注意，并行内固定术以防止远期问题。这类骨折的平均年龄为 29.9 岁，因治疗不当或手术并发症而导致的手部缺陷和功能障碍都可能对社会经济产生一定影响。

功能解剖

掌骨体近端呈棱柱形，稍向背侧弯曲，其掌侧皮质比背侧厚约 20%。它们形成手的纵向和横向弓，为关节间提供连接，并在屈伸肌腱之间形成一个杠杆关节系统。当骨折发生时，手内肌和相对较强的外在屈肌腱在掌骨轴产生变形力，从而导致典型的掌骨背间成角移位。当骨折位于更近端时，更大的杠杆力臂会进一步加大成角移位。因此，掌骨骨折破坏了原有的力学平衡，从而导致手功能受损。

掌骨由基底部坚强的骨间韧带和远端掌骨间深横韧带相连。这些韧带连接有助于手横弓的稳定性，并限制孤立性掌骨骨折的缩短程度。尸体研究表明，掌骨每短缩 2mm，可出现平均 7° 的掌指关节伸肌迟滞。伸肌迟滞部分可被 MCP 关节固有的过伸功能代偿。一项临床研究证实了这一点，即伸肌迟滞可随着时间的推移而改善。除了伸肌迟滞外，在另一个尸体研究显示，短缩超过 3mm 与前臂屈伸肌肌力下降有关。

拇指掌骨比其他掌骨粗而短。近端为鞍状关节面并与大多角骨形成第一腕掌关节。第二至五掌骨有宽大的基底，与腕骨远端及邻近掌骨基底形成关节。第二、三掌骨分别与小多角骨和头状骨形成关节，几乎没有活动。相比之下，第四、五掌骨与钩骨形成的关节，可有较大幅度的屈曲和轻度的旋转功能。腕掌关节的这种活动差异性提示了掌骨可接受的骨折成角程度。手可以接受 10°~15° 的背侧成角，这比涉及的腕掌关节活动度要大，可供参考。因此，第二、三掌骨骨折有 10°~15° 的成角度可以接受的，而第四掌骨成角可达 30°~35°，第五掌骨成角达 50° 也影响较小。一些生物力学方面的研究显示，成角 30° 是一个临界点，超过它则屈肌腱的作用会下降。但是，这些研究均未考虑患者的实际代偿机制。

损伤机制

掌骨骨折可由直接或间接暴力损伤所致。其骨折类型的发生取决于暴力的方向和程度。轴向负荷和旋转暴力可导致螺旋形骨折，蝶形骨片的存在反映了更高能量的暴力损伤。直接暴力伤，更容易出现横行骨折。大多数掌骨骨折是由撞击式损伤引起的，当掌指关节最大限度屈曲时，暴力撞击掌骨头，能量沿纵轴传至掌骨干。第一掌骨骨折通常是因跌倒或扭伤引起的，偶尔也发生撞击性损伤，外展拇指被固定后遭受暴力所致。

临床评估

除了关于患者年龄、优势手和损伤前手功能水平的基本信息外，病史记录应着重于损伤机制、可能接触的异物（如玻璃）以及疼痛症状和骨擦音等。对患手的临床检查首先要明确有无肿胀、皮肤撕脱和开放性伤口，尤其是人牙齿咬伤的创口，若是人咬伤需要紧急冲洗和清创术。触诊时，仔细定位压痛点和骨擦感的区域，并认真评估和记录神经血管损伤情况。然后进一步检查明确受伤手指是否旋转、成角或缩短畸形。虽然患者可能有疼痛不适，但握拳检查是必要的，正常时各指应屈曲成一条线，并指向舟骨结节。该检查在不同个体间可能略有差异，因此可以与对侧正常手进行对比。如果骨折造成了活动受限，旋转畸形可通过手指甲位置进行评估。有报道掌骨轴5°旋转畸形可导致手指短缩1.5cm。但是，轻度旋转畸形（可达10°）患者往往可以接受，并且可能更优于手术相关的潜在风险。如果发现更严重的旋转畸形，手指可能出现相互交叉，导致剪刀指畸形。在已麻醉的患者中，可以通过屈伸活动腕关节评估屈伸肌腱作用于手指的效果，从而判断旋转对位情况。

骨折造成背侧成角畸形，掌骨头更突向手掌侧，这时可呈现出掌骨头塌陷的关节（图10.1）。如果这种情况下畸形愈合，手掌抓物体时掌骨头可能会有疼痛不适。移位的掌骨头通常在急诊时即可触诊。如果骨折移位明显，可考虑手法复位或内固定术。

双手平放并伸直手指，可观察伤指相对于邻指的长度，可以进行双侧对比，以显示手指短缩情况。通常各指3~4mm的短缩是可以接受的。

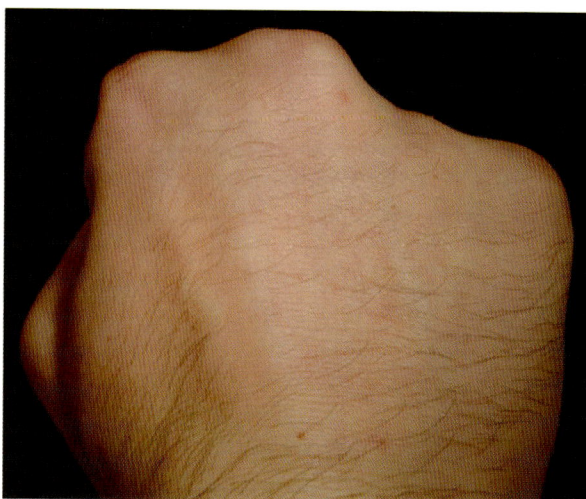

图10.1 显示掌骨头塌陷的关节

临床要点

决策

大多数掌骨骨折不需要手术治疗，可以通过制动或保护性夹板固定。

评估旋转畸形时：

首先，让患者握拳。

手指屈曲成一条线，指尖一般指向舟骨结节。

第二，指端和指甲应该在一条线上。

第三，在前3周每周复查，因为随着肿胀消退，畸形可能会改变。

第四，对于麻醉患者，通过肌腱作用观察手指的屈伸状态进行评估。

评估手指是否缩短：

双手平放，观察伤指与邻指相对长度。

紧握拳头，观察有无掌骨头塌陷的关节

当评估掌骨颈骨折（尤其第五掌骨）时，触诊移位的掌骨头，如果突出明显，它可引起抓握疼痛。

第二、三掌骨骨折可接受10°~15°成角，而第四掌骨可接受30°~35°成角，第五掌骨可达50°的成角畸形。

第一掌骨骨折时在矢状面或冠状面可接受30°的成角畸形。

咬伤需要急诊冲洗和清创术。

CMC 关节脱位容易漏诊，如临床有怀疑，建议 CT 检查。

检查

如果临床怀疑掌骨骨折或脱位，建议进行平片检查，包括前后位、侧位和斜位片。在特定的病例中，特殊体位片有助于明确损伤的类型。30°旋前侧位片特别适用于第二、三掌骨骨折，而 30°旋后侧位片适合于第四、五掌骨骨折，Brewerton位片通常用于类风湿性手，可见侧副韧带附着的髁部侧凹。该摄片体位是：腕关节旋后，掌指关节屈曲 65°，近节指骨的背侧平放在底片盒上，然后尺侧向桡侧成 15°角投照（图 10.2）。较小的侧副韧带撕脱骨折，标准位的影像学检查很难发现，但是行该体位 X 线检查往往可以明确。在 MCP 关节完全弯曲的情况下拍摄的切线位片可显示掌骨头的嵌压式骨折，这在其他体位的摄片中很难发现的（图 10.3），在人咬伤检查中特别适用。

CMC 关节脱位容易漏诊。必须注意在每个

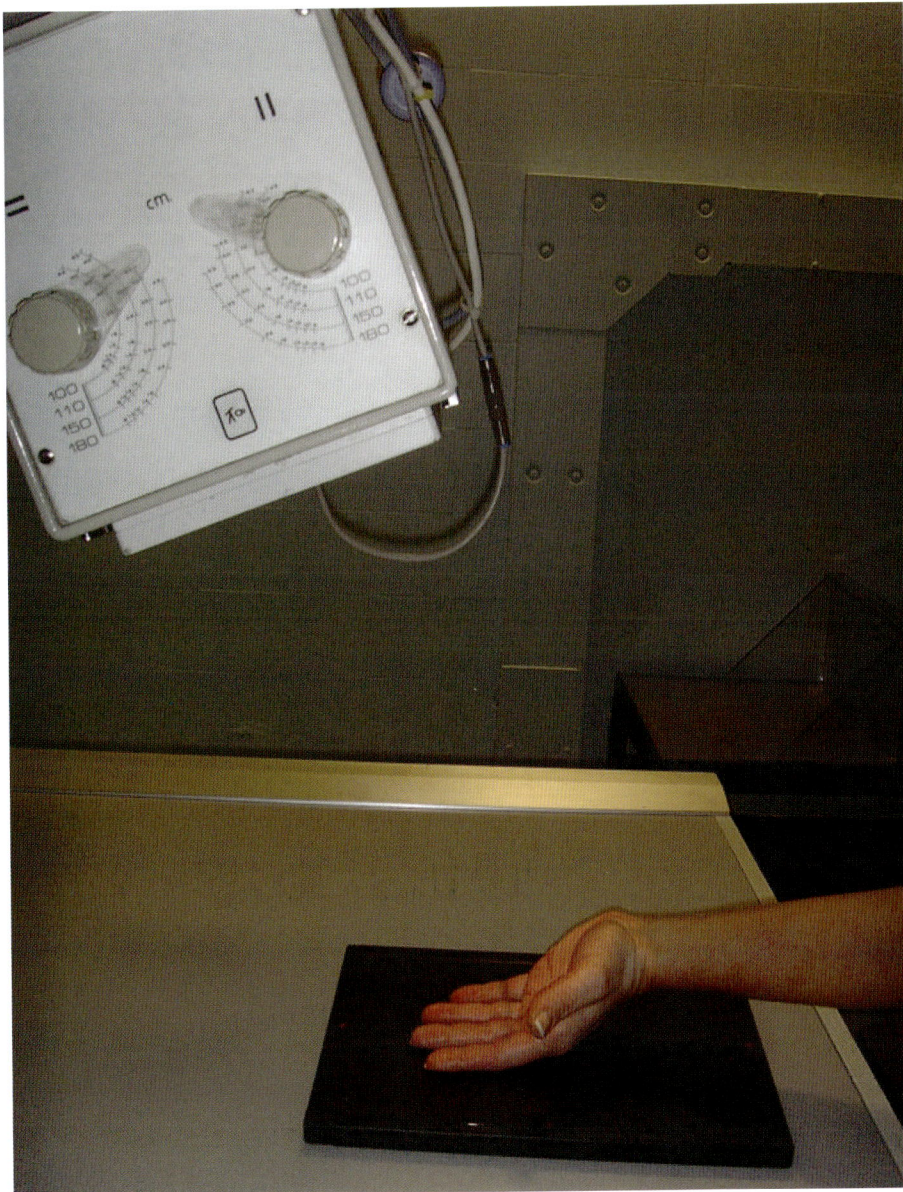

图 10.2 Brewerton 位 X 线片检查

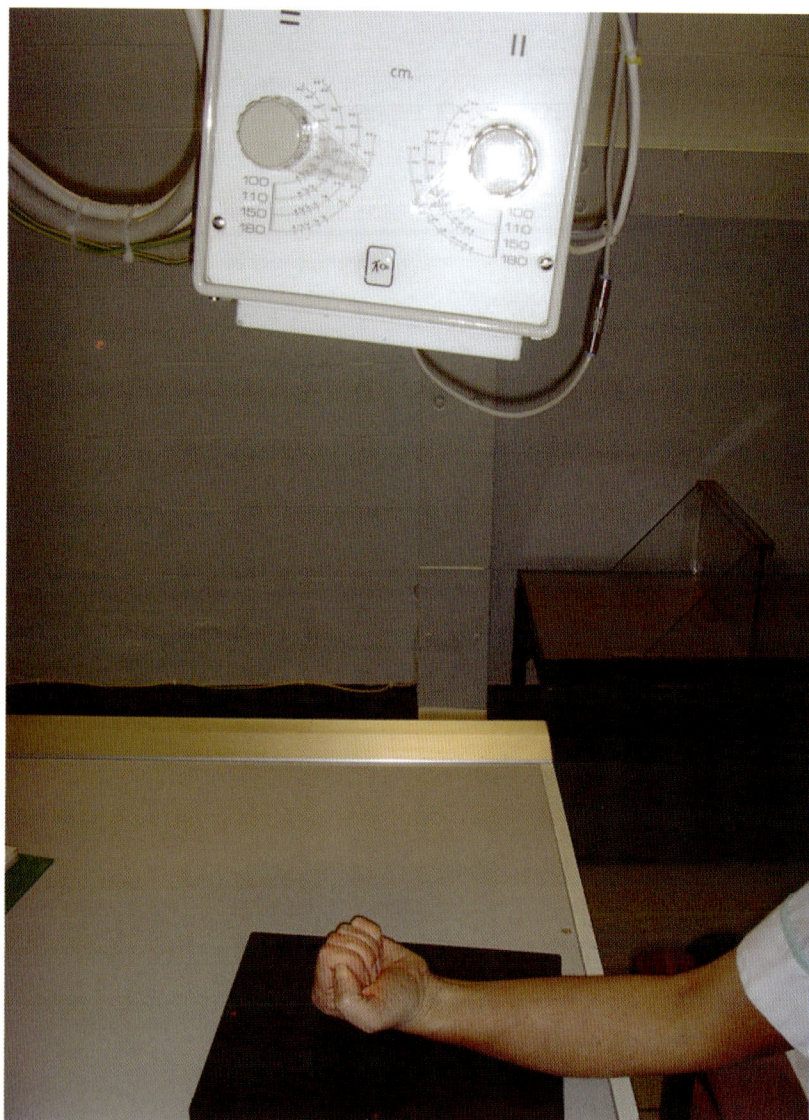

图 10.3　Skyline 位 X 线检查

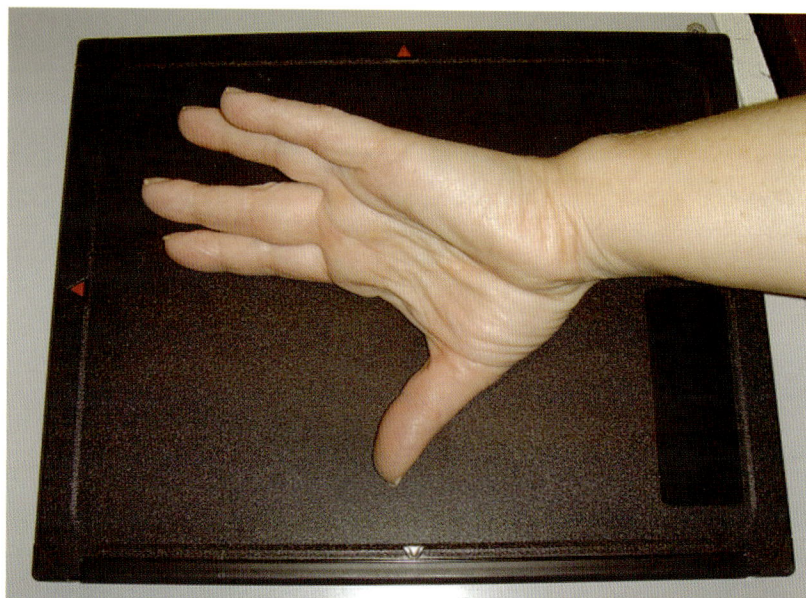

图 10.4　Mehara 与 Bhan 的 X 线检查
体位

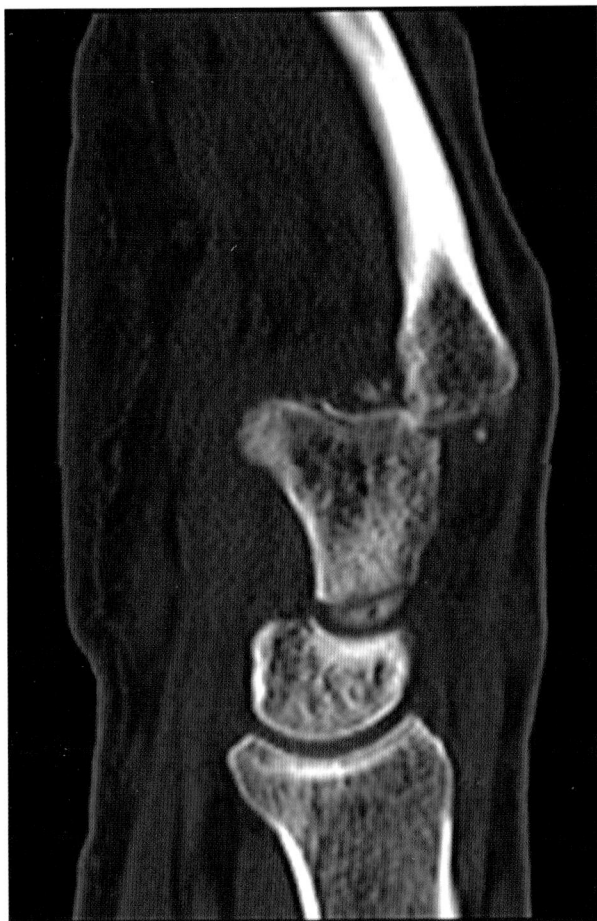

图 10.5　矢状位 CT 显示腕掌关节脱位

表 10.1　下面列出了适应证

明显缩短 >4~5mm
明显背侧成角
可接受的成角程度从尺侧至桡侧逐步递减
第二、三掌骨 <10°
第四掌骨 <30°
第五掌骨 <50°
旋转畸形
开放性骨折
多指骨折
关节内骨折移位
严重软组织损伤，包括相关肌腱挫裂伤

合适的保守治疗。骨折可按部位分为头部、颈部、骨干或基底骨折，按骨折线特点分为横行、斜行、螺旋形或粉碎性骨折，也可分为开放性或闭合性骨折。表 10.1 总结了相关手术内固定的适应证。骨折的稳定性是干预的关键因素，而这也取决于损伤的性质、骨折类型、受累掌骨的数量和软组织破坏程度。

非手术治疗

外用夹板或石膏固定骨折，采用三点固定、韧带整复及平衡肌腱作用力的原则，可以间接控制骨折轴线。固定接触面积应尽可能大，以减少皮肤压疮坏死的风险。内衬物应限于 1~2 层柔软的棉纸，以防肢体进一步肿胀，也确保有合适的压力作用。如果内衬物太厚，随着肿胀消退，石膏会变得松动，使有效接触面积减少而影响固定作用。这是在骨折保守治疗的随访中经常被忽视的问题。X 线片不仅能显示骨结构，还能反映石膏与夹板的轮廓和内衬物的厚度。

一般而言，外固定时间不需要超过 3 周，并且指间关节应在固定后即可活动。患者的理解和依从性也是治疗成功的重要因素。

手术治疗

各种固定装置（克氏针、钢板、螺钉和髓内

标准 X 线片上分别对每个腕掌关节对合线进行评估，在正位片上绘制"掌骨基底连线"可提高其诊断率。在正常手部，所有掌骨中轴线应汇聚到桡骨远端关节面以近 2cm 处。如果有异常，表明腕掌关节可能已损伤，应细致检查其他相关 X 线片。标准侧位片通常可显示其背侧脱位。另外，Mehara 和 Bhan 介绍了一种投照体位来评估第二腕掌关节是否脱位（图 10.4）。

计算机断层扫描（CT）技术越来越多地应用于关节损伤的评估（图 10.5）。它可以显示骨折类型，也可根据要求进行术前计划选择内固定方法。

治疗方案和结果

掌骨骨折的最佳治疗依赖于损伤的及时发现，部分需要及时手术干预，对多数骨折而言可采用针）可用于维持复位，或恢复不稳定骨折对位，以利愈合。如果畸形明显，在大多数情况下，应首先尝试麻醉下闭合复位，并结合经皮克氏针固定。该方法的优点是微创性，较好地保护了软组织与骨膜。当闭合复位不能达到满意对位，如关节内骨折或固有的不稳定性多发骨折，行切开复位固定术。内植物的选择取决于骨折类型、内植物特性、费用等，也许更重要的是手外科医生对某一特定技术的熟练程度。钢板螺钉提供的稳定固定术可使患者早期活动，尽管仍可能会引起僵硬、骨不连、钢板突起、感染和肌腱断裂等潜在并发症。

> 临床要点
>
> 　非手术治疗
>
> 　　当应用夹板或石膏时，保持接触面积应尽可能大，以减少皮肤坏死的风险。
>
> 　　内衬物应限于 1~2 层柔软的棉纸，以防肢体进一步肿胀，但也要确保适当的压力作用。
>
> 　　X 线片不仅能显示骨结构，还能反映石膏、夹板的轮廓和内衬物的厚度。
>
> 　　一般而言，外固定时间不需要超过 3 周，指间关节应在固定后即可活动。

头部骨折

　　McElfresh 和 Dobyns 报道了 100 例 10 大类掌骨头骨折，按发生率多少递减顺序，分别为粉碎性、斜行矢状位、韧带撕脱性、骨软骨损伤、关节面缺损、Salter-Harris Ⅲ 型、隐匿性压迫性伴缺血性骨坏死、垂直冠状位、横向水平位和延伸至关节面的拳击手骨折等（图 10.6）。因此，需要多种治疗策略来恢复掌骨头解剖，并促进关节的早期活动。

　　手术入路是通过掌指关节背侧的纵向弧形切口，以避免关节背侧形成纵行瘢痕。然后牵开皮肤层，纵行切开伸肌腱帽。在伸肌腱和关节囊之间分离，纵行切开关节囊以显露关节面和骨折部

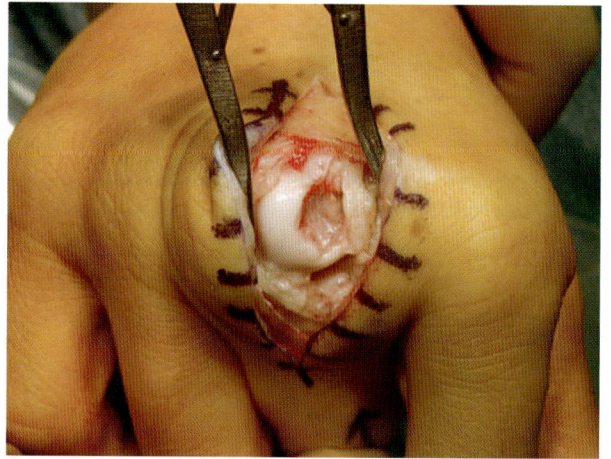

图 10.6　显示掌骨头骨软骨损伤

位。可以采用埋头螺钉固定头部劈裂性骨折（图10.7）。如果骨折线延伸至骨干区，可辅助钢板内固定术。撕裂性骨折行保守治疗容易造成骨不愈合。当韧带撕脱骨折块较小，无法行螺钉固定，可采用缝合锚钉技术修复。

颈部骨折

　　最近一项临床研究显示颈部骨折是最常见的掌骨骨折，约占手部骨折总数的 27%。通常被称为拳击手骨折，并已被认为与男性的社会属性相关。虽然对于第二至四掌骨颈骨折的可接受背侧成角程度有普遍共识，但对于第五掌骨颈骨折的可接受背侧成角仍存在争议，文献报道其范围为 20°~70°，这应该与不同观察者之间和观察者个体对影像学的骨折角度评估存在高变异性相关。

　　除了干预的阈值之外，制动的必要性甚至随访问题也受到质疑。在一组共 100 例掌骨颈或掌骨干骨折，随机采用背侧 / 尺侧石膏制动固定手指及腕关节或功能性石膏允许手指腕关节活动，发现后者获得了更好的影像学力线对位和更早回到工作岗位。在一项类似的前瞻性随机试验中，对 50 例第五掌骨骨折的患者进行尺侧石膏与功能性固定带制动的对比研究，功能性固定带组恢复更快，但 6 个月后的临床结果类似。Harding 等前瞻性地随机选取 73 例小指掌骨颈骨折患者（成角 <

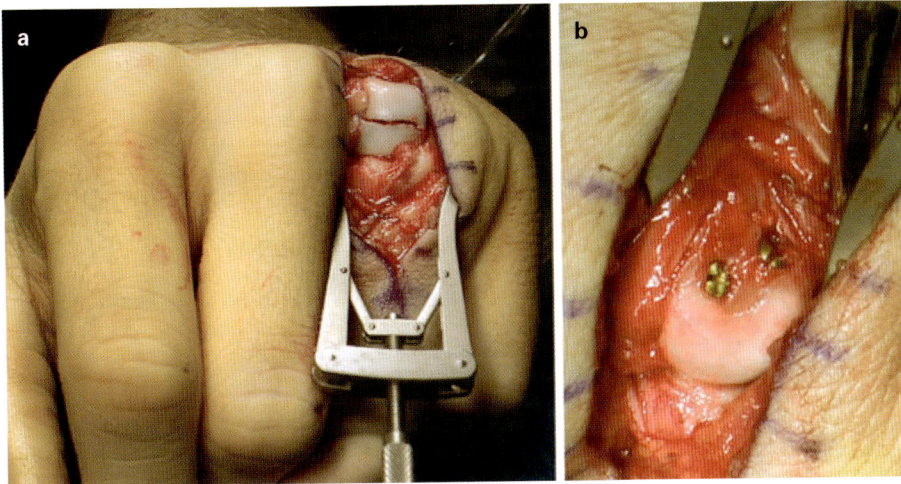

图 10.7　（a）掌骨头冠状面横行骨折。（b）两枚埋头螺钉固定骨折的背面观

40°），用掌骨支具或邻指固定带制动，显示前者疼痛减轻更好，活动范围更大，并更早恢复工作。

对于畸形程度不可接受的骨折，采用夹板外固定的作用值得怀疑，因为其复位维持困难。采用经皮横向克氏针或髓内针技术进行固定是良好的方法（图 10.8）。Wong 等对 59 名拳击手骨折的患者进行非随机性研究比较了这两种技术，平均随访 24 个月，两者影像学和手功能结果相似。在另一项涉及 36 名患者的前瞻性随机研究中，两种技术都恢复了手功能活动范围，但采用髓内钉组获得更高的主动活动度。本研究中所有骨折均愈合良好，无感染发生。Facca 等比较了 38 例骨折分别采用锁定钢板和髓内针固定，使用锁定钢板者不仅产生额外的费用，而且活动度更小，并伴有僵硬、头部坏死和延迟愈合等并发症。

Strub 等进行了一项前瞻性研究，对 40 名拳击手骨折患者未行复位而分别采用髓内针手术或保守治疗。随访 12 个月，接受手术治疗组表现更好的满意度和手外观，但在活动范围和握力方面，两组之间没有统计学的显著性差异。

骨干骨折

如前所述，大多数不复杂的孤立性掌骨干骨折可进行保守治疗。Viegas 等报道了功能支具的应用，在治疗从示指到小指的掌骨骨折时，其提供了三点固定，同时允许腕关节和手指的活动。与尺侧 U 形夹板相比，他们报道的畸形角度更小。但是，必须注意应用支具可能引起的皮肤坏死的潜在风险。在一项前瞻性研究中，42 例单一的稳定性掌骨干骨折患者，随机采用石膏托固定制动或加压手套后即刻活动治疗。手套组在早期恢复活动度更快，避免了石膏固定导致的功能影响。当开始早期活动时，患者可能会感觉到手指屈曲时的"咔嗒"声。应该让患者放心，当骨折接近愈合时，"咔嗒"声会停止，并在 3~4 周达到愈合。患者需要门诊定期复查，以确保肿胀消退后骨折不会进一步移位，或是否手术干预。

许多手术技术应用于掌骨干骨折的治疗，包括开放或闭合复位与内固定，采用钢板螺钉、斯氏针、克氏针或专用髓内针等。牙科钢丝可以作为骨间环、环扎术固定，或两者结合应用。克氏针可用于提供横向固定或髓内针固定。此外，横形克氏针可以作为一个真正的外固定支架固定，并与丙烯酸树脂或甲基丙烯酸甲酯棒结合。此外，专用髓内针也已被开发出来，但它们相对于简单克氏针的优越性有待于进一步临床研究。

髓内针不适合于螺旋形骨折，但适用于横行或短斜行骨折。对于较难通过切开技术复位的掌骨头关节外骨折，髓内针特别适用。但是，当进行髓内针固定骨折时，必须考虑髓腔几何形状的多变性。

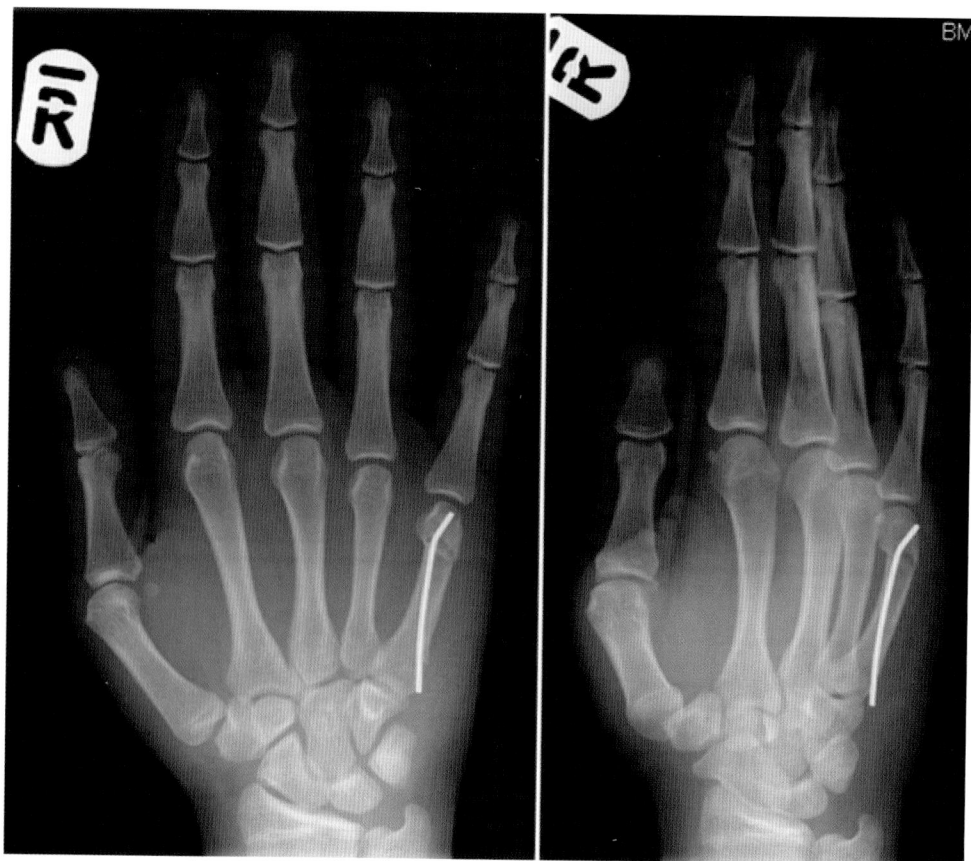

图 10.8　髓内针固定第五掌骨骨折

粉碎性骨折、难复性骨折、多发骨折或开放性骨折需要切开复位。手术入路一般采用掌骨间纵向切口，合理地不直接位于伸肌腱之上，这可减少术后粘连的风险。将肌腱牵开以显露骨折，并进行少量骨膜剥离以利于复位。重要的是钢板需与复位的骨折适应并塑形，而不是相反，因为后者可因螺钉拧紧而导致复位不良（图 10.9）。随着锁定钢板的出现，这个问题可被克服，它可作为一种体内外固定器进行固定，钢板不必与骨完全接触。理论上它更具优势，可提供稳定的、单皮质固定，这可以最小化刺激屈肌腱组织。但是，相对于非锁定钢板，锁定钢板增加费用成本的作用尚未被前瞻性随机临床研究所证明。无论使用何种固定材料，基本原则仍是微创的手术操作、解剖复位和稳定的内固定以早期功能锻炼，才能达到更好的临床效果。应特别注意在钢板浅面的分层缝合，以减少对肌腱的刺激。

Ozer 等对 52 例移位的掌骨关节外骨折进行髓内针和钢板螺钉固定术进行对比研究，两者都获得了功能性和相当的主动活动度，在愈合率和 DASH 评分上没有显著性差异。髓内针操作更快捷，但易出现复位丢失、穿透 MCP 关节面和需行二次手术拆除内固定物。

基底部骨折和腕掌关节骨折脱位

这些损伤通常是由手部轴向负荷造成的，伴腕部屈曲并显示高能量损伤。常见的类型是环小指的 CMC 关节骨折和 / 或脱位。当出现明显的孤立性环指掌骨骨折时，需要警惕相关的 CMC 关节损伤。仔细评估尺神经的功能，特别是运动支，因为尺神经深支与此关节关系密切，有损伤可能。小指掌骨基底骨折可被坚强的桡侧基底的掌骨间韧带固定，而骨干被尺侧腕屈肌和腕伸肌牵拉向近端。可通过轴向牵拉和对半脱位基底部的直接背侧按压来复位骨折，同时经皮克氏针固定至腕

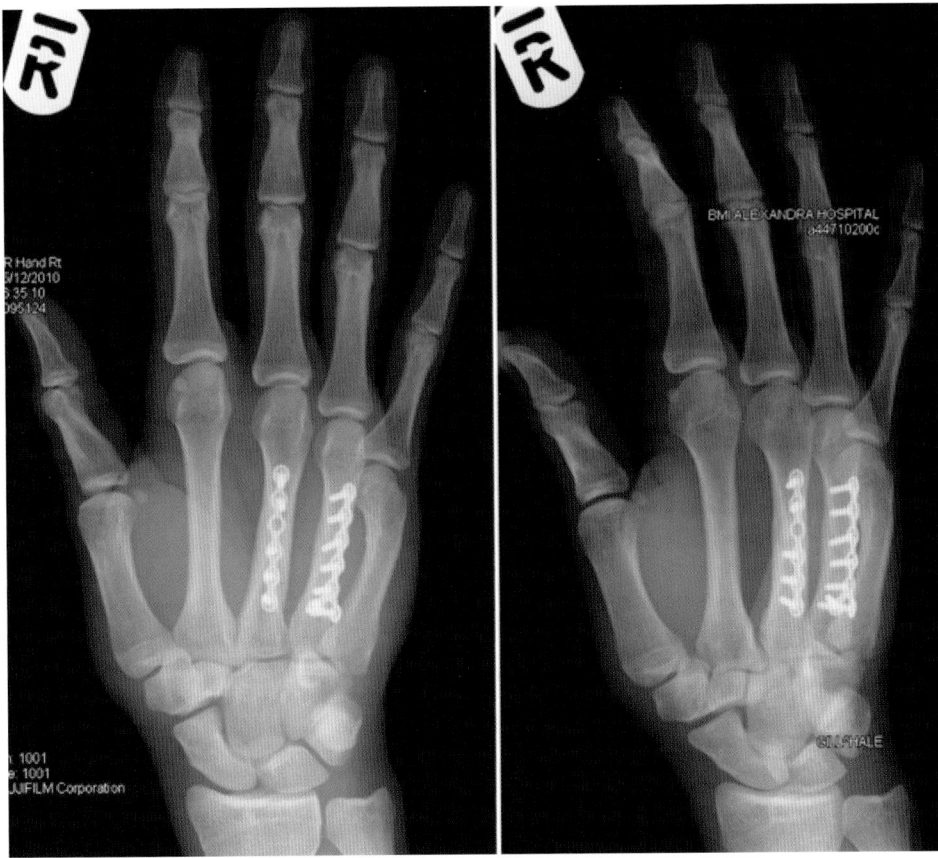

图 10.9 掌骨骨折钢板固定

骨及邻近掌骨。当存在碎骨片或韧带嵌顿时，可能需要切开复位。其他更少见的损伤类型也有报道，包括掌侧脱位、分离型脱位和经腕 CMC 脱位等（图 10.10a，d）。

Kjaer-Peterson 等报道了 64 例掌骨基底部关节内骨折的结果，这些骨折采用保守治疗或手术治疗，中期随访时间为 4.3 年。他们总结认为该骨折复位困难，常出现间歇性疼痛、握力下降和骨关节炎等。有人注意到，轻微移位的骨折也有较高的后期明显移位倾向，且这是无法通过石膏固定进行控制。相比之下，Lundeen 和 Shin 报告了 37 例类似骨折的闭合复位和石膏固定获得较满意的结果，显示骨折类型、半脱位程度、关节不匹配性或关节疾病的存在不影响临床结果。但是，这两项研究都是回顾性的，且在随访中丢失了重要数据。

第一掌骨骨折

拇指具有独特的解剖和功能，需要特别重视。由于其活动的多平面性，旋转畸形往往可以被接受。即使矢状面或冠状面的成角畸形达 30° 其功能几乎没有影响，因为邻近关节具有代偿性作用。当然，外观问题患者可能不会接受。相反的，基底部关节内骨折的处理仍具有挑战性，以防止关节僵硬和继发性关节炎的发生。

头部骨折

这些关节内骨折的处理必须遵循解剖复位的原则。髁状突骨折可采用尖钳辅助下复位，然后经皮克氏针固定。如果闭合复位失败，可通过拇长伸肌腱（EPL）和拇短伸肌腱（EPB）之间的背侧入路进行切开复位，注意不要损伤浅筋膜层的桡神经分支。如果骨片足够大，可行螺钉内固定术。

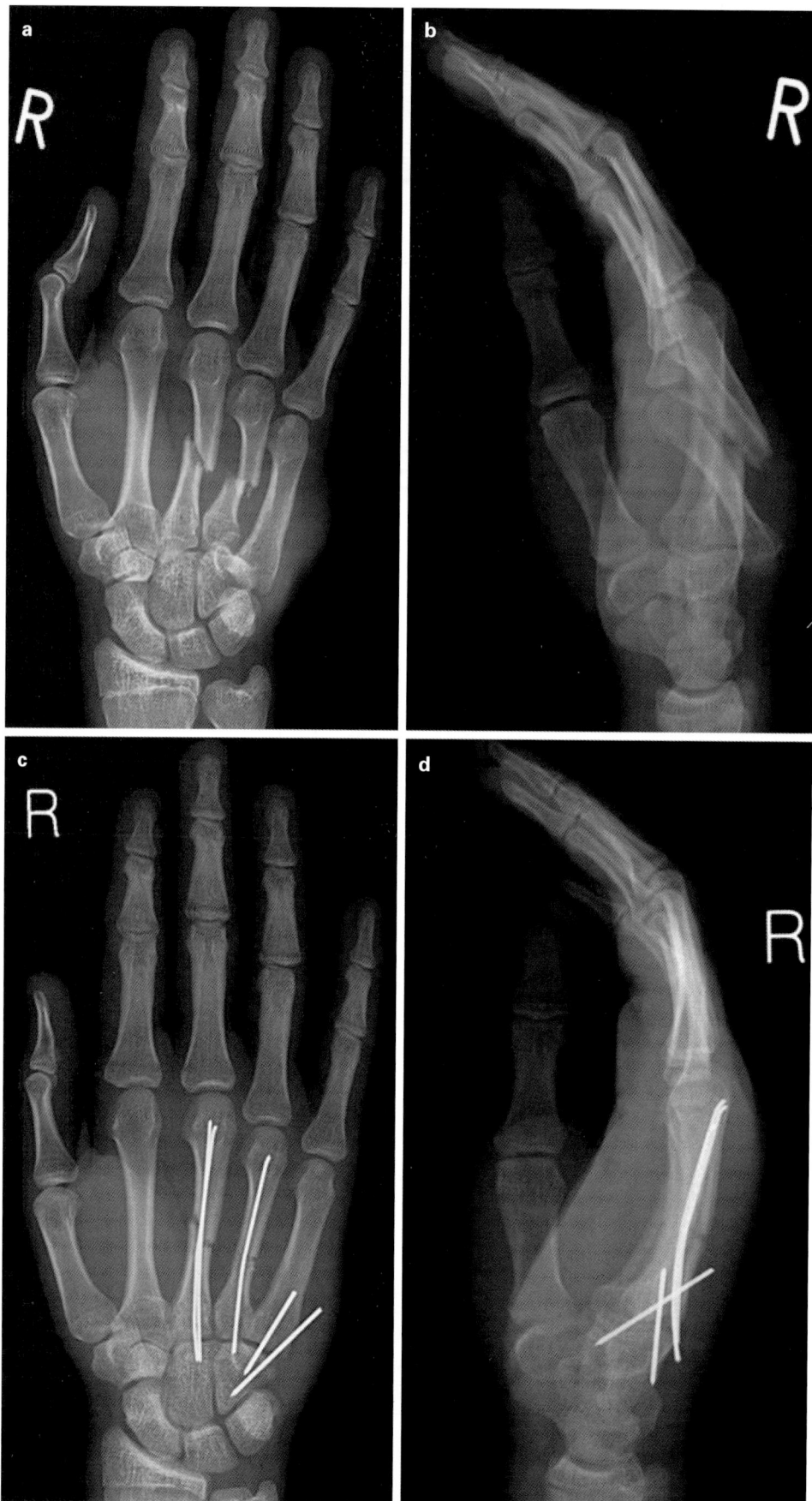

图 **10.10** （a，b）X 线 片 显示第三、四掌骨干骨折， 伴第五腕掌关节脱位；（c， d）闭合复位后骨干骨折髓 内针固定，CMC 关节克氏 针固定

骨干骨折

骨干骨折通常是由于直接暴力导致的严重骨折，处理的关键是恢复长度和相应的软组织条件。外固定支架是处理这类骨折的较好选择。也可采用切开复位内固定术，但会造成进一步的软组织损伤和骨组织缺血。

基底部关节外骨折

这种损伤后的典型表现是背侧成角畸形。这是由于拇短展肌、拇收肌和拇短屈肌对远端骨块的牵拉，而拇长展肌（APL）作用于近端骨折块的作用。通过仔细的 X 线检查以排除关节内髁非常重要。一般可采用非手术治疗，通过轴向牵拉和骨折顶点的直接按压可达到复位，然后用拇指专用支具以保持拇指的伸直外展位。

基底部关节内骨折和腕掌关节骨折脱位

基底部关节内骨折伴有尺侧骨块者，称为 Bennett 骨折。骨折块被掌侧斜行韧带附着，而骨干被 APL 和拇收肌腱牵拉，导致屈曲、旋前和近端移位。通过轴向牵拉，结合拇指基底部的背侧压力，可进行闭合复位。目的是中和原作用力和复位骨折。一旦 C 臂机透视明确了满意的复位，可如 Wagner 示应用经皮克氏针从掌骨基部插入大多角骨固定，或另一种技术行掌骨间固定。4 周后，可拆除克氏针，但拇指支具继续佩戴两周。

关节不匹配在 CMC 关节的远期影响，是否需要切开复位存在争议。Cannon 等回顾了 25 例 Bennett 骨折患者，主要采用石膏固定治疗，平均随访 9.6 年，5 例患者旋转畸形，21 例活动能力丧失，16 例有关节分离超过 1mm，23 例内翻畸形。但是，最初的复位和伴随的症状性关节炎之间并没有明确的相关性。相比之下，Kjaer-Peterson 等对 41 例 Bennett 骨折作了回顾性研究，中期随访 7.3 年，认为遗留的移位与影像学的关节炎的高发病率及临床症状有关。Livesley 报道了 17 例 Bennett 骨折的远期疗效，这些骨折均采用闭合复位和石膏固定治疗，平均随访 26 年，17 例出现症状，所有患者手指活动度和握力均下降。大多数患者的影像学表现为关节炎和关节半脱位。因此，作者主张手术干预。

Lutz 等比较了 32 例 Bennett 骨折闭合复位克氏针固定和切复内固定的临床效果，平均随访 7 年，在疼痛、活动范围、握力及关节炎影像学表现方面没有显著性差异。然而，经皮固定组更可能进展为拇内收畸形。

基底部的"T"形或"Y"形关节内骨折称为 Rolando 骨折。因其实际粉碎程度可能比平片显示的更严重，CT 扫描可以进行更好的评估。因骨折的不稳定性，用闭合复位很难实现解剖复位，但是切开复位也有技术要求，容易造成碎骨片的完全无血运。Longhoff 等回顾了 17 例 Rolando 骨折，平均随访时间为 5.8 年，但仍未能明确复位程度与晚期症状及关节炎进展之间的相关性。但是，笔者认为治疗的目标是恢复关节面的解剖。

Gelberman 等采用斜向牵引技术获得了较为满意的临床效果。在骨折的远端做一个小的皮肤切口，位于拇短伸肌腱的桡掌侧。一枚克氏针斜行穿过掌骨的骨折远端，达拇指虎口区，克氏针的近端折弯，推进克氏针至骨折对位，远端通过 banjo 支架进行牵引固定。对于复杂骨折，掌骨间外固定支架联合内固定并植骨可能是较好的选择。如果碎骨片较大，可采用切复内固定术，行微型拉力螺钉及"T"形或"L"形钢板联合固定。沿掌骨边缘的 Wagner 切口关节入路，将大鱼际肌骨膜下剥离，切开关节囊手术。

单纯第一腕掌关节脱位

第一腕掌关节（TMC）脱位很少见，通常是背部脱位（图 10.11）。尸体解剖研究显示桡背侧韧带是抑制关节背侧脱位的主要因素，掌侧斜韧带可从第一掌骨基部的骨膜下撕脱而造成脱位。复位后关节旋旋背伸时最稳定。在临床中，脱位有时也可能有自然复位的表现。与对侧比较，诊断可基于高度怀疑因素和异常的 X 线片。区分部分韧带损伤和完全性韧带断裂非常重要，因为部

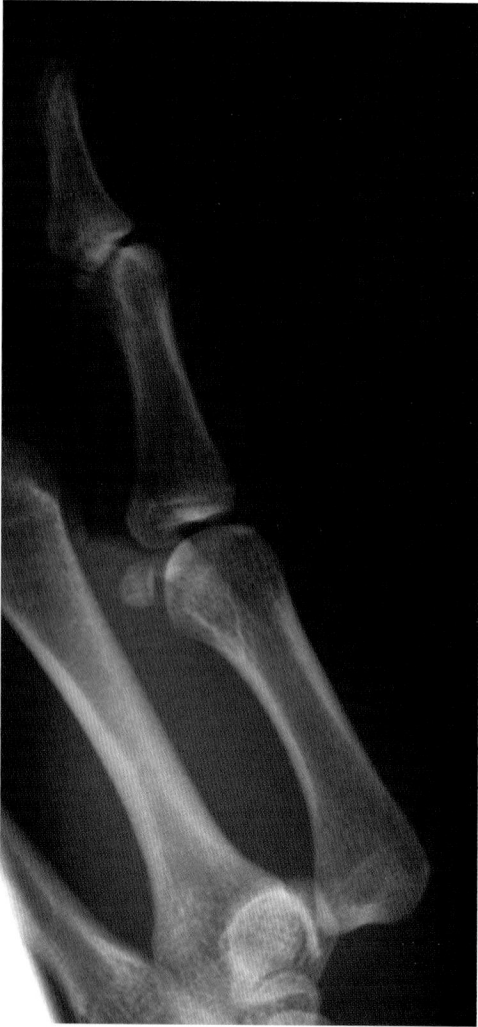

图 10.11 单纯第一腕掌关节脱位

分韧带损伤仅需石膏固定 6 周。

最佳治疗方法仍有争议。闭合复位克氏针固定、切复内固定和早期韧带重建等都有不同的临床效果。在回顾性分析 12 例患者的临床研究认为，延迟就医也是闭合复位失败的原因之一。常见的损伤后遗症是后期的不稳定，可采用韧带重建进行治疗，如 Eaton 和 Littler 所述。

一项关于创伤性 TMC 关节脱位的回顾性对比研究，分别采用闭合复位克氏针固定或早期韧带重建术，总结两组患者的临床结果，发现前一组的 8 例患者中 3 例出现复发性不稳定，1 例出现退行性关节炎，需要进一步手术。在此基础上，笔者改变了针对该损伤的治疗策略，采用早期韧带

重建，从而更好地保留了活动范围和握力。

> **临床要点**
> **手术治疗**
> 当暴露 MCP 关节时，采用纵向弧形切口，防止瘢痕直接位于关节部位。
> 当对掌骨干骨折进行切复内固定时，采用错位的皮肤和筋膜切口，以利缝合时的内植物有更好组织覆盖。
> 当进行掌骨髓内针固定时，采用微创小切口显露掌骨基底，使用钻套，斜行钻孔，以利克氏针导入。
> 对于第四掌骨，可让克氏针留皮外以减少伸肌腱损伤风险，在第五掌骨时可行埋头处理，以防止被钩伤。
> 行 Bennett 骨折手术时，克氏针不必固定尺侧碎骨块。

康复治疗

术后的康复治疗取决于骨与软组织的损伤程度、骨折的稳定性、内固定物的刚度和患者的依从性。在制订术后康复方案时，手外科医生和治疗师之间应该进行有效的沟通。早期功能锻炼非常关键，因为它可促进肌腱滑动和减少组织水肿。但是，这需要适应个体差异性，有时因患者的依从性不佳会出现偏差。

定制可塑性夹板非常有效，可让活动锻炼后的关节处相应体位休息，保护骨折和防止挛缩。当伴有肌腱损伤时，还可使用动力夹板进行康复锻炼，最好由专业的手部治疗师指导下进行。

并发症

掌骨损伤的治疗，不仅依赖于精准的术前评估和规范治疗，还有赖于对潜在并发症的预防和有相应的措施处理出现的并发症。损伤或治疗过

程均可能产生相应的并发症。

感染

一项综述报道 146 例开放性手外伤中，发生感染 11%，且均为 Gustillo II 型或 III 型损伤。它反映了最初损伤的严重性，也显示了与较差的临床结果的相关性。值得注意的是，术前创口培养对于预测是否感染或可能存在微生物的风险没有价值。在另一组 200 例开放性手部骨折，有 9 例伤口感染，其发生与伤口污染、治疗延误超过 24h 或系统性疾病有关。使用克氏针可能会发生针道感染，但如果 4 周内即拔除克氏针，则感染少见。

内植物问题

据报道，应用钢板螺钉内固定治疗掌骨骨折，临床效果满意。但是，也需要关注其常见的并发症。文献报道 41 例掌骨骨折和 27 例指骨骨折中，出现与内植物相关的并发症占 44%，伸肌腱迟滞 19%，发生感染 12%。但在这组病例中，包括了 30 例开放性骨折，19 例严重软组织损伤和 30 例曾行骨移植术。另一组钢板内固定术患者，并发症发生率为 42%，包括关节僵硬、畸形愈合、不愈合和肌腱断裂等。在一组应用低切迹微型钢板治疗骨折的患者 57 例，需要拆除内固定有 8 例，二期伸肌腱松解术 3 例。一般而言，钢板固定掌骨骨折比指骨骨折的临床效果更好。

创伤性关节炎

创伤后关节炎的进展与关节不匹配性之间的相关性仍有争议。此外，放射学显示的骨关节炎不一定表现有临床症状，故应根据患者的症状和对其功能的影响对患者进行治疗。在拇指 CMC 关节炎病例，融合术是一个可行的选择，特别是存在明显不稳定时。

僵硬

僵硬是由损伤因素（骨与软组织损伤的严重程度）、患者因素（年龄、遗传相关）和治疗措施（包括固定的时间和位置、手术操作和使用的内植物等）的综合影响所致。软组织损伤的严重程度影响后续的治疗方案。另外，即使看似手部损伤不严重，也要警惕潜在的复杂性区域疼痛综合征的并发症可能。

骨缺损

严重开放性损伤合并节段性骨缺损，可进行彻底清创、自体骨移植、稳定内固定和充分的软组织创面修复而治愈。该治疗保持了正常的骨长度，可使手内肌在正常张力下发挥其功能。另外，它促进了静脉和淋巴回流，消除了无效腔，从而更降低感染的风险。此外，恢复即刻的骨稳定性可为软组织修复重建提供基础。

畸形愈合

拳击手骨折的畸形愈合，可出现握力不适，这与掌部突起的掌骨头、疼痛的背侧肿块以及患者无法接受的畸形外观有关（图 10.12）。此外，有时也会出现因周围软组织动态失衡导致的假性爪形手（图 10.13）。但是，小指的掌骨颈或骨干骨折畸形愈合对功能的影响一直受到质疑。因此，

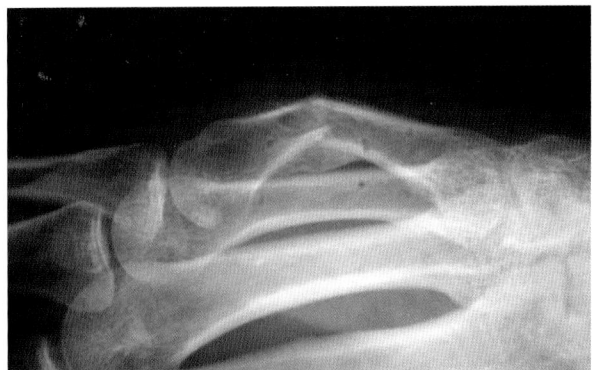

图 10.12 第五掌骨骨折畸形愈合，注意原术后的钉道孔

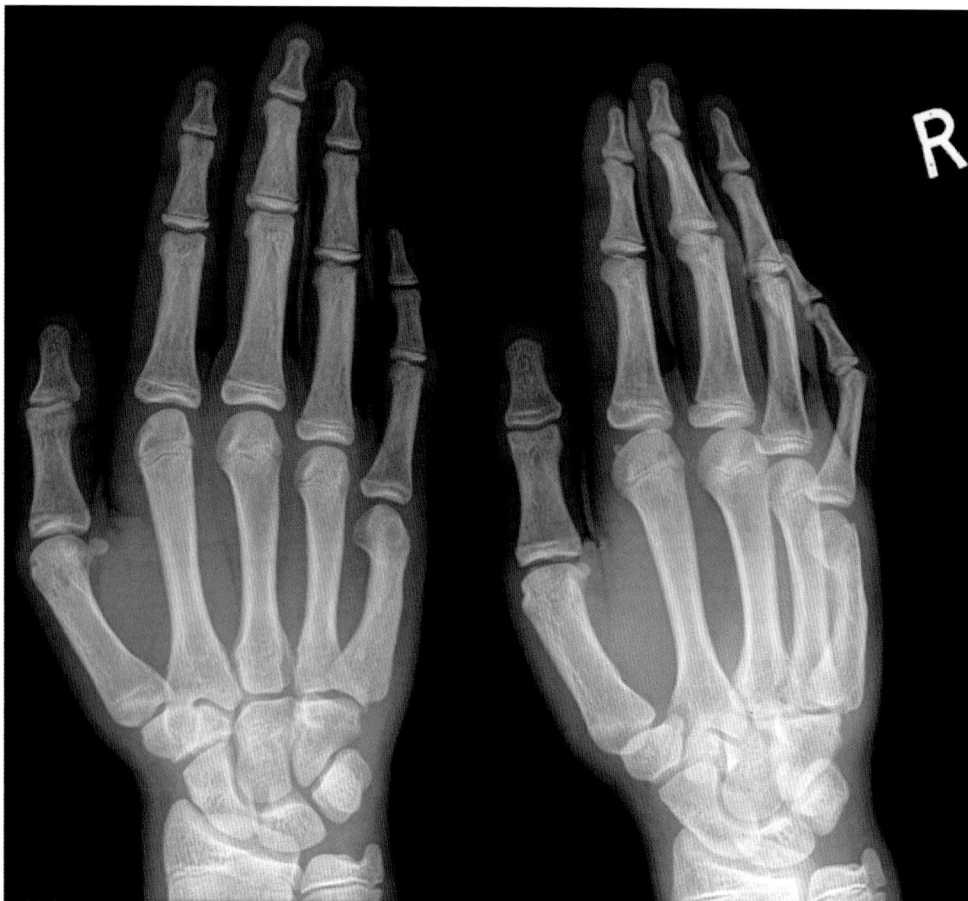

图 10.13 拳击手骨折表现的假性爪形手

在行截骨矫形手术前，应该对患者进行仔细评估并充分沟通。

成角畸形可通过闭合或开放楔形截骨、旋转截骨术进行矫正，要考虑缩短（闭合型楔形截骨）或延长（开放式楔形截骨）对软组织的影响。普遍认为旋转畸形是不可接受的，可通过阶梯式截骨术或旋转截骨术加以纠正。

结论和个人观点

掌骨骨折的治疗应以恢复骨稳定性和手功能为重点，最佳治疗效果由骨与周围软组织的损伤程度决定。

目前证据表明，对于成角大于 70° 的简单的拳击手骨折，不需要特殊的固定术，临床结果令人满意，我明显的功能受限。因此，治疗策略重点在于缓解疼痛和早期活动。

对于不可接受的畸形成角的掌骨骨折，我们首选的技术是闭合复位内固定术，采用预弯钝头的 1.6mm 克氏针固定，钝头克氏针插入时可避免无意中穿透远端骨皮质。在克氏针远端 1cm 处折成 30° 弯曲，以允许改变通道和固定远端骨块。克氏针远端形成柔和的弓状结构，以在髓腔内达到三点接触固定。手术时在掌骨基底的桡侧或尺侧缘做一个小切口，钝性分离，注意不要损伤肌腱和皮神经。然后 2mm 的锋利钻或锥开髓，克氏针安装于 Jacob 手柄，转动它使克氏针顺行向前推进，可以用一个小槌辅助进针。在骨折部位，可旋转手柄与克氏针以协助骨折复位。复位后，应用 C 臂机透视评估复位情况及稳定性。偶尔也会增加第二枚克氏针固定。克氏针尾留在皮外以减少无意中伸肌腱损伤的风险，但在第五掌骨也可将其埋在皮下，以防止被钩住，并应定期复查。克氏针很容易在门诊拆除，除非有明显弯曲包埋，则需在麻醉下进行处理。

对于 Bennett 骨折，我们的首选治疗是麻醉下手法复位，经皮克氏针固定。只要能达到稳定复位，可联合应用经关节克氏针固定与掌骨间固定法。对于骨块较大的粉碎性 Rolando 骨折，采用开放复位内固定术更好，而较复杂的骨折则行经皮克氏针固定。对于 TMC 关节脱位，需要急性复位。如闭合复位成功，在麻醉下进行仔细检查以评估稳定性。如果闭合复位失败，或有明显的不稳定，建议切开复位并常规修复桡背侧韧带。我们建议应用克氏针和石膏固定拇指于伸直旋前位 6 周。对于慢性损伤病例，或那些进展为有症状迟发性的不稳定者，我们采用韧带重建术治疗。

未来发展

手部骨折治疗中与金属内植物相关的问题促进了生物可吸收内植物的发展，包括微型板、棒、针、钉和螺钉等。目前可用的材料是聚 L- 丙交酯（PLLA）和聚丙交酯［P（L/DL）LA］和聚乙二醇（PLGA）的共聚物。对新材料的生物力学研究证明，其强度和刚度可与传统金属内植物相媲美，临床研究显示其使用效果令人满意。由于发生炎症反应的问题，早期的材料已被淘汰，现已由自固性的内植物替代。随着生物工程及相关技术的进一步发展，生物可吸收内植物的临床应用有望进一步提高。

参考文献

[1] Court-Brown CM, Caesar B. Epidemiology of adult fractures: a review. Injury. 2006;37:691–697.

[2] Lazar G, Schulter-Ellis FP. Intramedullary structure of human metacarpals. J Hand Surg Am. 1980;5: 477–481.

[3] Kozin SH, Thoder JJ, Lieberman G. Operative treatment of metacarpal and phalangeal shaft fractures. J Am Acad Orthop Surg. 2000;8:111–121.

[4] Strauch RJ, Rosenwasser MP, Lunt JG. Metacarpal shaft fractures: the effect of shortening on the extensor tendon mechanism. J Hand Surg Am. 1998;23:519–523.

[5] Al-Qattan MM. Outcome of conservative management of spiral/long oblique fractures of the metacarpal shaft of the fingers using a palmar wrist splint and immediate mobilisation of the fi ngers. J Hand Surg Eur Vol. 2008;33:723–727.

[6] Low CK, Wong HC, Low YP, et al. A cadaver study of the effects of dorsal angulation and shortening of the metacarpal shaft on the extension and fl exion force ratios of the index and little fi ngers. J Hand Surg Br. 1995;20:609–613.

[7] Blair WF, Steyers CM. Techniques in hand surgery. Baltimore: Williams & Wilkins; 1996.

[8] Birndorf MS, Daley R, Greenwald DP. Metacarpal fracture angulation decreases fl exor mechanical effi- ciency in human hands. Plast Reconstr Surg. 1997;99:1079–83; discussion 84–85.

[9] Royle SG. Rotational deformity following metacarpal fracture. J Hand Surg Br. 1990;15:124–125.

[10] Lee SG, Jupiter JB. Phalangeal and metacarpal fractures of the hand. Hand Clin. 2000;16:323–332, vii.

[11] Thurston AJ. Pivot osteotomy for the correction of malunion of metacarpal neck fractures. J Hand Surg Br. 1992;17:580–582.

[12] Brewerton DA. A tangential radiographic projection for demonstrating involvement of metacarpal heads in rheumatoid arthritis. Br J Radiol. 1967;40:233–234.

[13] Eyres KS, Allen TR. Skyline view of the metacarpal head in the assessment of human fi ght-bite injuries. J Hand Surg Br. 1993;18:43–44.

[14] Henderson JJ, Arafa MA. Carpometacarpal dislocation. An easily missed diagnosis. J Bone Joint Surg Br. 1987;69:212–214.

[15] Hodgson PD, Shewring DJ. The 'metacarpal cascade lines'; use in the diagnosis of dislocations of the carpometacarpal joints. J Hand Surg Eur Vol. 2007;32:277–281.

[16] Mehara AK, Bhan S. Rotatory dislocation of the second carpometacarpal joint: case report. J Trauma. 1993;34:464–466.

[17] Page SM, Stern PJ. Complications and range of motion following plate fi xation of metacarpal and phalangeal fractures. J Hand Surg Am. 1998;23: 827–832.

[18] McElfresh EC, Dobyns JH. Intra-articular metacarpal head fractures. J Hand Surg Am. 1983;8:383–393.

[19] Shewring DJ, Thomas RH. Collateral ligament avulsion fractures from the heads of the metacarpals of the fi ngers. J Hand Surg Br. 2006;31:537–541.

[20] Anakwe RE, Aitken SA, Cowie JG, et al. The epidemiology of fractures of the hand and the infl uence of social deprivation. J Hand Surg Eur Vol. 2011;36:62–65.

[21] Kilbourne BC. Management of complicated hand fractures. Surg Clin North Am. 1968;48:201–213.

[22] Bloem JJ. The treatment and prognosis of uncomplicated dislocated fractures of the metacarpals and phalanges. Arch Chir Neerl. 1971;23:55–65.

[23] Eichenholtz SN, Rizzo 3rd PC. Fracture of the neck of the fi fth metacarpal bone – is over-treatment justifi ed?

JAMA. 1961;178:425–426.

[24] Hunter JM, Cowen NJ. Fifth metacarpal fractures in a compensation clinic population. A report on one hundred and thirty-three cases. J Bone Joint Surg Am. 1970;52:1159–1165.

[25] Ford DJ, Ali MS, Steel WM. Fractures of the fifth metacarpal neck: is reduction or immobilisation necessary? J Hand Surg Br. 1989;14:165–167.

[26] Statius Muller MG, Poolman RW, van Hoogstraten MJ, et al. Immediate mobilization gives good results in boxer's fractures with volar angulation up to 70 degrees: a prospective randomized trial comparing immediate mobilization with cast immobilization. Arch Orthop Trauma Surg. 2003;123:534–537.

[27] Leung YL, Beredjiklian PK, Monaghan BA, et al. Radiographic assessment of small finger metacarpal neck fractures. J Hand Surg Am. 2002;27:443–448.

[28] Breddam M, Hansen TB. Subcapital fractures of the fourth and fifth metacarpals treated without splinting and reposition. Scand J Plast Reconstr Surg Hand Surg. 1995;29:269–270.

[29] Bansal R, Craigen MA. Fifth metacarpal neck fractures: is follow-up required? J Hand Surg Eur Vol. 2007;32:69–73.

[30] Konradsen L, Nielsen PT, Albrecht-Beste E. Functional treatment of metacarpal fractures 100 randomized cases with or without fixation. Acta Orthop Scand. 1990;61:531–534.

[31] Braakman M, Oderwald EE, Haentjens MH. Functional taping of fractures of the 5th metacarpal results in a quicker recovery. Injury. 1998;29:5–9.

[32] Harding IJ, Parry D, Barrington RL. The use of a moulded metacarpal brace versus neighbour strapping for fractures of the little finger metacarpal neck. J Hand Surg Br. 2001;26:261–263.

[33] Lowdon IM. Fractures of the metacarpal neck of the little finger. Injury. 1986;17:189–192.

[34] Lamb DW, Abernethy PA, Raine PA. Unstable fractures of the metacarpals. A method of treatment by transverse wire fixation to intact metacarpals. Hand. 1973;5:43–48.

[35] Galanakis I, Aligizakis A, Katonis P, et al. Treatment of closed unstable metacarpal fractures using percutaneous transverse fixation with Kirschner wires. J Trauma. 2003;55:509–513.

[36] Foucher G. "Bouquet" osteosynthesis in metacarpal neck fractures: a series of 66 patients. J Hand Surg Am. 1995;20:S86–S90.

[37] Wong TC, Ip FK, Yeung SH. Comparison between percutaneous transverse fixation and intramedullary K-wires in treating closed fractures of the metacarpal neck of the little finger. J Hand Surg Eur Vol. 2006;31:61–65.

[38] Winter M, Balaguer T, Bessiere C, et al. Surgical treatment of the boxer's fracture: transverse pinning versus intramedullary pinning. J Hand Surg Eur Vol. 2007;32:709–713.

[39] Facca S, Ramdhian R, Pelissier A, et al. Fifth metacarpal neck fracture fixation: locking plate versus K-wire? Orthop Traumatol Surg Res. 2010;96:506–512.

[40] Strub B, Schindele S, Sonderegger J, et al. Intramedullary splinting or conservative treatment for displaced fractures of the little finger metacarpal neck? A prospective study. J Hand Surg Eur Vol. 2010;35:725–729.

[41] Viegas SF, Tencer A, Woodard P, et al. Functional bracing of fractures of the second through fifth metacarpals. J Hand Surg Am. 1987;12:139–143.

[42] Geiger KR, Karpman RR. Necrosis of the skin over the metacarpal as a result of functional fracturebracing. A report of three cases. J Bone Joint Surg Am. 1989;71:1199–1202.

[43] McMahon PJ, Woods DA, Burge PD. Initial treatment of closed metacarpal fractures. A controlled comparison of compression glove and splintage. J Hand Surg Br. 1994;19:597–600.

[44] Bosscha K, Snellen JP. Internal fixation of metacarpal and phalangeal fractures with AO minifragment screws and plates: a prospective study. Injury. 1993;24:166–168.

[45] Grundberg AB. Intramedullary fixation for fractures of the hand. J Hand Surg Am. 1981;6:568–573.

[46] Al-Qattan MM. Metacarpal shaft fractures of the fingers: treatment with interosseous loop wire fixation and immediate postoperative finger mobilisation in a wrist splint. J Hand Surg Br. 2006;31:377–382.

[47] Al-Qattan MM, Al-Lazzam A. Long oblique/spiral mid-shaft metacarpal fractures of the fingers: treatment with cerclage wire fixation and immediate post-operative finger mobilisation in a wrist splint. J Hand Surg Eur Vol. 2007;32:637–640.

[48] Al-Qattan MM, Al-Zahrani K, Al-Arfaj N, et al. A modified technique of dental wire fixation for spiral/oblique metacarpal and phalangeal fractures of the fingers. J Hand Surg Eur Vol. 2010;35:325–326.

[49] Manueddu CA, Della Santa D. Fasciculated intramedullary pinning of metacarpal fractures. J Hand Surg Br. 1996;21:230–236.

[50] Faraj AA, Davis TR. Percutaneous intramedullary fixation of metacarpal shaft fractures. J Hand Surg Br. 1999;24:76–79.

[51] Dickson RA. Rigid fixation of unstable metacarpal fractures using transverse K-wires bonded with acrylic resin. Hand. 1975;7:284–286.

[52] Shehadi SI. External fixation of metacarpal and phalangeal fractures. J Hand Surg Am. 1991;16:544–550.

[53] Gonzalez MH, Hall Jr RF. Intramedullary fixation of metacarpal and proximal phalangeal fractures of the hand. Clin Orthop Relat Res. 1996;327:47–54.

[54] Nordyke MD, Lewis Jr RC, Janssen HF, et al. Biomechanical and clinical evaluation of the expandable intramedullary fixation device. J Hand Surg Am. 1988;13:128–134.

[55] Ochman S, Doht S, Paletta J, et al. Comparison between locking and non-locking plates for fi xation of metacarpal fractures in an animal model. J Hand Surg Am. 2010;35:597–603.

[56] Ozer K, Gillani S, Williams A, et al. Comparison of intramedullary nailing versus plate-screw fi xation of extra-articular metacarpal fractures. J Hand Surg Am. 2008;33:1724–1731.

[57] Liaw Y, Kalnins G, Kirsh G, et al. Combined fourth and fi fth metacarpal fracture and fi fth carpometacarpal joint dislocation. J Hand Surg Br. 1995;20:249–252.

[58] Chong AK, Chew WY. An isolated ring fi nger metacarpal shaft fracture? – beware an associated little fi nger carpometacarpal joint dislocation. J Hand Surg Br. 2004;29:629–631.

[59] Peterson P, Sacks S. Fracture-dislocation of the base of the fi fth metacarpal associated with injury to the deep motor branch of the ulnar nerve: a case report. J Hand Surg Am. 1986;11:525–528.

[60] O'Rourke PJ, Quinlan W. Fracture dislocation of the fi fth metacarpal resulting in compression of the deep branch of the ulnar nerve. J Hand Surg Br. 1993;18:190–191.

[61] Petrie PW, Lamb DW. Fracture-subluxation of base of fi fth metacarpal. Hand. 1974;6:82–86.

[62] Kjaer-Petersen K, Jurik AG, Petersen LK. Intraarticular fractures at the base of the fi fth metacarpal. A clinical and radiographical study of 64 cases. J Hand Surg Br. 1992;17:144–147.

[63] Kumar R, Malhotra R. Divergent fracture- dislocation of the second carpometacarpal joint and the three ulnar carpometacarpal joints. J Hand Surg Am. 2001;26:123–129.

[64] Agarwal A, Agarwal R. An unusual farm injury: divergent carpometacarpal joint dislocations. J Hand Surg Br. 2005;30:633–634.

[65] Garcia-Elias M, Bishop AT, Dobyns JH, et al. Transcarpal carpometacarpal dislocations, excluding the thumb. J Hand Surg Am. 1990;15:531–540.

[66] Lundeen JM, Shin AY. Clinical results of intraarticular fractures of the base of the fi fth metacarpal treated by closed reduction and cast immobilization. J Hand Surg Br. 2000;25:258–261.

[67] Day CS, Stern PJ. Fractures of the metacarpals and phalanges. In: Wolfe SC, Hotchkiss RN, Pederson WC, Kozin SH, editors. Green's operative hand surgery, vol. 1. 6th ed. Philadelphia: Churchill Livingstone; 2011.

[68] Bennett EI. Fractures of the metacarpal bones. Dublin J Med Sci. 1882;73:72–75.

[69] Henry MH. Fractures and dislocations of the hand. In: Bucholz RW, Heckman JD, Court-Brown CM, editors. Rockwood and Green's fractures in adults, vol. 1. 6th ed. Philadelphia: Lippincott Williams & Wilkins; 2006. p. 823–855.

[70] Wagner CJ. Method of treatment of Bennett's fracture dislocation. Am J Surg. 1950;80:230–231.

[71] Johnson EC. Fracture of the base of the thumb. A new method of fi xation. JAMA. 1944;126:27–28.

[72] Cannon SR, Dowd GS, Williams DH, et al. A longterm study following Bennett's fracture. J Hand Surg Br. 1986;11:426–431.

[73] Kjaer-Petersen K, Langhoff O, Andersen K. Bennett's fracture. J Hand Surg Br. 1990;15:58–61.

[74] Livesley PJ. The conservative management of Bennett's fracture-dislocation: a 26-year follow-up. J Hand Surg Br. 1990;15:291–294.

[75] Lutz M, Sailer R, Zimmermann R, et al. Closed reduction transarticular Kirschner wire fi xation versus open reduction internal fi xation in the treatment of Bennett's fracture dislocation. J Hand Surg Br. 2003;28:142–147.

[76] Rolando S. Fracture de la base du premier metacarpien et principa ement sur une variété non encore décrite. Presse Med. 1910;18:303.

[77] Langhoff O, Andersen K, Kjaer-Petersen K. Rolando's fracture. J Hand Surg Br. 1991;16:454–459.

[78] Gelberman RH, Vance RM, Zakaib GS. Fractures at the base of the thumb: treatment with oblique traction. J Bone Joint Surg Am. 1979;61:260–262.

[79] Buchler U, McCollam SM, Oppikofer C. Comminuted fractures of the basilar joint of the thumb: combined treatment by external fi xation, limited internal fi xation, and bone grafting. J Hand Surg Am. 1991;16:556–560.

[80] Foster RJ, Hastings 2nd H. Treatment of Bennett, Rolando, and vertical intraarticular trapezial fractures. Clin Orthop Relat Res. 1987;214:121–129.

[81] Watt N, Hooper G. Dislocation of the trapeziometacarpal joint. J Hand Surg Br. 1987;12:242–245.

[82] Strauch RJ, Behrman MJ, Rosenwasser MP. Acute dislocation of the carpometacarpal joint of the thumb: an anatomic and cadaver study. J Hand Surg Am. 1994;19:93–98.

[83] Shah J, Patel M. Dislocation of the carpometacarpal joint of the thumb. A report of four cases. Clin Orthop Relat Res. 1983;175:166–169.

[84] Simonian PT, Trumble TE. Traumatic dislocation of the thumb carpometacarpal joint: early ligamentous reconstruction versus closed reduction and pinning. J Hand Surg Am. 1996;21:802–806.

[85] Eaton RG, Littler JW. Ligament reconstruction for the painful thumb carpometacarpal joint. J Bone Joint Surg Am. 1973;55:1655–1666.

[86] McLain RF, Steyers C, Stoddard M. Infections in open fractures of the hand. J Hand Surg Am. 1991;16:108–112.

[87] Swanson TV, Szabo RM, Anderson DD. Open hand fractures: prognosis and classifi cation. J Hand Surg Am. 1991;16:101–107.

[88] Ouellette EA, Freeland AE. Use of the minicondylar plate in metacarpal and phalangeal fractures. Clin Orthop Relat Res. 1996;327:38–46.

[89] Stern PJ, Wieser MJ, Reilly DG. Complications of plate fi xation in the hand skeleton. Clin Orthop Relat Res. 1987;214:59–65.

[90] O'Sullivan ST, Limantzakis G, Kay SP. The role of low-profi le titanium miniplates in emergency and elective hand surgery. J Hand Surg Br. 1999;24:347–349.

[91] Saint-Cyr M, Miranda D, Gonzalez R, et al. Immediate corticocancellous bone autografting in segmental bone defects of the hand. J Hand Surg Br. 2006;31:168–177.

[92] Stahl S, Lerner A, Kaufman T. Immediate autografting of bone in open fractures with bone loss of the hand: a preliminary report. Case reports. Scand J Plast Reconstr Surg Hand Surg. 1999;33:117–122.

[93] Flatt AE. Closed and open fractures of the hand. Fundamentals of management. Postgrad Med. 1966;39:17–26.

[94] Westbrook AP, Davis TR, Armstrong D, et al. The clinical signifi cance of malunion of fractures of the neck and shaft of the little fi nger metacarpal. J Hand Surg Eur Vol. 2008;33:732–739.

[95] Manktelow RT, Mahoney JL. Step osteotomy: a precise rotation osteotomy to correct scissoring deformities of the fi ngers. Plast Reconstr Surg. 1981;68:571–576.

[96] Gross MS, Gelberman RH. Metacarpal rotational osteotomy. J Hand Surg Am. 1985;10:105–108.

[97] Kuokkanen HO, Mulari-Keranen SK, Niskanen RO, et al. Treatment of subcapital fractures of the fi fth metacarpal bone: a prospective randomised comparison between functional treatment and reposition and splinting. Scand J Plast Reconstr Surg Hand Surg. 1999;33:315–317.

[98] Waris E, Ashammakhi N, Kaarela O, et al. Use of bioabsorbable osteofi xation devices in the hand. J Hand Surg Br. 2004;29:590–598.

[99] Bozic KJ, Perez LE, Wilson DR, et al. Mechanical testing of bioresorbable implants for use in metacarpal fracture fi xation. J Hand Surg Am. 2001;26:755–761.

[100] Jensen CH, Jensen CM. Biodegradable pins versus Kirschner wires in hand surgery. J Hand Surg Br. 1996;21:507–510.

第十一章 舟骨以外的腕骨骨折

Matthew Nixon，Ian A. Trail

骨折；缺血性坏死；大弧；月骨；三角骨；豌豆骨；头状骨；钩骨；小多角骨；大多角骨

引言

舟骨以外的其他腕骨骨折较为少见，约占所有骨折发生率的 1.1% 和手部骨折的 18%。但是，由于在常规 X 线检查中这些骨折容易漏诊，其真实发生率可能比传统报道高。三角骨、大多角骨、钩骨的骨折比头状骨、小多角骨、豌豆骨的骨折更常见。另外，由于 Kienböck 病可表现为月骨坏死和性质类似的骨折，因此外伤引起的月骨骨折的发生率很难估计。

GarciaElias 系统地报道了各种类型的腕骨骨折，他认为除舟骨以外的腕骨损伤中最常见的是三角骨和大多角骨。他还指出了腕骨骨折的许多特征，包括骨折易发生于年轻的、功能要求高的患者。由于腕骨本身形状小，骨折后通常很难闭合复位，也常伴关节内骨折，在最初就诊时容易漏诊。腕骨骨折往往是因高能量创伤导致，故也常伴有韧带损伤和腕关节不稳定。腕骨周围紧邻神经血管结构，意味着这些结构也有损伤的危险。

损伤机制

上述腕骨骨折通常是由于摔倒时手部伸直位着地，应力最初由手掌传递到远排腕骨再至近排腕骨，随着应力增加迫使腕关节处于过伸位。腕部掌侧韧带对抗关节过伸，可引起掌侧韧带撕裂，特别是月骨周围韧带损伤导致骨折脱位，可以伴有骨损伤（大弧区月骨周围骨折脱位），也可能是单纯韧带损伤（小弧区月骨周围脱位或月骨脱位）。腕关节背伸机制中，骨折可发生在月骨周围大弧区（如下所述），或掌侧面的韧带撕脱骨折，也可由腕骨背侧撞击桡骨引起。撕脱骨折也可以发生在其他部位，如钩骨钩、豌豆骨和大多角骨脊等。此外，轴向负荷（比如紧握拳头击打墙壁）可导致头状骨的两侧纵向的腕骨骨折。

解剖

腕关节内在的血液供应对了解腕骨骨折的愈合潜能有重要作用。在腕关节掌侧，桡动脉和尺动脉汇合形成四个动脉弓：桡腕关节、腕骨间、掌浅弓和掌深弓。这些动脉弓随后与 3 条腕背动脉弓汇合，即桡腕背侧弓、腕骨间背侧弓和腕掌关节基底背侧弓。

在这些血管中，桡腕关节和腕骨间的掌侧血管在供养月骨和三角骨中起重要作用。桡动脉返支和掌深弓的尺动脉分支供养远排腕骨。头状骨和 20% 的月骨仅有 1 支营养血管，故创伤后易发生缺血性骨坏死。小多角骨和钩骨缺乏腕骨间的血管吻合网，因此也存在骨坏死的风险。相比之下，大多角骨、三角骨和豌豆骨有较好的骨间血管网，因此很少会发展为骨坏死。

大弧损伤

这是月骨周围脱位的一种特殊形式，包括月骨周围的腕骨结构骨折——典型的骨折可累及舟骨、头状骨、钩骨和三角骨（对应的小弧损伤是指仅为月骨周围韧带结构的损伤）。治疗包括损伤腕骨的切开复位内固定术，通常愈后良好。

临床要点：流行病学

占所有骨折的 1.1%。

因骨折容易漏诊，真实发病率可能更高。

多见年轻人的高能量损伤。

常合并韧带损伤。

月骨、头状骨、小多角骨和钩骨存在缺血性坏死的风险。

月骨骨折

损伤机制

由于月骨位于桡骨的月骨窝内被保护良好，因此单纯月骨损伤较少见。月骨骨折容易发生在手腕背伸位跌倒时，或是月骨脱位后引起骨折。跌倒时，头状骨的头部挤压进入月骨窝，可导致月骨纵向劈裂（图 11.1），或因头状骨的头部脱位时致月骨的掌侧缘被剪切骨折。腕关节过伸时，

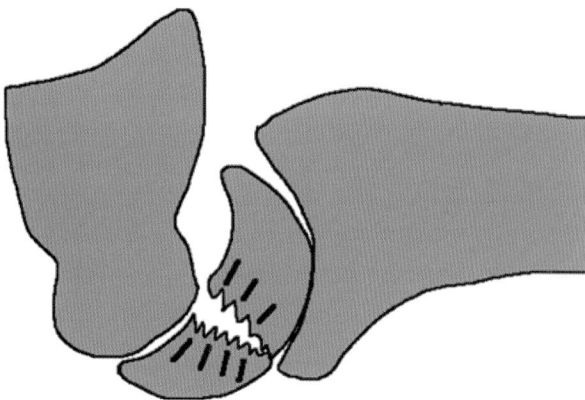

图 11.1 腕关节过伸应力可能导致头状骨撞击月骨发生月骨体劈裂骨折

月骨的背侧缘位于头状骨和桡骨背缘之间可被挤压骨折。有时，部分月骨周围脱位也导致月骨骨折。

诊断

患者主诉月骨区疼痛、肿胀，月骨区位于 Lister 结节远端，需要常规的 X 线检查或 CT 扫描来确诊。因为 Kienböcks 病（在特定章节详细讨论）的月骨的缺血坏死可伴有骨折征象，所以在明确伴有骨坏死的月骨骨折时诊断较为困难。影像学上表现为月骨近端关节软骨下骨坏死和出现新月征，则提示为 Kienböcks 病而不是急性损伤所致的月骨骨折。

治疗

由于血供较差，月骨骨折不愈合的发生率极高并可发展为骨坏死（继发 Kienböck 病），因此月骨骨折的治疗必须高度重视。无移位的骨折可以用短期的石膏制动治疗，掌指关节屈曲位石膏固定可减少头状骨对月骨的压迫，防止骨折分离。

移位的骨折需要切开复位克氏针或螺钉固定。对于月骨体部和背侧缘的骨折，背侧入路显露良好，该入路从第三、四伸肌间室进入。背侧入路也可用来修复撕脱的舟月骨间韧带，也可以在关节镜下用小螺钉或缝合锚钉来修复舟月韧带，防止腕关节不稳。

掌侧缘骨折较难显露，而且往往因骨片偏小，固定困难，建议采用克氏针固定头月关节来防止月骨掌侧半脱位。如果需要，掌侧骨折块也可以

临床要点：月骨骨折

可能先于或继 Kienböcks 病后发生。

骨坏死风险高。

月骨体骨折腕背侧入路更好。

掌侧缘骨折存在头月不稳定的风险。

通过延长腕管入路来显露，在掌长肌腱的尺侧进入以保护正中神经。

三角骨骨折

发病率

三角骨骨折是继舟骨、月骨之后第三常见的腕骨骨折，由于不同的损伤机制，有多种不同的骨折类型。

最常见的骨折类型是背侧皮质撕脱骨折，可由多种原因造成。通常发生在腕关节掌屈受力时，导致来自背侧的三角骨 – 桡骨背侧韧带和三角骨 – 舟骨背侧韧带断裂。尺骨远端与腕骨背侧的撞击（通过腕尺侧偏斜应力下）可导致三角骨骨折，这类损伤在尺骨正变异时更易发生，与三角骨尺侧剪切骨折的理论一致。三角骨背侧撕脱骨折也可发生于腕关节极度背伸时，钩骨撞击三角骨引起。

三角骨体部骨折通常是高能量损伤，常发生于腕关节极度背伸时，或作为大弧型月骨周围损伤的一部分。引起三角骨体部骨折的其他原因是严重的轴向负荷导致尺骨撞击三角骨或直接撞击腕关节。这些三角骨骨折可发生在不同的平面。

掌侧韧带结构的撕脱骨折（特别是尺 – 头韧带、尺 – 三角韧带或月 – 三角韧带）通常比背侧撕脱骨折更严重并易发生腕关节桡偏过伸（图11.2）。

诊断

在腕关节的尺侧，三角骨周围常出现肿胀和压痛，在腕关节桡偏时检查更明显。因为三角骨骨折可作为大弧损伤的一部分出现，必须检查腕关节的稳定性。

三角骨体部骨折通常可以在标准的腕关节前后位 X 线片中观察到，背侧缘骨折可在侧位 X 线片上显示，掌侧撕脱骨折在桡偏位的 X 线片上更易发现。CT 扫描可以明确诊断或精确显示掌侧撕

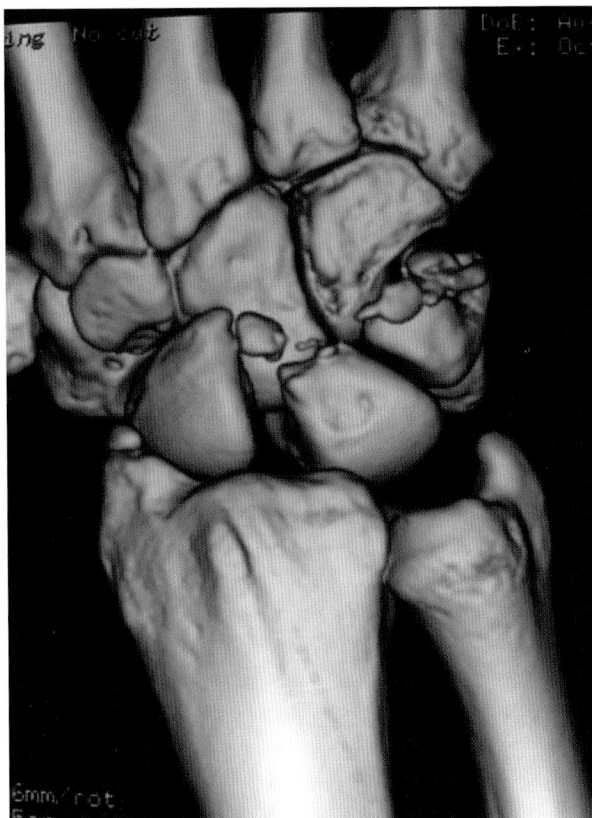

图 11.2　CT 重建影像显示舟月韧带撕裂损伤和背侧桡腕韧带从三角骨处撕脱

脱骨折。

治疗

三角骨背侧皮质撕脱骨折只需要短期（2~3周）制动直到肿痛症状消退，预后良好。如果出现骨不愈合或纤维连接，可以通过切除撕脱骨块获得成功。

三角骨体部骨折通常是由于高能量损伤所致，往往累及相关的软组织损伤。单纯的无移位骨折很少发生骨不连，只需要石膏固定 4~6 周。移位的三角骨骨折需要切开复位，修复受损的软组织，用克氏针或螺钉进行骨折内固定。

三角骨掌侧撕脱骨折意味着重要的月 – 三角韧带复合体损伤。这类损伤可以通过韧带修复、重建或月三角融合术来恢复腕关节的稳定，手术方式取决于受伤的时间。

并发症

术后并发症包括持续疼痛、骨不愈合、畸形愈合和创伤性骨关节炎等。有症状的撕脱骨片不愈合较少见，可以通过手术切除治愈，较大骨块不愈合则需植骨固定治疗。

临床要点：三角骨骨折

背侧皮质撕脱骨折可能由背侧韧带撕裂、尺骨或钩骨撞击引起。

短期制动通常愈合良好。

掌侧韧带撕脱骨折严重，易导致腕关节不稳定。

体部骨折通常是高能量损伤，常常是大弧损伤的一部分，需要内固定。

豌豆骨骨折

解剖

豌豆骨位于 Guyon 管尺侧缘，管内有尺动脉和尺神经经过。豌豆骨关节面对应三角骨的凹面，并有较多的软组织附着，如尺侧腕屈肌腱（包括腱鞘）、小指展肌的起点、豆–掌骨间韧带、豆–钩韧带和屈伸肌支持带。

损伤机制

骨折通常发生在手伸展位跌倒，导致外力直接作用于豌豆骨或其中任一软组织附着点撕脱骨折。

豌豆骨骨折表现为多种骨折类型。体部横行骨折是由于附着于豌豆骨的尺侧腕屈肌突然收缩导致肌腱附着点撕裂引起的；豌豆骨的矢状面骨折由于手伸展位跌倒时豌豆骨被卡压在三角骨内所致，其中豌豆骨尺侧缘受损但尺侧腕屈肌腱仍连续；粉碎性骨折通常是小鱼际区直接受到撞击

的结果。

诊断

患者典型表现为豌豆骨处压痛，屈腕抗阻时疼痛。由于尺神经紧邻豌豆骨，故应评估有无尺神经损伤。标准的腕关节 X 线片常可以发现豌豆骨骨折，在腕关节屈曲 30° 位或使用腕管位摄片可更好的评估豆–三角关节，CT 扫描可以最直观地明确诊断。

治疗

豌豆骨骨折几乎都采用保守治疗，石膏固定 4~6 周后，绝大多数都能达到骨性愈合或纤维性愈合。

豌豆骨骨折可能出现一些并发症。急性损伤可能伴随尺神经损伤，一般急性尺神经损伤可自行缓解，如果尺神经损伤症状持续超过 3 个月，就需要进行尺神经探查手术。

豌豆骨骨折后慢性疼痛的原因包括畸形愈合（可导致豆–三角关节创伤性骨关节炎）、尺侧腕屈肌腱的钙化性肌腱炎和骨折不愈合（特别是粉碎性或广泛分离的横行骨折）。

治疗豌豆骨相关慢性疼痛可以采取豌豆骨切除术（豌豆骨从尺侧腕屈肌腱中剥离），豌豆骨切除术可在腕关节活动度和手部力量丢失最少情况下完全缓解疼痛。手术采用"Z"形切口，位于近侧腕横纹上方与皮纹一致。

临床要点：豌豆骨骨折

形成数个肌肉和韧带的附着点，因此有不愈合的风险。

豌豆骨切除术常有效缓解骨不愈合引起的慢性疼痛。

钩骨骨折

解剖

钩骨钩从钩骨基底发出进入小鱼际，该处是部分手内在肌和韧带的起始点。这些特征使其有骨折高风险。环小指屈肌腱位于钩骨钩的深面，会受到钩骨骨折的影响。钩骨位于豌豆骨远端和桡侧缘，形成 Guyon 管的外侧壁。通常其血供源自背侧和掌侧血管在钩骨体部形成吻合，并发出一支营养血管在 Guyon 管平面进入钩骨钩。多达 1/3 的患者无钩骨钩营养血管，因此增加了钩骨钩骨折不愈合和骨坏死的风险。

钩骨骨折应与二分钩骨鉴别，二分钩骨骨皮质表面光滑。

损伤机制

钩骨钩骨折是其中最常见的骨折，往往是间接创伤的结果。例如，高尔夫球棍误击到地面，能量快速从高尔夫球棍传到腕横韧带，随后到达钩骨钩。骨折通常由急性损伤或慢性过度劳损引起。另一种机制是小鱼际区直接受撞击，这种损伤经常表现为慢性尺腕部疼痛。钩骨钩骨折分为尖部撕脱、基底部和腰部骨折 3 部分（图 11.3~图 11.5）。

钩骨体部骨折更加罕见。轴向负荷加载到第四、五腕掌关节，导致腕掌关节脱位合并钩骨体背侧的剪切骨折，为关节内骨折。该腕掌关节通常具有较大的活动度，这对于抓握功能很重要。导致钩骨体部骨折的其他因素包括月骨周围骨折脱位（造成近极骨折）、直接尺侧撞击（导致内侧结节骨折）和高能量创伤（可引起多种骨折类型，包括矢状面斜行骨折）。

诊断

在豌豆骨远端 1~2cm 的钩骨钩处有压痛点，环小指抓握时或轴向挤压时手掌尺侧疼痛通常会加重。由于钩骨钩骨折在急性期常漏诊，疼痛的病史往往很长。由于靠近正中神经和尺神经，也可表现为这些神经的麻痹或手内肌乏力。由于疼

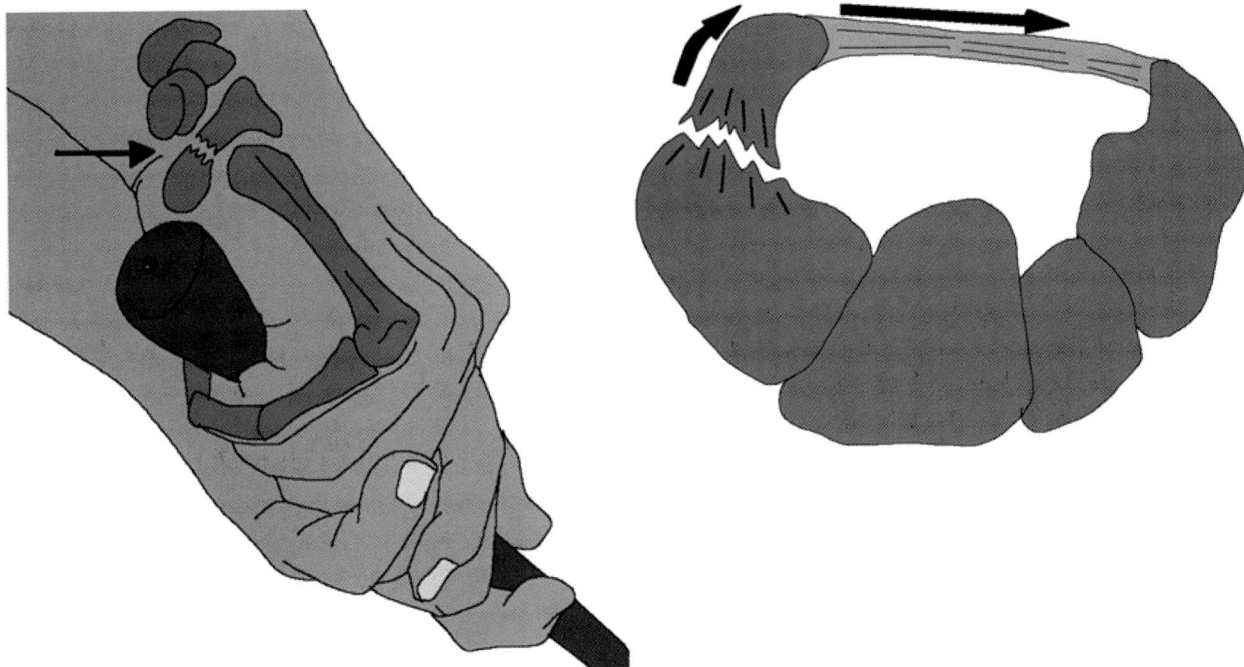

图 11.3 演示钩骨钩撕脱骨折机制。（a）紧握一件物体时屈肌腱用力收缩的作用机制，箭头所示骨折位置。（b）横截面演示负荷作用于钩骨钩，箭头指示张力方向

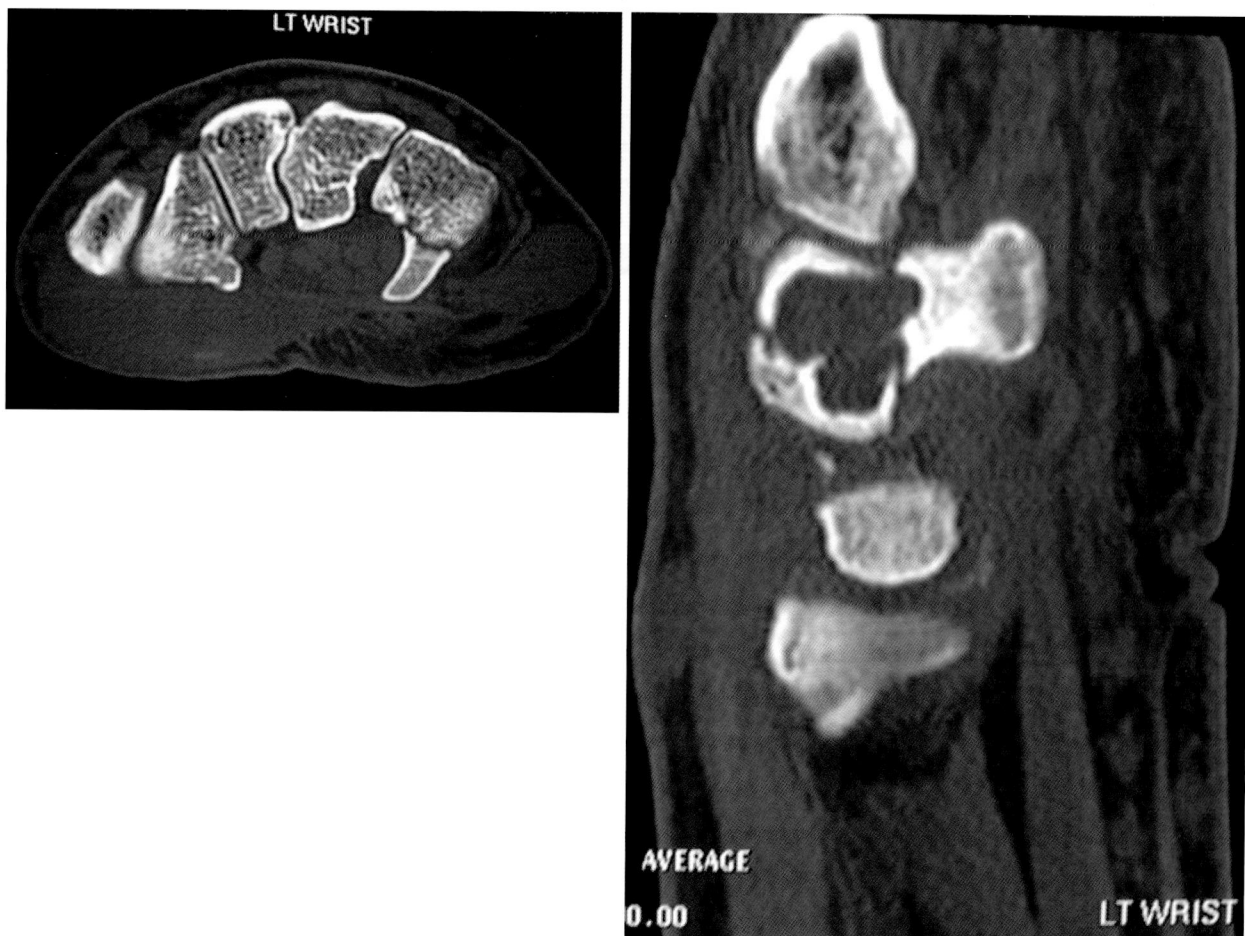

图 11.4 CT 影像显示钩骨钩骨折伴囊肿

痛或继发神经损伤引起手内肌乏力，握力会减弱。Allen 试验检查桡动脉和尺动脉的通畅情况。因环小指的屈肌腱在钩骨钩下走行，手指屈曲抗阻时可激发疼痛，尺偏抗环小指屈曲时疼痛加重。如果是慢性疼痛，则可能是环小指的肌腱断裂。

钩骨骨折难以在腕部常规体位的 X 线片中看到，最初常容易漏诊。评估钩掌关节背侧骨折脱位，建议采用 45°旋前位摄片，30°侧斜位或腕管位摄片对评估钩骨钩损伤较实用，CT 扫描有助于进一步评估关节内骨折。

治疗

钩骨钩骨折急性期的处理难点是诊断。如果获得正确的诊断和合适的制动，大部分骨折保守治疗愈合良好。如果由于漏诊导致过早活动，延

迟愈合和不愈合也是比较常见的。由于钩骨钩是小鱼际肌的附着点，小指短屈肌、小指对掌肌活动时会在骨折部位带来张力导致骨不愈合。

治疗有移位的骨折或骨不愈合可切除或固定骨折块。手术切除骨块能有效的预防肌腱炎并使大多数患者恢复运动。手术时应仔细解剖尺神经尺动脉直至进入 Guyon 管，应特别注意保护钩骨钩基底骨折附近的尺神经背侧运动支，该神经损伤是手术中最常见的并发症。确认尺神经尺动脉保护好后，骨折块可以切除，或者磨平基底预防尺神经的激惹。

另一种治疗方法是钩骨钩骨折复位固定，理论上它比切除钩骨钩更能保持屈肌腱的张力，获得更好的功能。然而，在技术上要求很高，并且存在着远期肌腱并发症的风险。手术通常从腕掌侧显露钩骨钩，也可从背侧经皮固定。

图 11.5 手术显露钩骨钩

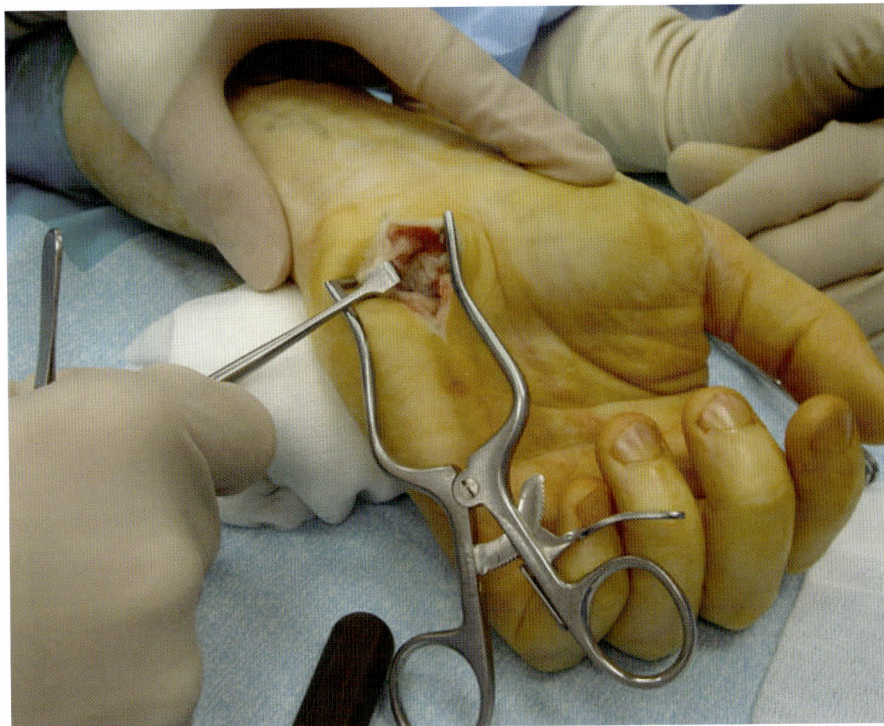

钩骨体骨折显露可从背侧切口第四、五伸肌腱之间进入。合并腕掌关节脱位可用克氏针固定，钩骨骨折可以用小钢板螺钉固定。在固定骨折时，注意尺神经背侧运动支位于钩骨下方容易损伤，务必小心加以保护。

虽然钩骨体骨折可能发生缺血性坏死，但钩骨具有双重血液供应，如果给予解剖复位牢靠固定，可避免缺血性坏死发生。因小指屈肌腱止点在钩骨钩，钩骨钩骨折畸形愈合的患者中约25%会出现小指屈肌腱炎，并可继发该肌腱磨损或断裂。因为尺神经和尺动脉经过 Guyon 管，钩骨钩骨折畸形愈合也可能导致尺神经炎或尺动脉闭塞。钩骨钩骨折畸形愈合导致的这些并发症也可以通过切除骨折块减压或在不平整表面打磨清理的方法进行治疗。

头状骨骨折

发病率

因为头状骨处于受保护的位置，所以头状骨骨折更少见。头状骨可以是单独骨折，但合并舟骨骨折或其他腕骨骨折更常见。头状骨的头部几乎完全被软骨覆盖，活动度大，并由一小动脉终末支逆行血液供应，因此它与舟骨类似，也存在骨不愈合与骨坏死的风险。

损伤机制

舟头综合征是指舟骨骨折合并头状骨近端横形骨折后近端骨折块旋转180°，是一个不完全的

临床要点：钩骨骨折

钩骨钩。

是一些韧带和肌腱附着点。

血液供应差，存在缺血性坏死高风险。

可因腕横韧带间接牵拉造成损伤。

如果漏诊，骨折块可以切除或修复。

可能合并屈肌腱炎或神经血管损伤。

钩骨体部骨折。

少见，通常由于高能量损伤。

大弧型部分损伤。由于与其他损伤的高度关联，腕关节的不稳定性需要仔细评估。舟头综合征最常见的损伤机制是腕关节背伸桡偏跌倒的损伤，最初力量作用于舟骨，故舟骨常最先发生骨折，随着腕关节背伸加大，头状骨的头部撞击桡骨背侧缘，头状骨近端横行骨折，近端骨折块推挤到月骨远端凹面并旋转 180°，使近端骨折块的骨折面翻转对着月骨远端关节面（图 11.6）。

骨折可分为近端 1/3、中段 1/3 和远端 1/3 骨折，月骨周围脱位时可发生头状骨软骨损伤。

影像学

舟骨和头状骨骨折可在 X 线检查中显示。头状骨骨折容易被漏诊，如果存在明显的舟骨骨折时，应高度怀疑合并头状骨骨折。舟骨和头状骨骨折通常需要 CT 扫描来确诊。

治疗

单独的无移位的头状骨骨折是稳定的，可以用石膏固定治疗。分离移位的骨折需要复位并克氏针或埋头螺钉固定，手术可在关节镜辅助下进行。如果头状骨近端横行骨折块旋转 180°，手术可能会比较复杂。

舟头综合征通常是极度不稳定的损伤，需要联合处理舟骨与头状骨骨折。头状骨手术最好采用背侧切口，可同时处理舟骨，也可另行掌侧入路手术。切开复位后，通常可以用克氏针或螺钉内固定恢复腕关节的稳定性。

缺血性坏死是头状骨骨折较为常见的并发症，坏死范围可累及骨折近端或远端体部。骨不愈合形成的假关节可通过 MRI 进行评估，头状骨坏死可以用带皮质的松质骨植骨促进骨愈合，恢复头状骨高度，从而恢复腕关节生物力学。

> 临床要点：头状骨骨折
> 常与舟骨骨折伴发。
> 头状骨的头部骨折端可发生 180° 旋转。
> 需要切开复位。
> 具有缺血性坏死和慢性腕关节不稳定的高风险。

大多角骨骨折

发病率

大多角骨骨折极少发生，通常合并第一掌骨或桡骨骨折，占所有腕骨骨折的 1%~5%，这类损

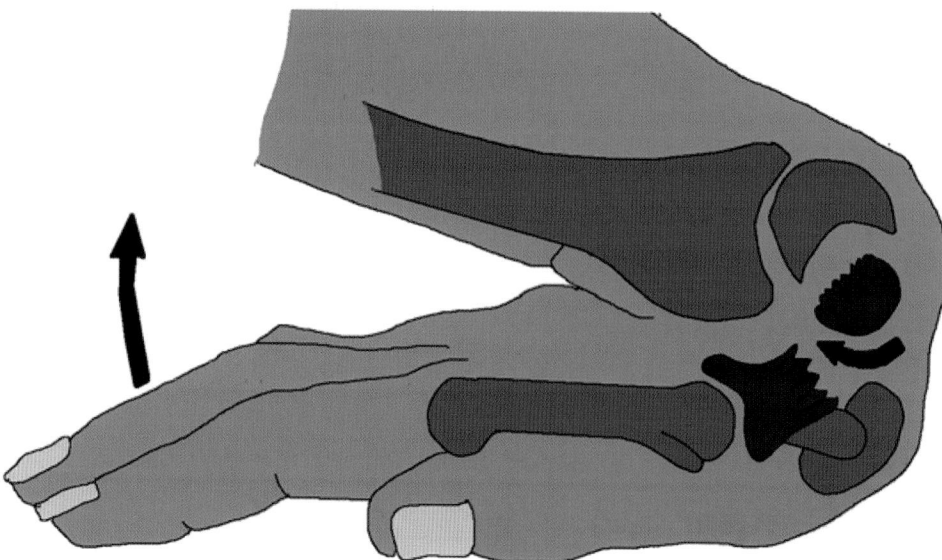

图 11.6 图示头状骨近端骨折块旋转 180°，箭头所示力作用于手腕的方向

伤报道最多病例数的一篇文献是 34 例。

损伤机制

大多角骨位于拇指近端受保护的位置，可避免受到直接暴力，绝大多数的损伤是来自拇指轴向负荷的作用。拇指的轴向负荷导致大多角骨体的桡侧发生剪切骨折，同时掌骨近端附着处继发移位，类似 Bennett 骨折。大多角骨嵴骨折可能是因为嵴基底部直接创伤（1 型）或腕横韧带处的嵴尖撕脱损伤（2 型）。

诊断

大多角骨骨折通常表现为第一腕掌关节处肿胀和压痛，合并疼痛性捏力减弱。大多角骨骨折通常可用标准的腕关节前后位 X 线片诊断，标准侧位（Roberts）、Betts 位（腕关节旋前位直接投射腕掌关节）和腕管位 X 线片有助于评估大多角嵴骨折，CT 扫描有助确诊。

治疗

大多数大多角骨骨折是高能量损伤，因此即使是无移位的骨折也需要密切观察。无移位骨折用拇指"人"字形石膏固定 4 周。腕掌关节的脱位或半脱位是大多角骨体部骨折内固定的手术指征（用克氏针或加压螺钉固定）。手术可以通过掌侧入路，将大鱼际肌分离牵拉开，保护桡动脉，也可在关节镜辅助下骨折复位经皮固定治疗。出现腕掌关节继发不稳定可切除骨折碎片，并采用桡侧腕屈肌腱进行重建。

大多角骨嵴骨折发生在基底部，根据骨折移位程度，进行固定或制动，如果嵴尖骨折出现症状，可予以切除治疗。

并发症

第一腕掌关节创伤性骨关节炎引起的持续疼痛需要治疗。骨折内固定手术可能发生桡动脉和桡神经感觉支的损伤。此外，类似钩骨钩骨折引起的小指屈肌腱炎，大多角骨骨折畸形愈合后摩擦激惹也可能导致桡侧腕屈肌腱炎的发生。遗留慢性疼痛的患者，可切除骨折块来解决。

小多角骨骨折

小多角骨是楔状骨，有坚强的韧带附着，故其骨折非常罕见，发病率在腕骨骨折中小于 1%，单独的骨折更少见，文献报告少于 20 例。

小多角骨骨折通常的损伤机制是第二掌骨的轴向载荷传导至小多角骨，导致小多角骨矢状剪切骨折或背侧撕脱骨折，常合并第二腕掌关节脱位。

小多角骨骨折临床症状除了局部疼痛和肿胀外，还有示指掌指关节活动时诱发疼痛。小多角骨骨折常规 X 线片也能发现，但 CT 可以更全面地评估损伤。

无移位骨折可保守治疗，石膏固定 4 周左右。移位骨折需要切开复位克氏针内固定。因为切除小多角骨可能导致示指向近端移位，伴疼痛的畸形愈合或不愈合最好采用腕掌关节融合术治疗。

临床要点：大、小多角骨骨折

大多角骨可能在嵴部或体部发生骨折。

可能导致腕掌关节炎或慢性桡侧腕屈肌腱炎。

小多角骨骨折非常罕见，通常合并第二腕掌关节脱位。

总结

舟骨以外的腕骨骨折临床少见，并容易被漏诊。骨折往往是由高能量创伤引起，常合并韧带或其他骨性损伤。腕骨骨折可迟发表现为创伤后持续性腕关节疼痛，在高度可疑时需进行合适的影像学检查明确诊断，并采用相应的非手术或手术治疗。

参考文献

[1] Larsen CF, Brøndum V, Skov O. Epidemiology of scaphoid fractures in Odense, Denmark. Acta Orthop Scand. 1992;63(2):216–218.

[2] Garcia-Elias M. Carpal bone fractures (excluding the scaphoid). In: Watson HK, Weinberg J, editors. The wrist. Philadelphia: Lippincott Williams & Wilkins; 2001. p. 174–181.

[3] Cooney WP, Linscheid RL, Dobyns JH. Fractures and dislocations of the wrist. In: Rockwood CA, Green DP, Bucholz RW, Heckman JD, editors. Rockwood and Green's fractures in adults, vol. 1. 4th ed. Philadelphia: Lippincott-Raven; 1996. p. 745–867.

[4] Gelberman RH, Panagis JS, Taleisnik J, Baumgaertner M. The arterial anatomy of the human carpus. Part I: the extraosseous vascularity. J Hand Surg Am. 1983;8(4):367–375.

[5] Akahane M, Ono H, Sada M, Saitoh M. Fracture of hamate hook – diagnosis by the hamate hook lateral view. Hand Surg. 2000;5(2):131–137.

[6] Moneim MS. Management of greater arc carpal fractures. Hand Clin. 1988;4(3):457–467. Review.

[7] Briseño MR, Yao J. Lunate fractures in the face of a perilunate injury: an uncommon and easily missed injury pattern. J Hand Surg Am. 2012;37(1):63–67. Epub 2011 Nov 3.

[8] Dana C, Doursounian L, Nourissat G. Arthroscopic treatment of a fresh lunate bone fracture detaching the scapholunate ligament. Chir Main. 2010;29(2):114–117. Epub 2010 Feb 23.

[9] Levy M, Fischel RE, Stern GM, Goldberg I. Chip fractures of the os triquetrum: the mechanism of injury. J Bone Joint Surg Br. 1979;61-B(3):355–357.

[10] Garcia-Elias M. Dorsal fractures of the triquetrum avulsion or compression fractures? J Hand Surg Am. 1987;12(2):266–268.

[11] Höcker K, Menschik A. Chip fractures of the triquetrum. Mechanism, classification and results. J Hand Surg Br. 1994;19(5):584–588.

[12] Sin CH, Leung YF, Ip SP, Wai YL, Ip WY. Non-union of the triquetrum with pseudoarthrosis: a case report. J Orthop Surg (Hong Kong). 2012;20(1):105–107.

[13] Al Rashid M, Rasoli S, Khan WS. Non-union of isolated displaced triquetral body fracture – a case report. Ortop Traumatol Rehabil. 2012;14(1):71–74.

[14] Matsunaga D, Uchiyama S, Nakagawa H, Toriumi H, Kamimura M, Miyasaka T. Lower ulnar nerve palsy related to fracture of the pisiform bone in patients with multiple injuries. J Trauma. 2002;53(2):364–368.

[15] Carroll RE, Coyle Jr MP. Dysfunction of the pisotriquetral joint: treatment by excision of the pisiform. J Hand Surg Am. 1985;10(5):703–707.

[16] Gómez CL, Renart IP, Pujals JI, Palou EC, Busquets RC. Dysfunction of the pisotriquetral joint: degenerative arthritis treated by excision of the pisiform. Orthopedics. 2005;28(4):405–408.

[17] Failla JM. Hook of hamate vascularity: vulnerability to osteonecrosis and nonunion. J Hand Surg Am. 1993;18(6):1075–1079.

[18] Bryan RS, Dobyns JH. Fractures of the carpal bones other than lunate and navicular. Clin Orthop Relat Res. 1980;149:107–111.

[19] Guha AR, Marynissen H. Stress fracture of the hook of the hamate. Br J Sports Med. 2002;36(3):224–225.

[20] O'Grady W, Hazle C. Persistent wrist pain in a mature golfer. Int J Sports Phys Ther. 2012;7(4):425–432.

[21] Milch H. Fractures of the hamate bone. J Bone Joint Surg Am. 1934;16:459–462.

[22] Pajares-López M, Hernández-Cortés P, Robles-Molina MJ. Rupture of small finger flexor tendons secondary to asymptomatic nonunion of the hamate hook. Orthopedics. 2011;34(2):142. doi: 10.3928/01477447-20101221-35 .

[23] Aldridge 3rd JM, Mallon WJ. Hook of the hamate fractures in competitive golfers: results of treatment by excision of the fractured hook of the hamate. Orthopedics. 2003;26(7):717–719.

[24] Smith P, Wright TW, Wallace PF, Dell PC. Excision of the hook of the hamate: a retrospective survey and review of the literature. J Hand Surg Am. 1988;13(4):612–615.

[25] Scheufler O, Radmer S, Andresen R. Dorsal percutaneous cannulated mini-screw fixation for fractures of the hamate hook. Hand Surg. 2012;17(2):287–293.

[26] Fredericson M, Kim BJ, Date ES, McAdams TR. Injury to the deep motor branch of the ulnar nerve during hook of hamate excision. Orthopedics. 2006;29(5):456–458.

[27] Scheufler O, Radmer S, Erdmann D, Germann G, Pierer G, Andresen R. Therapeutic alternatives in nonunion of hamate hook fractures: personal experience in 8 patients and review of literature. Ann Plast Surg. 2005;55(2):149–154.

[28] Demirkan F, Calandruccio JH, Diangelo D. Biomechanical evaluation of flexor tendon function after hamate hook excision. J Hand Surg Am. 2003;28(1):138–143.

[29] Watson HK, Rogers WD. Nonunion of the hook of the

hamate: an argument for bone grafting the nonunion. J Hand Surg Am. 1989;14(3):486–490.

[30] Bishop AT, Beckenbaugh RD. Fracture of the hamate hook. J Hand Surg Am. 1988;13(1):135–139.

[31] Vance RM, Gelberman RH, Evans EF. Scaphocapitate fractures. Patterns of dislocation, mechanisms of injury, and preliminary results of treatment. J Bone Joint Surg Am. 1980;62(2):271–276.

[32] Rand JA, Linscheid RL, Dobyns JH. Capitate fractures: a long-term follow-up. Clin Orthop Relat Res. 1982;165:209–216.

[33] Stein F, Siegel MW. Naviculocapitate fracture syndrome. A case report: new thoughts on the mechanism of injury. J Bone Joint Surg Am. 1969;51(2):391–395.

[34] Milliez PY, Kinh Kha H, Allieu Y, Thomine JM. Idiopathic aseptic osteonecrosis of the capitate bone. Literature review apropos of 3 new cases. Int Orthop. 1991;15(2):85–94.

[35] Morisawa Y, Ikegami H, Takayama S, Toyama Y. A case of pseudarthrosis of the capitate. Hand Surg. 2003;8(1):137–140.

[36] Pointu J, Schwenck JP, Destree G, Séjourné P. Fractures of the trapezium. Mechanisms. Anatomo- pathology and therapeutic indications. Rev Chir Orthop Reparatrice Appar Mot. 1988;74(5): 454–465.

[37] Garneti N, Tuson CE. Sagittally split fracture of trapezium associated with subluxated carpo-metacarpal joint of thumb. Injury. 2004;35(11):1172–1175.

[38] Palmer AK. Trapezial ridge fractures. J Hand Surg Am. 1981;6(6):561–564.

[39] Wiesler ER, Chloros GD, Kuzma GR. Arthroscopy in the treatment of fracture of the trapezium. Arthroscopy. 2007;23(11):1248.e1–e4. Epub 2007 Jan 5.

[40] Kain N, Heras-Palou C. Trapezoid fractures: report of 11 cases. J Hand Surg Am. 2012;37(6):1159–1162. Epub 2012 Apr 21.

[41] Kam ML, Sreedharan S, Teoh LC, Chew WY. Severe isolated trapezoid fracture: a case report. Hand Surg. 2011;16(2):185–187.

第十二章　急性舟骨骨折

Nick R. Howells，Rouin Amirfeyz，Tim R. C. Davis

关键词

急性舟骨骨折；腕部骨折；影像学检查；分型；手术治疗

引言

舟骨骨折是最常见的腕骨骨折，占手部骨折的 11% 和腕骨骨折的 60%。由于临床症状和体征不明显，并易发生骨不愈合等并发症，故针对腕舟骨骨折的诊断和治疗具有一定的挑战性。如果舟骨骨不愈合未进行治疗，影像学上不可避免会有骨性关节炎的表现，并出现疼痛等症状。舟骨骨折最常发生在青年男性，影响显著。

> 舟骨骨折
>
> 最常见的腕骨骨折。
>
> 易漏诊。
>
> 男女比例 5：1。
>
> 年轻人易发，高发于 30~40 岁人群。
>
> 容易发生畸形愈合 / 不愈合。
>
> 未处理的骨折不愈合可导致关节炎发生。

损伤机制

舟骨骨折最常发生在手撑地跌倒时腕关节遭受背伸暴力所致。常见的损伤机制包括简单的低能量损伤、体育活动时摔伤或交通事故中手腕的过伸暴力，也可发生在腕掌屈或屈腕时轴向负荷的暴力所致，如拳击伤，因此拳击测力机游戏发生的骨折并不少见；也有少数患者是使用老款机动车或水泥搅拌机起动手柄时强力回弹造成骨折，两者均由于腕部突然背伸暴力所致，并常伴有桡偏。解剖学研究显示，一旦腕关节背伸超过 95°，舟骨的近极将受到桡骨和头状骨联合挤压而导致骨折。另外，在这种挤压作用下，腕关节背伸的程度影响着舟骨骨折的位置，腕关节背伸角度越大，骨折发生越远端。

解剖

舟骨是来自希腊语 "Skaphe"，意思是船，位于腕部的桡侧，连接着近排腕骨和远排腕骨。它的尺侧和掌侧均为凹面，并且沿着整个近极、远极、内侧面和半个外侧面都有关节软骨覆盖。血液供应来自桡动脉，背侧分支供养 70% 的舟骨，包括近极，其余 30% 的血供来自掌侧分支。血管从舟骨远端 1/3 进入，并在骨内走行至近极。当然也存在变异，可有额外的小血管经 Testut 韧带供养舟骨近极。

舟骨的力线是复杂多变的。在侧位片上表现为掌倾 45°（30° ~60°），在正位片上相对于桡骨的长轴为桡偏 45°。侧位片上测量舟骨和月骨的长轴，平均舟月角为 45°（35° ~60°）。

舟骨的远端与大小多角骨构成关节，通过同一个关节囊附着在一起；头状骨的凸面和桡骨远端的舟骨窝也分别与舟骨形成关节；而舟骨与月骨则组成更复杂的关节。

作为近排和远排腕骨之间的稳定者，舟骨有着潜在的不稳定性。其稳定性取决于3条内源性韧带和2条外源性韧带：内源性韧带使舟骨和月骨同步运动，在腕关节桡偏时舟骨和月骨屈曲，腕关节尺偏时舟骨和月骨背伸；外源性韧带为桡舟韧带和桡舟头韧带。

当舟骨骨折时，近端骨块与紧密连接的月骨一起背伸，远端骨块仍然屈曲，形成"驼背"畸形。

舟骨骨折的分型

临床上最广泛应用的舟骨骨折分型是按照简单的解剖位置分为：

- 近极。
- 腰部。
- 远极。

Russe 和 Herbert 分型系统也较为常用，但两者对于骨折愈合的预知性欠佳，不同观察者和观察者本身的可信度一般。

Russe 分型系统根据舟骨腰部骨折线与长轴的方向分为三大类型：

- 垂直型。
- 水平型。
- 横行。

垂直型骨折最少见（约占舟骨骨折的5%），剪切力最强，潜在不稳定性。

Herbert 分型更全面，可区分稳定型和不稳定型骨折，这有助于指导治疗方案。

- A 型：不完全腰部或结节部骨折，定义为稳定型。
- B 型：移位的腰部或近极骨折，定义为不稳定型。
- C 型：延迟愈合。
- D 型：骨不愈合。

诊断

舟骨骨折的诊断应从仔细的病史和体格检查开始。

病史

对损伤发生机制的细节常常被忽视。腕关节疼痛发作的时间可以帮助鉴别舟骨骨折，它引发的疼痛通常即刻出现，而软组织损伤的疼痛可能几个小时后加重。但是，对于肾上腺素刺激下的运动员即使骨折也会忽略疼痛，直到比赛结束。既往有腕关节疼痛史的患者，其原因可能为复发性软组织问题或骨不愈合，而不是考虑急性骨折。

临床查体

检查

骨折时在鼻烟窝处会出现肿胀，可以通过主动外展拇指是否产生凹陷，并与对侧对比，进行鉴别。若出现局部进行性肿胀加重，表明腕关节积液或积血可能。当然，也可能无肿胀表现，或腕关节周围更广泛的肿胀。

触诊

应用单指指尖在腕关节的各个方向进行触诊，并与对侧进行比较。根据骨折部位不同，压痛一般位于舟骨结节、鼻烟窝或舟骨近极背侧（Lister 结节以远）。单一体征评估时，这些部位的压痛是敏感的，但无特异性，因此综合临床表现对疑似舟骨损伤的诊断更有价值。

关节活动

即使发生舟骨骨折，腕关节仍可以保持一个相对无痛的活动范围，但在极度被动活动时通常会诱发疼痛。

特殊检查

舟骨骨折时，可应用一些特殊的检查，包括拇指轴向加压、抗阻力旋前、旋前位尺偏和轻击外展位拇指尖均会诱发疼痛，但没有特异性，未被广泛采用。

影像学

如果病史和体格检查怀疑有舟骨骨折，则应进行影像学 X 线检查，常用的投照体位是后前位、侧位、尺偏 45° 斜位和桡偏 45° 斜位。另外，Ziter 法握拳时腕关节尺偏位，采用后前位投照，使 X 线束与腕关节纵轴成 20°，用于诊断舟骨腰部骨折较为有效。无移位的舟骨骨折可能在早期 X 线片上无法显示，通常的做法是在 2 周后复查 X 线片，因骨折部位的骨吸收可使骨折线明显。

一些研究显示，初诊时临床评估和舟骨 X 线检查中，30%~40% 的舟骨骨折会漏诊。此外，医生的临床经验与技术水平也存在差异，仅根据 X 线检查结果判读的可靠性不大。读片困难的原因如下：桡骨远端的背侧缘与舟骨重叠易误诊为骨折线；穿舟骨腰部的白线，可能是舟骨结节的近端影；舟骨的背侧在桡偏位时会呈现驼背形态。上述 3 点容易误诊为舟骨骨折，但高质量的 X 线片进行细致阅片，大部分可以确诊，对疑似骨折即使重复拍片通常也是阴性的。

越来越多的其他影像学检查手段，既可以识别隐匿性骨折，也可以评估骨折的特性和移位情况。

2 周内复查 X 线检查仍为阴性的可疑骨折可使用骨扫描，目前某些医疗中心仍在继续使用该方法。据报道，骨扫描敏感性高达 100%，但多数研究认为，与 CT 和 MRI 相比，其特异性仍然较差。骨扫描局灶性核素摄取增高提示急性骨折；弥漫性摄取增高则是滑膜炎可能，摄取减少提示早期缺血或坏死可能。然而，骨扫描无法提供关于骨折移位或软组织损伤的相关信息。

计算机断层扫描（CT）对于诊断可疑的舟骨骨折具有 93%~94% 敏感性和 96%~99% 特异性。

有趣的是，尽管观察者自身和观察者之间的可信度良好，研究显示 CT 检查仍存在假阳性率，考虑是舟骨的血管滋养孔误认为单皮质骨折表现所致。

磁共振成像（MRI）是公认的诊断舟骨骨折的"金标准"。其敏感性为 95%~100%，特异性接近 100%。一项研究报道，对于伤后 72h，怀疑舟骨骨折而 X 线片上无显示的患者可进行 MRI 检查。与定期重复 X 线检查及临床随访比较，MRI 具有 100% 的特异性和敏感性，每 100 000 人可节省医疗费用约 7200 美元（1 美元 ≈ 6.40 人民币）。如果考虑到间接费用（工作时间和经济影响），那么使用 MRI 来鉴别临床隐匿性骨折就显得更加重要了。最近研究表明，CT、MRI 及核素扫描对诊断舟骨骨折具有相似的诊断价值。因此，皇家放射学院认为，基于目前的证据，上述检查对于筛查疑似骨折患者均有效。

舟骨骨折的诊断

详细询问病史——关注损伤机制和疼痛部位。

结合临床阳性体征提高骨折确诊的可能性。

最初的查体和 X 线片，会漏诊部分损伤。MRI、CT 和核素骨显像对于可疑舟骨骨折的确诊既有敏感性又有特异性。

治疗

急性舟骨骨折需要进行治疗，可选择石膏外固定或手术固定。手外科医生应该了解相关的解剖结构，潜在的风险和可能的结果，以便为特定的病人提供适当的治疗选择。

非手术治疗

舟骨结节骨折适合保守治疗。可以采用石膏外固定 4~6 周（表 12.1），疗效安全可靠，其骨折不愈合情况极为少见。也有医生应用可拆卸的支

表12.1　石膏固定时间和非手术治疗的成功率

部位	石膏固定时间（周）	骨愈合率（非手术治疗）
舟骨结节	4~6	100%
无移位的腰部骨折	4~8	≤ 95%
移位的腰部骨折	8~12	50%
近极骨折	12	≤ 40%

具治疗这类损伤以缓解疼痛症状。

无移位的舟骨腰部骨折可进行非手术治疗，前臂石膏固定 4~8 周。然而，空心埋头加压螺钉和经皮内固定技术的发展促使一些医生采用相应的手术治疗，目的是减少制动时间与骨不愈合的发生率，缩短愈合时间。最近的一项系统回顾性研究发现，对于无移位的舟骨骨折，手术治疗并没有优于石膏外固定，在骨不愈合率、握力、活动范围或病人满意度方面均无优势。有研究报道，经皮手术固定术后愈合时间稍早，4~5 周，回到工作岗位时间也会提前。但是，对愈合时间的评估不够精确，这也取决于评估的时间间隔。此外，手术内固定的优势必须与不良事件相关的风险相权衡，如螺钉错位和骨折块的分离，特别是在不常开展手术治疗的医院。

目前大多数舟骨腰部骨折是用石膏治疗的。石膏的类型和腕关节的制动位置一直是研究的主题，大多数医生采用前臂"Colles 型"石膏固定，或者是包括拇指指间关节的舟骨位石膏固定。一项前瞻性随机研究和最近的一项 Meta 分析发现，使用这两种石膏的愈合率没有统计学差异。一项前瞻性随机对照试验比较了腕关节在屈曲位和伸直位的制动，随访 6 个月后，骨愈合率无明显差异，但屈曲位固定者出现轻微的腕背伸受限。因此，建议在腕关节轻度背伸位，即功能位固定。

> 舟骨非手术治疗
> 排除严重移位的结节部或腰部骨折。
> 上述损伤的愈合率大于 90%。
> 拇指是否固定不影响愈合率。
> 腕关节轻度背伸位固定功能恢复更好。

骨折愈合评估

患者石膏固定时间多久？常规答案是直到临床上和影像学提示骨折已愈合，但在 20 世纪 50 年代 Watson Jones 依照此原则固定部分患者长达 10 个月，这显然是不合理的。因此，问题的本质是：如何确定舟骨骨折已经愈合？

临床愈合的指征是无痛和功能改善。常规评估舟骨腰部骨折是在石膏固定 8 周后，持续压痛的症状是否存在。如果有持续压痛存在，部分专科医生会继续固定到 12 周。8~12 周，在 X 线片上评估骨愈合往往较为困难，而且可靠性差。判断是否愈合的困难性在于没有骨膜反应，这是由于舟骨是关节内骨的特性，在 X 线上的斜行骨折线因视差常误认为是桥接骨痂；当骨折横截面的一部分有愈合现象，骨折线往往清晰可见，但临床愈合已发生。

一种新的方法是在 4 周时，对舟骨腰部骨折患者进行 CT 扫描。如果结果表现为骨折无移位和超越了 50% 的横截面达到骨愈合，表明骨折愈合程度充分，足以去除石膏并开始手腕活动。

愈合评估的实用方法是：

· 手腕部无痛，X 线片提示愈合，考虑骨折已愈合。

· 手腕部疼痛，X 线片提示不愈合，骨不愈合可能性更大。

· 手腕部无痛，X 线片提示不愈合，或手腕部疼痛，但 X 线片提示骨愈合，建议进一步检查，

> 影响非手术治疗舟骨骨折愈合的可能因素
> 诊治有误，导致骨折部位未进行固定。
> 患者依从性差（自行拆除石膏）。
> 骨折移位。
> 近极骨块缺血性坏死。
> 粉碎性骨折。
> 吸烟。
> 合并腕关节不稳。

如 CT 扫描等。

手术治疗

对于舟骨骨折何时进行手术干预有不同的意见。一些手术指征如下：

> 舟骨骨折手术治疗的适应证
>
> 必须手术：
>
> 移位 >2mm。
>
> 延迟——延迟诊断超过 4 周，石膏固定愈合可能性小。
>
> 脱位——合并更广泛性损伤，如经舟骨月骨周围脱位。
>
> 可以手术：
>
> 近极骨折。
>
> 其他情况：
>
> 粉碎性。
>
> 移位 >1mm。
>
> 舟骨内成角 >35°。
>
> 高度和长度比 >0.65。

大约 30% 的舟骨腰部骨折伴随移位，更容易发生畸形愈合或不愈合。在 X 线片上评估移位不够准确，建议 CT（图 12.1）或 MRI 扫描进行更精准的评估。这类损伤最好的治疗方法是复位内固定，但有时手术时会造成舟骨的粉碎骨折，甚至在使用空心螺钉固定技术时，也难以精准复位与加压固定。手术固定愈合率高达 93%，与非手术治疗相比，畸形愈合率更低。尚未明确错位多少属骨折移位？一些医生认为是骨折间隙大于 1mm、舟骨骨折成角大于 35°或舟月角大于 60°，所有这些测量均是在 X 线片上进行的。其他学者指出，满足这些标准的患者已被纳入非手术治疗，治疗后的功能并不亚于那些无移位的骨折患者。最近一项研究，观察了移位的舟骨腰部骨折患者，使用石膏固定非手术治疗长达 12 周。4 周时用 CT

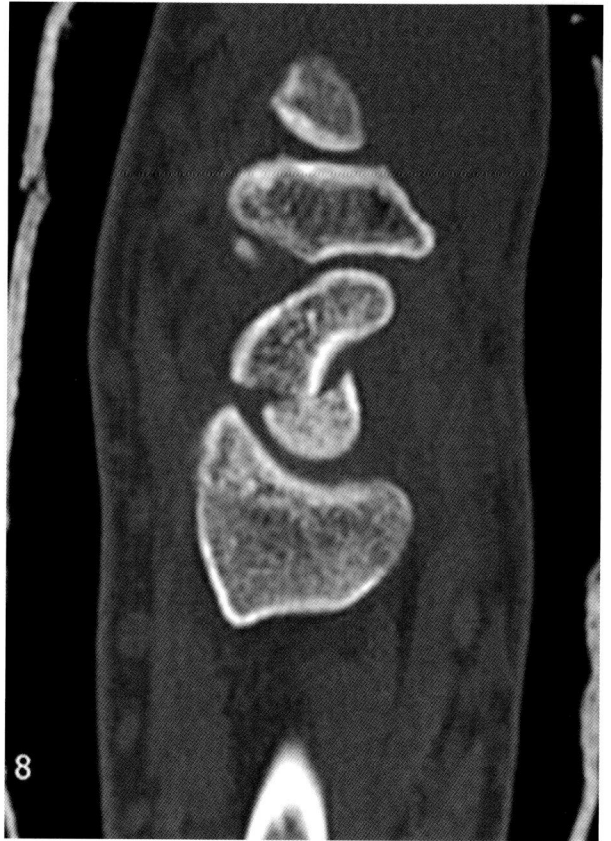

图 12.1　舟骨矢状位扫描提示骨折移位

对移位进行评估。所有患者中骨折间隙 < 2mm 者均达到骨愈合，不愈合的骨折间隙均 > 2mm。在 4 周时的 CT 扫描中，不愈合也与大范围的骨吸收有关（> 关节面的 50%）。

近极骨折

发生在舟骨长轴近端 20% 的骨折，这必须与舟骨腰部骨折相区别，因为它比腰部和远端骨折有更高的不愈合率，同时近极骨不愈合的手术效果较差，这是因为近极血供不佳和骨折的不稳定性所致。手术治疗与保守治疗的对比研究仍然较少，多数手外科医生对手术干预的门槛都较低，只需确认有移位或畸形即可。固定最好是顺行（由近端到远端），可以使用一枚埋头螺钉（图 12.2）或一枚小的皮质骨螺钉或一根克氏针。

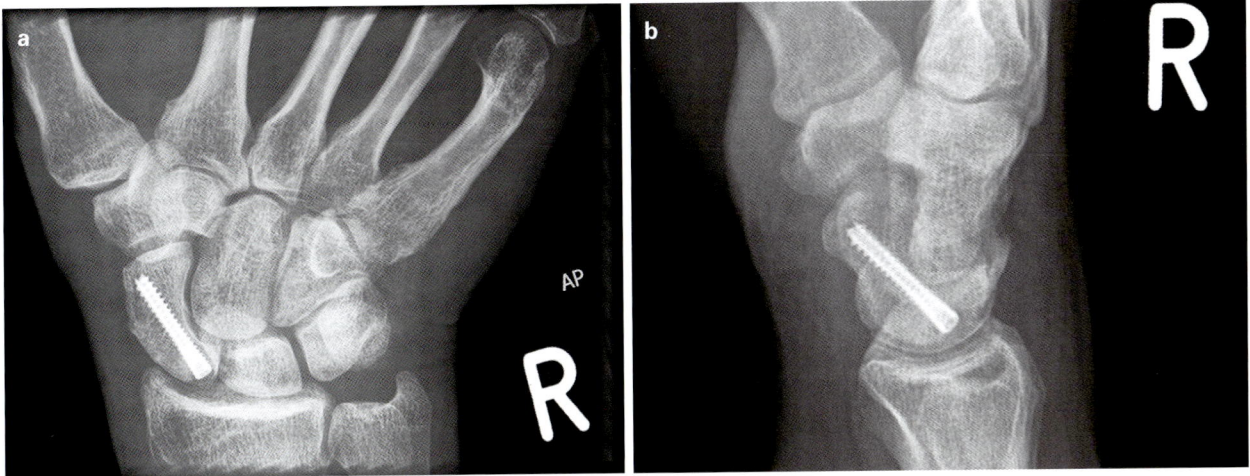

图12.2　舟骨近极骨折用螺钉固定（由近端到远端）。（a）正位。（b）侧位

手术技巧

开放——掌侧入路

这是经典的 Russe 入路，它提供了舟骨在整个掌侧面的良好暴露，避免了对背侧主要血供的破坏，是移位的腰部骨折切开复位内固定的标准方法。

桡侧腕屈肌腱的桡侧做纵向切口，并将桡侧腕屈肌腱牵向尺侧。切口继续向远端延伸，就像曲棍球杆那样绕过舟骨结节。分离皮肤与深筋膜，在切口桡侧确认并保护桡动脉。掌侧关节囊纵向切开分离，暴露舟骨与大多角骨关节的横向关节囊切口不一定需要。

开放——背侧入路（图12.3）

背侧入路可提供舟骨近端良好的术野暴露。对于近极骨折首选背侧入路，因为它允许顺行螺钉置入近端小骨块的中央部分，这比逆行掌侧置入法要简单得多。此入路是 Lister 结节以远斜行切口，将伸肌支持带纵向分离，注意识别和保护桡神经浅支。将第二、三伸肌间室的肌腱（桡侧腕长伸肌、桡侧腕短伸肌和拇长伸肌腱）拉开，然后纵向切开腕关节囊，注意切勿损伤主要的背侧

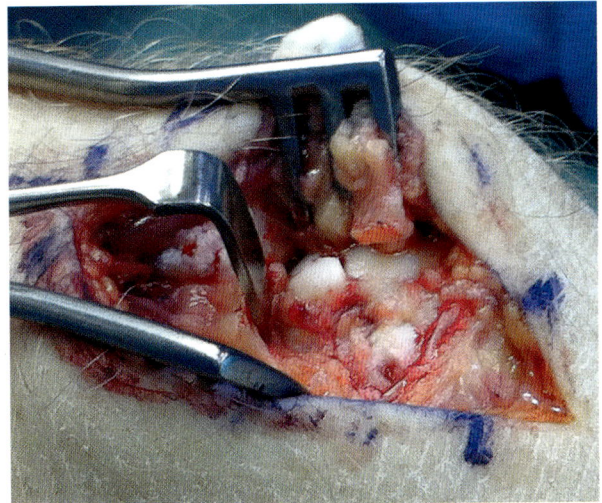

图12.3　舟骨背侧入路：移位的近极骨折通过此技术复位固定效果最佳

脊血供和舟月韧带。

经皮内固定

随着空心加压螺钉的推广，经皮内固定技术得到了普及，该技术的应用可明显减少关节囊的瘢痕风险和对舟骨血供的破坏。其仅仅适用于无移位或轻度移位的骨折，由于移位骨折的闭合复位非常困难，若没有关节镜检查，无法确定骨折复位的确切效果。远端掌侧入路逆行经皮内固定技术应用于舟骨远端和腰部骨折，而背侧近端入

路顺行置入技术应用于近极骨折。

无论采用哪种方法,导针沿舟骨长轴中心置入是关键点,并且术中 C 臂机透视评估也非常重要。对于掌侧入路,导针插入时腕关节应旋后和背伸;背侧入路时,腕关节则是屈曲和旋前。

有些医生将经皮内固定与腕关节镜技术结合,以评估骨折复位和相关的软骨或韧带损伤。

舟骨骨折的手术治疗需要良好的固定装置,对骨折两端提供加压力,并可早日去除石膏进行腕关节活动。因此,如果骨折类型允许,空心埋头螺钉要优于克氏针。最初的 Herbert 螺钉通过远近端不同的螺距,可对骨折端产生加压力,但为非空心结构。坚强的钛合金材料可提供足够的加压力和稳定性,使更小的空心螺钉系统得以发展,一些小型空心螺钉可提供骨块之间不同的加压程度。

急性舟骨骨折的治疗效果

> **急性舟骨骨折的疗效**
>
> 通过非手术或手术治疗,2 年内愈合率为 90%。
>
> 如果骨愈合,远期功能良好。
>
> 11% 的患者有轻度持续性症状。
>
> 畸形愈合——不影响短期疗效。
>
> 畸形愈合——可导致关节炎的发生率增加。

据报道,骨折愈合后 7 年内出现影像学显示的轻度骨性关节炎者约占 5%,而确诊的急性舟骨骨折经石膏固定获得骨愈合者占 85% 以上。骨折愈合者总体功能良好,活动范围和握力基本恢复正常。长期研究显示,即使内固定术后有并发症的患者,如果达到了骨愈合,其手功能恢复也较好。仍有部分患者,无论是手术治疗还是非手术治疗,尽管已达到骨愈合,但仍有持续性症状存在,最常见的是疼痛,甚至会丢失相应的活动度,

这往往是由于关节软骨损伤或畸形愈合所致。对 229 例舟骨骨折愈合患者的研究后显示,7 年随访发现影像学上出现骨关节炎的比率为 5%。

畸形愈合最常见的是舟骨骨折屈曲导致的驼背畸形。普通 X 片和 CT 扫描对评估畸形愈合均不可靠。侧位片上舟骨内成角畸形 > 35° 或高度长度比(H/L)≥ 0.6,则定义为畸形愈合。

一项模拟舟骨畸形愈合的尸体研究表明,桡腕关节背伸活动和腕中关节运动会受到限制,部分临床研究表明这种畸形愈合可导致持续性疼痛和僵硬,并增加远期创伤后骨关节炎发生的风险。

总结

舟骨腰部骨折诊治困惑的原因有很多,包括:

1. 舟骨骨折与软组织损伤的鉴别困难(疑似舟骨骨折),因骨折在相应的 X 线片上较难发现。

但是,应用 CT 或 MRI 检查,可以明确或排除那些 X 线检查正常、有持续性症状和骨折可疑的患者。

2. 值得关注的是,由于血供不良或骨折移位,采用非手术治疗的舟骨骨折将无法愈合。

研究表明,近端骨折块的血供不是决定是否进行非手术治疗的主要因素,而移位才是决定性因素,因为这会显著影响愈合率。

通过舟骨系列 X 线片不能可靠的评估移位,但 CT 可以评估。CT 评估的大多数小于 2mm 移位的舟骨腰部骨折,可采用非手术治疗,但愈合率随着移位程度的增加而减少。骨科临床中的舟骨腰部骨折大部分是无移位、小于 2mm 移位者,因此采用非手术治疗进行前臂石膏固定仍然是可接受的多数患者的治疗方案。移位较大的腰部骨折通过复位和内固定可增加愈合率,但这些骨折本身不稳定,或是粉碎性骨折,即使通过手术治疗也不容易愈合。

3. 值得关注的是,通过非手术治疗舟骨骨折可能导致畸形愈合。

尽管一些医生担心舟骨骨折畸形愈合对临床结果的影响,但与骨折不愈合相比,其不良影响

毫无疑问是更小，甚至可能轻微的畸形愈合不影响临床结果。

4. 确定舟骨骨折愈合允许腕关节自由活动的具体时间较为困难。

如果不确定舟骨骨折是否已经愈合，舟骨的CT扫描可以说明这一情况。如果超过50%的骨折横截面出现愈合，那么腕关节活动基本是安全的，并且随着时间的推移骨折端将更加稳定。

近极骨折较腰部骨折少见，且治疗困难。与腰部骨折相比，近极骨折不愈合率更高，如果发生骨不愈合，则比腰部骨折更难处理。由于这些原因，近极骨折只要有移位，建议急诊手术内固定，但这仍不能保证骨折的愈合。

参考文献

[1] Hove LM. Fractures of the hand. Distribution and relative incidence. Scand J Plast Reconstr Surg Hand Surg. 1993;27:317–319.

[2] Weber ER, Chao EY. An experimental approach to the mechanism of scaphoid waist fractures. J Hand Surg Am. 1978;3:142–148.

[3] Sutton PA, Clifford O, Davies TRC. A new mechanism of injury for scaphoid fractures: "test your strength" punch-bag machines. J Hand Surg Eur. 2010;35E(5):419–420.

[4] Mayfi eld JK. The mechanism of carpal injuries. Clin Orthop Relat Res. 1980;149:45–54.

[5] Desai VV, Davis TRC, Barton NJ. The prognostic value and reproducibility of radiological features of the fractured scaphoid. J Hand Surg (Eur). 1999;24B(5):586–590.

[6] Russe O. Fracture of the carpal navicular. Diagnosis, non-operative treatment and operative treatment. J Bone Joint Surg Am. 1960;42:759–768.

[7] Herbert TJ. Fractured scaphoid. St Louis: Quality Medical; 1990.

[8] Parvizi J, Wayman J, Kelly P, Moran CG. Combining the clinical signs improves diagnosis of scaphoid fractures. J Hand Surg (Eur). 1998;23B(3):324–327.

[9] Waizenegger M, Barton NJ, Davis TRC, Wastie ML. Clinical signs in scaphoid fractures. J Hand Surg. 1994;19B:743–747.

[10] Gunal I, Barton NJ, Calli I. Current management of scaphoid fractures: twenty questions answered. London: Royal Society of Medicine Press; 2002.

[11] Ziter FMH. A modifi ed view of the carpal navicular. Radiology. 1973;108:706–707.

[12] Duckworth AD, Ring D, McQueen MM. Assessment of the suspected fracture of the scaphoid. J Bone Joint Surg [Br]. 2011;93-B:713–719.

[13] Adams JE, Steinmann SP. acute scaphoid fractures. Hand Clin. 2010;26:97–103.

[14] Tiel-van Buul MM, van Beek EJ, Broekhuizen AH, et al. Radiography and scintigraphy of suspected scaphoid fracture: a long-term study in 160 patients. J Bone Joint Surg [Br]. 1993;75-B:61–65.

[15] Dias JJ, Thompson J, Barton NJ, Gregg PJ. Suspected scaphoid fractures. The value of radiographs. J Bone Joint Surg. 1990;72-B:98–101.

[16] Brismar J. Skeletal scintigraphy of the wrist in suggested scaphoid fracture. Acta Radiol. 1988;29:101–107.

[17] Ring D, Lozano-Calderon S. Imaging for suspected scaphoid fracture. J Hand Surg Am. 2008;33:954–957.

[18] Yin ZG, Zhang JB, Kan SL, Wang XG. Diagnosing suspected scaphoid fractures: a systematic review and meta-analysis. Clin Orthop. 2010;468:723–734.

[19] Adey L, Souer JS, Lozano-Calderon S, et al. Computed tomography of suspected scaphoid fractures. J Hand Surg Am. 2007;32:61–66.

[20] Gaebler C, Kukla C, Breitenseher M, et al. Magnetic resonance imaging of occult scaphoid fractures. J Trauma. 1996;41:73–76.

[21] Malee W, Doornberg JM, Ring D, et al. Comparison of CT and MRI for diagnosis of suspected scaphoid fractures. J Bone Joint Surg Am. 2011;93-A:20–28.

[22] Royal College of Radiologists. Maing the best use of clinical radiology services guidelines for doctors. 5th ed. London: Royal College of Radiologists;2003.

[23] Mody BS, Belliappa PP, Dias JJ, Barton NJ. Nonunion of fractures of the scaphoid tuberosity. J Bone Joint Surg Br. 1993;75:423–425.

[24] Dias JJ, Wildin CJ, Bhowal B, Thompson SR. Should acute scaphoid fractures be fi xed? A randomised controlled trial. J Bone Joint Surg Am. 2005;87:2160–2168.

[25] Mcqueen MM, Gelbke MK, Wakefi eld A, Will EM, Gaebler C. Percutaneous screw fi xation versus conservative treatment for fractures of the waist of the scaphoid. A prospective randomised study. J Bone Joint Surg Br. 2008;90:66–71.

[26] Modi CS, Nancoo T, Powers D, Ho K, Boer R, Turner SM. Operative versus non-operative treatment of acute undisplaced and minimally displaced scaphoid waist fractures- a systematic review. Injury. 2009;40:142–151.

[27] Yin Z, Zhang J, Kan S, Wang P. Treatment of acute scaphoid fractures. Systematic review and metaanalysis. Clin Orthop Relat Res. 2007;460:142–151.

[28] Clay NR, Dias JJ, Costigan PS, Gregg PJ, Barton NJ. Need the thumb be immobilised in scaphoid fractures? A randomised prospective trial. J Bone Joint Surg [Br]. 1991;73-B:828–832.

[29] Hambidge JE, Desai VV, Schranz PJ, Compson JP, Davis TRC, Barton NJ. Acute fractures of the scaphoid. Treatment by cast immobilization with the wrist in fl exion and extension? J Bone Joint Surg

[Br].1999;81-B:91–92.

[30] Dias JJ, Taylor M, Thompson J, Brenkel IJ, Gregg PJ. Radiographic Signs of union of scaphoid fractures. An analysis of interobserver agreement and reproducibility. J Bone Joint Surg [Br]. 1988;70-B:299–301.

[31] Geoghegan JM, Woodruff MJ, Bhatia R, Dawson JS, Kerslake RW, Downing ND, Oni JA, Davis TRC. Undisplaced scaphoid waist fractures: is 4 weeks' immobilisation in a below-elbow cast suffi cient if a week 4 CT scan suggests fracture union? J Hand Surg Eur Vol. 2009;34:631.

[32] Bhat M, McCarthy M, Davis TRC, Oni JA, Dawson S. MRI and plain radiography in the assessment of displaced fractures of the waist of the carpal scaphoid. J Bone Joint Surg [Br]. 2004;86-B:705–713.

[33] Rettig ME, Kozin SH, Cooney WP. Open reduction and internal fi xation of acute displaced scaphoid waist fractures. J Hand Surg. 2001;26A:271–276.

[34] Cooney WP, Dobyns JH, Linscheid RL. Fractures of the scaphoid: a rational approach to management. Clin Orthop Relat Res. 2007;460:142–151.

[35] Amirfeyz R, Bebbington A, Downing ND, Oni JA, Davis TRC. Displaced scaphoid waist fractures: the use of a week 4 CT scan to predict the likelihood of union with nonoperative treatment. J Hand Surg (Eur). 2011;36(6):498–502.

[36] Haisman JM, Rohde RS, Weiland AJ. Acute fractures of the scaphoid. J Bone Joint Surg Am. 2006;88:2750–2758.

[37] Slade 3rd JF, Gutow AP, Geissler WB. Percutaneous internal fi xation of scaphoid fractures via an arthroscopically assisted dorsal approach. J Bone Joint Surg Am. 2002;84-A Suppl 2:21–36.

[38] Lindstrom G, Nystrom A. Incidence of post-traumatic arthrosis after primary healing of scaphoid fractures: a clinical and radiological study. J Hand Surg Eur. 1990;15:11–13.

[39] Forward DP, Singh HP, Dawson S, Davis TRC. The clinical outcome of scaphoid fracture malunion at 1 year. J Hand Surg Eur Vol. 2009;34:40.

[40] Dias JJ, Dhukaram V, Abhinav A, Bhowal B, Wildin CJ. Clinical and radiological outcome of cast immobilisation versus surgical treatment of acute scaphoid fractures at a mean follow-up of 93 months. J Bone Joint Surg [Br]. 2008;90-B:899–905.

[41] Ring D, Patterson JD, Levitz S, Wang C, Jupiter JB. Both scanning plane and observer affect measurements of scaphoid deformity. J Hand Surg Am. 2005;30:696–701.

[42] Burgess RC. The effect of a simulated scaphoid malunion on wrist motion. J Hand Surg Am. 1987;12:774–776.

[43] Nakamura P, Imaeda T, Miura T. Scaphoid malunion. J Bone Joint Surg Br. 1991;73:134–137.

[44] Dawson JS, Martel AL, Davis TRC. Post-gadolidium enhancement patterns in acute scaphoid fractures and the relationship to fracture healing. J Bone Joint Surg Br. 2001;83B:809–814.

第十三章　桡骨远端和下尺桡关节的骨折

Douglas A. Campbell，Louise A. Crawford

> **关键词**
>
> 骨折；桡骨；手腕；尺骨；关节；功能不全；联合损伤；分型；影像；下尺桡关节；三柱理论；角度稳定性；可变角度

引言

桡骨远端骨折为骨科日常诊疗中最常见的骨折之一。在 X 线出现前，该骨折最早被认为是简单的"关节脱位"。1705 年，法国医生 JL Petit 对此产生质疑，他认为该创伤后的畸形实际上是由骨折引起的，而非"关节脱位"。数十年后，Claude Pouteau 在其去世后出版的著作中（1783）也提及："这类骨折常被误认为是部分脱位和挫伤，或是桡骨在腕部关节附近从尺骨上分离。"

在许多专科医生眼里，Abraham Colles 的名字与桡骨远端骨折密切相关，几乎等同，"Colles 骨折"至今广泛使用。但是，Colles 是在 1814 年发表他的研究，而 X 线是 80 年后才发现的，因此对于今天常提及的"Colles 骨折"，Colles 本人在当年到底是如何理解和描述的？至今仍是个谜。但他阐明了这种骨折在当时常误诊为脱位的原因："……缺乏骨擦音和其他常见骨折症状使得诊断非常困难……"

确实这一描述从另一个角度道出了大部分桡骨远端骨折类型的特点——伤后早期功能良好。因为移位和压缩骨块有固有的"稳定性"。这是干骺端关节外"折弯"畸形的骨折典型表现，是密度不高疏松型骨骼在简单低能量损伤后的常见表现类型。这些骨质疏松部位的骨折往往导致"不可接受的移位"。旧时处理是：先试着手法复位，但无牢固的制动；当不可避免再移位发生时，任

其畸形愈合。

对这一"简单"骨折的处理之所以不同于其他部位的骨折，主要是桡骨远端骨折属于各家医院常见的多发骨折，工作量大并辛苦，而且其愈后和骨折类型不直接相关。过去的 20 年里，随着社会人口结构的变化以及医保政策的改善，针对此类损伤的治疗方式层出不穷，但对"最佳"方案依然无法达成共识。尽管如此，不同治疗方法的支持者依然众多。

最近 60 年，学者们认为关节内骨折由于损伤类型和患者的不同，许多情况下和单纯关节外"弯曲"骨折的愈后大不相同，由此可见，"桡骨远端骨折"的概念显然是太宽泛了。

对"桡骨远端骨折"的最新共识是，明确了尺骨远端在某些骨折类型中的重要性，它可导致下尺桡关节（DRUJ）的损伤，影响前臂的旋转及手的稳定性和姿势。该损伤涉及关节的多个方面，因此更应被理解为"腕部骨折"，而不是简单的桡骨骨折。

本章旨在介绍该领域的研究进展，以及一系列规范诊疗的原则，建立一个更趋完善的"腕部骨折"处理框架。

损伤

明确损伤的性质对治疗的决策至关重要。数十年来，涌现了诸多桡骨远端骨折的分类、分型

等理论，目的是理解骨折的类型、指导治疗和更可靠的预测愈后。没有一种分型可完全达到上述要求，但是只有领会了这些分型理论的初衷，我们才可理解其系统性的常规诊治原则。

Frykman 分型兼顾了腕部诸骨的损伤情况，是对"腕部"骨折系统研究的开始。但随后的分型忽视了损伤的关节整体，而是单独地考虑某一骨骼损伤。即对桡骨或尺骨骨折等孤立性分别进行评估，而非整体评价腕部关节损伤问题。当然，这些分型可较好地描述单一骨折类型，但对预测愈后反而是不可靠的。多年来，一些文献在努力比较不同方法治疗看似相近的桡骨远端骨折，错误地认为仅是腕部的一个单元，故得出了成功与失败相反的研究结果。根本原因就是只考虑了单一部位的损伤，只见树木不见森林。

Rikli 和 Regazzoni 提出了"三柱理论"（图13.1），为我们整体把握腕关节理清了思路。该研究重点在于分析腕关节整体在力学载荷，定义了三"柱"结构——两个在桡骨（桡侧柱和中间柱），一个在尺骨（尺侧柱）。这一理论不仅强调了腕关节是多单元统一结构，还为理解腕部骨损伤机制及最佳腕功能重建打下了基础。三柱理论进一步明确了三柱的作用：中间柱为腕部的主要承重区；桡侧柱的重要功能是稳定支撑腕骨，而尺侧柱是前臂的旋转轴，并增强腕部的整体稳定性。

Pechlaner 的研究认为：除背侧撕脱骨折外，几乎所有桡骨远端骨折都可以通过过伸暴力复制出来。生物力学研究也进一步表明，中立位时，腕部负荷集中在舟骨窝和月骨窝的中间或掌侧（图13.2a）。伸腕状态（损伤的常见姿势）时，负荷常转移到舟骨窝的背侧和月骨窝的中间（图13.2b）。临床就好理解桡骨远端的"Dye-Punch"骨折，其实质为月骨撞击月骨窝中央导致碎裂并形成对骨碎片的"压缩"。

中间柱不仅有载荷基石的月骨窝，还包括下尺桡关节（DRUJ）桡骨部——乙状切迹，是前臂旋转功能的主要解剖基础。因此不难理解中间柱是骨折重建、恢复稳定和功能的关键。最近对近100 例桡骨远端关节骨折的 CT 分析证实：桡骨远

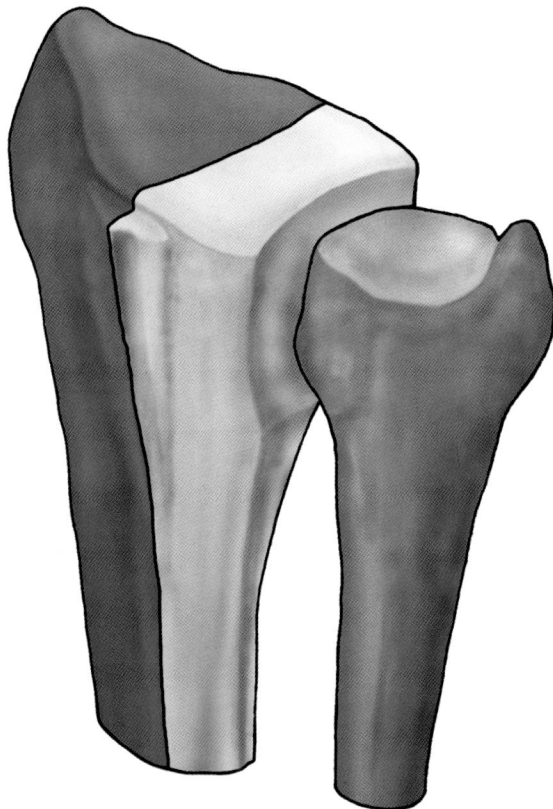

图 13.1 三柱理论

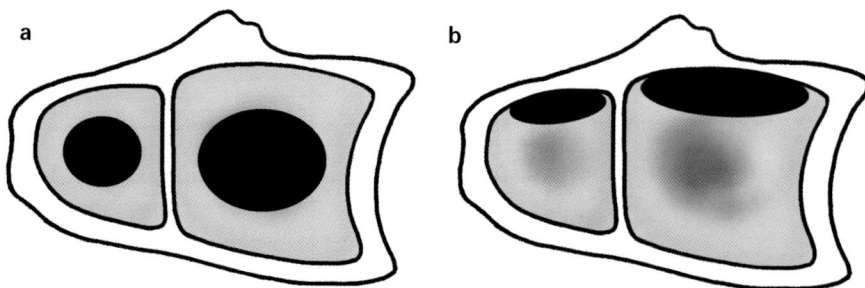

图 13.2 经桡腕关节的负荷模式。（a）腕中立位时对冲负荷。（b）腕背伸位状态

端背侧移位骨折主要伤及月骨窝和乙状切迹，而掌屈骨折主要伤及舟骨窝。

当然，腕部骨折的预后不仅和骨损伤有关，其他组织结构的明显损伤也影响其治疗结果。但这些损伤往往难以在骨折早期发现，而关节镜检查可显示大多数腕部骨折相关的韧带或三角纤维软骨复合体（TFCC）损伤。目前面临的挑战是，确定哪些是严重的损伤，需要早期进行治疗干预，因为并非所有的相关损伤都需要早期治疗。传统的处理是明确每种组织损伤并逐一修复，但现在认为这些损伤应该区别对待。

关节面损伤对远期功能有潜在影响，更为严重。Melone 分型就考虑了这一重要问题，阐述了关节面损伤骨块的类型。Knirk 和 Jupiter 的早期研究指出，移位大于 2mm 的关节面台阶容易导致远期关节继发性退变，具有较高的发生率，建议手术复位和固定。该研究将准确评估关节面损伤提到了一个新高度，但要考虑到 20 世纪 80 年代中期的影像学水平，故该结论还是有一定的缺陷。因此，截至目前，关节面骨折移位的确切影响尚不清楚。

现在对关节面骨块类型的研究更为广泛，明确了一些重要原则。最近才意识到，附着在桡骨远端边缘的关节外韧带是影响骨折线方向的关键。关节内骨折更常发生在知名关节外韧带附着处，而不是桡骨远端周围任意部位。如前所述，常见的伸腕位损伤时，载荷冲击发生在月骨窝中间。掌侧关节外韧带在伸腕位时收紧，其强韧的抗拉作用可保护附着区的骨组织，但超过承受极限时则将导致撕脱性骨折。骨组织的抗压缩力较强于牵张力，因此，损伤时桡骨远端关节面边缘会出现小的撕脱骨折，而强大的压缩暴力作用于质硬的骨组织则造成关节面较大的骨折块。

骨和韧带的这些特性随年龄而变化，尤其是女性。桡骨远端的骨量、骨密度和骨小梁结构随年龄增加表现出骨质疏松的变化，韧带结构和力学性能也相继改变。所以撕脱性骨折更常见于年轻患者，而老年人更容易发生压缩性骨折和中等骨块的韧带撕脱性骨折。

该理论解释了为什么在桡骨远端存在两大类不同的损伤。这两种类型几乎都发生于两个不同的人群——老年人（主要是女性）和有活力的年轻人。虽然腕骨折也可见于儿童和青少年，但这种类型几乎都是单纯的桡骨远端。

典型的低能量"折弯型"骨折常发生在骨质不足的区域，多见于老年或骨质疏松症患者，在一个趔趄跌倒后发生。损伤常位于渐进疏松薄弱的干骺端，意味着关节内骨折在老年人群中较少见。常见的损伤模式是过伸的压力负荷下，致背侧面（骨折的"压缩"侧）骨折碎裂，随之而来出现明显的骨丢失。

相反，年轻人的腕骨折常发生在高能量暴力时，如高处的坠落伤，或者作为高能量创伤中多发伤的一个部位。此时，骨质一般良好，骨折类型说明了这一点，质硬的软骨下骨和关节的粉碎，压缩区的碎裂，而不是类似于典型骨质疏松型的"折弯型"骨折的渐进性变形。年轻健康人群中，外伤骨折突然而剧烈，不是缓慢和渐进的。关节面骨块较常见，但关节软骨往往保持正常的厚度，而由于瞬间的压缩暴力，软骨细胞损伤是不可避免。此外，这种暴力模式还将腕骨"逼入"桡骨远端表面，导致骨块和碎片压缩陷入关节面深处，即"Dye-Punch"损伤。

累及下尺桡关节的骨折将对功能产生较大的影响，可致前臂旋转弧度的丢失，特别是旋后动作，甚至可产生严重的残疾，肩颈部的继发性问题也较常见。下尺桡关节由两个骨结构组成：桡骨远端的乙状切迹和尺骨远端。随着三柱理论的广泛接受，尺骨远端的损伤也得到了正视。骨结构或稳定性的破坏将影响前臂旋转，旋转发生于整个前臂，而不仅仅是两端，它应视为一个双髁"关节"。毫无疑问，下尺桡关节的损伤会影响前臂的旋转，而治疗前臂旋转障碍的患者，必须检查前臂全轴。本章重点介绍前臂下尺桡关节的问题。尺骨远端骨折可能涉及尺骨头、颈和 / 或茎突，本章后面会详细介绍。

其他重要结构的损伤在高能量骨折中也经常

出现。"剪力"骨折引起桡腕关节瞬间脱位，初始X线片可能仅显示关节的半脱位，而关节外韧带相连的撕脱骨块的存在，则可反映曾经造成这些潜在不稳定骨折的高能量损伤。

> 临床要点
> 三柱理论对理解损伤和制订治疗计划是非常有益的。
> 中间柱是桡骨远端骨折成功复位和稳定的关键。
> 桡骨远端骨以外结构的损伤将对预后产生影响。
> 损伤"类型"与骨质有关。
> 前臂的旋转是上肢功能满意恢复的关键。

分型

远端桡骨骨折有许多分型方法。上面提到的Frykman 和 Melone 法外，还有其他一些临床分型也值得学习。

AO 综合分型描述了骨骼中 3 类骨折的亚型：A 型，关节外；B 型，部分关节内；C 型，完全关节内。这 3 个亚型也分别对应于引起它们形变的暴力，即扭曲力、剪切力和轴向压缩力。该分型非常详细，是桡骨损伤准确分类的良好方法，但是日常应用较为困难。然而，它是可重复性和可靠性最高的方法之一。

Jupiter 和 Fernandez 于 1997 年提出了简单而又全面的分型方法，即"通用系统"分型法（图13.3）。它根据引起变形的暴力来描述损伤类型，并为每种类型的损伤提出相应的治疗意见。其描述的五种骨折类型包括 AO 综合分类系统（扭曲、剪切和压缩）的 3 个亚型，以及腕关节撕裂和高能"组合"的损伤模式。虽然这个系统不能对多种不同骨折模式进行精确分类，但它提出了对损伤机制的理解以及对损伤的处理。尽管它已被证实在实验组内部和实验组与对照组之间可靠性较

> 临床要点
> 没有单一的分型系统可以明确预后。
> 通用系统分型法有利于理解损伤和指导治疗。

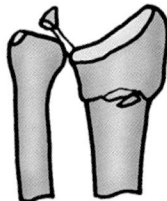

I 型 弯曲骨折

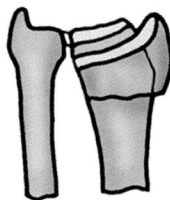

II 型 剪切骨折

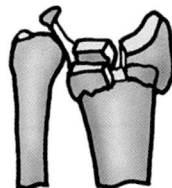

III 型 压缩骨折

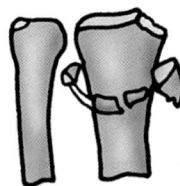

IV 型 桡腕关节骨折脱位

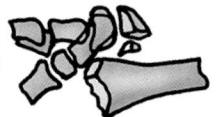

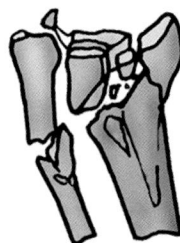

V 型 复杂损伤

图 13.3 桡骨远端骨折的常用分型系统

低，但这仍是一个临床实用的分型系统。

预后影响因素

传统上，认为骨折愈合的位置是最重要的单一预后因素，不稳定性骨折预后以及有继续移位风险的骨折，主要依靠影像学检查结果进行评估。Lafontaine 及其同事提出了桡骨远端骨折不稳定的影像学危险因素：

· 背倾 >20°。
· 粉碎性。
· 累及关节面。
· 骨折累及尺骨。
· 60 岁以上的患者。

3 种或 3 种以上的上述因素会增加骨折不稳定性的风险，但是目前的临床经验显示，其中某些因素单独存在也会伴有不稳定的风险。当时认为这些影像学因素可以通过可靠的和可重复的测量进行评估。我们现在发现情况并非如此，必须从"可衡量的"因素这个角度去考虑。

桡骨短缩被认为是后期关节不稳定的单一可靠指标，但预后并不差（至少在 55 岁以上的患者中），而年龄也被认为是单一可靠的预测指标。

许多研究表明，关节移位会显著增加患骨关节炎的风险。然而，退变的进展与需要进一步治疗的症状之间没有直接的相关性。

这些证据与影像学结果有关，但是功能预后呢？

评价功能预后的一个重要的影像学预测指标是有无明显的腕关节力线紊乱。正常的掌倾角丢失，无论是掌侧或是背侧移位，均可以导致腕骨轴线的代偿性改变（图 13.4）。相关的固有韧带损伤也可以导致腕部力线紊乱。持续大于 10° 的背倾畸形，已被证实与年轻患者功能预后较差有关，可能是腕关节适应性不稳定造成的。最近的研究结果也同意这一观点，并进一步认为，如果要达到可以接受的功能预后，关节面错位和骨折间隙应小于 2mm，桡骨长度短缩应恢复到 2mm 以

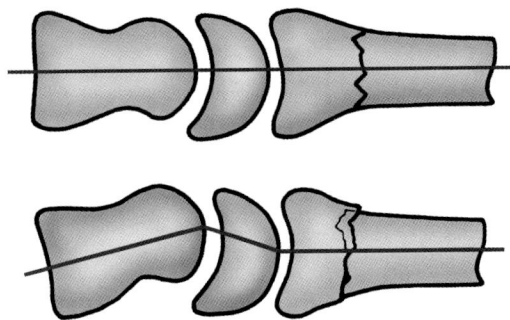

图 13.4 背倾导致腕关节代偿性力线紊乱

内。这表明，影响功能预后的是腕关节的不稳定性，而不是背倾的角度。但是，在很多情况下，预后"差"的真实性很难确定。腕关节尺侧疼痛（由于桡骨短缩，还是原有尺骨撞击？）、握力丧失（由于腕关节背伸减少还是骨折后疼痛？）、旋后减少（由于下尺桡关节对位不良，还是韧带损伤？），及诸如一些较难鉴别的特征，包括复杂的工伤引起的问题，都可能产生较"差"的预后。这些因素在不同的个体，因需求的差异，会产生不同的"功能性"预后。影响"预后"无疑是多因素的，不仅难以客观评估，而且个别情况下更难以预测，尽管这不会影响记录可衡量参数的结果。

在 20 世纪 50 年代初，Gartland 和 Werley 的评分系统出版后，"缺点评分系统"最先被接受和应用。肩肘手的残疾评分系统（DASH）和腕关节评分系统（PRWE）也被广泛应用于预后的评估。即使这些都是经过验证的评分系统，它们仍然是主观性的，并且会随着不同的患者和他们的个人需求而变化。当然，在任何可靠的评分系统中主观评分都是至关重要的。

"什么是可以接受的复位？"是难以用客观和一致性的术语来回答的问题。尽管目前还不清楚应该测量什么来评估功能预后，一定程度上是因为不同个体对"功能"理解不同，但是单纯的活动范围测量并不能很好地预测功能紊乱，而握力、手的可支配性及遗留的腕部疼痛的评估似乎更可靠。年龄因素在评价骨折复位和愈合中也很重要，65 岁以上比 65 岁以下的患者更能耐受畸形愈合。

骨密度变化的影响很难从老年化和功能需

求下降的影响中独立出来。骨质疏松症应是畸形愈合的一个重要危险因素，但是这种畸形愈合的功能影响往往是可以耐受的。一项随机性研究显示，采用外固定器或石膏固定的"屈曲型"骨折治疗的85例患者中，出现有明显的畸形愈合率（50％），但运动范围、日常活动能力和总体"功能"没有受限。

临床要点

影像学参数不能代表预后，特别在低能量损伤中。

某些骨折类型可能会增加退行性疾病的风险，但无法预测术后的症状。

腕关节力线紊乱应是高能量损伤中功能预后可靠的预测指标。

影像学

X线检查仍是诊断桡骨远端骨折的主要依据。掌握某些观念及原则后，则可以从普通的X线片中收集重要的信息。

尽管有证据表明计算机辅助测量数字图像的精度比传统方法高31％，但X线片上的距离和角度的测量是非常困难的。X线片必须标准化。即使手腕轻度的旋前旋后也会影响常规平片上的一些指标。

在标准侧位片中，X线束是垂直于桡骨干的长轴，可看到豌豆骨的掌侧皮质位于舟骨的远极顶端和头状骨掌侧缘之间连线的中1/3处时，属于"真正的"侧视图（图13.5）。如果侧位片不标准，那么测量的指标变化很大，根据旋转位置的不同，掌倾角为 -4°~15°。这对于评估临床病例复位的精准性以及先前发表的放射学角度研究的测量数据的准确性有明显的影响。

在腕关节的X线片上可常规评估一些标准的角度和距离（图13.6）。在前后位（PA）片上，桡骨倾斜度、桡骨高度、桡侧移位和尺骨变异是常

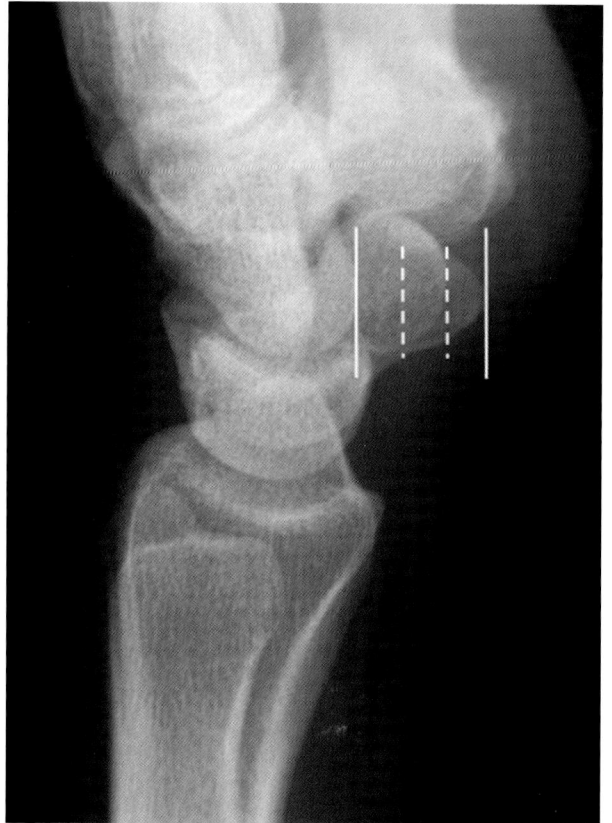

图13.5 在标准的侧位X线片中，豌豆骨的掌侧皮质位于头状骨的掌侧面和舟骨远极之间的中 1/3 区域内。实线代表头状骨掌侧面和舟骨远极之间的距离，虚线将此距离分成 3 等份

用的和公认的标志性测量参数。尺骨变异的概念是有趣的，因为它实际上发生的是桡骨变异，因在前臂旋转过程中尺骨是保持固定不动的，而桡骨围绕尺骨移动。在前后位片上可以显示桡骨远端的掌侧和背侧边缘，背侧缘通常更远（图13.7a，b）。在背侧移位的骨折中则是相反的，两者中背侧边缘更靠近端（见图13.7c，d）。桡骨和舟骨之间的距离也可提供诊断信息。如果这个间隙减小，则提示腕骨嵌入桡骨远端（无退行性疾病的情况下），原因是关节表面的骨折并压缩。应用桥式跨关节外固定器后，桡舟间隙大于3mm，则表示有过度牵张。由于下尺桡关节对前臂旋转稳定性的影响（见后文），桡侧移位的恢复是非常重要的。

通常情况下，侧位片中常用的唯一测量参数是掌倾角。如上所述，这种测量方法受手腕旋转

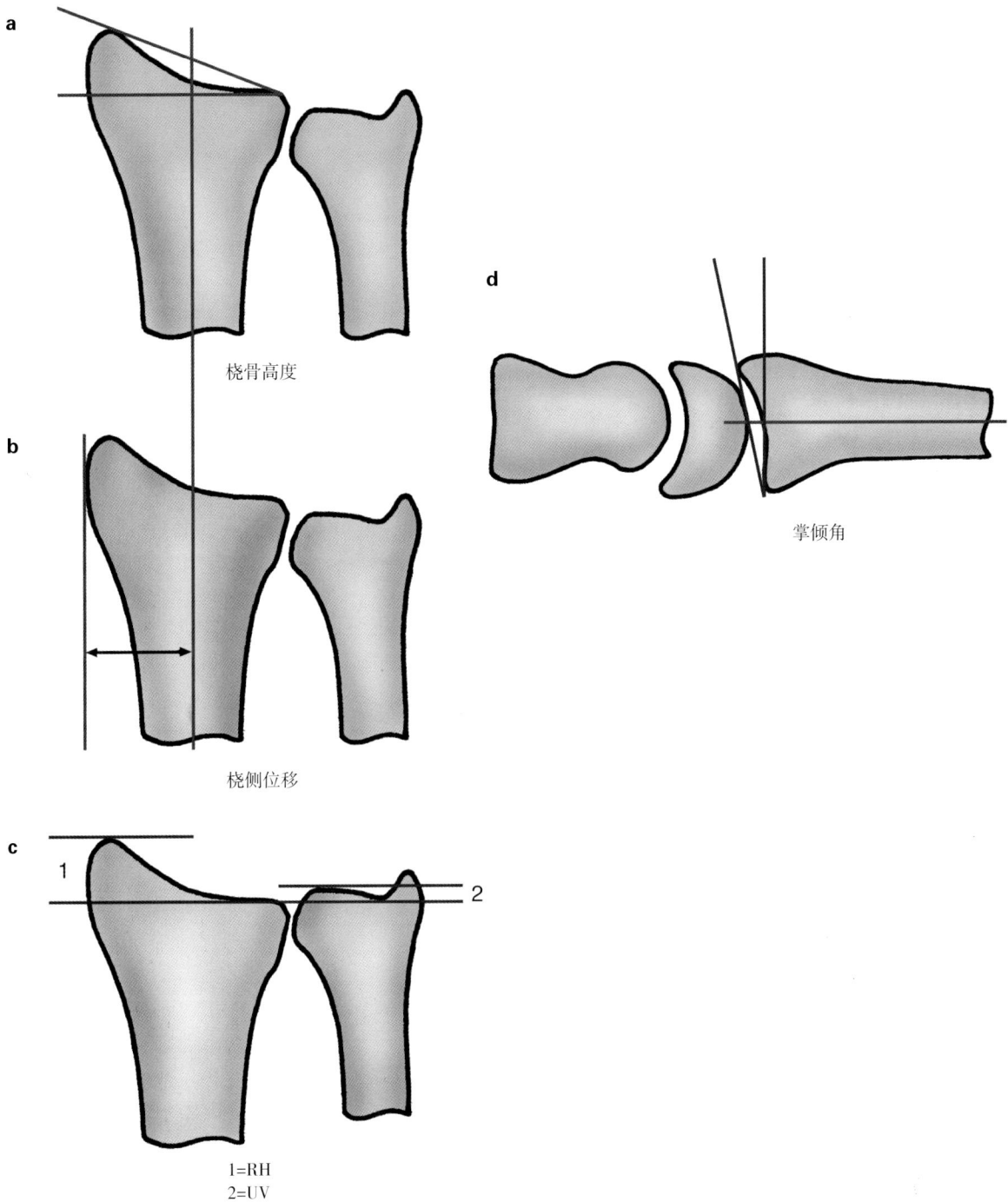

图13.6 在腕关节X线片上测量的标准影像学角度：（a）桡倾角。（b）桡侧位移。（c）桡骨高度（RH）和尺骨变异（UV）。（d）掌倾角

角度的影响。在普通侧位平片上要识别的一个重要骨性标志是"泪滴"（图 13.8），这代表了月骨窝的掌侧缘，是掌侧关节外韧带的起点，是骨折稳定性的关键区域。这个区域对于恢复桡骨并腕关节的解剖稳定性至关重要。

关节面的压缩性损伤可能导致骨折块塌陷（"Dye-Punch"损伤）或分离。侧位片上桡骨远端背侧到掌侧边缘的距离被定义为"AP距离"。虽

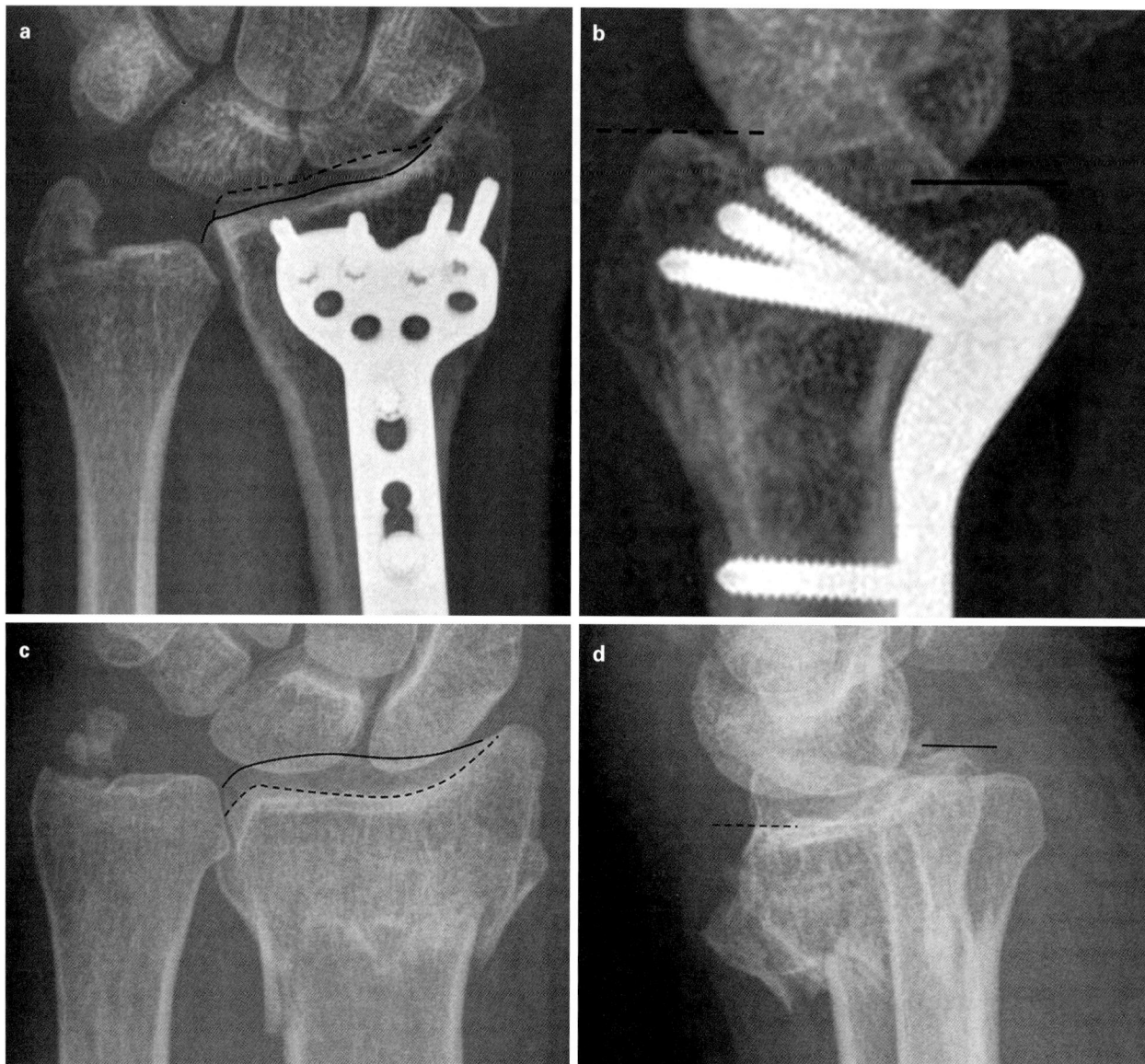

图 13.7 桡骨远端的背侧（虚线）和掌侧（实线）边缘。（a）正常的正位片。（b）正常的侧位片。（c）骨折背侧移位的正位片。（d）骨折背侧移位的侧位片

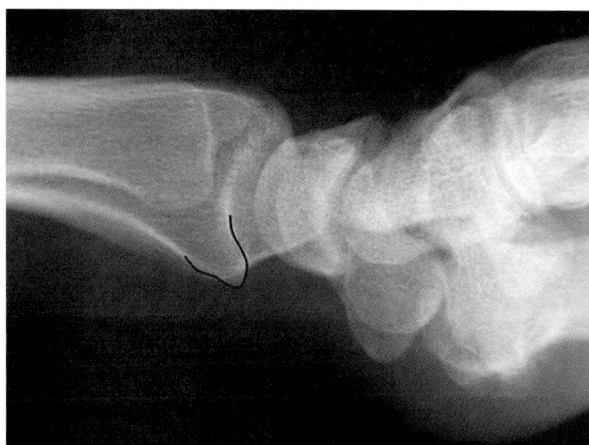

图 13.8 X 线侧位片上的"泪滴"是指月骨窝的掌侧边缘

然实际骨块的位移可能难以识别（图 13.9），但该参数在轴向载荷损伤中常变宽，重视 AP 距离的评估可有助于鉴别。

涉及月骨窝的骨折也多影响乙状切迹及下尺桡关节。一个标准的侧位 X 线片可显示月骨窝，而不是舟骨窝（因为它与 X 线成 10°~15°角）。观察舟骨窝（其占桡骨远端关节面的 50%）需要 20°角的侧视 X 线片（图 13.10）。

有特定角度的侧位片，也可以完成类似的成角 10°的正位片，以准确地显示关节面骨折台阶和

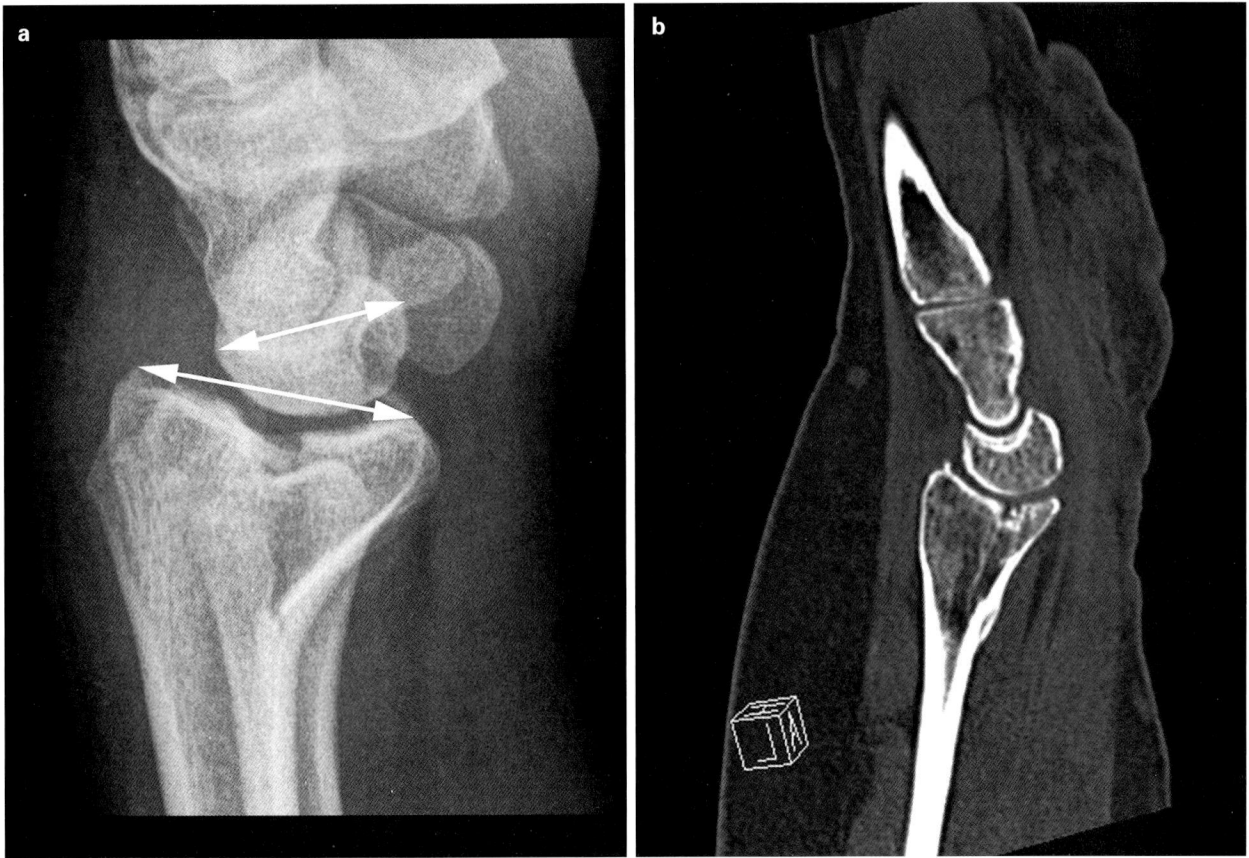

图 13.9 桡骨远端前后距离的增宽的 X 线侧位片（a）和 CT（b），短箭头表示正常月骨的前后径，长箭头表示月骨窝异常扩大的前后径

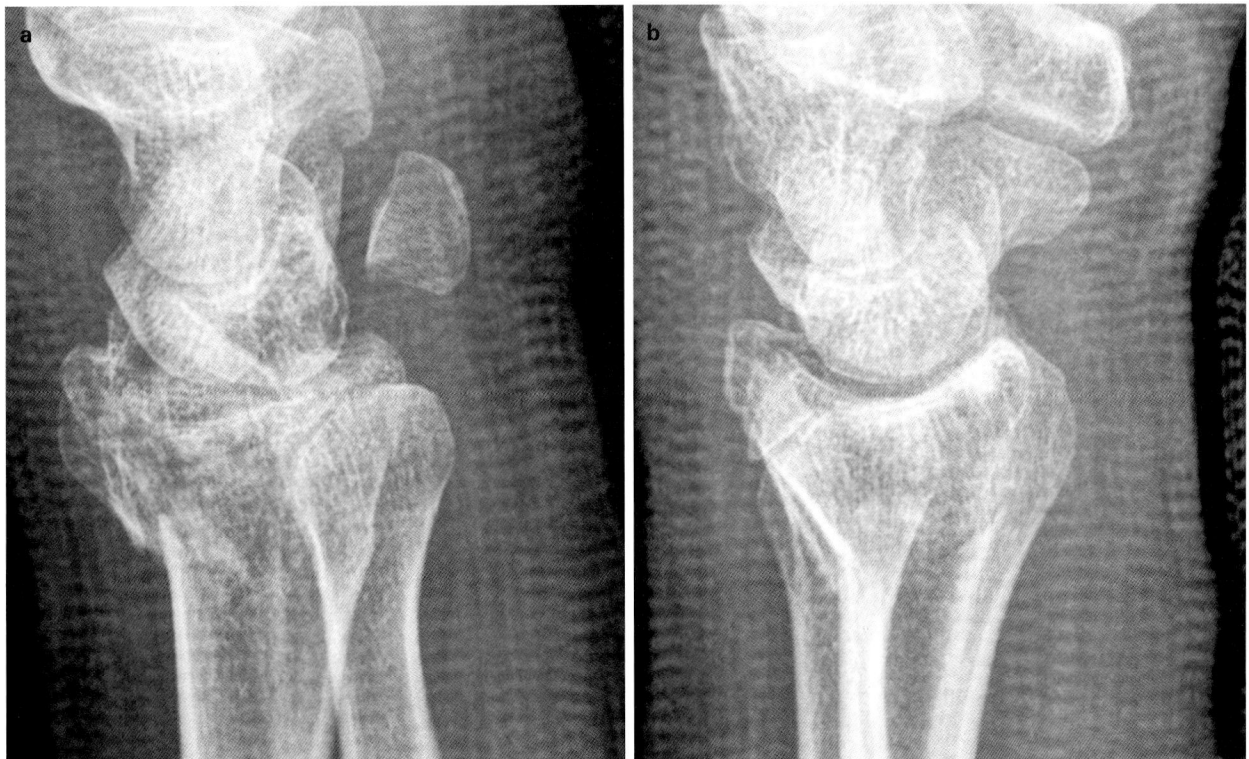

图 13.10 标准和斜角度的 X 线片。（a）标准侧位。（b）斜角度的侧位

植入物在软骨下骨的位置,例如螺丝和克氏针。

CT扫描越来越多地应用于准确评估骨折类型,毫无疑问,CT扫描比普通X线片更能精准地评估骨折移位。现代三维重建技术可以让医生更好地明确其骨折类型和骨折块移位程度。虽然采用成熟的现代成像技术来准确地了解骨折类型是明智的,但也存在这样的问题,可能会忽略X线片可获得的大量信息(通常在骨折早期)。在CT扫描后进行普通X线片的复查和再评估是至关重要的,以便在今后的病例中能够更充分认识和解读平片。

其他成像方法,如超声、关节造影和MRI,在评估急性骨骼损伤时的作用不大,但对伴随的相关损伤的诊断作用较大。

> 临床要点
>
> 普通X线平片往往包含大量的信息可评估损伤类型。
>
> 当评估二维平片时,必须考虑桡骨远端和腕关节的三维特性。
>
> CT扫描可以明确骨折类型,进而决策手术治疗。

关节外骨折

关节外骨折是指骨折线不涉及桡腕关节和下尺桡关节的骨折。这类损伤通常是闭合性的,常累及桡骨干骺端。高能量损伤可延伸到骨干,导致极度不稳定的粉碎性骨折。关节外骨折通常被认为是单纯性骨折,基本可以达到良好的功能预后。但事实并非如此,此类损伤必须考虑骨折类型对整个手腕的影响,而不仅仅是桡骨骨折。

桡骨短缩将改变腕部桡骨和尺骨远端所承受应力的相对比例。桡骨仅2~3mm的短缩将导致尺骨远端的应力增加1倍,这使三角纤维软骨复合体(TFCC)的压力显著增加,三角纤维软骨复合体作为尺骨头的"延伸"部分,其完整性、寿命和稳定性也会受到影响。在旋前位时,尺骨相对桡骨更偏长,致腕关节尺侧疼痛更明显。但这个位置是腕关节诸多活动的功能位,特别是当使用优势手时,如书写、切割、使用餐具或在键盘上打字等。

桡骨短缩也会导致下尺桡关节的不协调,因为乙状切迹相对于尺骨头发生了移位。表现为下尺桡关节韧带张力改变、跨关节的连接方式变化、前臂旋转受限并疼痛,特别是在旋后时。掌倾角的丢失将改变应力从腕部到桡骨远端的传导模式。掌倾角丢失越多,集中在桡骨远端背侧的应力越大,并且关节更容易发生退变。掌倾角减小对腕部受力负荷的影响比桡骨远端更明显。桡骨远端背倾角增加将改变头月关节面和桡月关节面的轴线,形成适应性腕关节不稳(图13.4)。腕关节的这些特性对预后意义重大,常作为骨折复位的标准,也用于治疗已确诊的骨折畸形愈合。桡骨远端骨块的倾斜角也会改变下尺桡关节各部分间的组成关系,从而对腕关节的功能造成影响。

远端骨块的桡侧移位将影响前臂旋转功能的稳定性,同时导致骨间韧带(IOL)松弛,从而影响下尺桡关节的稳定性(图13.11)。移位的远端骨块复位后可重新收紧骨间韧带(IOL),恢复前臂韧带的正常张力。

达到稳定复位后,大多数关节外骨折可以用石膏固定。与标准的短臂石膏相比,Sugar-Tong夹板固定前臂旋转并没有明显的优势。同样,尚无足够的证据支持将前臂固定于极度旋前或旋后位。应避免将手腕固定于极度屈曲位,以减少正中神经损伤。非手术治疗需要定期复查X线检查,并评估其临床特点。肢体水肿减轻时,需注意石膏的松紧度,若石膏太松会失去紧贴支撑的效果,这往往会在伤后10~14天容易发生骨折再次移位。但不稳定的骨折类型通常较难预测,在愈合之前的任何时候都有可能发生再次移位,这些骨折应该更密切、更频繁地进行评估。

部分无移位和稳定性骨折可早期(4周)摘除石膏,但是还需要佩戴可拆卸的夹板固定2周。

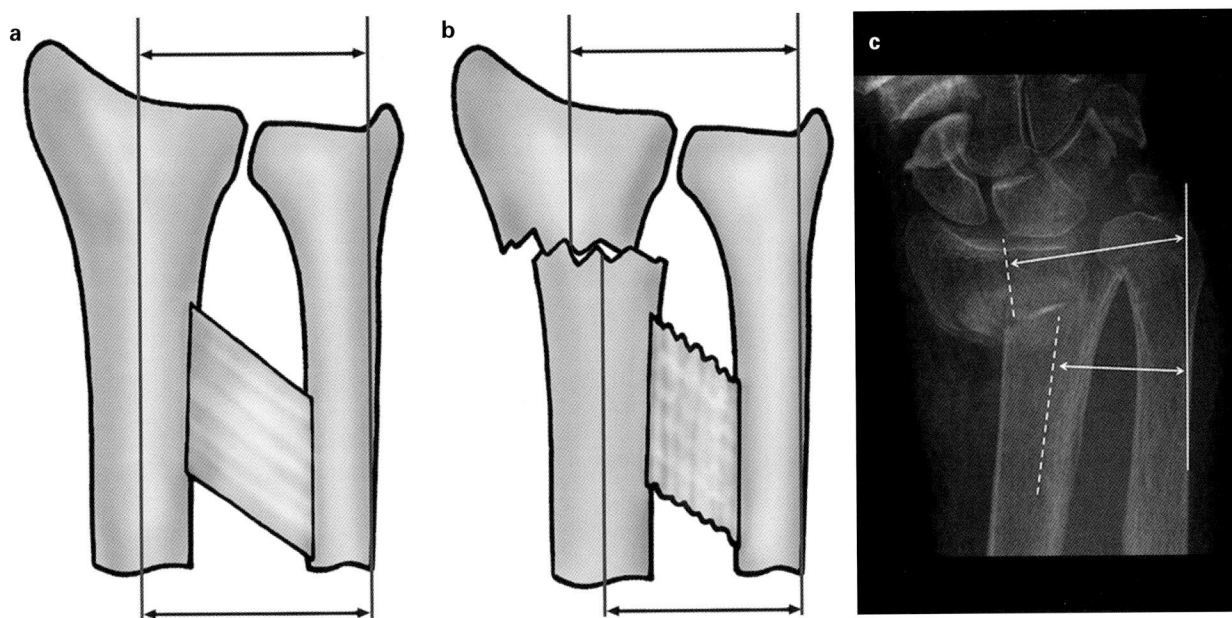

图 13.11　桡骨移位对 DRUJ 稳定性的影响。(a) 远端骨间韧带斜束 (DOB) 的正常解剖和张力。(b) 桡骨移位使 DOB 松弛并产生不稳定。(c) 桡骨骨折移位伴 DOB 松弛。实线表示测量桡骨移位的第一参考点——尺骨的内侧皮质,虚线表示第二个参考点——桡骨的中心线

若骨折类型提示不稳定,或者骨折可以复位但不能维持,则需要经皮克氏针固定维持稳定。目前更流行的治疗方法是切开复位和采用解剖型掌侧钢板内固定,对于不能采用石膏固定的患者尤其适用。相关研究表明:对于不稳定骨折,早期切开复位,并使用解剖型掌侧钢板内固定,其临床疗效远胜于手术风险,且比复位后单纯采用石膏固定具有更好的治疗效果。经皮克氏针内固定或切复内固定,两种方法在远期疗效上没有明显的差异,因此选择取决于个人意愿。由于没有足够的证据支持外固定器比单纯使用石膏固定好,外固定(不管有无经皮克氏针固定)治疗移位的关节外桡骨远端骨折越来越不流行了。

尽管辅助性非手术治疗效果尚未得到证实,但有一项随机性临床研究结果喜人:在 61 例桡骨远端骨折治疗中,使用低强度超声波可加速骨折的愈合。在石膏固定期间,每天施加低强度脉冲超声 20min,治疗组的骨折线愈合达到稳定仅为 12 天,比未治疗组的 25 天更短。尽管本试验是精心设计的结论性研究,但这种方法还没有得到广泛应用。

> **临床要点**
> 关节外骨折可能预后不良。
> 桡骨短缩和背倾会产生长期的病理性影响。
> 桡骨的移位影响骨间膜的张力和下尺桡关节的稳定性。
> 大多数关节外骨折可以采用石膏固定治疗。

关节内骨折

相关证据表明,骨折愈合后关节面不平整可能会导致持续性疼痛,并在几年后影像学提示发展为继发性骨关节炎。然而,目前尚无可靠的数据对其进行量化,来说明不同程度关节面骨折台阶的临床意义。尽管微小的关节面台阶 (> 1mm) 就会导致明显的关节退行性疾病,但大多数研究仍认为 > 2mm 的关节面台阶才有临床意义。一项研究报告了 27% 的内固定治疗患者在术后 1 年出

现影像学的一级退变，该研究组中只有7%的患者关节面台阶＞2mm，据此推断可能是较小的关节面台阶导致了关节退变，或是关节撞击产生的能量引起这些改变。一项关节镜研究显示，32%的年轻人桡骨远端骨折确定存在软骨损伤。

目前，还不清楚退行性变的影像学变化是否会对功能产生影响。在Catalano等的研究中，76%的病例在受伤后平均7.1年出现骨关节炎（X线片和CT扫描示）。尽管这些影像学改变与持续性的关节不协调存在很强的关系，但功能预后与这些关节退变的程度并不相关，所有患者都获得了良好的功能。

有长期证据支持关节骨折后进行早期功能锻炼，以减少骨质丢失、防止关节僵硬和促进软骨修复。如果骨折早期行内固定术，且为解剖复位，建议早期功能锻炼，许多研究已证实了稳定的内固定和早期主被动功能锻炼的重要性。但是如前所述，解剖复位固定并不一定有良好的功能预后，反之亦然。

虽然大规模、前瞻性、随机化精心设计的研究已经展开，但仍然难以得出具体的结论。

一项关于144例关节内骨折的随机研究表明，分别采用经皮钢针结合外固定支架固定与掌侧或背侧钢板内固定治疗，在术后24个月时，钢板组的临床结果更优。

在一项对62例AO分型C型骨折的随机试验中，对患者进行小切口复位，经皮克氏针外固定支架固定或背侧钢板内固定治疗，结果发现钢板组具有高并发症而被放弃。

在一项对179例关节内骨折经皮钢针外固定或内固定治疗的随机试验中，经过平均2年的随访，未发现显著差异。

这些研究都有类似的设计，但是得出完全不同的结论和建议（支持基数范围的明显影响），尽管这些研究没有涉及目前常规使用的内植物。近期有较多研究报告了采用解剖型钢板取得良好的影像学和功能预后。对平均年龄49岁的87例关节内骨折患者（其中51%为AO分型的C型）进

行前瞻性研究，结果显示，在术后12个月时握力和活动度达到了健侧的85%。在一项使用不同的掌侧锁定钢板的114例骨折的研究中也报道了类似的结果。

要得出循证医学的结论较为困难，但是从当前的文献中可总结几个关键点：

· 尽量减少关节面骨折块，控制在不超过2mm的台阶。

· 大多数关节内骨折不稳定，需要经皮穿针或某种形式的内固定来稳定，允许有移位情况下的愈合。

· 依据生物力学原则进行手术重建更为重要，选择一种特定形式的固定装置或内植物次之。

· 粉碎的干骺端无法对关节碎骨块提供稳定的支撑，需要稳定的桥接固定。

· 评估关节面不平整时，X线片不如CT扫描可靠。

· 所有手术方式都有并发症可能。

内固定治疗移位的关节内骨折时，需考虑骨折的类型、最佳的手术入路、最合适的内植物和手术方案细节，三柱理论有助于制订手术方案。

中间柱对于恢复桡腕关节和下尺桡关节主要承重区的形态和稳定性至关重要。如桡骨关节面的压缩性骨折破坏了中间柱，应手术重建该区域。

手术方式取决于选择哪种规格的内植物。确定骨折类型和骨折复位方法后，再选择内植物。以往认为背侧入路是有利的，因为背侧内植物的应用解决了骨折压缩部位有效骨质的丢失。大多数的骨折是背侧移位，通过第三伸肌间室底部进入，可以直接观察和复位骨折块，并通过关节切开术对关节面进行复位。然而，背侧内植物有明显好发的并发症，这与内植物紧贴伸肌腱有关，即使表面设计足够光滑，也无法消除这一问题。这种方法也常常需要额外的松质骨植骨来填补缺损并进一步固定。

应用于桡骨远端掌侧锁定板的出现，依据解剖学设计并具有多种螺钉配置组合方式，从根本上解决了大部分伴有移位的桡骨远端骨折。这类

内植物也有发生并发症的可能性。在桡骨远端的掌侧面放置内植物过远，超过"分水岭"（掌侧关节外韧带的起点），致屈肌腱有磨损断裂的风险。使用太长的螺钉会引起螺钉尖端的伸肌腱损伤。将位于金属内植物或螺钉尖端附近的屈伸肌腱主动运动受限作为即将发生磨损的征兆，是早期取除内植物的指征。在评估侧位 X 线片上螺钉长度时，必须考虑桡骨远端背侧表面的弯曲特性。据报道，在一项对 46 例患者进行掌侧钢板植入的研究中，有 25% 的螺钉穿透背部皮层达 6mm。在手术过程中应用"轮廓线"透视评估是避免此问题的准确方法，而使用测深器直接测量所需的螺钉长度是准确选择螺钉规格更安全的方法。仔细和正确地定位内植物，并按照设计进行操作，精确选择合适的螺钉长度，将显著降低这些风险。当远排螺钉位于桡骨远端的软骨下骨时，该内植物才能发挥最佳作用。即使在骨质疏松的患者中，该区域骨骼也较坚硬，并且一排角度稳定的锁定螺钉可作为关节表面稳定的"支架"。许多内植物的解剖学设计允许将锁定的螺钉放置在该位置来恢复正常解剖位置，同时，在软骨下骨区域置入定向且稳定的一排锁定螺钉可以支撑复位的关节面，同时促进骨折愈合。很少应用骨移植治疗背侧骨缺损。

具有大块的、明显的和可复位的关节内骨折引起了广泛的关注。涉及关节边缘的骨折，特别是掌侧边缘部位，在诊断和复位固定方面同样需要注意，这些损伤很容易被忽视，可导致再次移位和腕关节半脱位的严重后果。这些掌侧剪切骨折需要与较大块骨折一样，同样进行稳定内固定，但由于"分水岭"周围的骨块偏小和位置受限，在技术操作上可能较为困难。

仍然有一些不寻常的骨折由于粉碎或骨质太差而难以达到解剖学重建。关节面、干骺端和骨干的联合受累也给解剖重建带来困难。这些都是治疗上的特殊挑战，有限的目标处理是一个好选择。在关节面、干骺端和骨干区联合骨折损伤的治疗中，通过 3 个小背侧切口，应用内侧支撑的

桥接钢板，固定于桡骨干和掌骨中段，是切实有效的方法。这些损伤涉及显著的能量转移，广泛切开的手术入路和骨块剥离将严重影响软组织的血供和愈合。通过较小的手术伤口以及准确的应用克氏针、螺钉、植骨，并支撑桥接钢板来稳定骨折块。通常约 4 个月可达到骨折愈合，取出钢板并进行康复治疗。在研究的 22 例患者中，运动功能恢复尚可，屈伸活动度平均为 112°，前臂旋转弧度为 153°。

桡骨远端的关节内骨折的治疗是具有挑战性的。它们通常涉及软骨下骨的较硬区域，因此常常见于骨质良好、高能量损伤和预后要求高的年轻患者。其高能量损伤的特性与腕部其他结构的额外损伤有关，并且可能对预后产生较大影响。

> **临床要点**
>
> 关节骨折易造成关节不稳定。
>
> 关节面不平整是持续疼痛和退行性疾病的危险因素。
>
> 在评估骨块移位和关节面不平整时，CT 扫描比普通 X 线片更准确。
>
> 没有可靠的证据来确定什么程度的关节面不平整是"可接受的"。

尺骨远端骨折

尺骨远端是腕关节的三柱理论中的尺侧柱结构，它的重要性不可低估，因为它既是下尺桡关节的一部分，又是前臂旋转稳定性的基本承重支点（图 13.12）。

尺骨远端骨折常合并桡骨远端骨折，但通常是尺骨茎突末端的简单损伤。在对 130 例桡骨远端骨折的研究中，71 例（55%）同时存在尺骨茎突骨折，其中 28 例（21%）累及茎突基底部。这些损伤常常被忽视，但临床上正确理解并治疗尺骨远端骨折非常重要。由于尺骨远端骨折不稳定而导致的下尺桡关节不稳定，在桡骨远端骨折中

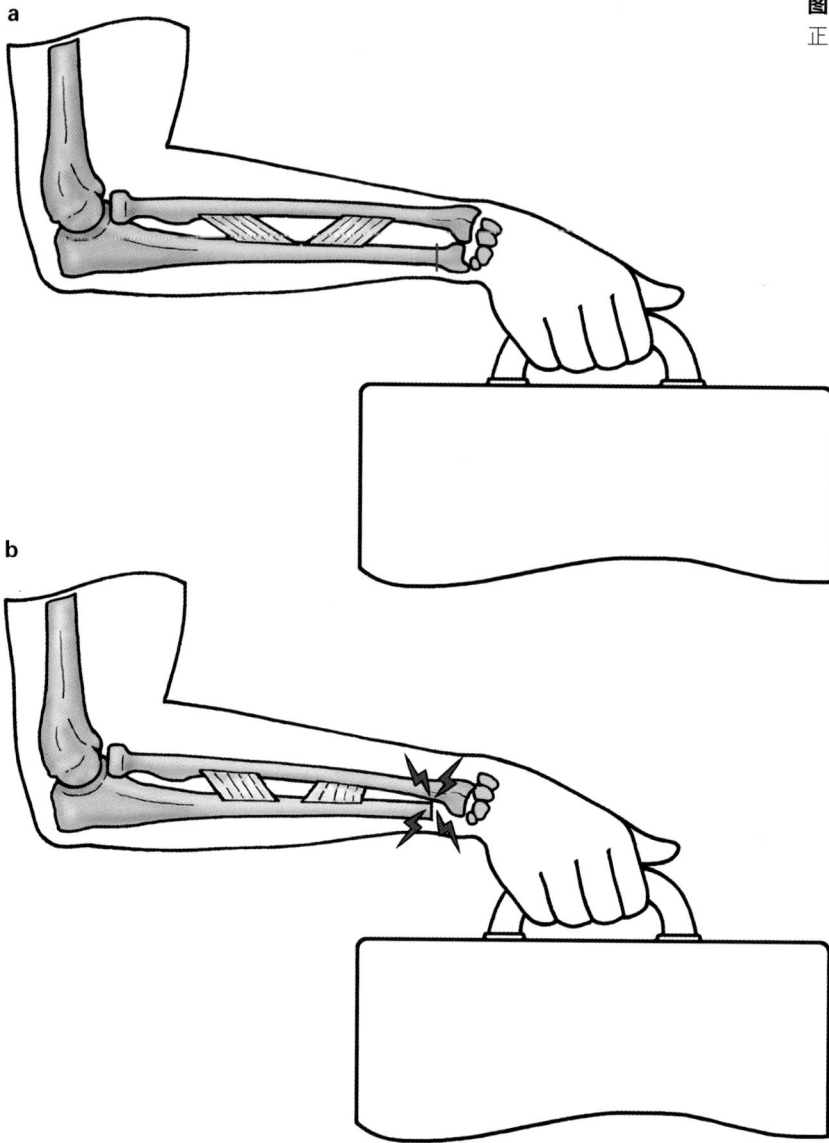

图 **13.12**　尺骨远端的负重功能。(a)正常情况。(b)尺骨下段切除术后

有高达 37% 的病例报道，但是只有不到 10% 的桡骨远端骨折患者进行了尺骨远端手术。

　　在 Frykman 分型中提及了尺骨远端骨折，但直到 1995 年才进行了单独的分类，当时描述了 4 种不同骨折类型，涉及颈部、头部、茎突和多部位（图 13.13）。

　　任何涉及尺骨头的关节内骨折都会影响正常的关节功能，而下尺桡关节的稳定性将受到骨折影响，可导致关节的移位，或附着在尺骨远端的稳定结构的撕裂，最常见的是远端桡尺韧带和附

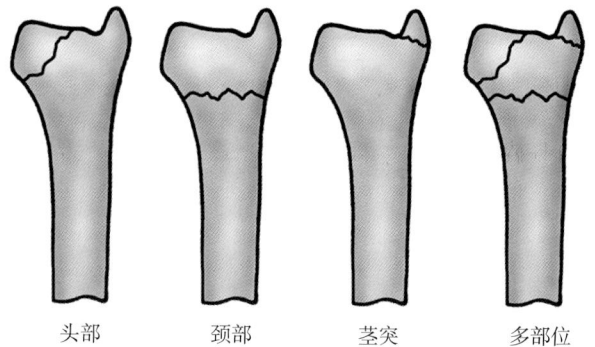

头部　　　颈部　　　茎突　　多部位

图 **13.13**　尺骨远端骨折的分型：头部、颈部、茎突和多部位

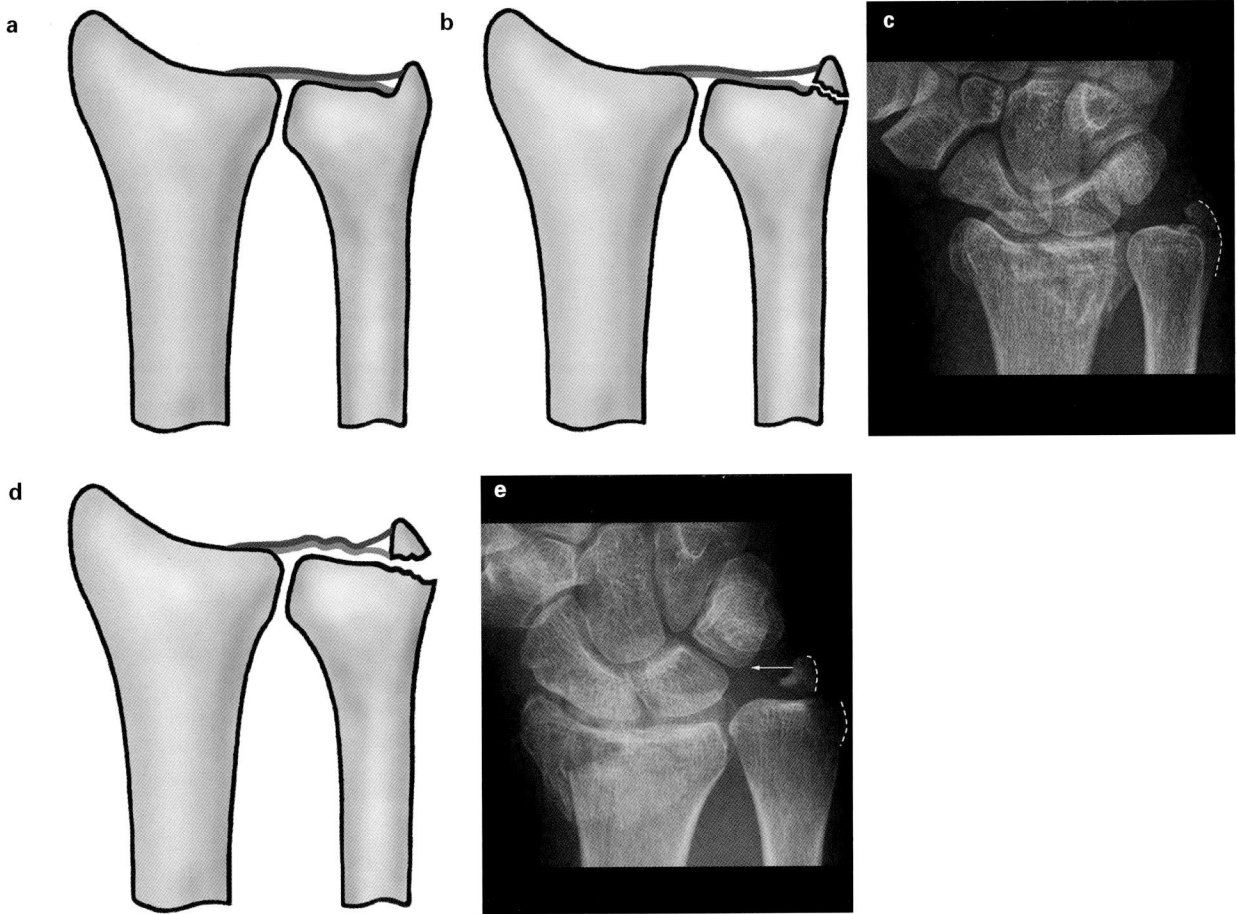

图13.14　三角纤维软骨复合体附件的病理解剖：（a）三角纤维软骨复合体深层和表面部分的附着。（b）三角纤维软骨复合体远端茎突骨折，深部纤维完整。（c）茎突远端骨折的X线片，虚线代表尺骨茎突的内侧皮质。（d）三角纤维软骨复合体茎突近端骨折伴深部纤维断裂。（e）茎突近端骨折影像学显示茎突碎片桡侧移位，虚线代表尺骨茎突碎片内侧皮质，箭头表示尺骨茎突远端骨片移位的方向和程度

着中央凹的三角纤维软骨盘（TFCC）。TFCC的浅层附着于尺骨茎突的尖部和体部，对稳定性的影响较小，而深层部分直接固定于尺骨远端中央凹（图13.14a）。尺骨茎突基底部移位或不稳定骨折，特别是涉及干骺端的斜形骨折，更容易导致TFCC撕脱和DRUJ不稳定。这并不是一种单一的相关性，仅仅是临床上的怀疑，但这些骨折一旦被明确，就应考虑下尺桡关节稳定性的问题。骨间韧带的远端斜束是桡尺轴的一个重要但"不显眼"的稳定结构。当关节周围的远端桡尺结构完全被破坏，但完整的远端斜束韧带仍可预防临床的下尺桡关节不稳定。撕脱的茎突碎片移位到桡侧通常表明它附着在撕裂的TFCC上，骨间韧带断

裂也足以使碎骨片向桡侧移位（图13.14b~e）。同样，在X线平片上，合并尺骨茎突撕脱时，下尺桡关节增宽则高度怀疑是创伤性下尺桡关节不稳定和远端斜束损伤。TFCC损伤可以发生于无尺骨骨折的外伤，或伴有"单纯性"尺骨茎突骨折类型，但这些情况并不常见。

当尺骨远端骨折对下尺桡关节的一致性或稳定性有明显影响时，应进行处理。临床报道使用常规锁定钢板和解剖型锁定钢板对不同的尺骨远端骨折类型的效果满意，目前可用于稳定各种类型的尺远端骨折。

桡骨远端合并尺骨下段骨折（茎突骨折除外）是一种特殊类型的损伤。如果尺骨不稳定，这些

骨折会导致较高发的桡骨不愈合率。两者骨折都应视为是发生在腕部附近的前臂骨折。因此，应同时固定尺桡骨，以恢复前臂旋转功能和提高骨愈合率。

尺骨茎突骨不连较为常见，临床分为两型：下尺桡关节稳定为 1 型，下尺桡关节不稳定为 2 型。有症状的 1 型骨不连应切除远端骨片，而有症状的 2 型骨不连需要包括植骨和内固定手术，以恢复稳定的前臂旋转功能。

尺骨远端骨折和有症状的骨不连可影响功能预后。只有少数患者需要积极的干预，但只要遵循上述具体原则进行治疗，均可获得较好的临床效果。

临床要点

尺茎突骨折临床常见。

仅少数尺骨茎突骨折需要积极治疗。

尺骨头骨折为关节内骨折。

在这些骨折类型中必须考虑到 DRUJ 稳定性，并在桡骨固定后进行评估。

桡骨远端和尺骨远端骨折均应视为"前臂远端骨折"。

合并损伤

腕部骨折常伴有的合并损伤。对桡骨远端关节内骨折进行关节镜检查发现，合并损伤包括 TFCC 撕裂（53%）、舟月韧带撕裂（21%）和月三角韧带撕裂（6.7%）等。

某些影像学征象和损伤机制有提示作用但不能明确，可能伴有的相关软组织损伤（表 13.1）。更复杂的检查，如 X 线关节造影、MRI 和关节镜检查，对于确诊不明确的损伤非常有用。

一旦确诊了合并伤，必须决定是否积极治疗这部分损伤结构。在早期的急性阶段，一旦桡骨远端骨折愈合并康复，则很难确定该损伤是否会有症状。因此，一些作者建议对每一个确定的损

表 13.1　合并损伤的影像学征象

舟月韧带损伤
舟骨屈曲环征
舟月间隙 > 3mm
"Gilula" 第 I 和第 II 弧台阶
舟月角 > 80°
桡骨茎突骨折并移位
尺骨正变异 > 2mm
月三角韧带损伤
月三角间隙 > 3mm
"Gilula" 第 I 和第 II 弧台阶
三角纤维软骨复合体损伤
下尺桡关节分离
尺骨茎突骨折桡侧移位
尺骨远端半脱位

伤进行早期和积极的手术修复，而另外的观点则提倡有区别的不同处理。

对尺桡关节松弛的评估不足以确定有症状的下尺桡关节不稳定，即使在桡骨稳定后也是如此。在这个被动试验中，我们不能鉴别出完整的远端骨间韧带斜束的稳定作用。如果下尺桡关节和骨间韧带均断裂，压迫尺骨对向桡骨，然后前臂经完整的旋转弧被动旋前旋后，将产生"撞击声"，这表明可能存在下尺桡关节不稳定。在这些情况下，可明确下尺桡关节中损伤结构的稳定性。

急性舟月韧带撕裂很难诊断，尤其是通过掌侧入路进行骨折固定时。这类病例一般不允许进行关节切开术，也没有机会直接检查韧带。最近一项对 51 例年轻患者的研究，评估其桡骨远端骨折后舟月韧带撕裂的早期（1 年）疗效，结果显示完全性韧带撕裂在 1 年内发展为影像学的静态改变和疼痛加重，尽管活动范围和握力与部分舟月韧带损伤患者相似。此外，在最初的 X 线片上，尺骨正变异 >2mm 是舟月韧带完全撕裂的有力预测。一项对 40 例桡骨远端关节内骨折的深入研究中，一半病例使用关节镜进行关节复位并确定合并的软组织损伤，其中 9 例（45%）舟月韧带撕裂得到诊断并完全修复。在那些接受了额外关节镜检查的患者中，结果普遍得到改善，因此建议在

年轻人桡骨远端骨折中，一旦发现急性舟月韧带撕裂，应尽早进行修复。

腕部骨折后正中神经功能障碍并不少见，但必须重点区分正中神经的直接损伤还是"急性"腕管综合征，手肿胀后才出现症状者可能是急性腕管综合征，其他大多是由于骨折部位直接损伤神经造成的，对神经的任何探查都必须在适当的部位。

> **临床要点**
>
> 合并损伤临床多见。
>
> 高度可疑者需要进一步明确合并损伤。
>
> 目前还没有确切的证据来确定这些损伤可能产生的长期影响。
>
> 正中神经功能障碍发生在腕管和腕部骨折处。

不全骨折

绝大多数不全骨折属于弯曲型。这是 65 岁以上人群中最常见的上肢骨折，超过 60 岁的女性遭受这类损伤是同龄男性的 6 倍。

骨质疏松症或低骨密度（BMD）患者的桡骨远端骨折可能在闭合复位和夹板固定后出现再次移位，随着年龄的增长而更容易发生。再移位通常出现在前 2 周，因此若不采取额外的辅助固定，在任何阶段再次手法复位和石膏固定都不会成功。事实上，再移位现象非常普遍，已经指出，骨折发生在虚弱、年老、依赖性或痴呆的患者中仅仅复位是无效的。

传统上，由于经皮克氏针技术具有低侵入性、手术创伤小、费用少以及操作简单的优点，临床常常采用该技术进行辅助固定。但是有充分的证据表明，克氏针对于维持不全骨折的桡骨长度是无效的，并且如果术前 X 线检查发现有桡骨长度损失（如尺骨正变异的测量），则经皮克氏针固定不太有效。结合这一逻辑理论，如果该骨折有稳

定需求，则建议采用掌侧锁定钢板内固定治疗。有报道显示，应用掌侧锁定钢板治疗 60 岁以上再次移位和不全骨折的患者，临床效果满意，其疗效和并发症发生率与年轻患者相似。角度稳定性是必不可少的，因为有报道显示非锁定钢板会产生较差的放射学结果。

不全骨折与年轻患者中类似的骨折类型是有差异的。年轻患者的功能结果与影像中骨折侠侣的位置密切相关，但在老年人群中，只有在桡骨短缩 > 6mm 或背倾 > 20° 发生极度畸形时才存在这种关系。

由于统计资料的变化、总体健康状况的改善和 60 岁以上人群自主独立性的提高，越来越多的桡骨远端不全骨折采用切开复位内固定治疗。但需注意的是，在功能评估时，该组人群对畸形愈合容忍度是比较有限的。

> **临床要点**
>
> 桡骨远端不全骨折是常见的骨折类型。
>
> 桡骨远端不全骨折不稳定，闭合复位可能会再次移位。
>
> 经皮克氏针维持桡骨长度较为困难。
>
> 严重畸形必然会产生不良后果。

内植物的演变

在 20 世纪 90 年代中期之前，由最初的带刻度的长接骨板和螺钉固定腕部骨折以来，现代内固定材料已经更新换代演变众多。在角度稳定钢板出现之前，外固定支架、克氏针和非锁定"T"形钢板是主要的内植物。固定角度锁定钢板的引入彻底改变了许多骨折的治疗，因为它可以支撑软骨下骨而不用螺钉固定。对于一些远端桡骨干骺端粉碎性骨折或疏松脆性的骨折，常常无法行标准的内固定术，而是采用外固定支架"桥接"或多枚克氏针固定。

第一代"锁定"接骨板在软骨下骨区域应用

光滑的针棒，并将粉碎性或疏松的干骺端与钢板承载部分桥接。使用非锁定螺钉将板固定在骨干上，其稳定性取决于螺钉与骨界面的固定。

进一步的发展出现了锁定钢板以固定两侧骨折，如果需要，即使是严重的骨质疏松性骨折也可以通过内固定进行治疗。

现在市场经济下，许多内植物生产商改良了钢板的形状和表面光洁度等，但是保持着设计的原则，应用针棒或螺钉固定角度稳定性以支撑软骨下骨。

这些骨折大多涉及背侧粉碎和骨量的流失。将这些锁定钢板应用于背侧表面，直接复位移位的碎骨片，用内植物桥接骨缺损区，是稳定骨折的合理方法。

由于其内植物激惹邻近伸肌腱可出现肌腱断裂的并发症，促使重心转移到在桡骨掌侧置入内植物。这推动了钢板的预先成形的改进，使其与桡骨远侧的掌侧面相匹配，即所谓的"解剖型"钢板。现在常常应用掌侧解剖型锁定钢板来辅助复位背侧移位的桡骨远端骨折。将针棒或螺钉置入关节面下方的软骨下骨，然后将钢板的主体向下推压到桡骨的掌侧面上，当钢板靠近骨面时可大致恢复解剖对位。目前，这种"间接复位"的操作方法已经成为许多骨折复位的选择。

但是，与伸肌腱接触有关的螺钉尖摩擦问题依然存在。桡骨远端有曲度的背侧表面意味着螺钉尖端极有可能穿透皮质，进入伸肌间室（Ⅱ、Ⅲ和Ⅳ），刺激伸肌腱并有摩擦性断裂的风险（图13.15）。角度固定锁定钢板的螺钉不需要穿透两侧皮质才发挥功能的。事实上，锁定螺钉或针棒穿过的"近侧骨皮质"实际上是钢板的螺纹锁定孔。然后螺钉/针棒提供对变形力的稳定性，但进一步穿透对侧骨皮质不会增加其稳定性。锁定螺钉/针棒可以甚至应该远离骨皮质。该项技术中，一个光滑的锁定针棒的功能与锁定螺钉相同，螺钉的螺纹没有优势，并且在功能上是冗余的。

桡骨远侧掌侧面的形状是平坦的，所以将扁平金属钢板应用在骨平坦表面时，可自动矫正相应的旋转畸形。但骨表面也是沿着前后方向有弯曲的弧度，这是为什么需要解剖钢板的主要原因，但是该桡骨远端边缘较容易被掌侧内植物撑起，产生金属"边缘"，刺激或破坏指深屈肌腱结构。仔细将钢板内植物置于这个"分水岭"线以近，可避免该现象的发生。

若单一设计的钢板能够稳定各种骨折类型，它将是最有效的内植物。然而，某些类型的骨折是需要特殊设计的钢板。复位和稳定的关键是中间柱，因此，掌侧锁定钢板需要提供至少两枚锁

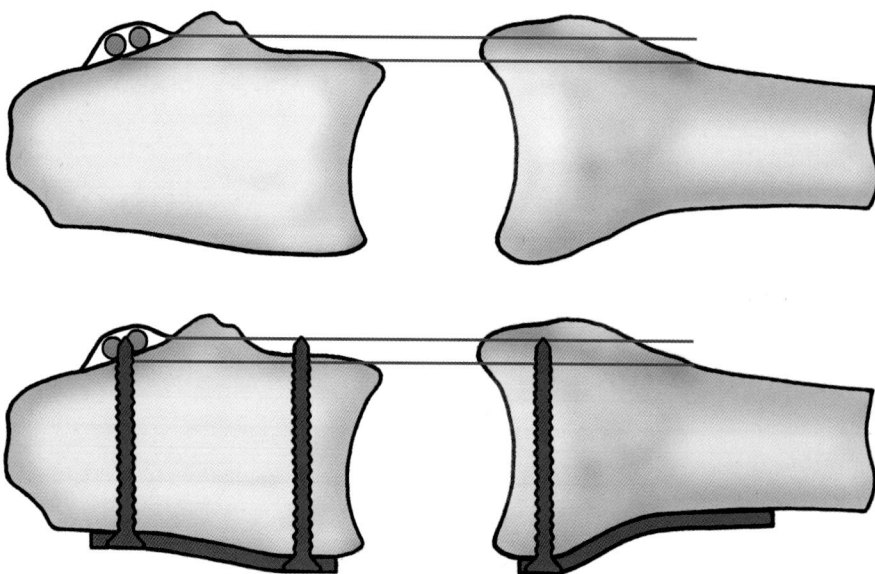

图13.15 在侧位X线片可能对螺钉过长评估不足

定螺钉，以固定于月骨窝掌侧骨块，最好在软骨下骨区。掌侧边缘撕脱骨折需要内植物处于更远端的位置，因此钢板在该区域应该在安全情况下尽可能向远端延伸。对于桡骨茎突骨折，可以用更近端的置入点的螺钉进行固定，但是螺钉以一定的角度固定于茎突的尖部。这可避免将钢板置于最桡侧的桡动脉正下方的茎突区骨表面。内植物的小针孔允许临时穿入克氏针，这有助于骨折的复位固定，但是对于稳定性或最终固定而言是不必要的。

最后，切记并不是所有的桡骨远端骨折都可以通过应用掌侧内植物进行固定。某些骨折类型，例如移位的尺背侧骨块，需要背侧置入钢板固定；在某些特定的情况下，甚至需要掌侧和背侧同时应用内植物以稳定严重粉碎的骨折。在这种情况下，应该先用掌侧钢板重建掌侧"骨皮质"解剖，然后应用背侧钢板支撑固定，以确保关节的复位和稳定性。

内植物的表面应该高度光滑，减少其微观粗糙，避免骨和软组织向内生长。它们的边缘也应该是钝滑的。

可吸收的内植物尚不能提供较好的稳定性、强度和可接受的表面特性。这些可能会随着技术的发展而改善，但是在被广泛接受之前，它们的吸收特性必须是更加可预测性，并且是更少的炎症反应。

临床要点

几乎所有的现代桡骨远端内植物都具有角度稳定性。

现代内植物的机械强度使桡骨远端骨折的早期骨移植几乎已经废弃。

在某些骨折类型中背侧置入的内植物仍然有效。

总结

在创伤骨科医师的日常工作中，桡骨远端骨折占有相当大的工作比重。随着世界各国的骨折内固定化意识的转变，意味着开展更多的侵入性、技术要求高的手术。目前很少有确凿的证据支持这种变化，但多数临床研究认为，使用内固定者术后功能恢复更快。

存在两种不同的损伤群体：一是低能量的干骺端"屈曲"骨折，常见于老年人；二是高能量、粉碎性和关节内骨折，常见于年轻人。这些不同的损伤，需要采取特定的治疗方法。三柱理论的临床价值明显，它有助于提高对损伤机制的认识和对 DRUJ 的关注，并指导制订重建计划。此外，应识别和纠正腕骨排列紊乱，以恢复正常的机械负荷。因此，这些骨折应作为"腕部损伤"进行治疗，而不仅仅是"桡骨远端骨折"

理解损伤机制是制定和实施适宜固定技术的关键。切勿忽视软组织的损伤，成功的临床效果取决于对所有骨折和软组织损伤的诊断与处理。

充分的影像学检查对于了解损伤机制至关重要，桡骨远端的掌侧和背侧边缘应清晰可见，因为作为掌侧关节外韧带的起始处，月骨窝掌侧缘是骨折稳定性的关键部位。当评估 X 线片后仍有损伤可疑时，建议应用 CT 扫描进一步明确。

大多数关节部位骨折是不稳定的，可能需要某种形式的固定治疗。粉碎性干骺端骨折缺少对关节碎片的稳定支撑，可能需要桥接固定。关节外骨折的处理不甚明确，应考虑短缩程度、下尺桡关节损伤、倾斜和移位程度，以及每个患者的具体特征。治疗方案的选择应个性化，不能也不应该给出固化的治疗标准。

当选择内固定材料时，应根据其物理特性而不是生产厂商品牌的选择，并且这些特性应遵循内植物的设计原则。必须熟悉所选的内植物，以正确置入与合理应用锁定固定、万向锁定和非锁定技术。术中的影像学检查对于评估螺钉置入位置和防止肌腱损伤非常重要。

影像学参数并不像以往所认为的可预测临床效果。在制订治疗计划和实施之前，应充分评估每个患者的个人需求和期望目标。

参考文献

[1] Frykman G. Fractures of the distal radius, including sequelae – shoulder and fi nger syndrome, disturbance in the distal radioulnar joint and impairment of nerve function: a clinical and experimental study. Acta Orthop Scand Suppl. 1967;108:1–155.

[2] Rikli DA, Regazzoni P. Fractures of the distal end of the radius treated by internal fi xation and early function. A preliminary report of 20 cases. J Bone Joint Surg (Br). 1996;78B:588–592.

[3] Pechlaner S, Kathrein A, Gabl M, Lutz M, Angermann P, Zimmermann R, Peer R, Peer S, Rieger M, Freund M, Rudisch A. Distal radius fractures and concomitant injuries: experimental studies concerning pathomechanisms. J Hand Surg (Br). 2002;28B:609–616.

[4] Tanabe K, Nakajima T, Sogo E, Denno K, Horiki M, Nakagawa R. Intra-articular fractures of the distal radius evaluated by computed tomography. J Hand Surg (Am). 2011;36A:1798–1803.

[5] Melone CJ. Distal radius fractures: patterns of articular fragmentation. Orthop Clin North Am. 1993; 24:239–53.

[6] Knirk JL, Jupiter JB. Intra-articular fractures of the distal end of the radius in young adults. J Bone Joint Surg (Am). 1986;68A:657–659.

[7] Haus BM, Jupiter JB. Intra-articular fractures of the distal end of the radius in young adults: re-examined as evidence based and outcomes medicine. J Bone Joint Surg (Am). 2009;91A:2984–2991.

[8] Mandziak DG, Watts AC, Bain GI. Ligament contribution to patterns of articular fractures of the distal radius. J Hand Surg (Am). 2011;36A:1621–1625.

[9] Lochmüller EM, Matsuura M, Bauer J, Hitzl W, Link TM, Müller R, Eckstein F. Site-specifi c deterioration of trabecular bone architecture in men and women with advancing age. J Bone Miner Res. 2008;23:1964–1973.

[10] Stoffelen D, De Smet L, Broos P. The importance of the distal radioulnar joint in distal radial fractures. J Hand Surg (Br). 1998;23B:507–511.

[11] Müller ME, Nazarian S, Koch P, Schatzker J. The comprehensive classifi cation of fractures of long bones. Berlin: Springer; 1990.

[12] Altissimi A, Azzara A, Mancini GB, Pierdominici P. The reliability of classifi cation of articular fractures of the distal radius. J Hand Surg (Br). 1996;21B Suppl 1:31.

[13] Jupiter JB, Fernandez DL. Comparative classifi cation for fractures of the distal end of the radius. J Hand Surg (Am). 1997;22A:563–571.

[14] Naqvi SGA, Reynolds T, Kitsis C. Interobserver reliability and intraobserver reproducibility of the Fernandez classifi cation for distal radius fractures. J Hand Surg (Eur). 2009;34E:483–485.

[15] Lafontaine M, Hardy D, Delince P. Stability assessment of distal radius fractures. Injury. 1989;20:208–210.

[16] Altissimi M, Mancini GB, Azzara A, Ciaffoloni E. Early and late displacement of fractures of the distal radius: the prediction of instability. Int Orthop. 1994;18:61–65.

[17] Barton T, Chambers C, Bannister G. A comparison between subjective outcome score and moderate radial shortening following a fractured distal radius in patients of mean age 69 years. J Hand Surg (Eur). 2007;32E:165–169.

[18] Abbaszadegan H, Jonsson U, von Sivers K. Prediction of instability of Colles' fractures. Acta Orthop Scand. 1989;60:646–650.

[19] Young CE, Nanu AM, Checketts RG. Seven year outcome following Colles' type distal radial fracture: a comparison of two treatment methods. J Hand Surg (Br). 2003;28B:422–426.

[20] Batra S, Gupta A. The effect of fracture-related factors on the functional outcome at 1 year in distal radius fractures. Injury. 2002;33:499–502.

[21] Gliatis JD, Plessas SJ, Davis TRC. Outcome of distal radial fractures in young adults. J Hand Surg (Br). 2000;25B:535–543.

[22] McQueen MM, Hajducka C, Court-Brown CM. Redisplaced unstable fractures of the distal radius: a prospective randomized comparison of four methods of treatment. J Bone Joint Surg (Br). 1996;78B:404–409.

[23] Ng CY, McQueen MM. What are the radiological predictors of functional outcome following fractures of the distal radius? J Bone Joint Surg (Br). 2011;93B:145–150.

[24] Gartland J, Werley C. Evaluation of healed Colles' fractures. J Bone Joint Surg (Am). 1951;33:895–907.

[25] Kwok IHY, Leung F, Yuen G. Assessing results after distal radius fracture treatment: a comparison of objective and subjective tools. Geriatr Orthop Surg Rehabil. 2011;2:155–160.

[26] Beaule PE, Dervin GF, Giachino AA, Rody K, Grabowski J, Fazekas A. Self reported disability following distal radius fractures: the infl uence of hand dominance. J Hand Surg (Am). 2000;25A:476–482.

[27] Fujii K, Henmi T, Kanematsu Y, Mishiro T, Sakai T, Terai T. Fractures of the distal end of radius in elderly patients: a comparative study of anatomical and functional results. J Orthop Surg (Hong Kong). 2002;10:9–15.

[28] Karnezis IA, Fragkiadakis EG. Association between objective clinical variables and patient-rated disability of the wrist. J Bone Joint Surg (Br). 2002;84B:967–970.

[29] Grewal R, MacDermid JC. The risk of adverse outcomes in extra-articular distal radius fractures is increased with malalignment in patients of all ages but mitigated in older patients. J Hand Surg (Am). 2007;32A:962–970.

[30] Robertson GA, Robertson BF, Thomas B, McEachan J,

Davidson DM. Assessing angulation on digital images of radiographs of fractures of the distal radius: visual estimation versus computer software measurement. J Hand Surg (Eur). 2011;36E:230–235.

[31] Yang Z, Mann FA, Gilula LA, Haerr C, Larsen CF. Scaphopisocapitate alignment: criterion to establish a neutral lateral view of the wrist. Radiology. 1997;205:865–869.

[32] Capo JT, Accousti K, Jacob G, Tan V. The effect of rotational malalignment on x-rays of the wrist. J Hand Surg (Eur). 2009;34E:166–172.

[33] Kaempfe FA, Walker KM. External fi xation for distal radius fractures: effect of distraction on outcome. Clin Orthop. 2000;1(380):220–225.

[34] Lundy DW, Quisling SG, Lourie GM, Feiner CM, Lins RE. Tilted lateral radiographs in the evaluation of intra-articular distal radius fractures. J Hand Surg (Am). 1999;24A:249–256.

[35] Pruitt DL, Gilula LA, Manske PR, Vannier MW. Computed tomography scanning with image reconstruction in evaluation of distal radius fractures. J Hand Surg (Am). 1994;19A:720–727.

[36] Cole RJ, Bindra RR, Evanoff BA, Gilula LA, Yamaguchi K, Gelberman RH. Radiographic evaluation of osseous displacement following intra- articular fractures of the distal radius: reliability of plain radiography versus computed tomography. J Hand Surg (Am). 1997;22A:792–800.

[37] Adams B. Effects of radial deformity on distal radioulnar joint mechanics. J Hand Surg (Am). 1993;18A:492–498.

[38] Short WH, Palmer AK, Werner FW, Murphy DJ. A biomechanical study of distal radial fractures. J Hand Surg (Am). 1987;12A:529–543.

[39] Kihara H, Palmer AK, Werner FW, Short WH, Fortino MD. The effect of dorsally angulated distal radius fractures on distal radioulnar joint congruency and forearm rotation. J Hand Surg (Am). 1996;21A:40–47.

[40] Bong MR, Egol KA, Leibman M, Koval KJ. A comparison of immediate postreduction splinting constructs for controlling initial displacement of fractures of the distal radius. J Hand Surg (Am). 2006;31A:766–770.

[41] Stewart HD, Innes AR, Burke FD. Functional castbracing for Colles fractures. J Bone Joint Surg (Br). 1984;66B:749–753.

[42] Wahlstrom O. Treatment of Colles fractures. Acta Orthop Scand. 1982;53:225–228.

[43] Koenig KM, Davis GC, Grove MR, Tosteson ANA, Koval KJ. Is early internal fi xation preferred to cast treatment for well-reduced unstable distal radial fractures? J Bone Joint Surg (Am). 2009;91:2086–2093.

[44] Hull P, Baraza N, Gohil M, Whalley H, Mauffrey C, Brewster M, Costa ML. Volar locking plates versus K-wire fi xation of dorsally displaced distal radius fractures – a functional outcome study. J Trauma. 2011;70:E125–E128.

[45] Kreder HJ, Agel J, McKee MD, Schemitsch EH, Stephen D, Hanel DP. A randomized, controlled trial of distal radius fractures with metaphyseal displacement but without joint incongruity: closed reduction and casting versus closed reduction, spanning external fi xation, and optional percutaneous K-wires. J Orthop Trauma. 2006;20:115–121.

[46] Kristiansen TK, Ryaby JP, McCabe J, Frey JJ, Roe LR. Accelerated healing of distal radial fractures with the use of specifi c, low-intensity ultrasound. A multicenter, prospective, randomized, double-blind, placebo-controlled study. J Bone Joint Surg (Am). 1997;79A:961–973.

[47] Trumble TE, Schmitt SR, Vedder NB. Factors affecting functional outcome of displaced intraarticular distal radius fractures. J Hand Surg (Am). 1994;19:325–340.

[48] Altissimi M, Mancini GB, Ciaffoloni E, Pucci G. Comminuted articular fractures of the distal radius: results of conservative treatment. Ital J Orthop Traumatol. 1991;17:117–123.

[49] Catalano LW, Cole RJ, Gelberman RH, Evanoff BA, Gilula LA, Borrelli J. Displaced intra-articular fractures of the distal aspect of the radius. Long-term results in young adults after open reduction and internal fi xation. J Bone Joint Surg (Am). 1997;79A:1290–1302.

[50] Fernandez DL, Geissler WB. Treatment of displaced articular fractures of the radius. J Hand Surg (Am). 1991;16A:375–384.

[51] Jupiter JB, Marent-Huber M. Operative management of distal radial fractures with 2.4 millimeter locking plates: a multi-center prospective case series. J Bone Joint Surg (Am). 2009;91A:55–65.

[52] Lindau T, Arner M, Hagberg L. Intra articular lesions in distal fractures of the radius in young adults. J Hand Surg (Br). 1997;22B:638–643.

[53] Mehta JA, Slavotinek JP, Krishnan J. Local osteopenia associated with management of intra-articular distal radial fractures by insertion of external fi xation pins in the distal fragment: prospective study. J Orthop Surg (Hong Kong). 2002;10:179–184.

[54] Salter RB, Simmonds DF, Malcolm BW, Rumble EJ, MacMichael D, Clements ND. The biological effect of continuous passive motion on the healing of fullthickness defects in articular cartilage: an experimental investigation in the rabbit. J Bone Joint Surg (Am). 1980;62A:1232–1251.

[55] Jakob M, Rikli DA, Regazzoni P. Fractures of the distal radius treated by internal fi xation and early function. A prospective study of 73 consecutive patients. J Bone Joint Surg (Br). 2000;82B:340–344.

[56] Leung F, Tu Y, Chew WYC, Chow SP. Comparison of external and percutaneous pin fi xation with plate fi xation for intra-articular distal radius fractures: a randomized study. J Bone Joint Surg (Am). 2008;90A:16–22.

[57] Kreder HJ, Hanel DP, Agel J, McKee M, Schemitsch EH, Trumble TE, Stephen D. Indirect reduction and

percutaneous fi xation versus open reduction and internal fi xation for displaced intra-articular fractures of the distal radius: a randomized, controlled trial. J Bone Joint Surg (Br). 2005;87B:829–836.

[58] Grewal R, Perey B, Wilmink M, Stothers K. A randomized prospective study on the treatment of intraarticular distal radius fractures: open reduction and internal fi xation with dorsal plating versus mini open reduction, percutaneous fi xation, and external fi xation. J Hand Surg (Am). 2005;30A:764–772.

[59] Chung KC, Watt AJ, Kotsis SV, Marqaliot Z, Haase SC, Kim HM. Treatment of unstable distal radial fractures with the volar locking plating system. J Bone Joint Surg (Am). 2006;88A:2687–2694.

[60] Arora R, Lutz M, Hennerbichler A, Krappinger D, Espen D, Gabl M. Complications following internal fi xation of unstable distal radius fracture with a palmar locking plate. J Orthop Trauma. 2007;21:316–322.

[61] Campbell DA. Open reduction and internal fi xation of intra-articular and unstable fractures of the distal radius using the AO distal radius plate. J Hand Surg (Br). 2000;25B:528–534.

[62] Orbay JL, Fernandez DL. Volar fi xation for dorsally displaced fractures of the distal radius. J Hand Surg (Am). 2002;27A:205–215.

[63] Tada K, Ikeda K, Shigemoto K, Suganuma S, Tsuchiya H. Prevention of fl exor pollicis longus tendon rupture after volar plate fi xation of distal radius fractures. Hand Surg. 2011;16:271–275.

[64] Sügün TS, Karabay N, Gürbüz K, Özaksar T, Toros T, Kayalar M. Screw prominences related to plamar locking plating of distal radius. J Hand Surg (Eur). 2011;36:320–324.

[65] Pichler W, Windisch G, Schaffl er R, Rienmüller R, Grechenig W. Computer aided 3D analysis of the distal dorsal radius surface and the effects on volar plate osteosynthesis. J Hand Surg (Eur). 2009;34E:598–602.

[66] Drobetz H, Bryant AL, Pokorny T, Spitaler R, Leixnering M, Jupiter JB. Volar fi xed-angle plating of distal radius extension fractures: infl uence of plate position on secondary loss of reduction – a biomechanic study in a cadaveric model. J Hand Surg (Am). 2006;31A:615.e1–e9.

[67] Harness NG, Jupiter JB, Orbay JL, Raskin KB, Fernandez DL. Loss of fi xation of the volar lunate facet fragment in fractures of the distal part of the radius. J Bone Joint Surg (Am). 2004;86A:1900–1908.

[68] Ruch DS, Ginn A, Yang CC, Smith BP, Rushing J, Hanel DP. Use of a distraction plate for distal radial fractures with metaphyseal and diaphyseal comminution. J Bone Joint Surg (Am). 2005;87A:945–954.

[69] May MM, Lawton JN, Blazar PE. Ulnar styloid fractures associated with distal radial fractures: incidence and implications for distal radioulnar joint instability. J Hand Surg (Am). 2002;27A:965–971.

[70] Solgaard S. Function after distal radius fracture. Acta Orthop Scand. 1988;59:39–42.

[71] Fernandez DL. Fractures of the distal radius: operative treatment. AAOS Instruct Course Lect. 1993;42:73–88.

[72] Biyani A, Simison AJM, Klenerman L. Fractures of the distal radius and ulna. J Hand Surg (Br). 1995;20B:357–364.

[73] Noda K, Goto A, Murase T, Sugamoto K, Yoshikawa II, Moritomo H. Interosseous membrane of the forearm: an anatomical study of ligament attachment locations. J Hand Surg (Am). 2009;34A:415–442.

[74] Ring D, McCarty LP, Campbell DA, Jupiter JB. Condylar blade plate fi xation of unstable fractures of the distal ulna associated with fracture of the distal radius. J Hand Surg (Am). 2004;29A:103–109.

[75] Dennison D. Open reduction and internal locked fi xation of unstable distal ulna fractures with concomitant distal radius fracture. J Hand Surg (Am). 2007;32A:801–805.

[76] McKee MD, Waddell JP, Yoo D, Richards RR. Non union of distal radial fractures associated with distal ulnar shaft fractures: a report of four cases. J Orthop Trauma. 1997;11:49–53.

[77] Hauck RM, Hershey PA, Shahen J, Palmer AK. Classifi cation and treatment of ulnar styloid non union. J Hand Surg (Am). 1996;21A:418–422.

[78] Richards RS, Bennett JD, Roth JH, Milne K. Arthroscopic diagnosis of intra-articular soft tissue injuries associated with distal radial fractures. J Hand Surg (Am). 1997;22A:772–776.

[79] Scheer JH, Adolfsson LE. Radioulnar laxity and clinical outcome do not correlate after a distal radius fracture. J Hand Surg (Eur). 2011;36E:503–508.

[80] Jupiter JB. Commentary: the effect of ulnar styloid fractures on patient-rated outcomes after volar locking plating of distal radius fractures. J Hand Surg (Am). 2009;34A:1603–1604.

[81] Forward DP, Lindau TR, Melsom DS. Intercarpal ligament injuries associated with fractures of the distal part of the radius. J Bone Joint Surg (Am). 2007;89A:2334–2340.

[82] Varitimidis SE, Basdekis GK, Dailliana ZH, Hantes ME, Bargiotas K, Malizos K. Treatment of intraarticular fractures of the distal radius: fl uoroscopic or arthroscopic reduction? J Bone Joint Surg (Br). 2008;90B:778–785.

[83] Campbell DA. Letter to the editor. J Hand Surg (Eur). 2007;32E:233–234.

[84] Singer BR, McLauchlan GJ, Robinson CM, Christie J. Epidemiology of fractures in 15,000 adults: the infl uence of age and gender. J Bone Joint Surg (Br). 1998;80B:243–248.

[85] Nesbitt KS, Failla JM, Les C. Assessment of instability factors in adult distal radius fractures. J Hand Surg (Am). 2004;29A:1128–1138.

[86] Beumer A, McQueen MM. Fractures of the distal radius in low-demand elderly patients: closed reduction of no value in 53 of 60 wrists. Acta Orthop Scand. 2003;74:98–100.

[87] Kennedy C, Kennedy MT, Niall D, Devitt A. Radiological outcomes of distal radius extraarticular fragility fractures treated with extra-focal kirschner wires. Injury. 2010;41:639–642.

[88] Jupiter JB, Ring D, Weitzel PP. Surgical treatment of redisplaced fractures of the distal radius in patients older than 60 years. J Hand Surg (Am). 2002;27A:714–723.

[89] Orbay JL, Fernandez DL. Volar fi xed-angle plate fi xation for unstable distal radial fractures in the elderly patient. J Hand Surg (Am). 2004;29A:96–102.

[90] Arora R, Lutz M, Fritz D, Zimmermann R, Oberladstätter J, Gabl M. Palmar locking plate for treatment of unstable dorsal dislocated distal radius fractures. Arch Orthop Trauma Surg. 2005;125(6):399–404.

[91] Chung KC, Squitieri L, Kim HM. Comparative outcomes study using the volar locking plating system for distal radius fractures in both young adults and adults older than 60 years. J Hand Surg (Am). 2008;33A:809–819.

[92] Walz M, Kolbow B, Auerbach F. Do fi xed angle T-plates offer advantages for distal radius fractures in elderly patients? Unfallchirurg. 2004;107:664–670.

[93] Roumen RM, Hesp WL, Bruggink ED. Unstable Colles fractures in elderly patients. A randomized trial of external fi xation for redisplacement. J Bone Joint Surg (Br). 1991;73B:307–311.

[94] Kelly AJ, Warwick D, Crichlow TP, Bannister GC. Is manipulation of moderately displaced Colles' fracture worthwhile? A prospective randomized trial. Injury. 1997;28:283–287.

[95] Young BT, Rayan GM. Outcome following nonoperative treatment of displaced distal radius fractures in low-demand patients older than 60 years. J Hand Surg (Am). 2000;25A:19–28.

[96] Anzarut A, Johnson JA, Rowe BH, Lambert RG, Blitz S, Majumdar SR. Radiologic and patientreported functional outcomes in an elderly cohort with conservatively treated distal radius fractures. J Hand Surg (Am). 2004;29A:1121–1127.

[97] Azzopardi T, Ehrendorfer S, Coulton T, Abela M. Unstable extra-articular fractures of the distal radius: a prospective, randomized study of immobilization in a cast versus supplementary percutaneous pinning. J Bone Joint Surg (Br). 2005; 87B:837–840.

[98] Hegeman JH, Oskam J, Vierhout PA, Ten Duis HJ. External fi xation for unstable intra-articular distal radial fractures in women older than 55 years. Acceptable functional end results in the majority of the patients despite signifi cant secondary displacement. Injury. 2005;36:339–344.

[99] Jaremko JL, Lambert RG, Rowe BH, Johnson JA, Majumdar SR. Do radiographic indices of distal radius fracture reduction predict outcomes in older adults receiving conservative treatment? Clin Radiol. 2007;62:65–72.

[100] McQueen MM, Caspers J. Colles fracture: does the anatomical result affect the fi nal function? J Bone Joint Surg (Br). 1988;70B:649–651.

第十四章 小儿手外伤

David McCombe

关键词

手外伤；儿童；指尖；甲床损伤；手部骨折；腕部骨折；关节损伤；屈肌腱；伸肌腱；神经损伤；血管损伤；再植；生长板骨折

引言

创伤导致的儿童手外伤常见，但缺乏充分的评估和治疗。因为不同年龄阶段，使用手的方式不同，这也直接导致了损伤类型随年龄的不同而不同。无论是提供病史，还是检查伤手，因为儿童不能或不愿意合作，尤其对幼龄儿童评估手损伤情况较为困难。本文其他部分也详细介绍了手外伤治疗的基本原则，同样适用于儿童，但儿童的愈合与成长潜力对治疗有特殊的含义。治疗计划还必须考虑到儿童的主动康复的配合能力的差异性。

流行病学和病因学

每年每10000个孩子中手外伤的发病率估计在20~45人。儿童手外伤的病因和性质，根据其年龄和行为而有所不同。

对学步儿童而言，周围的环境对他们具有天然的风险，这个年龄段最常见的损伤是远端指尖挤压伤，常常是手指被一个正在关闭的门或者抽屉夹住而损伤。由于小儿的手常常用来探索周围的环境，因此手指或手掌表面的烧伤和各种家电设备造成的损伤也是常见的。

对于6岁到青春期的年龄较大的儿童来说，骨折是最常见的损伤类型，因为儿童已开始参与球类和接触性的运动。大多数情况下最常见的是手指近节指骨骨折，在12岁左右发病率最高。由于生物学因素和行为方式的不同，儿童骨折特点不同于成人的骨折。

伴随重要组织的缺损或破坏而需要进行大部截肢的手毁损伤在儿童并不常见，但是目前面临的挑战是关于损伤和缺血对手生长发育的影响。

评估

对儿童受伤手的评估是一项棘手的工作，特别是在非常紧急的情况下。大部分损伤是孤立的和比较轻的，但是，在重大或复合损伤的情况，将儿童作为一个整体进行评估是非常重要的。如果发生与成人相似的创伤后失血，儿童则更易导致严重的低血容量。

由于儿童的年龄我们很难获得准确的病史，而且受伤过程通常也没有被亲眼目睹。但是，兄弟姐妹或父母的转述病史可能是有价值的，尽管年龄造成了问题，仍值得尝试与孩子接触，帮助他们为后续的检查和治疗建立起信任关系。

在急诊外伤的情况下，对幼龄儿童的伤手进行检查更是困难，因为孩子通常会感到剧痛，并恐惧伤口敷料的打开，和被陌生的医生接触伤手。尽可能多观察非常重要，打开敷料前需关注敷料的完整性、暴露的指尖血循环、手指的活动姿势和位置排列等。不需要移除所有的敷料进行损伤评估，比如损伤明确和性质明显的儿童在手术室麻醉以后做进一步处理。对于伤手的检查寄希望于要求孩子配合往往是困难的，特别是对感觉和运动功能的评估。重要的是注意观察姿势和自主运动，并通过观察手指的出汗，在受伤手指采用塑料笔触动的反应来评价运动感觉有无损伤（图14.1）。在神经损伤后期表现中，有营养改变和皮肤纹理的消失，结果造成一个干燥光亮的指尖。屈肌腱功能检查同样困难，重要的是手指姿势位置。其他指标包括，近侧指关节的"肌腱固定征"，其次，前臂间隙的挤压是否会导致指间关节屈曲（图14.2）。

在所有手外伤中，影像学检查是手伤情评估一个重要部分。对于儿童，骨骺和骨化中心的出现使儿童骨损伤的影像学表现变得复杂，需要有骨骼发育相关的解剖学知识。超声对闭合性损伤，尤其是屈肌腱或血管结构和非金属异物等动态结构的评估具有重要作用。与其他检查如CT或MRI相比，它在年幼的儿童中有优势，因为不需要麻醉或镇静就能获得足够的成像。

治疗

小儿手外伤的治疗原则、治疗方法和手术技巧与成人手外伤没有很大差别。然而，有一些特殊的损伤在儿童更为常见，在治疗损伤时需要考虑快速愈合和持续生长的儿童生物学特点的影响。快速愈合能力有利于缩短损伤后的固定时间，期间进行骨折闭合复位制动处理是有效的。骨骼生长发育可能会重塑而导致畸形，这取决于骨折移位的平面。另一方面，如果生长板在损伤或治疗时受损，由于限制生长也可能发生畸形。在治疗计划中要考虑的另一个重要因素是儿童术后配合护理的能力常常有限。在用敷料和夹板保护受伤的手或肢体时，需要考虑到孩子的年龄、配合程度、骨骼肌腱修复的保护、局部区域血循环的变化等（特别是在肢体血运重建或再植后）。对于大多数7岁以下的儿童，无论是糖钳式夹板或是管型石膏，超肘固定可以防止其松动脱落（图

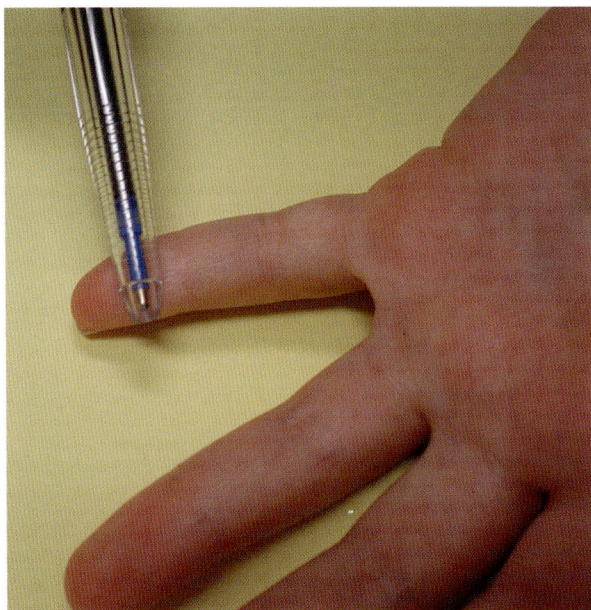

图14.1 近端神经损伤导致感觉丧失和指腹皮肤无汗，可以与正常手指作对比，检测有无塑料笔摩擦指腹的阻力

14.3）。对于一个手外伤儿童的康复计划要依赖年龄和发育情况，通常年幼的儿童的安全固定时间至少4周，而不是依靠他们的配合。此后，根据损伤的性质和孩子的特点，通常使用持续的保护夹板和定向游戏来鼓励其做特定动作功能锻炼。手损伤对儿童和父母的心理影响也被视为治疗方案的一部分，特别是在严重伤或毁损伤的情况下，身体影响伴随着术后疼痛、住院和长期的门诊治疗等。

指尖和甲床损伤

指尖是手指的解剖学上特殊的组成部分，负责手指捏、抓、触的力量传递（这在键盘和触摸屏的领域发挥着越来越重要的功能），是感觉的传导，是手指的一个重要的美学组成部分。末节指腹是一个丰富的神经支配垫，通过复杂的筋膜网固定，并由背部坚硬的甲板加强。由于它在触和抓中的作用以及它在手指末端的位置，指尖很容易受到伤害，尤其是大胆的学步孩子身上。最常见的损伤机制是挤压伤，甲床和末节指腹的联合

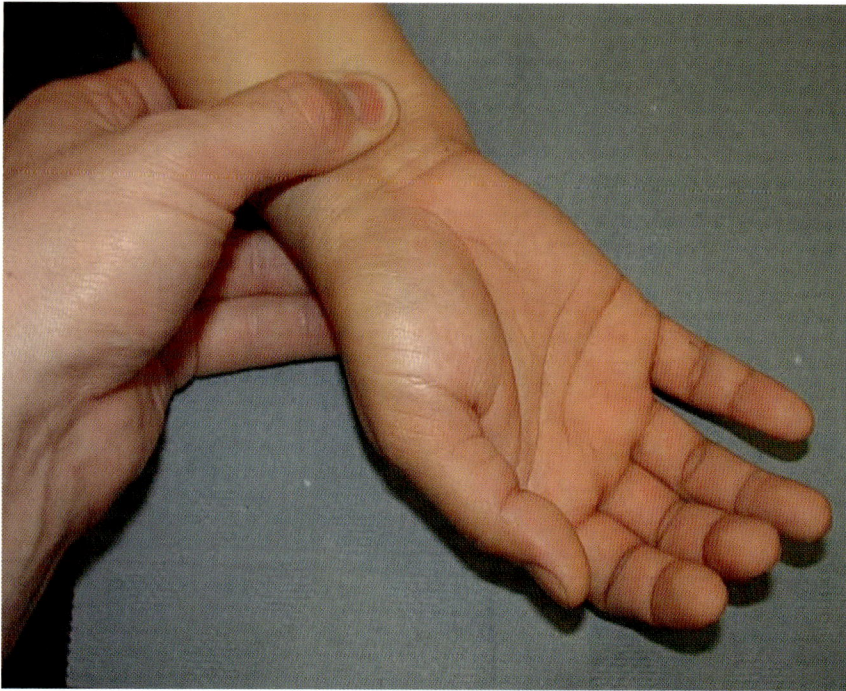

图 14.2　如果屈肌腱完整，在前臂远端挤压屈肌腱可引起指间关节屈曲

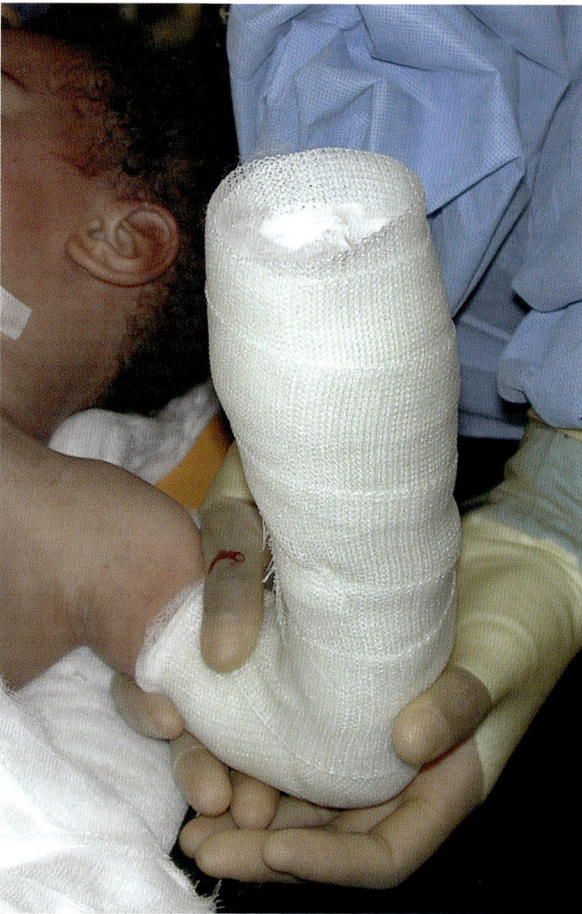

图 14.3　一个 3 岁小儿手外伤修复后，使用肘上石膏固定。通常采用弹力吊带抬高上肢，并穿上外套保护肢体

损伤，其中 50% 的患者有远节指骨骨折。Evans 和 Bernadis 在指尖损伤的 PNB 分型中作了相应的描述。

甲床损伤

甲下血肿、无甲板撕脱或半脱位可保守治疗或进行甲板钻孔引流。甲床的探查和修复的效果并不比甲板钻孔引流效果好。在甲板损坏或从指甲上皮上半脱位，它将不再固定于甲床，而且由于相关的甲床裂伤愈合将导致不规则瘢痕形成，产生指甲畸形。在这种情况下，我们建议拔甲后在放大镜下用可吸收缝线对甲床进行精准地修复（图 14.4）。氰基丙烯酸酯胶是一种有效的缝合替代物。如果指甲本身伴有缺损或有严重的损伤，则在指甲襞下面插入硅胶或人造甲板，以防止粘连并保持指甲襞的轮廓。夹板或指甲应开窗引流并用黏合胶或可吸收缝线固定防止移位，指甲再生在伤后几周开始，持续至少 4 个月。继发的指甲畸形发生是由于背侧甲襞的瘢痕致指甲暗色条纹的形成，生发基质瘢痕导致指甲裂开、起皱或

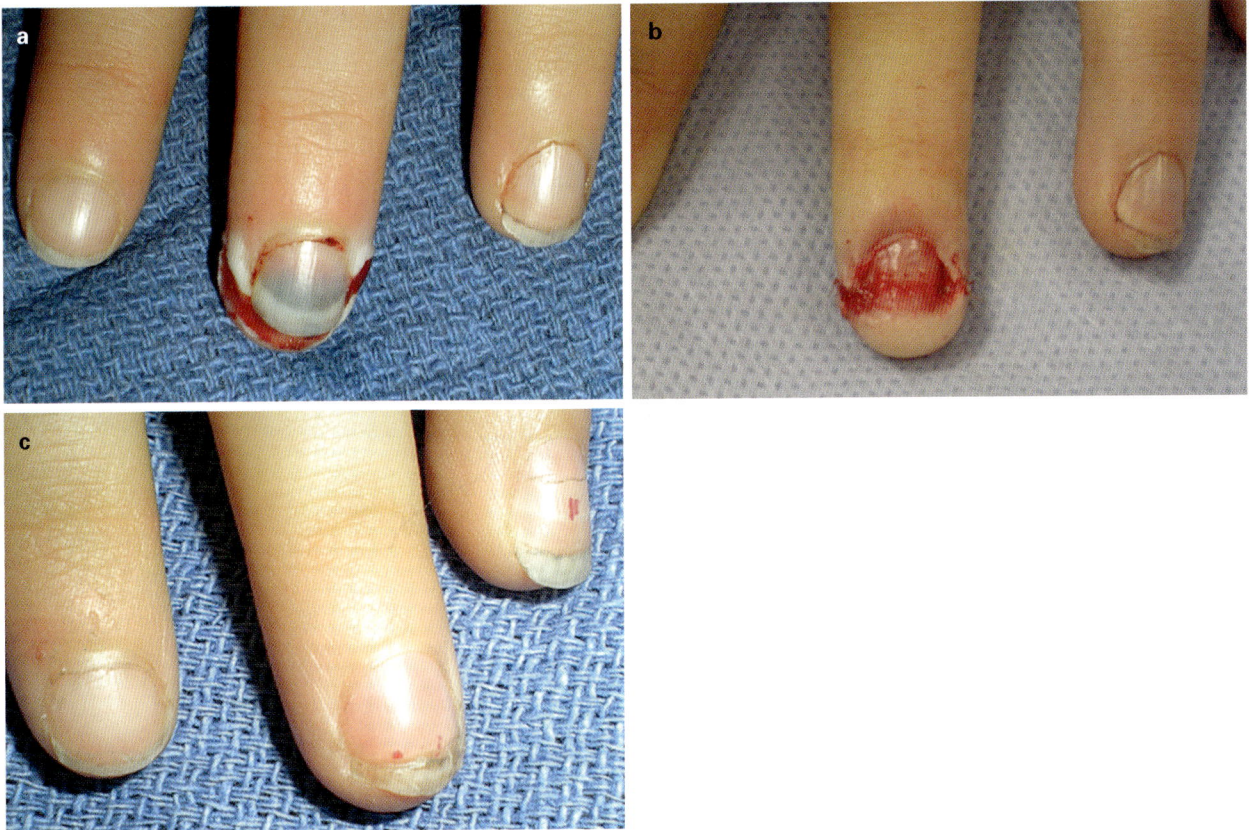

图 14.4　甲床基质撕裂（a）需要拔甲并精细修复基质（b），3个月后随访表现（c）

缺失（图 14.5）。无菌基质瘢痕形成，导致指甲无法黏附于基质（甲剥离）或甲襞褶皱粘连，导致滞留在指甲上皮褶皱。这些畸形是可以处理的，尽管由于特殊组织的严重瘢痕，导致难以恢复完全正常的指甲。指甲复合体的另一个常见的继发畸形是鹦鹉嘴样畸形，由于指骨末端的缺失，失去了对甲床的支撑。

远节指骨损伤

大多数因挤压伤造成远节指骨骨折，是指端粉碎骨折，只需要夹板固定 3~4 周，直到末端稳定。指骨不稳定骨折伴有手指损伤，可以用细的轴向克氏针固定。远节指骨基底骨折将在接下来的章节里讨论。

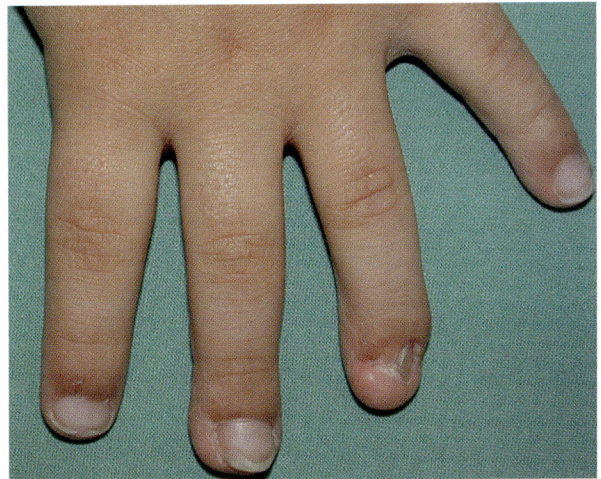

图 14.5　生发基质损伤后环指指甲畸形及甲襞瘢痕形成

指尖损伤

指尖指腹的撕裂伤，由于挤压或撕脱，应无张力缝合或保持伤口开放，因为损伤后的水肿可使缝线张力过大，可导致组织坏死。

如果发生组织缺损，在大多数情况下，经过 2~3 周的保守治疗也能获得较为满意的临床结果。如果组织的缺损较大，则取决于缺损离断部分是否可找回进行再植或原位回植，或进行组织移植来关闭伤口。

当离断的指尖有可供吻合的血管时，再植是指尖重建的最佳修复方式。指尖的血管解剖恒定确切，已作为指尖离断的分型基础。手指远端指动脉在指甲的基底平面形成动脉弓，终末支动脉通常由此向远端放射状分布，最中间的一支往往口径最为粗大。尽管技术上具有挑战性，但这一支往往可以在离断平面进行吻合。不像简单地骨折内固定，指尖细小，修复血管的手术难度较大，可采用开书式的技术，先修复掌侧皮肤，再由背侧来修复掌侧的血管，关闭切口前通过预置轴向克氏针进行固定。另一种替代方法是在指骨固定前，移植一条静脉到远端动脉，然后与近端动脉相吻合。指尖再植的另一个难点是获得足够的静脉回流，如果静脉回流通畅可提高再植的存活率。在甲皱襞平面或以远平面离断的手指进行再植手术时，背侧没有可供吻合的静脉，替代方法是吻合掌侧静脉，或将远端动脉分支与近端掌侧皮下静脉吻合构成动脉静脉化以减轻静脉瘀血。没有回流静脉时，可通过 4~5 天的远端放血疗法来缓解静脉瘀滞，直到有足够的新生血管建立回流。在成人或者青少年，这种情况可以通过水蛭吸血来实现，但在儿童实施是困难的。可通过指尖的小切口或指腹去表皮来进行放血，并且全身或局部使用抗凝药物。儿童采用指端放血的再植成活率比成人更高，但指端再植手术有限，因为它的组织体积更小。儿童血容量较小，指端放血的技术有可能导致显著的失血而需要输血。因此，在手术之前需要和父母进行充分的沟通，因为指尖损伤再植手术除了成活的益处外，还必须考虑失血和输血的风险。

如果离断组织不能进行再植，则首选将远节指腹和甲床作为复合组织进行原位回植。为了使回植组织的血运重建最优化，需要将脂肪组织进

行剔除和精确的皮肤贴合。降温、前列腺素 E1 和高压氧治疗能提高回植组织的成活率。

对于指腹和指尖缺损，可选取手掌或足趾无毛发的复合组织进行移植，同指或手部的局部皮瓣（如鱼际皮瓣）均适合小儿手指的皮肤缺损修复。清创、远节指骨短缩和甲床切除都可以应用于残端的修复，但由于指骨长度不足，残留的指尖往往形成钩甲畸形。所有的修复方式都需要尽可能留存足够的指骨长度以保留肌腱的止点。

骨折

手的骨架是由各指管状骨辐射组合而成，以软骨生长板和腕骨骨化发生为标记，它们一般在 8 岁前依次骨化。掌指骨的管状骨骨膜较厚，与邻近关节囊汇合，但生长板是一个相对薄弱的地方，特别是肥厚性区域。Salter Harris 分型介绍了骨骺相关骨折的几种类型（图 14.6）。大多数的损伤可保留骨骺的生长潜力（I 型和 II 型），这类损伤的平面通过骺板肥大区，增殖区保留完整。III 型和 IV 型骨骺损伤涉及关节面，可能需要复位和 / 或固定维持关节面的解剖和稳定性。穿过骨骺的骨折（IV 型），干骺端骨骺损伤区可形成骨痂通过生长板，从而阻碍骨的生长并导致畸形。骨骺的挤压型损伤（V 型）可以使增殖区细胞损伤而导致生长板过早闭合和阻滞纵向生长。生长板的结构性弱点在掌指关节韧带附着点的解剖特性上更为明显，其侧副韧带的附着点位于骨骺的侧方，生长板在侧方应力下容易发生近节指骨基底骨折。在指间关节，侧副韧带附着骨骺区提供较好支撑，

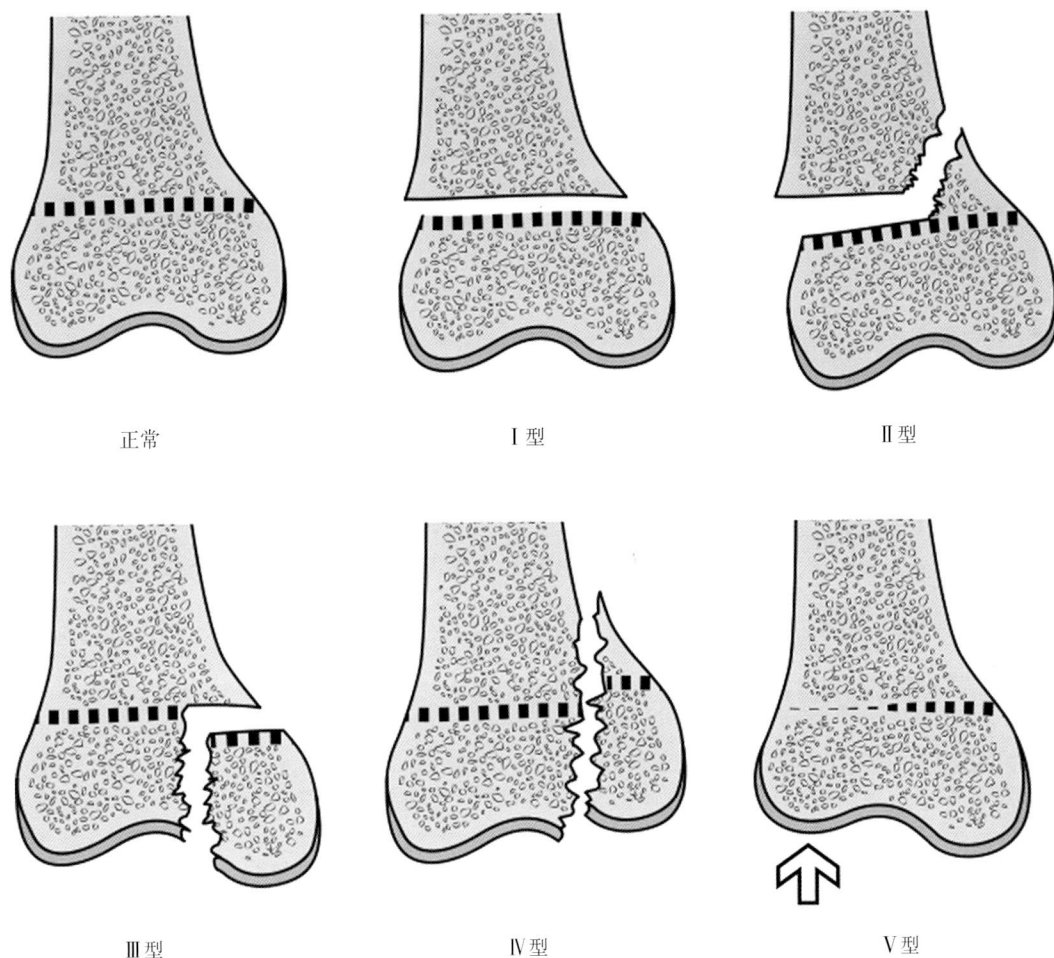

图 14.6　骨骺损伤的 Salter Harris 分型：Ⅰ型损伤是肥大细胞层骨骺分离或损伤；Ⅱ型损伤仍处于相同平面但侧缘骨折累及干骺端，这一部分仍然附着于骨骺；Ⅲ型损伤累及骨骺和关节面，但不穿过骺板线；Ⅳ型损伤通过关节面、骺板和干骺端并移位，干骺端可与骨骺接触通过生长板融合产生畸形；Ⅴ型损伤指骺板被挤压损伤增殖区，并骺板早闭

侧方应力易引起临近关节的近中节指骨的头颈部骨折。由于关节囊和韧带的相对强度，小儿手部关节脱位和严重韧带损伤是少见的。

一般而言，儿童骨折愈合较快，因此移位的儿童骨折在损伤 7~10 天后很难进行复位。畸形愈合较为常见，由于损伤和畸形表现也像软组织损伤，故发现畸形往往被延迟了。对严重的关节内移位和骨干骨折早期截骨是合理的，但对于骨骺损伤因具备重塑的潜力所以很难这么建议，如果畸形在相邻关节的运动平面上，在这个位置截骨有骨骺损伤的风险。对大多数的损伤只需固定 3~4 周，但想重返操场或运动场需要继续固定 2 周以

强化骨愈合。

虽然成人的手和前臂骨折的各种类型均可能会发生在儿童，但仍有一些特殊类型的常见骨折值得进一步讨论。

指骨骨折

远节指骨的指端和骨干骨折前面已经作了讨论。远节指骨的生长板水平骨折多在轴向负荷或挤压伤后出现，由于屈肌腱止点的附着，往往是掌屈成角的。Seymour 描述了一种典型的损伤模式：这种骨折通常伴随甲床基底撕裂，呈现明显

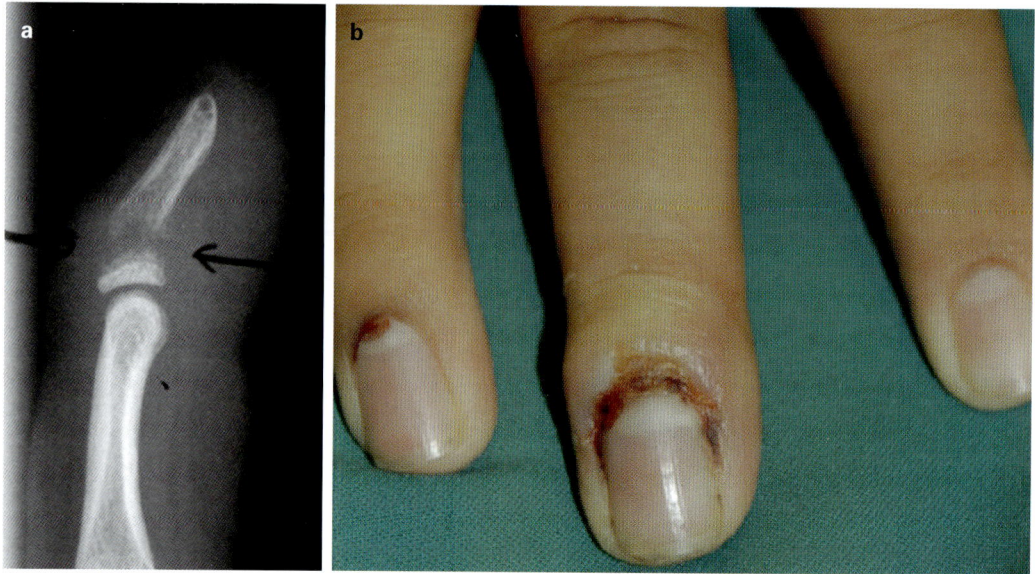

图 14.7 （a）Seymour 骨折延迟发生（Salter HarrisI 型远节指骨骨折）：箭头显示骨折边缘骨吸收符合骨髓炎表现，这可使骨折处理复杂化，因为它通常不能早期确诊。（b）该骨折与甲根部生发基质撕裂、甲板半脱位有关

的锤状指畸形和甲板从甲襞撕裂，并且伴甲下血肿（图 14.7）。由于骨折的复合性，存在感染的风险，并且生长板损伤和生长阻滞。孩子经常外伤后发现会延迟，如果没有直接感染，也存在被污染可能。对伤口的处理是至关重要的，彻底的冲洗和清除血肿以及修复甲床撕裂伤。通过裂伤修补、甲板修整和夹板固定可以获得足够的稳定性，必要时也可应用克氏针，尽管有针道感染和骨髓炎的风险。在发现和治疗延迟时，需要辅助抗生素的治疗。

中节和近节指骨的头颈部骨折是常见的损伤，可以是单髁骨折，或双髁骨折（T 形或 Y 形），或髁下骨折。伴有移位的关节内骨折可产生成角和 / 或旋转畸形，需要复位固定。关节肿胀可掩盖畸形，且小儿骨端主要是软骨，损伤时 X 线较难发现骨折，故诊断较为困难。标准的侧位 X 线片若显示双髁突的影子，说明其中一侧髁相对于另一侧向掌侧移位。采用螺钉或克氏针固定是有效的，但是无血运的碎骨片有移位和继发骨坏死的风险。被门夹伤发生的髁下骨折，有一个剪切力作用关节，髁部骨块可产生背向移位和旋转造成过伸畸形（图 14.8）。结果是因指骨髁窝的畸形，没有足

够的空间使指骨屈伸，造成屈曲功能的丢失。建议在指骨末端进行轻微的重塑（由于离生长板较远），移位的髁下骨折需要采用闭合或开放技术进行复位克氏针固定。无法屈曲的畸形可通过截骨处理，并清除髁下窝，使屈指时没有撞击。

指骨骨干骨折发生时，根据既定的原则治疗。值得注意的是，通常认为的能治愈大部分儿科骨折的重塑技术并不适用于旋转畸形，这些损伤需要复位和合适的内固定（图 14.9）。指骨基底骨折较为常见，尤其是近节指骨基底损伤，通常是 Salter Harris 损伤 II 型，骨折部位通常出现侧方成角伴背伸畸形。这类骨折可通过掌指关节屈消除内在肌张力影响进行复位，复位后夹板固定。大多数的骨折可以用捆扎和适当的夹板稳定，但不稳定的骨折可以经皮克氏针固定。

临床要点

警惕儿童指甲半脱位或甲下血肿形成的锤状指畸形，这是 Seymour 骨折或远节指骨开放性骨骺损伤的常见表现。

掌骨骨折

掌骨骨折是一种常见的损伤，特别是在青春期，在打架和运动中掌骨头受到轴向负荷，产生颈部的背侧成角骨折，或者腕掌关节背侧骨折脱位。直接撞击或咬伤可导致掌骨头直接损伤，这些损伤与成年人的处理相似。因牙咬伤或其他锐器伤引起的开放性关节损伤必须积极治疗，切开冲洗防止感染。在闭合性损伤中，必须保证关节的力线和稳定性，以防止持续的不良症状和功能障碍。关节外损伤更为常见，包括小指损伤伴有颈部骨折。骨折可发生旋转畸形，但在急性发作

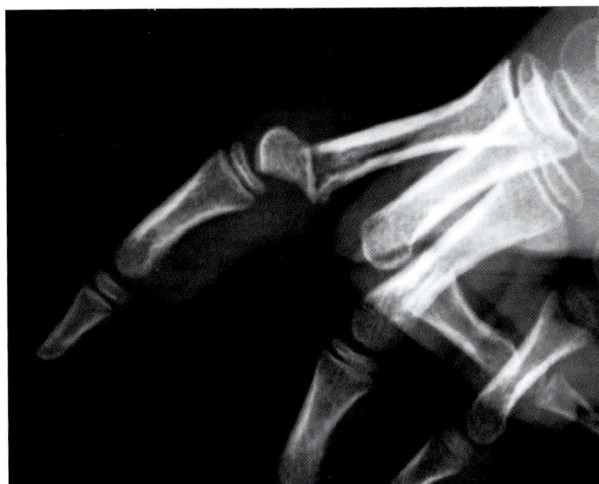

图 14.8 近节指骨头下骨折，远端骨折块旋转伴背伸表现

时因为肿胀和手指主动屈曲受限而评估困难。在确诊的情况下，旋转畸形必须复位，因为它会影响手指的功能，即手指的屈曲活动。另一方面，某种程度的屈曲畸形在功能上是可以接受的，尽管可能遗留明显的畸形。在第五掌骨约 30° 的遗留畸形是可以接受的，但在桡侧掌骨成角畸形必须 < 30°，其腕掌关节活动范围减小。骨折的闭合复位通常可采用夹板稳定固定，保持掌指关节比成人更小的屈曲以获得对骨折的杠杆作用。不稳定骨折需要使用经皮克氏针或髓内针固定。除拇指外的掌骨骨骺损伤不太常见，但外力作用在掌骨基底或拇指可以产生 Salter Harris Ⅱ 型或 Ⅲ 型骨骺损伤，掌骨向背侧推力常伴随掌侧成角或背侧移位，骨骺至少部分被腕掌韧带固定在原位。治疗方法是复位和经皮穿针进行关节固定。

腕骨骨折

在 10 岁以下的儿童中腕骨骨折是罕见的，如果出现，通常是高能量损伤的结果。腕关节损伤多见于青少年伸腕位的摔倒，舟骨是最常见的腕骨骨折，最常见的舟骨骨折部位是通过腰部或远端 1/3 处（预后良好）。有时诊断比较困难，但如果存在压痛、肿胀和轴向负荷痛而高度怀疑时，

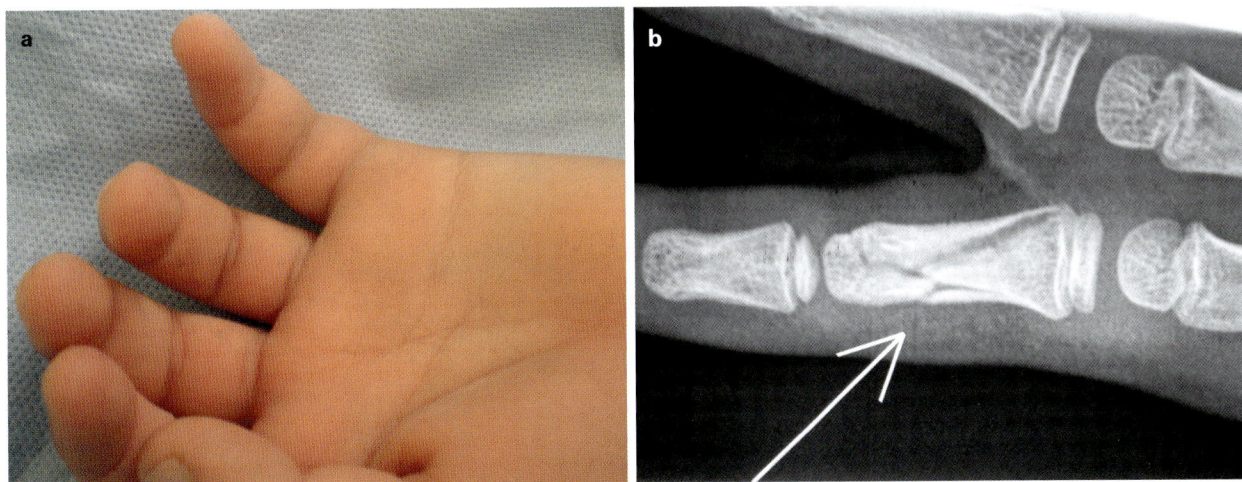

图 14.9 检查可发现小指近节指骨干粉碎性骨折伴明显的旋转畸形（a）。虽然 X 线检查骨折明显（b），如白色箭头所示，旋转畸形往往不明显，这种骨折必须复位，因为旋转畸形不会重塑

则需做 X 线检查。如果最初的 X 线片不能确诊，可在制动一段时间后再次复查 X 线片，或者磁共振成像（MRI）检查进一步排除诊断。MRI 已经取代锝骨扫描作为对腕关节损伤筛查的第二线检查方法，MRI（或骨扫描）可以显示 X 线片表现正常的隐匿性骨折或骨挫伤。骨挫伤在 MRI 检查中更常出现（图 14.10），它的重要性在舟骨还不清楚，但可能不会导致持续的问题，治疗可通过夹板固定一段时间至疼痛消失。

急性腕舟骨骨折的治疗取决于骨折的部位，通过 CT 扫描成像可评估移位和骨折位置以及预后。切开复位内固定用于治疗移位骨折或不愈合，如果早期诊断并适当的固定，儿童骨折不愈合是罕见的。

尺桡骨远端骨折

尺桡骨远端骨折较为常见。前臂骨折占儿童骨折的 25%，75% 的前臂骨折发生在桡骨远端 1/3。骨折通常在干骺端或包括桡骨远端骨骺。由于邻近的骨骺负责儿童骨骼生长，因此移位的骨折具有重要的重塑潜力，这在骨折的治疗中必须加以考虑。

骨折一般发生在跌倒时上肢受力，青少年早期是高峰期，与生长发育快相对应。由于孩子不愿移动受影响的腕部，通常会出现肿胀和明显的畸形，建议拍摄包括腕关节和肘关节在内前臂 X 线正侧位片。

桡骨远端骨折也可能是单皮质或双皮质骨折。

单皮质骨折（或隆凸）在压缩表面上有一个变形，但移位很小，骨折一般较稳定，可用石膏或夹板固定 3 周直到没有压痛。

桡骨干骺端的双皮质骨折可能是横行或斜行，可以是成角、翻转或旋转，占桡骨远端骨折的 3/2。其余的 1/3 涉及骨骺，通常是 Salter Harris Ⅱ 型损伤，伴随骨骺向背侧移位。根据移位的程度，可能会有远端尺骨或三角纤维软骨复合体（TFCC）损伤，或严重移位的桡骨远端致神经血管损伤。

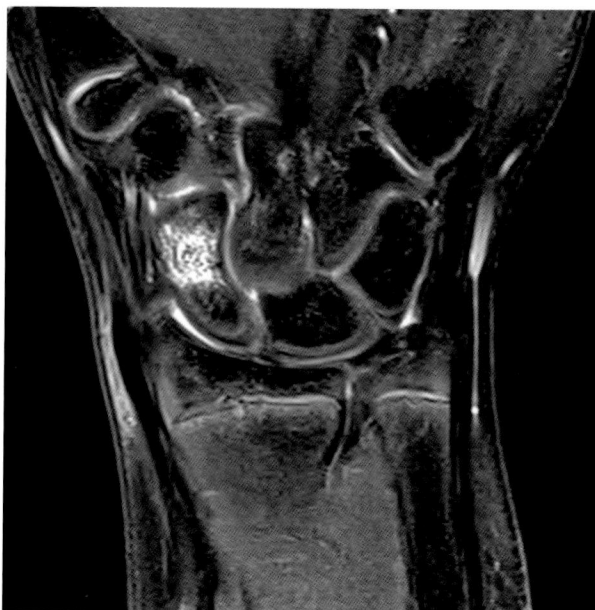

图 14.10 伸手位摔倒致舟骨骨挫伤，在 MRI 上表现为舟骨远极信号增高，而 X 片和 CT 扫描未见骨折

虽然严重移位的骨折进行复位显然是必需的，但儿童桡骨远端较强的重塑能力意味着对中度移位骨折可以保守治疗，这取决于每个患儿的个性化评估。在较小的患儿靠近干骺端的骨折和关节运动平面的畸形会进行重塑。对于什么程度的畸形可以接受尚有争议，但基本的理由是儿童至少有 2 年以上的生长发育期，在矢状面 20° 的成角和水平移位达 50% 的骨折仍可以重塑并接受（图 14.11）。如果畸形大于这些指南，或有相应的软组织或神经血管损伤，则需要进行开放手术。对于大多数损伤来说，可以进行闭合复位，若早期复位失败则采用开放手术，避免进一步的神经血管或软组织损伤。骨折稳定性在复位时即可进行评估，当复位稳定后，采用过肘关节长臂石膏或前臂管型石膏固定至少 6 周。在此期间，需要定期复查 X 线片，约 1/3 的骨折会发生再次移位并位置不满意，需要进一步复位。另一种固定骨折的方法是复位后用单枚或交叉克氏针进行固定，克氏针尽量穿过干骺端，而不是穿过生长板。在周围软组织肿胀或神经血管损伤严重、管型石膏不能使用，或最初的复位不能维持位置时可采用该方法固定。如果骨折是采用克氏针固定的，需用石膏或支具

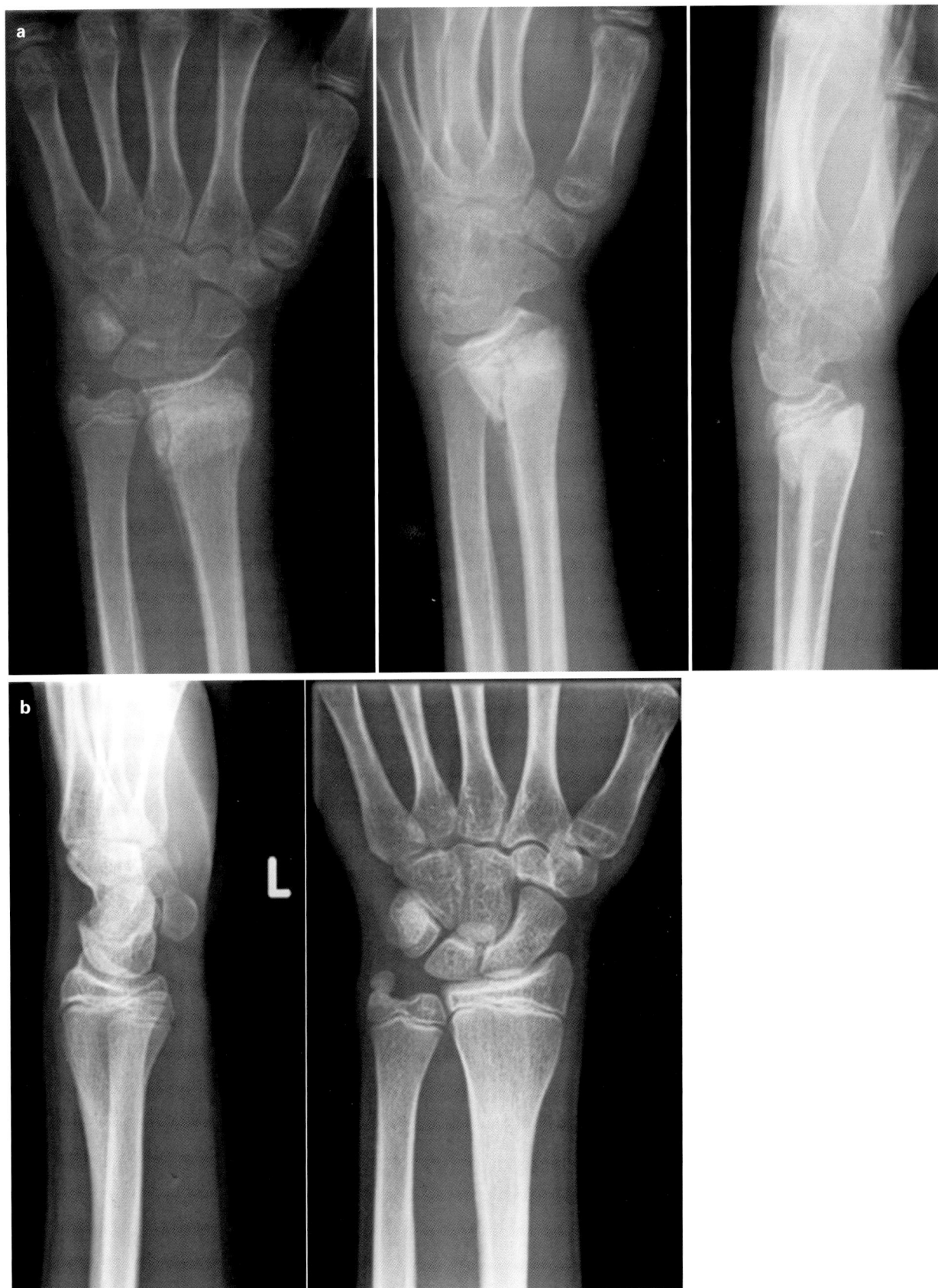

图 14.11 （a）成角的桡骨远端骨折重塑：骨折最初可接受的掌侧成角位置，仅采用石膏固定。（b）骨折后 12 个月，畸形已改善到较满意的位置

辅助保护，4 周后拆除克氏针。

桡骨远端骨折可伴随正中神经或尺神经的损伤，这些损伤通常是牵拉或直接挫伤引起的一过性神经失用，通过骨折复位和固定而恢复。但神经症状也可能与急性腕管卡压或骨筋膜室综合征有关，这需要进行手术减压。

从长远来看，如果生长板受到损伤，桡骨远端骨折会出现畸形愈合或生长停滞而变得复杂，后者并发症的发生率约占该损伤的 4%。畸形愈合或生长停滞的后果可出现尺腕撞击综合征、DRUJ 不稳或畸形。这些问题治疗困难，特别是由于后续骨骼生长的不协调可能会加重原来的畸形，而且可能合并韧带的损伤。当然可以根据儿童的年龄和畸形的不同情况采取一系列的手术方案，包括桡骨尺骨截骨矫形术和骺板阻滞术等。

关节损伤

由于关节囊和韧带的相对强度，无骨折的关节损伤在儿童并不常见。关节脱位和韧带损伤发生在儿童，表现为局部肿胀、压痛、活动受限、脱位后畸形等。在 X 线和超声检查中可以发现相关的撕脱性骨折，这对于明确某一韧带是否完整非常有效。

与成人相比，儿童指间关节脱位较少见，弹射伤通常导致儿童的骨折。掌指关节脱位是儿童手部最常见的脱位，其中拇指损伤最多见。在手指指列中，近节指骨背侧脱位而掌骨头突向掌侧时，复位较为困难，掌板通常附在指骨上，并且被嵌入到关节中，而掌骨头可能会嵌入到蚓状肌和屈肌腱之间，正如 Kaplan 描述的，纵向牵拉复位反而会加重嵌插。因此建议通过过伸和掌侧推移来尝试闭合复位，而不是纵向牵引。如果不成功，则需要进行切开复位，背侧入路和掌侧入路都有报道。若从掌侧入路，指神经被突出的掌骨头顶起位于皮下浅表位置，手术损伤的风险性大；而掌板如果背向掌骨头，也复位困难。但是必要时可将屈肌腱和蚓状肌牵开，以便复位关节，并且修复掌板，复位后进行短期背侧支具固定。远期会出现关节僵硬、生长停滞和骨坏死等并发症使损伤复杂化。

拇指掌指关节一般向背侧脱位，同时可伴随掌板和侧副韧带的损伤，儿童在关节处可出现过伸和肿胀畸形。这些损伤可分为不完全型、完全

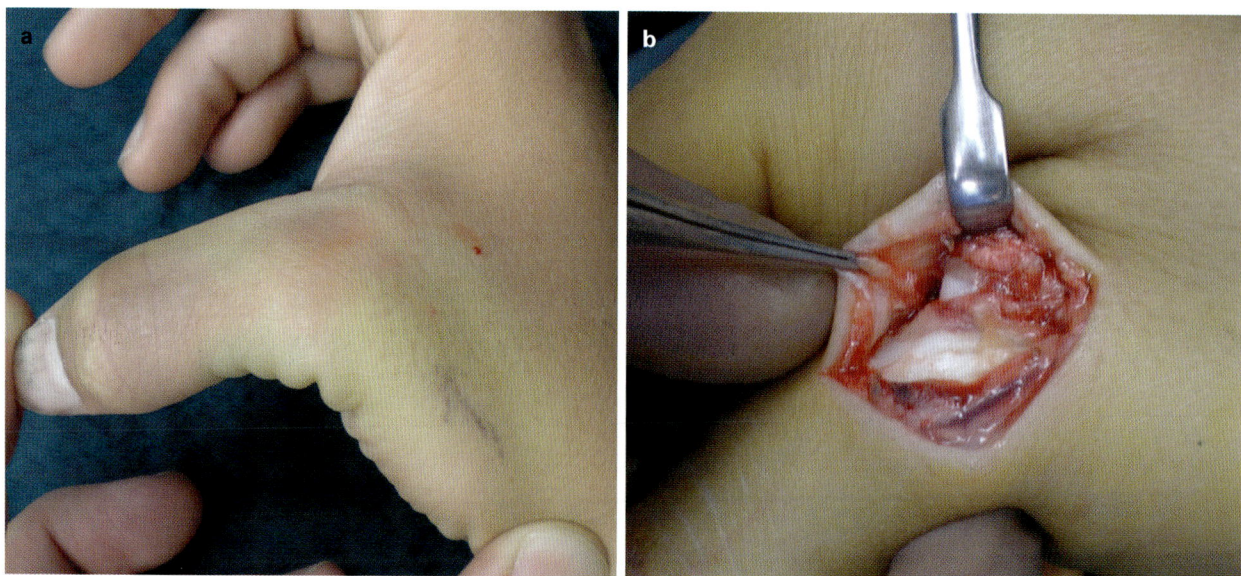

图 14.12 足球运动伤后，尺侧应力试验的关节不稳定证实拇指掌指关节的尺侧副韧带完全断裂（a）。探查明确了韧带从近节指骨基底撕脱损伤（b），应用锚钉修复了韧带

型或完全复杂型脱位，这取决于韧带损伤和指骨移位的程度。掌指关节复位要求纵向牵引和屈曲，但是在完全损伤（完全复杂型脱位）或者在完全脱位复位过程中，可能会出现掌板嵌插入关节影响复位。无论采用掌侧或背侧入路，掌板的嵌插将阻止闭合复位和切开复位。复位关节需要至少 3 周的背侧支具固定，以稳定关节的软组织。

临床要点
扳机拇指畸形可以被认为是一个不完全型的掌指关节背侧脱位，扳机拇指在掌指关节至少可以被动屈曲，并在屈指肌腱处常可触及结节。

拇指通常在掌间关节处的外翻的应力下造成损伤。对小儿的影响通常是位于近节指骨基底部的 Salter Harris II 型骨折，在青少年因为有相对成熟的骨骼，更易导致远端附着点韧带的损伤或撕裂，或在近节指骨基底部的撕脱骨折（Salter Harris III 型骨折）。在 Stener 的描述中，撕脱韧带末端可由内收肌的腱膜固定，因为关节复位可保留背部表面到腱膜上。在外展应力下完全缺乏阻力可以诊断为完全性韧带损伤（图 14.12），或者是在 X 线检查中发现撕脱性骨折。不完全性韧带损伤和无移位的骨折可用夹板固定 4~6 周，完全性韧带损伤和不稳定或严重移位的骨折需要手术治疗。可采用背侧入路，小心观察韧带附着在拇收肌的近缘，在拇收肌腱膜嵌插处，拇长伸肌腱的边缘做一切口，暴露尺侧关节囊。急性韧带损伤在此显露方便，但如果损伤的是骨折，关节囊可能是完整的，需行关节囊切开修复。骨折的固定，或韧带的指骨附着，需要考虑到邻近的骨骺，要注意避免克氏针、螺钉或锚钉的穿入破坏生长板。儿童的慢性损伤较难处理，因为在这种情况下，肌腱移植物重建有骨骺损伤的风险，在这种情况软骨固定术已经被建议用于稳定关节。

腕部严重韧带损伤非常少见，若有发生必定

是高能量的损伤。然而，舟月骨间韧带损伤常在 X 线中被误诊，因为腕骨骨化的延迟显示出一个扩大的舟月骨的间隙，这可以通过临床检查、X 线侧位片或其他影像学检查进行排除。

远端桡尺关节（DRUJ）韧带损伤或关节不稳定可见于儿童和青少年。DRUJ 的稳定性取决于关节的匹配性和尺桡韧带的完整性以及它们在尺骨远端的附着点。桡骨远端骨折继发畸形，可出现旋转力线方面的改变和关节匹配性与稳定性的丧失。对尺桡韧带的损伤，在 TFCC 周围撕裂，或尺骨窝止点的撕脱，也会导致不稳定。在尺骨茎突基底的骨折会破坏韧带附着点，从而影响关节的稳定性。有症状的 DRUJ 不稳定需要用 X 线进行检查，甚至需要 MRI 检查。治疗主要针对造成关节不稳定的原因，可进行桡骨截骨矫形、修复 TFCC（通过关节镜或开放技术）、尺骨茎突骨折内固定术等。除了产生不稳定外，尺腕侧和桡尺远端关节的软组织损伤可出现腕尺侧疼痛的症状，特别是腕背伸、旋转或手紧握时。虽然大部分的损伤都可采用休息制动或夹板保护进行治疗，但是持续性的疼痛可能预示 TFCC 的撕裂，这需要通过关节镜进行清理或修复手术治疗，这在儿童和青少年报告中都有较好的结果。

肌腱损伤

儿童肌腱损伤，尤其是婴幼儿，在诊断和治疗方面具有挑战性，因为他们与手外科医生、康复治疗师的配合程度因人而异、各不相同。

手部肌腱损伤包含伸肌腱和屈肌腱损伤，可以是闭合性或开放性的损伤，有孤立性肌腱损伤或复杂手外伤的一部分。根据受伤的解剖部位，对屈伸肌腱的损伤进行分类，并根据损伤程度的不同进行治疗。儿童与成人的肌腱损伤的治疗原则基本相同，而因年龄因素诊断更困难，且肌腱纤细修复要求更高，术后康复也更具有挑战性。下面将重点讨论这些不同点，而不是重申肌腱损伤的治疗原则，这些原则将在另外章节进行讨论。

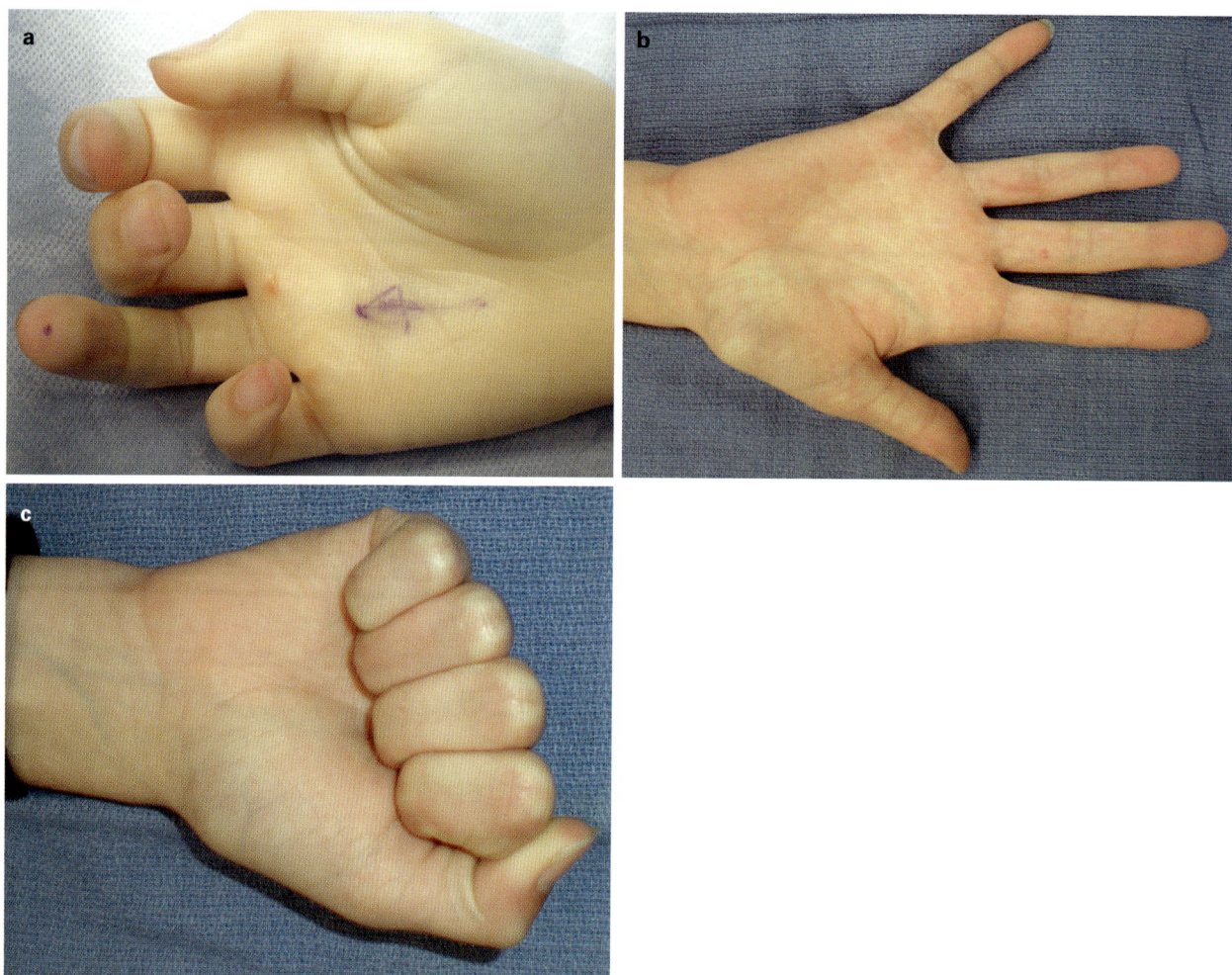

图 14.13 过伸损伤引起环指指深屈肌肌腱（FDP）止点从远节指骨撕脱：（a）环指 DIP 不能主动屈曲致顺联关系破坏。（b，c）FDP 肌腱修复后，主动屈曲功能恢复

肌腱损伤的诊断取决于受损的情况，与屈伸肌腱相关的撕裂会使其结构破坏，需要进行探查手术。虽然肌腱损伤时主动活动受影响，但如果没有患儿的配合，则很难进行检查，而且患指可由邻指带动产生屈伸活动，主动活动受限问题可能被隐匿。儿童也容易发生闭合性损伤，如屈曲的手指被强行过伸时可产生指深屈肌腱的撕裂（球衣手）（图 14.13）。也可因球类或者跌倒时的轴向应力作用在伸直手指产生关节强烈屈曲，造成指伸肌腱的断裂（如近节指间关节的钮孔畸形和远节指间关节的锤状指畸形）。闭合的肌腱损伤易被误诊为关节扭伤，若患儿有损伤可疑，建议进行临床检查，并辅以 X 线和 B 超等辅助检查。

体格检查应包括对受影响指或全手的姿势进行评估，评估肌腱是否完整，特别在屈肌腱，可通过前臂远端压迫屈肌腱判断有无手指屈曲动作。在年龄稍大的儿童，可以通过儿童主动活动的配合进行检查。

屈肌腱损伤

儿童肌腱损伤的治疗和成人是一样的。急性屈肌腱损伤尽可能直接修复，使用与成人相同的技术，保护滑车系统，对肌腱的无创处理，以及结合腱内缝合和腱鞘修复来恢复肌腱的强度，在纤维骨隧道的腱鞘内滑动不能有粗大的吻合端。

细小的肌腱要求更高的缝合技术，并需确定腱内缝线的口径，腱内缝合边长应是肌腱宽度的1.5倍。从2~8束缝线的肌腱缝合技术已经多有报道，在年轻患儿中，2束与4束缝线的肌腱缝合方法的效果没有明显差异。多束缝线法的优点是增加了抗拉强度，允许早期主动活动康复锻炼。然而，固定仍是儿童最常规的术后处理，考虑到儿童屈肌腱的口径，改良的Kessler的2股线肌腱缝合仍是该手术的最常用方法；多股缝线技术在较大儿童中有一席之地，这使得主动康复锻炼成为可能。腱鞘修复一般是连续缝合，目的是形成光滑的表面提供肌腱的滑动。在年幼患儿，应该使用一种可吸收的缝线，当肌腱生长发育时，以防止修复部位的收缩。关于在Ⅱ区损伤中是否应该修复深浅屈肌腱，目前仍存在争议。指浅屈肌腱为指深屈肌腱提供了一个动态的滑车和滑动的表面，但是指浅屈肌腱修复后较大缝合口会阻碍指深屈肌腱的活动，甚至出现粘连或断裂。在儿童Ⅱ区的指深浅屈肌腱同时修复与单纯修复指深屈肌腱相比结果要更差。

屈肌腱修复后的康复是复杂的，因为防止肌腱粘连与允许肌腱在没有间隙或裂开情况下愈合，两者之间存在矛盾。康复计划包括制动、Kleinert的橡皮筋控制下活动、被动活动和主动活动，Cochrane回顾性研究表明目前没有临床证据显示哪一项康复计划最好，但普遍认为活动优于制动，而且更趋向于早期的主动活动锻炼。然而，在幼儿中，基于活动的康复计划很难实现，这需要患儿的配合。但幸运的是，对儿童固定取得了良好的效果，尽管需要限制4周，并且在年幼的儿童需使用一种肘上支具，以限制移位和修复后再断裂的风险。在早期固定，手腕保持屈曲30°和掌指关节屈曲70°，然后背侧支具应用2周，允许保护下活动，再是为孩子制订进一步的康复计划，采用支具固定或被动拉伸来解决持续屈曲挛缩的问题。当孩子年龄足够大可以配合活动康复计划时处理仍然困难，这也取决于每个孩子个体的差异性。

儿童屈肌腱的修复可以达到良好的效果，但

不良结果是报道有7%~12%的再断裂率，并且有小部分的粘连限制了肌腱的活动。在较年幼的儿童中，肌腱修复后再断裂是很难诊断的，尽管可能需要重新探查和修复，但诊断的延误可能会影响治疗。儿童的肌腱粘连是修复后的另一个挑战。修复后可能会在较长时间内随着生长出现活动的改善，另建议将肌腱松解术推迟到11岁以后，此时患者康复治疗的配合度会更好。

不幸的是，儿童肌腱损伤有较高的漏诊风险。这是一个治疗上的挑战，特别是在屈肌腱损伤中，由于肌肉和肌腱的挛缩，滑程的减少和屈肌腱鞘的塌陷，使损伤肌腱的修复更困难，并增加了修复后关节挛缩的风险。延迟的初次修复，至少6周内是合理的而且可能比成人好，但是探查的时机需要评估确定。患者和父母应该考虑好选择1期或2期进行肌腱移植重建，这取决于手指和屈肌腱鞘的条件。往往倾向于推迟对年幼儿童的肌腱重建，直到他们能够较好地配合康复治疗。但这也可能增加手指进一步受伤的风险，同时由于缺乏运动和应力的刺激，手指的生长发育可能会迟滞。

临床报道有一期或二期肌腱重建的不同，但是结果较为满意，尽管需要进行术后的密切观察治疗，避免感染、肌腱外露、移植肌腱粘连或断裂等并发症的发生。

伸肌腱损伤

考虑到指伸肌腱帽的解剖，远节指间关节和近节指间关节的闭合性肌腱撕脱损伤可以用单独的夹板治疗，因为明显的伸肌腱回缩不会发生，只需关节保持在伸直位使伸肌腱对合固定，就能达到有效的愈合。开放性损伤需要修复，但要注意切勿缩短或造成手指复杂的伸肌装置动力不平衡。远节指间关节和近节指间关节水平损伤通常需要临时的克氏针固定关节以防止再断裂或伸指迟滞。在掌指关节近端的伸肌腱损伤，由于其结构特点更适合于腱内缝合修复，可以得到更好的预后。康复通常需要固定 4 周，腕关节背伸并掌指关节屈曲不超过 30°。

神经损伤

周围神经的解剖和神经损伤的病理生理方面均已有系统的研究与阐述，目前对神经损伤、再生和恢复的基础研究也取得了重大进展。很明显，神经损伤后对神经自身的变化有着显著的影响，包括在肌肉或感觉终末器官的远端和大脑中枢。在损伤神经的远端，神经再生的同时，神经轴突、肌肉或感觉受体发生退变凋亡。在损伤平面的近端，由于失去了从外围输送到细胞体的一些因子的神经营养作用，神经细胞体也发生变化。在神经细胞中这个导致结构发生变化的过程称为尼氏小体溶解，虽然大部分的近端细胞体在轴突周围损伤中无法存活，但可将细胞转变为再生表型。对于存活的细胞，轴突可再生出芽，由远端神经的结缔组织和雪旺氏细胞网引导和控制。目前普遍认为，改变发生集中在感觉和运动皮层，先是破坏然后外周神经再生，皮质反应重组。同样的周围神经损伤，儿童神经损伤的恢复比成人更好。实验研究表明，在年长动物中，周围神经再生的过程较慢且不完整，而年幼者具有更好的中枢可塑性，在外周神经再生同时皮层反应的重组更完整。

虽然神经再生的生理在儿童更具优势，但临床情况仍较困难。Seddon 和 Sunderland 根据损伤程度、神经功能恢复的可能性和神经损伤的治疗原则，提出了神经损伤的分型。闭合性损伤时，在一个完好的支撑框架内，周围神经或髓鞘结缔组织结构完整时，可通过失用神经的恢复或轴突的再生，具有自然恢复的可能。但闭合性牵拉伤、挤压伤或开放性撕裂等破坏了神经结构，则很难或没有自然恢复的可能性，需要手术修复或重建。

在急诊情况下，有重要的神经附近的伤口是需要进行探查的。对闭合性损伤的处理较为困难，确定闭合性神经损伤的预后取决于详细的病史来明确有无神经损伤引起相关的症状，和相应的检查来评估是否有神经功能的恢复。如果儿童较配合，可以尝试标准的感觉和运动功能试验。对于较年幼的患儿，检查者可以通过触觉黏附试验有无出汗来确定神经支配的完整性，或者皮肤光滑的指尖在温水中浸泡 5min 的起皱反应进行评估。如果儿童表现延迟则考虑失神经的影响，可出现损伤神经支配区的干性皮肤和肌肉萎缩，或典型的姿势变化如尺神经损伤的爪型手、远端正中神经损伤的猿手、近端正中神经损伤的"赐福"姿势等（图 14.14）。严重感觉障碍的患儿也会出现指尖的萎缩性溃疡或手指被咀嚼的征象。

高分辨率超声和 MRI 技术的进步可对周围神经进行评估，神经传导的研究可以用来记录神经损伤和神经再生的程度。然而，临床评估仍然是治疗周围神经损伤的最重要的工具。

治疗外周神经损伤的目标是早期明确损伤、神经修复或重建。对离断神经早期进行探查可以直接缝合，而不是因延误诊断出现局部纤维化致神经缺损和残端神经瘤的切除。有证据表明，早期修复神经有利于神经元的存活，因为从远端神经转移的相关因子的神经营养具有早期再引导作用，并可将失神经和神经营养不良对肌肉感觉终末器官的影响时间缩短至最低。在进行早期的手术探查发现，有神经挫伤但连续性完整的，相对较轻的神经损伤仍有恢复的可能，特别是儿童损伤。对神经的闭合损伤，不管是挤压伤还是牵拉伤，若考虑神经完整性好而且损伤较轻，很可能会自行恢复；伤后 3 个月如果仍没有神经再生或恢复的迹象，则建议手术探查。若考虑是更严重的损伤，如明显移位的肱骨髁上骨折没有完全复位，仍存在持续的神经卡压或撞击可能，则建议早期进行手术探查（图 14.15）。

细小神经损伤的修复通常是外膜直接端端缝合，较粗大神经则是束膜缝合，争取达到结构匹配的神经束支断端相对应。单束神经的对应直接明了，粗大神经的多束支结构和外膜血管可以帮助对应缝合。神经末端可以被修剪以限制修复部

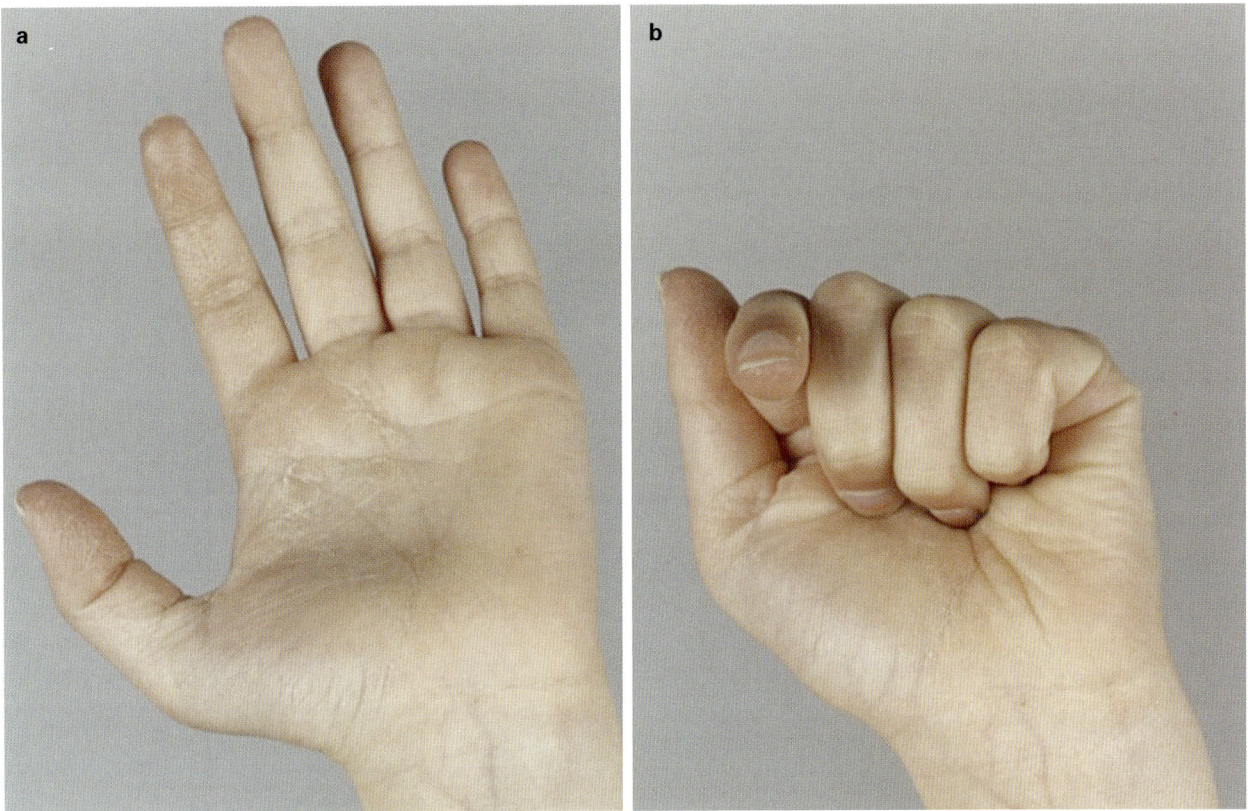

图 14.14　近端正中神经损伤后显示其神经分布区的皮肤营养改变（a），和拇指和食指屈曲受限后表现的特征性"赐福"姿势（b）

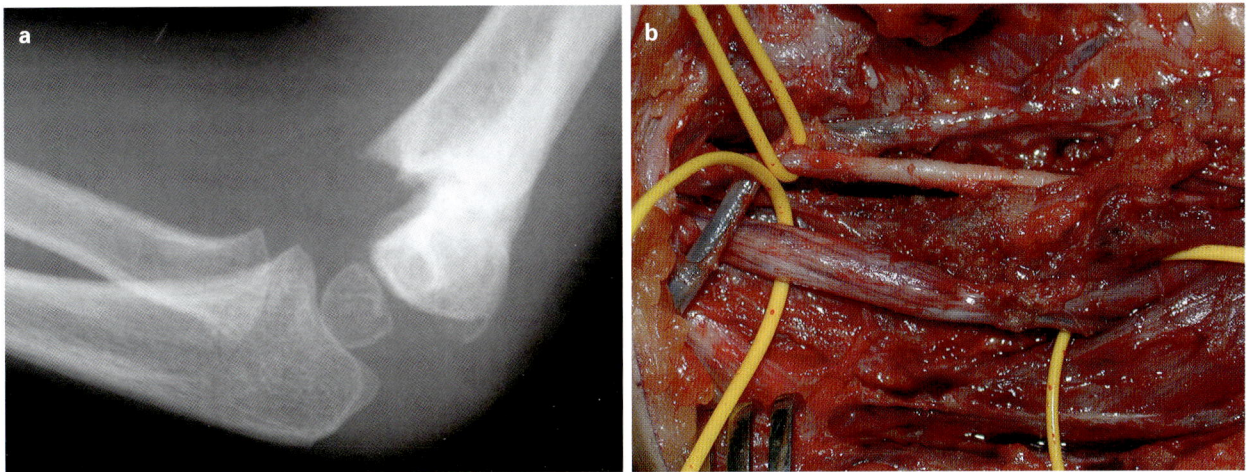

图 14.15　肱骨髁上骨折畸形愈合并形成台阶（a）。该畸形与正中神经麻痹有关，并显示正中神经和肱动脉受压（b图中血管带作了标注）

位的束支挤压，神经外膜及周围结构拉紧缝合，使束支相对应，而不会引起神经束支突出。纤维蛋白胶在修复部位的应用可以增加修复的强度。神经应该是无张力下缝合，以尽量减少神经断端局部缺血，这可以通过神经松解和肢体位置调整来完成。如果需要一个极端的位置来实现直接缝合，则手术要慎重，因为儿童即使有保护性支具，术后保持极端体位也很困难，建议进行神经移植，而不是冒着修复再断裂的风险。

如果探查延迟，神经损伤后发生了纤维化、

神经断端的回缩、神经组织部分缺失，或者出现非传导性神经瘤需要切除，建议采用神经导管或移植来重建神经。最理想的神经导管是自体神经移植物，通常是单束或多束支移植桥接。对于较短的缺损，尤其是感觉神经，可替代导管是有效的，因为儿童具有更大的功能恢复的潜力，并且在减少儿童的供区影响方面更有吸引力。这些可替代的导管包括静脉、肌肉、带肌肉的静脉等自体组织导管，或聚乙醇酸、胶原蛋白、羟基己酸内酯等可生物降解的导管。

对于近端神经损伤，由于神经再生的延迟，在一定程度上限制了预后恢复，此时采用邻近可牺牲功能的神经转位来修复失神经部位的手术具有一定的优势。儿童神经再生能力和大脑皮质可塑性较强可能会限制神经转位的相对优势，除非是近端神经残端无法利用或质量差的情况。在小儿臂丛神经损伤的神经转位术已经证明是有效的，但是很少有报告应用在远端神经丛损伤。另一项技术是在近端神经残端无法使用并且没有可牺牲的用以转位的神经时，采用端侧吻合修复神经，可将远端神经断端与另一完整神经开窗后吻接进行修复，完整的神经可通过侧窗轴芽生长入远端神经断端。在实验研究中已经证实该技术的感觉和运动神经均有轴芽生长，但在临床上似乎对感觉神经可靠，如指神经损伤时。

血管损伤

上肢主要动脉损伤可发生开放性、闭合性、动脉穿刺或导管的医源性损伤。上肢动脉损伤的后果可能是组织坏疽缺失、严重缺血挛缩、神经损伤和营养改变、运动或寒冷暴露后跛行等。在儿童方面，持续相对缺血性动脉损伤也可导致生长迟缓和肢体不等长。

严重开放性创伤常伴有明显的血管损伤，可通过严重失血或外周缺血的病史进行评估，或更常见的是一种隐匿性损伤，在复合损伤检查时被发现。儿童循环血容量小，失血对机体影响显著，

无论是血肿形成还是开放失血，都不应低估。通常可通过直接加压控制活动性出血，在损伤近端使用绷带加压时注意规范操作，不要产生静脉止血带的作用。进行早期血管探查，除了X线检查用于评估合并存在的骨骼损伤以外，减少不必要的其他检查。持续出血通常是部分撕裂而不是完全断裂的临床表现，尤其是远端动脉。主要动脉的完全断裂通常有血管断端的回缩，尤其是近端动脉，可能需要牵开显露神经血管束来明确断裂的动脉残端，注意不要损伤侧支血管。如果动脉断端无张力，最好进行直接吻合修复。但通常情况下由于动脉的回缩或损伤，需要倒置的静脉移植来修复节段性缺损。

如果出现肢体缺血，最重要的是尽量减少损伤至血循环恢复的时间，尤其是近端肢体损伤，明显增加远端肌肉缺血的风险。肌肉缺血超过4h会发生酸中毒、低血压、肌红蛋白尿、局部肿胀和潜在的骨筋膜室综合征。临床需要预防或监测处理这些问题。

上肢动脉闭合性损伤一般与骨折或脱位有关，特别是在肘部，通常很少由直接挤压伤或爆炸伤所致。动脉可被挫伤、牵拉、嵌入骨折端或关节内，甚至断裂。畸形的复位往往足以恢复相应的血流，但如果骨折复位固定后，肢体远端仍表现为无脉，特别是出现远端再灌注损伤或相关的神经麻痹，建议进行神经血管探查手术，以避免Volkmann缺血性肌挛缩等灾难性并发症的发生。一般处理是进行动脉溶栓或取栓，若动脉明显挫伤或发现有内膜出血剥脱的证据则需切除损伤段并静脉移植重建术。动脉修复重建的同时需修复或保护好神经、肌腱与骨骼，术后夹板固定3~4周。在围术期可使用抗凝、溶栓、抗血小板药物，如阿司匹林，尽管在编者的实践中，通常只用于取栓或静脉移植的患者。

儿科诊疗操作过程中也会发生肢体动脉的医源性损伤，如动脉插管或穿刺，特别是在新生儿年龄组。动脉可被套管堵塞，也可出现套管拔除后引起的持续痉挛或血栓形成。在动脉穿刺后也

可能产生假性动脉瘤，如果穿刺或插管使动脉与静脉均损伤，甚至会形成动静脉瘘。

这些损伤的处理需要多普勒超声精准的评估其损伤程度，并确定远端血流的质量，以及临床评估远端组织灌注情况。对于这些损伤的治疗规范已经非常成熟。最常见的情况是肢体相对缺血，通过侧支血管重建部分远端血流和通过合适的抗凝、溶栓等进行治疗，并密切监测肢体血运。如果肢体情况恶化，或者显示远端完全缺血无血流，立即进行探查和动脉重建，防止肢体的坏死（图14.16）。

复杂和毁损性手外伤

儿童上肢损毁伤，伴有缺血、肢体离断、严重复杂伤，需要制订明确的修复重建计划。幸运的是，这些损伤在儿童中比较少见。但组织的缺失或损伤将长期影响手的功能，正如 del Pinal 认为，外科医生应对这类严重的损伤制订合理的治疗方案。目前的损伤结果评分有应用于成人下肢的治疗和预后评价标准，还有更特殊的手部损伤评分系统。但这些用于儿童的损伤评价值得商榷，关于这些复杂损伤的修复重建决定应该是个性化选择，慎重考虑重建还是截肢将更有益。

对于这些复杂的损伤，由于开放部位通常有剧烈疼痛，术前评估较为困难，但仍可以有以下评估：是否存在组织缺损，儿童和家长是否同意使用远位供区来修复创面，是否采取一期或分期进行修复重建手术等。一个严重的复合伤，特别是存在创口污染、组织缺损或血运障碍者，在急诊室及围手术期需要广谱抗生素治疗，相应的儿童破伤风免疫问题也必须得到确认和处理。

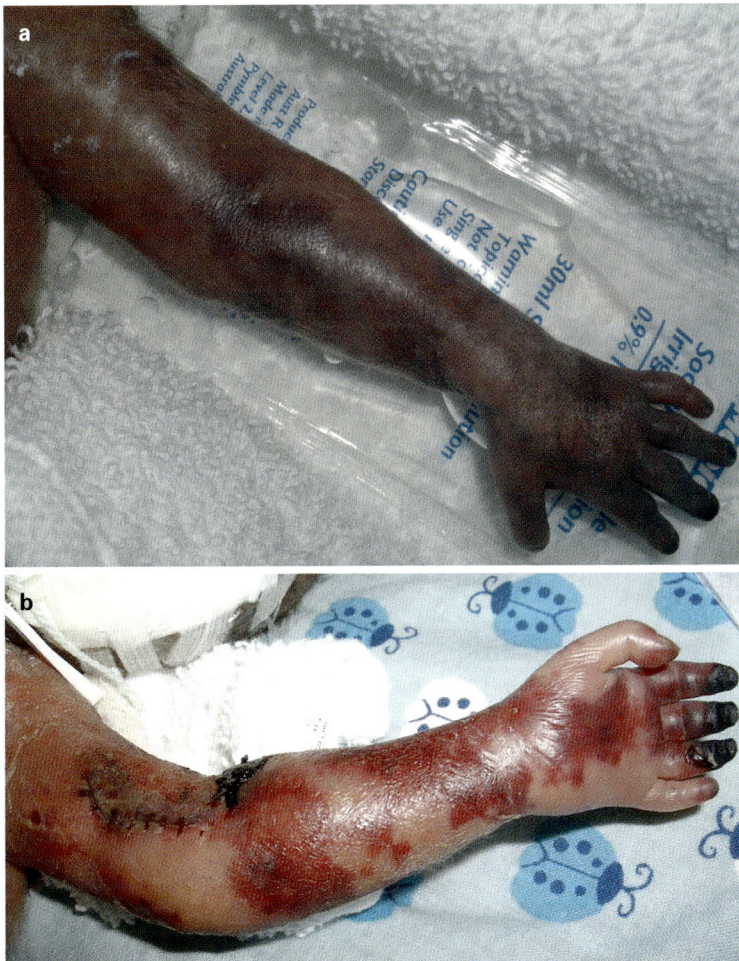

图 14.16 （a）肱动脉置管后血栓闭塞引起的上肢严重缺血。（b）血管段切除并移植静脉重建肱动脉后保肢外观

手术治疗首先是对失活组织进行彻底清创，以对创口进行精准的评估。对于肌腱与神经等，清创时可相对保守，但污染伤口的异物需通过锐性切除并冲洗以预防感染。离断肢体也可同时在边上手术台准备并评估是否能够原位再植或部分再利用。然后是骨支架的固定，再是修复重建损伤的肌腱神经血管等结构，先后顺序取决于肢体或手的血供情况。如果有足够的软组织覆盖可直接缝合伤口，或根据创面的情况选择组织移植或皮瓣成形。

儿童和家长也会因手术治疗过程及肢体残疾畸形遭受严重的心理创伤，这影响作用很容易被低估，无论在急性创伤还是持续对手功能的影响方面，还是未来孩子、父母与主治医师及其他医生的交流等。对儿童和父母进行沟通疏导来解决这些问题非常重要，可从急诊创伤开始，早期即关注其心理创伤和焦虑。这可以帮助患儿和家长接受和适应肢体损伤这一现实。

参考文献

[1] Ljungberg E, Dahlin LB, Granath F, Blomqvist P. Hospitalized Swedish children with hand and forearm injuries: a retrospective review. Acta Paediatr. 2006;95(1):62–67.

[2] Vadivelu R, Dias JJ, Burke FD, Stanton J. Hand injuries in children: a prospective study. J Pediatr Orthop. 2006;26(1):29–35.

[3] De Jonge JJ, Kingma J, van der Lei B, Klasen HJ. Phalangeal fractures of the hand. An analysis of gender and age-related incidence and aetiology. J Hand Surg Br. 1994;19(2):168–170.

[4] Valencia J, Leyva F, Gomez-Bajo GJ. Pediatric hand trauma. Clin Orthop Relat Res. 2005;432:77–86.

[5] Evans DM, Bernardis C. A new classification for fingertip injuries. J Hand Surg Br. 2000;25(1):58–60.

[6] Roser SE, Gellman H. Comparison of nail bed repair versus nail trephination for subungual hematomas in children. J Hand Surg Am. 1999;24(6):1166–1170.

[7] Strauss EJ, Weil WM, Jordan C, Paksima N. A prospective, randomized, controlled trial of 2-octylcyanoacrylate versus suture repair for nail bed injuries. J Hand Surg Am. 2008;33(2):250–253.

[8] Johnson M, Shuster S. Continuous formation of nail along the bed. Br J Dermatol. 1993;128(3):277–280.

[9] Ishikawa K, Ogawa Y, Soeda H. A new classification of the amputation level for the distal part of the finger. J Jpn SRM. 1990;3:54–62.

[10] Tamai S. Twenty years' experience of limb replantation–review of 293 upper extremity replants. J Hand Surg Am. 1982;7(6):549–556.

[11] Hattori Y, Doi K, Ikeda K, Abe Y, Dhawan V. Significance of venous anastomosis in fingertip replantation. Plast Reconstr Surg. 2003;111(3):1151–1158.

[12] Hsu CC, Lin YT, Moran SL, Lin CH, Wei FC. Arterial and venous revascularization with bifurcation of a single central artery: a reliable strategy for Tamai Zone I replantation. Plast Reconstr Surg. 2010;126(6):2043–2051.

[13] Han SK, Chung HS, Kim WK. The timing of neovascularization in fingertip replantation by external bleeding. Plast Reconstr Surg. 2002;110(4):1042–1046.

[14] Dautel G, Barbary S. Mini replants: fingertip replant distal to the IP or DIP joint. J Plast Reconstr Aesthet Surg. 2007;60(7):811–815.

[15] Eo S, Hur G, Cho S, Azari KK. Successful composite graft for fingertip amputations using ice-cooling and lipo-prostaglandin E1. J Plast Reconstr Aesthet Surg. 2009;62(6):764–770.

[16] Hong JP, Lee SJ, Lee HB, Chung YK. Reconstruction of fingertip and stump using a composite graft from the hypothenar region. Ann Plast Surg. 2003;51(1):57–62.

[17] Salter RB, Harris WR. Injuries involving the epiphyseal plate: instructional course lectures of the AAOS. J Bone Joint Surg Am. 1963;45:587–622.

[18] Papadonikolakis A, Li Z, Smith BP, Koman LA. Fractures of the phalanges and interphalangeal joints in children. Hand Clin. 2006;22(1):11–18.

[19] Seymour N. Juxta-epiphysial fracture of the terminal phalanx of the finger. J Bone Joint Surg. 1966;48(2):347–349.

[20] Al-Qattan MM. Extra-articular transverse fractures of the base of the distal phalanx (Seymour's fracture) in children and adults. J Hand Surg Br. 2001;26(3):201–206.

[21] Waters PM, Taylor BA, Kuo AY. Percutaneous reduction of incipient malunion of phalangeal neck fractures in children. J Hand Surg Am. 2004;29(4): 707–711.

[22] Al-Qattan MM. Phalangeal neck fractures in children: classification and outcome in 66 cases. J Hand Surg Br. 2001;26(2):112–121.

[23] Simmons BP, Peters TT. Subcondylar fossa reconstruction for malunion of fractures of the proximal phalanx in children. J Hand Surg Am. 1987;12(6):1079–1082.

[24] Hastings 2nd H, Simmons BP. Hand fractures in children. A statistical analysis. Clin Orthop Relat Res. 1984;188:120–130.

[25] Cornwall R. Finger metacarpal fractures and dislocations in children. Hand Clin. 2006;22(1):1–10.

[26] Waters PM. Operative carpal and hand injuries in children. J Bone Joint Surg Am. 2007;89(9):2064–2074.

[27] Elhassan BT, Shin AY. Scaphoid fracture in children.

Hand Clin. 2006;22(1):31–41.

[28] Sferopoulos NK. Bone bruising of the distal forearm and wrist in children. Injury. 2009;40(6):631–637.

[29] La Hei N, McFadyen I, Brock M, Field J. Scaphoid bone bruising–probably not the precursor of asymptomatic non-union of the scaphoid. J Hand Surg Eur Vol. 2007;32(3):337–340.

[30] Joseph B. Fractures of the forearm bones. In: Gupta A, Kay S, Scheker L, editors. The growing hand. London: Mosby; 2000. p. 567–581.

[31] Blount WP. Forearm fractures in children. Clin Orthop Relat Res. 1967;51:93–107.

[32] Bae DS, Waters PM. Pediatric distal radius fractures and triangular fi brocartilage complex injuries. Hand Clin. 2006;22(1):43–53.

[33] Younger AS, Tredwell SJ, Mackenzie WG, Orr JD, King PM, Tennant W. Accurate prediction of outcome after pediatric forearm fracture. J Pediatr Orthop. 1994;14(2):200–206.

[34] Chess DG, Hyndman JC, Leahey JL, Brown DC, Sinclair AM. Short arm plaster cast for distal pediatric forearm fractures. J Pediatr Orthop. 1994;14(2):211–213.

[35] Miller BS, Taylor B, Widmann RF, Bae DS, Snyder BD, Waters PM. Cast immobilization versus percutaneous pin fi xation of displaced distal radius fractures in children: a prospective, randomized study. J Pediatr Orthop. 2005;25(4):490–494.

[36] Waters PM, Kolettis GJ, Schwend R. Acute median neuropathy following physeal fractures of the distal radius. J Pediatr Orthop. 1994;14(2):173–177.

[37] Waters PM, Bae DS, Montgomery KD. Surgical management of posttraumatic distal radial growth arrest in adolescents. J Pediatr Orthop. 2002;22(6):717–724.

[38] Light TR, Ogden JA. Complex dislocation of the index metacarpophalangeal joint in children. J Pediatr Orthop. 1988;8(3):300–305.

[39] Kaplan EB. Dorsal dislocation of the metacarpophalangeal joint of the index fi nger. J Bone Joint Surg Am. 1957;39-A(5):1081–1086.

[40] Bohart PG, Gelberman RH, Vandell RF, Salamon PB. Complex dislocations of the metacarpophalangeal joint. Clin Orthop Relat Res. 1982;164:208–210.

[41] Stener B. Displacement of the ruptured ulnar collateral ligament of the metacarpo-phalangeal joint of the thumb. J Bone Joint Surg Br. 1962;44-B(4):869–879.

[42] Kozin SH. Fractures and dislocations along the pediatric thumb ray. Hand Clin. 2006;22(1):19–29.

[43] Graham TJ, Hastings 2nd H. Carpal injuries in children. In: Gupta A, Kay S, Scheker L, editors. The growing hand. London: Mosby; 2000. p. 583–590.

[44] Terry CL, Waters PM. Triangular fi brocartilage injuries in pediatric and adolescent patients. J Hand Surg Am. 1998;23(4):626–634.

[45] Tang JB, Zhang Y, Cao Y, Xie RG. Core suture purchase affects strength of tendon repairs. J Hand Surg Am. 2005;30(6):1262–1266.

[46] Navali AM, Rouhani A. Zone 2 fl exor tendon repair in young children: a comparative study of four-strand versus two-strand repair. J Hand Surg Eur Vol. 2008; 33(4):424–429.

[47] Lalonde DH. An evidence-based approach to fl exor tendon laceration repair. Plast Reconstr Surg. 2011;127(2):885–890.

[48] Favetto JM, Rosenthal AI, Shatford RA, Kleinert HE. Tendon injuries in children. In: Gupta A, Kay S, Scheker L, editors. The growing hand. London: Mosby; 2000. p. 609–627.

[49] Kato H, Minami A, Suenaga N, Iwasaki N, Kimura T. Long-term results after primary repairs of zone 2 fl exor tendon lacerations in children younger than age 6 years. J Pediatr Orthop. 2002;22(6):732–735.

[50] Fitoussi F, Lebellec Y, Frajman JM, Pennecot GF. Flexor tendon injuries in children: factors infl uencing prognosis. J Pediatr Orthop. 1999;19(6):818–821.

[51] Thien TB, Becker JH, Theis JC. Rehabilitation after surgery for fl exor tendon injuries in the hand. Cochrane Database Syst Rev. 2004;(4):CD003979.

[52] O'Connell SJ, Moore MM, Strickland JW, Frazier GT, Dell PC. Results of zone I and zone II fl exor tendon repairs in children. J Hand Surg Am. 1994;19(1): 48–52.

[53] Havenhill TG, Birnie R. Pediatric fl exor tendon injuries. Hand Clin. 2005;21(2):253–256.

[54] Birnie RH, Idler RS. Flexor tenolysis in children. J Hand Surg Am. 1995;20(2):254–257.

[55] Gilbert A, Masquelet A. Primary repair of fl exor tendons in children. In: Tubiana R, editor. The hand. Philadelphia: Saunders; 1998. p. 359–363.

[56] Cunningham MW, Yousif NJ, Matloub HS, Sanger JR, Gingrass RP, Valiulis JP. Retardation of fi nger growth after injury to the fl exor tendons. J Hand Surg Am. 1985;10(1):115–117.

[57] Gaisford JC, Fleegler EJ. Alterations in fi nger growth following fl exor tendon injuries. A clinical and laboratory study. Plast Reconstr Surg. 1973;51(2):164–168.

[58] Amadio PC. Staged fl exor tendon reconstruction in children. Ann Chir Main Memb Super. 1992;11(3):194–199.

[59] Courvoisier A, Pradel P, Dautel G. Surgical outcome of one-stage and two-stage fl exor tendon grafting in children. J Pediatr Orthop. 2009;29(7):792–796.

[60] Fitoussi F, Badina A, Ilhareborde B, Morel E, Ear R, Pennecot GF. Extensor tendon injuries in children. J Pediatr Orthop. 2007;27(8):863–866.

[61] Lundborg G. A 25-year perspective of peripheral nerve surgery: evolving neuroscientifi c concepts and clinical signifi cance. J Hand Surg Am. 2000;25(3): 391–414.

[62] Navarro X, Vivo M, Valero-Cabre A. Neural plasticity after peripheral nerve injury and regeneration. Prog Neurobiol. 2007;82(4):163–201.

[63] Tajima T, Imai H. Results of median nerve repair in children. Microsurgery. 1989;10(2):145–146.

[64] Onne L. Recovery of sensibility and sudomotor activity

in the hand after nerve suture. Acta Chir Scand Suppl. 1962;(Suppl 300):1–69.

[65] Lundborg G, Rosen B. Sensory relearning after nerve repair. Lancet. 2001;358(9284):809–810.

[66] Seddon HJ. A classifi cation of nerve injuries. Br Med J. 1942;2(4260):237–239.

[67] Sunderland S. A classifi cation of peripheral nerve injuries producing loss of function. Brain. 1951;74(4): 491–516.

[68] Tagliafi co A, Altafi ni L, Garello I, Marchetti A, Gennaro S, Martinoli C. Traumatic neuropathies: spectrum of imaging fi ndings and postoperative assessment. Semin Musculoskelet Radiol. 2010;14(5):512–522.

[69] Papazian O, Alfonso I, Yaylali I, Velez I, Jayakar P. Neurophysiological evaluation of children with traumatic radiculopathy, plexopathy, and peripheral neuropathy. Semin Pediatr Neurol. 2000;7(1):26–35.

[70] Ma J, Novikov LN, Kellerth JO, Wiberg M. Early nerve repair after injury to the postganglionic plexus: an experimental study of sensory and motor neuronal survival in adult rats. Scand J Plast Reconstr Surg Hand Surg. 2003;37(1):1–9.

[71] Chiu DT, Strauch B. A prospective clinical evaluation of autogenous vein grafts used as a nerve conduit for distal sensory nerve defects of 3 cm or less. Plast Reconstr Surg. 1990;86(5):928–934.

[72] Fawcett JW, Keynes RJ. Muscle basal lamina: a new graft material for peripheral nerve repair. J Neurosurg. 1986;65(3):354–363.

[73] Brunelli F, Spalvieri C, Rocchi L, Pivato G, Pajardi G. Reconstruction of the distal fi nger with partial second toe transfers by means of an exteriorised pedicle. J Hand Surg Eur Vol. 2008;33(4):457–461.

[74] Mackinnon SE, Dellon AL. Clinical nerve reconstruction with a bioabsorbable polyglycolic acid tube. Plast Reconstr Surg. 1990;85(3):419–424.

[75] Bushnell BD, McWilliams AD, Whitener GB, Messer TM. Early clinical experience with collagen nerve tubes in digital nerve repair. J Hand Surg Am. 2008; 33(7):1081–1087.

[76] Bertleff MJ, Meek MF, Nicolai JP. A prospective clinical evaluation of biodegradable neurolac nerve guides for sensory nerve repair in the hand. J Hand Surg Am. 2005;30(3):513–518.

[77] Tung TH, Mackinnon SE. Nerve transfers: indications, techniques, and outcomes. J Hand Surg Am. 2010;35(2):332–341.

[78] Viterbo F, Trindade JC, Hoshino K, Mazzoni A. Two end-to-side neurorrhaphies and nerve graft with removal of the epineural sheath: experimental study in rats. Br J Plast Surg. 1994;47(2):75–80.

[79] Artiaco S, Tos P, Conforti LG, Geuna S, Battiston B. Termino-lateral nerve suture in lesions of the digital nerves: clinical experience and literature review. J Hand Surg Eur Vol. 2010;35(2):109–114.

[80] Whitehouse WM, Coran AG, Stanley JC, Kuhns LR, Weintraub WH, Fry WJ. Pediatric vascular trauma. Manifestations, management, and sequelae of extremity arterial injury in patients undergoing surgical treatment. Arch Surg. 1976;111(11): 1269–1275.

[81] Mangat KS, Martin AG, Bache CE. The 'pulseless pink' hand after supracondylar fracture of the humerus in children: the predictive value of nerve palsy. J Bone Joint Surg Br. 2009;91(11):1521–1525.

[82] Noaman HH. Microsurgical reconstruction of brachial artery injuries in displaced supracondylar fracture humerus in children. Microsurgery. 2006; 26(7):498–505.

[83] Coombs CJ, Richardson PW, Dowling GJ, Johnstone BR, Monagle P. Brachial artery thrombosis in infants: an algorithm for limb salvage. Plast Reconstr Surg. 2006;117(5):1481–1488.

[84] del Pinal F. Severe mutilating injuries to the hand: guidelines for organizing the chaos. J Plast Reconstr Aesthet Surg. 2007;60(7):816–827.

[85] Howe Jr HR, Poole Jr GV, Hansen KJ, Clark T, Plonk GW, Koman LA, et al. Salvage of lower extremities following combined orthopedic and vascular trauma. A predictive salvage index. Am Surg. 1987;53(4): 205–208.

[86] Campbell DA, Kay SP. The hand injury severity scoring system. J Hand Surg Br. 1996;21(3):295–298.

[87] Grob M, Josty IC, Soldin MG, Dickson WA. Paediatric friction hand injuries caused by domestic vacuum cleaners-a review from one unit. Burns. 2003;29(7): 714–716.

[88] Meyer TM. Psychological aspects of mutilating hand injuries. Hand Clin. 2003;19(1):41–49.

第十五章　急性手指不稳定

Sharifah Ahmad Roohi, Caroline Leclercq

关键词

关节囊损伤；腕掌关节脱位；侧副韧带撕裂；手指脱位；远侧指间关节脱位；手脱位；不稳定；韧带损伤；锤状指；掌指关节脱位；近侧指间关节脱位；矢状带断裂；运动性手损伤；狭窄性病变；（手指）僵硬；尺侧副韧带撕裂；掌板损伤

概论

不稳定是指一些作用力超过其他作用力而导致平衡丧失的一种失稳定状态。在骨科领域，关节不稳定则意味着不能维持复位的关节。手部有19个关节，这些关节有助于完成大量复杂的动作，而这需要各种力量来维持其平衡，平衡的破坏则会导致关节的不稳定。急性损伤常由骨组织（第五章）和软组织（韧带、肌腱）的连续性破坏造成，也可见于神经功能障碍导致屈肌或伸肌功能丧失和远端关节不稳定。在急诊科或手外科，骨折较为常见也容易诊断，但合并的韧带或软组织损伤则往往被漏诊，特别是年轻医生或繁忙的急诊工作时，除非是明显的损伤或已考虑损伤可疑。漏诊可导致后期的关节不稳定及相应的手功能障碍。

一项关于肌肉骨骼软组织损伤的系列研究，排除了所有急性骨折脱位的患者后，发现该类损伤中33.9%是手部肌腱损伤。在另一项关于美国职业足球运动员受伤的研究中，研究人员发现6%为手部损伤，其中掌骨骨折最常见，然后是近侧指间关节（PIPJ）脱位、尺侧副韧带损伤和远侧指间关节（DIPJ）脱位。

本章将从最远端关节开始，由远及近，逐一介绍手指关节的解剖学特性、关节不稳定的原因（背侧、掌侧或侧方）、临床表现、诊断及鉴别诊断，并对其治疗方案和相关并发症进行综述。

远侧指间关节（手指远侧指间关节和拇指指间关节）

简介

远侧指间关节活动的幅度只占整个手指屈曲度的一小部分，但在功能上起着重要作用，因为桡侧3个手指负责精准的提捏动作，而尺侧两指是组成握力的一部分。临床上，远侧关节失稳常表现为锤状指（或锤状拇指），其他也包括侧副韧带损伤、屈肌腱止点破坏，或关节完全脱位（背侧或掌侧），每一种损伤都有特定的临床表现和诊治方法。

解剖学及临床意义

手指远侧指间关节

骨结构

远侧指间关节是由远节指骨（P3）的凹面和中节指骨（P2）的凸面的同轴对位形成的枢纽式屈戌关节。髁间凹陷形成双髁头外形，其排列从示指到小指略有不同，以适应每个手指精确的位置需求。示指桡侧髁略长，使末节屈曲时稍尺偏；中指髁突对称排列，屈指时无偏斜；环指和小指的髁突排列相反，尺侧偏长以允许弯曲时的轻度桡偏，以使各指尖与拇指尖接触成内聚形态。P3的基底部凹面隆起形成前后走向的骨脊，并向背侧延伸，如帽状罩在 P2 髁间窝，并与其互补构成关节，可允许 45° 背侧过伸。纤薄的指伸肌腱在基底缘形成较小面积的附着点，并与薄层的远侧指间关节囊在背侧相连。需要注意的是，在骨骼未成熟的儿童中，这个突起位于骨骺区，一旦损伤将导致骨骺发育障碍（图 15.1）。

关节囊

关节囊是包在关节周围的一个复杂组织结构，通过韧带和肌腱的附着来共同加强，使关节达到各个方向的稳定作用。在关节侧面，稳定性由侧副韧带强化，它起于 P2 的头侧，束状韧带向远端掌侧方向延伸，止于远节指骨基底部的掌侧结节。副侧副韧带起点在 P2 比侧副韧带略靠掌侧，止于掌板两侧。侧束汇合成伸肌腱终末部分提供背侧的辅助支持。在关节掌侧，掌板是增厚的纤维软骨结构，为关节提供掌侧的稳定性，其光滑面也利于屈指深肌腱（FDP）活动；远端与屈指深肌腱纤维结合，止于 P3 的骨膜表面，其近端以燕尾形较松弛地附着在中节指骨颈，没有相应的"约束"韧带并缺乏牢固的骨附着。尽管存在争议，但临床证据支持后者，因为在大多数情况下，掌板分离发生在近端。由于近端固定不太牢固，易导致关节过伸，以及相对更少的背部脱位，这也可能是肌腱的附着和远节指骨较短力臂加强了关节的稳定性。由于关节掌侧部分相对较强，因此通常发生的是关节背侧或侧方脱位。

拇指指间关节

骨结构

拇指指间关节也属于一种枢纽（屈戌）关节，在解剖学上类似于手指的远侧指间关节，其关节面是通过关节囊和韧带紧密地接合在一起，仅允许侧方有微动。该关节主要运动弧是屈曲和背伸，由于近节指骨的尺侧髁比桡侧髁在远端更突向掌侧，因而在拇指屈曲时会出现 5°~10° 的内旋，这有利于拇指与其他各指的对指。伸肌腱附着于远节指骨关节面远端的背侧嵴，而较粗大的拇长屈肌（FPL）肌腱附着于远节指骨基底掌侧面形成的

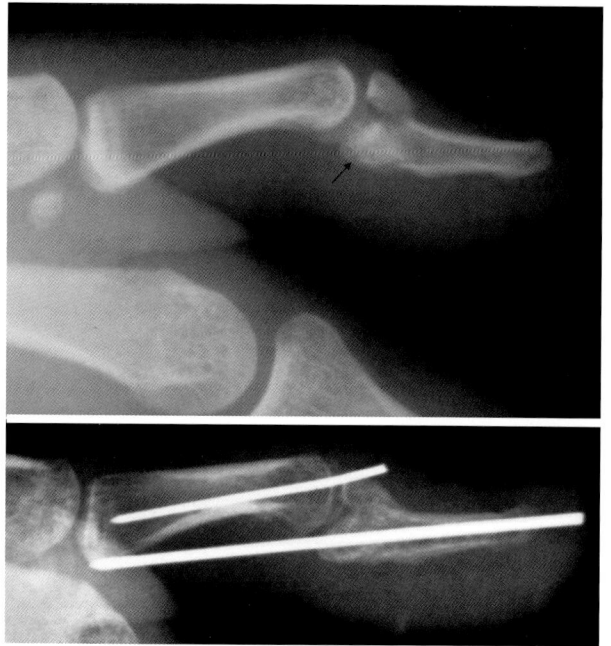

图 15.1 这是个 15 岁的女孩，在指间关节远端（箭头）可以看到模糊的骨骺线。下图所示骨折 2 周后通过闭合复位并克氏针进行固定

凹陷。拇长屈肌腱的附着面较广且牢固，位置比伸肌腱稍远（图 15.2），从而使拇指的屈曲比伸直更稳定有力。当然，任何一个结构的损伤都会导致力量的改变和明显的功能障碍。

关节囊

关节囊的侧方是由两侧的侧副韧带（CL）及其延伸的副侧副韧带加强，解剖结构及其附着与手指远侧指间关节类似。掌板处部分会有籽骨形成，X 线片显示类似于碎骨片。菲薄的背侧关节囊由拇长伸肌（EPL）肌腱加强。

锤状指

流行病学

锤状指常常发生工作和运动时，伸直的手指突然被施加屈曲的力量所致（甚至是轻微的作用力）。最易发生在优势手的中指、环指和小指，特别是年轻或中年男性，女性则往往发生在年龄较大的群体。Jones 和 Peterson 提出了一种遗传倾向，他们报道了一个三代遗传家庭的 7 个成员的 20 个

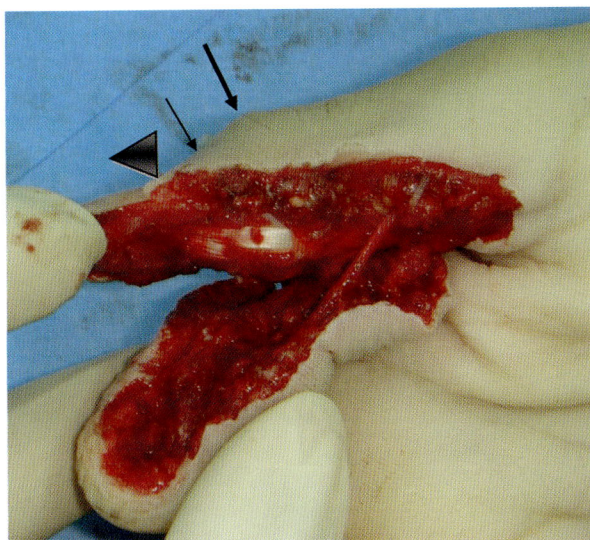

图 15.2　26 岁的厨师在工作时因滚轴机挤压造成了拇指撕脱伤，幸运的是拇指指腹仍带有桡侧指动脉提供血运；DIP 关节用粗箭头表示，拇长伸肌腱远端至小箭头，拇长屈肌腱附着于远节指骨，达三角形标记处

锤状指，其中 85% 的原因是自发或者轻微创伤造成的。值得关注的是，Warren 等的微血管研究提出了一个"临界区"概念。它位于侧束末端距附着点 11~16mm 处，在 DIP 完全屈曲时受压于 P2 头部，这个区域血供较差，受到轻微外伤即容易断裂（例如在老年人），或因背侧不恰当的支具固定而产生负面影响。

临床特征及诊断

锤状指是临床诊断，表现为远侧指间关节的明显"滞后"或屈曲畸形，通常是伸直的手指被施以屈曲作用力所致，如球类撞击指端的损伤。锤状指可以急性表现或延迟出现，有人认为这种延迟是屈肌腱被完整的斜行支持带固定而导致的假性伸指，会出现疲劳性失效。锤状指出现的原因是伸肌腱止点区的断裂或 X 线片显示的骨性撕脱（约占 1/3 的锤状指）（图 15.1）。Doyle 将锤状指分为 4 种类型（表 15.1）。就诊的 4 个主要特征是畸形（100%）、疼痛（56%）、自理障碍（32%）和工作能力影响（17%）。需要注意的特征是指背侧空虚感、DIPJ 被动伸直障碍（可能是骨折块阻挡）、可导致鹅颈畸形的韧带松弛，以及侧副韧带

表 15.1　Doyle 的锤状指分型

类型说明
Ⅰ 闭合性损伤 +/– 背侧小撕脱骨折片
Ⅱ 开放性损伤（撕裂）
Ⅲ 开放性损伤（包括皮肤、软组织和肌腱的深层损伤）
Ⅳ 伴有骨折
1. 远节指骨生长板损伤
2. 骨折累及占关节面的 20%~50%
3. 骨折累及 > 50% 的关节面

损伤导致的在冠状面或矢状面关节移位与半脱位。检查时需要记录关节活动幅度，但如果急诊时疼痛明显，可使用局部麻醉来辅助完成。应用 X 线正侧位片检查，可较好地评估损伤和关节半脱位的程度，斜位片能发现撕脱的小骨片。术中应用微型 C 臂机可实时透视检查损伤情况，更精准地评估关节的不稳定。

治疗选择

传统上，锤状指可用各种类型的夹板进行治疗，包括掌侧和背侧夹板（图 15.3）。当然也可采用各种手术技术，包括微创和开放（切复内固定）技术将在后面介绍。

单纯软组织损伤甚至伴有小骨片的患者应用夹板治疗效果良好，夹板应持续固定至少 6~8 周，固定期间需时刻维持伸直位，不能有任何屈曲。理想的位置是轻度过伸，但重要的是，需要关注皮肤组织的压迫与损伤。然后，拆除夹板检查 DIPJ 的稳定性，开始进行关节活动度练习。我们建议每周增加约 10°，需继续夜间夹板固定 2~4 周。最终评估是在夹板固定后 12 周。

手术治疗

手术指征有 3 种情况——保守治疗失败、个人不能耐受夹板固定或在夹板固定下难以工作的患者（如医生、音乐家等）。处理这种损伤有多种方法，但是在一些简单的病例中，只需要进行单纯跨关节的克氏针固定。对于有明显骨折碎片的

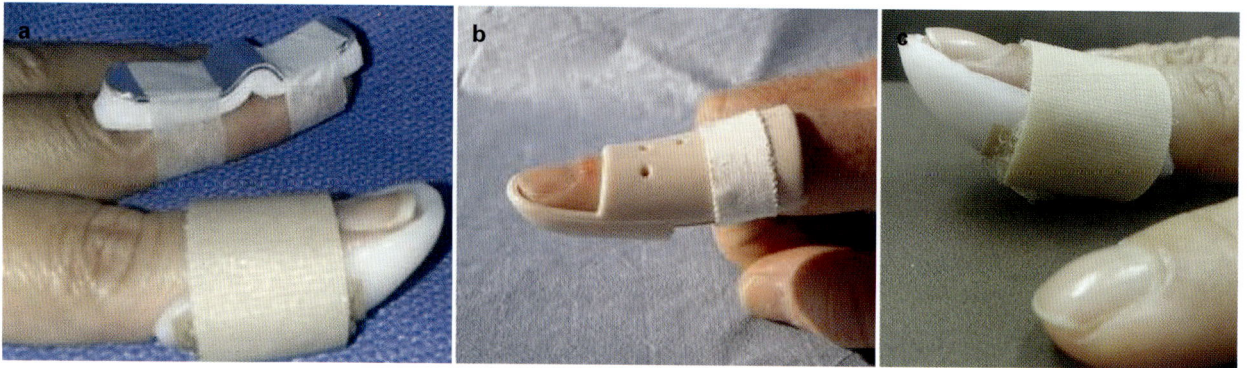

图 15.3 各种类型的锤状指夹板：Kleinert 介绍的背侧 Zimmer 夹板（a）、Stack 夹板（b）和常规锤状指夹板（c）。患者使用说明：热塑性夹板可以用冷水肥皂清洗，然后毛巾擦干固定；如果出现皮疹，请停止使用；如果手指发紫或有紧绷感，请松开固定带

患者，我们也更倾向于外科手术治疗，虽然有学者顾虑会造成侧副韧带从骨折片上剥离的损伤。

结果及相关文献

对于年龄较小、诊治较及时，且只有轻中度伸直受限的锤状指患者，采用夹板固定效果良好。但是，McFarlane 和 Hampole 认为，只要患者能够耐受夹板固定，即使已受伤 3 个月也可取得良好的效果（< 15°的伸直障碍），夹板类型似乎不是问题。

并发症

文献报道，Stern 和 Kastrup 对 123 个锤状指作了详细的回顾，并发症发生率较高，其中夹板固定的并发症（45%）是短期发生的，而手术并发症（53%）需要较长的时间才能解决（38 个月）。夹板固定易引起皮肤湿疹、溃疡和胶带过敏，这可通过定期复诊和及时干预而减少发生率。手术后的问题包括指甲变形、关节不协调及感染等，其中 7 例再次手术治疗，最终进行关节融合术 2 例，截指术 1 例，锤状畸形加重 1 例。

拇指锤状指

流行病学

与常规锤状指相比，拇指锤状指较为少见。在描述这种损伤时，Din 和 Mcggitt 在 4 年的时间

临床要点

对于闭合性损伤，我们一般持续固定 6~8 周，并且注意避免相关并发症的发生。

对于开放性损伤，我们先修复肌腱，然后采用 1.0mm 的克氏针经皮斜行穿过关节固定，并用夹板外固定保护。

引用文献的简捷观点："需要告知患者的是，各种方法治疗后仍有 DIP 关节伸直受限或鹅颈畸形后遗症的可能。"

里治疗了 48 例常规锤状指，相应地却只诊治了 4 例拇指锤状指。作者将拇指锤状指定义为损伤部位在拇指掌指关节的远端，导致了指间关节伸直障碍，而不是损伤位于掌指关节以近的"下垂"拇指，同时伴有指间关节和掌指关节的伸直障碍。

临床特点及诊断

拇指锤状指也是类似的临床表现，指间关节不能主动伸直，可伴有挫伤引起的疼痛和压痛。放射学检查可以显示或不显示远节指骨骨折，或者较少见的近节指骨骨折。需要注意的差异性是拇指损伤后可能存在较长距离肌腱缺损，可从肌腱止点到拇指掌指关节部（近节指骨的长度）（图 15.4），而不是 2~5 指 DIP 关节周围约 1cm 距离，MRI 或超声扫描可用于明确并量化拇长伸肌腱断

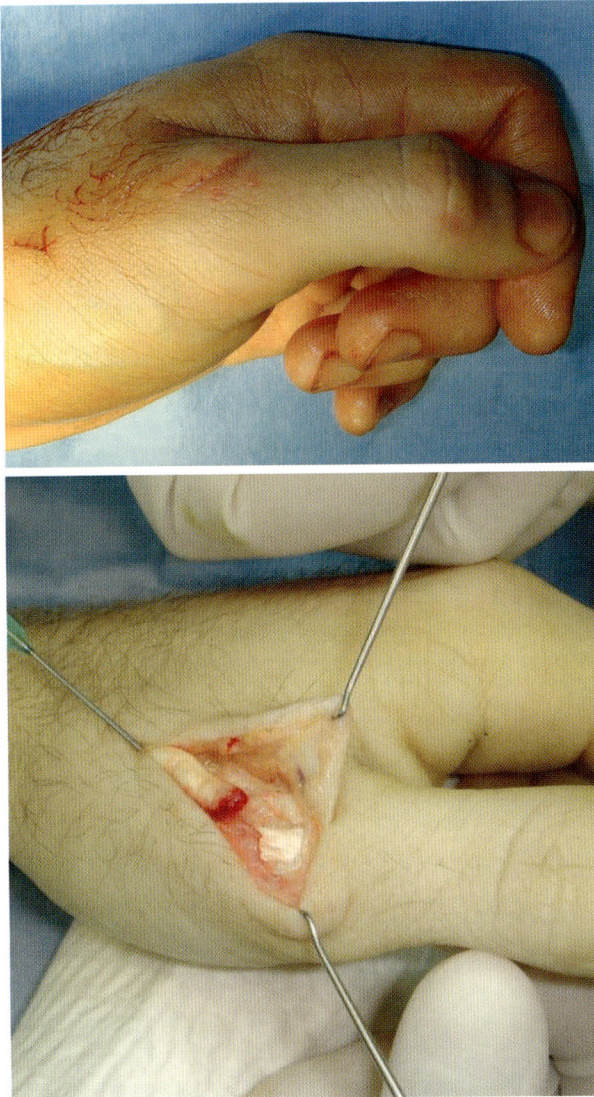

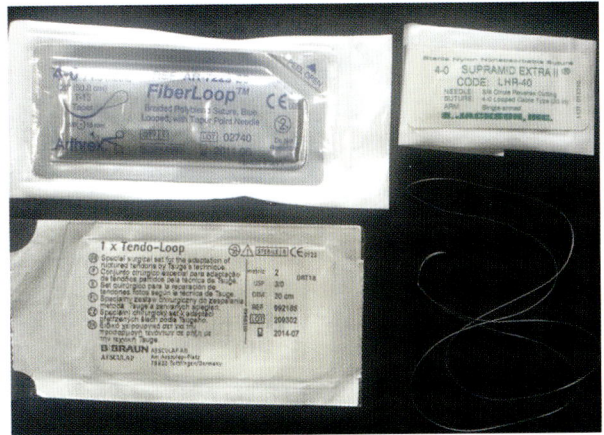

图 15.5　临床上有各种不可吸收的环状缝合线，我们更喜欢带有光滑的尼龙涂层缝线和带有反向切割的针，其易于穿过肌腱且损伤更小

图 15.4　拇长伸肌腱在拇指 MCP 关节的远端被切断，左边是愈合的创口，3 周后转院才确诊，术中见肌腱近端回缩 > 5cm

手术治疗

对于开放性损伤、延迟就诊超过 2 周的及老年患者，尤其是难以耐受 2 个月夹板固定的患者，手术治疗是第一选择。对于接近止点的伸肌腱损伤，闭合复位克氏针固定是较好选择。拇长伸肌腱近端更圆厚，适宜行肌腱缝合术。我们推荐使用不可吸收缝线行改良的 Kessler 或 4 股缝线修复肌腱（图 15.5）。理想情况是，允许在治疗师指导下早期康复锻炼，否则，需应用夹板持续固定保护 6 周，之后改行夜间夹板固定，再逐步进行强化训练。

结果与文献回顾

Miura 等报道的一组拇指锤状指的病例显示，采用夹板固定治疗 25 例以及手术治疗 10 例，其中 16% 的保守治疗患者不能恢复完全背伸，而所有手术患者均可背伸至 0° 位。他们总结认为手术修复是治疗的首选，尽管在某些病例如早期诊治的闭合性单纯肌腱损伤或年轻患者（< 30 岁）建议先行保守治疗。在其他 7 篇文献中，4 篇认为夹板固定效果良好，2 篇主张手术治疗，另 1 篇效果对半。

并发症

患者也会出现不能完全伸直、治疗失败和持续畸形等情况，在骨性锤状指患者还可能发生创

端之间缺损距离。

治疗选择

最初一般是主张手术治疗，但最近众多文章建议保守治疗（甚至在开放性损伤），将拇指指间关节背伸位夹板固定 6~8 周，然后改行夜间固定 2~6 周。对于早期闭合性损伤（少于 2 周）的非骨性拇指锤状指的年轻患者，我们偏向于非手术治疗，采用夹板固定指间关节于完全伸直位。

伤性关节炎和骨囊肿等并发症。

侧副韧带损伤

临床特点、诊断和治疗

　　单独的手指 DIP 或拇指 IP 关节侧副韧带损伤并不像近侧侧副韧带损伤常见。典型的表现是手指侧方的疼痛和肿胀，并可能存在一定的侧偏畸形（图 15.6）和局部的空虚感。在所有损伤中，均应注意鉴别是否伴有掌板损伤，它表现为掌侧空虚感。拍摄正侧位 X 线片非常必要，可以发现小的撕脱骨折。

　　几乎所有早期发现的侧副韧带损伤均可以采用石膏固定治疗，并可取得良好的效果。我们应用桡侧槽状石膏固定尺侧副韧带损伤，反之尺侧石膏固定桡侧副韧带损伤，效果满意。下文介绍相关损伤的处理。有关远侧指间关节侧副韧带损伤及治疗效果的报道很少。

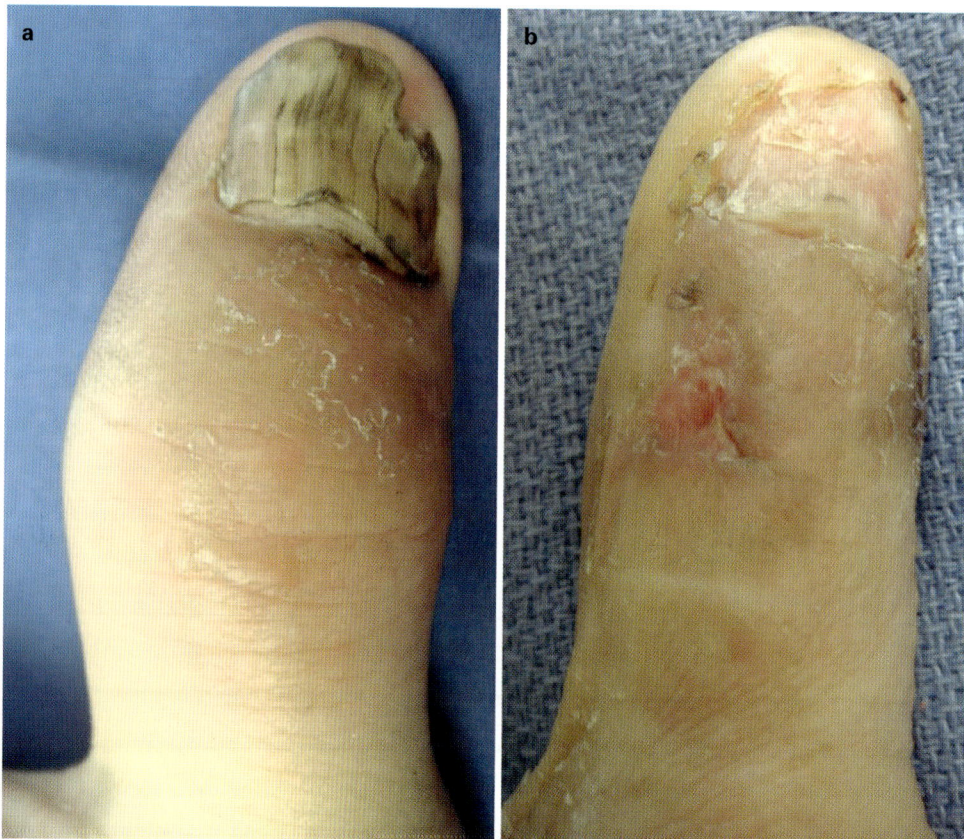

图 15.6 （a）一位工程师的左侧拇指发生两次损伤后，尺侧副韧带损伤明显，远端指骨桡偏，甲床受损，伴有骨折畸形愈合，拇指能够屈曲 0°~45°，但困扰的是抓握不稳定。（b）小片骨软骨移植联合尺侧副韧带骨锚固定重建术后外观：纠正了侧偏，恢复了拇指稳定性，屈曲活动略有改善，同时移植了甲基质

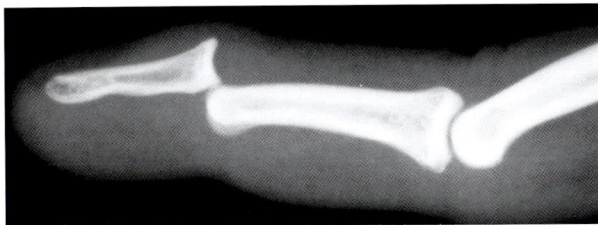

图 15.7　闭合性 DIP 关节背侧脱位：可以先过伸关节，再施以牵拉力然后复位关节；如果有掌板嵌入，则需要切开复位

关节背侧脱位

流行病学

关节脱位并不少见，通常是背侧脱位（图 15.7），并且是开放性损伤。原因是关节背覆组织较薄，皮肤和皮下组织牢固地附着在远节指骨，外力作用下极易撕裂损伤。

临床特点及诊断

疼痛、畸形和开放性伤口是常见的临床表现。询问病史需特别关注是否优势手、职业和损伤机制等重要问题，尤其是后者，以确定外伤作用力的大小。体检时首先要对伤口进行评估，然后是神经血管的检查，包括两点辨别觉等，注意有时指神经可被撕脱性拉出。影像学检查一般行正侧位和斜位即可。另在局部抗阻力的情况下可以评估屈伸指情况。

治疗选择

对于闭合性脱位，可以在指根或区域阻滞麻醉下尝试复位。但开放性损伤应该进行规范的伤口处理，我们通常安排患者在手术室进行彻底的清创术和评估。有时指神经撕脱在脱位的指骨上（图 15.8），或者被移位的单髁骨折损伤。复位后，评估侧副韧带和掌板的完整性，如果关节不稳定，则进行克氏针固定，否则可采用防背伸的夹板将关节固定在屈曲 10° 位置。

关节掌侧脱位

这是较少见的损伤。当骨折累及关节的背侧

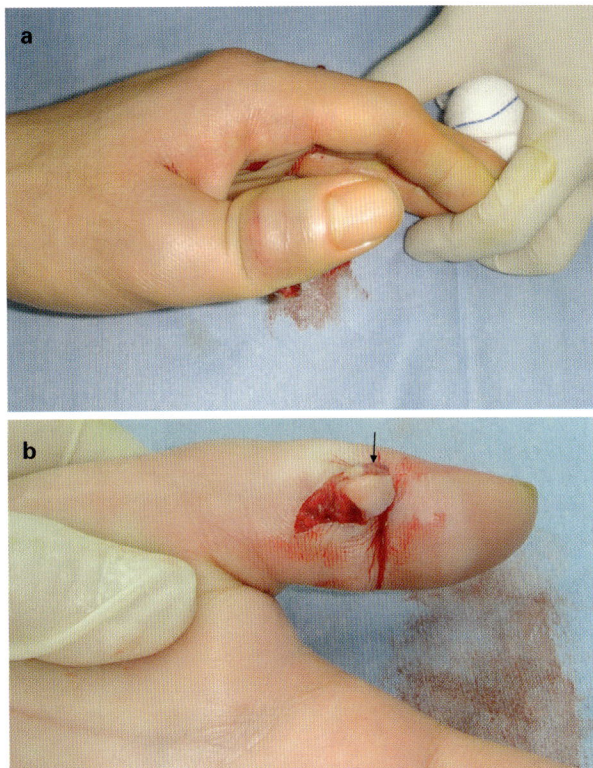

图 15.8　（a）左拇指粗大畸形，桡侧远端两点辨别觉减弱，血运可，但拇指区域略苍白。（b）桡侧指神经（箭头）在近节指骨远端的桡侧髁水平损伤

唇骨片超过关节面的 50% 时，会出现关节掌侧半脱位，这些将在第五章讨论。

近侧指间关节（PIPJ）

简介

PIP 关节在形态和功能上与手指的另两个关节不同。掌指关节（MCP）是负责手指活动的大方向，而远侧指间关节（DIP）提供精准性，PIP 是更影响功能的枢纽。因此，PIP 关节不仅提供了侧方和旋转的稳定性，如拇指的 MCP 关节，而且具有较大幅度的屈伸范围。但是，由于其位置特殊性及相对缺少保护，更易受损伤，故实际上手部最常见的脱位是 PIP 关节脱位。

中指 PIP 关节的损伤最为常见，但是仍易认识不足，因处理不当而出现并发症。Benke 和

Stapleforth 在对 96 例 PIP 关节损伤患者的回顾性研究中发现，30% 的患者（其中几乎一半是开放性损伤）预后不良，其特点是疼痛、功能差、关节不稳定或表现为关节屈曲僵硬畸形。

第一个陷阱是通常患者（多为运动员）、教练甚至是首诊医师认为这是"轻微"的损伤，受伤时没有进行充分的检查和处理。第二个陷阱是家庭医生或骨科医生没有意识到这种损伤的潜在复杂性，过长时间的关节固定或不当的手术操作可能导致关节僵硬。因此，早期和正确的处理这些损伤是预防慢性疼痛、僵硬、畸形及早期退行性关节炎的关键。

诊治这类损伤，需要熟悉相关解剖学、生物力学和康复医学知识，减少不良影响，以恢复更好的功能。

解剖学及临床意义

骨结构以及手部的角度

第二与第四掌骨的纵轴呈放射状形成 24° 夹角，并且与其近节指骨形成轻度的尺偏角（4°~14°），而中节指骨保持在纵轴线上（图 15.9）。2~5 指的 P1 远端关节面髁突的横轴方向均朝向环指，当手抓握时，食指和中指的 PIP 关节旋后而小指旋前，使 2~5 指都指向舟骨结节。这有助于临床医生在初次或重建手术时校准正确的轴线（图 15.10）。总之，这些复杂的差异性允许手指进行不同程度的精准活动，以达到更好的动作与功能的流畅性。

近侧指间关节
手指（PIP 关节）

PIP 关节是由背侧伸肌扩张部、侧方的侧副韧带与副侧副韧带，及掌侧的掌板组成，被关节囊紧密结合在一起形成的关节结构，它只允许在矢状面上的屈曲和背伸活动，而在冠状面（桡/尺偏）和横轴面（旋前/旋后）的自由度是有限的。我们认为正是这种限制使这个关节特别容易

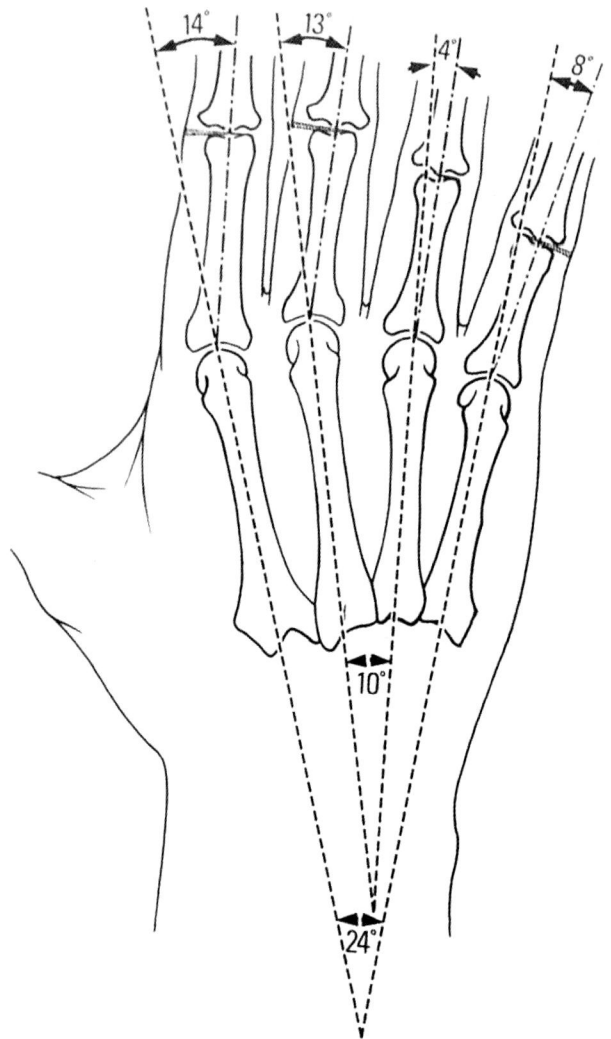

图 15.9 手指对应于手掌的掌指骨位置，仅在 PIP 关节处无矢状角偏斜，只存在横轴旋转（图 15.10）

受损伤。

骨结构

PIP 关节是由中节指骨的基底凹面（P2）和近节指骨的远端凸面（P1）同轴对位形成的屈戌关节。P1 的双髁头形状像梯形的滑车，由较浅的前后髁间沟（≤1mm）分开，对应髁间沟中节指骨基底部有适当的隆起。髁突具有接近完美的曲率半径，它不同于掌骨头，在所有屈伸位置均有固定的横轴，因此，活动时侧副韧带复合体很少会牵位损伤。

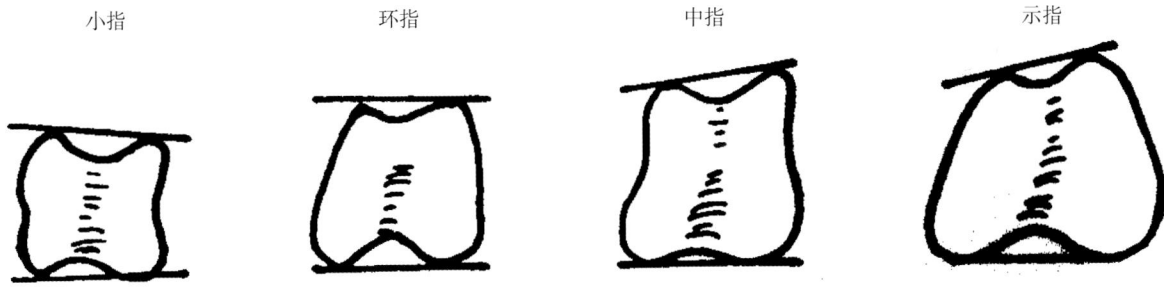

图 15.10　在横轴平面上，手指的髁突都偏向环指，使手指活动时在 PIP 关节处有旋转，有示指中指旋后和小指旋前动作

近节指骨关节面的掌侧部分比背侧延伸更远，包括髁窝区域，对应中节指骨基部的掌侧唇，可使关节完全屈曲，并向近端推移掌板。这使得 PIP 关节的运动幅度为 0°~110°，少数人甚至可过伸过屈活动，范围为 –30°~120°。在侧方张力最小状态下，中节指骨在侧向应力时可有轻度的活动度（7°~8°），这可能是关节的"不完全性"导致的微动。

中节指骨（P2）在横径上与 P1 一样宽，但是 X 线正位片显示它的横径只有 P1 的一半。在中节指骨背侧有一个中央结节，伸肌腱的中央腱附着在上面。在中节指骨两侧各有一个表面粗糙的骨突，与骨表面成 60°角，是侧副韧带附着点。掌板在掌侧附着牢固，并可增加关节腔和关节面积。

关节囊

这个复杂的结构是由附着于关节两侧的侧副韧带及掌背侧伸屈肌腱而增强了稳定性。

在背侧，关节囊较柔软纤薄，在伸屈活动时可拉长至两倍的长度。背侧关节囊和伸肌腱中央腱止点融合在一起，并且保护 PIP 关节允许较大幅度的屈曲活动。两侧的侧间束合并连接于伸肌腱，避免关节掌侧半脱位，形成纽孔畸形。更多的解剖细节已在伸肌腱章节中描述。

在侧方，侧副韧带提供了关节囊的加强作用，它由两侧 2~3mm 厚的韧带束组成，起于近节指骨头的侧凹，斜向远端平行于 P2，止于中节指骨基底的外侧髁突。由于其固定横轴的稳定性，在关节屈伸时长度基本不变。副侧副韧带起于近节指骨头侧方更偏掌侧，止于中节指骨基底掌板的两侧。

在掌侧，掌板是一种较厚的纤维软骨结构，靠近中节指骨远端附着部分结构强度较大，而中间部分较为松弛。掌板近端中间部分比较纤薄，呈膜性结构，被掌侧表面边缘的两个"缰绳"样韧带"U"形附着固定。掌板近端形成 10~12mm 掌侧盲端，被称为滑车前囊（在 VP 近端与 P1 头部之间），在 PIP 关节完全屈曲时，P2 掌侧唇占位，掌板近侧移位（图 15.11）。掌板近端和 A2 环形滑车相连，位于 C1 交叉滑车之下。形成的这个掌侧复合体结构，包括掌板、屈肌腱和腱鞘等一起，在正常及活动情况下阻止关节过伸。

近侧指间关节损伤

PIP 关节在和拇指进行抓握（尺侧两指）和捏持（桡侧两指）动作起着关键作用。在抓握时，PIP 关节在所有指关节中活动度最大，占 85% 屈曲度。PIP 关节损伤时关节僵硬比关节不稳的发生率更高。PIP 关节损伤可以分为关节脱位、撕脱性骨折或关节面骨折，这里先讨论关节脱位。大部分脱位是可以复位的，根据中节指骨的移位方向，可分为背侧脱位（最常见）、侧方脱位及掌侧脱位（最少见）。

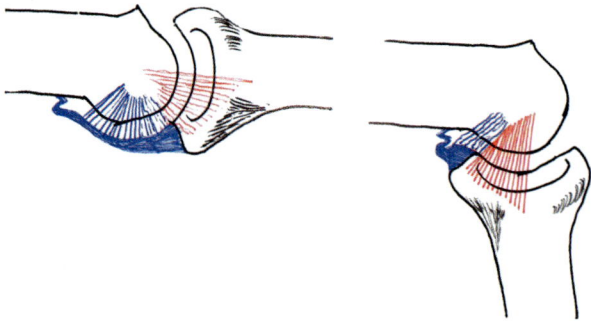

图 15.11　掌板（纯蓝色）平滑地附着于 P1 颈部的掌侧表面，与 P1 头部之间形成一个隐窝；侧副韧带用红线表示，副侧副韧带用蓝线表示（伸直位完全绷紧）；当 P2 屈曲时，薄薄的掌板鞘移位，掌侧唇紧贴入隐窝区

背侧脱位

流行病学和病理机制

　　这是最常见的手部关节脱位类型，表现为运动场上手指突然被"卡住"了，特别容易发生在击球或接球运动中，如棒球、排球、篮球和橄榄球等，运动员手指受到球的迎面撞击或过伸损伤，可伴有旋转暴力。损伤最先引起掌板远端的撕脱，随着暴力的持续，进一步影响侧副韧带与副侧副韧带，并可能因中节指骨在伸时撞击近节指骨髁造成其掌侧唇的骨折（图 15.12）。对于关节完全脱位者，掌板和侧副韧带均已完全撕脱。

分型：

　　虽然我们更倾向于 Liss 和 Green 提出的改良

分型，但最常用的是根据掌板损伤程度和关节稳定性进行的 Bower 分型：

　　Ⅰ 型：1 度扭伤，韧带挫伤，掌板完整。

　　Ⅱ 型：2 度和 3 度扭伤，过伸位伴掌板撕裂，但关节对位可，无半脱位。

　　Ⅲ 型：过伸位伴有关节半脱位（图 15.12b）。

　　Ⅳ 型：关节脱位或骨折脱位（图 15.12c）可能是混合型与不可复位的，又分为稳定性（关节面受累 ≤ 30%）和不稳定性（关节面受累 ≥ 50%），两者之间的（关节面受累 30%~50%）在复位后先评估关节稳定性。相关处理在第五章中进行讨论。

临床特征和诊断

　　详细的病史必须包括患者的年龄、职业、优势手和损伤机制。手指的类型对愈后也很重要，细长粗短型易变僵硬，细长型一般不会。如果手指没有明显变形，则询问是否损伤现场已进行了复位。

　　在体格检查时，应注意肿胀程度、红斑和挫伤部位。首先检查末梢血液循环，包括颜色和毛细血管反应；再检查感觉，包括两点辨别觉；然后是评估 4 个区域（背侧、掌侧、桡侧和尺侧）的压痛点，尤其是双侧侧副韧带起始点和掌板部。中央束止点也应进行触诊。然后评估手指的活动范围（ROM），如果可行使患者握拳位，排除有无

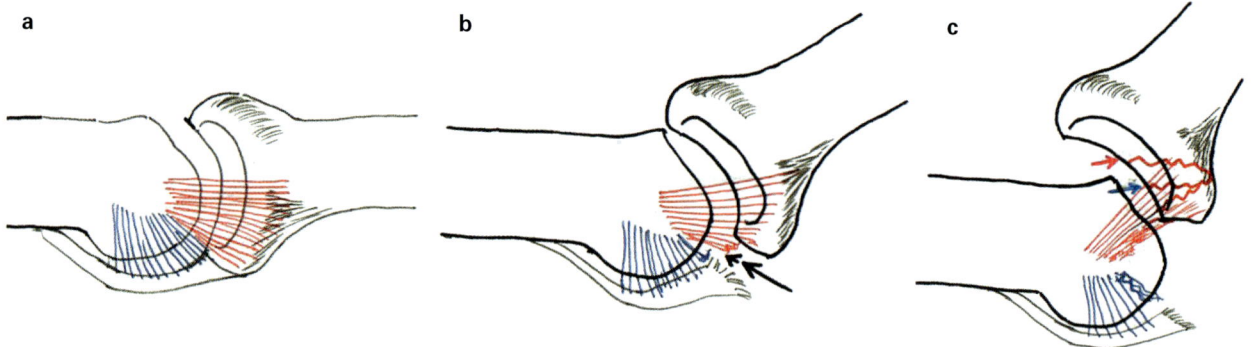

图 15.12　（a）PIP 关节伸直位：红色的侧副韧带和蓝色的副侧副韧带结构。（b）当关节过伸时，掌板远端于中节指骨掌侧唇撕裂，然后侧副韧带和副侧副韧带分离，如黑色箭头所示。（c）进一步背伸，双侧侧副韧带撕裂，但往往仍附着于近节指骨头上。若发生关节内骨折，可占关节面的 30%（蓝色箭头所示，稳定型）或 50%（红色箭头所示，不稳定型），因前者仍然存在一些附着于 P2 基底的韧带，使关节复位后保持一定稳定性

旋转畸形，明确是否 2~5 指的指尖都指向舟状骨并且没有重叠。我们倾向于放射线检查后再评估关节稳定性。同步迷你 C 臂机透视非常有用，可以缩短关节半脱位或脱位的确诊时间。如果没有迷你 C 臂，则建议拍摄 X 线片的正侧位和斜位片，因有时 P2（中节指骨）掌侧小骨片不易被发现。

治疗方案

大多数 PIP 关节损伤可以闭合复位治疗，通常复位后夹板固定即可。但是损伤程度的细微差别都将影响病程和治疗方案。最重要的是与患者的沟通宣教，即使损伤轻微，但 PIP 关节仍易发生关节僵硬与持续肿胀，早期活动才是恢复关节功能的关键。因此，轻症患者固定最多 1 周，较严重患者固定不应超过 3 周。

I 型和 II 型损伤

虽然这些是轻微的损伤，但不应被轻视。对于 I 型损伤，采用背侧夹板固定在 20°~30°的屈曲位，一周后进行轻度的关节锻炼；对于 II 型损伤，背侧阻挡夹板由屈曲位逐步变直固定，时间最长可达 4 周（图 15.13）。或者，Buddy 夹板固定可允许早期活动。

在早期随访时，可通过要求患者屈曲 90°手指抗阻力伸直来评估中央束的完整性。PIP 关节不

能伸直而 DIP 关节固定在伸直位，则提示中央束的完全断裂。处理的方法是最大幅度背伸位固定，避免进展为纽孔畸形。

III 型损伤

关节半脱位可通过闭合复位修复，急诊时可在指神经阻滞局麻下处理。一手稳定近节指骨，同时在中节指骨基底的背侧施加压力；另一手牵引手指并过伸 PIP 关节，然后牵向远侧并向掌侧按压中节指骨，一般较容易复位。如果复位困难，则提示软组织嵌入可能。X 线片可以确认关节对位情况（图 15.14），如果关节对位不好提示复位失败。复位后必须检查关节稳定性（图 15.14b），明确关节复位后出现不稳定的背伸角度范围，使夹板固定在稳定角度，并通常每周 10°递减固定。

夹板、邻指固定和 RICE 治疗（休息、冰敷、压迫和患肢抬高）都是康复治疗的一部分。注意屈曲固定时不应超过 40°的位置，这易导致后期的屈曲挛缩畸形。同样，需告知患者关节持续肿胀和固定的相关知识，这有助于功能康复。

手术治疗

开放性损伤建议在放大镜下进行规范冲洗和细致的清创。另外，大多数背侧脱位（不稳定的骨折脱位除外）不需要手术治疗。在慢性病例中，中央束损伤可能需要修复或重建。

并发症

背侧脱位可能会出现两种主要并发症：持续的过度背伸可能由于掌板未愈合所致，患者通常表现为典型的"鹅颈畸形"，侧束断裂或不能屈曲。一般只需要掌板修复，也有的需要进行重建手术。

另一个问题是"假性纽孔畸形"，即近侧指间关节屈曲，但远侧指间关节没有伸直。同样是由掌板引起的，但它是较难发现的近端撕脱性损伤，一般需要进行关节屈曲挛缩的松解，术后夹板固定伸直位 3~4 周。

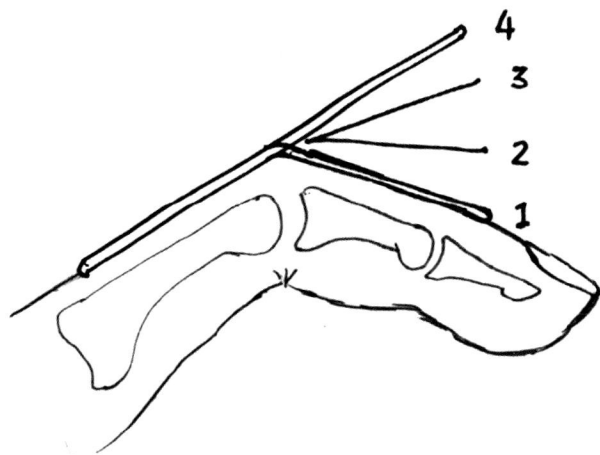

图 15.13 可以使用一种简单的伸直阻挡夹板固定，铝制夹板或者舒适的定制热塑性夹板均可，每周调整 10°的背伸位（如图所示）或每隔几天进行相应训练

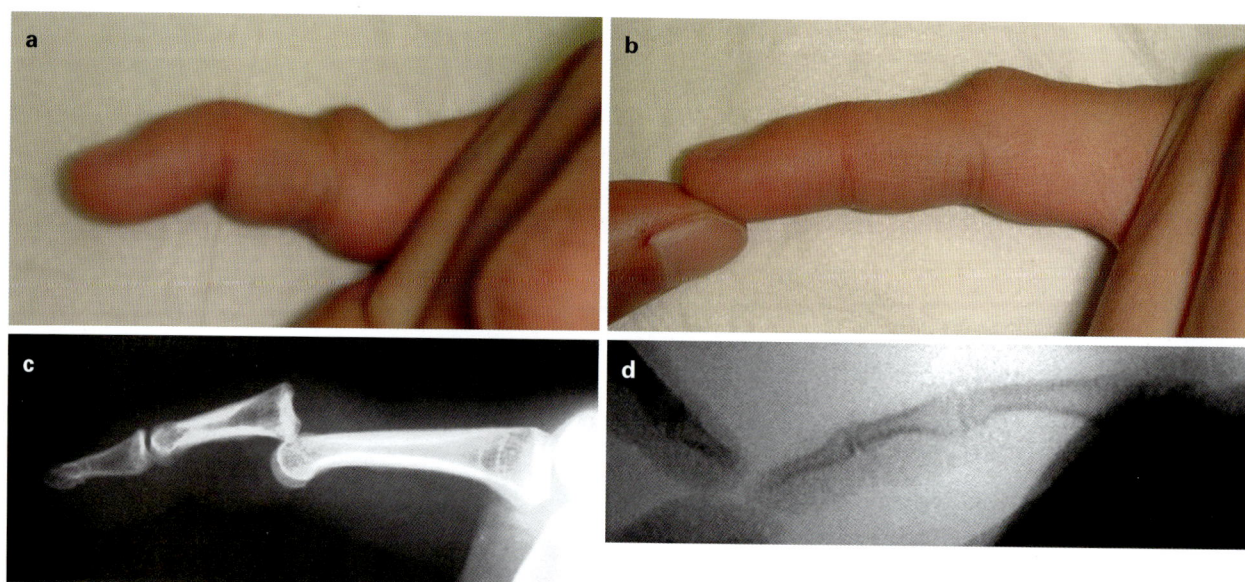

图 15.14 （a）一名 42 岁的专业板球运动员急性外伤手指肿胀，复位前表现。（b）复位后临床外观可以看到明显的差异。如图 15.12c 所示，侧副韧带的背侧部分通常保持完整，附着在 P2 的基底部，因此复位后，进行稳定性试验显示关节较稳定。（c）X 线片示刺刀样畸形位置。（d）关节复位后表现

结果、个人观点和结论

文献显示 PIP 关节僵硬比关节不稳定更多，因而认为这是过度治疗引起的，而不是治疗不足。因此，我们更应该关注关节的活动性！Freiberg 的有趣结论是"手指越短，年龄越大，制动越少"。他发现最常见的小指 PIP 关节损伤，往往临床效果最差。他们的目标是恢复尺侧手指的可复性屈曲（过伸位），而桡侧手指是可复性伸直（过屈位）。无法屈曲的小指，很可能是由于掌板的近端部分与近节指骨颈部粘连，阻止近节指骨进入隐窝所致（图 15.15）。最近的超声引导下行针刀粘连松解术已被证明是有效的，并且可避免行开放手术。

> **临床要点**
>
> 处理这些简单但具有挑战性的损伤的关键点和其他所有手外伤一样：早期发现、规范治疗和预防并发症。敏锐的观察可早期发现问题，并早期行替代治疗干预，以减轻患者的痛苦，并有望恢复良好的功能。

侧副韧带断裂

流行病学和病理机制

PIP 关节的侧副韧带断裂是较为常见，特别是运动员。Redler 总结了 18 例患者，发现手指桡侧侧副韧带更易损伤（图 15.16）。但是如果存在明显的侧方不稳定，则可能是双侧侧副韧带和掌侧板均已撕裂。撕裂可能始于近节指骨，然后通过侧副韧带与副侧副韧带，最终到达近节指骨附着处。虽然这看似损伤严重，但多数患者可通过关节保护下运动达到愈合。

临床特征和诊断

详细的病史和体格检查是必需的，检查肿胀、压痛、活动度和侧方稳定性可以较好地评估关节。X 线片可以更好地判断关节是否对位良好，重要的是，标准的侧位 X 线片可明确轻度的半脱位与撕脱性小碎骨片。

治疗方案

主要的保守治疗是屈曲 10°~20° 位夹板固定，特别是关节对位良好且活动稳定的手指。辅助超

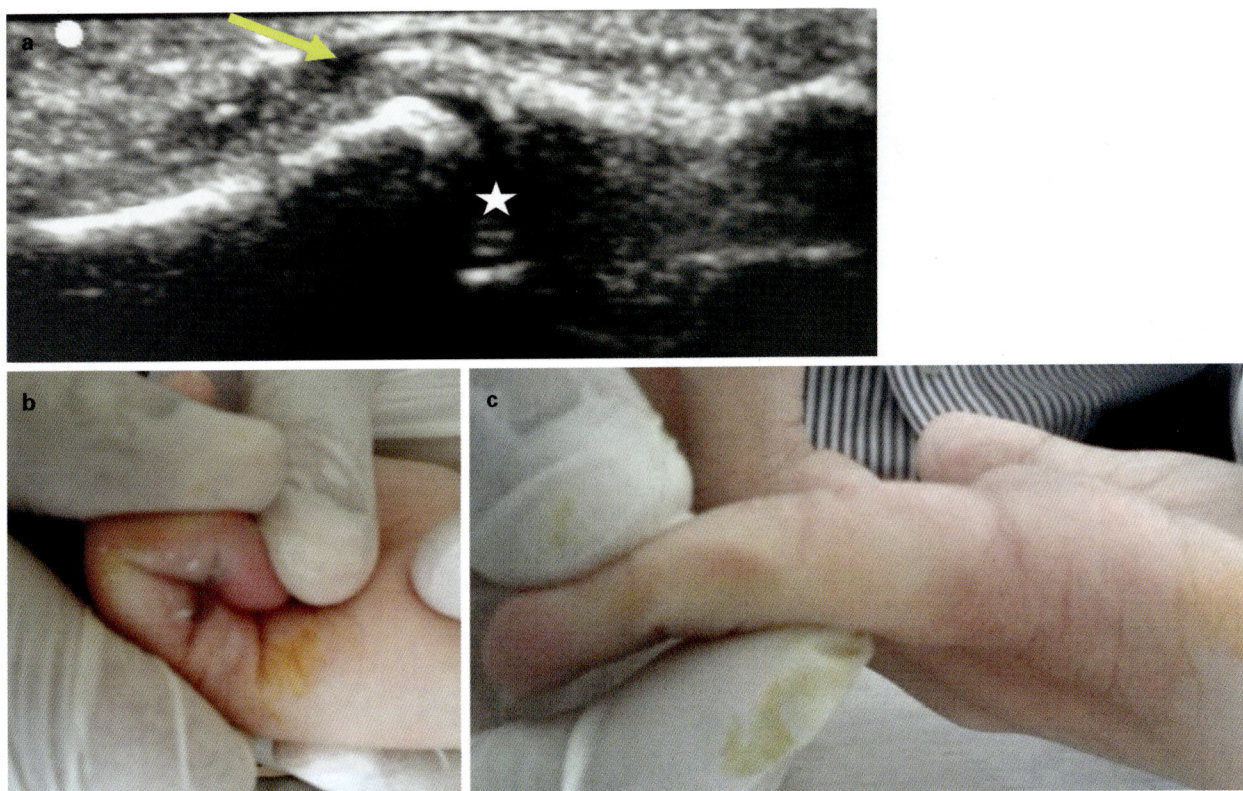

图 15.15 一例 9 岁儿童近节指骨颈骨折后畸形愈合，其 PIP 关节屈曲明显受限。（a）超声图片显示 PRP 注射后（白色圆形），在掌板（箭头）近端进行针刺松解，然后近侧指间关节即可移动（五角星）。（b，c）实现了完全屈曲和伸直

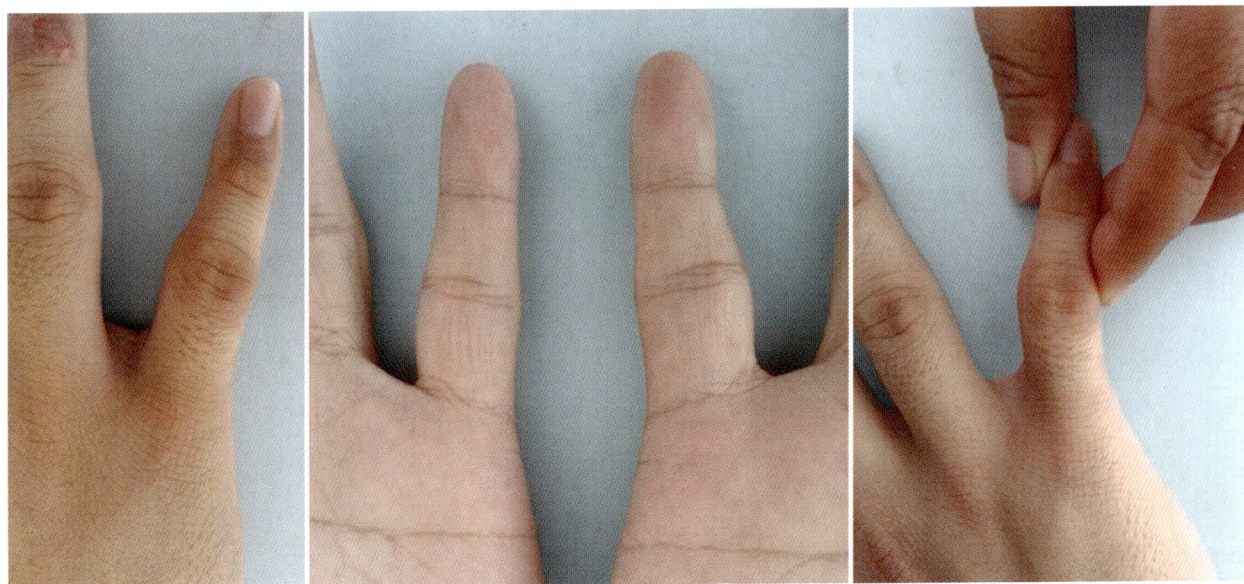

图 15.16 一名 23 岁的医科学生右小指桡侧副韧带撕裂，符合流行病学特点。患者没有进行治疗，2 个月后仍然松弛侧偏超过 20°，经晚上夹板和白天邻指固定后 2 个月，肿胀消退，松弛度降至 10° 以下

声理疗可缓解手指肿胀并有助于恢复。也可进行邻指固定，但小指处理较为困难。弹力绷带可用于控制肿胀，但应谨慎使用。

手术治疗

手术治疗的适应证是闭合复位后的不稳定、持续关节松弛和相应碎骨片撕脱等（图 15.17），

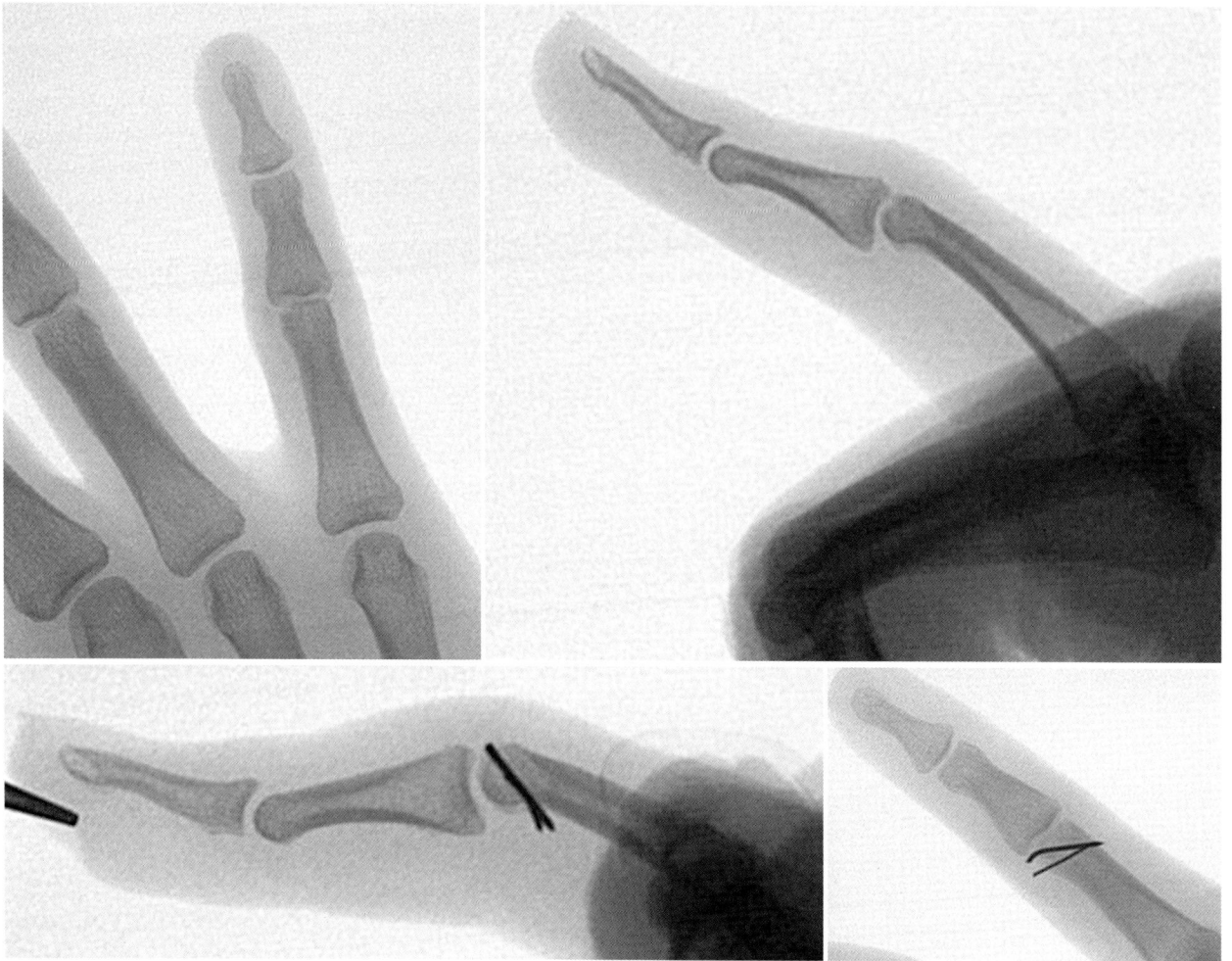

图 15.17 右小指 PIP 关节桡侧副韧带撕脱性小片状骨折的正侧位 X 线片表现，采用 0.6mm 克氏针固定

但这类损伤相对少见，多数急性损伤可在夹板固定后愈合。

结果和文献回顾

学者普遍认为这些损伤大多数可通过保守治疗治愈，但对于复位后关节对合不良或明显不稳定者，需要开放手术修复。Glickel 认为邻指固定效果良好，但建议示指桡侧副韧带断裂行手术治疗。Redler 建议完全撕裂者需行开放性手术修复，因为闭合复位后易出现韧带愈合不良引起持续关节不稳定。

并发症

文献报道的常见并发症是局部疼痛、肿胀、慢性松弛和关节僵硬等。早期干预时就应该告知患者，PIP 关节损伤需要数月才能愈合，肿胀可能会持续一年或更长时间才能消退。因此，不建议患者在伤后 12 月内更换戒指。实际上，在某些情况下，肿胀可能是永久性的。慢性关节松弛建议探查手术，可行韧带收紧缩短，或用微型锚钉止点重建术。采用指浅屈肌腱重建的术式已有相关报道。

结论 / 个人观点

我们认为 PIP 关节损伤易造成关节僵硬，因此对急性患者主要是保守治疗，早期被动活动关节，并密切关注较"严重"的损伤。如果保守治疗效果不明显或者闭合复位后仍存在不稳定，则建议开放手术修复，但手术治疗可能导致更多并发症，包括僵硬。慢性损伤关节持续不稳定者更适合手术治疗，恢复的可能性更好。

PIP 关节掌侧脱位

流行病学和病理机制

PIP 关节的背侧由中央束、两条侧束，及横行和斜行的支持带共同组成的帽状复合体结构。该结构除了能背伸 PIP 关节，还可防止关节向掌侧脱位。因此 PIP 关节掌侧脱位是少见的，除非遭受了严重的损伤。掌侧脱位可单独发生，也可合并一侧的侧副韧带损伤，导致该侧"下沉"产生旋转成分（指间关节旋转半脱位）。更复杂的是开放性损伤，通常是手指被正在运转的机器（如洗衣机、烘干机或搅拌机）卡住致伤，并伴有伤口的污染。

临床特征和诊断

损伤机制是屈曲状态下手指的纵向挤压作用，使 P2（中节指骨）基底被推移至 P1 指骨头下方。近节指骨髁部穿过伸肌装置，中央束从 P2 附着点撕脱，有时 P1 指骨头可从两侧束间穿出形成纽孔样畸形。当头部被卡在中央束和侧束之间，则闭合复位较为困难。

查体可发现关节肿胀、压痛和偏斜畸形，并弹性固定致活动受限，无法主动背伸。检查的关键是评估中央束和旋转结构的完整性。早期诊断与处理可避免继发的钮孔畸形和关节挛缩。

治疗方案

X 线片可显示旋转畸形，但是，多数情况下闭合复位较为困难。Glickel 等介绍了一种特殊的复位装置，可牵拉手指并保持掌指关节和近侧指间关节屈曲和腕关节背伸，这可松弛侧束的掌侧部分，通过轻度的旋转，使 P1 髁部从"套索"中解脱出来。然后，完全背伸位固定关节 4~6 周。

手术治疗

损伤结构的阻挡可使复位困难并造成关节不匹配，采用正中切口可以较好地显露撕裂的侧束。通常情况下，侧束损伤都应该进行修复；当然，如果一侧出现严重破坏无法修复时也可进行切除，因为对侧侧束可以有功能代偿。术后手指行夹板固定在伸直位，早期 ROM 可以在 1~2 周开始。

并发症

最常见的并发症是固定的屈曲畸形，类似于慢性纽孔畸形，通常是由于延误诊断或复位欠佳所致。继发性关节炎也较为常见。根据初次损伤的范围和结构破坏的程度，重建损伤的结构，包括掌板的松解与修复、侧副韧带的修复、侧束的松解以及重建伸肌装置，恢复关节。关节融合术和关节成形术也是可行的治疗方法。

> **临床要点**
> 我们认为 PIP 关节容易发生僵硬，因此急性损伤病例的治疗主要是保护关节和早期活动，手术仅限于开放性或复杂性的病例。

背侧关节囊开放性损伤

流行病学和病理机制

手背部是经常性的裸露区，且 PIP 关节的屈曲凸起表现，更容易遭受损伤。轻微挫伤并不是问题，但任何背部皮肤缺损都需要不同方式进行处理，以防止瘢痕形成和挛缩。软组织和伸肌腱的复合性缺损的治疗更具有挑战性，往往常规处理方法无法良好的修复。常见的典型损伤是青年男性的摩托车（或汽车）事故，因手抓车把或从车窗甩出被路面的刮擦致伤。因患者跌倒往往倒向一侧，故尺侧手指相对更容易损伤。较少见的是工作中的损伤，尤其是被滚轴机器的损伤。

表 15.2　PIP 关节囊背侧损伤类型的分类

类型	描述	治疗	案例
I	全层皮肤缺损	全厚皮片移植或再生材料	图 15.18
II	皮肤、皮下组织和肌腱撕裂或少量缺损	分层修复	图 15.19
III	II 型伴关节脱位	内固定或外固定及组织修复	图 15.20 和图 15.21
IV	涉及一个或多个手指的复合组织缺损	分阶段修复重建，可应用外固定支架或关节融合术，晚期可采用关节置换术	图 15.22~ 图 15.24

分型

我们根据损伤的深度和涉及的组织进行分类（表 15.2）：

I 型：皮肤的三度挫伤，真皮全层损伤。

II 型：皮肤挫裂、伸肌腱撕裂，无软组织缺损，无骨关节受累。

III 型：皮肤、肌腱和关节囊开放，关节半脱位或脱位。

IV 型：累及一指或多指的复合组织缺损。

临床特征和诊断

通过详细了解病史有助于对复杂病例做出良好的决策。患者的心理状态决定了其依从性是否存在问题，是否理解治疗方案并遵嘱执行，还是难以沟通管理。其他细节也包括患者的年龄、职业、优势手和受伤机制等。

注意检查的关键点是挫伤的深度和需要重建的组织缺损情况，特别是评估中央束的完整性和 PIP 关节的稳定性，稳定性可通过患者屈曲 90° 的 PIP 关节抗阻力伸直进行评价，若 PIP 不能伸直而 DIP 关节固定在伸直位则提示中央束完全断裂。

治疗方案

I 型损伤

只有 I 型损伤可以保守治疗。浅层皮肤损伤问题不大，但全层皮肤缺损则需要移植修复。我们认为应用 Cacipliq® 再生剂治疗皮肤缺损效果较好，对较小伤口的愈合时间与其他方法相近，但愈合后皮肤质地更柔韧，不容易撕裂（图 15.18）。

手术治疗

开放性损伤当然需要在放大镜下进行彻底的冲洗和清创。

II 型损伤

虽然这些是相对"简单"的损伤，但不应轻视治疗。Boyes 认为，PIP 关节的中央束断裂在近节指间关节处仅短缩 2~3mm，这是可以接受的皮肤与伸肌腱缺损距离，仍然可以进行一期修复，但需注意进行逐层精准的修复，而且伸肌腱和关节囊的缝线需埋头处理以防止瘢痕粘连（图 15.19）。术后夹板固定 PIP 关节在完全伸直位 2~4 周，然后进行轻柔的功能锻炼。

III 型损伤

当背侧关节囊复合体（伸肌腱、侧副韧带和背侧关节囊）缺损时，关节开放可导致脱位。通常较容易复位，但需要某种形式的固定。我们发现应用 LINK® 外固定器是一种简便有效的良好选择（图 15.20 和图 15.21）。

IV 型损伤

这是涉及复合组织的严重损伤，可能需要多次手术治疗。彻底细致的清创是成功的关键，并对组织缺损进行系统的评估。

手术时应先处理骨组织的损伤，我们的经验是，一旦有骨缺损，应该先稳定骨关节，然后进行骨软骨移植（图 15.22）、关节移植或关节成形等手术，如果这些方法均不成功，则采用关节融合术（图 15.23）。

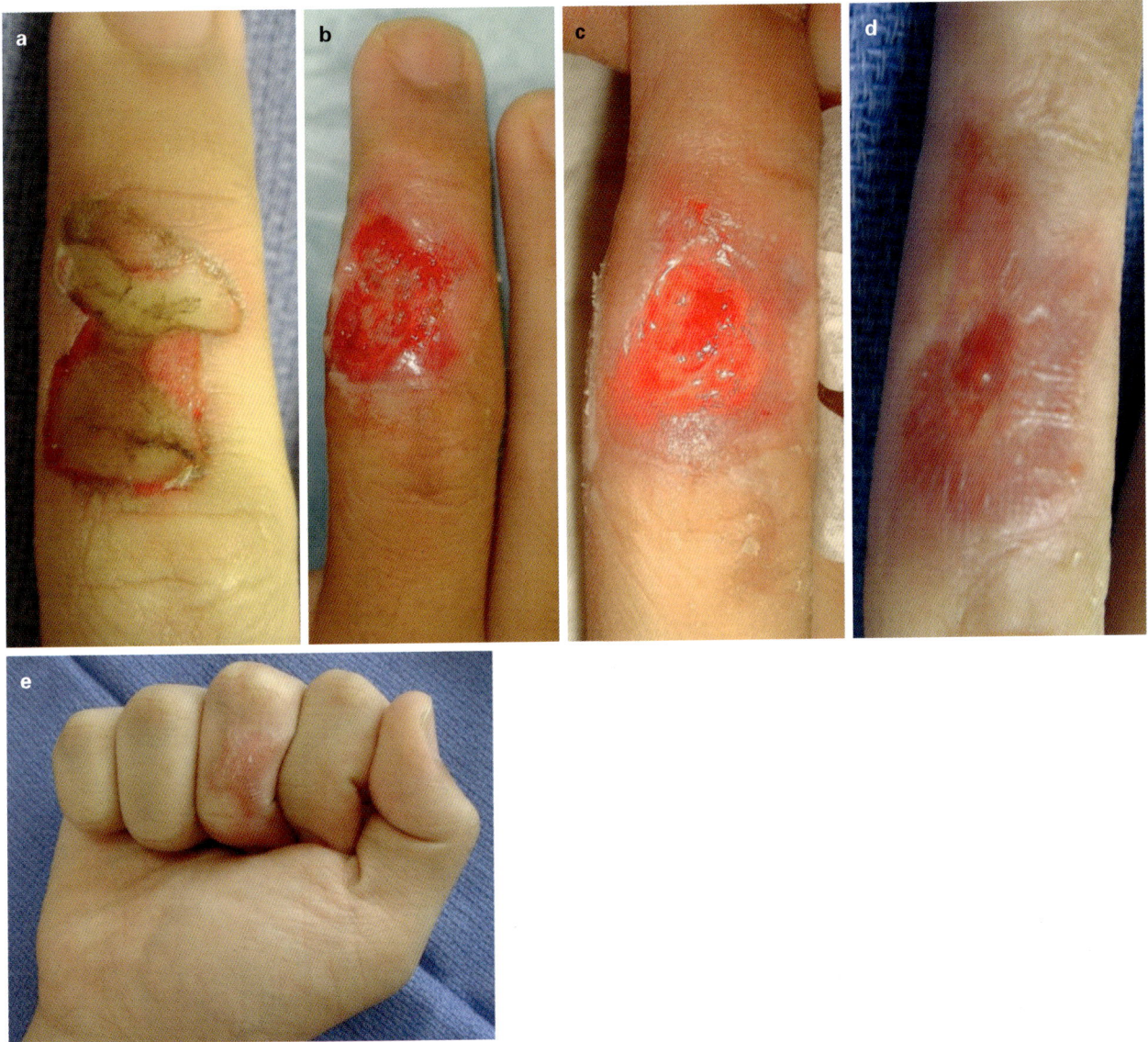

图 15.18　（a）一名 15 岁学生化学实验时爆炸伤，致右中指 PIP 关节远端背侧皮肤全层烧伤。（b）他母亲选择了清创后敷料换药。（c，d）我们使用了再生材料，伤口在 1 个月内愈合。（e）再生皮肤具有良好的厚度，并且活动度及握力没有明显地受限

伸肌装置的任何损伤均应努力予以修复。我们认为一般情况下急性损伤不需要移植或重建，修复后将关节固定在伸直位，基本可以愈合，最后伸指功能达到良好的恢复（图 15.22）。

皮肤缺损的处理依赖于缺失的面积与肌腱骨外露的范围，如果缺损超过 2cm²，建议采用局部转移皮瓣或静脉皮瓣修复。我们发现在大多数情况下，指背少量组织缺失可以达到二期愈合（图 15.22 和图 15.24）。

所有 PIP 关节损伤患者需明确手指功能恢复期是漫长的，并存在患指关节僵硬和持续肿胀的可能。

并发症

中央束撕脱与断裂的治疗不当可继发纽孔畸形。关节制动时间过长易导致关节僵硬，由于屈肌力量更强于伸肌，可通过一定程度的康复治疗得到相应的缓解。韧带与骨组织的缺损可导致关节不稳，应当予以关注和处理。无论如何，术中彻底清创与精细操作可大大降低感染的风险。

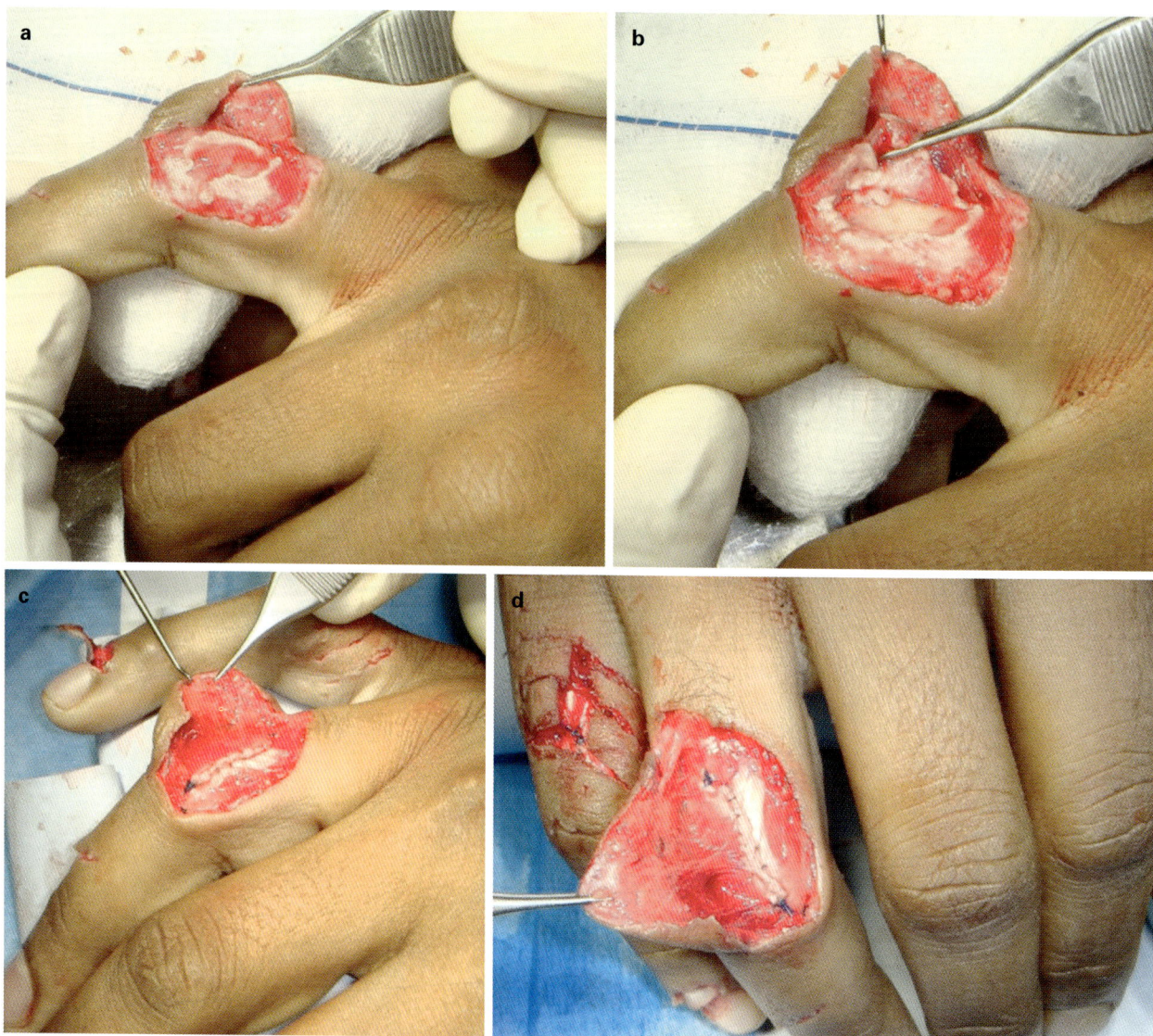

图 15.19 一名 31 岁的摩托车手，树枝掉落在他右侧致摔倒，尺侧两手指被路面刮擦损伤：（a）掀起尺侧皮瓣可见下方的伸肌腱缺损。（b）提起伸肌腱，可见 P1 被磨损但皮质仍然完整。（c）精准缝合可以实现最小损伤而取得足够的松弛度——这里使用 PDS5/0 修复伸肌腱。（d）缝合皮肤后，使用石膏夹板固定关节 4 周

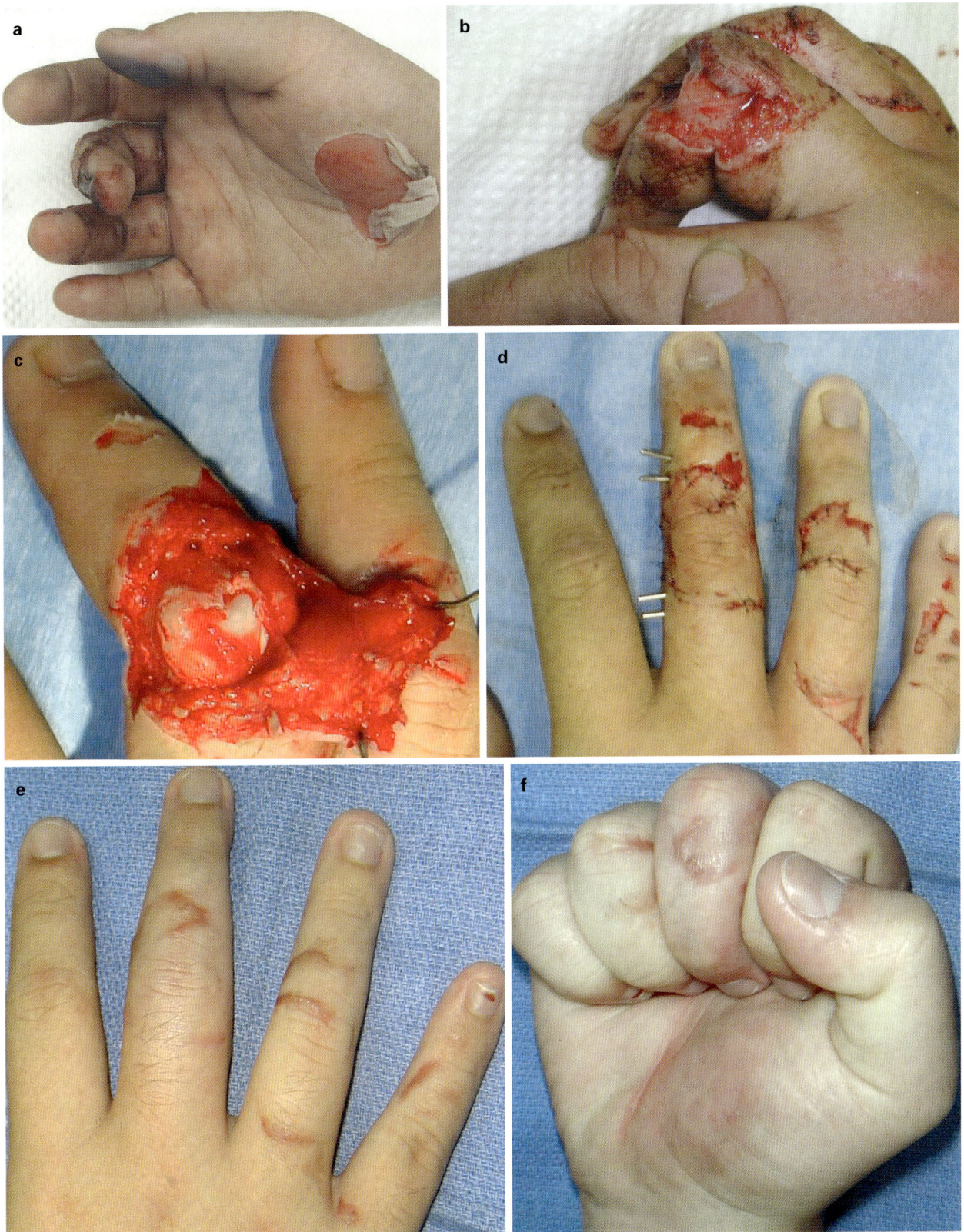

图 15.20　一个刚拿到驾证的 18 岁快递员从摩托车摔伤：（a，b）小鱼际及尺侧 3 指皮肤挫伤，中指最为严重。（c）中央腱撕裂，背侧关节囊缺损，关节掌侧半脱位，但较容易复位并修复背侧缺损。（d）外固定架维持复位。（e）制动 6 周后关节稳定。（f）门诊拆除固定支架后进行关节功能锻炼，恢复良好

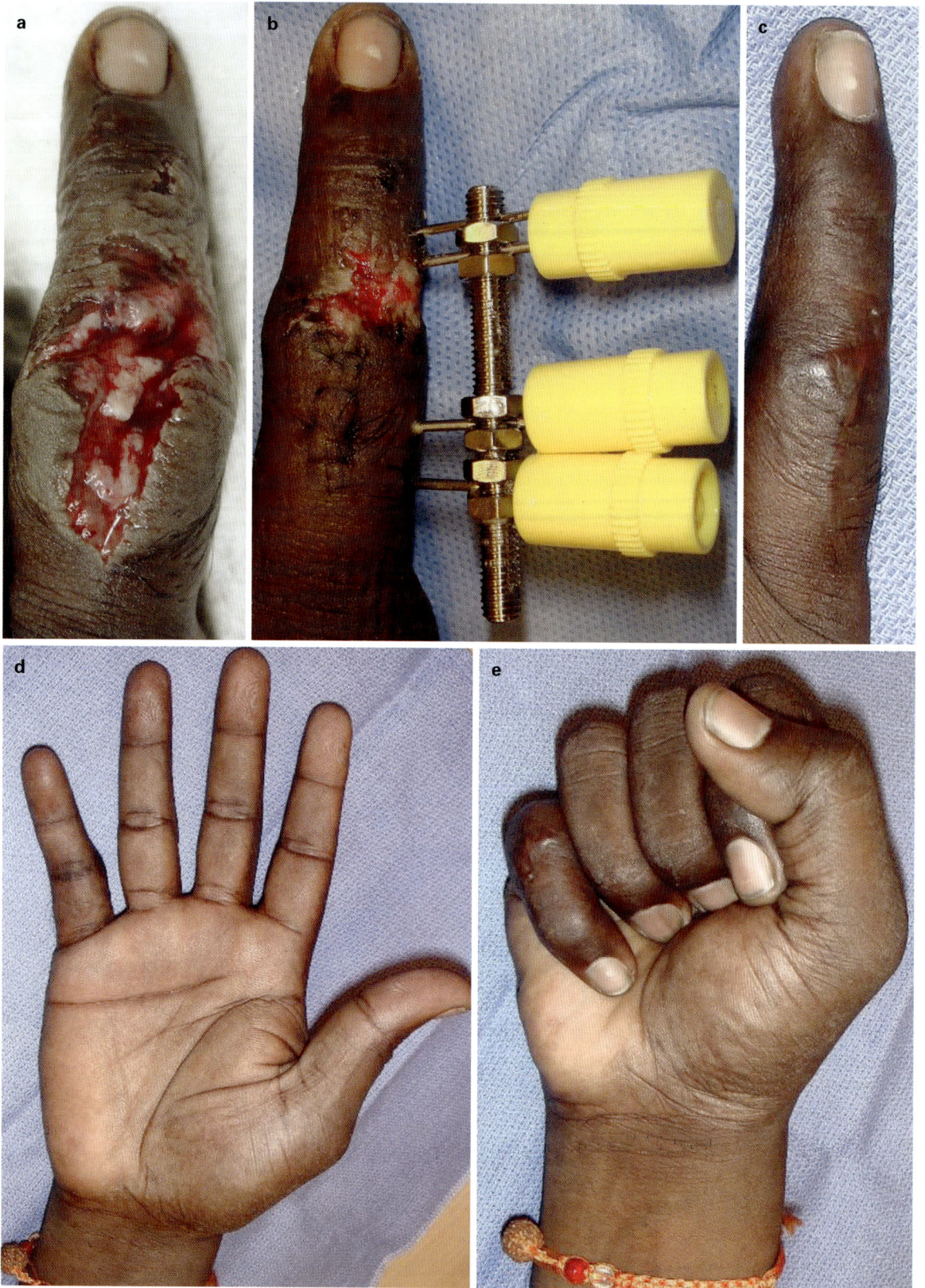

图 15.21 （a）类似一病例（Ⅲ型损伤），因跌倒致右小指伸肌腱缺损及 PIP 关节骨折。（b）患指修复后外固定架固定于伸指位 6 周。（c）皮肤二期愈合。（d）PIP 关节屈伸活动良好。（e）DIP 关节屈曲略受限

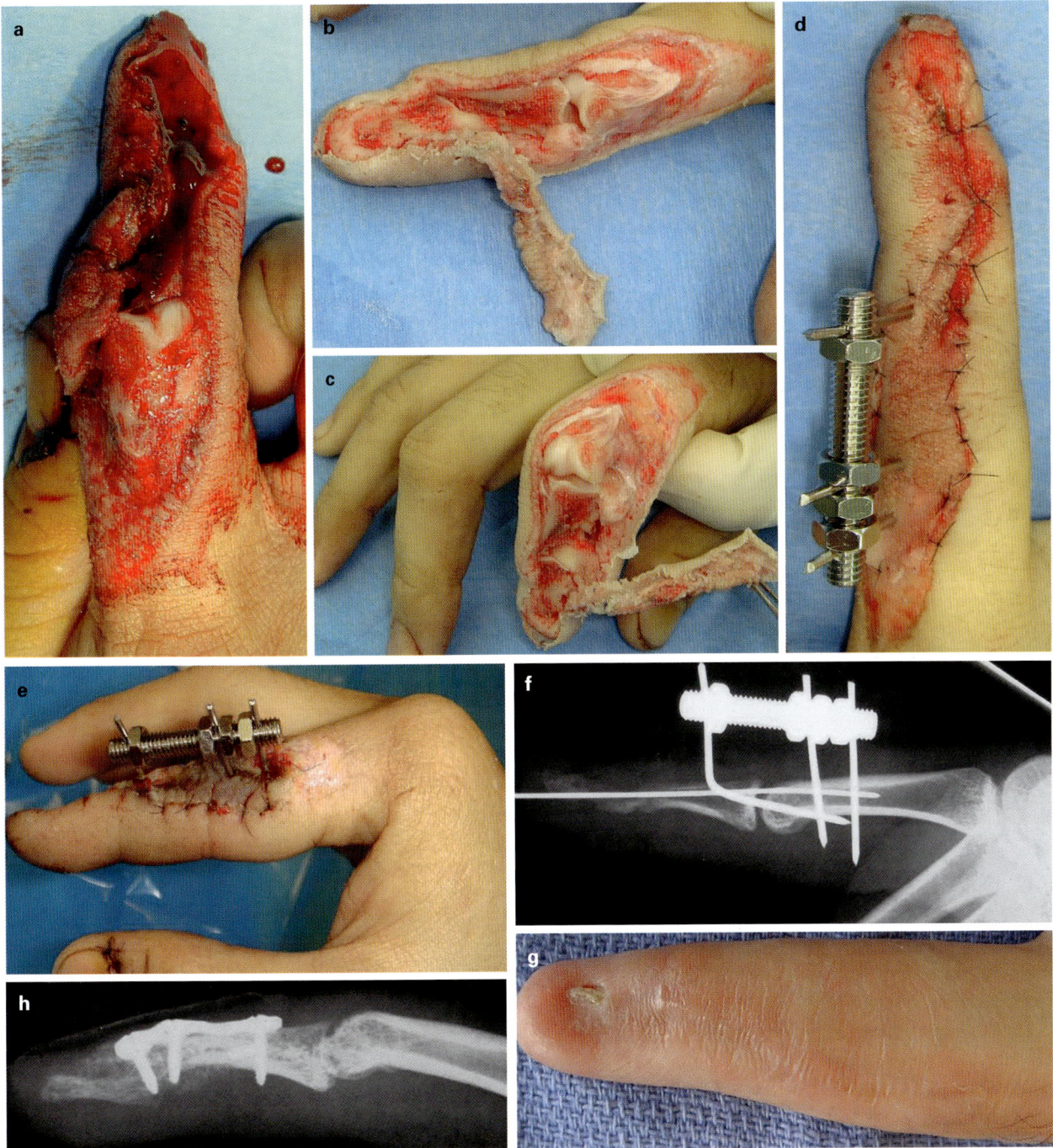

图 15.22（a）一位 32 岁的工程师在维修传送带时被机器卷入右手示指，导致其桡背侧严重损伤，骨、肌腱、韧带及皮肤缺损。（b）清创后更清晰显示组织缺损。（c）因背侧伸肌装置缺损使手指呈屈曲状。（d~f）应用克氏针及外固定支架维持关节复位，掌指关节仍可屈曲，其中伸肌装置予以缝合而未行重建，桡侧副韧带固定在残留的中节指骨止点上。（g）3 个月后示指 PIP 关节仅 30°无痛性屈曲活动度。（h）予 DIP 关节融合、PIP 关节行骨软骨移植，钢板螺钉内固定，PIP 关节屈曲增至大约 50°（如果疼痛明显可行关节成形术）

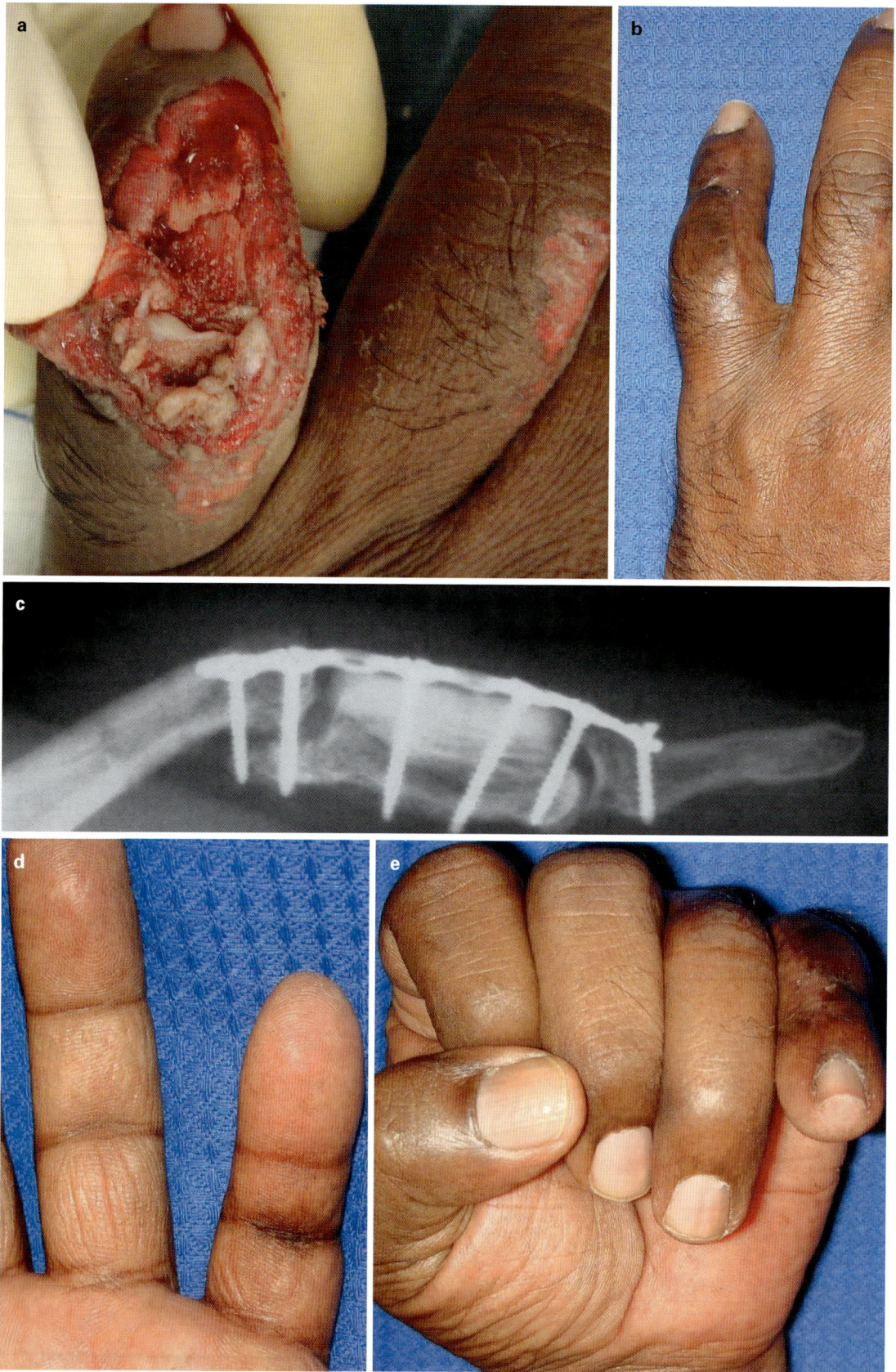

图 15.23 （a，b）一名 55 岁司机上班路上从摩托车摔下致伤，左小指皮肤、肌腱及 PIP 骨关节复合组织缺损。（c）根据粉碎与缺损的程度，行急诊清创后二期关节融合术。（d，e）功能恢复尚可

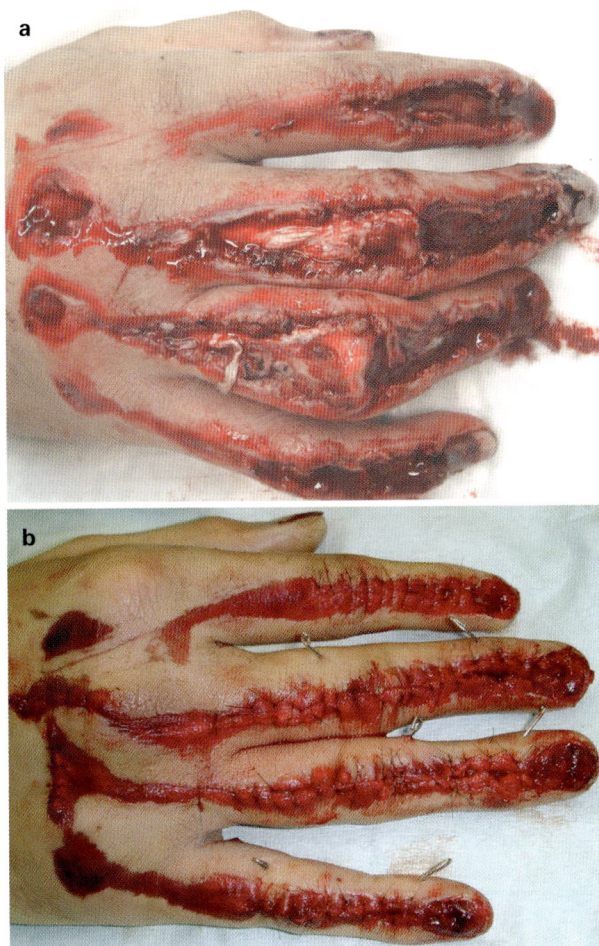

图15.24 （a）一名F1赛车手被甩出车外并撞到沙石上，导致包括指骨背侧皮质在内的复合组织缺损。（b）采用0.8mm克氏针固定尺侧3个手指各个关节，创面直接拉拢缝合，遗憾患者去日本而失访了

结果、个人观点与结论

遗憾的是，关于这类损伤相关的治疗和预后文献报道较少。我们所知的是该类损伤发生在尺侧多见，因摔伤最先触地的往往是尺侧。根据损伤的严重程度及术者的经验进行规范治疗。

临床要点

治疗的基本原则包括早期规范治疗挽救关节功能和后期的改善功能。

拇指掌指关节（MCPJ）

引言

短语"像大拇指一样突出"是非常有道理的：因拇指是处于更显眼的位置，拥有90°的前旋及宽大的虎口，参与了几乎所有的手功能活动，使其更容易受损伤。拇指的独特之处是兼顾了灵活性与稳定性，灵活性是由远端的指间关节及近端的腕掌关节负责，而稳定性则主要由掌指关节提供，使拇指同时拥有用力抓握与精细捏持动作，并提供一个稳定的支撑，使指腹与其余4指对指完成各种功能动作。因此，这个重要关节损伤后导致的功能障碍（拇指功能占手功能的40%），并不在于MCP关节的僵硬，而是关节不稳定、畸形或疼痛等。

解剖学与临床意义

拇指的掌指关节（MCPJ）

骨结构

很多因素可影响拇指掌指关节的稳定：

· 掌骨头部的形状更接近于四边形（图15.25）。其更扁平的头部降低了关节的活动范围，屈伸为0°~100°而内收外展为0°~20°，在背伸6°位比屈曲15°位影响更大。据称这样的特点可降低受伤的概率。

· 掌骨头的掌侧有更广泛的软骨覆盖（与掌指关节的背侧相比），包括籽骨及突出的外髁区，尺侧髁比桡侧略长，使拇指屈曲时有一定角度的旋前，更利于拇指的对指功能。

· 两块籽骨的存在提供了更多的约束和稳定性。它们嵌于掌板的两侧边缘，并分别与桡侧的拇短屈肌和尺侧的拇内收肌的腱性附着点结合（图15.25）。

关节囊

这一屈戌关节类似于手指的PIP关节，缺少内在的稳定性，主要依靠外在众多的静态和动态稳定结构提供稳定支持（表15.3），其中静态结构

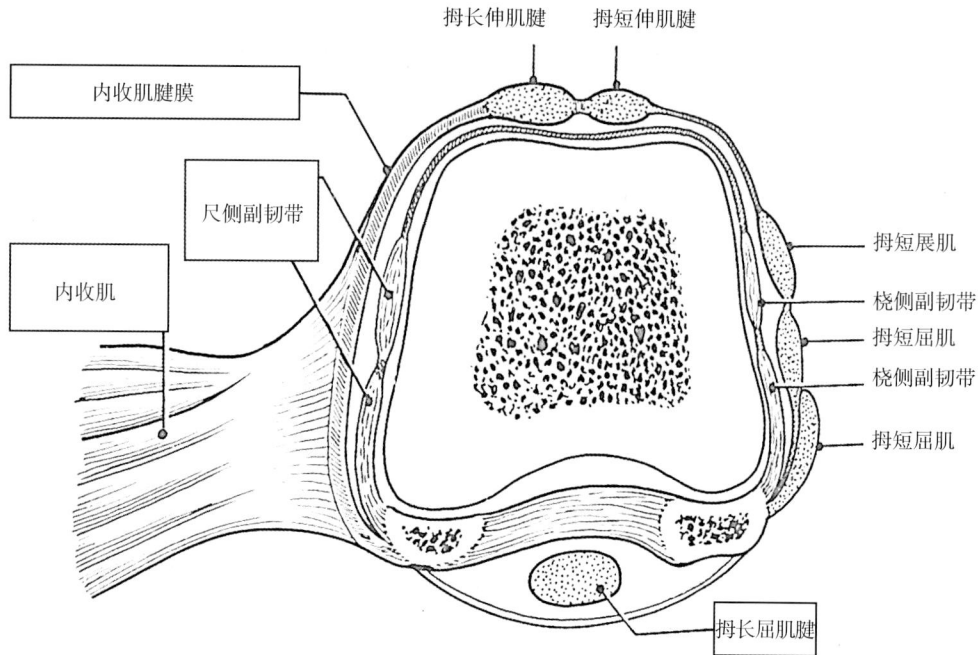

拇长伸肌腱　拇短伸肌腱

内收肌腱膜

尺侧副韧带

内收肌

拇长屈肌腱

拇短展肌
桡侧副韧带
拇短屈肌
桡侧副韧带
拇短屈肌

图 15.25 Aubriot 描述了拇指 MC 关节的四边形外观及包绕周边的浅层与深层支持结构

为掌板、双侧侧副韧带和背侧关节囊。背侧关节囊包括浅层和深层腱性纤维结构：浅层被覆有相应的伸肌腱——拇长伸肌腱（EPL）和桡侧的拇短伸肌腱（EPB），深层是菲薄的关节囊，包绕关节周围止于关节面边缘约 2mm 处（图 15.25）。

侧方：尺侧浅层，被覆有强韧的拇收肌腱，从附着点至掌板内侧籽骨、从近节指骨掌侧缘至拇长伸肌腱（EPL）及背侧伸肌腱扩张部，包绕整个尺侧面形成一个三角形的扩展。桡侧浅层，没有尺侧强大，附有鱼际肌的拇短屈肌（FPB）和拇短展肌（APB），连接于同一鞘内，延伸至外侧较大的籽骨和伸肌腱背侧扩张部。FPB 有两个头，一头位于近端深层附着于掌板及籽骨，一头位于浅层，附着于略远端及近节指骨掌侧基底的背侧（图 15.25）。APB 位于上述结构的浅层，在近节指骨的止点更偏背侧。侧副韧带复合体是稳定关节的主要结构，其腱性纤维结构附着于关节两侧的深层，由侧副韧带（CL）与副侧副韧带（ACL）组成，前者位于后者背侧，宽 4~8mm，长 12~14mm。尺侧副韧带（UCL）较厚，附着点起于掌骨头中轴线略背侧的结节，向掌侧及远端走

表 15.3　拇指 MP 关节的稳定结构

静态	动态
背侧关节囊	手外肌群
尺侧副韧带	拇长伸肌（EPL）
桡侧副韧带	拇短伸肌（EPB）
掌板	拇短屈肌（FPB）
籽骨	手内肌
	拇短展肌（APB）
	拇短屈肌（FPB）
	拇收肌

行，附着于近节指骨掌侧缘拇收肌腱止点深层旁。类似于其他手指的双髁，但角度更小更突向掌侧，屈曲位时侧副韧带呈紧张状态，而副侧副韧带与掌板呈松弛状态；伸直位时则相反，副侧副韧带与掌板紧张，而侧副韧带则松弛（图 15.26）。恒定存在的籽骨提供侧方制约作用，在其他手指是由屈肌腱鞘形成的防止弓弦畸形的滑车起作用的。拇指掌指关节的掌板与手指 PIP 关节的类似，但其重要性更强。与 PIP 关节一样，掌板远端厚 2~3mm，其牢固附着于近节指骨基底的掌侧缘，

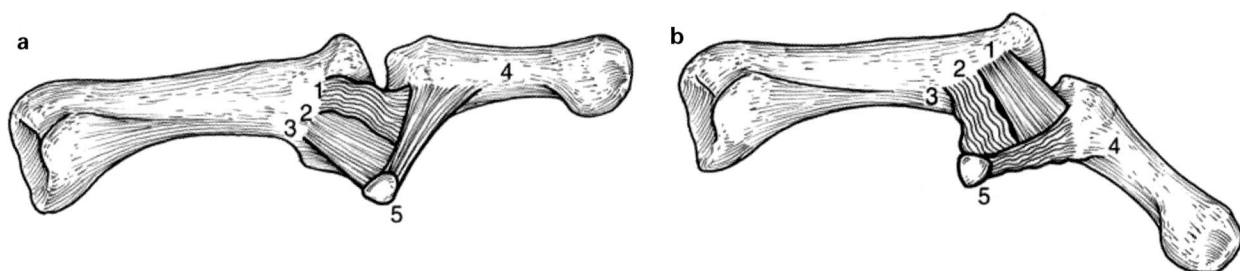

图 15.26　图示拇指掌指关节侧方韧带结构：（a）伸直位时，副侧副韧带（2）和掌板（3）紧张。（b）屈曲位时，侧副韧带（1）紧张，维持关节活动过程中的稳定，（4）为近节指骨，（5）为第一掌骨

而近端渐变薄并中间呈膜状，薄弱附着于掌骨颈部，无相应支持带加强，因此易发生背侧脱位。

关节外支持结构

动态稳定结构包括手内肌：桡侧的拇短屈肌（FPB）和拇短展肌（APB）及尺侧的拇收肌。它们的腱性止点较其他手指厚且强韧，这在内侧尤其明显，它以扩张性腱膜的形式向背侧延伸，与矢状束一起将拇长伸肌腱维持在中线位置，后者跨过指间关节及掌指关节。尽管拇短伸肌（EPB）是始动伸肌，但它只是一条菲薄的肌腱止于近节指骨背侧基底并附于背侧关节囊。因此，掌指关节背侧的完整性主要依赖于背侧关节囊。

背侧关节囊损伤（掌侧脱位）

流行病学

单纯的掌侧脱位较为少见，仅是常见的背侧脱位的 1/10，当发生类似损伤时，背侧关节囊和菲薄的拇短伸肌腱均会断裂，可伴或不伴有掌侧半脱位。尽管有单纯关节囊撕裂的报道，但基本上均伴有侧副韧带的背侧部分的撕裂，损伤的机制为 MCP 屈曲位时受到背侧作用力，应力作用若指向前内侧，可损伤背侧关节囊和桡侧副韧带，若指向较少见的前外侧方向，则可损伤尺侧副韧带。

切记仅关节囊和两条伸肌腱维持着背侧的稳定，侧副韧带可能起一部分作用，拇长屈肌腱和手内肌发挥的是屈曲作用，因此背侧关节囊损伤时可导致关节半脱位甚至掌侧脱位。

临床特征及诊断

主要症状是掌指关节的背侧疼痛，其次是近节指骨主动背伸受限，疼痛可持续一年甚至更长。轻症患者的主要体征是关节背侧肿胀松弛压痛，而半脱位可能不明显。X 线片显示骨折不明显，但可明确脱位（图 15.27）。切记必须仔细检查评估是否有桡侧或尺侧副韧带的损伤。

对于严重损伤的病例，半脱位或脱位表现应该很明显。掌骨头穿过损伤的伸肌腱帽裂孔，拇长伸肌腱和拇短伸肌肌腱移向两侧，并将远节指骨向近端牵拉，出现指间关节的过伸畸形。其头部突出伴随着近节指骨向掌侧下沉塌陷移位，可通过纵向牵拉相对简单地进行闭合复位。关节复位后相应的应力作用，及相对完整的侧副韧带和籽骨，可使该关节恢复相对的稳定性。若仍存在不稳定，则应进行关节囊和拇短伸肌腱止点的修复。

治疗方法

关键是稳定掌指关节。Posner 和 Retaillaud 提倡采用热塑形夹板对患指行伸直位固定。我们通常在一个月后进行轻度的关节活动锻炼，并继续制动 6~8 周。

手术治疗

当存在半脱位、脱位或伸指受限时，建议行手术治疗。Krause 在其 11 例患者中单纯应用夹板固定获得成功 4 例，但这 4 例均无半脱位或伸指受限情况。我们一般行闭合复位关节，评估两侧

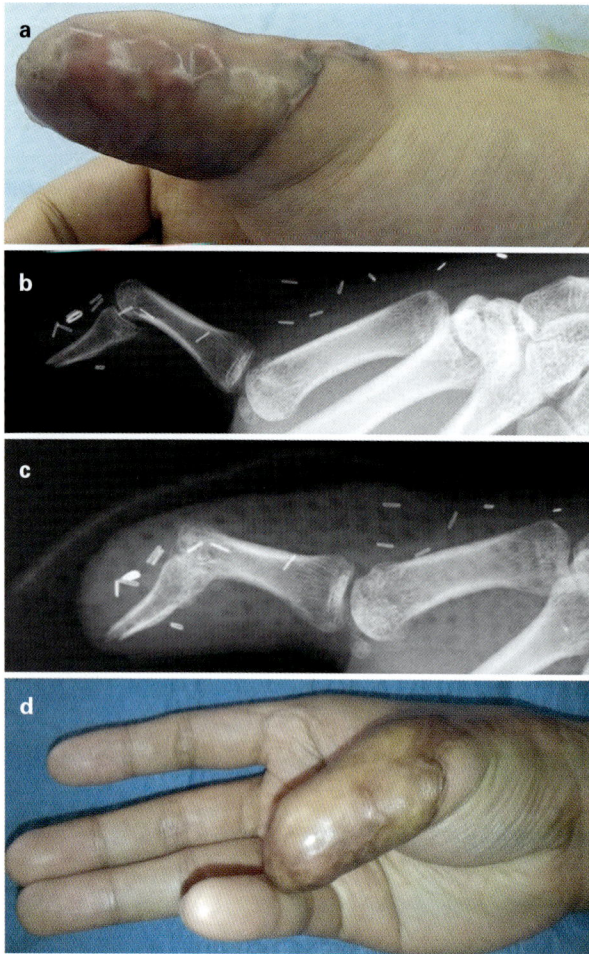

图 15.27 一名 34 岁男性患者右侧拇指被滚筒卷入导致脱套伤：（a）医生采用前臂桡侧逆行皮瓣修复，并负压治疗及消肿后伤口愈合。（b）周围软组织消肿后出现掌指关节过伸脱位，指间关节屈曲畸形，活动明显受限。（c）夹板固定后缓解但关节无法完全复位。（d）麻醉下复位关节并克氏针固定治疗后恢复，可以进行屈拇及对掌活动

侧副韧带稳定性，然后用 1.0mm 克氏针固定关节于伸位。拍 X 线片确认关节复位后，应用 PDS 缝线修复背侧关节囊，拇短伸肌腱可用微型锚钉或肌腱缝线缝于残留的关节囊进行止点重建，然后夹板固定于伸直位 6~8 周。大约 6 周拆除克氏针并开始轻度的关节功能锻炼。

结果与文献回顾

这里有几个有趣的现象：这类损伤不太常见，但往往伴有侧副韧带撕裂，容易被"漏诊"；症状出现多延迟且表现轻微；典型的特征是可同时出现半脱位与不能主动完全伸指，这是手术治疗的

指征。Krause 等认为单纯的关节囊撕裂发生于柔韧性大的拇指，即侧副韧带较长，允许拇指作较大范围的屈伸活动，损伤导致关节囊的撕裂。他们同时推断桡背侧撕裂更多见，因为拇指屈曲位时多处于对掌位，指向桡侧的作用力多被 4 指所阻挡，而指向尺侧的作用力更容易导致损伤；同时桡背侧也是最薄弱的部位，因此该处最容易损伤。他们同时推断关节囊的损伤和撕裂会影响拇长伸肌腱主动伸拇功能，当出现拇指主动伸直障碍时，也应当进行手术探查修复。

并发症

持续性疼痛、关节不稳定和主动伸指受限是最常见的特征性表现，往往因漏诊或治疗不当所致。拇短伸肌腱止点重建失败可导致伸指力量下降，即使拇长伸肌腱有适当的代偿功能。修复关节囊并维持拇长伸肌腱在中线位置以恢复伸指力线非常重要。

持续性的前脱位会导致纽孔畸形，表现为掌指关节屈曲和指间关节过伸。部分病例也会出现创伤性骨关节炎。

> **临床要点**
>
> 孤立性拇指 MCP 关节掌侧脱位发生率相对较低，但拇指在手功能中的重要性，如果处理不当将造成较大的影响。因此，我们应当谨慎对待该类损伤，进行详细的临床检查，评估有无半脱位及伸指障碍。

掌板损伤（背侧脱位）

流行病学

相对于掌指关节的掌侧脱位，背侧脱位更加常见，并且好发于拇指。Farabeuf 于 1876 年首先对其进行了描述，背侧脱位多由于工作或玩耍时摔倒的过伸暴力导致。指骨与掌板、籽骨及手内肌止点一起经掌骨头移向背侧。最初，外力作

用掌指关节过伸可导致掌板撕裂，形成简单半脱位（图 15.28）；但是在发生真性完全性背侧脱位时，近节指骨呈"刺刀样"骑在掌骨头上，其中一条侧副韧带已经撕裂；最终两侧侧副韧带均撕裂时，掌骨头经薄弱的掌板中间穿过，拇长屈肌和拇收肌被分隔在内侧，而拇短屈肌被滑向外侧（图 15.29）。拇长屈肌腱仍位于屈肌腱鞘内，在掌骨头周围形成套索样，并与拇短屈肌腱形成剪式，屈指时更收紧，阻止关节复位。因此闭合复位时必须遵循特定的步骤，否则如同其他手指脱位，简单的完全脱位可能会转为复杂的不可复性脱位（表 15.4）。

临床特征和诊断

在单纯脱位的急性期，拇指呈奇怪的 Z 字畸形，指间关节呈屈曲状，近节指骨被拉向尺侧完全背伸，与突出的掌骨头成 90° 角（图 15.28）。大鱼际肌挫伤、水肿移位可加重畸形。屈曲掌指关节会进一步加重剧痛，并且包绕掌骨头周围的屈肌腱 – 内收肌腱的"套索"将更加收紧，阻止关节复位。受伤拇指一般没有感觉障碍。正侧位 X 线片可清楚显示关节脱位及排除骨折情况，在侧位片中明确籽骨相对于近节指骨（P1）的位置非常重要（图 15.30）：通常是掌板近端撕裂，籽骨附着于掌板远端部分，紧邻近节指骨基底，位于掌骨头背侧（图 15.28）；如果掌板从近节指骨基底撕脱（远端断裂），手内肌止点从近节指骨掌侧基底撕脱连同籽骨被拉向近端。有时掌板撕裂经过籽骨，甚至伴有罕见的籽骨骨折，则提示为单纯性脱位；相反地，如籽骨与掌板位于掌骨头与近节指骨之间，则强烈提示为难复性的复杂性脱位（图 15.31）。

治疗方法

如果方法正确通常可闭合复位成功。手术室充分麻醉下（我们一般选择 TIVA– 全静脉内麻醉），腕关节和指间关节屈曲以放松可能紧张的拇长屈肌腱（FPL），掌骨屈曲内收松弛掌骨头周围的"套索"，然后过伸近节指骨在掌骨头背侧表面摇晃以解除绞锁，然后在 P1 基底背侧加压，并将籽骨推向远端，再进一步屈曲掌骨头可复位。复位时可听到一声弹响，然后透视或拍片进行确认。

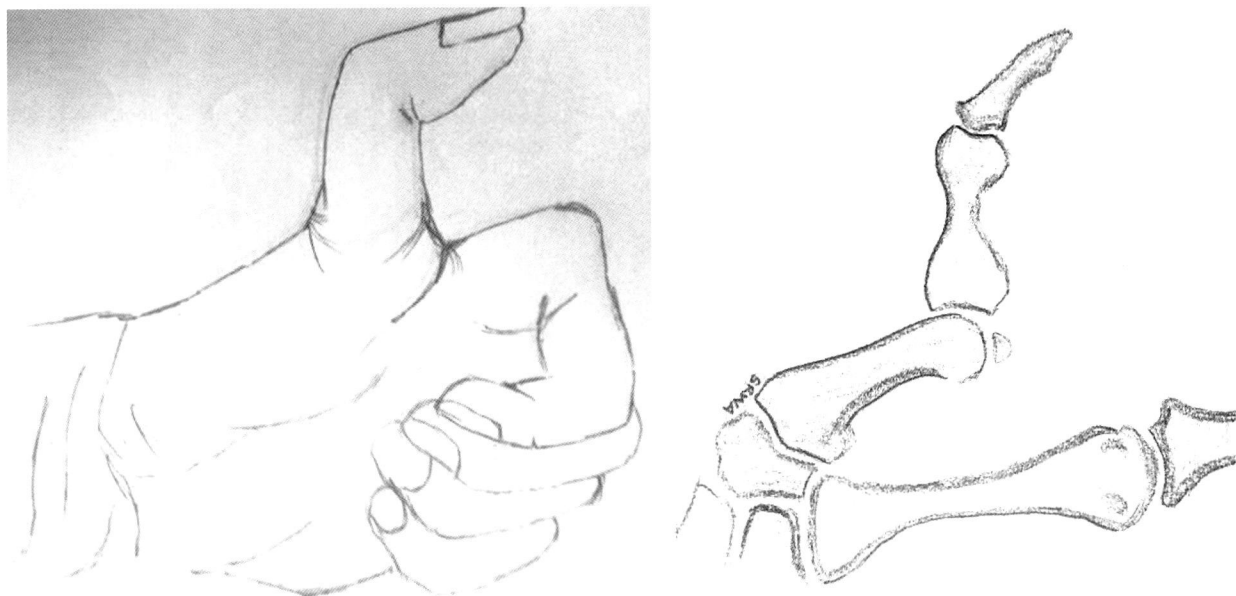

图 15.28　简单型拇指掌指关节背侧脱位：图片显示背侧脱位的临床表现及相应的影像学表现，籽骨相对于近节指骨的位置提示掌板撕裂的部位在近端或远端，这将影响相应的处理（见正文）

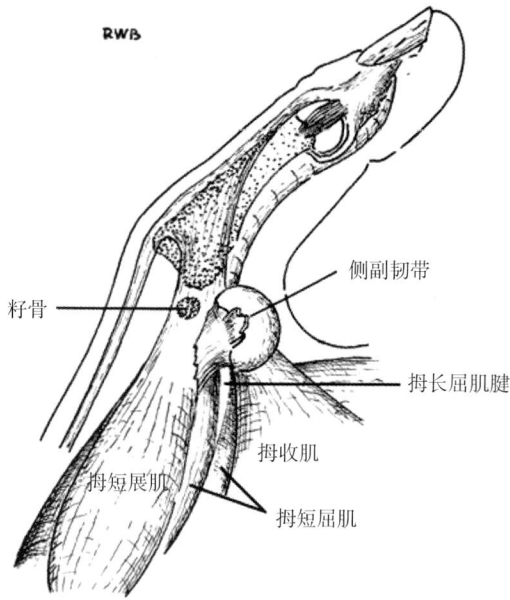

RWB

籽骨

拇短展肌

拇收肌

侧副韧带

拇长屈肌腱

拇短屈肌

图 15.29 第一掌指关节难复性背侧脱位时形成屈肌 – 内收肌套索的示意图：拇短屈肌在外侧，拇长屈肌和拇收肌在内侧，后者缠绕在掌骨颈周围。近节指骨屈曲时，牵拉拇短展肌、拇短屈肌和拇长屈肌，勒紧突出的掌骨颈部

表 15.4 简单与复杂的拇指掌指关节背侧脱位对比

	简单背侧脱位	复杂背侧脱位
近节指骨相对于掌骨的位置	近节指骨和掌骨头成 90°	近节指骨与掌骨干几乎平行成"刺刀"状
外观	畸形	接近正常
关节间隙	正常	增宽
籽骨	近节指骨基底	近节指骨和掌骨头之间
复位	简单；闭合	复杂；开放手术

检查背伸及屈曲时侧方与前后的关节稳定性，如果稳定性可，予关节屈曲 20°位石膏固定 2 周，然后开始适当的关节功能锻炼并继续石膏固定 2 周。

手术治疗

如果复位后关节不稳（再次脱位或应力位侧方松弛成角达 40°）则需要行切开复位术。背侧入路较容易复位，但是掌侧入路更有效，因为复位后损伤的结构更容易显露。过伸位不稳可通过修复撕裂的掌板近端复位固定，但更重要的是应用微型骨锚重建手内肌腱的止点，也可以采用抽出

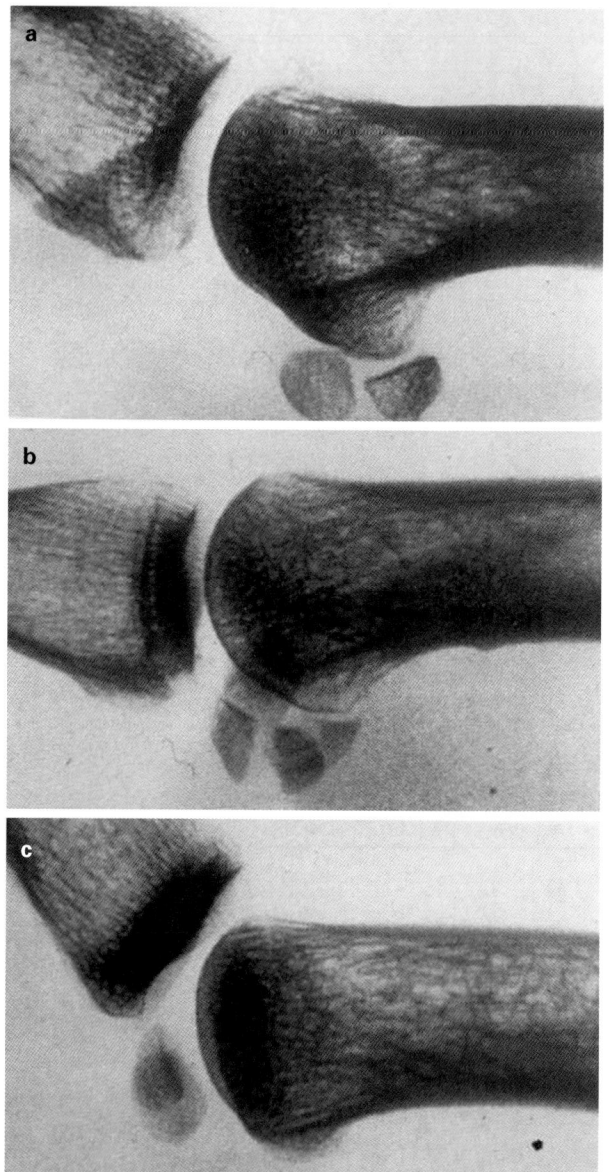

图 15.30 怎样通过 X 线侧位片辅助判断掌板断裂的位置：（a）远端断裂，掌板从近节指骨撕裂，籽骨与近节指骨基底的间隙增宽。（b）桡侧与尺侧籽骨均骨折。（c）近端断裂，籽骨随近节指骨移动，掌板在此处菲薄，为非正常固定位置（经 Stener 同意引用）

钢丝法（近端和远端撕脱）固定，根据需要可行克氏针固定以稳定关节。

采用掌侧 Bruner 入路，切口顶点位于桡侧侧方中线，注意保护指神经血管，尤其是切口经过处的桡侧血管神经束。小心清理嵌入的软组织，通常包括拇长屈肌腱（FPL）、籽骨、掌板及手内肌腱，一般需要分离牵拉复位。一旦掌骨头复位，检查关节稳定性并根据需要进行修复。术后支具

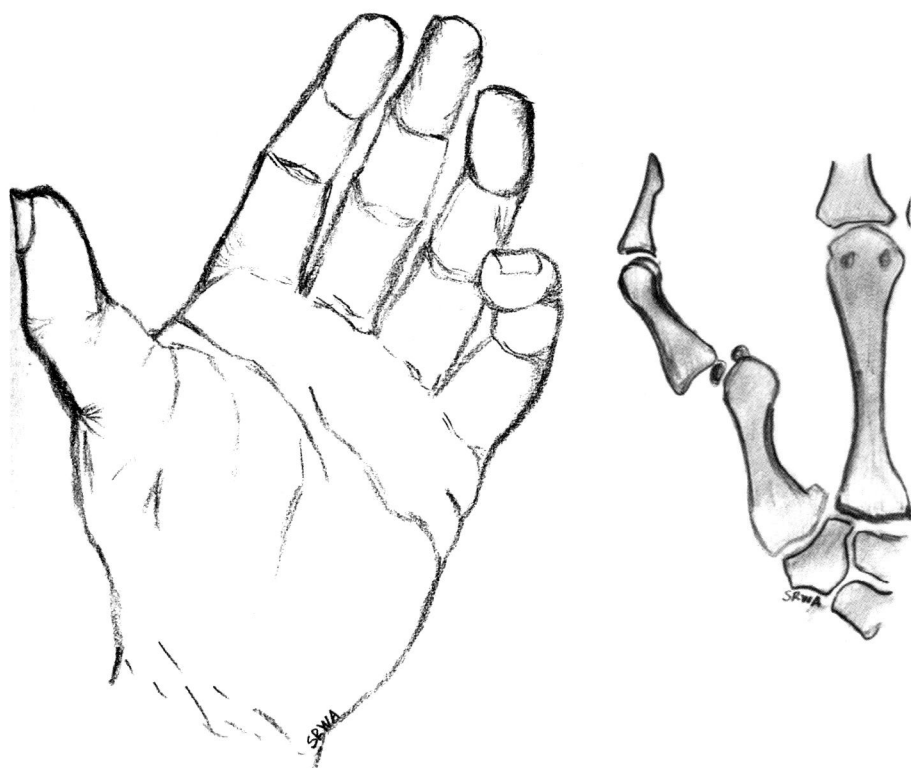

图 15.31　复杂性掌指关节背侧脱位：掌指关节脱位的临床外观（左图）并不像简单背侧脱位（图 15.28）明显，容易漏诊；难复性的复杂背侧脱位对应的 X 线片（右图）显示籽骨位于增宽的关节间隙内，注意近节指骨与掌骨接近平行类似"刺刀"样畸形

固定 4 周，但 2 周后即可行关节屈伸功能锻炼。

结果与文献回顾

　　Coonrad 回顾性分析 26 例掌指关节脱位患者，全部为背侧脱位，没有掌侧脱位，显示了背侧脱位的发生率。在 McLaughlin 的 132 例拇指关节脱位中，22 例无法闭合复位而采用掌侧手术入路，复位后即开始功能锻炼并获得良好功能。BertilStener 在他经典的文章中阐述了籽骨位置的重要性及其处理中的意义。在关节囊远端撕裂时（在近节指骨基底或经籽骨处），主动限制过伸的结构（附着于籽骨的拇短屈肌和拇内收肌）将掌板（被动限制结构）向近端牵拉，使关节间隙增宽，这种情况一般需要手术修复。在近端撕裂时两个限制结构均完整，掌板近端为膜状不必修复。相关的治疗结果尚无具体报道，但如果在损伤早期避免过度背伸关节，一般预后良好。

并发症

　　大部分患者恢复良好，但应注意关节僵硬问题，通常不仅仅限于此 MCP 关节。如果掌板损伤被漏诊，将导致关节过伸或转为慢性掌侧不稳定，出现关节塌陷、疼痛、无力。如果出现创伤性关节炎，关节融合术是较好的选择（图 15.32）

临床要点

　　拇指掌指关节的特殊性及功能的重要性，要求在损伤诊断时多加关注，即使该关节表现良好并无明显畸形，尤其要明确损伤部位与类型，以便得到及时规范的处理。

拇指掌指关节尺侧副韧带损伤

流行病学

　　1995 年，Campbell 报道了发生于苏格兰猎场看守人由于慢性外翻应力导致的拇指掌指关节尺侧副韧带损伤，并命名为"猎场看守人拇指"。相应的急性损伤则被命名为"滑雪者拇指"，因为它占了滑雪损伤的 32%，仅次于膝关节内侧副韧带

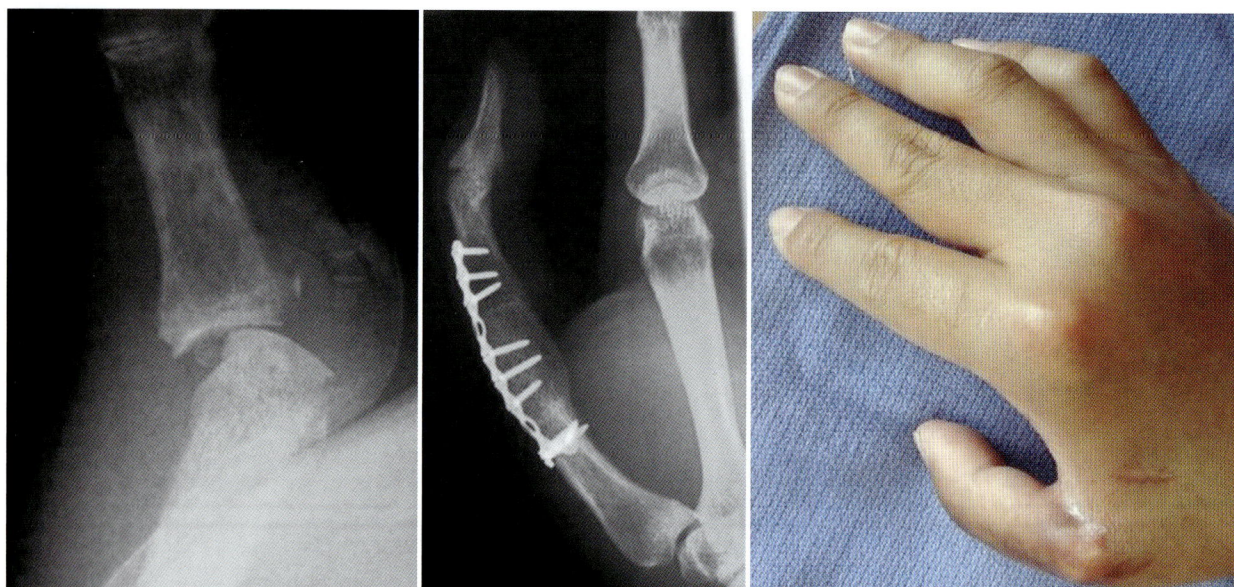

图 15.32 一例蛇咬伤患者出现骨髓炎后发生掌指关节脱位，经过 2 个月治疗骨髓炎治愈后，行掌指关节融合术，患者恢复较满意

损伤。损伤机制是突然施加的桡偏应力，多发生于摔倒、球类运动（如橄榄球、足球、排球、手球等）及日常活动时。1989 年，Moutet 等总结了 1000 例掌指关节损伤，发现尺侧副韧带损伤占了 86%。尺侧副韧带的重要作用是稳定掌指关节以对抗外翻应力，尤其在屈曲 15° 以上韧带绷紧状态时。

病理学

拇指掌指关节尺侧暴力外伤的共同作用部位是尺侧副韧带，基本的病理机制是拇指被动桡偏导致尺侧副韧带受牵拉。最初可发生部分撕裂，随着作用力的加剧，尺侧副韧带和副侧副韧带均撕裂，最终可导致完全断裂。损伤分为 3 种类型：

· 尺侧副韧带从近节指骨尺掌侧止点撕脱，可有撕脱性骨折，临床最常见。

· 中段或更近端的撕裂，也有报道。

· 尺侧副韧带完整，而是掌尺侧基底部剪切性骨折，较少见。

当发生进一步桡偏时，断裂的尺侧副韧带近端部分可从内收肌腱膜深层脱出到浅层。如果没有进一步的偏离发生，拇指内收回到正常位置，

这时内收肌前缘（近端）可将撕裂的尺侧副韧带翻转到其近端，远离相应的撕裂远端部分。1962 年，Bertil Stener 的经典文献中做了类似的描述，他发现 39 例相关病例中的 25 例（64%）出现该类型损伤（图 15.33），这种损伤需高度重视，因为通常保守治疗无效，建议手术治疗。

临床特征和诊断

患者病史中通常有摔倒时伸手位的拇指遭受外展作用力情况，并诉掌指关节内侧疼痛，检查时 MCP 关节尺侧肿胀压痛（图 15.33a）。急性损伤时可出现青紫和瘀斑。有时可触诊到撕裂韧带的移位近端处的压痛与肿胀，也称 Stener 病变。但如果触诊不到肿胀，并不意味着没有损伤。晚期表现可能包括活动范围的减少、握力和功能丧失等，特别是在某些日常活动中的无力表现，如开罐子或门、甚至转动点火器时。

因为尺侧副韧带固定在近节指骨内侧，一旦撕裂将导致近节指骨的下沉半脱位，并相对于掌骨头的轻度旋后移位，这可以通过双侧拇指并列对比指甲末端有无旋转来评估旋转（图 15.33b）。当然，拇指也可能出现轻度的桡偏畸形。

在应力试验之前应先进行 X 线检查，拇指近

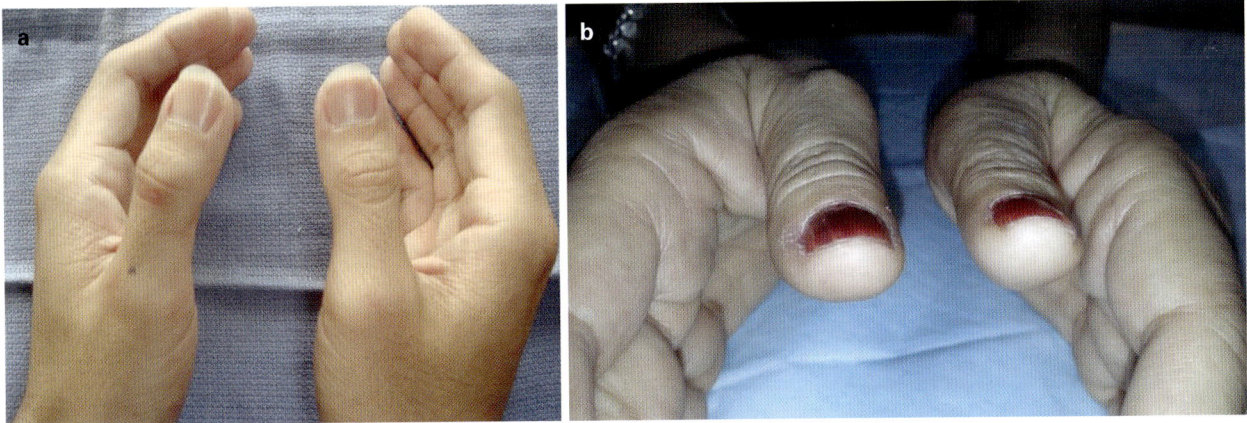

图 15.33 （a）右拇掌指关节肿胀。（b）左拇轻度旋后显示有尺侧副韧带损伤

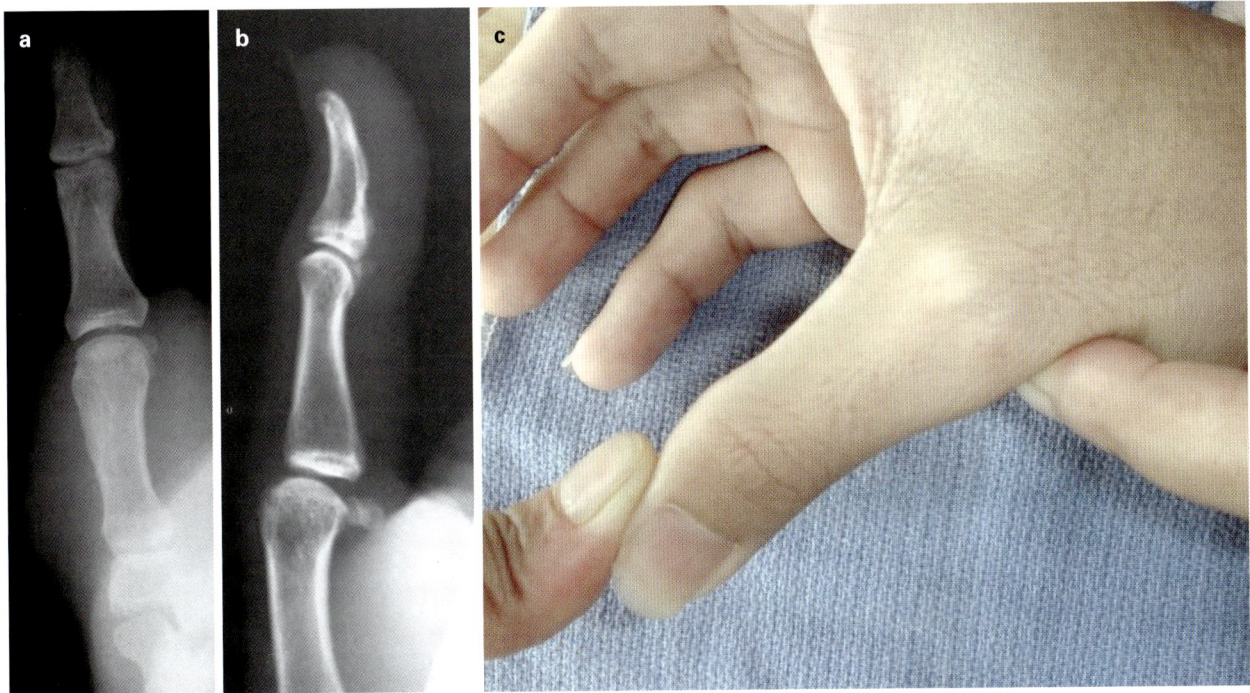

图 15.34 尺侧副韧带断裂的正侧位 X 线片（a，b），关节尺侧无明显张开，但有掌侧半脱位表现。（c）检查提示在屈曲 30° 位时桡偏 > 40°

节指骨的尺掌侧基底部撕脱性骨折较为多见，掌骨头尺侧髁的掌侧剪切骨折相对少见。指骨可呈现桡侧移位，侧位片可表现为掌侧半脱位（图15.34）。因担心骨折移位或 Stener 病损而不做应力试验是错误的，因为造成 UCL 损伤的作用力要远远大于临床检查的应力。最关键的是需对关节稳定性进行临床评估，并确定撕裂是部分性（1级、2级）还是完全性（3级）的（表15.5）。检查时先稳定掌骨，然后在掌指关节屈曲 30° 和完

全背伸位对近节指骨施以外翻应力进行评估（图15.34c）。由于在屈曲位可出现部分患者韧带松弛致假阳性，Whilst Posner 和 Retaillaud 提倡在关节伸直位进行检查。如果屈曲位松弛度 > 30°（或较对侧 > 15°），则侧副韧带完全撕裂，需手术治疗。但如果查体是模棱两可的，并且在完全背伸时松弛度 < 30°，副侧副韧带很可能是完整的，因此侧副韧带也不太可能被撕裂。但是，如果两个体位检查都松弛，则是韧带完全断裂，并且可出现

表 15.5　侧副韧带撕裂的分型

1 型，局部压痛，无关节不稳定
2 型，相对于对侧关节松弛，部分不稳定
3 型，关节完全松弛，极度不稳定

Stener 病变（可能性占 80%）。近节指骨或掌骨干骨折应避免应力试验检查。

超声检查越来越普及了，尽管早期曾经认为其显示效果不明显，但随着探头（10~17MHz）质量的显著提升而敏感性也随之提高，同时其"组织谐波成像"技术的增强图像作用，超声技术已成为检查韧带损伤的有效手段。检查时需要关注的是，掌指关节附近无正常的纵向尺侧副韧带纤维横跨掌指关节，并且关节近端存在混杂团块样异常信号（撕裂的尺侧副韧带残端被内收肌腱膜牵拉回缩固定）（图 15.35）。MRI 也可以用来诊断尺侧副韧带断裂和 Stener 病变，应该比超声更准确，但尚未见相关的研究报道。随着更精准的超级探头出现，超声检查由于其质优价廉，且非侵入性和观测的动态性，仍是目前急诊检查的优先

选择。但是，体格检查仍是关键的诊断依据。

治疗方案

1 型和 2 型的撕裂可用定制的热塑性夹板固定 4~6 周，指间关节不需固定。然后，进行早期适当地关节活动度练习（避免对尺侧副韧带的应力），并在 6 周后根据恢复程度逐步加强功能锻炼。

手术治疗

3 型撕裂需要手术治疗。Heyman 报道的临床诊断为完全撕裂中有 87% 是 Stener 病变。另也有不同程度发生比例的其他报道，但总体而言，临床诊断考虑完全断裂者建议进行手术干预。

以拇指掌指关节为中心做"S"形皮肤切口（图 15.36），注意避免损伤桡侧感觉神经支。切开内收肌腱膜并牵开以暴露撕裂的韧带（图 15.37）。然后，常规采用锚钉缝合连接尺侧副韧带至指骨近端，也可用一条钢丝线经骨道修复。前者更容易操作，可减少手术时间和并发症，锚钉建议固定于近节指骨关节面远端 3mm 并距掌侧皮质 3mm

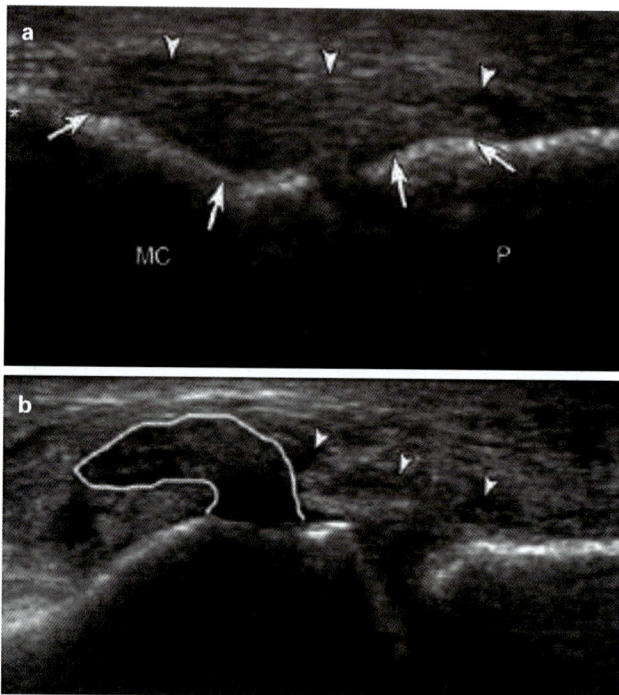

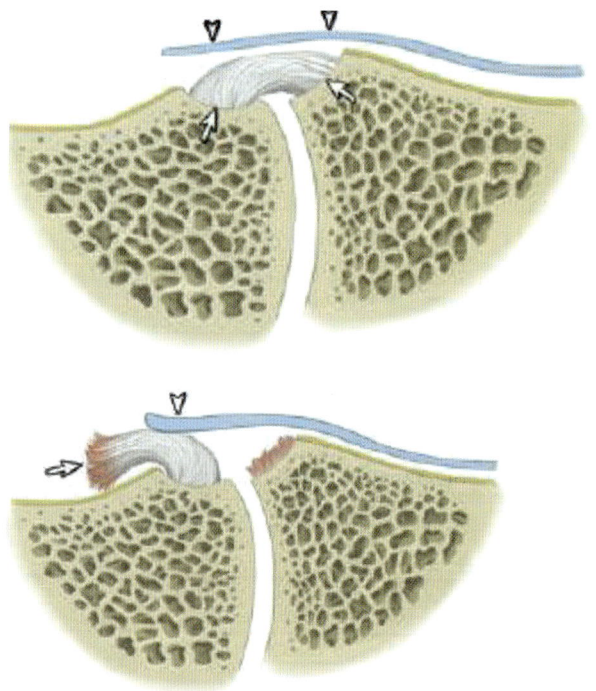

图 15.35 （a）图像显示低回声的纵向纤维完整的尺侧副韧带（箭头）。（b）图像显示由内收肌腱边缘（箭头）向近端回缩的尺侧副韧带的 Stener 病变，掌指关节区缺少纵向纤维

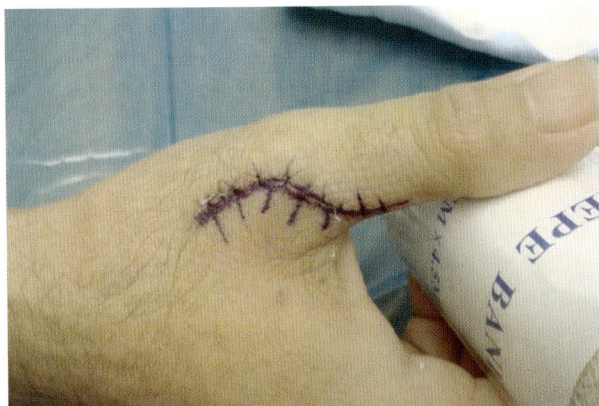

图 15.36　以掌指关节为中心的"S"形切口，适用于尺侧和桡侧的侧副韧带损伤

处。缝线的一端由韧带背侧穿向掌侧，缝线的另一端可以自由滑动，在骨面打结固定尺侧副韧带，内收肌腱用可吸收缝线修复，检查关节稳定性，并用克氏针固定（图 15.38）。缝合皮肤，术后立即石膏固定，也可更换热塑性夹板支具外固定。可在 4~6 周拆除克氏针，并进行关节活动度练习，力量训练推迟到 2 个月后。

结果与文献回顾

关于侧副韧带损伤的研究较少，结合尺侧与桡侧侧副韧带的结果，有时对急性和慢性损伤采用不同的手术方法，会得出一些令人困惑的结论。尽管如此，结果仍较为满意，特别是对于急性病例，在 Tang 所引用的病例中优良率达 90% 以上。出现的问题有持续性疼痛、活动困难等，严重的慢性损伤可能需要重建或融合。

并发症

拇指 IP 关节和 MP 关节活动受限最为常见，但是这可以通过积极有效的康复锻炼进行改善。更严重的并发症包括持续的不稳定、握力下降和反射性交感神经营养不良等，因医生缺乏经验的漏诊可导致关节慢性松弛和创伤性关节炎。其他术后影响包括麻木、桡神经分支损伤、锚钉脱出、缝线反应等。

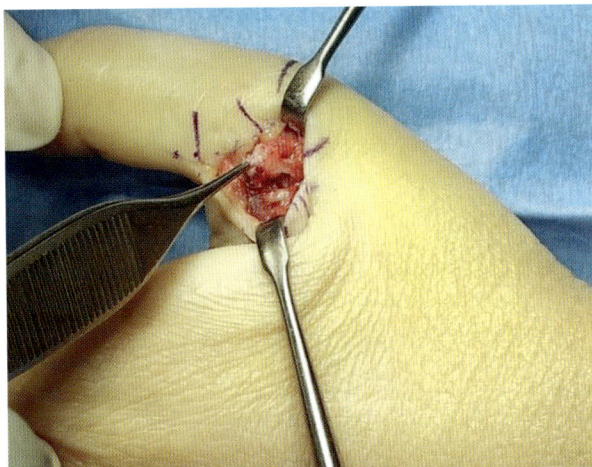

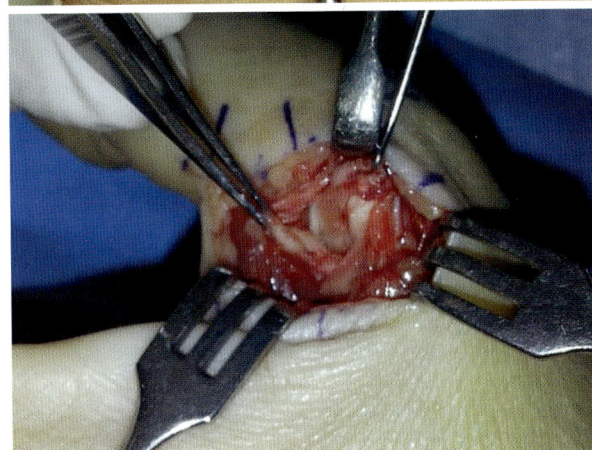

图 15.37　镊子钳夹尺侧副韧带的撕裂部分，已从掌骨头脱落，并可见近节指骨的关节面

临床要点

尺侧副韧带的损伤众所周知，并不容易漏诊，大多数临床医生也知道 Stener 病变，临床较为重视。关键是对临床检查的理解：视诊、触诊及活动度检查等（表 15.6）。部分撕裂者损伤不严重，临床效果较好；高度重视完全性撕裂，并通过手术进行治疗。

拇指桡侧掌指关节侧副韧带损伤

流行病学

桡侧侧副韧带损伤是由于摔倒时伸手位的拇指内收暴力造成的，而不是外展应力。这是由突然的内收暴力向掌尺侧推移拇指造成桡背侧的侧副韧带撕裂。根据 Moutt 的统计，桡侧和尺侧侧副

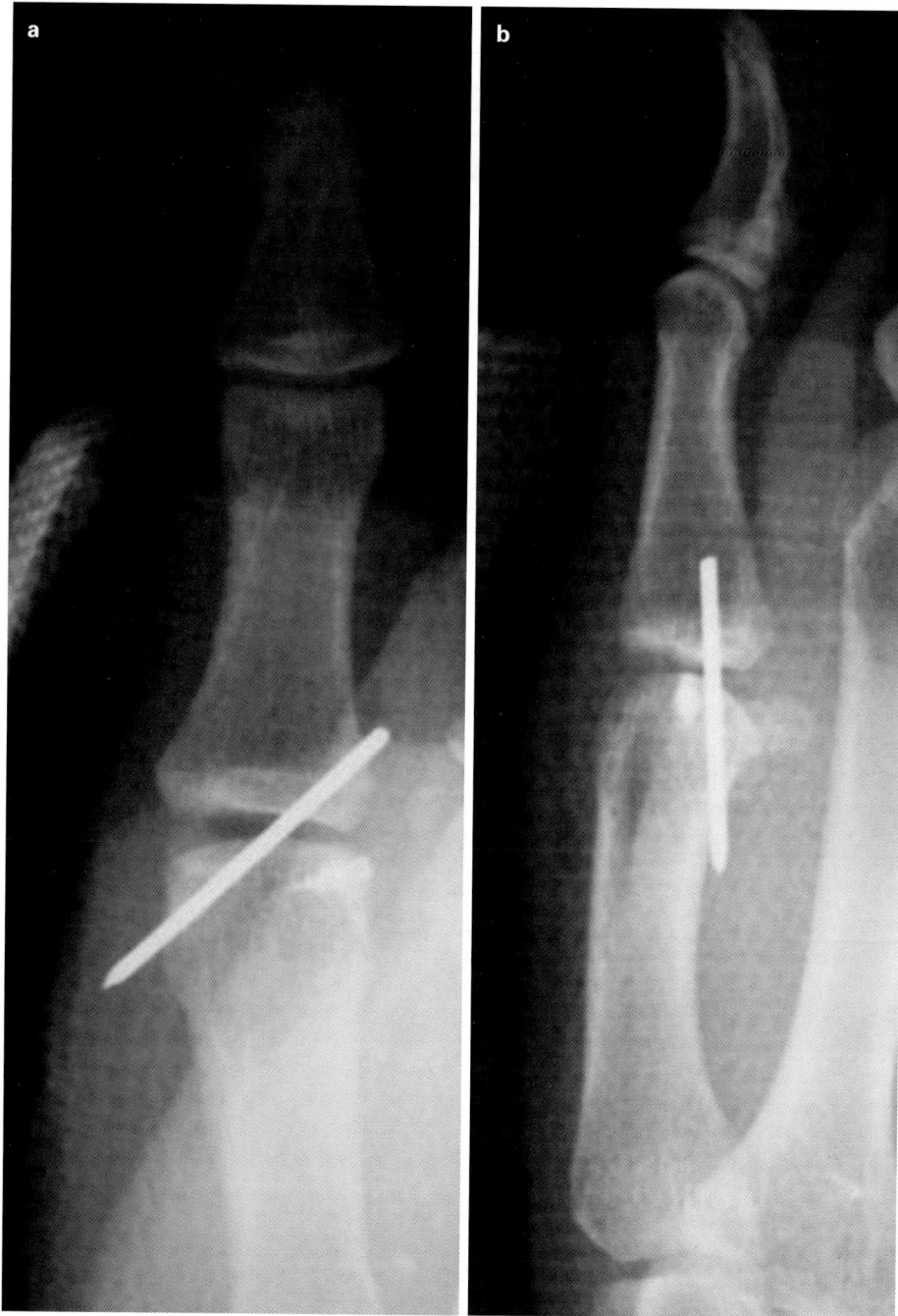

图 15.38 （a）因修复后关节略显松弛，掌指关节克氏针固定时尺侧稍压紧一些。（b）X 线片显示掌侧脱位已纠正

韧带损伤的比例为 1 : 9。

病理机制

撕脱部位比尺侧副韧带撕裂更难预见，从掌骨头到近端指骨几乎相等。近端撕裂的发生率略高，可能由于桡侧副韧带的指骨止点切迹相对较大所致。桡侧 Stener 病变很少发生，因为外展肌腱膜较完整覆盖在桡侧副韧带表面。

临床特点与诊断

桡侧副韧带损伤患者可出现掌指关节桡侧疼痛、肿胀和挫伤，甚至是拇指尺偏、关节半脱位等。这是因为内收肌腱附着近侧指骨基底的角度为 48°，更靠近掌指关节旋转轴的掌侧，在桡侧副韧带损伤时可产生较大的作用力，使指骨呈现旋前内收畸形（图 15.39）。

表 15.6 拇指尺侧副韧带损伤治疗要点

高度怀疑、及时诊断
部分撕裂、完全撕裂以及 Stener 病变的鉴别
临床检查： 视诊——挫伤、肿胀和旋转 / 半脱位 触诊——有无肿块、压痛部位和位置 活动度——屈曲 30° 及背伸时双侧对比
X 线：检查掌侧半脱位、桡 / 尺偏斜及撕脱骨折
使用超声及 MRI 进行辅助检查
手术方法：保护神经、识别内收肌腱膜、锚钉、克氏针的应用
术后热塑性夹板固定

桡侧副韧带损伤的特征性表现是尺偏位疼痛，关节内麻醉下检查有助于评估损伤。表 15.5 显示了基于应力试验的临床分型，掌指关节屈曲位时可评估侧副韧带损伤，伸直位时评估副侧副韧带。另外，桡侧副韧带损伤常表现为明显的掌侧半脱位，多于尺侧副韧带损伤。这可以类似于膝关节交叉韧带损伤的检查，采用前后"抽屉"试验进行评估。具体操作是，分别固定指骨和掌骨，然后向前后方向力量移动指骨，有时可出现 3mm 以上的错位。

治疗方案

1 型和 2 型的撕裂可用定制的热塑性夹板支具伸直位固定一个月，然后开始适当地主被动屈伸练习，避免尺侧应力。一般 6 周左右韧带愈合，可进行握捏力功能锻炼。大多数不全性撕裂愈合良好。

手术治疗

3 型撕裂与尺侧副韧带损伤类似，也需要手术治疗。在没有 Stener 病变的情况下，特别是有明显的关节移位时，手术是有效手段，修复后可行克氏针辅助保护。术后应用夹板固定 4~6 周，然后进行适当的康复锻炼，目的是恢复关节的活动度和稳定性。

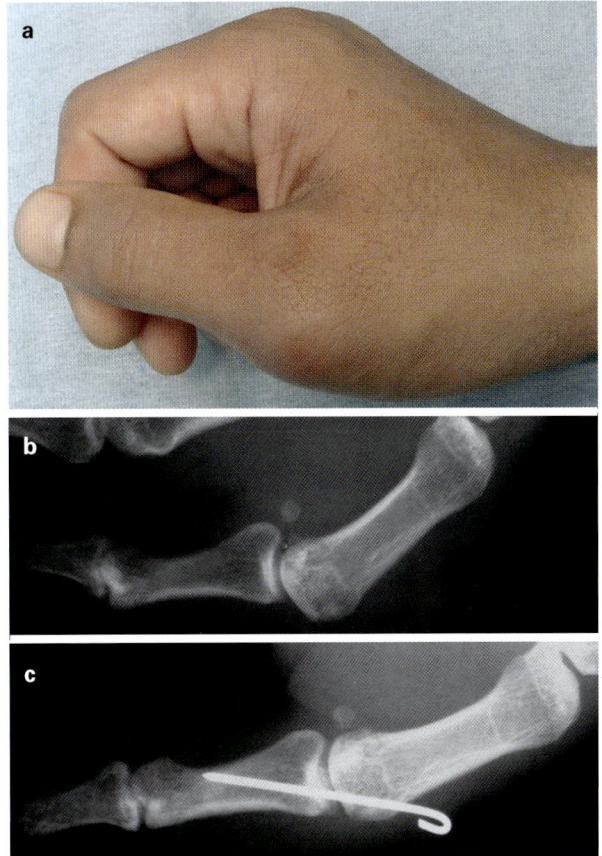

图 15.39 （a）拇指处于尺偏、旋前和"下沉"状态，拇指 MCP 关节桡侧肿胀。（b）X 线片特征性显示桡侧副韧带近端撕裂，未见骨折。（c）复位后克氏针固定关节

结果与文献回顾

在急性损伤时，无论是保守治疗还是外科手术，都能获得优良的临床效果。Coyle 报道 87% 的患者没有明显症状和关节不稳定，11% 剧烈活动时有轻度疼痛，仅有 8% 的患者出现握力减弱。

> **临床要点**
>
> 拇指掌指关节由于其特殊的位置，非常容易损伤。任何方向的暴力都可造成损伤，导致掌侧、背侧、桡侧、尺侧等不同方向移行或脱位。疼痛和不稳定是影响握捏力量的重要因素，进行修复重建手术可以达到较好的临床效果，严重时可行关节融合术，使关节功能的影响降至最低（图 15.32）。

并发症

疼痛和持续性不稳定是主要问题。

手指掌指关节

介绍

掌指关节是手指活动的支点，与近侧指间关节和远侧指间关节相比，它可以更好地连接融入手掌部，具有更优的稳定性，并且更不易受损伤，因此较少发生关节脱位。掌指关节支持多平面活动，允许进行更大程度的旋转和侧方活动。特殊的骨性结构和软组织提供了该关节的活动度。

掌侧有良好的组织覆盖与保护，背部皮肤菲薄、掌骨头浅露、伸肌装置易受损伤，尤其在握拳时。人咬伤引起的伸肌腱损伤、掌骨破坏和组织感染是常见的现象。矢状束断裂使伸肌腱失稳，并有半脱位的倾向；侧副韧带也容易损伤，尤其是两侧的示指和小指。另外，关节挛缩也是需要重视的问题，而关节完全性脱位并不常见。

解剖学与临床意义

手指掌指关节

骨性结构

掌骨头在 X 线片上显示较为圆润，但实际上是不对称的。掌骨头是背侧窄、掌侧宽，掌侧的宽度几乎是背侧的 2 倍，几乎与近节指骨关节凹面完全匹配。关节面在冠状面比远近面更长，手指屈曲时接触面增加，关节在完全屈曲时张力最大。关节的侧方与旋转运动在屈曲时受限明显，在伸直时活动范围最大。掌骨头的旋转在每个手指上是不同的，以便所有的手指向中线内收。因此，在示、中指，掌骨头部略微尺偏旋转，而在环、小指略偏向桡侧。掌骨头的侧方偏背侧有相应的小凹区，为侧副韧带的起点。

关节囊

与 DIP 关节和 PIP 关节类似，其侧方是侧副韧带，厚度可达 3mm，从掌骨头部至近节指骨偏

掌侧基底部，同时副侧副韧带连接于掌板。与近侧指间关节不同，侧副韧带在关节背伸时松弛，屈曲时紧张。这个凸轮（图 15.40）效应非常重要，因为创伤或手术后掌指关节的固定位置应该是屈曲大于 50°，以防止侧副韧带固定在短缩的位置，而导致关节挛缩和屈曲功能的丧失。掌侧的掌板结构，有时可有籽骨附着于近节指骨基底以远，侧方有副侧副韧带纤维固定。在掌骨头软骨的近端即颈部区并无韧带附着或固定，仅有菲薄的膜性组织附着，可使大多数个体 MP 关节有 30°的过伸。横向稳定性由韧带固定，该韧带在掌骨头区将相邻掌板连接在一起，称为掌骨深横韧带，它与副侧副韧带一起附着于近节指骨，并将蚓状肌（掌侧）与骨间肌（背侧）分开。

关节外支撑

手内肌为掌指关节提供支撑，特别是在背伸时，4 个骨间背侧肌止于近节指骨侧方偏掌侧结节，从而使手指外展；另外，蚓状肌和骨间掌侧肌在近侧指间关节水平止于伸肌腱扩张部，从屈肌跨越到伸肌表面，并稳定掌指关节。

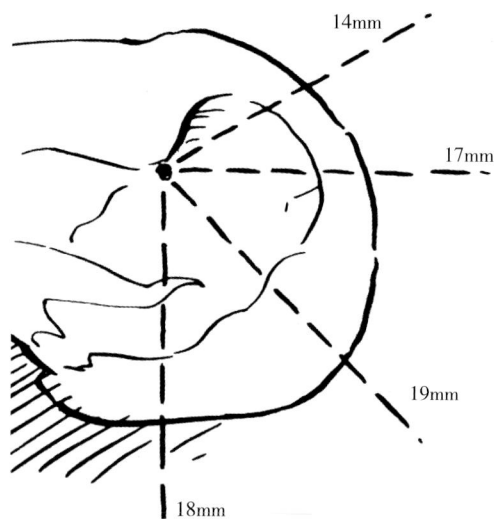

图 15.40 掌骨头的凸轮效应在夹板固定时非常重要：随着手指的屈曲，侧副韧带长度逐渐增加，在屈曲 50°~60°时达到最大值（最佳保持侧副韧带长度的位置）；如果固定在伸直位，侧副韧带变短挛缩，则关节屈曲受限

伸肌支持带系统

这里要特别关注矢状束，它是前文 PIP 关节解剖所述的支持带系统的一部分。矢状束形成一个包裹掌指关节的半圆柱形结构，由包裹掌骨头的横行和矢状纤维以及三角状的远端斜行纤维组成。伸肌腱本身被包裹在矢状束的浅层和深层之间，后者更为纤薄一些。

掌指关节背侧脱位

流行病学

掌指关节背侧脱位主要发生于边缘两侧指，其中示指比小指多发，而相对应被保护在中间的中环指只有少量个案报道。Sedel 报道了 13 例 MP 关节背侧脱位，发现其分布是：示指 5 例、中指 2 例、环指 1 例、小指 5 例，其中开放性损伤 2 例。1957 年，Kaplan 进行较全面的文献回顾显示，认为这类损伤是极其少见的。通常其损伤机制是，在手背伸位摔倒时，受累的手指向后过度背伸移位，使掌板从其近端附着处撕脱所致。临床上分为简单型脱位（容易复位）和复杂型脱位（闭合复位失败者），后者更为常见。

简单型掌指关节半脱位

半脱位与脱位的不同之处在于，掌板近端是部分撕裂，并仍覆盖在掌骨头上。我们同意 Lattanza 提出的脱位理论，简单型脱位时，若近端指骨位于第二掌骨上方的垂直位置，而指间关节处于屈曲位，则反而更棘手。近节指骨可被固定在过伸 60°~80° 的位置，伴有旋转并尺偏于邻近手指（图 15.41），X 线片显示关节间隙相对于正常者轻度不匹配，试图通过牵引或过度背伸来复位易导致掌板完全撕裂，甚至掌板嵌入关节造成复杂型脱位。因此，首先屈腕位使屈肌腱松弛，然后将过伸的近节指骨挤压掌骨头，防止掌板嵌入关节内，只有这样，再施以复位压力在近节指骨上，同时将关节屈曲，才能达到复位效果。最后，采用屈曲位夹板固定 3~4 周以防再脱位的发生。

复杂掌指关节半脱位

临床特点与诊断

患者表现为掌指关节背伸，远端关节轻度屈曲（图 15.42）。掌指关节屈曲障碍伴疼痛，在掌侧可扪及"肿块"样明显突出的掌骨头，伴周围皮肤褶皱。在近节指骨基底背侧可及一个凹陷，近节指骨呈过伸位，与掌骨头背侧部分相连；其中示指可向桡侧移位，小指向尺侧移位（图 15.41）。在 X 线片上，关节间隙明显增宽，内可见籽骨，显示为复杂型脱位的掌板嵌入特征性改变；侧位片上显示掌骨头的骨软骨损伤发生率可高达 50%。Brewerton 位很重要，因为它可显示掌骨头或近节指骨基底部的骨软骨损伤，即手在前后位片时，手掌朝上，指骨与暗盒接触，掌指关节屈曲 45°，X 线球管从尺侧方向成 20° 角瞄准第三掌骨头进行检查（图 15.43）。

治疗方案

认识其发病机制是治疗的关键。过伸暴力时，掌板从掌骨头底部撕裂回缩，常位于掌骨头和向背侧移位的近节指骨之间，掌骨头通过撕裂的掌板穿出，并被嵌在桡侧蚓状肌和相对固定的屈肌腱所形成的套索内，屈肌腱鞘仍附着于尺侧掌板。闭合复位是不可能的，因为在纵向牵引的过程中，蚓状肌和屈肌腱像套索一样在掌骨颈部更拉紧。

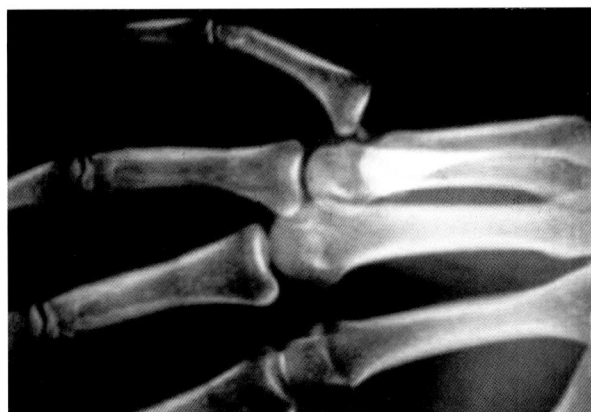

图 15.41　第五掌指关节简单型背侧脱位，由籽骨位置可以推断掌板远端附着于近节指骨，手指尺背侧过伸畸形

类似的情况也发生在尺侧，但在这种情况下，掌骨头被嵌在尺侧的小指外展肌、小指屈肌和桡侧的屈肌腱和蚓状肌之间。这种钮孔效应导致无法闭合复位，因为牵拉力反而收紧了掌骨颈的"套索"。

手术治疗

对于选择掌侧或背侧入路目前仍存在争议。

在 Becton 描述的背侧入路中，背侧关节囊和伸肌腱被纵向切开，暴露掌板背侧，并被分成两半，然后将近节指骨复位到掌骨头上，其中任何骨软骨碎片都容易被发现并复位固定。该方法的另一个优点是不容易损伤指神经，但是掌侧结构不容易显露。

在掌侧入路时必须注意指神经，尤其是桡侧指神经，可被突向掌侧的掌骨头推至皮下，极易

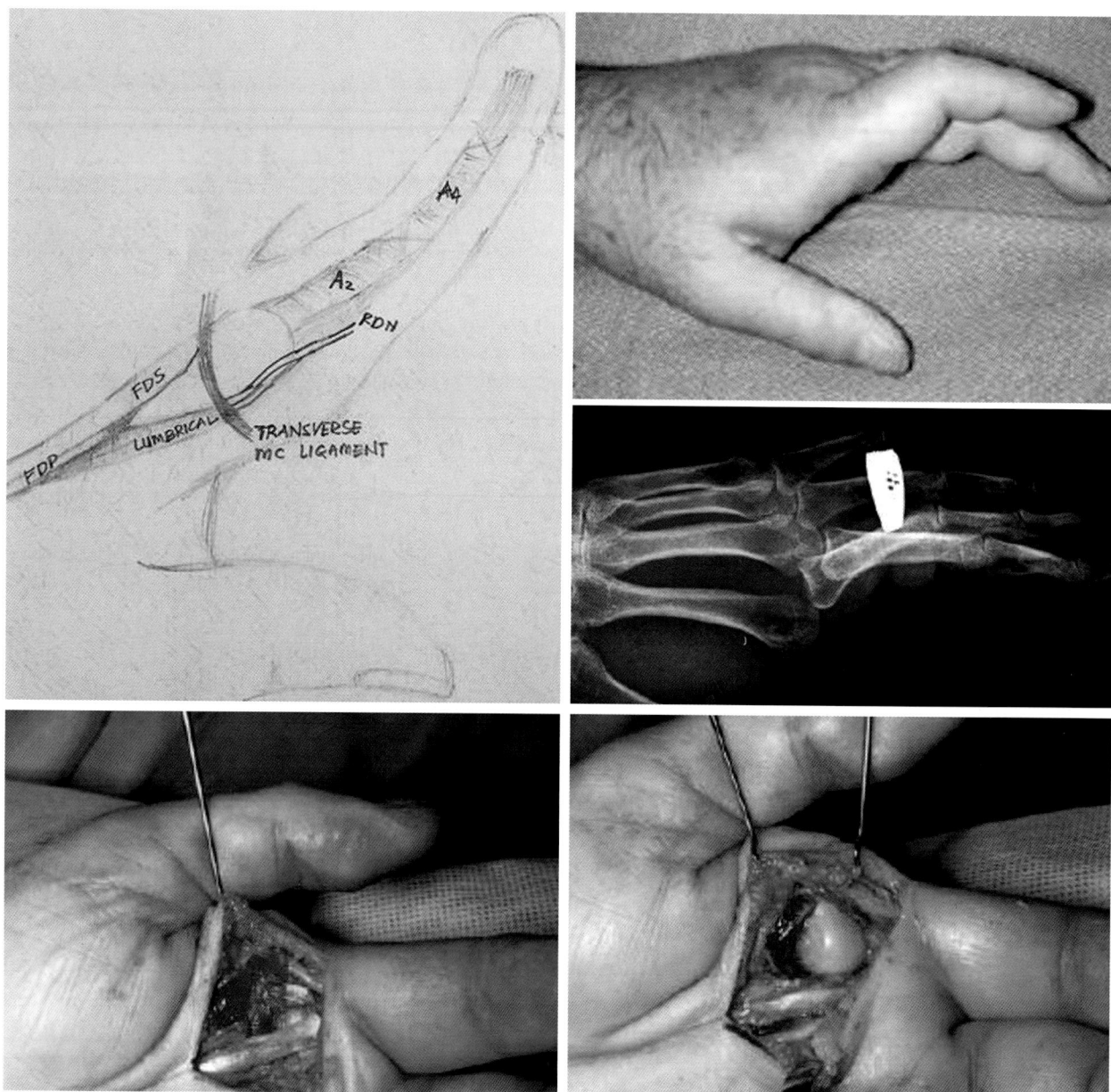

图 15.42 顺时针方向，左上图是右手示指掌指关节的复杂型背侧脱位的素描图，显示了掌骨头在蚓状肌、指深浅屈肌腱形成的套索中；在手指上施加纵向牵拉力导致套索收紧，阻碍闭合复位；桡神经血管束穿过掌骨颈，在掌侧入路时有损伤的风险。右上图是临床外观。侧位 X 线片显示近节指骨位于掌骨头上方。手术照片显示掌骨头在桡侧和屈肌腱之间突出。切开屈肌腱鞘使屈肌腱松弛，易于复位，复位后通常稳定性较好

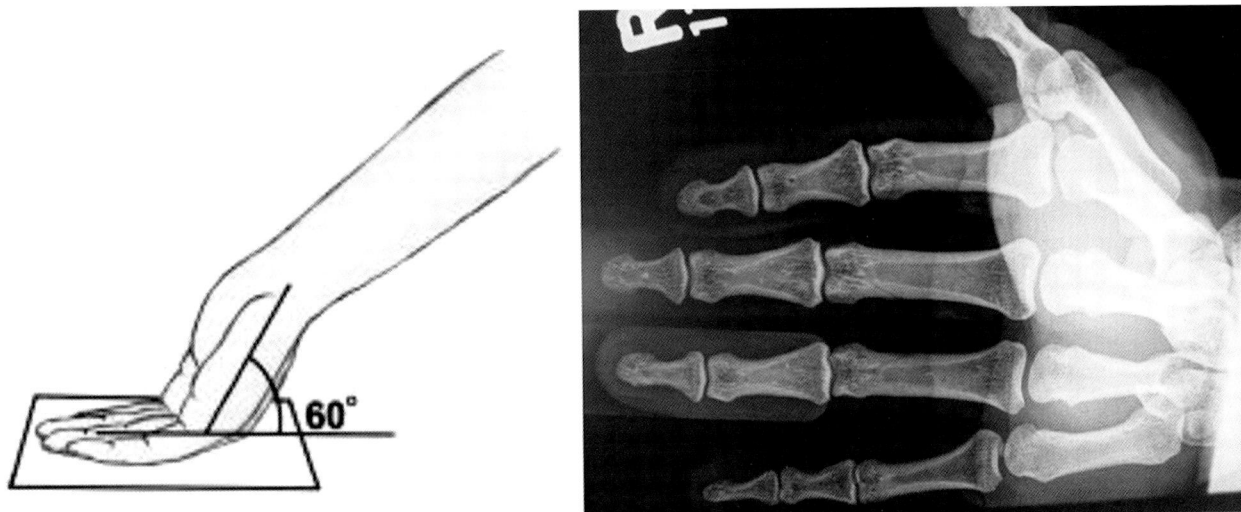

图 15.43　X 线球管从尺侧倾斜 20° 角度对准第三掌骨进行投照

损伤。这并不是唯一的问题。另外，掌板将掌骨头从近节指骨分开，真正复位困难的原因是屈肌腱和掌骨颈周围的蚓状肌形成的紧密"套索"，牵拉力只会更收紧套索。如扳机指松解术进行 A1 滑车切开，松解屈肌腱，然后清理掌板，即可关节复位。一旦复位，关节通常较为稳定，采用掌指关节 40° ~50° 的背侧阻挡夹板固定，避免背伸活动。1 周后在康复师指导下开始主动关节活动度锻炼，可应用持续被动手功能 CPM 机（图 15.44）。它是非常有效的手关节康复仪，可进行关节活动度和韧带的重塑锻炼。表 15.7 总结了其中的要点。

结果与文献回顾

目前尚无大宗病例的临床结果，但有人报告 4 例或更少的手术治疗病例。多数学者认为，如果及时诊断与合适的治疗，大约在 2 个月内即可达到损伤前的关节活动度，但延误诊治会出现相应的并发症。

并发症

最常见的并发症是关节僵硬，这可以通过积极规范的治疗来避免。反复尝试闭合复位或切开复位造成的关节创伤，可导致创伤性关节炎，延误治疗或骨软骨损伤的漏诊也可导致创伤性关节

炎。掌骨头骨坏死和儿童骨骺早闭也有相关报道。在掌侧入路切开复位时，示指的桡侧神经血管束和小指的尺侧神经血管束位置较浅表，有被损伤的可能。另外，延迟复位、长时间固定或过度的软组织损伤可引起组织纤维化导致关节僵硬。

> **临床要点**
>
> 掌指关节脱位并不常见，及时诊断并早期治疗至关重要，可有效预防其常见的并发症——关节僵硬的发生。切开复位是常用的治疗方法，但必须注意明确是否为简单型脱位，切勿医源性地转化为复杂型脱位！影响复位的结构通常是掌板、撕裂的韧带和掌骨头周围的"套索"，如果有骨软骨碎片，建议采用背侧入路，否则行掌侧入路更妥，相关结构都能进行可视下操作，并且不需要切开掌板或其他重要结构。

掌指关节掌侧脱位

其发生率是背侧脱位的一半，与背侧脱位相反的是背侧关节囊嵌入关节部位，其他结构如掌板、侧副韧带、腱联合也有相应报道。麻醉下闭

合性复位是可行的，若失败则采用背侧入路手术治疗。

掌指关节侧方脱位

流行病学

侧方半脱位比严重的背侧脱位更为常见，常可自行复位，其损伤机制为掌指关节屈曲位时桡

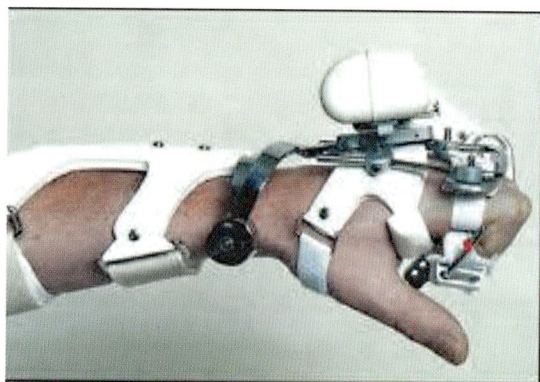

Kinetek®Maestra®配有软弹簧和附件的便携式 CPM 机

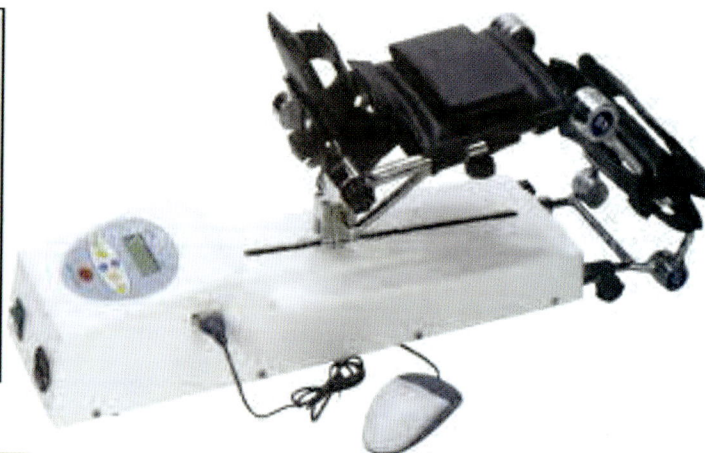

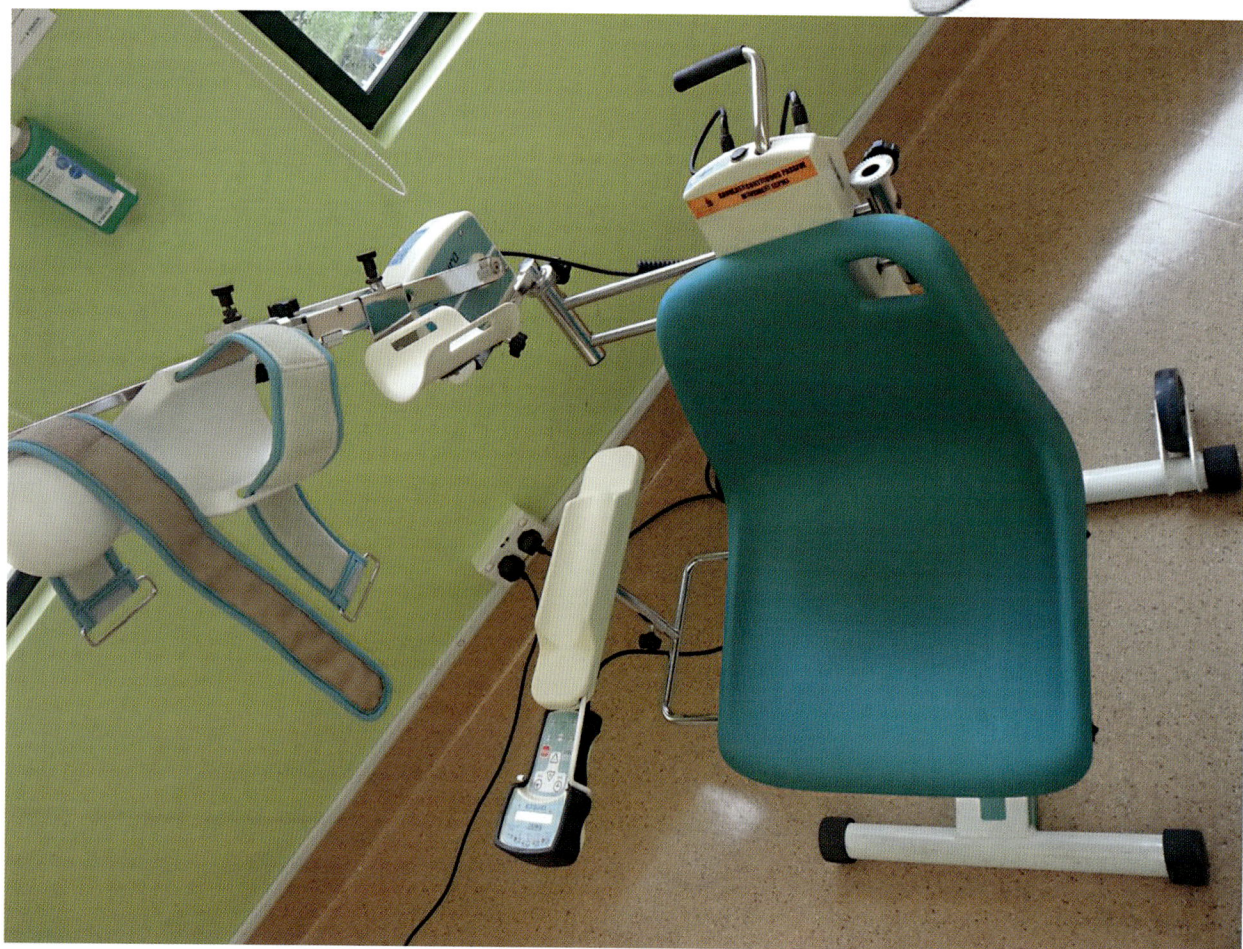

图 15.44 手、腕和肘关节的持续被动活动 CPM 机是一个有效的康复治疗仪，并可延伸至肩关节，这有助于防止各关节僵硬的发生

表 15.7　手指掌指关节背侧脱位的治疗要点

高度怀疑、及时诊断
区分简单型和复杂型脱位
注意切勿将简单型脱位转为复杂型脱位
背侧入路：怀疑骨折或有骨软骨碎片时
掌侧入路：注意保护神经血管束
1 周内开始在医生指导下进行康复锻炼

侧或尺侧暴力所致的损伤。屈曲位时侧副韧带紧张，遭受内收外展或旋转暴力时，可导致关节周围附着点的韧带撕裂，包括副侧副韧带损伤。

随着体育竞技和接触性运动的开展与普及，桡侧副韧带（RCL）损伤越来越常见，特别在与手指掌指关节的尺侧副韧带损伤相比较时。通常地，中环指位于中间是受"保护"的，往往会部分撕裂，但引起的慢性疼痛比不稳定更麻烦。比利时的 Delaere 等报道，1000 例手外伤中就有 1 例涉及掌指关节侧副韧带损伤，在需要手术的患者中，39% 为 2~4 指受累，而 61% 为拇指受累。有趣的是，7 例桡侧副韧带损伤均位于尺侧 3 指，5 例尺侧副韧带损伤均位于桡侧 2 指，报道中没有示指桡侧副韧带损伤，相比于最近发表的文献，回顾性分析有 14 例示指桡侧副韧带损伤，其中 12 例为孤立性示指损伤。这些损伤的分型见表 15.3。

临床特点与诊断

这类创伤及由此造成的病变是轻微的，特别是疼痛与肿胀症状，故往往患者就诊较迟。掌指关节背伸时侧副韧带松弛，允许最大程度的内收外展，因此查体时应处于屈曲位，从对侧正常手指开始，对比双侧张力。韧带的起点（掌骨头）或止点（近节指骨基底部）的压痛提示存在撕裂；关于哪种损伤更常见，报告不一，这还需要与手内肌肌腱炎进行区别，后者的疼痛是由手内肌反复牵拉所致。侧位片可显示撕脱性骨折，而正位片与 Brewerton 位可显示掌骨头或指骨基底关节内骨折及关节的不匹配。

治疗方案

对于 1 级或 2 级韧带撕裂通常用热塑型夹板屈曲掌指关节 45°~60° 固定 3 周，然后进行主动屈伸锻炼，可与邻指固定一起以加强"保护"作用。大多数不完全撕裂均可愈合。愈后可遗留慢性疼痛，特别是关节屈伸活动时，可在压痛点注射类固醇进行局部封闭治疗以缓解症状；也有人建议石膏固定，但在炎热季节的舒适度较差，甚至治疗过度；当慢性疼痛不能用上述方法解决时，则需要手术治疗松解瘢痕组织和修复韧带。

手术治疗

当关节内骨折、关节不协调、明显不稳定或严重松弛时，可进行手术治疗。建议采用侧方入路或背侧入路及时修复。可沿伸肌腱和关节囊外侧部分解剖显露损伤的侧副韧带，在侧副韧带撕脱处的骨组织内置入一个微型缝合铆钉，两条预留的缝合线在屈曲 45° 位修复侧副韧带，然后通过适当活动度来调整张力缝合，逐层闭合切口。如前所述，采用夹板固定 3~4 周，然后进行康复锻炼。

结果与系统文献回顾

报道显示，1 级和 2 级韧带撕裂，只要能早期发现，采取及时有效的治疗方案，都可以获得较好的临床效果。延误诊断或治疗，特别是对 3 级韧带撕裂，预后较差，可导致永久性的关节僵硬和活动丧失，大约有 66% 的病例出现创伤性关节炎。

并发症

没有进行诊治的损伤，无论是部分或完全性的韧带撕裂，都会出现关节部位的疼痛、肿胀和不稳定。在完全断裂（例如桡侧副韧带）时，手指可能会"下沉"旋前甚至与邻指形成交叉指畸形。在某些情况下，伴随有骨间背侧肌附着点撕裂（类似于 Stener 病变），可导致慢性疼痛和肿胀。Gaston 等报道的 14 例患者中，9 例为 3 级撕裂，其中 1 例有轻度退行性改变，3 例无明显症状，2 例需要关节融合。为了防止掌指关节的僵硬和伸直位挛缩，需要良好的治疗方案和密切的随访。关于慢性局部疼痛综合征已有相应的报道。

临床要点

侧副韧带的撕裂临床并非少见，但可能临床表现不明显，如果不治疗，也可能会造成较大的影响。建议侧副韧带 3 级撕裂采用手术治疗，部分撕裂则保守治疗。

矢状束断裂

流行病学

矢状束（SB）是包绕掌骨头和掌板的伸肌支持系统的一部分，它有助于稳定掌骨头背侧的伸肌腱。由于掌骨头突起特点，容易受损伤，特别是在握拳时。因第三掌骨最长，掌骨头最突出，故中指部位最容易损伤。Young 和 Rayan 进行了一项有趣的研究，他们切开矢状束以评估对伸肌腱活动度的影响。切开桡侧矢状束可导致半脱位，特别是手腕和掌指关节屈曲时，手腕背伸时效果不明显；相反，当尺侧失状束被切断时的影响很小。这表明桡侧矢状束在防止指伸肌腱尺侧半脱位的重要性，应首先进行修复。

临床特点与诊断

掌指关节处伸肌腱腱帽的损伤可导致伸肌腱不稳定，表现为突然的滑移、疼痛和无力，患者在握拳时会抱怨伸肌腱不稳定。桡侧矢状束的纤维束比尺侧更细长，更容易损伤。在急诊病例中损伤较为明显，尤其是开放性的损伤（图 15.45）。

治疗方案

如果是 2 周以内的急性闭合性损伤，可以采用伸直位夹板固定。但是需要注意的是，诊断必须明确，因为如果是伸肌腱断裂，损伤可能无法

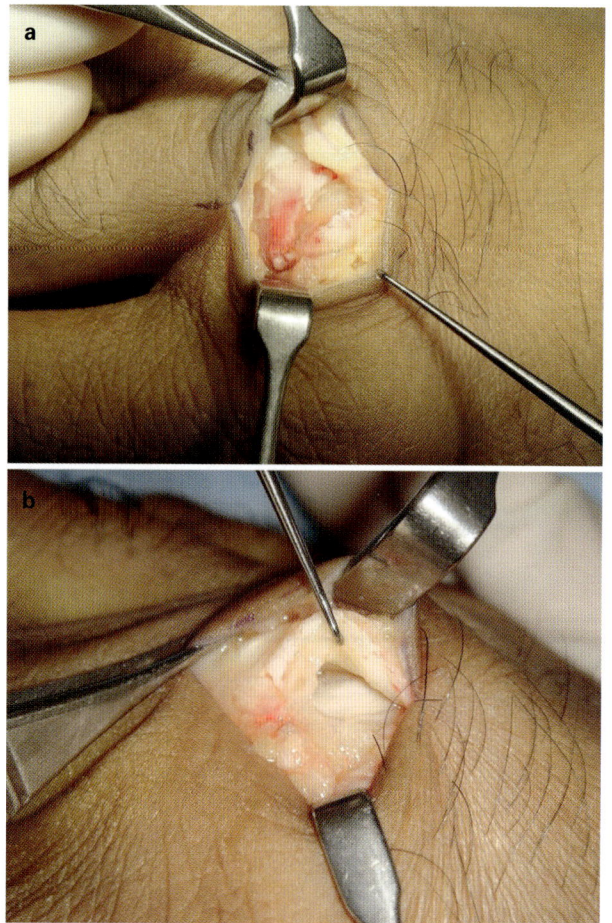

图 15.45 （a）右手示中指掌骨头之间显示矢状束的撕裂。（b）皮肤拉钩牵开尺侧部分，显示深层的关节囊（如果继续切开探查将造成进一步的医源性损伤），修复后用夹板固定 6 周，然后进行关节活动度锻炼

愈合。

手术治疗

如果上述保守治疗失败，或有一个开放性伤口，应该选择清创后使用可吸收缝线修复，并将线结埋在肌腱下面，这样可减少缝线的刺激性及线结肉芽肿的发生。术后建议采用伸直位夹板固定患手 2 周，然后应用 Buddy 夹板与尺侧邻指固定，在 3~4 周开始主动活动锻炼。

结果与文献回顾

大多数文献描述的是矢状束重建，而不是初期的修复。

并发症

对于开放性损伤的病例，感染仍然是一个问题，因此早期彻底清创非常重要。另外，应该及早治疗与康复以避免关节的僵硬。

> **临床经验总结**
>
> 急性矢状束损伤的修复是必需的，通常取决于损伤是闭合的还是开放的，后者显然需要手术修复。

手指的腕掌关节（CMCJ）

介绍

远排腕骨以及各指的腕掌关节形成相对固定的掌横弓基底，同时，两条纵弓 - 桡侧拇指和尺侧环小指保持一定活动度。因此，尽管这些关节的损伤很少见，但是正如 Bunnell 所说 "CMC 关节脱位的复位对于恢复手部肌肉平衡和相应的力学结构是非常必要的"。

示指和中指（第二、三掌腕关节）基底部相对固定，提供抓握和较好捏力的支撑，而第四、五掌骨在矢状面上各自有 5°~10° 和 20°~30° 的活动度，通过减少横弓直径使抓握更容易。掌骨基底和 CMC 关节由强韧的韧带连接在一起，因此暴力传导时往往导致骨折而不是单纯的脱位。通常，第四、五掌骨轴线比第二、三掌骨轴线更容易受影响，背侧脱位比掌侧脱位更常见。

解剖及临床意义

手指的腕掌关节（CMCJ）

骨结构

我们都知道，远排腕骨形成一个紧密相连的横向基部与掌骨连接构成 CMC 关节。第一、三、五掌骨（奇数位）只与单一腕骨构成关节（分别是大多角骨、头状骨和钩骨），而第二掌骨与大多角骨、小多角骨及头状骨相关节，第四掌骨与头状骨和钩骨相关节。第三、四掌骨有内外侧面与相邻的 MC 连接，而第二掌骨仅一个内侧面，第五掌骨则一个外侧面与相邻 MC 相连接。正是这些关节决定 MC 基底的形状（图 15.46）。

第二掌骨基底是叉形结构，与大多、小多角骨相交，它有 3 个表面和 2 个侧面。桡侧腕长伸肌腱（ECRL）附着于其桡背侧表面，而桡侧腕屈肌腱（FCR）附着于其掌侧基底，部分移行至第三掌骨基底部。第三掌骨基底有 2 个侧方关节面，与第二掌骨外侧和第四掌骨内侧相对应，远端 1 个关节面对应于头状骨，桡侧腕短伸肌附着于其背面。第四掌骨基底为四边形，桡侧与头状骨相关节，尺侧与钩骨相对应，没有相应的肌腱附着。第五掌骨基底也呈四边形，与钩骨外侧斜形关节面相对应，尺侧腕伸肌腱（ECU）附着于其背侧结节，尺侧腕屈肌腱（FCU）经豌豆骨掌骨间韧带附着于其掌侧。

关节囊

4 块远排腕骨形成一个紧密连接的基底，对应于相应的掌骨。CMC 关节由背侧 6 条较强的韧带

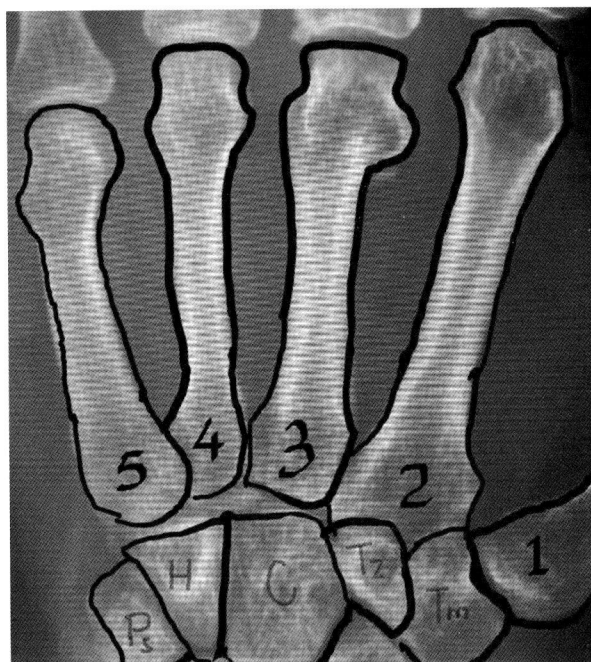

图 15.46 远排腕骨和对应掌骨的轮廓标注以显示它们的关节

和掌侧 6 条较弱的韧带提供稳定性。此外，4 个掌骨间韧带将基底部紧密连接在一起，形成牢固的复合体，因而此处骨折比单纯脱位更容易发生。

关节外支撑结构

所有以上描述的附着于掌骨基底的腕伸肌（ECRL、ECRB 和 ECU）和腕屈肌（FCR 和 FCU）提供了动态支撑以及增强了 CMC 关节稳定性。

腕掌关节背侧脱位

流行病学

手腕部损伤中 CMC 关节损伤发生率不到 1%。机动车交通事故中的高能量损伤可造成手部多发骨折脱位，但是这些往往会被漏诊，特别在受到危及生命的严重损伤时。因此，这类损伤被延误诊断并不少见。背侧脱位约占所有 CMC 脱位的 85%，而最常损伤的关节是第 5 腕掌关节。

病理、损伤机制与分型

一次空手道竞技可以造成第四、五腕掌关节骨折脱位。高能量撞击并快速减速时可造成所有腕掌关节脱位，该损伤机制是手固定物体时遭到显著的减速力量推向掌骨背侧所致，如握紧摩托车或汽车方向盘等把手时的车祸伤。Sedel 根据掌骨损伤情况将 CMC 关节背侧脱位进行分型（表15.8），根据分型决定治疗方式。

临床特点及诊断

研究显示，患者通常是年轻男性，平均年龄为 25 岁，因机动车事故所致，往往表现为受累关节极度肿胀并活动障碍。而第五腕掌关节靠近尺神经的运动支，脱位后的牵拉或者肿胀压迫可损伤该神经；类似地，在桡侧的第二至四腕掌关节损伤致周围肿胀也可压迫正中神经。因此，进行彻底的神经血管检查是非常重要的。此外，腕屈伸各肌腱也应该进行评估，因为它们的止点紧邻 CMC 关节，如桡侧腕长伸肌腱（ECRL）止于第二掌骨基底，桡侧腕短伸肌腱（ECRB）位于第三

表 15.8　CMC 关节背侧脱位

1 型：相对固定的第二、三掌骨脱位
2 型：可活动的第四、五掌骨脱位，尽量保留关节活动度
3 型：所有掌骨脱位，注意骨间膜和掌骨间韧带是否完整

掌骨基底，尺侧腕伸肌腱（ECU）和尺侧腕屈肌（FCU）止于第五掌骨基底。但是放射学检查仍是诊断的关键。

前后位片可显示 CMC 关节重叠或侧向移位（图 15.47）；应仔细观察 CMC 关节的轮廓并识别任何不协调之处，侧位片上可明确是掌侧还是背侧脱位。第二、三腕掌关节最好在旋后 30° 的侧位片观察，而第四、五腕掌关节建议在旋前 30° 的侧位片评估。

伴随相关腕部骨折时，更需要明确诊断，尤其是钩骨和第四、五掌骨骨折（图 15.48）。当然可进行 CT 扫描以明确更详细的损伤情况。

治疗方式

如果是急性闭合性损伤，时间小于 2 周，可以尝试闭合复位，石膏或夹板外固定。但需要监测患肢，尤其在最初第一个 24h，有发生血管神经损伤并发症的可能。另外，还需要定期认真的随访，因为仍存在一定的再脱位发生率。由于桡侧腕长伸肌腱（ECRL）和桡侧腕短伸肌腱（ECRB）的背侧牵拉作用，在第二、三腕掌关节处再脱位的发生率较高，而第四、五腕掌关节复位后通常稳定性较好。

手术治疗

如果保守治疗失败，或伴随相关骨折，建议行切开复位内固定术，通常需要克氏针固定。根据关节脱位情况，建议采用背侧入路，并保护好感觉神经。需要注意的是，由于撕裂的骨间韧带（或肌腱）可嵌入关节影响复位，需要移除这些韧带结构进行复位，然后采用克氏针从掌骨穿入腕骨进行内固定。同时，可修复相应的撕裂韧带，任何大骨折块可采用克氏针或者空心螺钉进行单

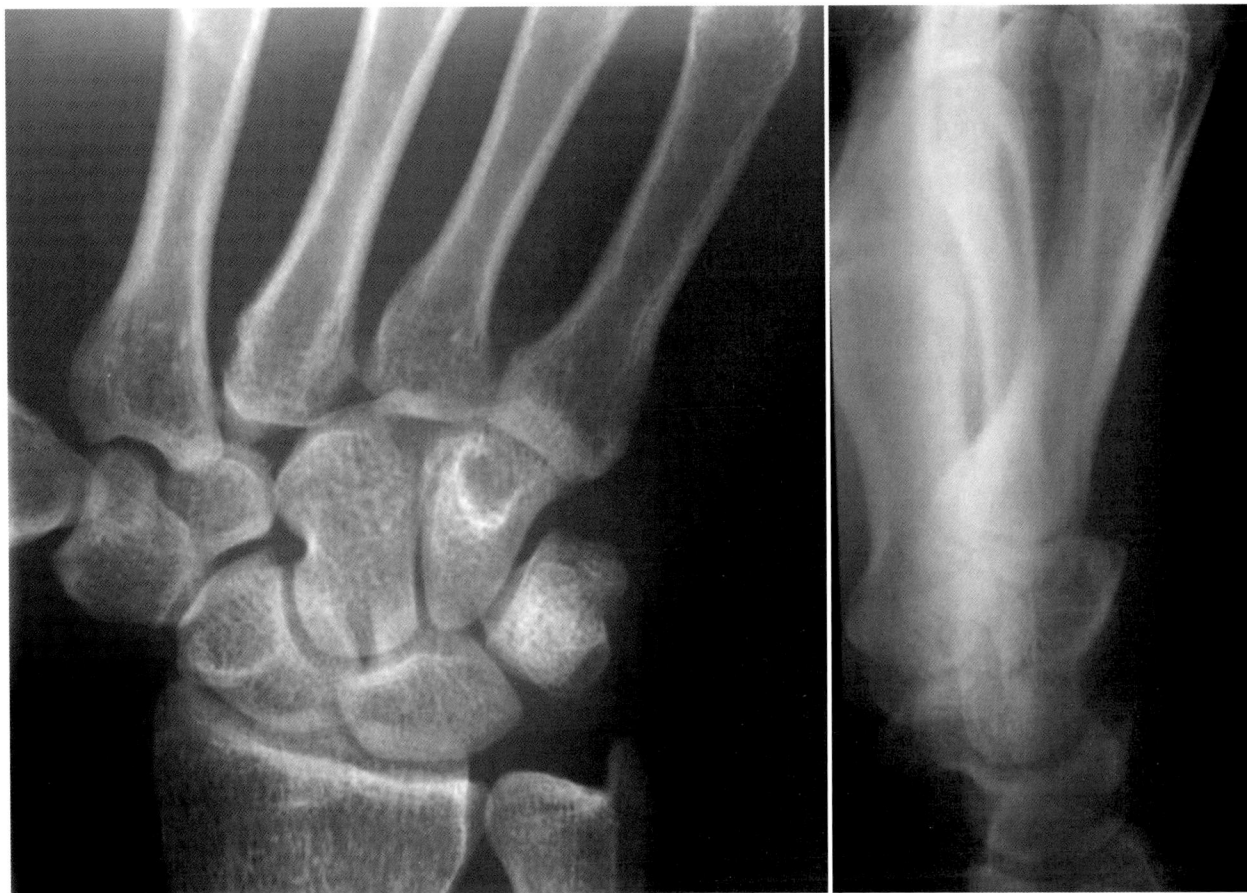

图 15.47　一位患者腕关节正侧位片显示第二、三、四腕掌关节掌侧脱位，第一腕掌关节半脱位，伴有头状骨背侧小骨折块

独固定（图 15.48）。我们更倾向于后者，因为螺钉可提供更强的内固定，并能进行埋头处理。

结果与文献回顾

由于缺乏相应的报告，尚没有明确的临床结果。一般来说，如果成功进行闭合复位，临床效果良好。但如前所述，撕裂的韧带或肌腱阻碍闭合复位时，需要通过切开手术进行处理，明确关节成功复位后进行相应的内固定。如果处理不当，腕部伸肌腱的牵拉力可导致其再次脱位。腕掌关节复位后的晚期并发症是创伤性关节炎，可通过筋膜包裹的关节成形术或关节融合术进行治疗。

并发症

除了血管神经损伤的并发症，最需要关注的问题是再脱位。最初可表现手部肿胀，需要临床

怀疑再脱位的发生，可经过影像学检查确诊，CT扫描对诊断很有帮助。远期并发症包括创伤性关节炎和持续关节疼痛等，治疗方法是关节成形术或关节融合术。理想状态下，第二、三腕掌关节最好选择融合，而第四、五腕掌关节建议行关节成形术以保留适当的活动度。

拇指的腕掌关节（CMCJ）

介绍

拇指具有较大的活动范围，其第一掌骨基底部与大多角骨相对应，形成的 CMC 关节具有双凹马鞍状结构。休息位时，两者关节面保持一致性；但在对掌位时，掌骨相对于大多角骨有旋转和扭曲，从而导致关节不一致性和潜在的不稳定。众

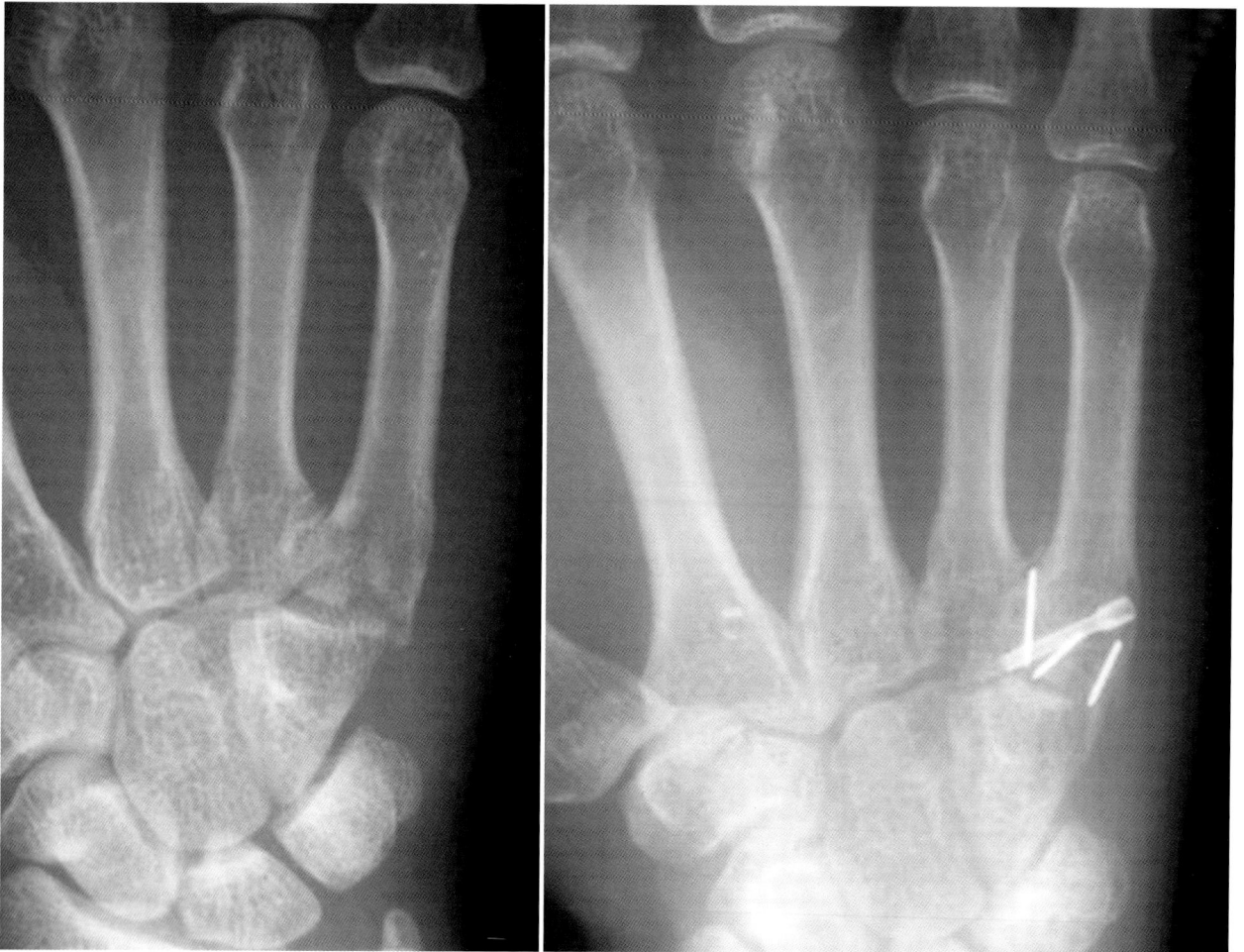

图 15.48 这就是所熟知的反 Bennett 骨折：第五掌骨基底骨折时，因 ECU、FCU 肌腱及小指展肌牵拉力致第五掌骨近端发生移位，桡侧小骨块附着于第四掌骨未见移位；另可见掌骨头短缩 4mm。右图显示，内固定术后可以恢复关节面的平整性，并恢复了掌骨的长度，同时可以获得清晰的第五腕掌关节 X 线片

多的韧带可保证其关节的稳定性，其中最重要的是前斜韧带（AOL）。本章目的是概述相关的临床解剖，阐述急性损伤的临床表现，总结急性损伤的治疗方法，而更为常见的慢性不稳定将在其他章节进行概述。目前的治疗方案有闭合复位石膏固定、钢丝和锚钉固定、韧带重建和背侧关节囊修复等，具体优选方案尚无明确定论。

解剖学与临床意义

拇指的腕掌关节（CMCJ）

骨性结构

大多角骨是一块四边形骨，直接与第一掌骨基底相连。关节面从背侧到掌侧为凸起形，从桡

临床要点

正如大多数手部损伤的情况，早期诊断和及时治疗通常能产生良好的临床效果。全面的临床检查是必不可少的，包括必要时的普通 X 线或 CT 扫描。简单的损伤可进行闭合复位外固定；更复杂的损伤如骨折脱位等，通常需要切复内固定，并建议术后定期复诊。

侧到尺侧是凹陷形。第一掌骨基底是其对应的镜像，虽然一致性不尽相同，女性的关节面更平坦而不协调，因此稳定性更小而容易损伤。

关节囊

第一腕掌关节双凹形马鞍结构的固有稳定性很小，其稳定性主要依靠关节囊，在背侧有拇长展肌（APL）的加强作用，另外有4根韧带辅助维持关节稳定性：

·前斜韧带（AOL）：从大多角骨结节至第一掌骨掌侧钩

·后斜韧带（POL）：从大多角骨尺背侧隆起到掌骨基底

·桡背侧CMC韧带：从大多角骨桡背侧隆起至对侧掌骨基底

·掌骨间韧带：增厚背侧CMC关节囊

这些韧带–关节囊结构在保持关节稳定的同时，允许6种自由度活动（屈曲、背伸、外展、内收、旋前、旋后）。

关节外支持

除了韧带以外，还有肌腱与肌肉结构附着来加强CMC关节的稳定性，它们包括：拇长展肌（APL）、桡侧腕屈肌（FCR）和桡侧腕长伸肌（ECRL）等。

第一腕掌关节（背侧）脱位

流行病学

在第一腕掌关节炎是常见的，但关节脱位是少见的。英文文献报道中仅一篇是掌侧脱位，其余几乎全是背侧脱位。其损伤的机制是，朝向背侧的暴力作用在部分屈曲的拇指，使掌骨基底从CMC关节最薄弱的桡背侧脱出，而关节掌侧韧带比薄弱的背侧关节囊强韧很多。早期认为防止背侧脱位主要依靠强韧的AOL韧带，后来证明背侧关节囊和桡背侧韧带才是关键。由此得出结论是，发生第一CMC关节完全脱位时，桡背侧韧带必定已经撕裂。

临床特点以及诊断

CMC韧带损伤可以是部分性或者完全性，这类损伤文献中少见报道，原因是部分性损伤易被

漏诊，而伴随明显背侧脱位的完全性损伤并不常见。因此，韧带撕裂越严重，脱位越明显，更需要手术修复（图15.49d）。患者可表现为关节极度肿胀和剧烈疼痛，并伴有明显的活动障碍。不太严重的撕裂可表现为轻度肿胀，但是体格检查时尤其是应力试验下，会出现背侧半脱位并关节疼痛症状。常规进行X线检查，明确这类损伤是否合并有骨折，尤其是Bennett骨折等。

治疗方法

如果是急性损伤，且关节为轻度的半脱位，损伤时间在2周之内者，可以尝试闭合复位以及石膏或夹板外固定，也可以暂时用克氏针跨关节固定。但如果明显移位，尤其是闭合复位失败者，建议进行手术治疗。

手术治疗

保守治疗失败或出现明显移位时，建议切开复位，修复桡背侧韧带和关节囊。我们更倾向于在早期手术时采用一枚克氏针固定关节，维持复位状态（图15.49e，f）。

结果和文献回顾

由于这种损伤比较少见，文献也仅为个案报道。Fotiadis等进行了综合性回顾性分析，认为保守治疗的患者的临床结果仍有争议；而相反地，早期韧带重建的患者获得了满意的临床效果，恢复了远期的关节稳定性。尽管如此，他们也提醒不要轻易决定手术治疗，这并不是必需的选择，有时早期的非手术治疗是切实可行的，如果复位后仍不满意，则建议手术治疗。

并发症

如有第一掌骨基底骨折，需排除尺掌侧韧带损伤，因为被漏诊的该韧带断裂可引起不同程度的过度活动，并伴有相应的疼痛。更常见的并发症是第一腕掌创伤关节炎。特别会影响绝经后的妇女。随着该疾病进展，掌骨基底可以出现桡背

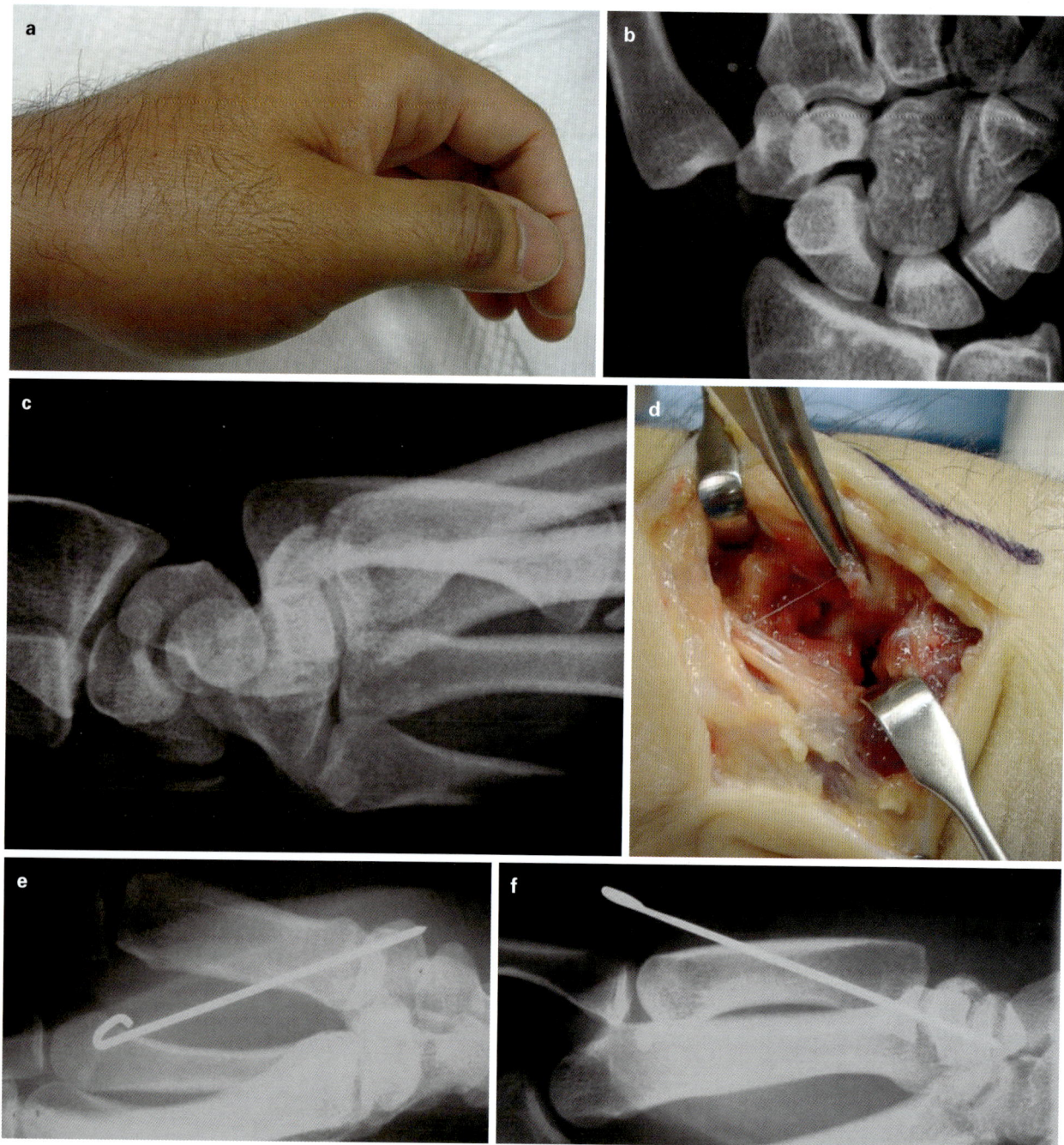

图 15.49（a）拇指基底区明显肿胀，可以预见其活动度的受限。（b）X 线片显示第一掌骨明显脱位，（c）关节背侧脱位，并可见大多角骨的碎骨片。（d）术中显露背侧关节囊和桡背侧韧带的撕裂（镊子提起）。（e，f）修复相应结构并且克氏针固定关节，效果满意

侧的半脱位，并伴有第一掌骨内收以及掌指关节的过伸畸形。

临床要点

　　我们认为部分撕裂可以采用保守治疗，闭合复位并拇指背伸位夹板固定。对于韧带及背侧关节囊的完全撕裂，合并明显的关节脱位

者，我们认为手术治疗是十分必要的，修复受损的韧带 – 关节囊结构，以维持关节长期稳定性。手术治疗时必须重视背侧结构的修复，相对应的是掌侧韧带的修复重建要求更高，并且可能无法达到预期的临床效果。

参考文献

[1] The McGraw-Hill Companies Incorporation. McGraw-Hill concise dictionary of modern medicine. The Free Dictionary, Farlex; 2002 [cited 4 Feb 2012]. Available from: http://medical-dictionary.thefreedictionary. com/ instability .

[2] Clayton RAE, Court-Brown CM. The epidemiology of musculoskeletal tendinous and ligamentous injuries. Injury. 2008;39:1338–1344.

[3] Mall NA, Carlisle JC, Matava MJ, Powell JW, Goldfarb CA. Upper extremity injuries in the national football league. Part I: hand and digital injuries. Am J Sports Med. 2008;36(10):1938–1944.

[4] Gigis PI, Kuczynski K. The distal interphalangeal joints of human fi ngers. J Hand Surg Am. 1982;7(2):176–182.

[5] Schmidt HM, Lanz U. Chapter 9. Finger joints. In: Schmidt H-M, Lanz U, editors. Surgical anatomy of the hand, translation of 2nd German edition. Stuttgart: Thieme; 2004. p. 205–209.

[6] Craig SM. Anatomy of the joints of fi ngers. Hand Clin. 1992;8(4):693–700.

[7] Kapandji IA. Biomechanics of the interphalangeal joints of the thumb. In: Tubiana R, editor. The hand, vol. 1. Philadelphia: WB Saunders; 1981. p. 188–190.

[8] Barmakian JT. Anatomy of the joints of the thumb. Hand Clin. 1992;8(4):683–691.

[9] Abouna JM, Brown H. The treatment of mallet fi nger the results in a series of 148 consecutive cases and a review of the literature. Br J Surg. 1968;55(9): 653–667.

[10] Brzezienski MA, Schneider LH. Extensor tendon injuries at the distal interphalangeal joint. Hand Clin. 1995;11(3):373–386.

[11] Stark HH, Boyes JH, Wilson JN. Mallet fi nger. J Bone Joint Surg Am. 1962;44A(6):1061–1068.

[12] Jones N, Peterson J. Epidemiologic study of the mallet fi nger deformity. J Hand Surg. 1988;13(3):334.

[13] Warren R, Kay N, Norris S. The microvascular anatomy of the distal digital extensor tendon. J Hand Surg. 1988;13(2):161–163.

[14] Kontor JA. Extensor tendon injuries and repairs in the hand. Can Fam Physician. 1982;28:1159–1163.

[15] Palmer RE. Joint injuries of the hand in athletes. Clin Sports Med. 1998;17(3):513–531.

[16] Doyle JR. Extensor tendons – acute injuries. In: Green

DP, Hotchkiss RN, Pederson WC, editors. Green's operative hand surgery. 4th ed. New York: Churchill Livingstone; 1999. p. 1950–1987.

[17] Lenzo SR. Distal joint injuries of the thumb and fi ngers. Hand Clin. 1992;8(4):769–775.

[18] McFarlane RM, Hampole MK. Treatment of extensor tendon injuries of the hand. Can J Surg. 1973;16:366–375.

[19] Garberman SF, Diao E, et al. Mallet fi nger: results of early vs delayed closed treatment. J Hand Surg. 1994;19(5):850–852.

[20] Stern PJ, Kastrup BS. Complications and prognosis of treatment of mallet fi nger. J Hand Surg. 1988;13A: 329–334.

[21] Tubiana R. Surgical repair of the extensor apparatus of the fi ngers. Surg Clin North Am. 1968;48: 1015–1031.

[22] Bendre AA, Hartigan BJ, Kalainov DM. Mallet fi nger. J Am Acad Orthop Surg. 2005;13:336–344.

[23] Din K, Meggitt B. Mallet thumb. J Bone Joint Surg Br Vol. 1983;65B(5):606–607.

[24] Tabbal GN, Bastidas N, Sharma S. Closed mallet thumb injuries: a review of the literature and case study of the use of magnetic resonance imaging in deciding treatment. Plast Reconstr Surg. 2009;124(1):222–226.

[25] Miura T, Nakamura R, Torii S. Conservative treatment for a ruptured extensor on the dorsum of the proximal phalanges of the thumb (mallet thumb). J Hand Surg Am. 1986;11(2):229–233.

[26] Thayer DT. Distal interphalangeal joint injuries. Hand Clin. 1988;4(1):1–4.

[27] Shah SR, Bindra R, Griffi n JW. Irreducible dislocation of the thumb interphalangeal joint with digital nerve interposition: case report. J Hand Surg. 2010;35A(3):422–424.

[28] Glickel SZ, Barron OA, Catalano III LW. Dislocations and ligament injuries in the digits. In: Green DP, editor. Green's operative hand surgery, vol. 1. 5th ed. Philadelphia: Elsevier/Churchill Livingstone; 2005. p. 343–388.

[29] Benke GJ, Stableforth PG. Injuries of the proximal interphalangeal joint of the fi ngers. Hand. 1979;11(3): 263–268.

[30] Dubousset JF. The digital joints. In: Tubiana R, editor. The hand, vol. 1. Philadelphia: WB Saunders; 1981. p. 197–201.

[31] Leibovic SJ, Bowers WH. Anatomy of the proximal interphalangeal joint. Hand Clin. 1994;10(2):169–178.

[32] Kuczynski K. The proximal interphalangeal joint. J Bone Joint Surg. 1968;50B(3):656–663.

[33] Vicar AJ. Proximal interphalangeal joint dislocations without fractures. Hand Clin. 1988;4(1):5–13.

[34] Allison DM. Anatomy of the collateral ligaments of the proximal interphalangeal joint. J Hand Surg Am. 2005;30A(5):1026–1031.

[35] http://eORIF.com/WristHand/PIP.html

[36] Freiberg A, Pollard B, Macdonald MR, Duncan MJ. Management of proximal interphalangeal joint injuries.

Hand Clin. 2006;22:235–242.

[37] Liss FE, Green SM. Capsular injuries of the proximal interphalangeal joint. Hand Clin. 1992;8(4):755–768.

[38] Frciberg A. Management of proximal interphalangeal joint injuries. Can J Plast Surg. 2007;15(4):199–203.

[39] Elson RA. Rupture of the central slip of the extensor hood of the finger: a test for early diagnosis. J Bone Joint Surg Br. 1986;68:229–231.

[40] Burton RI, Eaton RG. Common hand injuries in the athlete. Orthop Clin North Am. 1973;4(3):809–838.

[41] Redler I, Williams JT. Rupture of a collateral ligament of the proximal interphalangeal joint of the finger. J Bone Joint Surg. 1967;49A:322–326.

[42] Boyes JH. Special situations affecting tendons. In: Bunnell's surgery of the hand. 5th ed. Philadelphia: JB Lippincott Company; 1970. p. 436–448.

[43] Aubriot JH. Chapter 14. The metacarpophalangeal joint of the thumb. In: Tubiana R, editor. The hand, vol. 1. 1st ed. Philadelphia: WB Saunders; 1981. p. 184–187.

[44] Rondineli RD. American Medical Association; guide to the evaluation of permanent impairment. 6th ed. Chicago: American Medical Association Press; 2007.

[45] Miller RJ. Dislocations and fracture dislocations of the metacarpophalangeal joint of the thumb. Hand Clin. 1988;4(1):45–65.

[46] Coonrad RW, Goldner JL. A Study of the pathological findings and treatment in soft-tissue injury of the thumb metacarpophalangeal joint with a clinical study of the normal range of motion in one thousand thumbs and a study of post mortem findings of ligamentous structures in relation to function. J Bone Joint Surg Am. 1968;50(3):439–451.

[47] Tang P. Collateral ligament injuries of the thumb metacarpophalangeal joint. J Am Acad Orthop Surg. 2011;19(5):287–296.

[48] Patel S, Potty A, Taylor EJ, Sorene ED. Collateral ligament injuries of the metacarpophalangeal joint of the thumb: a treatment algorithm. Strategies Trauma Limb Reconstr. 2010;5(1):1–10.

[49] Sedel L. Chapter 96. Dislocation of the metacarpophalangeal joint. In: Tubiana R, editor. The hand, vol. 2. 1st ed. Philadelphia: WB Saunders; 1985. p. 915–921.

[50] Krause JO, Manske PR, Mirly HL, Szerzinski J. Isolated injuries to the dorsoradial capsule of the thumb metacarpophalangeal joint. J Hand Surg. 1996;21(3):428–433.

[51] Posner MA, Retaillaud JL. Metacarpophalangeal joint injuries of the thumb. Hand Clin. 1992;8(4):713–732.

[52] Farabeuf LH. De la luxation du pouce en arriere. Bull Acad Chir. 1876;2:21–62.

[53] Stener B. Skeletal injuries associated with rupture of the ulnar collateral ligament of the metacarpophalangeal joint of the thumb. A clinical and anatomical study. Acta Chir Scand. 1963;125:583–586.

[54] Stener B. Chapter 93. Acute injuries to the metacarpophalangeal joint of the thumb. In: Tubiana

R, editor. The hand, vol. 2. 1st ed. Philadelphia: WB Saunders; 1985. p. 895–903.

[55] Eaton RG, Dray GJ. Dislocations and ligament injuries in the digits. In: Green DP, editor. Operative hand surgery. New York: Churchill Livingstone; 1982. p. 657.

[56] McLaughlin HL. Complex "locked" dislocation of the metacarpophalangeal joints. J Trauma. 1965;5(6):683–688.

[57] Stener B. Hyperextension injuries of the metacarpophalangeal joint of the thumb –rupture of ligaments, fracture of sesamoid bones, rupture of flexor pollicis brevis. An anatomical and clinical study. Acta Chir Scand. 1963;125:265–293.

[58] Campbell CS. Gamekeeper's thumb. J Bone Joint Surg Br. 1955;37B(1):148–149.

[59] Baskies M, Lee S. Evaluation and treatment of injuries of the ulnar collateral ligament of the thumb metacarpophalangeal joint. Bull NYU Hosp Jt Dis. 2009;67(1):68.

[60] Moutet F, Guinard D, Lebrun C, Bello-Champel P, Massart P. Metacarpo-phalangeal thumb sprains based on experience with more than 1,000 cases. Ann Chir Main. 1989;8(2):99–109. English, French.

[61] Stener B. Displacement of the ruptured ulnar collateral ligament of the metacarpophalangeal joint of the thumb. A clinical and anatomical study. J Bone Joint Surg. 1962;44B(4):869–879.

[62] Heyman P, Gelberman RH, Duncan K, et al. Injuries of the ulnar collateral ligament of the thumb metacarpophalangeal joint: biomechanical and prospective clinical studies on the usefulness of valgus stress testing. Clin Orthop Relat Res. 1993;292:165–171.

[63] Smith RJ. Post-traumatic instability of the metacarpophalangeal joint of the thumb. J Bone Joint Surg. 1977;59A(1):14–21.

[64] Heyman P. Injuries to the ulnar collateral ligament of the thumb metacarpophalangeal joint. J Am Acad Orthop Surg. 1997;5:224–229.

[65] Tsiouri C, Hayton M, Baratz M. Injury to the ulnar collateral ligament of the thumb. Hand. 2009;4:12–18.

[66] Gherissi A, Moussaoui A, Liverneaux P. Is the diagnosis of Stener's lesion echograph-dependent? A series of 25 gamekeeper's thumb. Chir Main. 2008;27(5): 216–221.

[67] Melville D, Jacobson JA, Haase S, Brandon C, Brigido MK, Fessell D. Ultrasound of displaced ulnar collateral ligament tears of the thumb: the Stener lesion revisited. Skeletal Radiol. 2013;42(5):667–673.

[68] Coyle Jr MP. Grade III radial collateral ligament injuries of the thumb metacarpophalangeal joint: treatment by soft tissue advancement and bony reattachment. J Hand Surg Am. 2003;28A(1):14–20.

[69] Hubbard LF. Metacarpophalangeal dislocations. Hand Clin. 1988;4(1):39–44.

[70] Kaplan EB. Dorsal dislocation of the metacarpophalangeal joint of the index finger. J Bone Joint Surg Am. 1957;39-A(5):1081–1106.

[71] Lattanza LL, Choi PD. Intr-articular injuries of the metacarpophalangeal and carpometacarpal joints. In: Berger RA, Weiss APC, editors. Hand surgery, vol. 1. Philadelphia: Lippincott Williams & Wilkins; 2004. p. 175–194.

[72] Calfee R, Sommerkamp T. Fracture-dislocation about the fi nger joints. J Hand Surg. 2009;34A(6):1140–1147.

[73] Beasley RW. Skeletal injuries of the thumb and fi ngers. In: Gumpert E, editor. Beasley's surgery of the hand. New York: Thieme; 2003. p. 200–225.

[74] Becton JL, Christian JD, Goodwin HN, Jackson JG. A simplifi ed technique for treating the complex dislocation of the index metacarpophalangeal joint. J Bone Joint Surg. 1975;57A:698–700.

[75] Khouri SM, Fay JJ. Complete volar metacarpophalangeal joint dislocation of a fi nger. J Trauma. 1986;26:1058–1060.

[76] Delaere OP, Suttor PM, Degolla R, Leach R, Pieret PJ. Early surgical treatment for collateral ligament rupture of metacarpophalangeal joints of the fi ngers. J Hand Surg. 2003;28A:309–315.

[77] Gaston GR, Lourie GM, Peljovich AE. Radial collateral ligament injury of the index metacarpophalngeal joint: an underreported but important injury. J Hand Surg. 2006;31A:1355–1361.

[78] Kang L, Rosen A, Potter HG, Weiland AJ. Rupture of the radial collateral ligament of the index metacarpophalngeal joint: diagnosis and surgical treatment. J Hand Surg. 2007;32A:789–794.

[79] Kang L, Carlson MG. Extensor tendon centralization at the metacarpophalangeal joint: surgical technique. J Hand Surg. 2010;35A:1194–1197.

[80] Young CM, Rayan GM. The sagittal band: anatomic and biomechanical study. J Hand Surg. 2000;25A(6): 1107–1113.

[81] Bunnell S. Fractures of metacarpals and phalanges. In: Boyes JH, editor. Bunnell's surgery of the hand. 5th ed. Philadelphia: J.B. Lippincott Company; 1970. p. 605.

[82] Sedel L. Chapter 98. Dislocation of the carpopmetacarpal joint. In: Tubiana R, editor. The hand, vol. 2. 1st ed. Philadelphia: WB Saunders; 1985. p. 926–933.

[83] El-Bacha A. Chapter 12. The Carpometacarpal joints (excluding the trapeziometacarpal). In: Tubiana R, editor. The hand, vol. 1. 1st ed. Philadelphia: WB Saunders; 1981. p. 158–168.

[84] Gurland M. Carpometacarpal joint injuries of the fi ngers. Hand Clin. 1992;8(4):733–744.

[85] Dobyns JH, Linscheid RL, Cooney III WP. Fractures and dislocations of the wrist and hand, then and now. J Hand Surg. 1983;8:687–690.

[86] Eaton RG. Carpometacarpal joint injuries in acute and chronic ligamentous injuries of the fi ngers and thumb. In: Tubiana R, editor. The hand. Philadelphia: WB Saunders; 1985. p. 890–894.

[87] Fotiadis E, Svarnas T, Lyrtzis C, Papadopoulos A, Akritopoulos P, Chalidis B. Isolated thumb carpometacarpal joint dislocation: a case report and review of the literature. J Orthop Surg Res. 2010;5:16–20.

[88] Schmidt HM, Lanz U. Chapter 5. Thumb: joints. In: Schmidt H-M, Lanz U, editors. Surgical anatomy of the hand, translation of 2nd German edition. Stuttgart: Thieme; 2004. p. 106–112.

[89] Farzan M, Siassi M, Espandar R. Thumb carpometacarpal joint volar dislocation: a case report. Acta Med Iran. 2002;40(1):52–54.

[90] Shah J, Patel M. Dislocation of the carpometacarpal joint of the thumb. A report of four cases. Clin Orthop Relat Res. 1983;175:166–169.

[91] Kuczynski K. Less-known aspects of the proximal interphalangeal joints of the human hand. Hand. 1975;7(1):31.

第十六章　急性腕关节不稳

Ian A. Trail

关键词

腕骨骨折 / 脱位；早期诊断 / 检查；并发症；早期治疗；康复；挽救治疗

引言

　　腕关节不稳的范畴可以从单纯性腕骨间韧带损伤（例如：舟月或月三角韧带）至完全性的骨折脱位（例如经舟骨月骨周围脱位）。因此，这是一个损伤范围，前者常常构成舟骨骨折鉴别诊断的一部分，通常是伸腕位摔倒所致，而后者需要更大暴力的损伤，导致明显的韧带断裂脱位和继发的腕骨骨折。此外，单纯的骨间韧带为主的损伤容易漏诊，直到症状转为慢性才进行明确治疗。慢性腕关节不稳的发病机制和治疗方法将在 Marc GarciaElias 的章节予以阐述。但是要切记，这类损伤大多是急性发生的，应该适合早期治疗，而重要的韧带断裂更容易诊断，应该进行急诊处理。

　　幸运的是，腕关节的重要韧带断裂并不常见，因为大多数摔倒的患者会出现桡骨远端骨折或舟骨骨折。正是由于这个原因，老年人中很少出现腕关节脱位，对于儿童而言，桡骨远端骨骺是最薄弱的部位，更容易造成骨折。因此，最容易引起这类损伤的多是青年人，特别是 20~40 岁男性，常常在体育运动、工作、道路交通事故中受伤。最常见的该类损伤是经舟骨月骨周围脱位，当然可包括头状骨在内的其他腕骨骨折。

背景与病因

　　虽然不同程度的创伤显然是导致这类损伤的

先决条件，但是对于造成不同类型的腕关节不稳的确切的损伤机制仍然存在较大的争议。

　　但是，大多数专家和学者认为这类损伤通常是因为摔倒时手部伸展、腕关节过伸造成的。Mayfield（1984）对尸体腕关节进行了研究，将月骨不稳分为 4 期。分别为：

　　1 期：关节不稳仅限于舟月关节。

　　2 期：上述不稳，加上头月关节不稳。

　　3 期：上述不稳，加上月三角关节不稳。

　　4 期：背侧的桡腕韧带断裂使月骨完全不稳，从而导致月骨脱位。

　　应用尸体模型，通过腕关节背伸、尺偏以及腕骨间旋后运动，模拟应力作用再现这些类型的损伤。大鱼际部首先触地，导致旋后运动损伤的发生。如果是小鱼际部位先触地，将导致腕关节旋前运动损伤，主要是背侧尺 – 三角复合体、月 – 三角骨间韧带以及掌侧腕关节囊的损伤，造成腕关节不稳主要发生在腕尺侧，即所谓的反向月骨周围不稳定。

　　该类损伤大多数情况下是由单次创伤引起的，也可由重复创伤或反复轻微创伤引起。Schroer 等（1996）报道关于截瘫人群中腕关节不稳的患病率。在 162 例截瘫患者中 9 例存在静态型腕关节不稳。因此，在慢性患者中出现急性腕关节不稳是有可能的。同样，因关节松弛症患者手腕关节经常过度活动，这些患者更有可能出现韧带损伤。

　　要了解创伤后哪些结构受损，全面熟悉腕关

节和腕骨的正常解剖结构是关键。

腕关节韧带分为内源性和外源性两部分。两个最重要的内源性（骨间）韧带是舟月韧带和月三角韧带，分为背侧、掌侧以及近端三部分。舟月韧带最厚、最强韧的部分位于背侧，而月三角韧带最厚、最强韧的部分位于掌侧。

腕关节掌侧与背侧均附有外源性韧带。一般认为，掌侧韧带更坚韧，为腕关节的稳定性提供更大的限制作用。掌侧外源性桡腕关节韧带共有3组，即桡舟头韧带、长桡月韧带、短桡月韧带。桡舟头韧带从桡骨茎突穿经舟骨腰部的沟延伸到头状骨的掌侧，作为舟状骨旋转的支点。长桡月韧带平行于桡舟头韧带，从桡骨远端掌侧缘延伸至月骨掌侧表面的桡骨缘。在桡舟头韧带和长桡月韧带之间，位于腕中关节水平，是关节囊的薄弱区，被称为 Poirier 间隙。短桡月韧带与 TFCC 掌侧纤维连接，起源于桡骨远端掌侧缘，附着于月骨掌侧面的近端部分。尺月韧带、尺三角韧带起源于 TFCC 掌侧缘，分别止于月骨以及三角骨。

对于桡舟头韧带，Berger 等（1991）认为该结构并不是真正的韧带，这与 Talesnik（1984）描述有争议。

大多数作者都认为，当腕部和腕骨受伤时，内源性韧带和外源性韧带都受到损伤。普遍认为，当存在明确的腕关节不稳时，骨间韧带特别是舟月韧带和月三角韧带必定受到永久性损伤。Trumble 等（1988）发现，当发生掌侧嵌入部分不稳（VISI）时，需要三角钩韧带、月三角韧带同时断裂。许多学者认为腕桡侧韧带损伤主要位于舟骨和大多角骨之间的远端。Short 等（2005）研究证实，舟月骨间韧带是稳定腕关节的主要韧带结构，桡舟头韧带以及舟大多角韧带为次级结构。

最后，我们还应该记住，这些韧带的结构随着年龄的变化而变化。Weiss 等（1994）在解剖学研究发现，在大约 30% 的尸体标本中，舟月韧带和月三角韧带缺损。值得注意的是，在这些标本中，缺损的部位大多位于韧带最薄弱或者中心部位，并未表现出真性的撕裂、损伤或缺损。另外，

超过一半的标本同时存在 TFCC 撕裂。

临床表现、检查以及治疗方案

对于较严重的病例，包括脱位，诊断往往是显而易见的。患者腕部可明显肿胀，活动明显减少，且腕部疼痛剧烈，手指的运动及指尖的感觉也常常减弱。普通的 X 线片往往能显示出损伤的严重程度，并可以通过急诊 CT 扫描进一步确认。在腕关节后前位片，腕中关节可见远排腕骨重叠。另外，还可看到 Gilula 弧的破坏。在侧位片中，月骨远端凹面不再包含头状骨的头部。头状骨可出现背侧脱位（图 16.1 和图 16.2）。

为明确腕关节不稳更详细的损伤类型，仔细询问病史及体格检查是很有必要的。需要注意受伤时腕关节体位以及疼痛的部位，记录腕关节肿胀和局部压痛，测量并与对侧腕关节的活动范围和握力进行对比。腕关节桡侧疼痛最重要的鉴别诊断是舟状骨骨折。该损伤早期诊断的问题是众所周知的，但在 2~3 周后，需要进行腕关节不稳定的标准检查。1990 年，由 Kelly 和 Stanley 描述的假性不稳定试验，检测到腕关节正常前后向移动的减少可帮助诊断。由于腕关节保护性痉挛导致的腕关节活动度下降，这与肩关节不稳时的阳性恐惧体征相似。其他试验包括 Watson 等（1986）进行的舟骨月骨间韧带应力试验（图 16.3），在正常腕关节中，桡偏时舟骨屈曲，以抵抗拇指对舟骨结节的压力；在舟月分离病例中，腕关节桡偏时，舟骨仍屈曲，但不能克服来自拇指掌侧的阻力。背侧受力迫使舟骨屈曲逃离，近极则移向背侧。舟月或者月三角间隙的触诊可提示存在相应的关节不稳。Lichtman 等（1981）描述了轴移试验来评估腕中关节不稳（图 16.3）。

所有这些试验都是针对特定韧带的损伤，但是各试验交叉重叠并不少见，最具特异性和可靠性的检查可能还是损伤韧带的局部压痛。

Schernberg（1990）进行了相关的研究，针对正常腕关节进行放射学检查，显示获得的图像

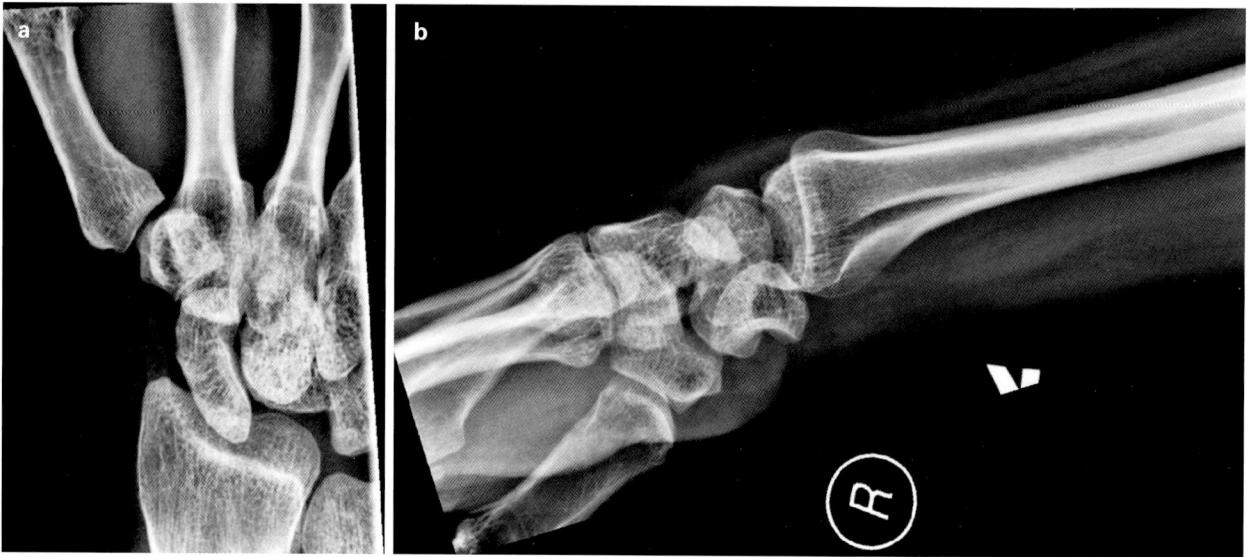

图 16.1 月骨周围脱位的前后位和侧位片 X 线片

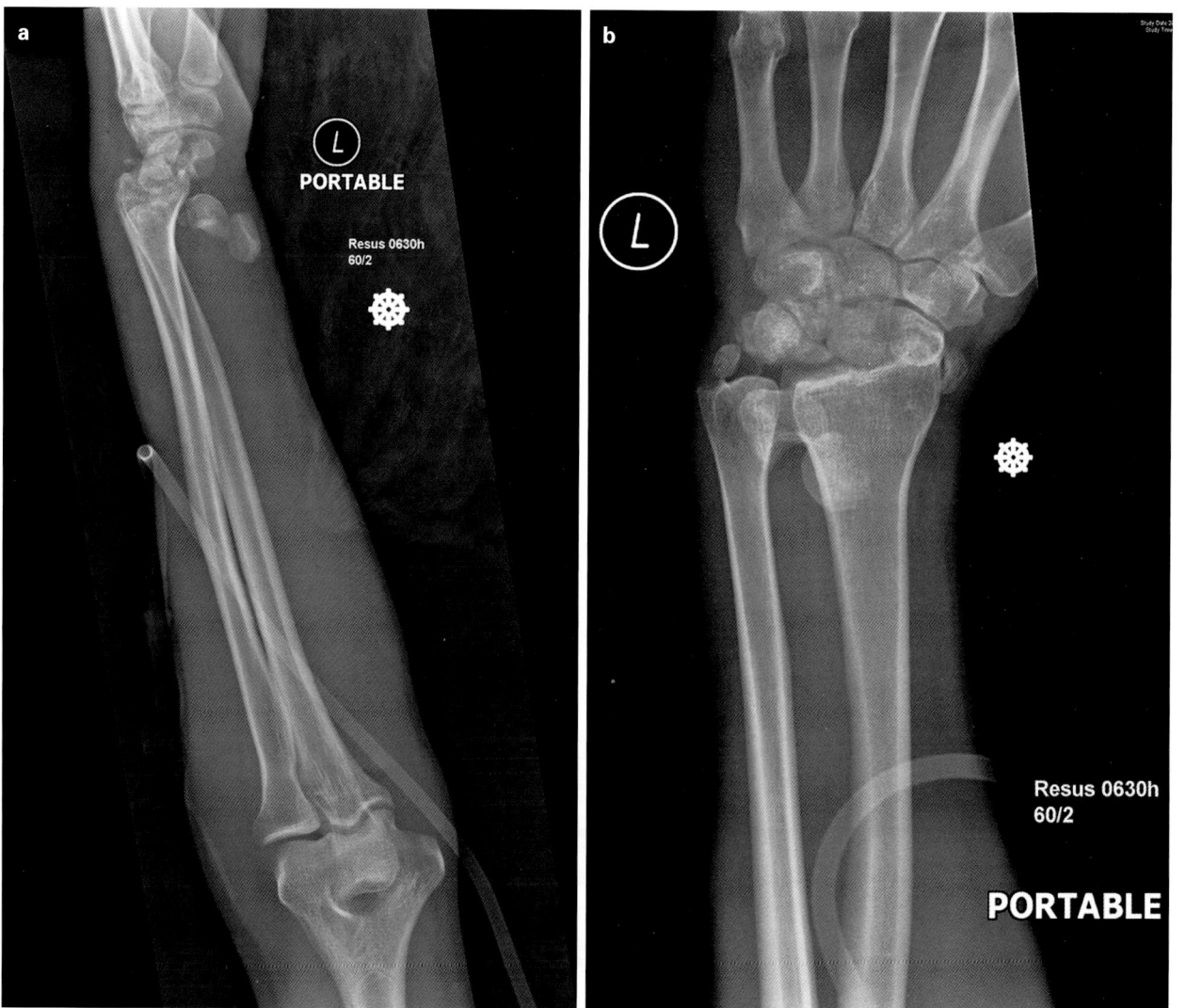

图 16.2 经舟骨月骨周围脱位前后位和侧位片 X 线片

质量以及再现性的重要性。在腕关节后前位上，舟月间隙宽度不应大于月三角间隙，舟月间隙 ≤ 3mm（图 16.4）。Gilula 和 Weeks（1978）研究发现舟月角大于 80° 提示存在 DISI。Schernberg 发现需要进行腕关节应力下摄片，才能诊断 27 例患者中 18 例患者存在腕关节损伤。另外，Degreif 等（1990）认为需要对比双侧腕关节检查，因为正常的腕关节存在较大的解剖变异。一些学者发现图像增强检查对腕关节动态不稳诊断特别有效。

更复杂的检查，包括关节造影和骨扫描在腕关节损伤的诊断上也有一定的价值。关节造影无疑可以显示不同腕骨间关节造影剂的泄露情况。然而，Herbert 等（1990）研究表明，除非与未损伤的对侧腕关节进行对比，否则关节造影几乎没有诊断价值。

CT 和 MRI 在检查慢性腕关节疼痛中应用越来越多。在诊断复杂的腕部损伤时，CT 扫描已经取代了其他形式断层扫描。尽管 MRI 与 CT 一样，只能提供静态图像，但 MRI 展示出更大的优势。最初，MRI 扫描常常不能显示骨间韧带较小的撕

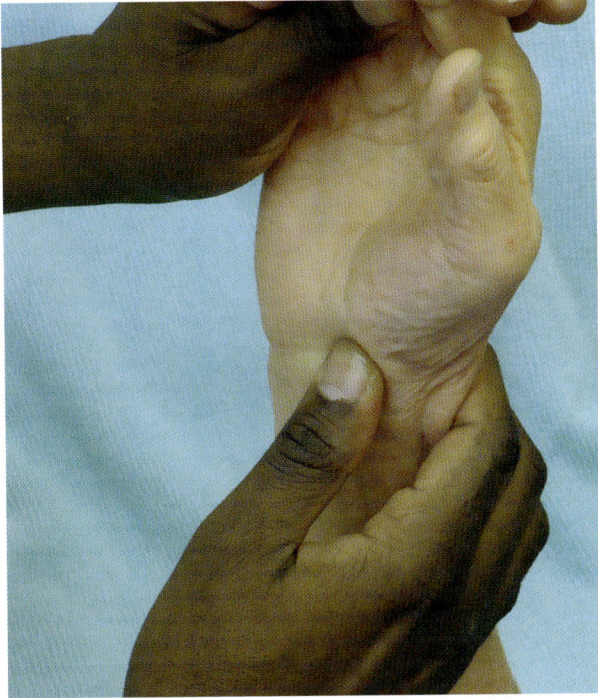

图 16.3　Watson 手法，增加舟骨月骨间韧带应力

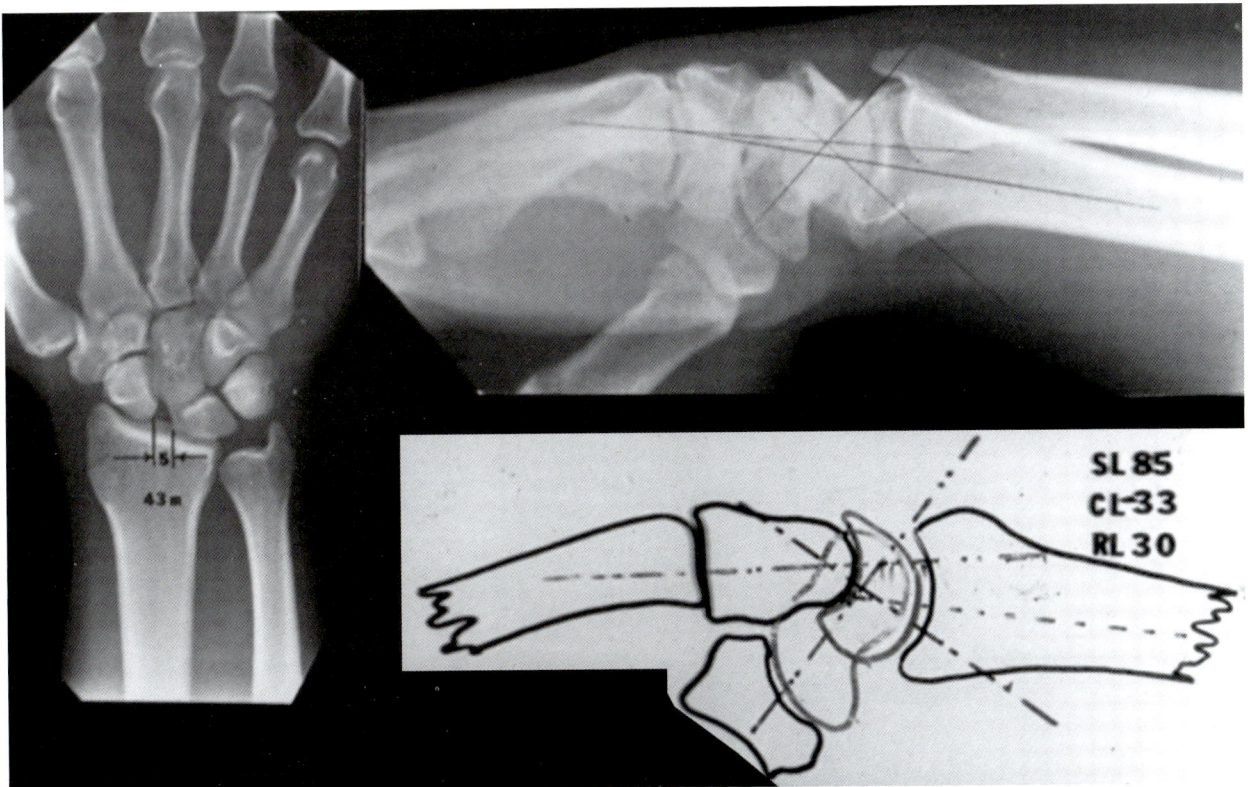

图 16.4　腕关节前后位 X 线片显示舟月间隙增宽，侧位显示舟月角 > 80°

裂。来自德国的 Schädel-Höpfner 等（2001）研究表明，注射静脉造影剂并没有显著提高 MRI 扫描的准确性，但它没有与腕关节镜进行比较。然而，在作者单位，随着外在线圈的应用和软件的升级，认为 MRI 关节造影的诊断价值已经得到明显提高。

在诊断腕关节不稳时，桡腕关节和腕中关节的关节镜检查仍然是"金标准"，并且，关节镜检查也用于急性损伤的患者。Roth、Haddad（1986）和 Cooney（1993）都提倡应用关节镜，它能确切地提供腕关节内各个层面的结构与病理学改变的大量信息。Kelly、Stanley（1990）和 Dautel 等（1993）对于一组影像学检查正常，而临床症状提示舟骨月骨间韧带撕裂的患者，通过腕关节镜进行桡腕与腕中关节的动态检查明确诊断。Fischer 和 Sennwald（1993）对于 20 例腕关节不稳的患者进行腕关节镜检查，发现所有患者都存在腕关节韧带撕裂。

另外，最近的报道表明，腕关节镜评估韧带损伤的部位和程度比关节造影更准确并更具特异性。

在桡腕关节水平，腕关节镜下从桡侧至尺侧评估腕掌侧韧带，明确是否存在外源性韧带损伤。在腕中关节，常规应用三角探针进行检查。舟骨和月骨间隙增宽提示存在韧带松弛。根据舟骨与月骨、月骨与三角骨分离程度可以评价腕关节损伤是部分还是完全性的（图 16.5），这可通过减轻腕关节负荷及施加各关节应力来完成。Geissler 最初对舟月韧带损伤的关节镜下表现进行了分类。如果探针可以在舟月或月三角间隙内旋转，考虑舟月或月三角骨间韧带断裂；如果探针或关节镜能从腕中关节穿到桡腕关节，可证实舟骨旋转性半脱位（完全的舟月韧带撕裂伴外在韧带松弛）。Kozin（1999）对此作了进一步分类（表 16.1）。回到桡腕关节，三角探针辅助下评估三角纤维软骨复合体的大小、位置和撕裂程度，同时可以探查到相应的骨损伤（包括舟状骨近极骨折或三角骨背侧小片骨折）。

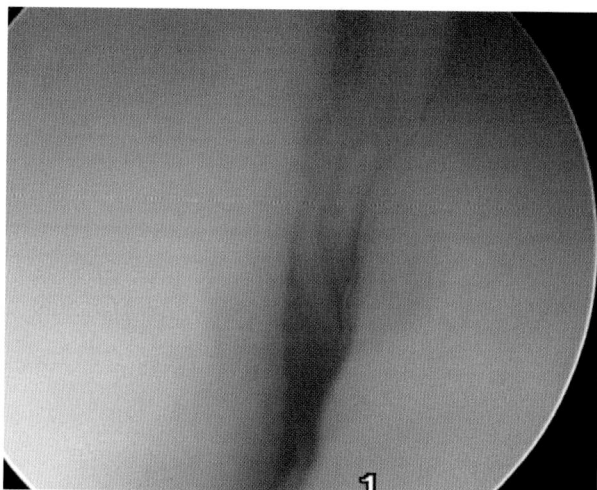

图 16.5 腕中关节的镜下显示舟月间隙增宽

表 16.1 关节镜下腕舟月韧带损伤的分类

等级	说明
1 级	变薄或者出血，无断裂
2 级	断裂或腕骨间隙增大，间隙小于探针宽度
3 级	断裂或腕骨间隙增大，探针可穿过舟月间隙
4 级	断裂或腕骨间隙增大，2.7mm 关节镜可穿过舟月间隙

表 16.2 腕骨脱位的分类

I	月骨周围背侧脱位 / 月骨掌侧脱位 [a]
II	经舟骨月骨周围背侧脱位 [a]
III	月骨周围掌侧脱位 / 月骨背侧脱位
IV	不同类型 （1）经桡骨茎突月骨周围脱位 [a] （2）舟头综合征 （3）经三角骨骨折 – 脱位 （4）混合型
V	孤立性舟骨旋转半脱位 （1）急性半脱位 （2）复发性半脱位
VI	舟骨完全脱位

a：最常见的损伤形式。

腕关节不稳分型

对于主要的脱位，一般分为不同类型的月骨周围脱位。该分类关注于脱位的方向，即月骨的移位以及合并有其他腕骨脱位或骨折（表 16.2）。

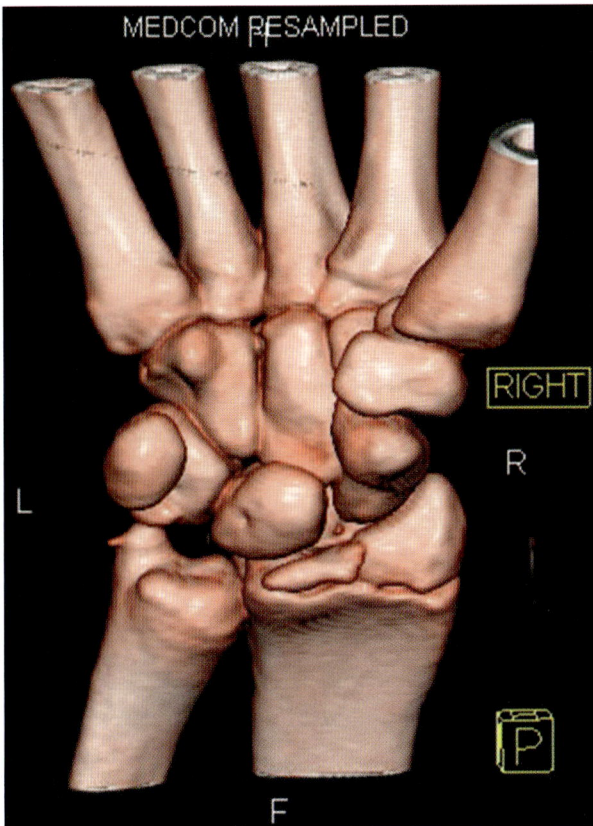

图 16.6　CT 重建示经桡骨月骨周围脱位

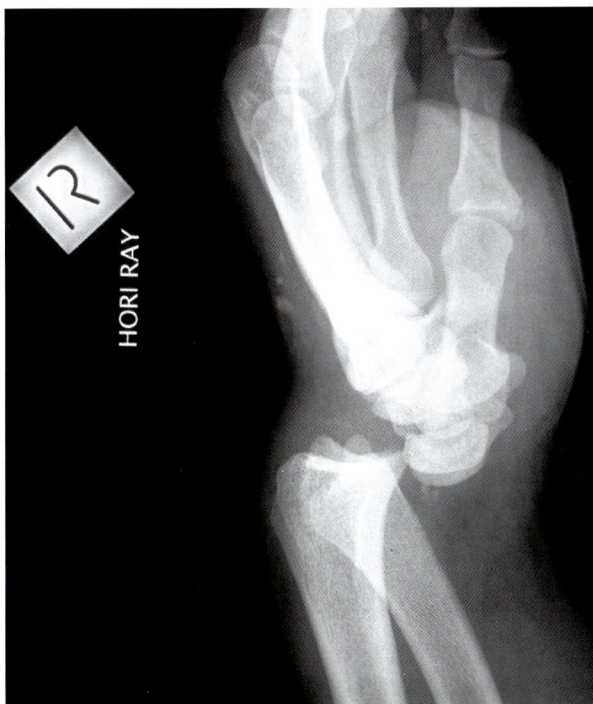

图 16.7　X 线片示全桡腕关节脱位

Johnson（1980）将月骨周围韧带损伤进一步分类，小弧区月骨周围脱位（单纯韧带损伤），大弧区损伤（包括单一腕骨骨折或多发周围腕骨骨折）。使用的术语包括前缀"trans"，它表示经腕骨的骨折，或"peri"，表示周围脱位（图 16.6 和图 16.7）。

对于单独的骨间韧带损伤，Linscheid 等（1972）和 Dobyns 等（1975）确定了 4 组腕关节不稳，即背侧嵌入部分不稳（DISI）、掌侧嵌入部分不稳、尺侧移位以及背侧半脱位。

背伸和掌屈不稳的特点影像学表现已作讨论。尺侧移位是指桡骨远端的腕骨向尺侧移位，常见于类风湿性关节炎。背侧半脱位则意为腕骨的背侧移位，常见于桡骨远端骨折的畸形愈合。

Taleisnik 在 1984 年介绍了腕关节静态和动态不稳定的概念。静态不稳定为终末状态，有明显的舟月分离、舟骨屈曲固定和月骨背伸固定。动态不稳定可表现为韧带部分损伤引起的疼痛，但 X 线片仅仅有轻微的改变甚至无明显改变，可通过动态放射学或关节镜进行诊断。1990 年，Dobyns 和 Gabel 介绍了分离型腕关节不稳（CID）、非分离型腕关节不稳（CIND）、复杂型腕关节不稳（CIC）的概念。CID 是指由于同排腕骨之间的连接受损而导致的不稳定性。CIND 是指同排腕骨之间没有分离，但在桡腕关节或腕中关节处不稳定。CIC 包括其他无法分类的不稳定。

外科技术与康复治疗

对于大多数的腕关节脱位，毫无疑问应当急诊处理，即急诊早期复位。然后，用 Paris 石膏托或支具固定腕关节，或复位后行经皮克氏针内固定或外固定支架固定，或酌情进行切开复位、韧带修复与骨折内固定。但简单地应用石膏固定腕关节的方法目前已不再推荐。特别需要指出的是，闭合复位通常较为困难，如果需要尝试，必须牵引并使肌肉完全放松。更重要的是，复位后 X 线片常常提示有持续不稳定的征象。在这种程度的下突出的克氏针断端，除非使用更粗的克氏针（1.9mm）。更好的方式是横行进针固定舟月关节。

临床要点

　　对于严重的脱位，应该急诊复位，并酌情进行骨折固定或韧带修复。任何复位或修复都必须进行固定保护。

损伤后，舟骨和月骨能处于正常位置是很少见的。

　　如果能获得闭合复位，那么经关节的克氏针固定是一个良好选择。克氏针需横行穿过近排腕骨减少任何不稳定，通常6~8周后拔出克氏针，尽管有要求更长时间固定的可能。

　　然而，最近的一批长期随访研究显示了开放复位联合修复韧带和经皮克氏针内固定的优越性。毫无疑问，开放技术的确可以更精确地复位和修复相应的韧带。当然需要通过掌侧和背侧入路达到腕关节，因此解剖也更广范围。Garcia-Elias 等（1986）认为不良预后因素包括受伤与诊治的时间间隔和复位的准确性。

开放复位和修复技术

　　手术时患者仰卧位，全麻或臂丛阻滞联合镇静麻醉，上止血带。通过背侧切口进入至舟月带，理论上其最重要和最强韧的部分位于背侧。纵向皮肤切口能更好地显露，尽管合适的横行切口也能暴露良好并且切口更美观。在第四间室处切开伸肌支持带，以允许伸肌腱活动。保护好拇长伸肌腱，切开腕关节背侧关节囊，可做横行切口，或用 Berger（1998）介绍的韧带关节囊切开方法。舟月韧带正好位于 Lister 结节的远端。韧带修复主要根据术中所见，可直接缝合，若韧带从腕骨上撕脱，可通过骨间固定或小骨锚固定，后者无疑更简单。其他一些有效方法包括在舟骨或月骨，或者两者同时植入锚钉，通过韧带或其止点缝合，必要时锚钉与锚钉固定。该方法相当有效且容易实施。然后采用克氏针固定，经桡骨将克氏针植入月骨和舟骨是有效的维持稳定的好方法。然而，这种情况下有断针的可能，在腕关节内留

临床要点

　　对于急性舟月韧带损伤，目前认为早期开放修复和临时内固定是理想的治疗方法。

　　对于月三角韧带，应从掌侧入路。这里采用纵行切口，找到拇长屈肌和正中神经并向桡侧牵拉，尺动脉及尺神经牵向尺侧，显露掌侧关节囊。通常掌侧关节囊有损伤，任何的裂口都会扩大。关节囊横行切口可能最合适，这个切口能显露月骨和三角骨及撕裂的韧带。采用掌侧入路修复月三角韧带的依据是掌侧部分最为坚韧，它的修复类似于舟月韧带，根据术中所见决定手术方式，可使用与舟月韧带修复一样的技术。

　　传统上，术后康复包括：6周后拔除克氏针，随后腕关节中立位石膏制动6周。如果外科医生对修复强度有信心，术后6周可在医生指导下进行轻柔活动锻炼。在我们医院可以做"掷飞镖"动作锻炼，这个动作从背伸桡偏到屈曲尺偏，锻炼期间患者佩戴可拆卸支具。也可采用更多的一般锻炼动作，直到12周时进行更高强度的功能锻炼。

　　大弧损伤是指包括邻近腕骨骨折的脱位，特别是舟骨，也包括头状骨和三角骨，推荐的治疗方法是切开复位和特定骨折的内固定。实际上，舟骨骨折的固定常能稳定腕关节的桡侧。手术技术可参考 Tim Davis 的章节。

　　最近报告的关节镜辅助下经皮内固定术，尽管也被认为是开放手术。Moneim 等报道了17例舟骨骨折患者中15人愈合，Inoue 等报道（平均随访18个月）超过50%的患者预后良好至优秀。此外，Herzberg 等在大宗病例中报道开放损伤和延迟治疗对临床结果有相反的作用，而损伤的解剖类型的影响较小。在早期的治疗病例中，临床效果满意，尽管创伤后关节炎发病率很高（56%）。在

单纯韧带损伤引起的月骨周围背侧脱位组和经舟骨月骨背侧脱位组中，开放复位及内固定术后在影像学上表现良好，但后一组中的舟骨内固定往往是不充分的，也有存在舟月分离、月三角分离、腕骨尺侧移位或其他腕骨塌陷的现象。

Forli 等在 2010 对一系列超过 10 年的随访病例中，报道了关节炎和静态腕关节不稳定的放射学证据，但是发现并没有引起功能的减退。而且，尽管这些问题很严重，罕见有月骨缺血性坏死。唯一明确报告是 White 和 Omer（1984），24 个患者中有 3 个出现月骨缺血坏死，发生率为 12.5%。

头状骨骨折常导致移位或 180° 旋转，这种损伤机制是头状骨直接与桡侧背侧缘发生撞击，然后头状骨的头部发生旋转，远端骨折块重新排列，损伤的情况可从 CT 上明确。鉴于移位的产生，强烈推荐行开放复位内固定的治疗方法。同样需要注意的是，头状骨移位会导致正中神经受压，则进行急诊腕管松解术治疗。

让人惊讶的是，月骨周围脱位有时会漏诊，随之而来出现持续性腕部疼痛，特别是肿胀，同时伴有活动受限。在这种情况下应尝试切开复位，可能需要掌背侧联合入路。Siegert（1988）等报道了 16 例外伤后超过 6 周才得到治疗的病例，其中 6 例患者行切开复位内固定，全获得满意的结果，不需要额外的手术。其他患者中 4 例行单纯腕骨切除，2 例行腕关节融合，2 例行近排腕骨切除，其中多数患者需行后期手术。

Weir（1992）报道了一组小样本病例，患者行后期复位，结果是活动范围及 X 线片的表现较差，但功能却意外地好，所有患者均能重返日常生活，包括重体力劳动。

跨腕关节的外固定支架也推荐应用，但是如果有严重的软骨损伤，更合适的治疗是关节融合或近排腕骨切除等挽救性手术。

单纯舟月分离

对单纯骨间韧带损伤，现在倾向于手术干预。若功能影响轻微，有超过 80% 的活动度及抓握力

正常，Dobyns 等建议不必治疗。当然，在临床实际中，许多患者未进行重建手术，随着一些生活方式的改变，这些患者似乎能较好地应对慢性舟月韧带损伤。

来自 Wrightington 医院的一项研究总结了 11 例经关节镜证实的舟月韧带损伤，但没有影像学上 DISI 或舟月分离征象，平均随访 7 年，所有患者仍有疼痛，疼痛视觉模拟评分（VAPS）：休息时平均 3.2 分，活动后 6.5 分（但刚确诊时评分：休息时平均为 7.6 分，活动后为 8.2 分）。所有患者均口服镇痛药物，偶有戴支具。与健侧对比所有患者腕关节活动度减少，握力是健侧的 60%。除一位之外的所有患者都改变所从事的职业，大部分从事轻体力工作。除了一位患者发现桡骨茎突上有早期的桡腕关节炎表现外，影像学上均没有明显的退行性改变。

当患者确诊后且有治疗指征，需要采取措施来挽救损伤的骨间韧带。Palmer 等报道如果是 4 周内的损伤进行治疗且能解剖复位，石膏制动 8 周，均可有满意的结果。一般需要在影像学辅助下进行克氏针内固定。没能达到复位固定、诊断延迟或制动较差的病例通常需要手术治疗。韧带重建无论是从掌侧还是背侧入路常需要克氏针固定，预后的好坏取决于组织修复的质量。如前面所述，通常采用背侧入路修复舟月韧带，经掌侧入路修复月三角韧带，因为这些部位是韧带最坚韧的部分。Wyrick 等报道了 17 例直接修复的结果，舟月韧带通过背侧关节囊固定来加强，随访了 30 个月，结果显示，没有疼痛完全缓解的病例，平均腕关节活动度为正常的 60%，握力为正常的 70%。影像学上，舟月角从术前的 78° 改善至术后的 47°，但是经长期随访，舟月角又退变至 72°。在舟月间隙也发现了类似的改变。只有两名患者预后优秀或良好，17 例中的 6 例在 X 线评估上达到优秀或良好。作者建议在分析这类手术预后时要慎重。

2000 年，德国 Bickert 等报道了一项用微型骨锚修复急性舟月韧带损伤的回顾性研究，经术后

平均 19 个月的随访，8 例患者预后良好或优秀，2 例满意，2 例预后不佳。评估内容包括疼痛评分，握力及 DASH 评分。影像学评估 10 例患者舟月韧带稳定，其中舟月角平均为 55°，舟月间隙不超过 3.2mm。

单纯月三角分离

这种情况通常少见，如果能早期诊断可通过简单制动或急诊韧带修复治疗。Reagan 等发现简单制动并关节囊固定术只对急性损伤的病例有效，慢性病例需行肌腱固定及关节融合术。

总结

急性腕关节不稳定是损伤的一个系列，从简单的腕骨间韧带损伤至骨折脱位都可出现。CT 在骨折脱位中毫无疑问有助于诊断，骨间韧带损伤最好通过 MRI 或关节镜确诊。对大多数损伤治疗包括及时复位和骨折内固定，必要时韧带修复。延迟的症状更难诊断，通常需挽救性的手术，包括融合或近排腕骨切除术。对单纯骨间韧带损伤行切开修复和临时固定是最为有效的治疗，合理的康复锻炼也是关键。

参考文献

[1] Mayfi eld JK. Wrist ligamentous anatomy and pathogenesis of carpal instability. Orthop Clin North Am. 1984;15:209–216.

[2] Reagan DS, Linscheid RL, Dobyns JH. Lunotriquetral sprains. J Hand Surg Am. 1984;9:502–514.

[3] Schroer W, Lacey S, Frost FS, Keith MW. Carpal instability in the weight-bearing upper extremity. J Bone Joint Surg Am. 1996;78:1838–1843.

[4] Garcia-Elias M, Ribe M, Rodriguez J, Cots M, Casas J. Infl uence of joint laxity on scaphoid kinematics. J Hand Surg Br. 1995;20:379–382.

[5] Berger RA, Imeada T, Berglund L, An KN. Constraint and material properties of the subregions of the scapholunate interosseous ligament. J Hand Surg Am. 1999;24:953–962.

[6] Katz DA, Green JK, Werner FW, Loftus JB. Capsuloligamentous restraints to dorsal and palmar carpal translation. J Hand Surg Am. 2003;28:610–613.

[7] Berger RA, Kauer JM, Landsmeer JM. Radioscapholunate ligament: a gross anatomic and histologic study of fetal and adults wrists. J Hand Surg Am. 1991;16:350–355.

[8] Taleisnik J. Classifi cation of carpal instability. Bull Hosp Jt Dis Orthop Inst. 1984;44:511–531.

[9] Trumble T, Bour CJ, Smith RJ, Edwards GS. Intercarpal arthrodesis for static and dynamic volar intercalated segment instability. J Hand Surg Am. 1988;13:384–390.

[10] Short WH, Werner FW, Green JK, Masaoka S. Biomechanical evaluation of the ligamentous stabilizers of the scaphoid and lunate: part II. J Hand Surg Am. 2005;30:24–34.

[11] Weiss AP, Sachar K, Gendreau M. Conservative management of carpal tunnel syndrome: a reexamination of steroid injection and splinting. J Hand Surg Am. 1994;19:410–415.

[12] Gilula LA, Weeks PM. Post-traumatic ligamentous instabilities of the wrist. Radiology. 1978;129:641–651.

[13] Kelly EP, Stanley JK. Arthroscopy of the wrist. J Hand Surg Br. 1990;15:236–242.

[14] Watson HK, Rye J, Akelman E. Limited triscaphoid intercarpal arthrodesis for rotatory subluxation of the scaphoid. J Bone Joint Surg Am. 1986;68:345–349.

[15] Lichtman DM, Schneider JR, Swafford AR, Mack GR. Ulnar midcarpal instability-clinical and laboratory analysis. J Hand Surg Am. 1981;6:515–523.

[16] Schernberg F. Roentgenographic examination of the wrist: a systematic study of the normal, lax and injured wrist. Part 1: the standard and positional views. J Hand Surg Br. 1990;15:210–219.

[17] Degreif J, Benning R, Rudigier J, Ritter G. Scapholunar dissociatio--hen an accident sequela, when a normal congenital variant? Langenbecks Arch Chir Suppl II Verh Dtsch Ges Chir. 1990;731–734.

[18] Stanley D, Herbert TJ. The Swanson ulnar head prosthesis for post- traumatic disorders of the distal radioulnar joint. J Hand Surg Br. 1992;17:682–688.

[19] Herbert TJ, Faithfull RG, McCann DJ, Ireland J. Bilateral arthrography of the wrist. J Hand Surg Br. 1990;15:233–235.

[20] Stewart NR, Gilula LA. CT of the wrist: a tailored approach. Radiology. 1992;183:13–20.

[21] Zlatkin MB, Greenan T. Magnetic resonance imaging of the wrist. Magn Reson Q. 1992;8:65–96.

[22] Munk PL, Vellet AD, Levin MF, Steinbach LS, Helms CA. Current status of magnetic resonance imaging of the wrist. Can Assoc Radiol J. 1992;43:8–18.

[23] Schädel-Höpfner M, Iwinska-Zelder J, Braus T, Böhringer G, Klose KJ, Gotzen L. MRI versus arthroscopy in the diagnosis of scapholunate ligament injury. J Hand Surg Br. 2001;26:17–21.

[24] Roth JH, Haddad RG. Radiocarpal arthroscopy and arthrography in the diagnosis of ulnar wrist pain. Arthroscopy. 1986;2:234–243.

[25] Cooney WP. Evaluation of chronic wrist pain by arthrography, arthroscopy, and arthrotomy. J Hand Surg Am. 1993;18:815–822.

[26] Dautel G, Goudot B, Merle M. Arthroscopic diagnosis of scapho-lunate instability in the absence of X-ray abnormalities. J Hand Surg Br. 1993;18:213–218.

[27] Fischer M, Sennwald G. Arthroscopy in diagnosis of carpal instability. Helv Chir Acta. 1993;59:693–696.

[28] Cooney WP, Dobyns JH, Linscheid RL. Arthroscopy of the wrist: anatomy and classifi cation of carpal instability. Arthroscopy. 1990;6:133–140.

[29] Weiss AP, Akelman E. Diagnostic imaging and arthroscopy for chronic wrist pain. Orthop Clin North Am. 1995;26:759–767.

[30] Kozin SH. The role of arthroscopy in scapholunate instability. Hand Clin. 1999;15:435–444.

[31] Green DP, O'Brien ET. Classifi cation and management of carpal dislocations. Clin Orthop Relat Res. 1980;149:55–72.

[32] Johnson RP. The acutely injured wrist and its residuals. Clin Orthop. 1980;149:33–44.

[33] Linscheid RL, Dobyns JH, Beabout JW, Bryan RS. Traumatic instability of the wrist. Diagnosis, classifi cation, and pathomechanics. J Bone Joint Surg Am. 1972;54:1612–1632.

[34] Dobyns JH, Linscheid RL, Chao EYS, Weber ER, Swanson GE. Traumatic instability of the wrist. AAOS Instr Course Lect. 1975;24:182–199.

[35] Dias JJ, McMohan A. Effect of Colles' fracture malunion on carpal alignment. J R Coll Surg Edinb. 1988; 33:303–305.

[36] Dobyns JH, Gabel GT. Gymnast's wrist. Hand Clin. 1990;6:493–505.

[37] Green DP, O'Brien ET. Open reduction of carpal dislocations: indications and operative techniques. J Hand Surg Am. 1978;3:250–265.

[38] Minami A, Kaneda K. Repair and/or reconstruction of scapholunate interosseous ligament in lunte and perilunate dislocations. J Hand Surg Am. 1993;18:1099–1106.

[39] Sotereanos DG, Mitsionis GJ, Giannakopoulos PN, Tomaino MM, Herndon JH. Perilunate dislocation and fracture dislocation: a critical analysis of the volardorsal approach. J Hand Surg Am. 1997;22:49–56.

[40] Garcia-Elias M, Irisarri C, Henriquez A, Abanco J, Fores J, Lluch A, Gilabert A. Perilunar dislocation of the carpus. Ann Chir Main. 1986;5(4):281–287.

[41] Berger RA. Ligament anatomy. In: Cooney WP, Linscheid RL, Dobyns JH, editors. The wrist. Diagnosis and operative treatment. St. Louis: Mosby; 1998. p. 73–105.

[42] Rosati M, Parchi P, Cacianti M, Poggetti A, Lisanti M. Treatment of acute scapholunate ligament injuries with bone anchor. Musculoskelet Surg. 2010;94:25–32.

[43] Jeon L-H, Kim H-J, Min W-K, Cho H-S, Kim P-T. Arthroscopically assisted percutaneous fi xation for trans-scaphoid perilunate fracture dislocation. J Hand Surg Br. 2010;35(8):884–888.

[44] Moneim MS, Hofammann KE, Omer GE. Transscaphoid perilunate fracture-dislocation. Clin Orthop Relat Res. 1984;190:227–235.

[45] Inoue G, Tanaka Y, Nakamura R. Treatment of transscaphoid perilunate dislocations by internal fi xation with the Herbert screw. J Hand Surg Br. 1990;15:449–454.

[46] Herzberg G, Comtet JJ, Linscheid RL, Amadio PC, Cooney WP, Stalder J. Perilunate dislocations and fracture dislocations: a multicentre study. J Hand Surg Am. 1993;18:768–779.

[47] Forli A, Courvoisier A, Wimsey S, Corcella D, Moutet F. Perilunate dislocations and transscaphoid perilunate fracture-dislocations: a retrospective study with minimum ten-year follow-up. J Hand Surg Am. 2010;35:62–68.

[48] White RE, Omer GE. Transient vascular compromise of the lunate after fracture-dislocation or dislocation of the carpus. J Hand Surg Am. 1984;9:181–184.

[49] Monahan PR, Galasko CS. The scapho-capitate fracture syndrome: a mechanism of injury. J Bone Joint Surg Br. 1972;54:122–124.

[50] Siegert JJ, Frassica FJ, Amadio PC. Treatment of chronic perilunate dislocations. J Hand Surg Am. 1988;13:206–212.

[51] Weir IGC. The late reduction of carpal dislocations. J Hand Surg Br. 1992;17:137–139.

[52] Fernandez DL, Ghillani R. External fi xation of complex carpal dislocations: a preliminary report. J Hand Surg Am. 1987;12:335–347.

[53] O'Meeghan CJ, Stuart W, Mamo V, Stanley JK, Trail IA. The natural history of an untreated isolated scapholunate interosseous ligament injury. J Hand Surg Br. 2003;28:307–310.

[54] Palmer AK, Dobyns JH, Linscheid RL. Management of post-traumatic instability of the wrist secondary to ligament rupture. J Hand Surg Am. 1978;3:507–532.

[55] Wyrick JD, Youse BD, Kiefhaber TR. Scapholunate ligament repair and capsulodesis for the treatment of static scapholunate dissociation. J Hand Surg Br. 1998;23:776–780.

[56] Bickert B, Sauerbier M, Germann G. Scapholunate ligament repair using the Mitek bone anchor. J Hand Surg Br. 2000;25:188–192.

第十七章　急性远桡尺关节不稳定

Brian D. Adams

关键词

急性远桡尺关节不稳定；远桡尺关节不稳定；手腕不稳定

引言

远桡尺关节（DRUJ）是连接尺桡骨远端的运动滑膜关节，并作为前臂旋前旋后的枢轴。由于尺桡骨的关节面的曲率半径不同，软组织在引导和限制关节中发挥了重要的作用。DRUJ 与上尺桡关节在前臂运动中是同步进行的，因此任何涉及尺骨或桡骨的损伤和畸形都会影响这两个关节的功能。DRUJ 和尺腕关节在解剖和功能上融为一体，两者均可受到创伤和关节炎的影响。由于两者之间的相互依赖性，DRUJ 损伤的评估和治疗具有一定挑战性。DRUJ 不稳定治疗中，合适的骨性结构对位非常重要，在软组织修复之前必须纠正。另外，在正常张力和长度的关节韧带限制下，乙状切迹和尺骨头能够相互匹配下进行活动。本章节将讨论与 DRUJ 不稳定相关的解剖和病理生理学，以及不同治疗方式的基本原理和技术。

解剖学

DRUJ 是一个滑车关节，允许前臂正常活动时既有旋转也有平移。乙状切迹在横断面直径平均为 15mm，冠状面为 10mm。切迹形状在两个平面上明显不同，从相对扁平到半圆柱形两个部分。它的背侧缘为典型的锐角，掌侧缘相对圆钝，通常伴有加强的纤维软骨唇（图 17.1）。临床和生物力学研究显示，乙状切迹的获得性缺陷，如边缘

骨折，可导致不稳定。此外，发育性缺陷更易继发韧带损伤后的关节不稳定。尺侧头对应乙状切迹的位置，使乙状切迹围绕着尺骨头旋转。尺骨头在矢状面是不对称的，形成一个约 130° 弧的圆柱体，但关节软骨仅覆盖约 90° 弧。

尺骨茎突是尺骨脊皮下的延续，向远端突出 2~6mm，为软组织提供附着点，骨折会导致韧带不稳定。茎突基底有一个较浅的凹陷称为隐窝，充满小血管孔并为韧带提供附着点。由于前臂的运动轴经过尺骨茎突，因此在修复重建中确认其位置尤为重要。

组成 DRUJ 稳定性的软组织结构有旋前方肌、尺侧伸腕肌、骨间膜、关节囊及三角纤维软骨复合体（TFCC）。在维持关节稳定性方面，不同结构的作用是有争议的，但大家的共识是多个结构的破坏才会导致严重的关节不稳定。旋前方肌和尺侧伸腕肌提供一定程度的动态稳定性。旋前方肌在主动旋前和被动旋后活动中为 DRUJ 对合提供间接稳定性。尺侧伸腕肌收缩可向背侧提升尺侧腕骨，并向掌侧下压尺骨头。骨间膜的重要性在于维持尺骨与桡骨作为一个前臂功能单元，特别是在桡骨头或上尺桡关节损伤时。只有当骨间膜完整性破坏才会导致完全性的尺桡骨分离。

TFCC 由 Palmer 和 Werner 两位学者命名，是最常用来描述跨越和支撑 DRUJ 和尺腕关节的相互关联软组织的术语。TFCC 的主要功能有：延伸了桡骨远端光滑的关节面并覆盖尺骨头；传递尺腕

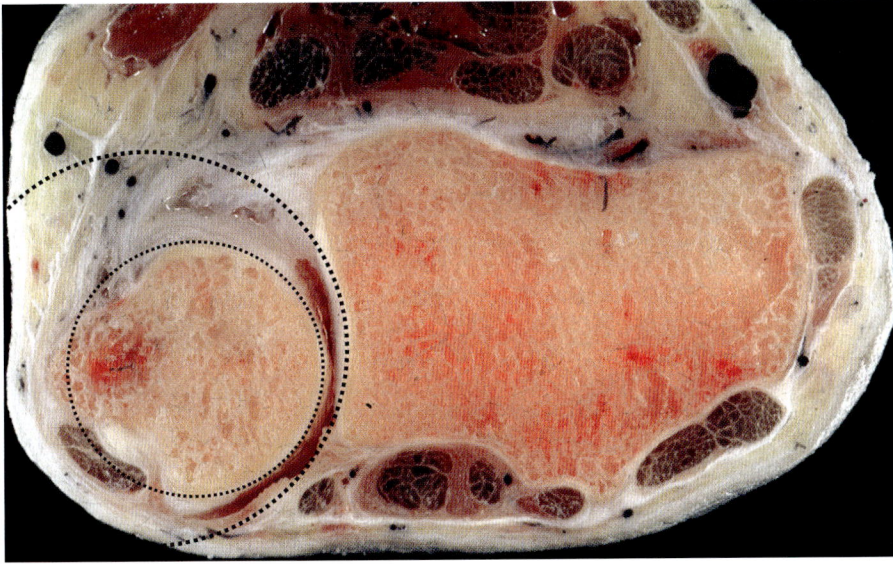

图 17.1 DRUJ 尸体标本切片：乙状切迹较浅，其曲率半径明显大于尺骨头，切迹的边缘是加强的纤维软骨唇

关节轴向应力，吸收部分负荷；为下尺桡之间提供牢固的弹性连接，允许前臂旋转；通过尺桡骨的连接，支撑腕关节尺侧部分。TFCC 复杂的解剖特点和多重功能，增加了外伤和退变的风险。

通常认为，TFCC 是主要的软组织稳定结构，其中掌侧和背侧桡尺韧带是 TFCC 的主要部分。韧带在纤维软骨结合部、DRUJ 关节囊和尺腕关节囊处增厚。这些韧带由纵行薄层胶原组成，以抵抗牵拉负荷。当桡尺远端韧带向尺侧延伸时，其在冠状面分为两部分。深部或近端部分止于尺骨隐窝，浅层或远端部分附着于尺骨茎突基底及中部（图17.2）。在尺骨茎突的深浅层之间为血运丰富的疏松结缔组织，该结构有时被称为韧带源物质，但这个术语存在困惑，因为该结构在组织学和力学上均没有韧带的特性。韧带纤维的发散排列对尺骨茎突骨折有重要的临床意义，尺骨茎突基底骨折导致浅层机械性传递中断，同时由于韧带深层附着在该位置附近，意味着也可能发生断裂。止于隐窝的深层韧带纤维完整能提供 DRUJ 的稳定性。

三角软骨盘的血供因人而异，并且它对修复及治疗选择起关键作用。软骨盘的血供主要来源于骨间前动脉及尺动脉。骨间前动脉发出 DRUJ 的掌侧支及背侧支，背侧支主要供应背侧边缘，掌侧支主要营养桡骨附近掌侧缘。尺动脉的掌侧支

和背侧支主要供应尺骨茎突和尺掌侧边缘。血管仅至软骨盘边缘的 15%，而中央部分无血运。随着年龄增长，软骨盘周边的血供减少。基于这些发现，软骨盘中央部分几乎不可修复，而周边部分修复能力强。类似于血管分布，TFCC 的关节盘中央部分无神经支配，TFCC 的掌尺侧部分受尺神经支配，背侧受骨间后神经支配。背侧感觉支对 TFCC 各部分的神经支配存在差异。

生物力学

正常的旋前和旋后弧度为 150° ~180°，桡腕关节参与时最大可增加 30°。前臂运动轴在旋转时发生改变，尤其在应力负荷下，但通常旋转轴线位于近端桡骨头和远端尺骨头的横截面中心连线。在前臂旋转时，由于乙状切迹较浅，相对只有 47° ~80° 的一个扇形，其曲率半径比尺骨头大50%，可发生 DRUJ 平移。在外源性应力作用下，正常尸体标本处旋转中立位时掌、背侧滑移的幅度为 8~9mm，而活体研究显示活体研究表明实际的滑移明显小于该值。当无负荷的前臂处于中立位时，关节接触面积最大，达总面积的 60%。在极度旋前和旋后情况下，乙状切迹边缘可能仅有 2mm 的关节面接触（小于关节面的 10%）。

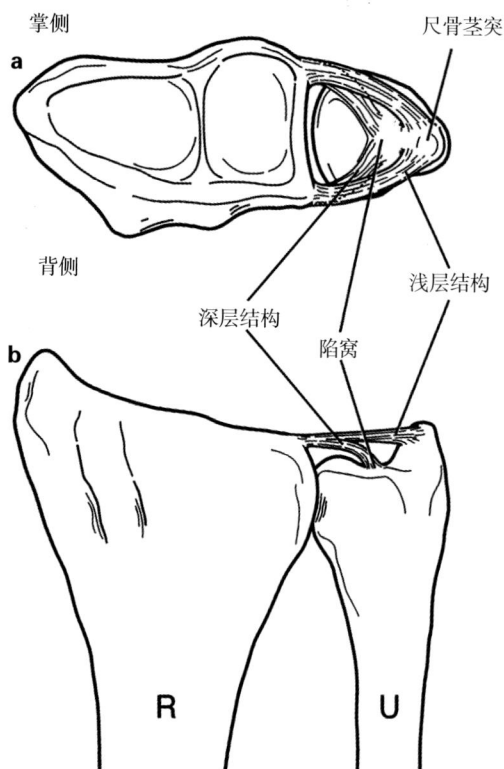

图 17.2 正常的背侧和掌侧桡尺侧韧带分别为附着尺茎突的浅（远）层和附着尺骨头陷窝的深（近）层。TFC 三角纤维软骨，腕关节远侧面观（a）和背面观（b）

关于远端桡尺韧带对 DRUJ 稳定性的明确作用仍存在争议，临床上有两种理论。一种理论认为韧带与乙状切迹边缘约束关节的作用一致，另一种观点认为韧带在维持正常腕关节任何方向的稳定性均是有必要的。因此，患者若出现双向不稳定或严重的单向不稳定时，两条韧带均应考虑有损伤。从临床角度来看，尺骨隐窝止点是 DRUJ 最重要的稳定装置。

众所周知，桡骨远端骨折常累及乙状切迹，尤其是背侧缘，但其累及程度在标准位 X 线片上常被低估，而 CT 能更好地反映损伤程度。临床上对乙状切迹损伤后的不匹配性还未深入了解。解剖学和生物力学研究及病例报道认为乙状切迹边缘在关节稳定中起到了重要作用。

在 Galeazzi 前臂骨折脱位中，可能伴发一系列 DRUJ 不稳定，但 1B 类 TFCC 损伤几乎都会出现。一项研究表明，较中部桡骨干骨折，骨折越靠近远端，伴发 DRUJ 不稳定的危险性越高。

急性不稳定的病因学研究

DRUJ 不稳定的最常见原因为桡骨远端骨折。桡骨背侧成角大于 30° 可伴发 DRUJ 不稳定、TFCC 变形、关节匹配性改变等。远端桡尺韧带损伤撕裂前可承受小于 5~7mm 的桡骨短缩。TFCC 撕裂通常发生在其尺侧附着点。随着损伤加重，DRUJ 的次要稳定结构和腕尺侧其他结构也受损伤，包括 IOM、ECU 腱鞘、尺腕韧带及月三角骨间韧带等。

大部分的尺骨茎突骨折不影响 DRUJ 稳定性。尺骨茎突为尺腕韧带、ECU 腱鞘及桡尺韧带浅层提供附着，但茎突尖缺乏软组织附着。因此，经过茎突基底的骨折比茎突尖部骨折更容易造成 TFCC 撕裂。尽管尺骨茎突为 DRUJ 部分稳定韧带提供附着，桡尺韧带在尺骨隐窝上也有重要的附着点。茎突基底部分骨折不会造成这些韧带完全损伤。相反地，不伴有尺骨茎突骨折时也会发生完全性桡尺韧带撕裂和不稳定。偶尔有隐窝上撕脱的小骨片，提示远端桡尺韧带深层有撕裂。必须认识这些外伤的变化以避免治疗不足。例如，在桡尺韧带完整性未修复时，仅行尺骨茎突复位内固定往往无效。

临床表现

尽管桡骨和腕骨是 DRUJ 的活动结构，但按照惯例，但按照惯例，DRUJ 脱位或不稳定的描述是根据尺骨头相对于桡骨远端的位置而定的。创伤性 TFCC 损伤通常是前臂旋转和轴向暴力损伤所致。多数单纯性、不可复性或"交锁"的 DRUJ 脱位为背侧脱位，通常是跌倒时手腕背伸并极度旋前暴力所致。相反，掌侧脱位发生在前臂旋后或前臂尺侧的直接暴力导致。尽管大多数急性完全性脱位是背侧脱位，但慢性掌侧不稳定可能更常见，由于诊断较为困难，往往易漏诊。

腕部损伤尤其是桡骨远端骨折后，持续的腕部症状通常是 DRUJ 残留功能不全导致，且常被误诊。症状常为疼痛、活动受限、握力减弱等。随着慢性不稳定的进展，症状可能有减弱，在部分病例中患者往往能忍受，并且无法确定这些 DRUJ 不稳定是否转为关节炎。

体格检查

急性脱位常导致尺骨头卡在乙状切迹边缘的明显畸形。由于 DRUJ、尺腕关节、月三角关节及近端桡尺关节在解剖和功能上关系密切，因此对所有关节及结构进行检查以明确症状的准确来源非常关键。被动活动是尺骨相对于桡骨前后滑移度增大，表明 DRUJ 不稳定。由于关节的滑移因前臂位置和不同个体而异，因此检查应在前臂所有的体位进行，并且应和对侧比较。

应检查 DRUJ、腕关节和前臂的掌背侧，并与对侧比较是否存在肿胀。用一个手指指端的触压引出压痛点，从而明确潜在的病变位置。在尺侧腕屈肌（FCU）肌腱、尺骨茎突和三角骨间的压痛，表明可能存在 TFCC 损伤。

局部压痛、肿胀和活动受限是典型的表现。沿 IOM 的深压痛和桡尺近端关节的肿胀或疼痛表明可能同时伴发 Essex-Lopresti 损伤。复位后的不稳定可因在前臂旋转中立时尺骨头以为增加而显著，并且根据软组织稳定结构的损伤情况在旋后或旋前位时出现。精确评估伴发于桡骨或尺骨干骨折的 DRUJ 损伤非常困难，在骨折复位和固定前几乎是不可能的。

测量腕关节及 DRUJ 的主、被动活动度，并与对侧进行比较。旋前及旋后时出现活动度下降并伴有骨擦感是 DRUJ 关节炎的表现，按压关节症状加重。ECU 腱鞘炎和月三角韧带撕裂与 DRUJ 症状相似。旋后和尺偏时 ECU 半脱位最明显。月三角关节可通过剪切和冲击试验进行评估。在进行该试验时，检查者一只手拇指、示指固定月骨，另一只手拇指、示指沿掌背侧，按照与月骨关节面剪切的方向活动三角骨。三角豆关节炎时，按压和活动腕豆骨可引出疼痛和骨擦感。

影像学表现

腕关节平片最早用来评估有无急性或陈旧性骨折，关节损伤的侵蚀情况，创伤后或骨关节炎导致的关节退变情况。需要通过两个垂直角度的片子来观察是否有前臂畸形。正确的肢体位置是拍好腕关节 X 线片的关键。标准的后前位片拍摄时，肩关节外展 90°，肘关节屈曲 90°，前臂和手掌平放在胶片暗盒上。DRUJ 不稳定表现为：尺骨茎突骨折、隐窝处撕脱骨折、远桡尺关节间隙增大等，较对侧 5mm 以上的尺骨变异，也提示有腕关节不稳定及尺骨撞击综合征。

标准侧位片拍摄时，肩关节置于身体侧方，肘关节屈曲 90°，腕关节中立位。当豌豆骨的掌侧面位于舟骨远极和头状骨之间，或与钩骨钩中点之间时，提示为正确体位。其他能证实体位正确的依据包括第二至五掌骨的最大重叠，舟骨近极位于月骨部，及桡骨茎突位于月骨中部。但是，仅仅通过侧位片来诊断 DRUJ 的半脱位是不准确的。

CT 是检查 DRUJ 不稳定的重要手段。为了更好地评价 DRUJ 稳定性，一般进行双侧对比检查，前臂应置于支架的长轴，检查时双侧腕关节置于同样的前臂位置很重要，包括中立位、旋前和旋后位。由于 CT 可将 DRUJ 的横断面拍摄得很清楚，故可更好地评估乙状切迹、尺骨头畸形、DRUJ 关节炎及不稳定的方向等，有利于选择更合适的手术方案（图 17.3）。

MRI 是诊断 TFCC 损伤的主要手段，但其敏感性、特异性和准确性在不同病例中有所不同，轧造影剂能提高 TFCC 连接部的诊断率。使用 MRI 可以诊断 TFCC 边缘损伤情况（图 17.4），并且 MRI 与 CT 类似，也可以进行解剖学测量，以进一步评估 DRUJ 不稳定，但费用更昂贵。

其他的诸如关节造影和闪烁扫描在评估 DRUJ

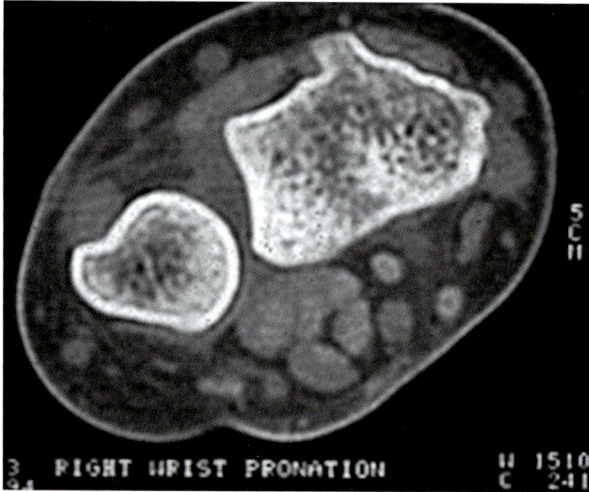

图 17.3 CT 示掌侧半脱位

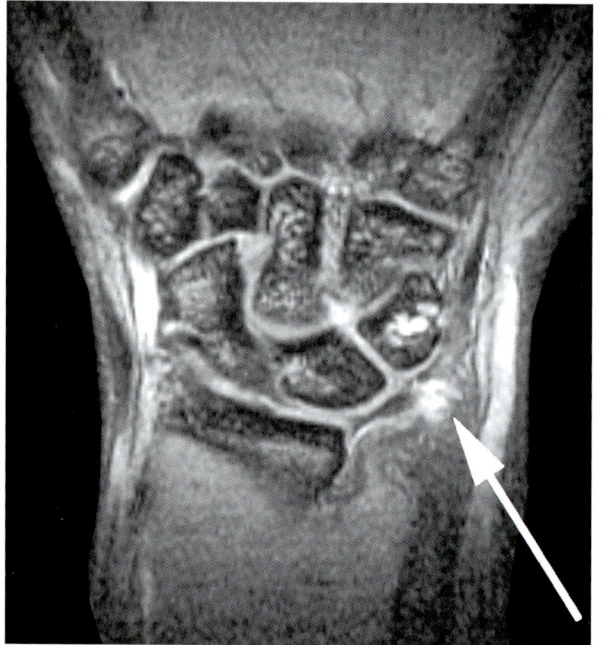

图 17.4 TFCC 周围撕裂的 MRI 表现，TFCC 撕脱部位在隐窝附着处（箭头标记）

不稳定时作用有限，但在评估尺骨撞击综合征、腕骨间韧带撕裂或非创伤性 TFCC 撕裂时有一定作用。

关节镜检查在明确 TFCC 在关节盘中心部分撕裂方面敏感，但 TFCC 周围型不全损伤及严重程度评估较为困难。TFCC 周围型损伤、月三角骨间韧带撕裂或 ECU 腱鞘撕裂时都伴有不稳定。蹦床试验阳性表明有 TFCC 松弛或过度活动，但不能作为 DRUJ 不稳定的诊断（图 17.5）。应用关节镜来评价与诊断不符的症状或怀疑其他外伤导致的主诉，尤其是仅用关节镜清理即可治疗时，评估 DRUJ 不稳定是可行的。但由于视野较差，因此 DRUJ 的关节镜作用有限。

治疗选择

单纯性 DRUJ 背侧脱位较掌侧脱位常见。当 DRUJ 脱位于急性期发现，复位容易完成，除非有软组织嵌入，如 ECU 肌腱等。适当麻醉下，于尺骨头部轻度施压，同时将桡骨向突起的尺骨旋转。复位后，通过全幅的前臂旋转对关节进行检查，以明确稳定旋转弧。通常，背侧脱位在旋后位最稳定，而掌侧脱位在旋前位最稳定。若只有在极度旋前或旋后位时才稳定，则应考虑进一步治疗，如行克氏针固定 DRUJ 于最佳稳定位或 TFCC 修

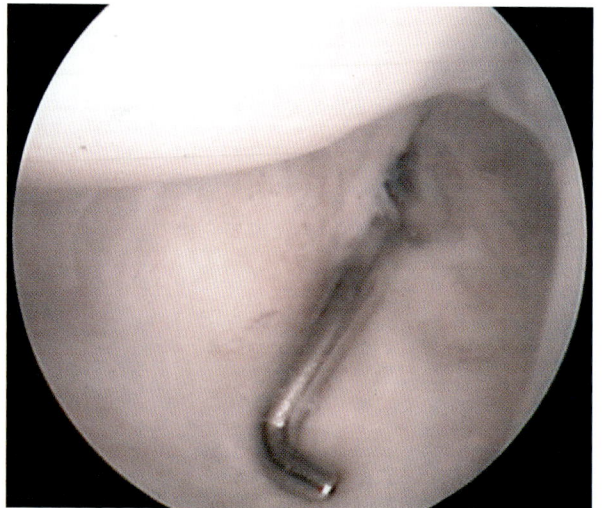

图 17.5 TFCC 蹦床征显示活动过度

复。若前臂旋转至相应位置获得关节稳定，则用肘上石膏在该位置固定 3~4 周，此后改用塑形良好的短臂石膏固定 2~3 周。建议定期行 X 线检查，以明确关节稳定的复位。

如果经初期治疗后仍伴有持续性不稳定，一种方法是在 DRUJ 近端用克氏针将尺骨固定于桡骨，另一种方法是在最大限度稳定的情况下通过腕关节和尺骨远端 1/3 的外固定支架固定，这尤其

适用于治疗开放性桡骨骨折合并 DRUJ 不稳定的患者。当存在严重或双向不稳定时，需要行尺骨茎突内固定与切开修复 TFCC，还应同时行桡尺远侧关节克氏针固定。伴或不伴有粉碎性桡骨远端骨折的尺骨头骨折与和乙状切迹骨折的治疗是一个新挑战。

TFCC 修复（1B 类损伤）

关节镜技术可应用于 TFCC 周围型撕裂的诊断与修复，但是对 DRUJ 不稳定的治疗指征并不明确。由于关节镜下修复 TFCC 固定至尺骨隐窝或尺骨茎突处较为困难，可能在治疗效果上不如开放修复，因此作者建议对 DRUJ 不稳定型的 TFCC 行开放手术修复。另一些学者提倡行尺骨短缩术合并开放或关节镜下 TFCC 修复手术以减轻 TFCC 的负荷，特别是存在尺骨正变异的患者。

以尺骨头为中心，在第五、六伸肌间室之间做 5cm 皮肤切口。切开小指固有伸肌腱腱鞘，并牵开肌腱，然后"L"形切开关节囊显露 DRUJ。从尺骨颈部纵行切开至乙状切迹的远侧缘。注意保护背侧桡尺远端韧带在乙状切迹的起点。沿背侧桡尺远端韧带的近侧缘横行切开关节囊至 ECU

腱鞘的桡侧缘。掀起关节囊并向近端牵开，显露尺骨头和尺骨颈。

探查 TFCC 的近端表面，尤其是尺骨隐窝的附着点，常可见纤维化改变。若 TFCC 适合修复，可沿背侧桡尺远端韧带远侧缘的尺腕关节囊做横行切口暴露 TFCC 远端表面。用 0.11cm 的克氏针，从尺骨颈背侧面至尺骨隐窝钻 2~3 个骨孔（图17.6）。与尺骨皮下缘相比，在该处钻孔可以减轻线结的激惹。两针褥式缝合（2–0 单股可吸收线）从远端至近端穿过邻近尺骨隐窝的 TFCC 尺侧缘，从尺腕关节囊切口进针，通过 DRUJ 关节囊切口出针。用直针或小型导线器将缝线穿过骨孔。关节复位后且前臂处于中立位时，缝线在尺骨颈处打结。

DRUJ 背侧关节囊和伸肌支持带作为一层关闭，但不能重叠，否则会导致旋前功能的丧失。小指固有伸肌腱置于伸肌支持带的浅层。长臂支具制动前臂于旋转 45° 位，即关节最稳定的位置（如背侧不稳定时置于旋后位）。2 周后，支具更换为长臂石膏固定 4 周，然后用塑性良好的短臂石膏固定 2~3 周，再用可拆卸支具固定 4 周，同时进行适当的康复活动。直到恢复几乎无痛的活动时，开始进行力量和主动活动的康复锻炼。

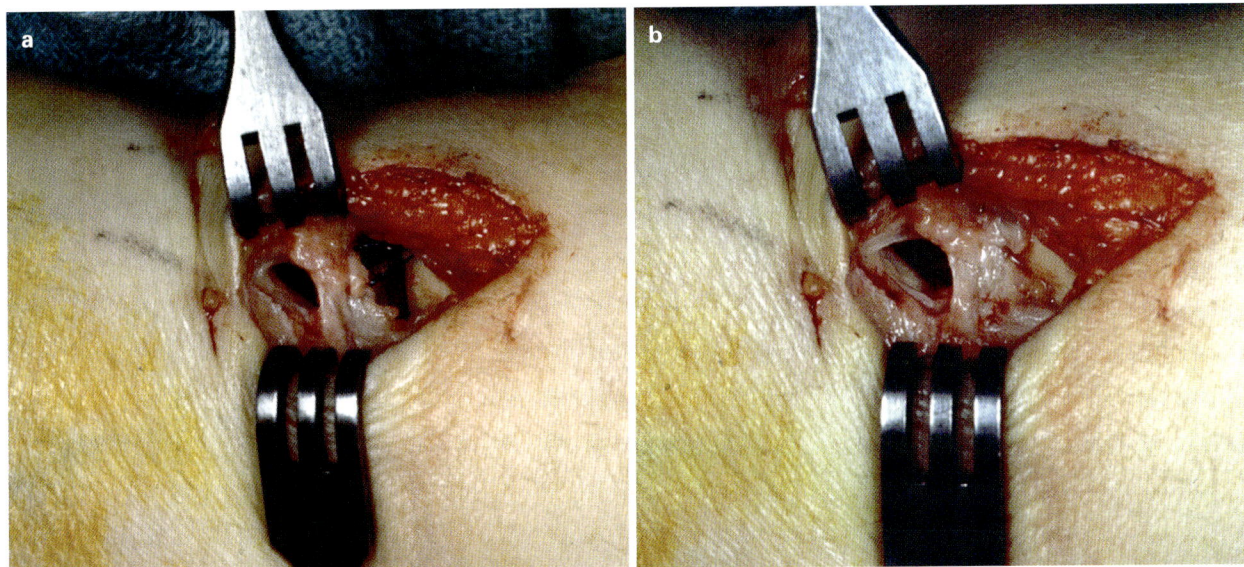

图 17.6 （a）经骨切开缝合至隐窝处修复 TFCC 周围型撕裂，缝合到位但缝线未拉紧。（b）拉紧缝线将 TFCC 拉至其隐窝处的解剖附着点

尺骨茎突骨折修复

Frykman 在其经典文章中报道，尺骨茎突骨折发生在大约 61% 的桡骨远端骨折中。多数这些骨折并不伴有 DRUJ 不稳定或持续的症状。尺骨茎突尖部骨折无须干预，因为该类骨折不会导致 DRUJ 不稳定，并且预后良好。尺骨茎突基底骨折，尤其当发生移位时，伴发 DRUJ 不稳定的风险较高，但目前也有研究对移位的尺骨茎突骨折进行常规手术的必要性持怀疑态度。如果只有 TFCC 损伤，固定尺骨茎突能够恢复 DRUJ 的稳定性。已经报道有多种方法来固定尺骨茎突骨折，包括克氏针、张力带、加压螺钉、各种强度的无头螺钉、微型

钢板和缝合骨锚，骨块的大小常决定了固定方式的选择。由于尺骨于腕部位于皮下，因内固定物的激惹反应而要求拆除内固定物的情况并不少见。

尺骨茎突的显露可采用背侧入路，但显露尺骨茎突的首选入路位于 ECU 掌侧且切口与之平行。在尺骨茎突的手术入路中，注意保护尺神经感觉支，并保留 ECU 腱鞘。当应用张力带技术时，一枚或两枚克氏针从尺骨茎突尖部斜行穿入。一根规格为 24 号的张力带钢丝从克氏针尖部绕过，并且从尺骨颈的骨孔穿出以"8"字形固定。较大的骨块可采用多枚克氏针或 1 枚螺钉固定。

作者首选使用骨锚固定避免软组织的激惹。于尺骨茎突附近平行 ECU 腱鞘的掌侧做纵行切口，

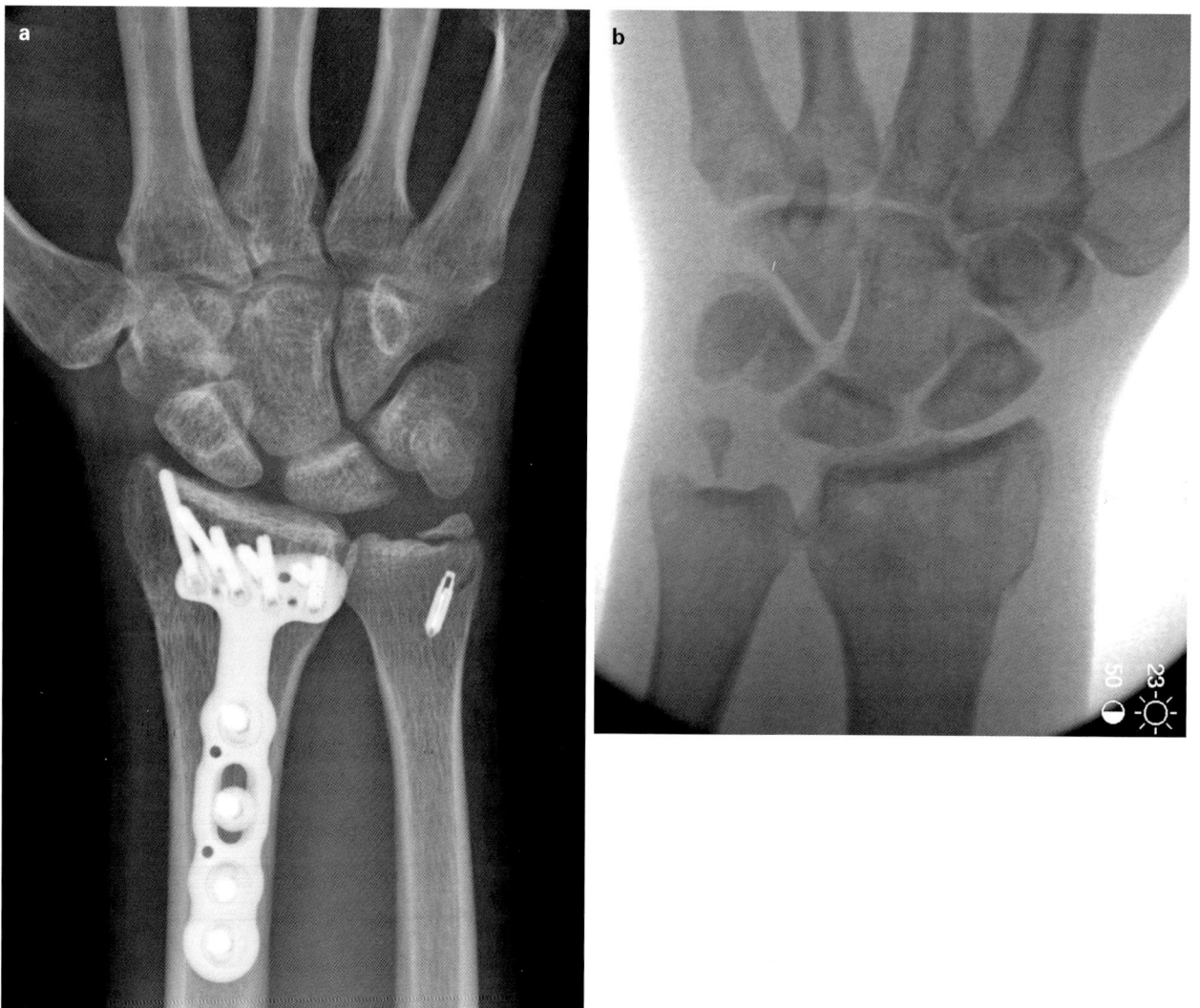

图 17.7 （a）尺骨茎突骨折缝合锚钉修复技术，显示尺骨茎突移位。（b）带线锚钉插入，茎突拉至接近解剖位置

术中保护好尺神经的感觉支和 ECU 腱鞘，将 1 枚骨锚置于骨折端并且埋于骨折线近端的尺骨颈内。若骨折块较大，在其上钻孔并将缝线穿出，若骨折块较小，则将缝线绕过骨折块。缝线一端穿过尺骨处皮下，另一端从尺骨颈附近的横行骨孔穿出，成"8"字形。缝线打结后，形成骨折端间加压和张力带固定。若其他损伤允许，该固定方式的稳定性足以进行早期的轻度活动（图 17.7）。

尺骨茎突骨折块的大小和移位程度能够很好地预见 DRUJ 的稳定性。尽管任何技术都无法使所有骨折愈合，但位置良好的纤维愈合通常也能消除症状并恢复 DRUJ 的稳定性。根据作者的经验，有症状的尺骨茎突骨折不愈合情况少见，除非有骨折块的移位或 DRUJ 不稳定。

结论

治疗 DRUJ 不稳定的目标在于恢复其稳定性及完全无痛的活动度。急性 DRUJ 不稳定常与桡骨远端骨折相关，一般仅需要做骨折内固定，如果术中关节镜或透视下检查提示持续不稳定，则需要进一步治疗。同样，单纯脱位一般只需要早期闭合复位，但如果复位后仍不稳定，则需考虑行开放手术修复。一般 TFCC 或尺骨茎突骨折的修复临床效果较好，但伴随尺骨头骨折或骨间韧带撕裂的复杂损伤则需要更全面的治疗。充分认识并规范治疗急性 DRUJ 不稳定可有效避免慢性 DRUJ 不稳定等远期并发症的发生。

参考文献

[1] Adams BD, Berger RA. An anatomic reconstruction of the distal radioulnar ligaments for posttraumatic distal radioulnar joint instability. J Hand Surg. 2002;27(2):243–251.

[2] Stuart PR, et al. The dorsopalmar stability of the distal radioulnar joint. J Hand Surg. 2000;25(4):689–699.

[3] Tolat AR, Stanley JK, Trail IA. A cadaveric study of the anatomy and stability of the distal radioulnar joint in the coronal and transverse planes. J Hand Surg. 1996;21(5):587–594.

[4] Wallwork NA, Bain GI. Sigmoid notch osteoplasty for chronic volar instability of the distal radioulnar joint: a case report. J Hand Surg. 2001;26(3):454–459.

[5] af Ekenstam F, Hagert CG. Anatomical studies on the geometry and stability of the distal radio ulnar joint. Scand J Plast Reconstr Surg. 1985;19(1):17–25.

[6] Kihara H, et al. The stabilizing mechanism of the distal radioulnar joint during pronation and supination. J Hand Surg. 1995;20(6):930–936.

[7] Palmer AK, Werner FW. The triangular fi brocartilage complex of the wrist – anatomy and function. J Hand Surg. 1981;6(2):153–162.

[8] Bednar MS, Arnoczky SP, Weiland AJ. The microvasculature of the triangular fi brocartilage complex: its clinical signifi cance. J Hand Surg. 1991;16(6):1101–1105.

[9] Chidgey LK, et al. Histologic anatomy of the triangular fi brocartilage. J Hand Surg. 1991;16(6):1084–1100.

[10] Mikic ZD. Age changes in the triangular fibrocartilage of the wrist joint. J Anat. 1978;126(Pt 2): 367–384.

[11] Pirela-Cruz MA, et al. Stress computed tomography analysis of the distal radioulnar joint: a diagnostic tool for determining translational motion. J Hand Surg. 1991;16(1):75–82.

[12] Ruby LK, Ferenz CC, Dell PC. The pronator quadratus interposition transfer: an adjunct to resection arthroplasty of the distal radioulnar joint. J Hand Surg. 1996;21(1):60–65.

[13] Rettig ME, Raskin KB. Galeazzi fracture-dislocation: a new treatment-oriented classifi cation. J Hand Surg. 2001;26(2):228–235.

[14] Adams BD. Effects of radial deformity on distal radioulnar joint mechanics. J Hand Surg. 1993;18(3): 492–498.

[15] Kihara H, et al. The effect of dorsally angulated distal radius fractures on distal radioulnar joint congruency and forearm rotation. J Hand Surg. 1996;21(1):40–47.

[16] Adams BD, Samani JE, Holley KA. Triangular fi brocartilage injury: a laboratory model. J Hand Surg. 1996;21(2):189–193.

[17] Melone CP Jr, Nathan R. Traumatic disruption of the triangular fi brocartilage complex. Pathoanatomy. Clin Orthop Relat Res. 1992;(275):65–73.

[18] Hauck RM, Skahen 3rd J, Palmer AK. Classifi cation and treatment of ulnar styloid nonunion. J Hand Surg. 1996;21(3):418–422.

[19] Moore TM, et al. Results of compression-plating of closed Galeazzi fractures. J Bone Joint Surg Am. 1985;67(7):1015–1021.

[20] Mino DE, Palmer AK, Levinsohn EM. The role of radiography and computerized tomography in the diagnosis of subluxation and dislocation of the distal radioulnar joint. J Hand Surg. 1983;8(1):23–31.

[21] Mino DE, Palmer AK, Levinsohn EM. Radiography and computerized tomography in the diagnosis of incongruity of the distal radio-ulnar joint. A prospective study. J Bone Joint Surg Am. 1985;67(2): 247–252.

[22] Nakamura R, et al. Distal radioulnar joint subluxation

and dislocation diagnosed by standard roentgenography. Skeletal Radiol. 1995;24(2):91–94.

[23] Hermansdorfer JD, Kleinman WB. Management of chronic peripheral tears of the triangular fi brocartilage complex. J Hand Surg. 1991;16(2):340–346.

[24] Trumble TE, Gilbert M, Vedder N. Ulnar shortening combined with arthroscopic repairs in the delayed management of triangular fi brocartilage complex tears. J Hand Surg. 1997;22(5):807–813.

[25] Geissler WB, Fernandez DL, Lamey DM. Distal radioulnar joint injuries associated with fractures of the distal radius. Clin Orthop Relat Res. 1996;327: 135–146.

[26] Kim JK, Koh YD, Do NH. Should an ulnar styloid fracture be fi xed following volar plate fi xation of a distal radial fracture? J Bone Joint Surg Am. 2010; 92(1):1–6.

[27] Sammer DM, et al. The effect of ulnar styloid fractures on patient-rated outcomes after volar locking plating of distal radius fractures. J Hand Surg. 2009; 34(9):1595–1602.

[28] Souer JS, et al. Effect of an unrepaired fracture of the ulnar styloid base on outcome after plate-and-screw fi xation of a distal radial fracture. J Bone Joint Surg Am. 2009;91(4):830–838.

[29] Zenke Y, et al. The effect of an associated ulnar styloid fracture on the outcome after fi xation of a fracture of the distal radius. J Bone Joint Surg Br. 2009;91(1): 102–107.

[30] May MM, Lawton JN, Blazar PE. Ulnar styloid fractures associated with distal radius fractures: incidence and implications for distal radioulnar joint instability. J Hand Surg. 2002;27(6):965–971.

[31] Adams B. Distal radioulnar joint. In: Trumble TE, editor. Hand surgery update 3: hand, elbow, and shoulder. Rosemont: American Society for Surgery of the Hand; 2003. p. 147–157.

第十八章　严重上肢创伤

S. Raja Sabapathy, Hari Venkatramani

关键词

复杂上肢创伤；上肢挤压伤；血供重建；开放骨折；皮瓣覆盖；彻底清创；一期重建；分期重建

引言

"严重上肢创伤"很难进行定义，因此严重损伤、复杂损伤和毁损性上肢伤均有使用。通常，当上肢两个或两个以上功能结构严重损伤或破坏时可认为是"严重上肢创伤"，这类损伤通常包括复杂的骨骼损伤和严重软组织缺损。除非实施积极、适当的治疗，否则将导致截肢或严重的肢体功能障碍。目前，仍缺乏一个具体的评分系统将每一组织结构损伤与致残程度相对应，故上述概念可较好地确定哪些患者属于该类损伤。

严重上肢创伤通常发生于道路交通事故、工业生产和战争中。防弹衣和头盔的使用可以减少在战场或意外伤害的死亡率，但是可能遗留严重的肢体损伤。随着对严重创伤的病理生理认识的提高，及快速送往专科医院的交通便捷性，明显提高了多发伤的存活率，最终损伤情况和上肢功能状态与开放伤外观密切相关。上肢损伤当天的积极处理、显微外科技术的发展、和有计划的规范治疗，使许多严重创伤的保肢成为可能（图18.1）。救治严重创伤患者的医生团队中必须有一位创伤外科专家，进行全面的诊治管理，因为这类患者存在严重的全身性并发症的风险，如长时间失血性休克、全身性炎症反应综合征和多器官功能障碍综合征。本章将讨论严重上肢损伤的有效治疗方案和技术支持，以获得更好的肢体功能。

严重上肢创伤患者的评估

检查者对上肢严重损伤的过多关注，可能会导致忽略另一重要器官的严重损害。因此，在急诊评估时必须遵循标准的 ATLS 原则，且在任何情况下都不应违反。

多花几分钟时间详细询问相关病史非常重要。即使伤势严重，利用几分钟时间与急救人员或事故现场人员交流，也可得到有价值的信息。事故发生后的持续时间是决定血管损伤患者是否进行血运重建的重要因素。在工业挤压伤中，解救肢体所用的时间、机器的温度以及其他相关的细节，都直接影响治疗方案和结果。如合并糖尿病、高血压、慢性肺病等基础疾病史和用药史患者，必须加以注意。在患者急诊入院的最初几分钟内，相对于任何其他的治疗，若不遵循该处理原则，更容易出现问题。除非损伤部位正在大出血，这时进行纱布绷带压迫和抬高患肢是最先急救措施，这也是唯一允许作为先急救后进行常规检查的处理方案。破伤风的预防、抗生素的使用和缓解疼痛是进一步的治疗步骤。Patzakis 和 Wilkins 已经证明早期使用抗生素是必要的，他们的研究显示受伤后 3h 内接受抗生素治疗的患者感染的发生率显著降低。

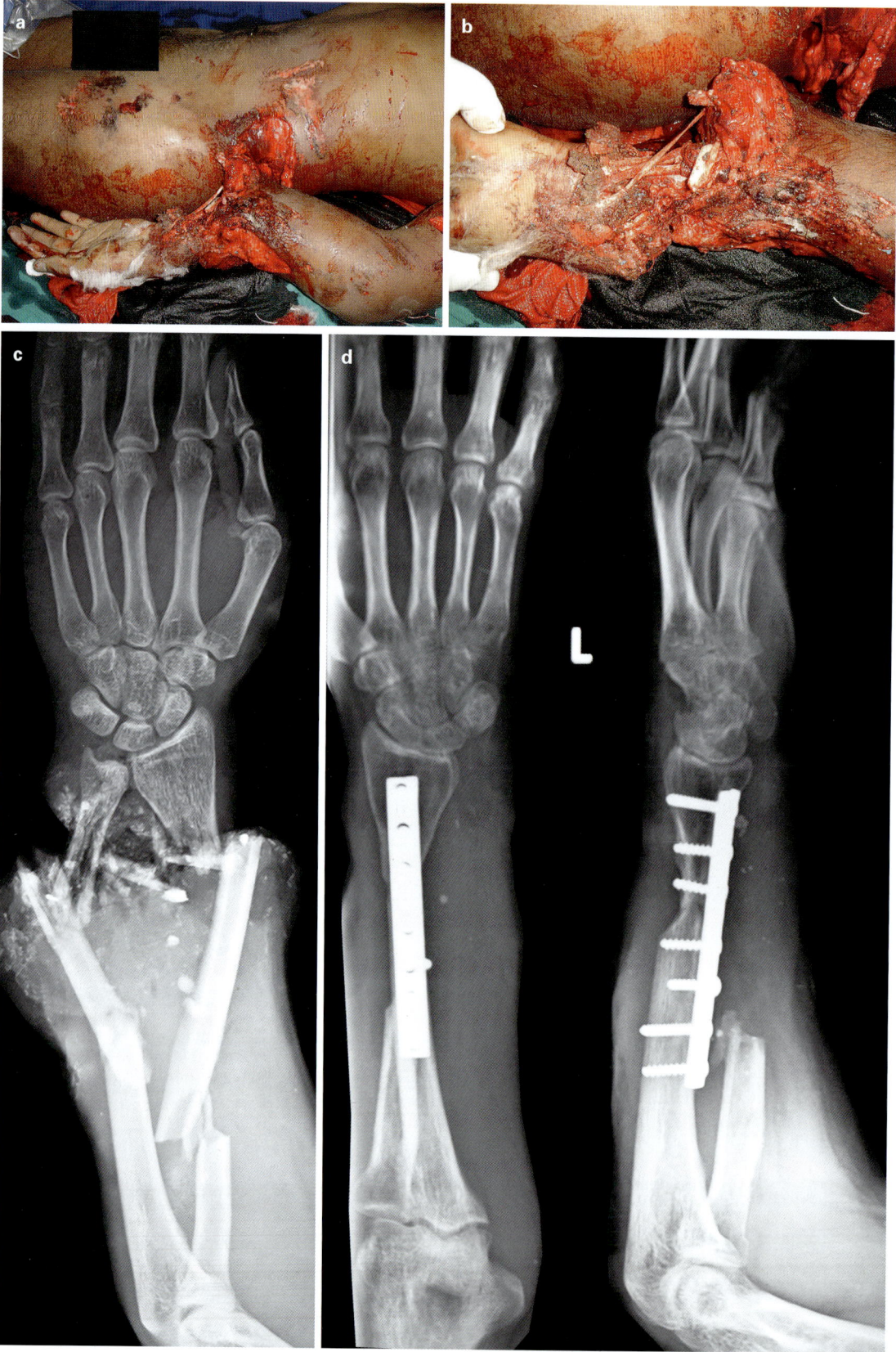

图 18.1 （a，b）一名 22 岁运动员因跑步受伤致骨盆骨折、左前臂骨折，伤口严重污染，远端无血运，肌腱损伤伴尺桡骨粉碎性骨折。（c）复苏后采用外固定支架固定骨盆骨折，然后彻底清创、骨短缩和重建单一骨干的前臂。（d）血运重建后。（e，f）随访，伤口愈合良好，患手继续发挥一定的功能

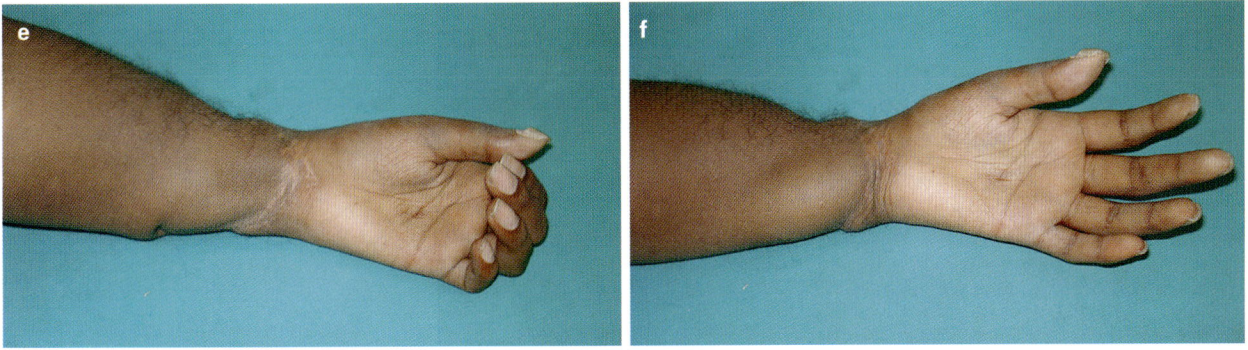

图 18.1 （续）

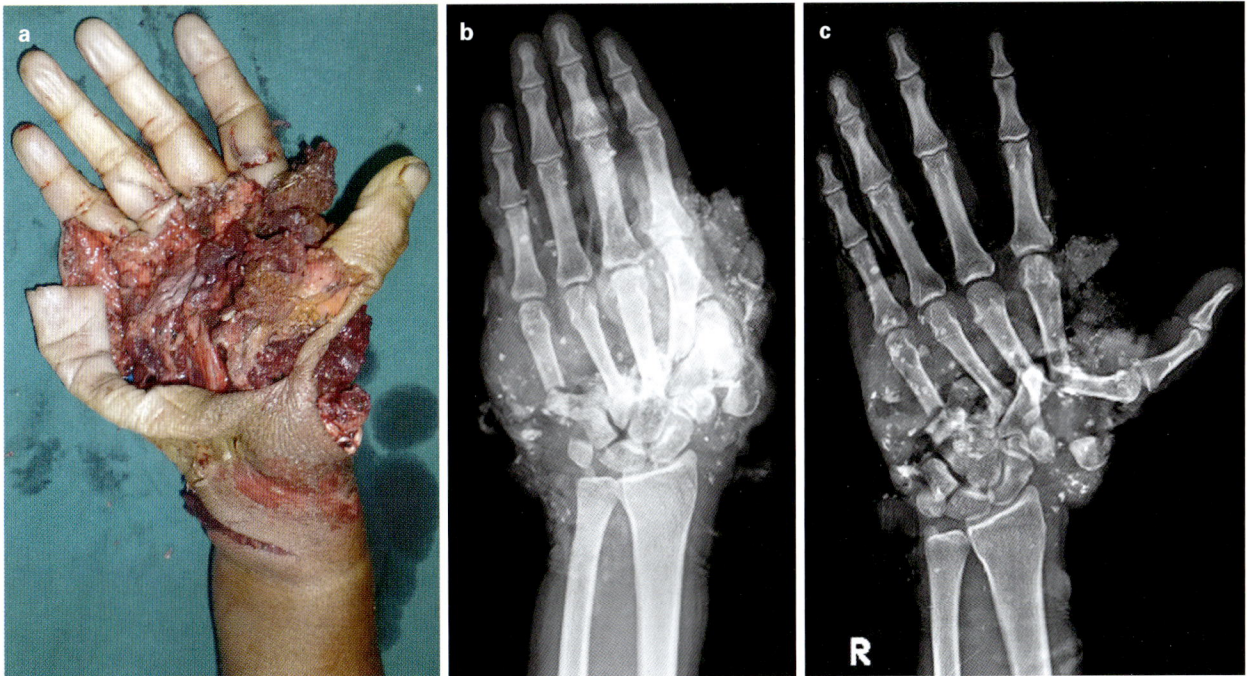

图 18.2 （a）手部机器严重挤压伤。（b）入院时绷带包扎的X线片。（c）臂丛阻滞后的X线片骨折显示更清楚

疼痛缓解："急诊室阻滞"的概念

严重肢体损伤的患者通常伴有剧烈疼痛，尽早地缓解疼痛不仅是人道主义措施，也可以改善后续的治疗或术后临床效果。对于严重创伤伴随的部分或完全的心血管、呼吸系统、胃肠道及心理的影响，进行足量镇痛可避免其发生或有一定的逆转作用。此外，它还可为患者在治疗过程中提供强大的恢复信心。

在 Ganga 医院的手部创伤中心，所有严重上肢损伤患者均在术前接受镇痛治疗。这有助于高年资外科医生和值班的麻醉医生进行初步评估，记录手部的血管损伤情况和感觉障碍，并由高年资麻醉师为患肢行臂丛神经阻滞［0.5mg 规格的布比卡因 2mg/kg，2% 利多卡因混合肾上腺素（1：20 万）以 7mg/kg 并以 2：1 比例用于阻滞］，局麻阻滞可立即缓解疼痛，这也是患者满意度的重要决定因素。如果损伤部位出血明显，可以使用止血带。X线片建议在神经阻滞后进行，以更好的体位获得高质量的X线片，因无痛的肢体操作可获得更好的图像，避免骨折部位的骨重影干扰。否则在患者送达医院时，压缩敷料包扎进行X线片检查时，就会出现这种情况（图 18.2）。无痛状态也允许首诊医生更好地评估损伤，并与患者家属沟通治疗计划。严重损伤的上肢可能需要分阶段进行重建手术和较长时间的康复治疗。在首诊评估时获得患者与家属的信任至关重要，早期止痛是实现这一目标的重要措施之一。神经阻滞的唯一禁忌证是臂丛损伤的可能，因在节前臂丛损伤时，锁骨上神经阻滞可导致严重的低血压，这是由于麻醉液从损伤的硬脊膜渗入脊髓所致的。

严重上肢损伤的评估

保肢或截肢？

上肢的保肢非常重要，因为上肢假肢的功能比下肢效果差。来自梅奥诊所的 Wright 等报道了应用上肢假肢患者的总体不满意的比率为 38%。在最近的一项综述显示，在儿童中常规假肢和电动假肢的平均不满意比率分别为 45% 和 35%，在成人中分别为 26% 和 23%。现有资料显示，异体手移植虽然可行，但由于护理成本和长期免疫抑制剂的影响，尚未被广泛接受。目前观点多倾向于支持双侧截肢患者进行异体手移植术，而上肢严重损伤多为单侧性，修复重建优于后期移植手术。因此，严重创伤后的上肢保肢仍然很重要。在发展中国家，对精致的功能性假肢的负担能力较低，因此对严重损伤的上肢进行修复重建与保肢是首选。即使功能受损，经过一段时间锻炼，患者也可较好地利用患肢残留的功能。根据以往 20 多年的经验，我们相信如果手部结构完整无损伤，可以通过近端组织缺损的修复重建而获得令人满意的手功能（图 18.3）。

遗憾的是，对于严重的上肢损伤，目前尚没有精准的评分系统来指导临床医生决定是保肢或截肢。因此，急诊时需要实施患肢抢救方案，在麻醉下对患者进行评估，考虑是否行截肢术，建议最好在清创术后再决定。在清创手术后，创面损伤程度清晰明确，这时可以制订与实际相符合的手术计划。毁损肢体严重程度评分系统（MESS）广泛应用于预测下肢严重损伤是否可以保肢治疗（评分大于 7 分建议截肢），但不能准确预测上肢

损伤。虽然低于 7 分者可以较好地指导治疗团队进行保肢手术，但高于 7 分不能决定是否截肢。是否截肢必须根据临床整体评估，以及对每个患者不可逆性肌肉缺血情况或后期肢体重建的可能性进行个体化治疗。手术团队的经验、基础设施和技术水平也会影响决策和治疗结果。

严重上肢损伤的清创

清创是上肢保肢治疗的第一步，也是最重要的一步。急诊室即给予神经阻滞麻醉，并且麻醉效果能够持续至清创。我们必须努力使严重上肢损伤的患者尽早急诊手术，如果它是多发伤的一部分，以下因素尤其需要注意，如在多发作情况下要尽可能减少低血容量、低氧、低体温的持续时间。如果有更好的设备能够对肢体损伤情况进行初步评估，那么术前准备的时间将大大减少。Steele 等发现这些因素对多发伤预后有十分重要的作用。

清创必须在止血带及良好灯光下由经验丰富的外科医生进行。如果伤口污染严重，初步伤口冲洗可以去除大部分污染物，但仅靠冲洗并不能清除所有的污染物，必须进行手术。认识到一期重建的价值及其带来的好处，因此，我们提出了彻底清创的概念。传统的清创是指清除所有明显的污染物和不可存活的组织，24h 后在麻醉下重新检查。如果创面外观仍不满意，可以每 24~48h 再次清创，直到外科医生对清创效果感到满意为止。为进行早期重建手术，必须达到彻底清创，以防止感染，同时确保所有留存组织具有活性。因此，清创的重点也由创面需要清除什么转为创面需要保留什么，这又被称为"伤口清除"。由于上述的清创是治疗的关键所在，因此下文详细介绍该技术。

技术

切除皮肤边缘较薄且不整齐的部分，锐性切

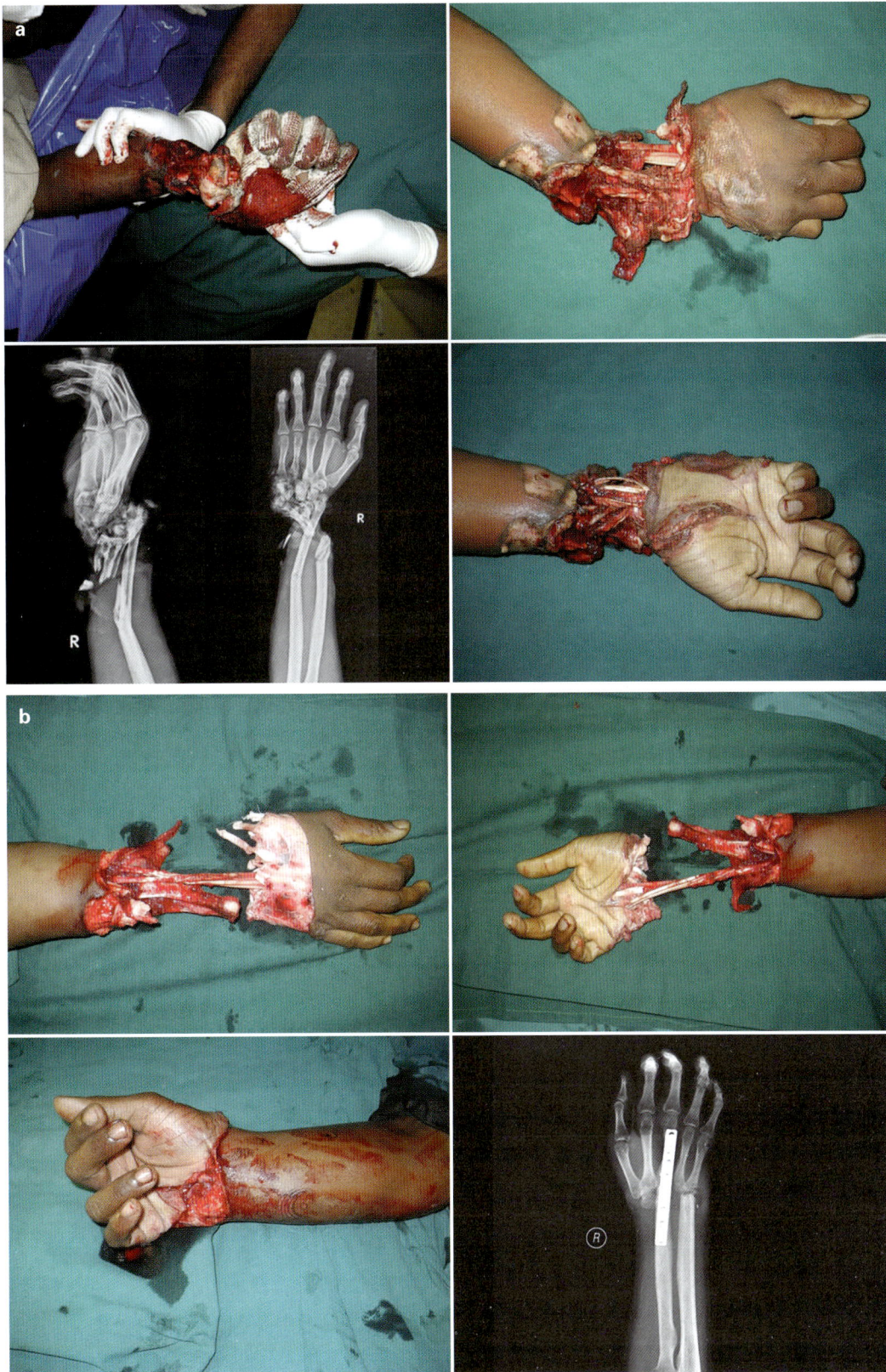

图 18.3（a）腕部严重撕脱挤压伤，脱去手套发现一只无血运的不全离断手，尺桡骨远端粉碎性骨折，并破坏了腕关节。（b）清创后显示远端仅有指屈肌腱与正中神经相连接，通过前臂短缩、腕关节融合、桡动脉与背侧静脉血管吻合修复重建术，再植手成功。（c）尺侧外露的关键区域由股薄肌瓣游离移植并植皮修复，血管吻接于尺动脉，创面愈合。（d）虽然前臂缩短了 10cm，但重建的手有一定的功能，可持重达 2kg

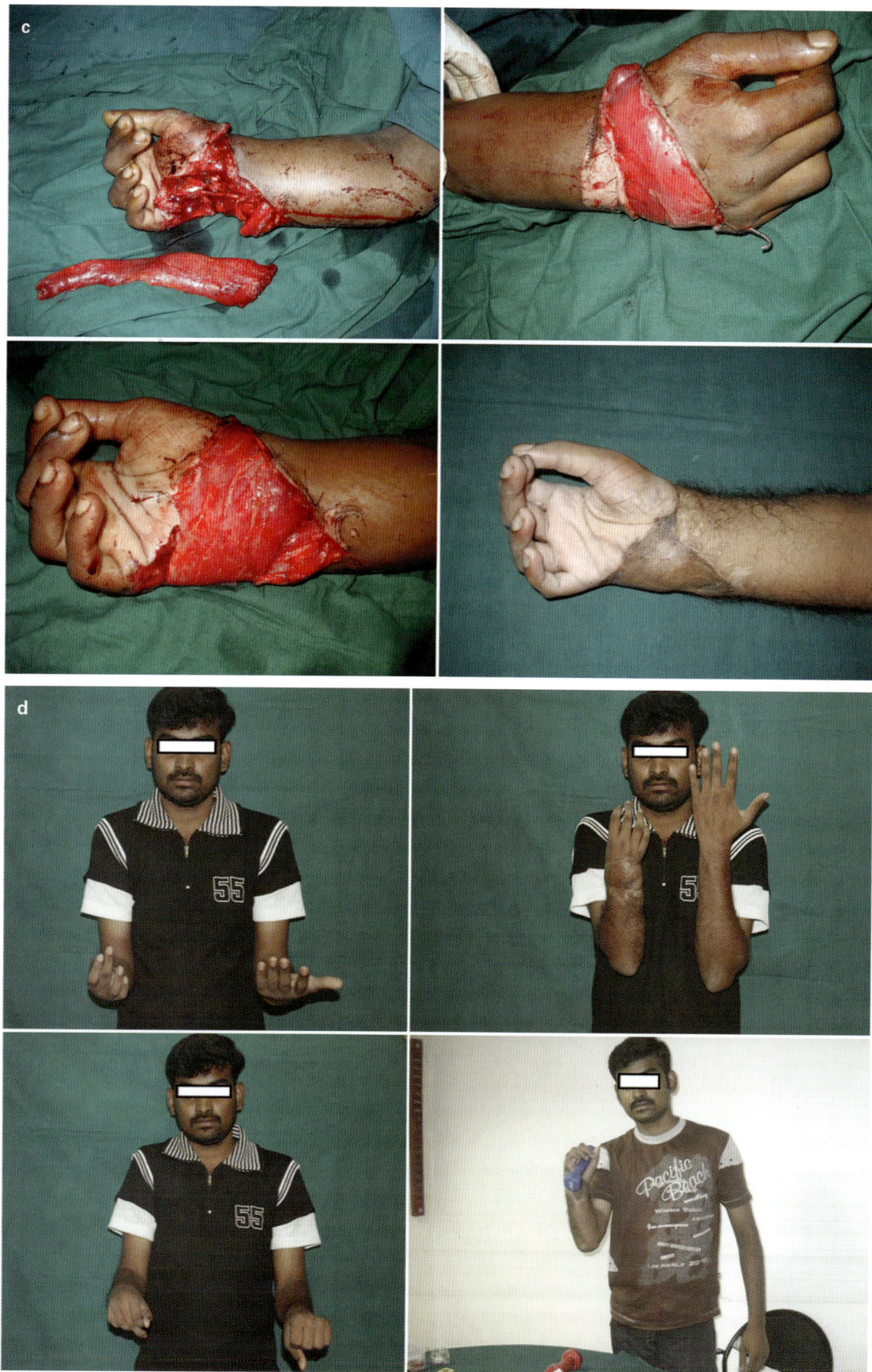

图 18.3 （续）

除伤口污染层。检查各肌间隙内是否有污染物。止血带下，有活性的肌肉外观均质，色红而不含血肿。失活的肌肉是指被挤压且失去正常外观的肌组织。如果肌腱从肌肉与腱性组织移行处撕脱，则附着于该肌腱上的肌肉需要切除，因附着在撕脱肌腱上的肌肉是无血运的，这些失活的肌肉未被清理是导致感染的常见原因之一，但是撕脱的肌腱可以保留用于二期功能重建。咬除挫伤的骨表面，大量无菌液体冲洗开放的关节腔，摘除缺乏软组织附着的游离骨块。没有软组织附着的皮质骨不能作为骨移植材料使用。保护诸如血管、神经等关键纵向结构的完整性，即使它们的表面被污染，也尽可能找到一个平面在能够切除污染物的同时保持这些结构完好，我们称之为"纵向结构的骨架化"。感染最终将导致重要组织的二次损伤，而花时间进行上述清创可以有效预防感染的发生。因此，彻底清创术不同于肿瘤切除术中的"整块"切除，两者的主要区别在于彻底清创术需要尽可能认真精准地去除污染物，从而保留功能性的纵向结构组织。

首先，我们建议清创过程中使用止血带。否则，即使一个小切口也会因出血而影响整个创面，从而难以进行彻底清创。其次，在严重损伤的上肢，肌间隙的污染物在止血带下比周围全是血的情况下更容易识别。再次，如果创口范围较大，清创过程中不使用止血带会导致严重失血。上肢严重损伤的患者通常血流动力学不稳定，防止进一步失血对于这类患者尤其重要。伤口清创过程中，各出血点可予双极电凝止血。手术清创结束后，用液体清洗伤口并松开止血带。检查皮缘和伤口表面的出血情况。有血供的皮肤可见皮下鲜红色出血。如果发现部分组织失活，可重新上止血带进一步清创。这个过程可以重复，直到手术医生确定伤口没有污染，且只保留了可存活的组织。伤口外观必须像手术切开后的创面一样新鲜（图18.4）。

需要特别注意评估脱套伤的皮肤边缘。如前所述，皮肤活力的指标是真皮下层鲜红色出血点，而真皮下层或皮下组织层的暗色出血则可疑有损伤。脱套平面常位于深筋膜浅面，脱套的皮肤失去了筋膜丛中血管的血液供应，因此其存活面积取决于组织瓣蒂部的血供情况。上肢脱套皮肤的存活率高于下肢，因为上肢主要血管穿支的数量大于下肢。如果对保留的脱套皮肤活力有怀疑，必须在24h/48h后进行再次检查。失活的皮肤必须切除，不建议继续保留。被切除的撕脱皮瓣和截肢的部分组织可能是皮肤、神经或肌腱移植的来源，在废弃之前必须考虑到这个"备用部分"的概念。

对于不能耐受长时间手术的患者，或者大面积的脱套伤、挤压伤、电烧伤等，不能确定损伤范围的情况下，可以进行分期或分次手术。虽然Scheker和Ahmed认为水肿和肉芽组织的发展实际上增加了后续手术的操作难度，但是分次手术可为初次清创中不明确的受损组织进行再次评估和清理。

关于清创术中各种冲洗液的价值，从含抗生素的冲洗液到专用伤口冲洗液等均有相关研究。尽管实验研究中认为含抗生素冲洗液是明确有效的，但是仍缺乏令人信服的临床数据。根据我们20多年的临床经验，我们认为精准的外科清创和大容量冲洗已经足够了，我们常规使用的是普通高压灭菌用水冲洗。

在清创过程中，必须切开封闭的筋膜间室。如果需要血运重建，最好先切开筋膜。因血管重建术后立即进行筋膜切开术会造成创口边缘大量出血，导致筋膜切开范围不全。清创过程中的筋膜切开术和腕管松解术（必要时）最好在止血带下完成。

临床要点：清创术

应用止血带。

大量（无菌水）冲洗污染创口。

筋膜切开术（必要时在血管重建或松止血带前进行）。

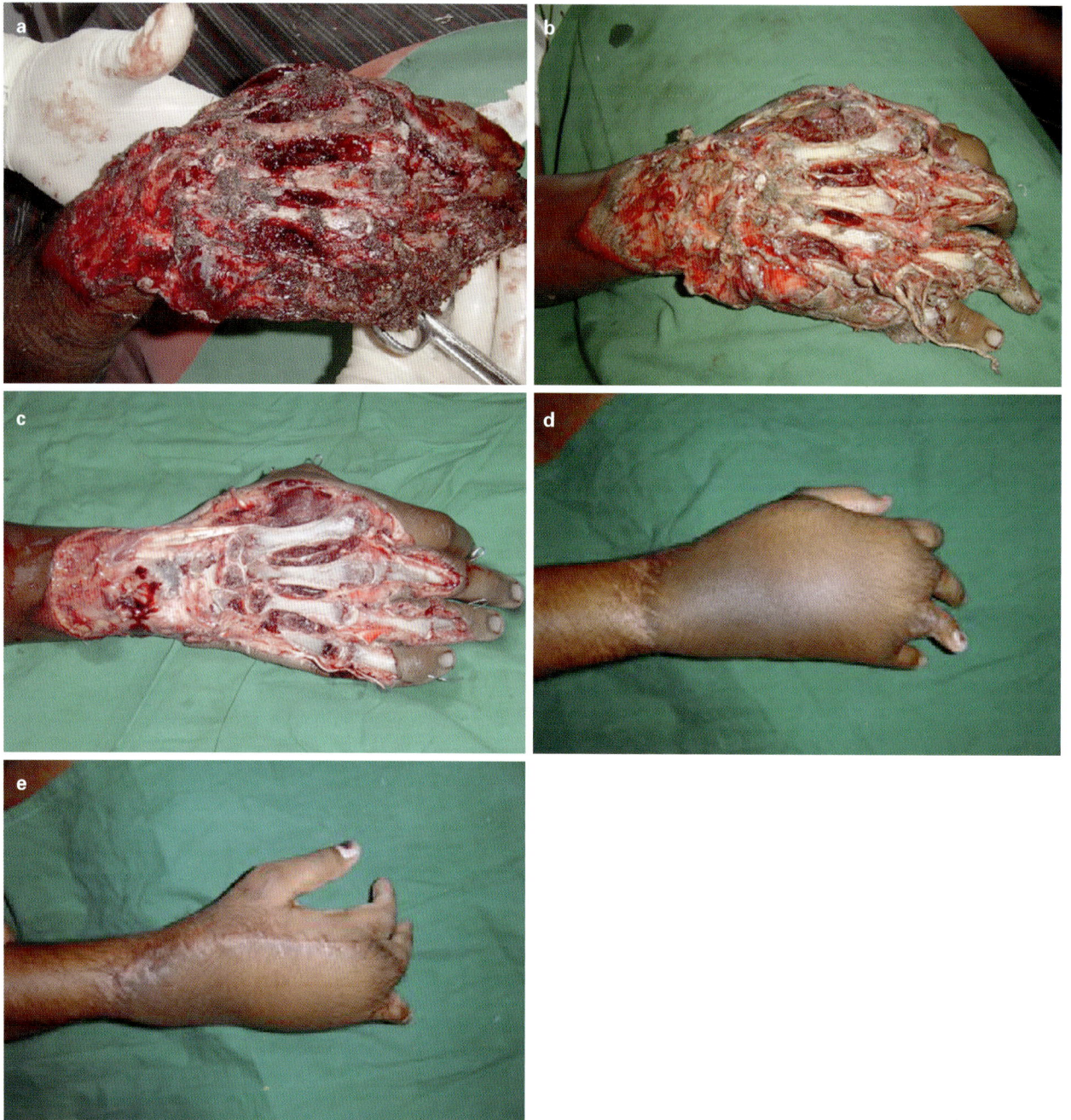

图 18.4 （a）道路交通事故伤致尘土广泛污染的手背部复合组织缺损。（b）大量冲洗后的状态。（c）清创术后外观。（d，e）彻底清创确保了皮瓣修复创面的一期愈合

伤口边缘切除。
清除撕脱肌肉但保留肌腱。
坏死肌肉和污染物的去除。
清创污染的骨组织、清除碎骨片、冲洗关节。
纵向结构骨架化（神经与血管）。
必要时二次清创（特别是脱套伤皮肤）。

上肢严重损伤重建

血管重建的注意事项

对损伤肢体的早期评估，必须尽早明确以下两点：① 肢体的存活能力；② 是否存在神经损伤。尽管肢体血供良好较为明显，但是必须高度重视和鉴别肢体供血不足的情况。指尖颜色苍白

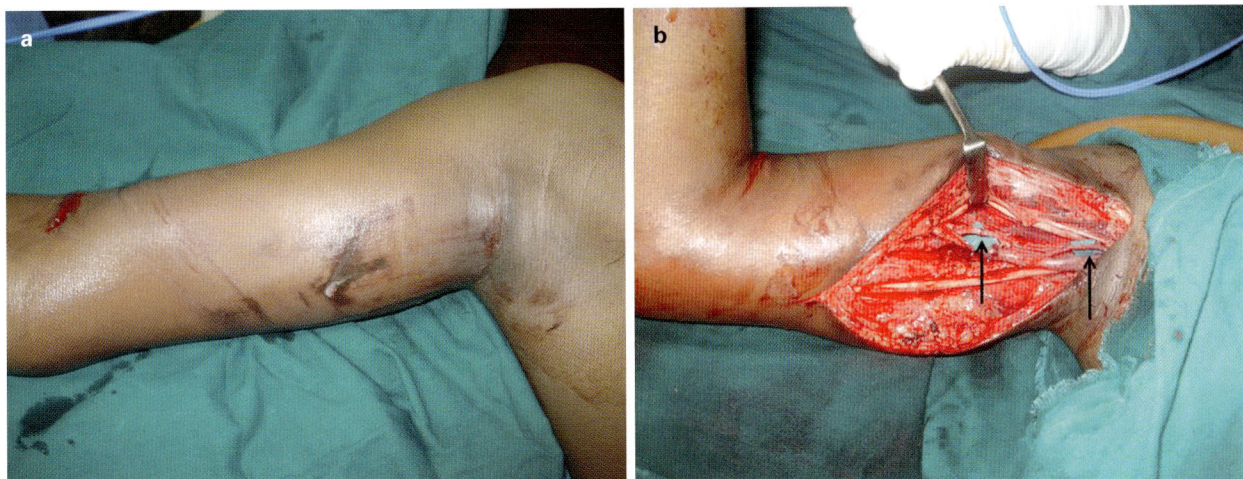

图 18.5 （a）上臂闭合性挤压伤，桡动脉无脉搏，未见血氧仪显示，及多普勒探头提示损伤处信号中断。（b）探查发现肱动脉节段性血栓形成，行静脉血管移植（箭头之间）修复

和点压回血时间延长是血供不足的表现，点压回血时间小于3s通常认为血流灌注良好，但最好的方法是将其与对侧进行比较。脉搏血氧仪监测的是搏动性血流。当伤肢同时存在无脉、毛细血管反应减慢、血氧无法测出时，需诊断为主要血管损伤，而不应归咎于血管痉挛。在开放性损伤的清创过程中，血管损伤部位应该探查明确，则不必另行血管造影，而是尽早为伤肢重建血供（图18.5）。

肢体损伤部位越靠近端，重建肢体血运的时间就越紧迫。因近端肢体损伤血运重建时间的延迟而发生再灌注损伤的风险与再植相当。再灌注损伤与缺血时间和缺血肌肉范围直接相关。再植时需要进行血流重建，首先修复动脉，动脉修复后将血管夹松开几分钟以冲刷血管中代谢产物，然后修复静脉。在不全离断肢体中，修复动脉后阻断肢体血流进入体循环是不可能的，一旦血管夹开放，血液将迅速进入体循环。因此当肢体近端损伤缺血时间超出推荐的时间范围时，行血管重建术必须慎重。在肢体近端损伤血管重建的时间取决于残存侧支循环的范围，因此很难给出一个准确的安全时限。通常我们遵循再植的相关指南。我们应用的临床指南是检查鱼际肌的僵硬程度，如果拇指被动活动时比正常僵硬，进行血运重建是不安全的。

尽管上肢的侧肢循环优于下肢，积极修复主要动脉增加血供仍是必需的，且具有明显的优势。修复动脉后能保证损伤组织及局部皮瓣充足的血供，恢复搏动的血流可更可靠地提高肢体存活率（图18.6）。动脉严重损伤或缺损者通常需要静脉移植术，合并有粉碎性骨折患者若进行骨折短缩，可避免静脉移植或小范围的静脉移植。血管损伤而连续性存在者增加了术中取栓的可能性。但根据我们的经验，严重肢体损伤的情况下取栓并没有作用。骨折断端或外部挤压会损伤血管导致血管内产生血栓，通常情况下，在受伤段血管会有不同程度的内膜损伤，从而促进血栓形成。因此，切除损伤血管并进行修复比单纯取栓更安全（图18.7）。

无论何时进行血管修复，清创必须彻底。血管修复或静脉移植部位发生感染是灾难性的，它会导致血栓形成，甚至可能发生大出血。血管修复的部位必须有良好的组织床，有足够的软组织覆盖。虽然皮片移植已成功地应用于血管修复，我们也有成功的病例，但我们认为这是一个不值得冒的风险。如果由于感染而导致移植静脉损伤或破坏，则存在血栓形成或大出血的风险，可能发生在外伤术后的几周内，这时保肢付出的代价更大。因此，我们建议所有的血管修复部位都要有良好的软组织覆盖。

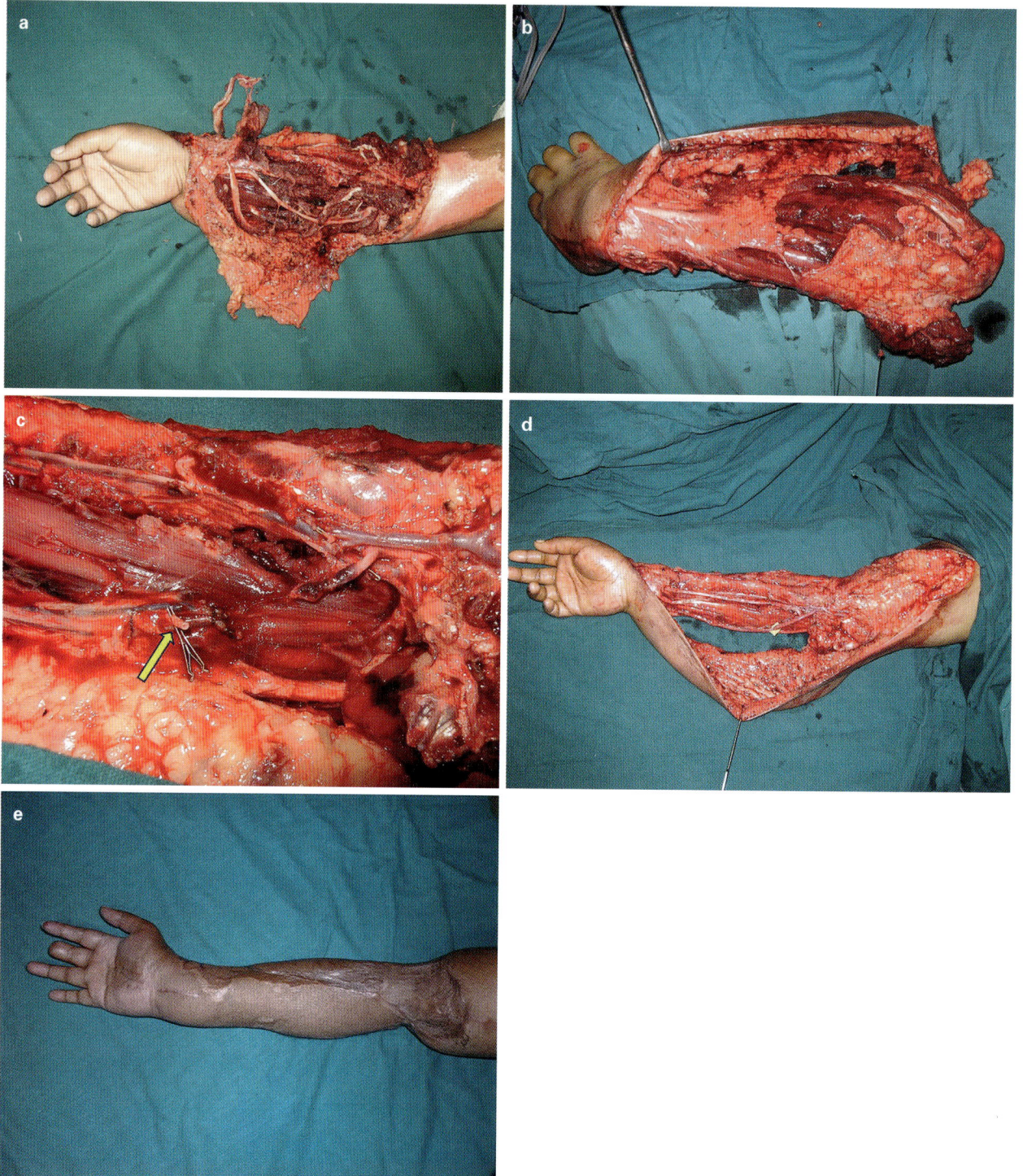

图18.6 （a，b）右前臂严重挤压伤伴环形脱套伤，皮瓣血供受影响，桡动脉通畅手部血运可。（c）尺动脉近端长段缺损，箭头指向尺动脉远侧断端。（d）静脉移植修复尺动脉，带前臂远端1/3处的尺动脉穿支的双蒂皮瓣覆盖血管。（e）这提供了足够的皮瓣组织覆盖所有重要结构，其他部位植皮修复，避免了切取其他皮瓣

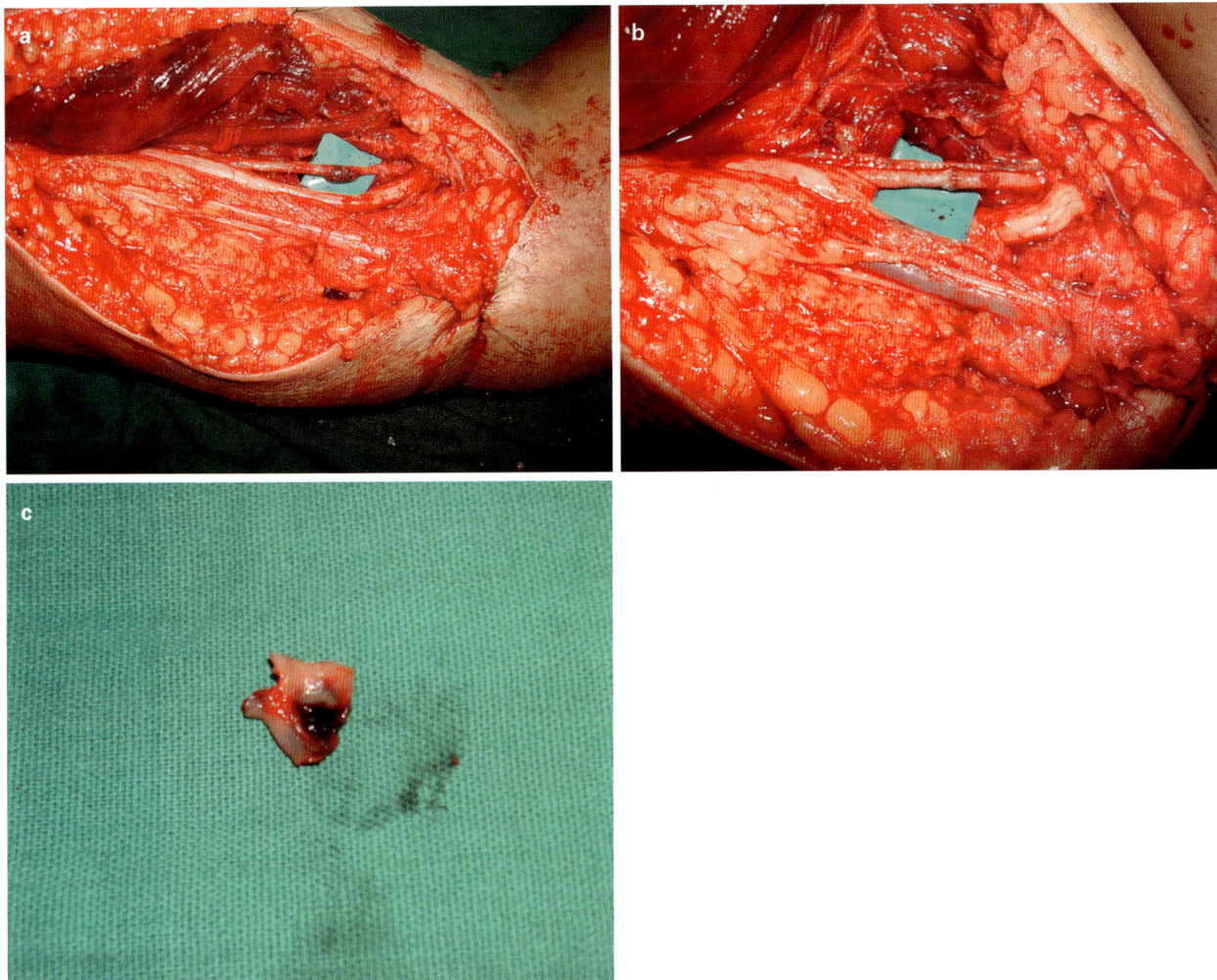

图 18.7 （a）肘关节水平严重挤压伤，肱动脉血栓形成，无脉搏。（b）予以切除损伤血管并修复。（c）切开血栓段血管显示内膜受损，若仅行取栓术，可能导致再次血栓形成

骨骼固定注意事项

在上肢严重伤损的重建中，骨关节的固定安排在清创之后并血管重建之前。稳定的骨折固定是软组织重建的首要条件。而在严重损伤的肢体中进行良好的骨折固定是一个挑战。如肢体无血运障碍，骨折固定可以很快完成。尽可能地缩短肢体缺血时间，迅速的骨折固定是保肢手术成功的关键。

上肢骨折内固定优于外固定，因此清创必须彻底，以免感染发生而导致重建失败。骨骼恢复稳定性可以防止血管修复后发生扭曲，同时有利于肌腱的修复。稳定的骨骼可以减轻肢体疼痛，并增加患者换药或康复过程中的舒适度。如果严重粉碎性骨折的骨碎片缺乏良好的软组织附着，必须清除。若存在骨缺失的情况，必须进行骨折固定。

整形外科和骨科医生联合进行清创具有较大的优势，有助于在骨骼暴露固定过程中切口的选择。如果采用外固定，应该在不影响后续皮瓣转移修复的情况下进行规划。虽然目前已有明确的指标评估皮肤和软组织的活力，如清创中可见的皮下鲜红出血提示皮肤的活性，出现肌肉收缩提示肌肉的活性等，但这些指标还不能用于评估骨骼。评估骨组织的活力较为困难，需要手术医生的经验。如果有 50% 以上的软组织附着于松质骨，那该松质骨应该是具有活性的，但皮质骨需要有

更多的软组织附着，否则将失去活性。无活力的骨块需要移除，因为它可能是一个感染源，但也不应该过于彻底地清除骨质，否则可能会增加骨骼重建的难度。重要的骨碎块，如肱骨远端的关节面骨块应该仔细进行清创，尽可能多地保留软组织附着，以保持足够的血液供应。对于这些骨碎片，我们倾向于保留，因为过多去除会影响关节表面的恢复，从而影响关节的活动。

（译者按：污染创面的彻底清创非常重要，清除污染骨块不应有太大的犹豫，随着显微外科与修复重建外科的发展，骨缺损的修复方法众多，均可通过相应技术进行骨组织修复重建。）

当涉及关节面的严重骨折时，与之相关的皮肤缺损应尽早修复，骨折块的过度裸露可导致缺损的加重。严重的桡骨远端粉碎性骨折和复杂的腕关节损伤必要时进行腕关节融合术。患者对腕关节融合的耐受性较好，可保持良好的手功能（图18.3）。如果骨干有严重的粉碎性骨折或较多的骨丢失，骨干短缩固定是一种简单有效的方法。骨短缩的长度仍有争议，但7cm左右的短缩长度能够获得可接受的功能和外观。肱骨的骨短缩相对容易，但在前臂相对困难，因为前臂必须是尺桡骨一起短缩，同时需维持远端桡尺关节的匹配性。在不同平面骨折和较多骨丢失的情况下，重建单一骨骼的前臂骨是一个较好的选择。如果骨缺损严重，可以采用外固定支架维持长度与骨间隙，二期行游离腓骨骨瓣移植修复缺损（图18.8）。

神经肌肉的修复

上肢严重损伤保肢术后的功能恢复取决于肢体功能单位（肌肉肌腱单元和神经）的完整性或修复质量。虽然肢体的成活取决于血管的修复，但一旦血供恢复就不会影响肢体功能的结果。它决定于骨关节的稳定性、肌肉肌腱单元的状态以及神经修复的完整性或质量。必须尽全力早期修复上述结构，并且采用标准的肌肉肌腱修复技术。

在严重损伤的肢体中，肌腱撕脱伤较为常见。肌肉结构往往在肌腹交界处撕脱，并附着在撕脱肌腱表面。所有附着在肌腱上的肌纤维必须清除，因为这些肌肉不能重新获得血供（图18.9）。尽可能保留肌腱远端的长度以作为二期重建时远端的附着，也可以将肌腱编织在近端有功能的肌肉组织上，用不可吸收缝线固定。这可能有利于肌肉肌腱部分功能的恢复。

一期神经修复可改善术后效果。相应的神经断端需要在无张力情况下修复，骨短缩固定有助于神经的一期修复。对于长段撕脱的神经，可进行神经交叉移位缝合，如将近端尺神经与远端的正中神经吻合。修复神经术后，必须记录神经修复的节段与类型。如果神经没有修复，记录其远近端的位置非常重要，以利于二期手术。神经近端可用Tinel征定位，但远端神经没有可定位的检查，故合适的记录可以避免二期重建过程中不必要的切口延长及探查。

完全一期重建与分期重建

在肌肉肌腱单位和神经的节段性缺损时，关于一期行肌腱、神经移植或肌腱转位的作用仍存在争议。一期重建具有功能恢复早、手术次数少、费用低等优势。Sundine和Scheker比较了手背侧复合组织缺损行分期肌腱骨重建患者和一期复合组织修复重建者各7例，与分期重建患者相比，一期重建的患者恢复最大活动范围的时间更快，手术次数更少，重返工作岗位的机会也更大。一期重建可行性的关键因素是手外科医生是否有信心为创面提供良好的软组织修复和一期愈合的机会。虽然在其他手术中感染是一个较为常见的并发症，但对于严重上肢损伤进行一期重建的患者而言，感染将是一场灾难，因为感染会使移植组织结构损害。因此，决定是否可以一期重建肌肉肌腱单位或神经结构，不是技术的可行性，而是清创的质量和软组织修复状态。一期重建后必须立即行皮瓣修复创面，相关损伤以及额外所需的麻醉时间也是该决策方案要考虑的因素。

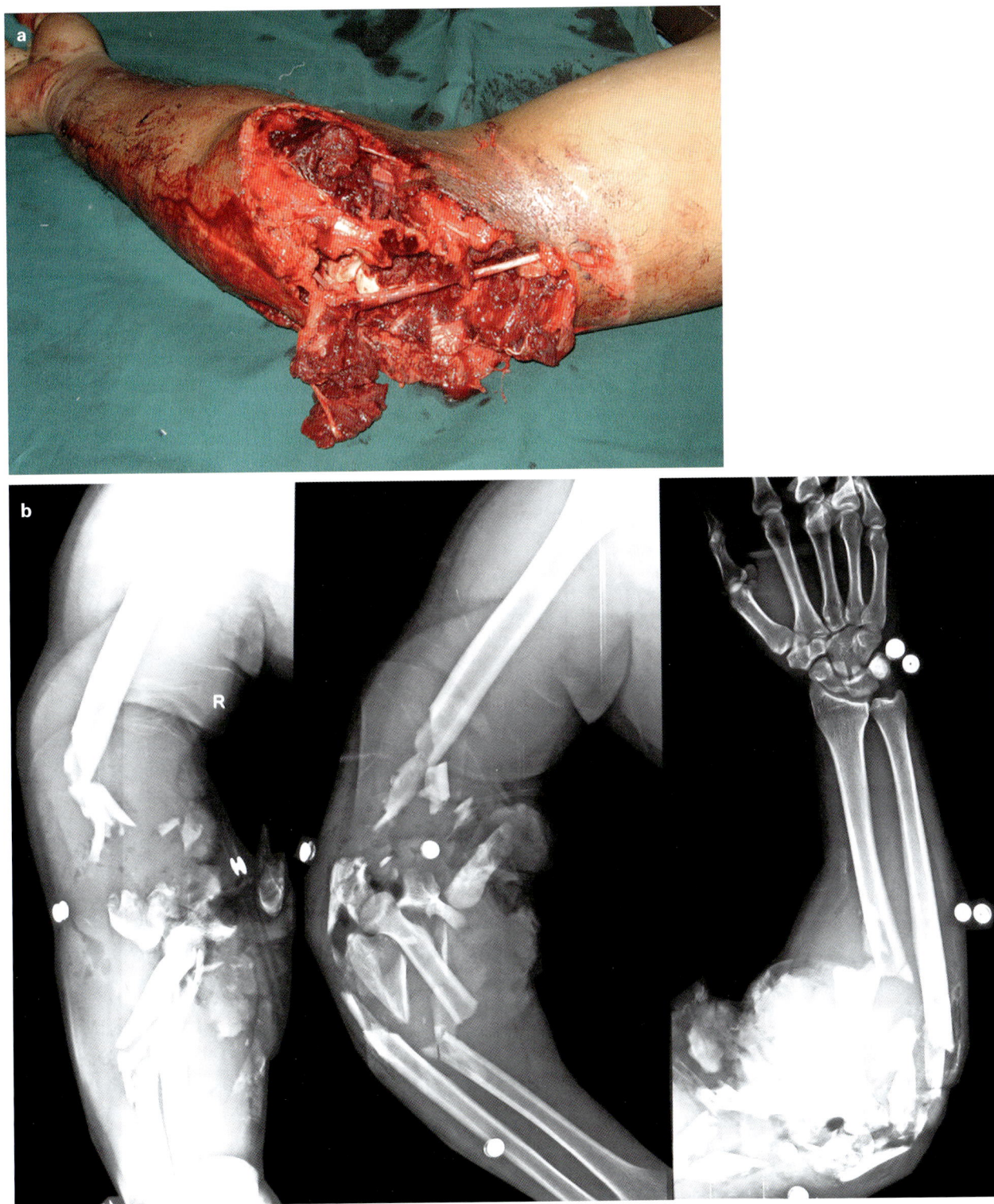

图 18.8（a）右肘侧方严重损伤，软组织缺损，骨关节严重破坏毁损。（b）清创术包括去除粉碎的骨片，肘部用外固定支架固定。（c，d）腹部皮瓣修复后伤口愈合。（e，f）3个月后，骨缺损区行游离腓骨皮瓣移植修复。（g）患肢获得了一定的功能

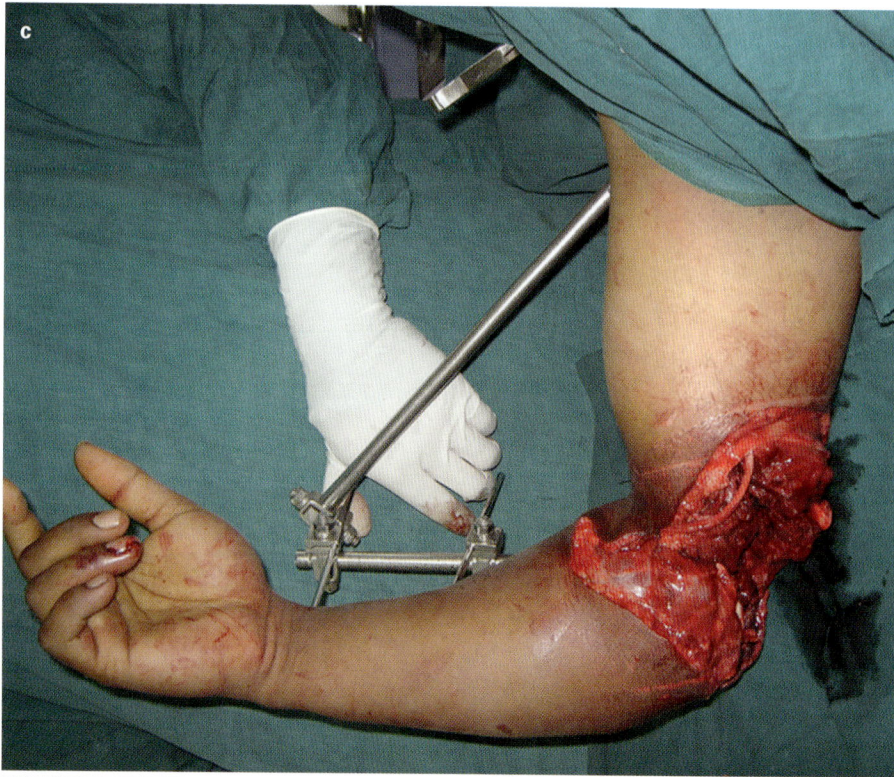

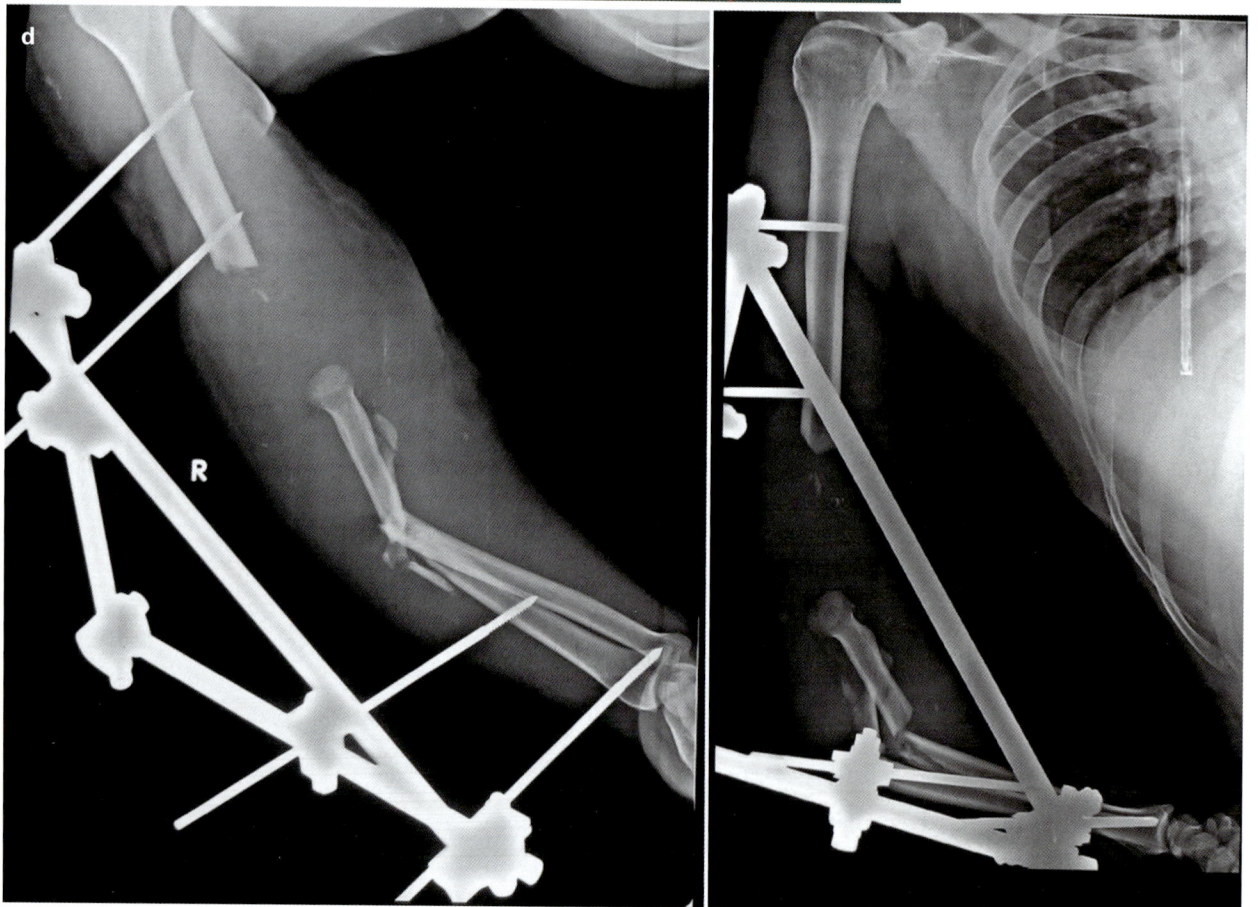

图 18.8 （续）

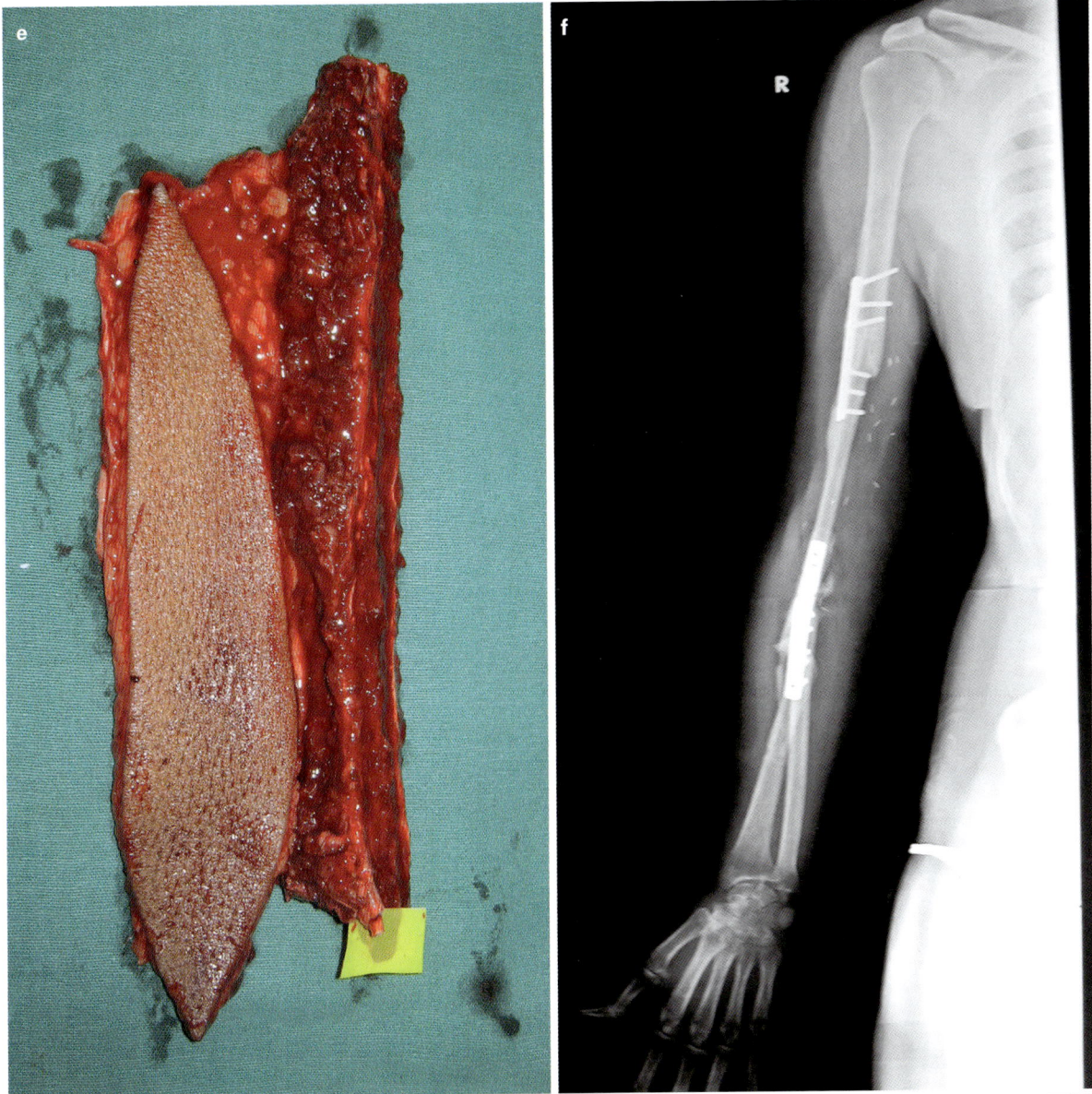

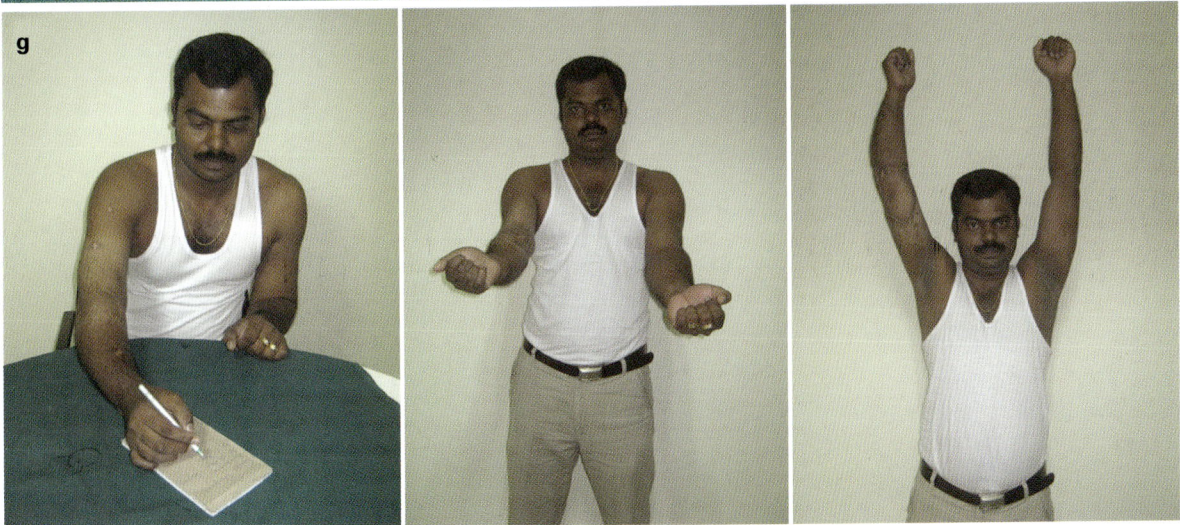

图 18.8 （续）

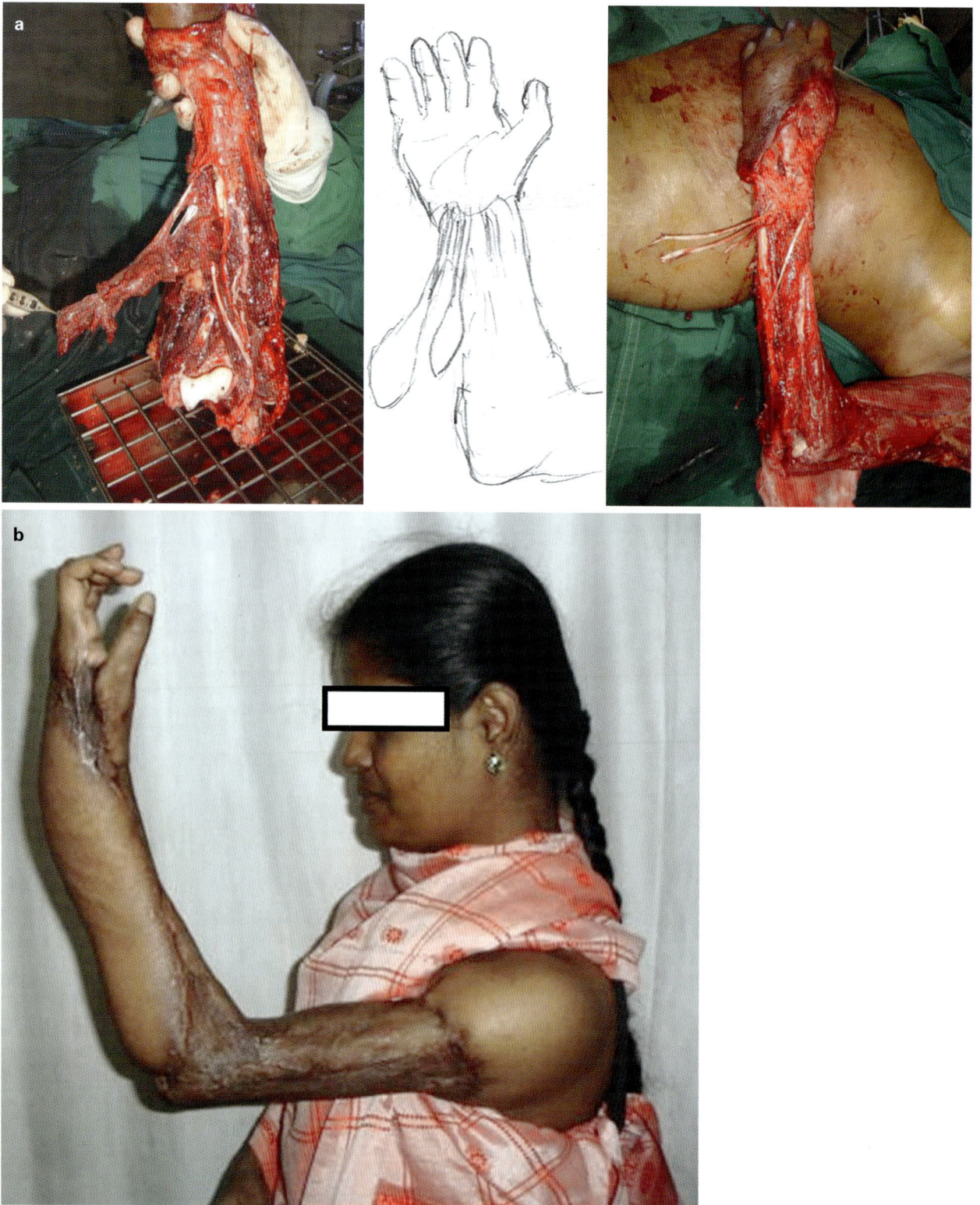

图18.9 （a）上肢严重挤压伤伴肌肉广泛撕脱伤，清除肌腱上附着的肌肉，保留肌腱行二期功能重建。（b）皮瓣修复前臂创面，上臂创面植皮，创口一期愈合

由于神经移植物的来源有限，而且一般医生更愿意在理想的组织床进行移植，因此，除非缺损间隙很小，否则多数医师会选择二期神经移植术。神经移植手术后，再进行二期功能重建术将增加上述移植神经损伤的风险，因此在进行神经移植之前必须完成其他组织结构的重建。

关于肢体重建的时机，以下方案应该是安全的：无论何种损伤性质，损伤第一天完成清创和骨关节固定；应尽早行软组织修复并避免感染的发生；如果进行肌腱或神经移植，应同时进行软组织重建。这也同样适用于伴有严重的头部、腹部或胸部损伤的上肢损伤。

软组织修复原则

早期皮肤软组织的覆盖是处理大多数上肢严重损伤的一个重要组成部分，可采用皮片移植、局部皮瓣、远端带蒂皮瓣和游离皮瓣。如果清创术后考虑需要行皮瓣修复术，则几乎所有的重要组织部位均会受益。常规敷料和负压封闭引流的应用可减少皮瓣覆盖的需要，但如果该区域需要二期重建，皮瓣修复可使后续手术更容易。虽然手外科医师的培训技能和临床经验通常会影响皮瓣的选择，但选择修复创面的皮瓣时需牢记以下原则：

首要，尽早进行创面的修复。早期彻底清创是成功的前提条件。裸露的骨关节、肌腱和神经不能耐受干燥，早期的创面修复可防止这些组织的进一步损伤。Godina 在 1986 年强调了 72h 内彻底清创与早期创面修复的重要性，虽然其重点在下肢创伤，但原则同样适用于上肢。Lister 和 Scheker 提出了"急诊游离皮瓣"这一概念，即在 24h 内实现创面的游离皮瓣覆盖。他们治疗的 31 个病例中，平均住院时间为 11.8 天，皮瓣成活率为 93.5%，31 例中 27 例恢复工作，18 例重新回到受伤前的工作岗位。该方法目前临床应用广泛，但是它需要一个较强的显微外科技术团队和良好的设配支持。Ninkovic 等报告了 29 例患者，经彻底清创和一期重建后，行急诊游离皮瓣移植 27 例次和急诊足趾移植 3 例次，无皮瓣坏死或伤口愈合相关的并发症。

在选择创面修复方式时，我们已从选择最简单的修复方案转为能提供更好临床效果的修复方法。根据我们的经验，未曾发现在局部皮瓣、带蒂皮瓣或游离皮瓣之间的感染发生率有显著性差异，直接相关的是清创的质量，这是皮瓣修复前处理的关键。在严重上肢损伤伴有软组织大面积缺损时，在后期进行修复重建中首先要考虑软组织重建。如果需进行二期重建，那么皮瓣手术切口要与后期肌腱神经移植的走行相适应。随着时间的推移，肌瓣可因失用性逐渐变薄，而患者后期体重增加时，皮瓣可能会增厚。后期的皮瓣修薄可能是需要的，但严重损伤修复后的二期皮瓣修薄需十分小心，以免损伤重建的组织结构。

对于大面积的软组织缺损，我们可将损伤部位分为重要区域和非重要区域，修复方案就更为简单了。重要区域必须皮瓣修复创面；非重要区域可以用皮片移植修复（图 18.10）。该方法可以更好地应对修复重建的挑战。一些皮瓣如前臂桡侧皮瓣、股前外侧皮瓣、上臂外侧皮瓣等，不仅能修复创面，还可提供桥接的血管（见第五章和第六章）。目前手外科医生有很多皮瓣的选择可以提供理想的创面修复。

临床要点：修复重建

一期重建可减少费用并更快地康复。
分期重建也可获得良好效果。
骨骼稳定的重要性。
上肢最好采用内固定。
尽早进行软组织覆盖。
肌腱神经修复的质量决定临床效果与功能。
软组织硬化消退与变软时二期重建。

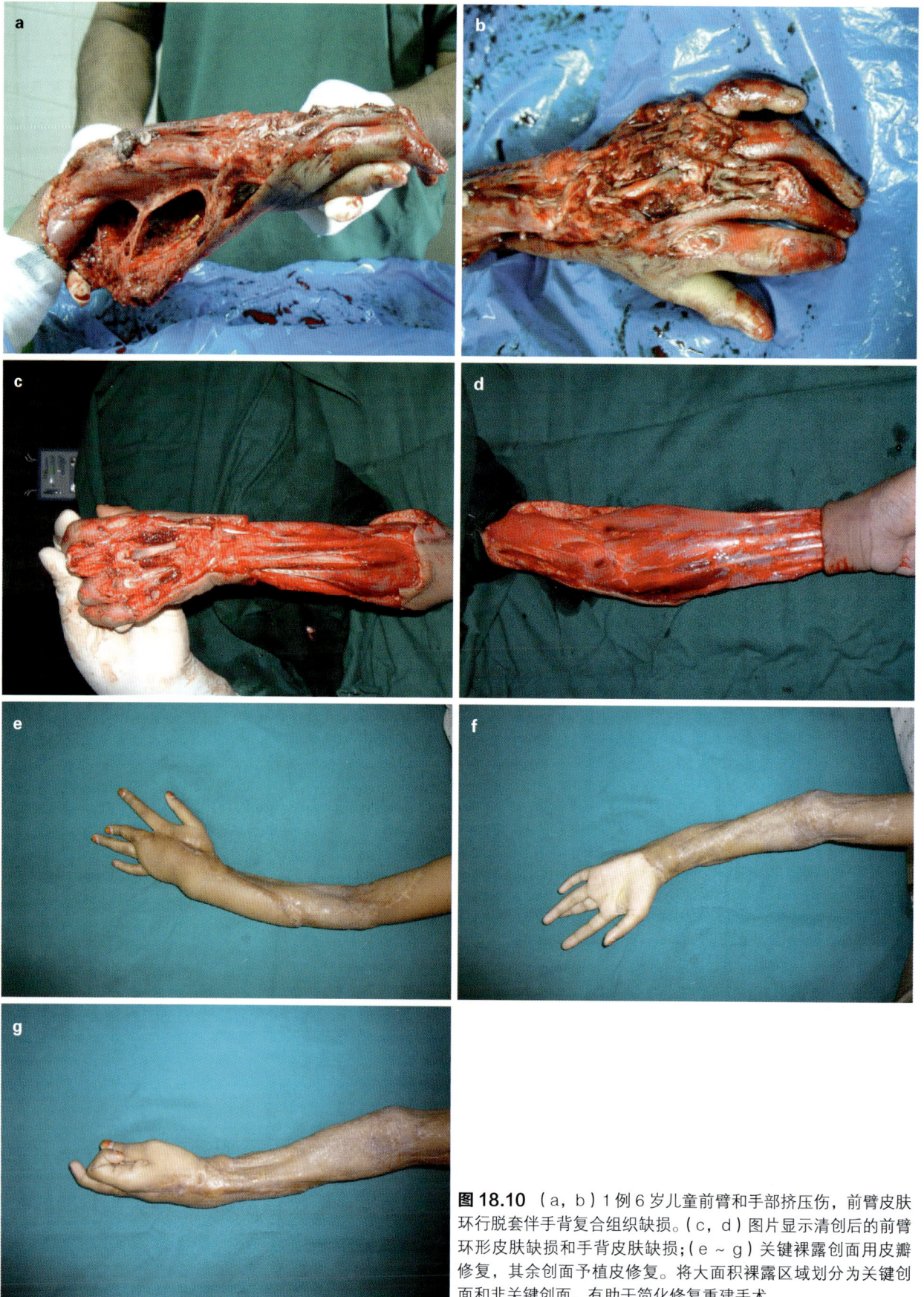

图 18.10 （a，b）1 例 6 岁儿童前臂和手部挤压伤，前臂皮肤环行脱套伴手背复合组织缺损。（c，d）图片显示清创后的前臂环形皮肤缺损和手背皮肤缺损；（e～g）关键裸露创面用皮瓣修复，其余创面予植皮修复。将大面积裸露区域划分为关键创面和非关键创面，有助于简化修复重建手术

康复

　　严重上肢损伤需要长期的物理治疗。治疗师和患者之间的良好关系是成功的关键。虽然在患者的全程康复中，治疗师与患者相处的时间比手外科医生要长，但手外科医生是损伤患者的第一个接触者。因此，从第一天开始，手外科医生就有机会指导患者的康复治疗。我们发现，在术后沟通时，如果能简单地告知患者康复方案与恢复时间，患者接受治疗方案的依从性会更好。由手外科医生和治疗师对患者情况进行定期共同评估，既能指导患者康复练习，又可在适当时机进行二期功能重建，具有较大的优势。

二期重建

　　大多数上肢严重损伤的患者的肢体功能，可通过二次手术获得改善。二次手术的时机很重要，主要决定因素是皮肤覆盖与合并其他严重损伤的情况。通常情况下，术后 3 个月左右即可进行二次手术。常见的手术方式是植骨治疗骨不连和功能单位的重建。如果需进行神经的修复重建，必须在 3 个月内完成。如果行神经移植手术，其他重建手术也应同期进行，这是因为脆弱的移植神经可能会在后期的手术中受损。肌腱转位、游离的功能性肌肉移植和神经移植手术增加了严重损伤上肢功能康复的可能性（图 18.11）。

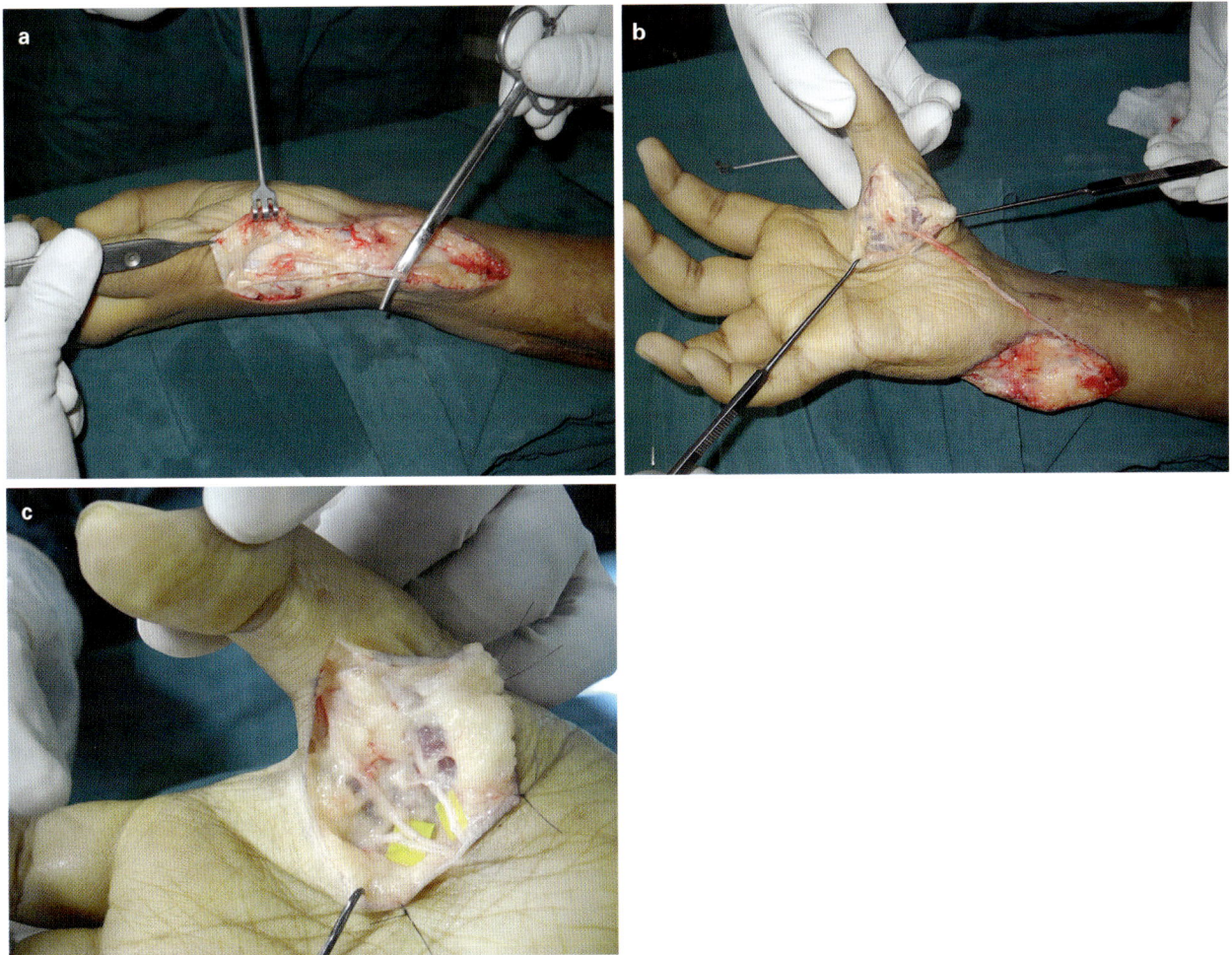

图 18.11　（a）患者正中神经缺失 30cm，解剖尺神经背侧支。（b、c）移植修复拇指尺侧指神经和示指桡侧指神经两分支，以恢复抓捏动作时接触部位的感觉

临床效果

通过常规彻底清创、稳定的骨骼固定技术和早期的软组织覆盖，这些上肢严重损伤术后的临床效果有了很大的改善，许多严重的患者都能够获得有效的恢复。虽然血管状况和修复决定着肢体的成活，但功能的恢复取决于神经和肌腱的修复情况。处理这些损伤需要注意细节，修复的每个组织必须以极度谨慎和小心的态度来完成，以期获得最佳的预期结果。运动范围的客观测量和各种评分系统的使用可能会对结果产生不同的影响，但大多数患者在日常活动中使用手的情况远远超出运动范围图表的测量。这将使患者在漫长的康复过程中保持信心，同时也需要手外科医生和治疗师投入更多的时间和精力，而不仅仅是让患者自己去完成这些康复训练。

即使行一期骨折固定和早期软组织修复，如果采用客观的标准衡量运动范围和分数，一些病例仍然会有明显的功能缺失，但大多患者可利用重建的肢体进行日常活动。这被认为是手外科医生努力的成果。

参考文献

[1] Gebhard F, Huber-Lang M. Polytrauma- pathophysiology and management principles. Langenbecks Arch Surg. 2008;393:825–831.

[2] Patzakis MJ, Wilkins J. Factors infl uencing infection rate in open fracture wounds. Clin Orthop Relat Res. 1989;243:36–40.

[3] Lovrincevic M, Kotob F, Santarosa J. Pain management in the trauma setting. Semin Anaesth. 2005;24: 34–40.

[4] Bhat VR, Maheshwari K, Sabapathy SR. Cardiac arrest following brachial plexus block in a patient with missed brachial plexus injury. Indian J Trauma Anesth Crit Care. 2003;4:177–178.

[5] Wright TW, Hagen AD, Wood MB. Prosthetic usage in major upper extremity amputations. J Hand Surg Am. 1995;20A:619–622.

[6] Biddiss EA, Chau TT. Upper limb prosthesis use and abandonment: a survey of the last 25 years. Prosthet Orthot Int. 2007;31:236–257.

[7] Chung KC, Oda T, Saddawi –Konefka D, Shauver MJ. An economic analysis of hand transplantation in the United States. Plast Reconstr Surg. 2010;125:589–598.

[8] Prichayudh S, Verananvattna A, Sriussadaporn S, Sriussadaporn S, Kritayakirana K, Pak-art R, Capin A, Pereira B, Tsunoyama T, Pena D. Management of upper extremity vascular injury: outcome related to the Mangled Extremity Severity Score. World J Surg. 2009;33:857–863.

[9] Togawa S, Yamami N, Nakayama H, Mano Y, Ikegami K, Ozeki S. The validity of the mangled extremity severity score in the assessment of upper limb injuries. J Bone Joint Surg Br. 2005;87:1516–1519.

[10] Steele JT, Hoyt DB, Simons RK, Winchell RJ, Garcia J, Fortiage D. Is operation room resuscitation a way to save time? Am J Surg. 1997;174:683–687.

[11] Scheker LR, Ahmed O. Radical debridement, free fl ap coverage, and immediate reconstruction of the upper extremity. Hand Clin. 2007;23:23–36.

[12] Gupta A, Shatford RA, Wolff TW, Tsai TM, Scheker LR, Levin LS. Treatment of the severely injured upper extremity (Instructional course lectures, TheAmerican Academy of Orthopedic Surgeons). J Bone Joint Surg. 1999;81A:1628–1651.

[13] Brown RE, Wu TY. Use of "spare parts" in mutilated upper extremity injuries. Hand Clin. 2003;19:73–87.

[14] Dirschl DR, Wilson FC. Topical antibiotic irrigation in the prophylaxis of operative wound infections in orthopedic surgery. Orthop Clin North Am. 1991;22:419–426.

[15] Rosenstein BD, Wilson FC, Funderburk CH. The use of bacitracin irrigation to prevent infection in postoperative skeletal wounds. An experimental study. J Bone Joint Surg Am. 1989;71:427–430.

[16] Bakri K, Moran SL. Initial assessment and management of complex forearm defects. Hand Clin. 2007;23: 255–268.

[17] Sabapathy SR, Venkatramani H, Bharathi RR, Dheenadhayalan J, Bhat RV, Rajasekaran S. Technical considerations and functional outcome of 22 major replantations. (The BSSH Douglas Lamb Lecture, 2005). J Hand Surg Eur Vol. 2007;32B:488–501.

[18] Sundine M, Scheker LR. A comparison of immediate and staged reconstruction of the dorsum of the hand. J Hand Surg Br. 1996;21B:216–221.

[19] Godina M. Early microsurgical reconstruction of complex trauma of the extremities. Plast Reconstr Surg. 1986;78:285–292.

[20] Lister GD, Scheker LR. Emergency free fl aps to the upper extremity. J Hand Surg Am. 1988;13A:22–28.

[21] Ninkovic M, Deetjen H, Ohler K, Anderl H. Emergency free tissue transfer for sever upper extremity injuries. J Hand Surg Br. 1995;20B:53–58.

[22] Yildirim S, Taylan G, Eker G, Akoz T. Free fl ap choice for soft tissue reconstruction of the severely damaged upper extremity. J Reconstr Microsurg. 2006;22: 599–609.

第十九章　手部感染

Anthony Barabas, Andrew N. M. Fleming

关键词

手部感染；甲沟炎；疱疹性脓性指头炎；化脓性屈肌腱鞘炎；滑囊炎；深部间隙感染；化脓性关节炎；骨髓炎；坏死性筋膜炎；咬伤；分枝杆菌感染；真菌感染

引言

手是人类感知世界接触物体并工作生活的重要器官，很容易损伤。手部独特的解剖和复杂的分区结构，可出现各种不同类型的手部感染。每种感染都有其自身的特点，必须充分认识和理解其病理生理学的特征，才能达到更有效的治疗效果。

手部急性感染通常发生在皮肤或指甲的保护屏障被破坏后，感染性微生物侵入并繁殖所致。患者最初主诉可能是刺伤、烧伤、撕裂、挤压或脱套伤，但感染性微生物也可能经皮肤表面难以发现的小伤口，甚至是指甲旁微小的倒刺皮损入侵。

一些非感染性疾病表现出的症状体征与手部感染性疾病较类似，如晶体沉积病（痛风、假性痛风）、化脓性肉芽肿、急性钙盐沉积、急性非特异性屈肌腱腱鞘炎、类风湿性关节炎和异物反应等，均可与急性手感染症状相似，应进行鉴别诊断。

本章主要阐述常见的和非典型性手部感染的病因和合适的治疗方案，使患者获得良好的疗效。

1. 急性感染：
   （1）甲沟炎。
   （2）疱疹性脓性指头炎。
   （3）脓性指头炎。
   （4）化脓性屈肌腱腱鞘炎与滑囊感染。
   （5）深部间隙感染。
   （6）化脓性关节炎。
   （7）骨髓炎。
   （8）坏死性筋膜炎。
   （9）咬伤。
2. 非典型性感染：
   （1）分枝杆菌感染。
   （2）真菌感染。

急性感染

概述

在抗生素问世之前，除手术治疗外，几乎没有防治细菌感染的有效方法，而手术常会导致手部僵硬挛缩畸形，甚至造成截肢。自 20 世纪 30 年代中期发明抗生素以来，抗生素已广泛应用于临床，成为治疗手部感染的重要方法，或联合手术进行治疗。

应早期进行骨和软组织 X 线检查，以评估是否存在骨髓炎或异物。必要时注射破伤风疫苗。应尽早取下感染手指或其他手指的戒指。

早期确诊手部感染后，应抬高患肢、口服抗生素，夹板固定等。最常见的感染微生物是金黄色葡萄球菌，占手部感染的80%。通常第一代头孢菌素或抗葡萄球菌青霉素的经验性应用是治疗非复杂性手部感染的有效方法；β–内酰胺酶抑制剂可进行单一治疗。革兰氏染色可以更好地指导抗生素应用。严重的手部感染需要住院并静脉应用抗生素治疗，如果出现脓肿，或在 12~24h 内病情未见好转，则需进行手术治疗。

在脓肿和其他手部感染中，耐甲氧西林金黄色葡萄球菌（MRSA）感染的报道越来越多，应密切关注其临床表现和细菌培养结果。

合理应用抗生素治疗，静脉注射通常不超过 3~5 天，然后改行口服抗生素。推荐的抗生素应用时间为 5~14 天，这取决于临床表现和感染的严重程度。

甲沟炎

指甲复合体由甲上皮、双侧甲皱襞、生发基质、无菌基质、甲板和甲床组成。甲周组织感染（甲板周缘的甲上皮和甲沟上皮）称为甲沟区感染，更常称之为"甲沟炎"。甲沟炎分为急性或慢性感染（持续时间超过 6 周），是手部最常见的感染之一。甲沟炎是感染微生物进入甲周上皮与甲板之间潜在间隙后，形成的浅层感染或脓肿。

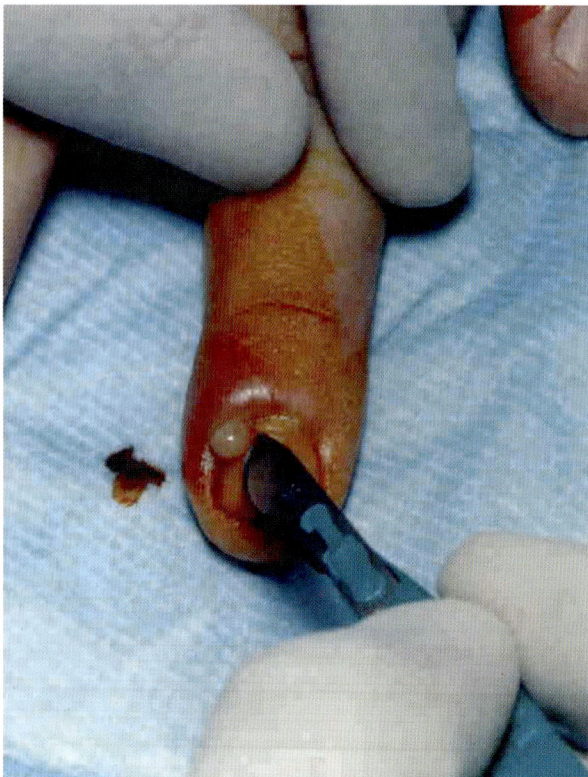

图 19.1 切开侧方甲襞引流甲沟炎

甲沟炎常发生在轻微的创伤（如洗碗或修剪美甲时）、吸吮啃咬指甲（儿童常见）、免疫功能受损，也可能发生于简单的甲旁倒刺皮损。

感染发生在甲上皮皱襞和甲板之间的沟间隙，局部出现红肿，常伴有明显疼痛，波动感与局部脓疡提示脓肿形成，甲基质上方可能出现变色、变形或甲板突出隆起。如果脓肿从一个甲沟皱襞蔓延至对侧，称为"指甲周围脓肿"。最常见的是金黄色葡萄球菌、化脓性链球菌感染，其次是假单胞菌属，革兰阴性菌、单纯性疱疹病毒、皮肤真菌和酵母菌等病原体感染也有报道。吸吮手指和咬指甲者容易造成口腔病原体侵入，产生直接感染。

在无脓肿形成时，可口服抗生素，并每天温水浸泡 3~4 次，效果良好。对儿童、吸吮手指和咬指甲者，除采用抗葡萄球菌治疗外，还应进行抗厌氧菌治疗。若已形成脓肿，则需要行手术治疗。指根麻醉，从甲板上掀起甲皱襞，排除脓液（图 19.1）。若脓肿皮肤坏死，即使没有麻醉，在此处切开也无疼痛，但为彻底冲洗与清创，建议局部麻醉下处理，包扎简单伤口，保持创口边缘开放，以防脓液淤积。严重感染者应楔形切除感染侧的甲板，如累及整个指甲，则行拔甲术治疗。所有患者术后应适当抗生素治疗。

慢性甲沟炎多为非化脓性炎症。经常接触富含碱性或刺激性液体者，以及常常暴露于潮湿环境（例如：调酒师、洗碗工和游泳者），其感染风险增加，炎症与液体接触密切相关。糖尿病和免疫抑制则会增加感染的风险。慢性甲沟炎导致甲板变色和增厚，出现明显的横脊，甲褶皱可以与甲板分离，形成一定的空间易被各种微生物入侵。95% 的慢性甲沟炎患者培养为白色念珠菌，其他病原体包括不典型分枝杆菌、革兰氏阴性杆菌和革兰氏阴性球菌，亦可引起慢性甲沟炎。

保守治疗是慢性甲沟炎的首选治疗，患者确诊后，避免长期暴露于潮湿环境或其他易感因素环境。临床上联合局部抗真菌药和类固醇乳膏可根除白色念珠菌感染，从而治愈慢性甲沟炎（甲癣），一般较少口服抗真菌药，药物治疗失败时，则选择手术治疗。据报道，拔甲术后进行甲沟成形，然后甲床上应用抗真菌和类固醇软膏，效果良好。对于顽固性慢性甲沟炎，应考虑甲下或甲周恶性肿瘤的可能性，需送病理组织学检查。

> **临床要点**
>
> 　　疑似甲沟炎者，在切排引流前，应先排除疱疹性脓性指头炎，它一般行非手术治疗，切排会导致细菌双重感染。
>
> 　　甲沟炎病灶切排时，应远离甲床，避免损伤生发基质。

疱疹性脓性指头炎

　　疱疹性脓性指头炎是由 1 型或 2 型的单纯疱疹病毒感染破损皮肤引起，是手部唯一常见的急性病毒感染。易感人群包括牙医、口腔护理师、麻醉师、护士和其他卫生保健专业人员。自体感染多发生于吸吮手指和咬指甲者，也可通过直接接触口腔或生殖器引起，或因人咬伤所致。肢体接触性的运动员，特别是摔跤手和橄榄球运动员，患 HSV-1 外伤性疱疹病毒感染的风险显著增高（也称为带状疱疹、痘疹、摔跤手疱疹或席痘），尽管手部感染率比头部或躯干要低。

　　病程初期，患者的疼痛严重程度与体征不相符，表现为搏动性疼痛、红斑和局部压痛，随后病毒感染上皮细胞并复制而出现水疱。水疱聚结并排出清亮或浑浊液体，可形成溃疡。患者还可出现全身性病毒感染症状，如发热、萎靡不振和淋巴结炎等。感染发作具有自限性，一般在 1~3 周消退。诊断通常依赖于临床症状，并可以通过 Tzanck 涂片（显微镜检查显示有巨大的多核 Tzanck 细胞）、DNA 检测或溃疡底部病毒培养物进行确证。

　　据报道，在症状出现的最初 48h 内，用阿昔洛韦、泛昔洛韦或伐昔洛韦进行抗病毒治疗，可减轻感染的严重程度。切勿刺破水疱，因为这可

能会导致继发细菌感染，并诱发毒血症。因此，抗生素仅仅在继发细菌感染时才有作用。病毒可通过受感染的神经潜伏在背根神经节，30%~50% 的患者会出现反复感染，在此之前经常有刺痛症状，若行抗病毒治疗（局部或口服）可能会缩短病程，甚至预防复发。直到表皮病损痊愈，病毒才会完全消失，因此治疗应全面覆盖感染区，以防止进一步感染。

> **临床要点**
>
> 　　警告患者其复发风险高，一旦出现刺痛感，立即进行抗病毒治疗。

脓性指头炎

　　脓性指头炎是手指末节指腹感染。最常见的病原体是金黄色葡萄球菌，直接通过穿透性创伤感染引起。常见的诱因包括竹木碎片、玻璃和其他锐器的轻微刺伤。未经治疗的甲沟炎扩散到指尖时，也可引起脓性指头炎。据报道，手指采血检查可引起脓性指头炎。其中示指和拇指是最常发生的感染部位。

　　指尖是一个封闭的纤维 – 脂肪间隔结构，由骨膜和皮肤之间的 15~20 层纤维间隔构成。封闭的纤维间隔在感染时会导致搏动样疼痛的较快发作。纤维间隔具有防止感染扩散到远侧指间关节（DIPJ）的作用。但是，指尖感染后可出现发红肿胀，其内部的高压状态可导致组织坏死和自发排脓，并进一步发展为远节指骨骨髓炎，可行 X 线片检查明确诊断。

　　早期的脓性指头炎可以应用口服抗生素治疗，并抬高患肢。但是，由于脓性指头炎进展迅速，当出现波动感形成脓肿时，则需要手术治疗。在指根麻醉并无菌条件下进行切开引流，切口应位于组织坏死区域，建议进行清创术。脓性指头炎的手术切口选择较多，但首选是单一掌侧纵切口或远端侧切口（图 19.2），不推荐延伸至甲床或指尖的切口，如鱼嘴状切口或延长的外侧 "J" 形切

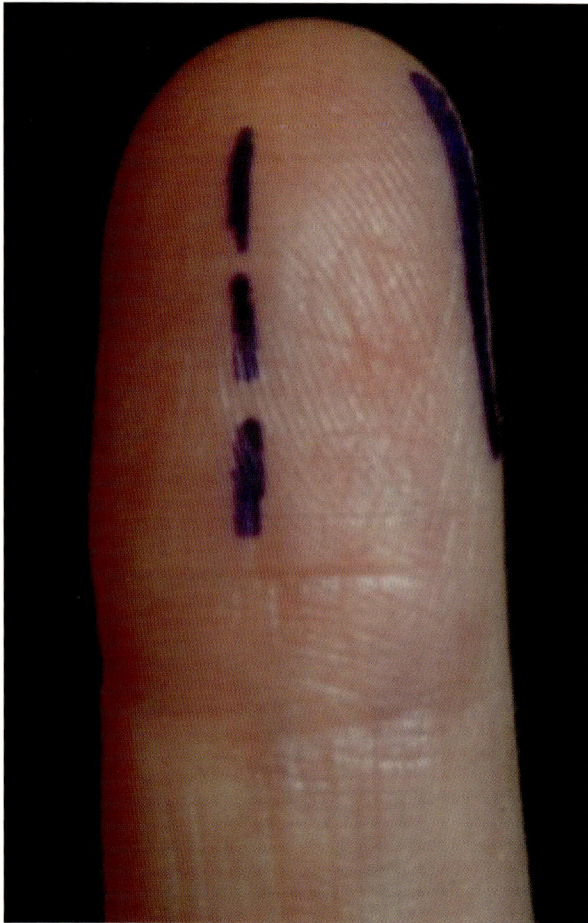

图 19.2 脓性指头炎引流切口：侧方切口（实线），掌侧纵行切口（虚线）

口，因为这些切口会形成疼痛敏感性瘢痕。侧方切口应位于拇指桡侧、示中环指的远端尺侧，以免握捏时的疼痛或降低敏感性；小指桡侧是优选切口，以免影响手"休息"时的尺侧缘。切口位置应避免损伤屈肌腱鞘、手指的神经血管束和甲床，避免向 DIP 关节近端延伸。通过钝性解剖分离所有间隔，彻底清创并冲洗创口，伤口包扎不宜过紧，以利引流。经验性应用抗生素，敷料包扎，抬高患肢，24~48h 更换敷料，检查手指创面，若感染已控制，可通过二次手术闭合创口。

临床要点

避免敏感的指尖切口。

确保切开所有纤维性间隔。

X 线检查以排除远节指骨骨髓炎。

化脓性屈肌腱腱鞘炎

屈肌腱鞘是一个纤维骨性隧道，内层为滑膜，手指屈肌腱走行于滑膜间。滑膜分泌滑液润滑腱鞘层，可减少摩擦和肌腱滑动的阻力。手指的屈肌腱鞘从靠近掌骨头的 A1 滑车近端，向远端延伸至远节指骨基底的 A5 滑车处。拇指的屈肌腱鞘从掌侧腕横纹远端约 3cm 延伸至拇指远节指骨基底，该腱鞘的近端与桡侧滑膜囊相通，有时它与拇长屈肌腱腱鞘远端完全分开。小指屈肌腱鞘（有时是中指与环指屈肌腱鞘）延伸至尺侧滑囊，并与其相通。在手掌，尺侧滑囊横向延伸，包裹环指、中指和示指的浅深屈肌腱，并且经掌侧腕横纹向近端延伸 2~3cm。在 50%~80% 的患者中，桡侧和尺侧滑囊在腕管近端相通，并与前臂的 Parona 间隙相连。解剖变异较为常见。

定义

化脓性屈肌腱鞘炎是屈肌腱鞘滑膜脏层（屈肌腱上）和壁层（腱鞘内壁）之间的感染。最常见的致病菌是金黄色葡萄球菌，多见于掌侧关节区横纹皱褶的屈肌腱鞘较浅表处。当拇指或小指感染后可向桡侧与尺侧滑囊扩散，两者近端相连蔓延，最终可形成马蹄形脓肿。感染也可蔓延至 Parona 间隙。

临床症状和体征

Kanavel 描述了化脓性屈肌腱腱鞘炎的 4 种主要症状和体征，但并非同时存在：① 手指呈对称性梭形肿胀；② 被动伸指时剧烈疼痛（最明显部位是手指近端掌侧）；③ 屈肌腱鞘区叩压痛；④ 患指半屈曲位（图 19.3）。Pang 等对 75 例患者的临床研究发现，最常见的是梭形肿胀（97%），其次是被动伸指时剧痛（72%）、半屈曲位（69%）、屈肌鞘区压痛（64%）。Neviaser 和 Gunther 报道最具诊断价值的是 Kanavel 征，被动伸指时剧烈疼痛。他们还报告了另一个重要的临床症状，患指屈曲困难无法触及手掌。早期表现 Kanavel 征并不明显，随着病情进展，症状逐渐加重。

一旦怀疑化脓性屈肌腱腱鞘炎，应采取积极的治疗措施。原健康个体的早期感染（出现时间 < 24h）通常可以通过静脉注射抗生素、固定和抬高患肢并密切观察病情，治疗效果满意。但是，大多数病例需要急诊手术，以防止肌腱粘连、坏死，甚至指体血运障碍、坏死而导致截肢等潜在的破坏性并发症可能（图 19.3）。

手术

化脓性屈肌腱腱鞘炎的手术入路，自位于 A1 滑车的手掌远侧掌横纹，向远端延长至屈肌腱鞘末端的远侧指间关节（DIPJ）处，可选择侧方正中、横行和 Brunners 切口。为避免感染时皮瓣尖部坏死的风险，我们不建议采用 Brunners 切口。在 DIP 关节部我们采用横形或侧方正中切口，并在手掌远侧掌横纹处也采用横切口。自切口向远近端打开屈肌腱鞘，检查滑液并送细菌培养。在远近端插入小规格冲洗管（通常是儿科用引流管），用 1L 以上的生理盐水灌洗腱鞘，直至完全清液。如果生理盐水没能清理整个鞘管，或滑液仍较混浊，我们建议在近指间关节处做第三个切口。在重度感染时，应广泛暴露屈肌腱，以便彻底清除感染坏死组织。

是否留置导管进行术后鞘管内冲洗的问题，可由各自的医院规范或手术医生偏好决定，目前尚无研究证明间歇性或连续性的术后鞘内冲洗优于单纯术中冲洗。相反地，术后鞘内冲洗可出现一些并发症，包括因患者功能康复时间延迟从而增加了手指僵硬的风险，及异物反应、组织坏死、手指截肢（导管尖部置于腱鞘内位置不当时）等。

术后继续静脉抗生素治疗并抬高患肢，如果临床症状无缓解，在 24~48h 进一步冲洗或检查。伤口予以二期愈合或无张力下清创缝合，在出院前开始手部康复治疗，患者回家后口服抗生素一个疗程。

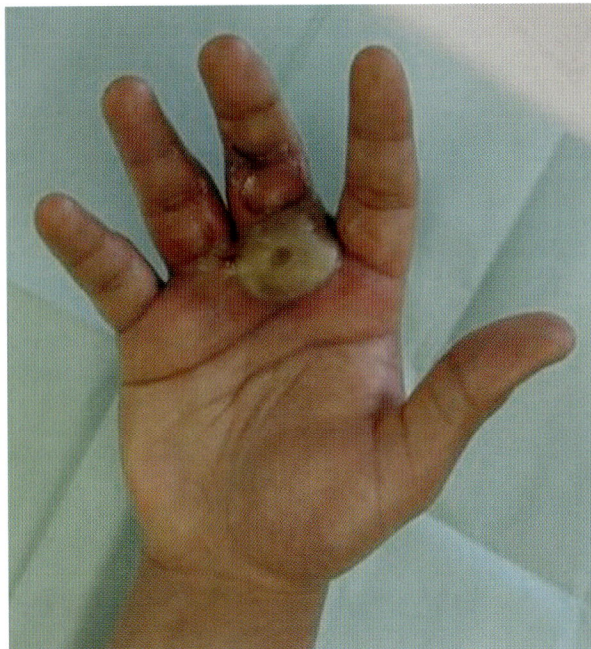

图 19.3　中指屈肌腱鞘感染后期出现 A1 滑车区梭形肿胀、MP 关节半屈曲位置和掌侧皮肤坏死

结果

尽管进行了规范治疗，仍有 10% ~25% 的患者手指活动度无法完全恢复。疗效不佳的因素包括年龄超过 43 岁、糖尿病、外周血管疾病、肾脏疾病、皮下紫癜、手指缺血和多重细菌感染。

桡侧和尺侧滑囊及 Parona 间隙感染

桡侧和尺侧滑囊通常由屈肌腱鞘感染引起，因此其手术治疗需与屈肌腱鞘感染的清创同时进行。临床症状包括急性腕管综合征（CTS）以及手指或腕关节活动性疼痛。治疗方案与其他深部感染相似，强调广泛切开暴露鞘管和彻底引流。如果存在 CTS，应行 "Z" 字形或弧形掌部切口，然后向近端延伸到腕部的标准腕管切口。对于桡侧和尺侧滑囊感染，应单独做一纵向切口，以冲洗桡侧或尺侧滑囊或进入 Parona 间隙。冲洗桡侧滑囊的近端切口位于前臂远端桡侧腕屈肌腱的尺侧。

临床要点

化脓性屈肌腱腱鞘炎的 Kanavels 体征：手指呈对称性梭形肿胀；被动伸指时剧烈疼痛

（最明显位于手指近端掌侧）；屈肌鞘区叩压痛；患指半屈曲位。以上4种症状体征并非同时存在，且会随病程延长而改变。

即使Kanavels体征不明确，也需要对糖尿病与免疫功能低下患者进行探查和外科冲洗。

深部感染

手的深部间隙是指蹼间隙、大鱼际间隙、掌中间隙和小鱼际间隙、背侧皮下间隙和腱膜间隙。通常由于穿透性创伤或其他区域的感染蔓延，偶尔来自血源性感染扩散，感染可在以上间隙中的各个区域出现。治疗需切开引流，并结合抗生素的应用。

指蹼间隙感染

指蹼间隙感染通常由于掌侧穿刺伤及指蹼而导致筋膜下"领扣样脓肿"。感染通过手掌侧筋膜间隙延伸至背侧（在神经血管束的分叉处远端），并出现掌侧肿胀和红斑，伴背侧指蹼间隙肿胀（图19.4）。患者主诉手掌广泛性疼痛，仍能屈伸手指，

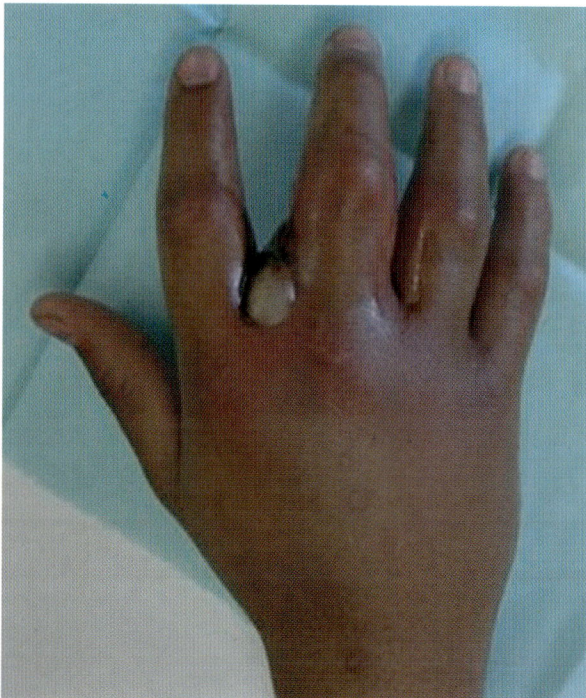

图19.4 第二指蹼间隙背侧脓肿并蔓延相邻手指

但该指蹼区不能外展，直接触诊或内收可引起疼痛。手术应在掌侧和背侧分别做切口，不应选择指蹼间隙可能导致挛缩的切口，建议掌侧采用斜行、"Z"形或"V"形切口，背部采用纵行切口。

大鱼际间隙

大鱼际间隙感染是最常见的深部感染。大鱼际间隙的范围是内收肌（背侧界）、示指腱鞘和掌腱膜（掌侧界）、拇收肌和筋膜在拇指近节指骨的交汇处（桡侧界）、从中指掌骨延伸至掌腱膜的掌中间隔（尺侧界）。该命名法易令人混淆，因为这个间隙是与隆起的鱼际肌间隔分开的。大鱼际间隙感染通常来自示指屈肌腱腱鞘炎或穿透性损伤，并且可以蔓延至拇收肌和第一骨间背侧肌之间形成"Pantaloon"脓肿，或者进入虎口背侧指蹼间隙。拇指处于外展位，因鱼际间隙空间大，该体位可容纳更大的鱼际和虎口区间隙的肿胀，当被动内收或对掌时疼痛加剧。

我们建议采用弧形的鱼际纹切口（图19.5），若存在示指腱鞘炎，可以用"Z"字形进行切口延伸。对于Pantaloon脓肿或背侧受累，可行纵向切口向上至虎口间隙，但不跨越虎口区。

掌中（或掌深）间隙

掌中间隙构成：掌侧为指屈肌腱和尺侧3指的蚓状肌；背侧为第三、四、五掌骨与第二、三掌侧骨间肌表面的筋膜；桡侧是掌中间隔；尺侧是从第五掌骨至掌腱膜的小鱼际间隔。感染是由直接穿透伤或中指无名指屈肌腱鞘蔓延引起的。手掌侧凹陷消失，变为扁平甚至凸起，但是紧张的掌筋膜会限制肿胀。较疏松的背侧结缔组织反而导致手背广泛肿胀，易造成误诊。中指、环指的主被动活动可引起疼痛。手术时需采用扩展的掌侧切口，以充分显露（图19.5），并且可以与背侧纵行切口汇合。

小鱼际间隙

小鱼际间隙是小鱼际间隔和小鱼际肌之间的

潜在间隙。上方为掌筋膜，下方为第五掌骨筋膜形成。这个间隙的感染非常少见，通过小鱼际纹的纵向切口切开引流，近端不超远侧腕横纹，远端不超过中间掌横纹（图 19.5）。

手背间隙

背侧腱膜下间隙位于伸肌腱深面，掌骨骨膜和背侧骨间肌膜浅面。而背侧皮下间隙是广泛的疏松结缔组织区域，无明显的边界，脓液可积于整个手背部。临床鉴别手背间隙感染与其他表现为明显手背肿胀的感染，在探查前几乎是不可能的。引流切口应与第二和 / 或第四掌骨轴线方向一致（图 19.6），必要时可进行相邻间隙的探查和减压。

> **临床要点**
> 微小的皮肤损伤切勿掉以轻心，因此大多数深部感染是由穿刺伤引起。

化脓性关节炎

手部的化脓性关节炎最常见的致病菌是金黄色葡萄球菌和链球菌，多因直接侵入或扩散蔓延所致（如屈肌腱鞘感染或关节周围骨髓炎）。但是，在非创伤性病例中，也应考虑血源性感染可能，尤其是儿童的嗜血杆菌感染，性活跃年轻人的淋球菌性单关节感染。同时，还应考虑非感染性因素，如果存在疑问，应行关节穿刺标本送检，以排除结晶性关节病或其他非感染性疾病。

化脓性关节炎通过释放细菌毒素、蛋白水解酶和自由基破坏关节软骨，关节出现红肿症状。受感染的关节使指体维持在"最大关节间隙"体位，以适应化脓性滑液的增加。关节内压力升高则影响关节囊的血供，并可直接损害关节软骨，最终会导致骨髓炎，形成窦道（图 19.7）。患者关节活动时疼痛加剧，但最有诊断价值的临床体征是轴向挤压关节可诱发关节疼痛，这有助于鉴别化脓性关节炎和软组织感染。

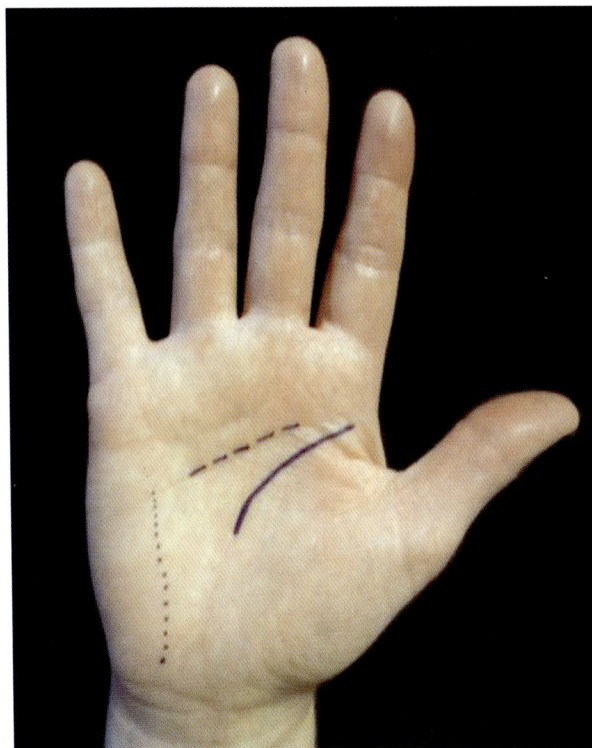

图 19.5　深部感染切口：大鱼际掌横纹（实线），掌中间隙的中间掌横纹切口（虚线），小鱼际切口（点状虚线）

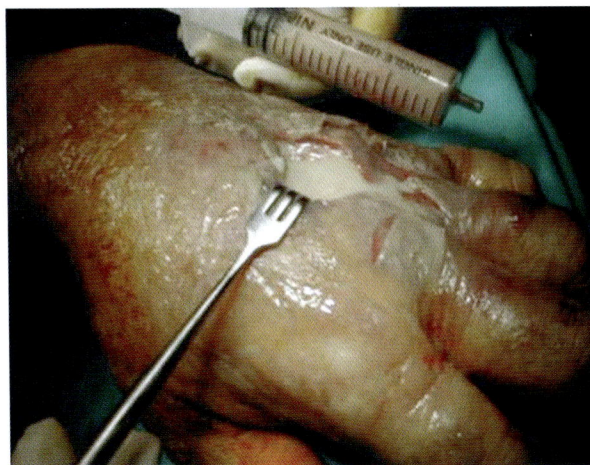

图 19.6　第四掌骨背侧切口，以引流较大的手背脓肿

首选的治疗方案是早期对受累关节进行切开引流和冲洗，并切除感染病灶及坏死组织。伤口不予闭合，以利术后引流，并置入深部冲洗管，术后持续冲洗。除轻度化脓性关节炎外，我们建议在 24~48h，进行第二次冲洗，如关节内感染灶清创彻底，可闭合伤口包扎。患肢石膏固定并抬高，静脉抗生素治疗，至全身和局部感染症状体

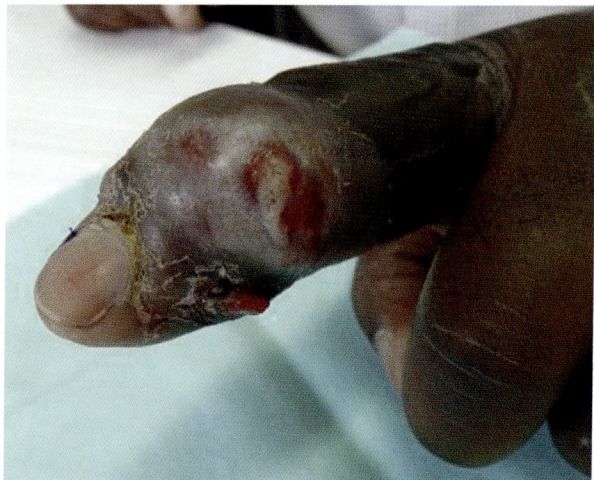

图 19.7 DIP 关节感染性关节炎伴窦道形成和骨髓炎

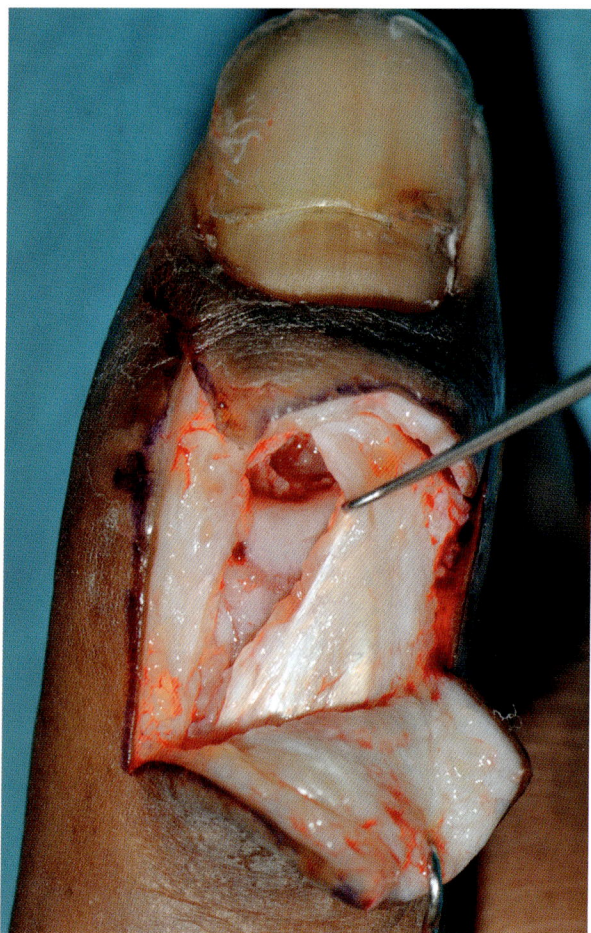

图 19.8 DIP 关节的化脓性关节炎通过背侧 "H" 形皮瓣切口，拉开伸肌腱显露关节并进行冲洗。

征消退。然后根据检验科药敏培养结果，给予口服抗生素，或在社区医院内使用少量静脉抗生素，持续 2~6 周。早期进行手部功能锻炼，以防止关

节僵硬。

对于腕关节，一般采用背侧正中切口，在第三和第四间室之间切开关节囊。部分手外科医生选择腕背横形切口，以免术后跨关节的线性瘢痕。但该切口易损伤桡神经浅支和尺神经腕背支，术中应注意避开。近年来，多采用腕关节镜技术治疗化脓性腕关节炎，该技术已基本成熟，且在住院时间和手术次数方面明显优于开放手术。若存在急性腕管综合征，可考虑腕管切开减压。掌指关节也可通过关节上方的背侧正中切口入路，首选方法为通过伸肌腱腱帽或矢状束的近端进入关节。拇指的指间关节和掌指关节多采用侧方切口，自掌板和侧副韧带之间进入关节，这既可减少术后粘连，防止对伸肌装置损伤，又可防止术后继发畸形，如纽孔畸形和锤状指畸形。DIP 关节可采用背侧 "H" 形皮瓣切口（图 19.8）。

> **临床要点**
>
> 化脓性关节炎是一种手外科急症，延迟手术将导致更严重的后果

骨髓炎

手部骨髓炎常见于外伤，尤其是开放性骨折与污染创面相通者，亦可由邻近脓肿或化脓性关节炎的扩散引起。由血源性感染导致的手部骨髓炎，成人少见，但儿童较为多见。医源性骨髓炎可使 I 类切口手术（如闭合性骨折）与择期手术变得复杂化，类似于开放性污染创口的处理。应特别注意克氏针的使用。无论是择期或急诊手术，几乎没有证据表明围手术期预防使用抗生素可影响手术部位感染率，但手术持续时间超过 2h 者除外。

骨髓炎最常见的病原体为金黄色葡萄球菌、表皮葡萄球菌和链球菌。在免疫抑制患者、糖尿病患者、伤口严重污染和合并多发伤的患者中，革兰氏阴性性菌、厌氧菌和多重细菌感染的发生率较高。

骨髓炎分为急性骨髓炎和慢性骨髓炎。单纯抗生素治疗可能偶尔会治愈少量手部急性骨髓炎，尤其是血源性感染者，但大多数学者认为对于失活和感染的骨组织应行早期清创手术。

骨髓炎局部临床表现为红、肿、热、痛，可进一步发展为骨内腔隙和窦道形成。全身症状少见，如存在应考虑血源性骨髓炎。普通 X 线片可能显示有骨溶解（图 19.9），骨质减少、骨质疏松、骨膜反应和死骨/包膜形成等，但核医学可以更早发现这些变化。磁共振成像是检测骨感染最敏感和最具特异性的检查方式，并可提供关于骨和软组织感染过程及程度的准确信息。

Cierny 将骨髓炎分为 4 种类型，这有助于临床拟定治疗方案：① 髓内型骨髓炎；② 浅表型骨髓炎；③ 局灶型骨髓炎；④ 弥漫型骨髓炎。

髓内型骨髓炎最常见于髓内钉固定，手部常见于髓内克氏针固定，但不能排除血源性感染。治疗包括髓腔内清创（更适合下肢骨髓炎）、皮质骨开窗和病灶刮除术（大多数手外科医生的首选方法）。

浅表型骨髓炎要对所累及的骨皮质进行切除，对邻近的脓肿或软组织感染进行引流或清除。如果由于组织缺损无法直接闭合创面，应通过局部转移皮瓣或游离皮瓣修复。

局灶型骨髓炎是感染穿透皮质并扩散至髓腔内，但在髓腔内感染稳定，不向远近端蔓延。这要求对感染的皮质骨和髓质进行蝶形切除，然后予软组织覆盖。骨移植和骨科固定则取决于切除的部位和范围。

弥漫性骨髓炎累及整个骨组织，并在髓腔内蔓延导致骨轴向不稳。治疗 IV 期骨髓炎首先要给予稳定的骨骼固定，可通过外固定或内固定，并联合植骨或游离骨瓣，以及软组织瓣联合治疗。

骨髓炎的治疗常需多次手术和长期固定。为避免对未受累手指造成功能影响，对感染手指进行残修或截指为首选方案，一项研究显示，手部骨髓炎截指率为 39%。

抗生素治疗应遵循术中骨组织活检及培养。

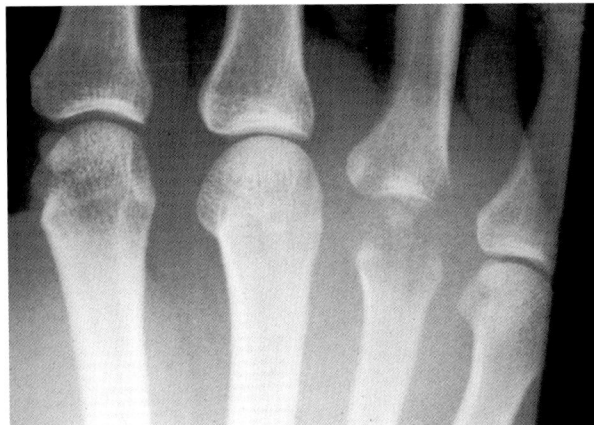

图 19.9 继发于动物咬伤后的第四掌骨头骨髓炎

术后静脉抗生素的应用至少需 2 周，根据感染的严重程度和细菌的毒性，常需要延长至 4~6 周。对于轻型急性骨髓炎，可持续口服抗生素 4 周；对于慢性骨髓炎，则持续 4~6 周。感染期升高的 ESR 和 CRP 降至正常，可作为停用抗生素治疗的良好指标。

咬伤

人咬伤

人咬伤包括斗殴性咬伤即紧握的拳头打到对方牙齿（通常是指关节撞击到前切牙上）和故意咬合性损伤。在酒精刺激下年轻男性出现斗殴性咬伤更为常见，而女性的故意咬合性损伤比例更高。与故意咬合性损伤相比，斗殴性咬伤的预后更差，因为其深部感染和内层结构的受损风险更大。

人咬伤的皮肤撕裂伤口长度通常在 3~5mm，最常见于掌骨头上方（图 19.10）。患者和医护人员常常会低估这些看似微不足道的皮肤伤口的严重性，导致后期出现严重感染。紧握拳头时，手指完全弯曲维持受伤时的姿势，而医生检查时，通常是将手指处于伸直位进行，而在该体位下，损伤的伸肌腱和关节囊会向近端回缩，与皮肤撕裂伤口不在同一水平，容易导致漏诊。暴露不充分，冲洗或清创不彻底可造成严重的蜂窝织炎、

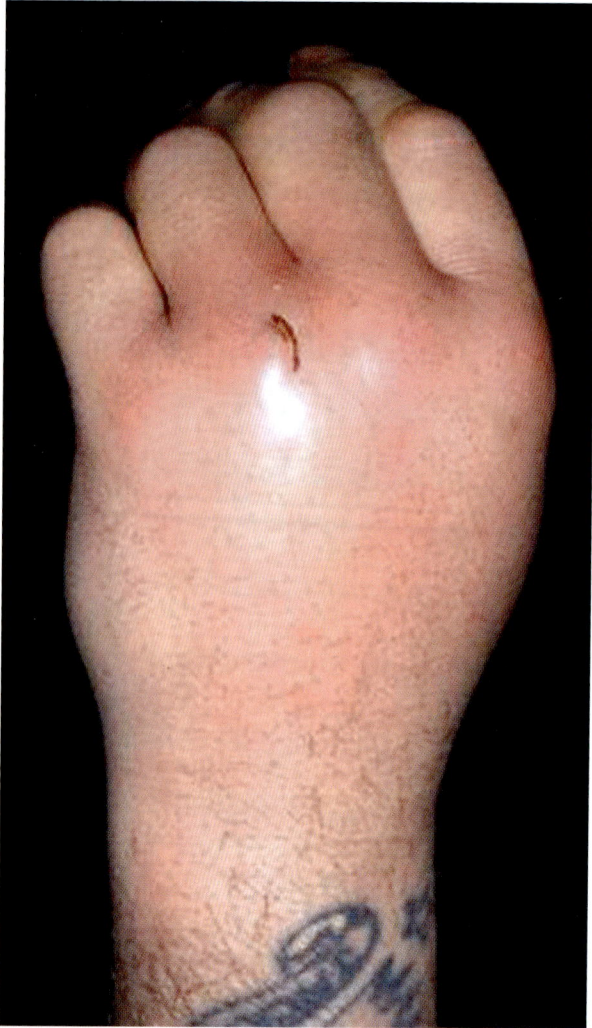

图 19.10 第四掌骨头部位的斗殴性咬伤，伸肌腱撕裂，MCP 关节化脓性关节炎和背侧脓肿形成

组织坏死、肌腱撕裂和化脓性关节炎。化脓性关节炎的延迟治疗则会导致骨髓炎、化脓性腱鞘炎、继发性关节炎、关节僵硬甚至截肢。

所有的斗殴性咬伤都应该进行影像学检查，排除骨折或残留的牙齿碎片。我们建议手术探查，适当麻醉和止血带下，广泛暴露伤口，评估关节并充分滑移掌指关节表面的伸肌腱进行探查。

一项关于简单的人咬伤（没有肌腱或关节受累）的随机对照研究表明，单纯清创而无抗生素治疗，其感染率较高。但清创后无论采用口服或静脉抗生素治疗，两者无明显差异。感染伤口需住院、清创、肢体抬高和静脉抗生素治疗。只有在感染被彻底清除后，才能进一步处理骨折和肌腱。伤口可保持开放，待二期修复。

感染并发症可能已有较多报道，存在局部感染风险大约占 20%，该感染率明显高于其他类似创口，原因是人唾液的病原微生物含量较高，数量超过 $900 \times 10 / mL$。有人从咬伤创口中培养出 40 多种不同的病菌。啮噬艾肯菌是一种革兰氏阴性厌氧杆菌，人咬伤的 7% ~29% 感染与其相关，其对克林霉素、红霉素、氨基糖苷类、甲硝唑具有耐药性，对头孢菌素类敏感。有些病菌对四环素类具有耐药性，但大多数对 β - 内酰胺类抗生素敏感，尤其是青霉素敏感。A 组链球菌和金黄色葡萄球菌是最常见的致病菌，其中拟杆菌属最常见的是厌氧菌，通常需要分泌物混合培养。也有乙型肝炎病毒、丙型肝炎病毒和艾滋病毒的报道。具体应根据地区或医院及特殊病例情况，进行疫苗接种或预防性抗病毒治疗，直到有明确检查结果，并同时注射破伤风抗毒素。

动物咬伤

外伤急诊中大约 1% 来自动物咬伤，其中 80% 狗咬伤，其次是猫咬伤，30% ~50% 的猫咬伤会导致感染，其感染率是狗咬伤的两倍多。主要是由于猫牙更尖锐和细长，其穿透性深，可通过较小皮肤伤口直达骨骼，可导致化脓性关节炎和骨髓炎。被咬伤的风险因年龄而异，儿童较高。上肢，特别是手，是动物咬伤最常见部位，儿童由于身材矮小，头颈部和面部咬伤的风险也较高。

虽然狗和猫咬伤的伤口中培养出的最常见细菌是巴氏杆菌属，但狗和猫咬伤的每个伤口内平均包含有 5 种病原体，包括葡萄球菌、链球菌和类杆菌属。临床上，巴氏杆菌属感染的特征是发展迅速、炎症反应剧烈，70% 的病例在 24h 内会出现明显的疼痛和肿胀，90% 患者在 48h 内会出现疼痛和肿胀。临床上给予口服或静脉抗生素治疗，取决于伤口的深度、严重程度和受伤时间。除很轻微的咬伤外，建议在手术室清创探查，以排除深层组织损伤。24~48h 后可再次对伤口进行探查，同时伤口保持开放，创面二期修复。

对青霉素不敏感的患者，应使用阿莫西林 – 克拉维酸钾治疗巴氏杆菌感染，注意剂量要足够。青霉素过敏者可口服或静脉注射多西环素、甲氧苄啶 – 磺胺甲基异恶唑或氟喹诺酮加克林霉素。猫爪划痕与猫咬伤感染的细菌大体相同，应该进行类似的处理。狂犬病在大多数西方国家并不常见，但应考虑凶猛的、野生的或异常行为的动物咬伤，需要注射狂犬病疫苗。

坏死性筋膜炎

坏死性筋膜炎是一种外科急症，如果未能及时进行手术治疗，可能会导致肢体坏死甚至危及生命。坏死性筋膜炎通常由产生毒素的致病菌引起，其特征是广泛的筋膜坏死，而对皮肤和深层肌肉的影响相对较轻。

坏死性筋膜炎在糖尿病、酗酒、免疫抑制、吸毒、患有肥胖症和外周血管疾病的患者中发生率较高，也可出现在既往体健的年轻人，特别是有过水痘或手术后患者。坏死性筋膜炎可以发生在身体的任何部位，但最常见的感染部位是四肢、腹壁和会阴。创伤是上肢感染的主要原因，通常在相对轻微的损伤之后，如昆虫叮咬等。血源性扩散较少见。

坏死性筋膜炎早期表现为蜂窝织炎，特点是进展迅速，边缘界限不清，表层皮肤有光泽并伴有明显的非凹陷性水肿。在蜂窝织炎区域外触诊时，当出现体征与感染程度不成比的疼痛时，应高度怀疑坏死性筋膜炎。软组织内捻发音提示厌氧菌感染。后期由于皮肤微循环破坏，出现感觉麻木状态，从最初的感染灶开始，软组织出现斑片状或条带状的坏死（图 19.11）。进而皮肤色泽灰暗，甚至带有紫色瘀斑和大疱。当蜂窝织炎表现轻微，但全身系统性反应明显，并伴有血流动力学不稳定时，应高度怀疑坏死性筋膜炎。

多重病原体感染的坏死性筋膜炎通常由肠道病菌引起，而单一病原体导致的坏死性筋膜炎通常由皮肤菌群引起。Giuliano 等根据细菌学结果将

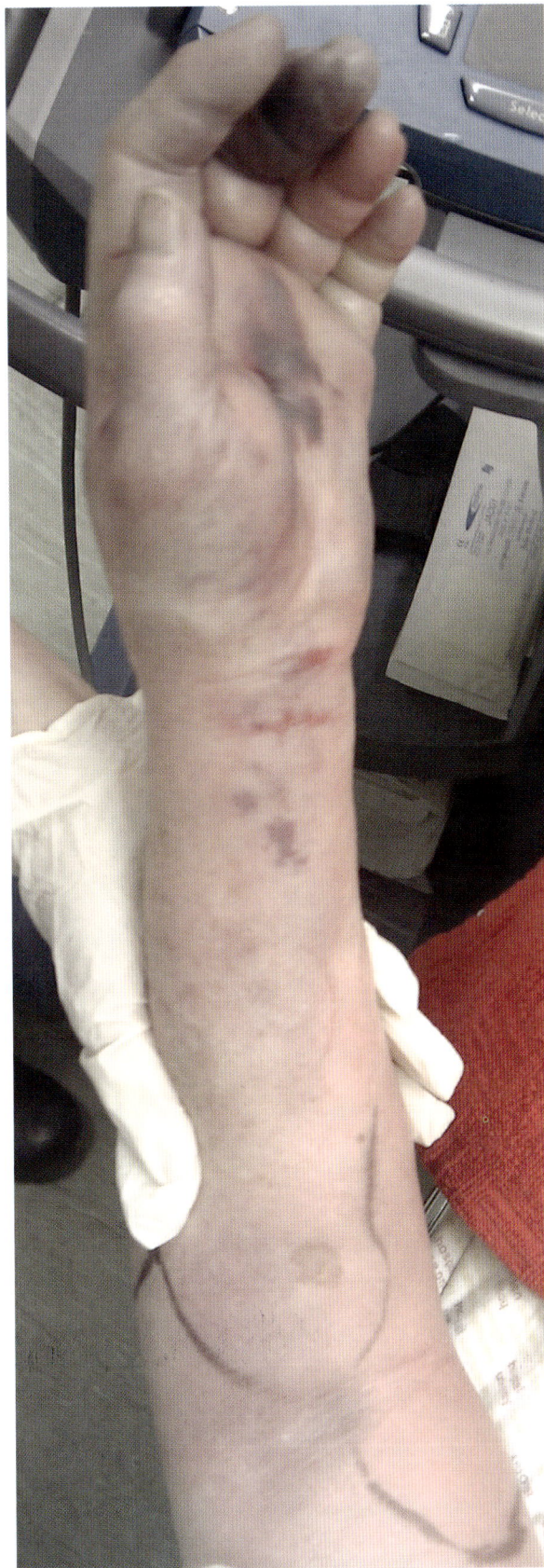

图 19.11 中指刺伤后 48h 发生左上肢坏死性筋膜炎，最后行肱骨中段水平截肢

坏死性筋膜炎分为两型：1 型是多重病原体，包括非 A 组链球菌和厌氧菌；2 型是 A 组 β-溶血性链球菌单独或与葡萄球菌混合，是四肢感染中较常见的类型。但是也有报道其他多种不同的病原体感染可导致坏死性筋膜炎，如真菌、病毒和非典型分枝杆菌等。组织损伤和全身毒性被认为是由内源性细胞因子和细菌毒素的释放引起。肌肉通常不受影响，除了导致肌坏死的梭形芽饱菌属，以及"气性坏疽"。

平片显示组织中有游离气体及 MRI 扫描，均有助于诊断坏死性筋膜炎，但这些仅能对病情稳定的患者进行检查。LRINEC（坏死性筋膜炎的实验室风险指标）评分（表 19.1），源于标准的医院血液监测，被认为是鉴别早期坏死性筋膜炎与其他软组织感染的有效工具。当然，及时治疗可以降低死亡率。

表 19.1　LRINEC 评分

测试，单位	分数
C 反应蛋白（mg / L）	
< 150	0
≥ 150	4
白细胞总数（/ mm^3）	
< 15	0
15~25	1
> 25	2
血红蛋白（g / dL）	
> 13.5	0
11~13.5	1
< 11	2
钠（mmol/L）	
≥ 135	0
< 135	2
肌酐（μmol / L）	
≤ 141	0
> 141	2
葡萄糖（mmol/L）	
≤ 10	0
> 10	1

满分 13 分。≥ 6 分应怀疑坏死性筋膜炎可能；≥ 8 分则强力考虑该疾病。

"手指测试"可以在局部麻醉下，在清创室或床边进行。典型表现是对深筋膜进行钝性分离时无明显阻力，同时可能有稀薄带恶臭的"洗碗水样脓液"，且因皮下血管血栓形成而无明显出血。快速冰冻切片同时结合革兰染色，可明确诊断。

治疗方式包括手术、抗生素、对症支持治疗等，有条件可进行高压氧治疗。早期应针对厌氧菌和需氧菌的广谱、有效、足量的抗生素进行联合应用。建议使用克林霉素，因为它能抑制毒素的产生，并可调节革兰阳性菌和革兰阴性菌生成毒素菌株的细胞因子产生。同时应进行补液，但不应延迟手术，因为只有切除坏死组织才能实现内环境的稳定性。在严重的情况下可能需要截肢术。早期、彻底的清创和筋膜切开术可以提高生存率。

死亡率高达 76%。诊治的延误与不良预后有明显相关性，死亡原因是严重的败血症与多器官衰竭。关于 γ-球蛋白静脉治疗链球菌中毒性休克综合征，目前尚无法明确推荐使用。

非典型感染

概述

在西方社会，手部的非典型感染已经越来越普遍。这取决于感染高发地区移民的流动性增加、人口老龄化和免疫功能低下的患者数量增加，包括糖尿病患者、移植患者和受免疫缺陷影响的患者（HIV）等。但是，应该明确的是，在 HIV 和免疫抑制患者中，金黄色葡萄球菌仍是最常见的感染源。即使如此，该类患者发生"典型"性感染时，也是"非典型"感染的临床表现的趋势。

非典型感染病原体包括分枝杆菌、病毒和真菌微生物。用于治疗典型细菌所致的手部感染的常规抗生素和手术方案，通常不能完全消除由非典型病原体引起的感染。

分枝杆菌感染

结核分枝杆菌（TB）

肌肉骨骼系统的结核是一种罕见的肺外结核性疾病，发生率为 1%~3%，这其中约 10% 为手部结核杆菌感染。

可出现结核病的常见症状，包括低热、盗汗、体重减轻和厌食。手部结核感染有 4 种一般表现：皮肤感染、滑膜感染、骨髓炎或化脓性关节炎。手部结核的特殊症状包括肿胀、僵硬、疼痛、腕管综合征和慢性窦道形成。在手部结核病例中，胸部 X 线片通常是阴性的，并且诊断经常被延误而导致更差的结果。

ESR 升高、Mantoux 实验强阳性（如果患者未接种卡介苗疫苗）和典型的放射学特征提示存在结核。在处理时，应将新鲜组织进行培养和 Ziehl-Neelsen 染色。通过培养物进行诊断，通常需要 3~6 周，治疗应该在可疑诊断并结果回复前即可进行。切开活检时肉芽肿性病变与典型的"米粒样变"被认为具有诊断意义。

抗生素治疗包括 2 个月的联合药物治疗（3 种或 4 种不同的抗结核药），包括异烟肼、利福平和吡嗪酰胺，联用或者不联用乙胺丁醇。然后异烟肼和利福平治疗持续 4 个月。必须全程完整地进行整个治疗过程，打折的治疗方案可导致细菌耐药。

皮肤结核

手部的皮肤结核较罕见，主要发生于接触结核病患者的医护人员。皮肤结核有 3 个阶段。结节阶段持续 1~2 周，然后是"结核性溃疡"阶段，最后在 3~4 周后出现局部淋巴结肿大阶段。诊断来自微生物培养和组织学检查，证明存在非干酪性肉芽肿。海分枝杆菌、孢子丝菌病和羊痘疮均有类似的表现，应当予以鉴别。

结核性腱鞘炎

滑膜感染是手部最常见的结核感染，通常表现为伸肌腱或屈肌腱腱鞘炎。屈肌腱感染比伸肌腱多见，尺侧比桡侧多见。屈肌腱受累最常发生在手掌和腕管内。滑膜炎可以是致密性和增生性的，它类似于类风湿性滑膜炎（图 19.12），并可能导致肌腱断裂。尽管起病缓慢，但最常见的表现是腕管的腱鞘受侵犯，常导致"掌侧混合性囊肿"，并在腕管的近端和远端出现无痛性肿胀，最终导致腕管综合征。偶尔有孤立的手指结核性腱鞘炎的报道。建议进行完整的滑膜切除术，然后全程规范的药物治疗。

结核性骨髓炎（骨结核）

骨骼系统结核占肺外结核的 1%~3%，但很少累及掌指骨。然而，在未经治疗的肺结核患者中，儿童骨与关节结核的发生率为 1%~5%。事实上，85% 的结核性手部感染患者年龄小于 6 岁，

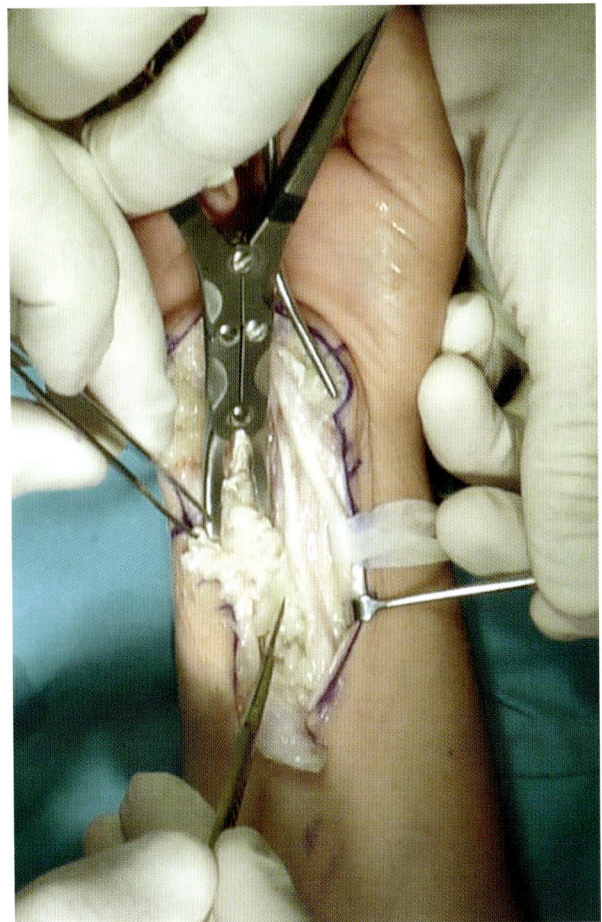

图 19.12　腕部结核病灶内有多个肌腱断裂，广泛增厚的滑膜组织和米粒体一起被清除

骨感染通常在最初的肺部感染后 1~3 年才出现症状。

手部结核性骨髓炎的临床表现为：① 单发病灶：掌骨或指骨中的单个病变；② 多发病灶：通常只见于成年人；③ 播散性：见于免疫功能不全患者，可出现全身性骨感染。X 线片表现为不同程度的骨硬化和溶骨性破坏（图 19.13）。经典的"Spina Ventosa"（拉丁语：Spina = 短骨，Ventosa = 充满了空气）模式是一个巨大的纺锤形掌骨或指骨。慢性窦道一般发生在晚期，可继发细菌感染导致死骨形成。一般通过组织活检可以明确诊断，

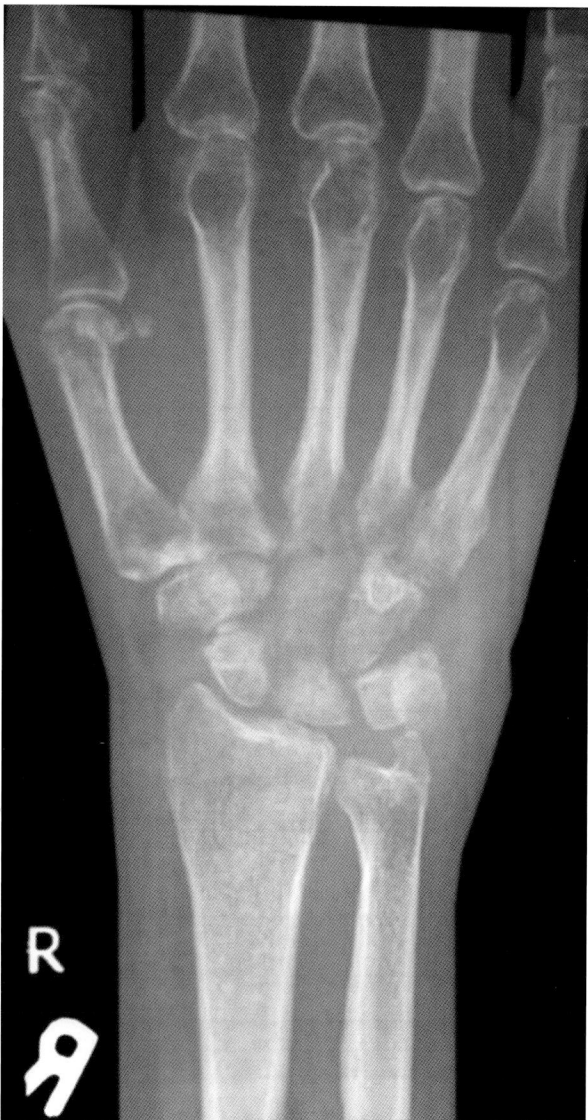

图 19.13 腕部结核、伴有掌骨基底部和腕关节痛

但没有指南推荐需要进行广泛的清创，因为规范的内科治疗就可以达到较好的预后。

结核性关节炎

上肢结核性关节炎临床少见。儿童的病理生理学表现不同，最初的病理变化是干骺端骨髓炎，然后经骺板进入关节，而在成人，通常首先发生滑膜的侵犯。临床表现为掌指关节与指间关节的单关节或多关节感染，或腕关节炎。单关节炎通常病程较长，但累及到腕或手指多个关节时通常进展迅速。窦道的形成发生较晚，骨质破坏可导致关节半脱位、脱位，最终可出现关节强直。组织活检和培养可以确诊。

保守治疗（药物治疗和制动，然后进行康复锻炼）通常可以获得良好的功能。结果取决于开始治疗时的临床阶段。关节强直性改变通常发生在晚期，据报道，功能性夹板固定比关节融合术或关节切除术预后更好。感染一旦得到控制，可能需要进行截骨矫形术或腕关节融合术。

最后，临床医生还应该了解 Poncet 病，这是一种无关节破坏的无菌性多关节炎，在已知患有活动性肺结核的患者中，滑膜组织活检呈阴性。这是对结核蛋白的过敏性免疫反应，它通常与结缔组织疾病相混淆，但在开始抗结核药物治疗后可出现快速的治疗反应。

非结核分枝杆菌感染

非结核分枝杆菌（NTM）可引起少见的相对耐药的手部感染。NTM 导致类似结核病的表现，包括腱鞘炎、骨髓炎和脓毒性关节炎，应该进行类似的治疗。NTM 是普遍存在于环境（土壤、水）和动物宿主中的生物，并且已经发现有大量的不同种类的生物，它们均导致手感染。M. marinum 病变是引起手部感染的最常见的 NTM。在免疫功能正常的人群中，人体感染主要限于四肢，几乎没有全身性感染。M. marinum 病变有 3 种临床表现：疣状皮肤病变、皮下肉芽肿（可伴有或不伴有溃疡）和深部组织感染。伸屈肌腱的腱鞘炎是

最常见的深部感染。疣状皮肤病变通常是自限性的，而皮下肉芽肿和深部组织感染则通过手术切除或者清创术进行治疗，然后进行抗生素治疗。

鸟分枝杆菌是导致人类 NTM 感染数量最大的病原体，但对于上肢感染而言，是常见的 NTM 感染的第二感染源。在艾滋病流行之前，鸟分枝杆菌感染主要导致肺部感染，但在艾滋病患者中，感染通常会播散，包括播散至手部。

由于非结核分枝杆菌对多种抗生素有相对耐药性，NTM 感染的化疗一直存在问题。活体组织检查后，必须遵循培养药敏结果进行敏感抗生素治疗。

麻风病（麻风分枝杆菌）

麻风病，通常被称为汉森病，由麻风杆菌引起，在西方社会很少见。麻风杆菌在低温状态下生长得更好，它通过人与人之间的接触传播，因此皮肤和周围神经结构易受累，特别是上肢。一般最先感染雪旺氏细胞、真皮细胞和血管周围巨噬细胞。细小感觉神经受累会产生斑片状的感觉丧失，较粗的混合神经受累可导致运动和感觉的丧失，产生更加严重的后果。上肢神经受累中最常见的是尺神经，其次是正中神经和桡神经。尺神经功能障碍可导致近指间关节屈曲和拇指内在肌无力。当这些神经的功能完全丧失时，可发生手的功能缺失。治疗方式包括制动和挛缩关节的松解，辅以抗感染治疗。

真菌感染

真菌感染有机会性感染和非机会性感染。手部真菌感染相对少见，但现在报道的频率越来越高，尤其是免疫功能低下患者的机会性感染。真菌感染通常表现为惰性发作，导致诊断和治疗延迟。只有在组织活检和特殊真菌染色培养后才能明确诊断。真菌有两种类型：酵母和霉菌，两者都可以引起人体感染。白色念珠菌等酵母菌是单细胞生物，以个体形式生长，并通过无性芽殖进行繁殖。相反，霉菌在称为菌丝的长丝中生长。

真菌感染可根据其入侵解剖深度大致分为三大类：皮肤层、皮下层和全身性。

皮肤真菌感染

皮肤感染是由代谢角蛋白的微生物引起的，从而引起皮肤、甲沟和指甲的感染，称为癣感染（拉丁文：Tinea = 虫咬）。

手部的皮肤真菌病被称为手癣，由于其特征性的凸起、增大的红环，被更加通俗的称为"癣"。它们通常发生在手掌的无毛皮肤和皮肤间质中，并且出现具有囊泡形成的瘙痒性鳞屑病变。由白色念珠菌（通常是毛癣菌、小孢子菌和表皮癣菌种）引起的皮肤真菌感染是最常见的手部感染。皮肤癣菌是角质嗜酸性腐生菌，其定殖于死亡角质层，组织学检查可见孢子和隔膜菌丝。Exophiala Werneckii 有色素性菌丝而出现黑色，是一种无症状的黑褐色病变，且易与恶性黑色素瘤相混淆。念珠菌感染不产生菌丝，局部应用咪唑类药物如酮康唑或托萘酸盐治疗皮肤癣菌病 2~3 周，通常效果较好。

"Onychomycosi" 是希腊语，意为甲真菌病，也称为甲癣，约占皮肤真菌感染的 1/3，趾甲受影响比指甲更常见。甲下真菌病最常见的病原体是皮肤癣菌和红色毛癣菌。然而，甲真菌病只引起约一半的指甲营养不良，因此需要组织活检和培养以排除牛皮癣、扁平苔藓、接触性皮炎、创伤和甲床肿瘤。甲癣产生白色病损，在指甲下方向近端移行，将指甲与甲床分离，导致指甲变脆而破裂。合并严重的细菌感染可能导致指甲变色，而慢性或复发性甲沟炎则可能由念珠菌感染引起。在潮湿环境中工作，或者经常在水中作业的人，特别容易感染念珠菌。

甲癣治疗需要口服抗真菌药，如特比萘芬或伊曲康唑，因为单独局部治疗通常难以根治感染。由于念珠菌感染引起的慢性甲沟炎通常用切开减压治疗。

皮下真菌感染

皮下感染通常由低毒性的真菌引起，例如孢子丝菌病。由申克孢子丝菌引起的孢子丝菌病是最常见的皮下真菌感染，主要发生在上肢。孢子丝菌属孢子的皮下植入通常来自手工处理各种植物，如玫瑰刺和仙人掌。孢子可产生慢性肉芽肿感染，在侵入部位发展成溃疡。上行淋巴结肿大经常发生在易受累的肱骨内上髁淋巴结。淋巴结最终发生溃疡并排出脓性液体。用标准染色法难以诊断孢子丝菌病，常规需要培养来诊断病原体。推荐的治疗方法包括局部外用饱和碘化钾溶液或口服伊曲康唑治疗。

深部或全身性真菌感染

深部或全身性感染通常由具有两个阶段生命周期的真菌引起。它们以孢子的形式进入体内，然后以不同的形式繁殖，导致肌腱、骨骼和关节的感染。它们很少是原发性手部感染，大多是来自肺部病灶的播散性感染。手的深部感染几乎都是免疫缺陷个体的机会性感染。真菌感染往往发生在免疫功能低下的宿主中（深念珠菌病、侵袭性曲霉菌病、毛霉菌病和隐球菌感染或皮外孢子虫病、播散性球孢子菌病和播散性组织胞浆菌病）。溃疡和窦道形成可能与深部肌腱（屈肌腱腱鞘炎）和滑膜组织（引起腕管综合征）感染有关，甚至可引起骨髓炎或化脓性关节炎。早期积极的手术治疗包括清除所有受累的软组织和骨质，并辅以抗真菌治疗。

临床要点

在免疫功能低下的手部感染患者中，要求对分枝杆菌和真菌进行微生物学检测。

如果检测出阳性，需要讨论进行 HIV 检测的必要性。

总结

在各种意外急诊和其他急诊相关科室，手和上肢损伤临床多见。手对感染的反应取决于解剖学因素。因此，对手部解剖有深刻理解的医生认为，即使看似微不足道的手损伤，也要进行相应病情评估非常重要。上止血带，在放大镜下手术探查、冲洗和外科清创可大大降低深部结构损伤漏诊的机会，并且降低了感染的可能性。有针对性的抗生素、抬高患肢和早期手功能康复也应有助于减少后遗症发生。不幸的是，由于手部损伤的性质或伤情多变（例如咬伤），手部感染的患者经常就诊较迟，这降低了完全功能恢复的可能性。此外，由于越来越多的老年人和免疫功能低下患者的出现，一旦"非典型"感染变得可疑时，建议考虑进行微生物学检查。当然，金黄色葡萄球菌仍然是目前最常见的致感染微生物，几乎所有的手部感染都应该进行抗金葡菌治疗，直到明确的药敏试验结果。

参考文献

[1] Louis DS, Jebson PJ. Mimickers of hand infections. Hand Clin. 1998;14(4):519–529, vii.

[2] Brown DM, Young VL. Hand infections. South Med J. 1993;86(1):56–66.

[3] Hausman MR, Lisser SP. Hand infections. Orthop Clin North Am. 1992;23(1):171–185.

[4] Boles SD, Schmidt CC. Pyogenic flexor tenosynovitis.Hand Clin. 1998;14(4):567–578.

[5] Connolly B, Johnstone F, Gerlinger T, Puttler E. Methicillin-resistant Staphylococcus aureus in a finger felon. J Hand Surg Am. 2000;25(1):173–175.

[6] Karanas YL, Bogdan MA, Chang J. Community acquired methicillin-resistant Staphylococcus aureus hand infections: case reports and clinical implications. J Hand Surg Am. 2000;25(4):760–763.

[7] Hochman LG. Paronychia: more than just an abscess. Int J Dermatol. 1995;34(6):385–386.

[8] Canales FL, Newmeyer 3rd WL, Kilgore Jr ES. The treatment of felons and paronychias. Hand Clin. 1989;5(4):515–523.

[9] Brook I. Aerobic and anaerobic microbiology of paronychia. Ann Emerg Med. 1990;19(9):994–996.

[10] Rockwell PG. Acute and chronic paronychia. Am Fam Physician. 2001;63(6):1113–1116.

[11] Jebson PJ. Infections of the fi ngertip. Paronychias and felons. Hand Clin. 1998;14(4):547–555, viii.

[12] McDonald LS, Bavaro MF, Hofmeister EP, Kroonen LT. Hand infections. J Hand Surg Am. 2011;36(8):1403–1412.

[13] Wu IB, Schwartz RA. Herpetic whitlow. Cutis. 2007; 79:193–196.

[14] White WB, Grant-Kels JM. Transmission of herpes simplex virus type 1 infection in rugby players. JAMA. 1984;252(4):533–535.

[15] Selling B, Kibrick S. An outbreak of herpes simplex among wrestlers (herpes gladiatorum). N Engl J Med. 1964;270:979–982.

[16] Belongia EA, Goodman JL, Holland EJ, et al. An outbreak of herpes gladiatorum at a high-school wrestling camp. N Engl J Med. 1991;325(13):906–910.

[17] Fatahzadeh MSRA. Human herpes simplex virus infections: epidemiology, pathogenesis, symptomatology, diagnosis and management. J Am Acad Dermatol. 2007;57(5):737–763.

[18] Clark DC. Common acute hand infections. Am Fam Physician. 2003;68(11):2167–2176.

[19] Gill MJ, Arlette J, Buchan K, Tyrrell DL. Therapy for recurrent herpetic whitlow. Ann Intern Med. 1986; 105:631.

[20] Stern PJ. Selected acute infections. Instr Course Lect. 1990;39:539–546.

[21] Watson PA, Jebson PJ. The natural history of the neglected felon. Iowa Orthop J. 1996;16:164–166.

[22] Moran GJ, Talan DA. Hand infections. Emerg Med Clin North Am. 1993;11(3):601–619.

[23] Harrison BP, Hilliard MW. Emergency department evaluation and treatment of hand injuries. Emerg Med Clin North Am. 1999;17(4):793–822, v.

[24] Reid W, Draeger RW, Bynum Jr DK. Flexor tendon sheath infections of the hand. J Am Acad Orthop Surg. 2012;20(6):373–382.

[25] Abrams RA, Botte MJ. Hand infections: treatment recommendations for specifi c types. J Am Acad Orthop Surg. 1996;4(4):219–230.

[26] Kanavel AB, editor. Infections of the hand. 7th ed. Philadelphia: Lea & Febiger; 1939.

[27] Pang HN, Teoh LC, Yam AK, Lee JY, Puhaindran ME, Tan AB. Factors affecting the prognosis of pyogenic fl exor tenosynovitis. J Bone Joint Surg Am. 2007;89(8):1742–1748.

[28] Neviaser RJ, Gunther SF. Tenosynovial infections in the hand: diagnosis and management. Instr Course Lect. 1980;29:108–128.

[29] Gutowski KA, Ochoa O, Adams Jr WP. Closedcatheter irrigation is as effective as open drainage for treatment of pyogenic fl exor tenosynovitis. Ann Plast Surg. 2002;49(4):350–354.

[30] Lille S, Hayakawa T, Neumeister MW, Brown RE, Zook EG, Murray K. Continuous postoperative catheter irrigation is not necessary for the treatment of suppurative fl exor tenosynovitis. J Hand Surg Br.

2000;25(3):304–307.

[31] Henry M. Septic fl exor tenosynovitis. J Hand Surg Am. 2011;36(2):322–323.

[32] Wain RAJ, Shah HA, Laitung JKG. Continous fl exor sheath irrigation: a cautionary tale. J Hand Surg Eur Vol. 2012;37(E)(9):904–905.

[33] Pollen AG. Acute infection of the tendon sheaths. Hand. 1974;6(1):21–25.

[34] Harris PA, Nanchahal J. Closed continuous irrigation in the treatment of hand infections. J Hand Surg Br. 1999;24(3):328–333.

[35] Plancher KD, editor. Masterclasses: hand and wrist surgery. Thieme, 2004. A. Barabas and A.N.M. Fleming.

[36] Burkhalter WE. Deep space infections. Hand Clin. 1989;5(4):553–559.

[37] Wolfe SW, editor. Green's operative hand surgery. 6th ed. Churchill Livingstone, 2010.

[38] Freeland AE, Senter BS. Septic arthritis and osteomyelitis. Hand Clin. 1989;5(4):533–552.

[39] Sammer DM, Shin AY. Comparison of arthroscopic and open treatment of septic arthritis of the wrist. J Bone Joint Surg Am. 2009;91(6):1387–1393.

[40] Sammer DM, Shin AY. Arthroscopic management of septic arthritis of the wrist. Hand Clin. 2011;27(3):331–334.

[41] Aydin N, Uraloglu M, Yilmaz Burhanoglu AD, Sensoz O. A prospective trial on the use of antibiotics in hand surgery. Plast Reconstr Surg. 2010;126(5): 1617–1623.

[42] Gaston RG, Kuremsky MA. Postoperative infections: prevention and management. Hand Clin. 2010;26(2): 265–280.

[43] Rao N, Ziran BH, Lipsky BA. Treating osteomyelitis: antibiotics and surgery. Plast Reconstr Surg. 2011;127 Suppl 1:177S–187S.

[44] Kleinert JM, Hoffmann J, Miller Crain G, Larsen CF, Goldsmith LJ, Firrell JC. Postoperative infection in a double-occupancy operating room. A prospective study of two thousand four hundred and fi fty-eight procedures on the extremities. J Bone Joint Surg Am. 1997;79(4):503–513.

[45] Reilly KE, Linz JC, Stern PJ, Giza E, Wyrick JD. Osteomyelitis of the tubular bones of the hand. J Hand Surg Am. 1997;22(4):644–649.

[46] Cierny 3rd G. Surgical treatment of osteomyelitis. Plast Reconstr Surg. 2011;127 Suppl 1:190S–204S.

[47] Cierny 3rd G, Mader JT, Penninck JJ. A clinical staging system for adult osteomyelitis. Clin Orthop Relat Res. 2003;414:7–24.

[48] Marr JS, Beck AM, Lugo Jr JA. An epidemiologic study of the human bite. Public Health Rep. 1979; 94(6):514–521.

[49] Perron AD, Miller MD, Brady WJ. Orthopedic pitfalls in the ED: fi ght bite. Am J Emerg Med. 2002; 20(2):114–117.

[50] Wallace CG, Robertson CE. Prospective audit of 106

consecutive human bite injuries: the importance of history taking. Emerg Med J. 2005;22(12):883–884.

[51] Mennen U, Howells CJ. Human fi ght-bite injuries of the hand. A study of 100 cases within 18 months. J Hand Surg Br. 1991;16(4):431–435.

[52] Zubowicz VN, Gravier M. Management of early human bites of the hand: a prospective randomized study. Plast Reconstr Surg. 1991;88(1):111–114.

[53] Henry FP, Purcell EM, Eadie PA. The human bite injury: a clinical audit and discussion regarding the management of this alcohol fuelled phenomenon. Emerg Med J. 2007;24(7):455–458.

[54] Goldstein EJ, Citron DM, Wield B, Blachman U, Sutter VL, Miller TA, et al. Bacteriology of human and animal bite wounds. J Clin Microbiol. 1978;8(6):667–672.

[55] Lacroix JM, Walker C. Characterization of a betalactamase found in Eikenella corrodens. Antimicrob Agents Chemother. 1991;35(5):886–891.

[56] Hamilton JD, Larke B, Qizilbash A. Transmission of hepatitis B by a human bite: an occupational hazard. Can Med Assoc J. 1976;115(5):439–440.

[57] Figueiredo JF, Borges AS, Martinez R, Martinelli Ade L, Villanova MG, Covas DT, et al. Transmission of hepatitis C virus but not human immunodefi ciency virus type 1 by a human bite. Clin Infect Dis. 1994;19(3):546–547.

[58] Andreo SM, Barra LA, Costa LJ, Sucupira MC, Souza IE, Diaz RS. HIV type 1 transmission by human bite. AIDS Res Hum Retroviruses. 2004;20(4):349–350.

[59] Harrison M. A 4-year review of human bite injuries presenting to emergency medicine and proposed evidence- based guidelines. Injury. 2009;40(8):826–830.

[60] Stevens DL, Bisno AL, Chambers HF, Everett ED, Dellinger P, Goldstein EJ, et al. Practice guidelines for the diagnosis and management of skin and soft-tissue infections. Clin Infect Dis. 2005;41(10):1373–1406.

[61] Aghababian RV, Conte Jr JE. Mammalian bite wounds. Ann Emerg Med. 1980;9(2):79–83.

[62] Griego RD, Rosen T, Orengo IF, Wolf JE. Dog, cat, and human bites: a review. J Am Acad Dermatol. 1995;33(6):1019–1029.

[63] Green RJ, Dafoe DC, Raffi n TA. Necrotizing fasciitis. Chest. 1996;110(1):219–229.

[64] Andreasen TJ, Green SD, Childers BJ. Massive infectious soft-tissue injury: diagnosis and management of necrotizing fasciitis and purpura fulminans. Plast Reconstr Surg. 2001;107(4):1025–1035.

[65] Schecter W, Meyer A, Schecter G, Giuliano A, Newmeyer W, Kilgore E. Necrotizing fasciitis of the upper extremity. J Hand Surg Am. 1982;7(1):15–20.

[66] Wilkerson R, Paull W, Coville FV. Necrotizing fasciitis. Review of the literature and case report. Clin Orthop Relat Res. 1987;216:187–192.

[67] Giuliano A, Lewis Jr F, Hadley K, Blaisdell FW. Bacteriology of necrotizing fasciitis. Am J Surg. 1977;134(1):52–57.

[68] Huang KF, Hung MH, Lin YS, Lu CL, Liu C, Chen CC, et al. Independent predictors of mortality for necrotizing fasciitis: a retrospective analysis in a single institution. J Trauma. 2011;71(2):467–473; discussion 73.

[69] Schmid MR, Kossmann T, Duewell S. Differentiation of necrotizing fasciitis and cellulitis using MR imaging. AJR Am J Roentgenol. 1998;170(3):615–620.

[70] Wong CH, Khin LW, Heng KS, Tan KC, Low CO. The LRINEC (Laboratory Risk Indicator for Necrotizing Fasciitis) score: a tool for distinguishing necrotizing fasciitis from other soft tissue infections. Crit Care Med. 2004;32(7):1535–1541.

[71] Golger A, Ching S, Goldsmith CH, Pennie RA, Bain JR. Mortality in patients with necrotizing fasciitis. Plast Reconstr Surg. 2007;119(6):1803–1807.

[72] Riseman JA, Zamboni WA, Curtis A, Graham DR, Konrad HR, Ross DS. Hyperbaric oxygen therapy for necrotizing fasciitis reduces mortality and the need for debridements. Surgery. 1990;108(5):847–850.

[73] Kishi K, Hirai K, Hiramatsu K, Yamasaki T, Nasu M. Clindamycin suppresses endotoxin released by ceftazidime-treated Escherichia coli O55:B5 and subsequent production of tumor necrosis factor alpha and interleukin-1 beta. Antimicrob Agents Chemother. 1999;43(3):616–622.

[74] van Langevelde P, van Dissel JT, Ravensbergen E, Appelmelk BJ, Schrijver IA, Groeneveld PH. Antibiotic-induced release of lipoteichoic acid and peptidoglycan from Staphylococcus aureus: quantitative measurements and biological reactivities. Antimicrob Agents Chemother. 1998;42(12):3073–3078.

[75] Elhassan BT, Wynn SW, Gonzalez MH. Atypical infections of the hand. J Am Soc Surg Hand. 2004;4(1):42–49.

[76] Al-Qattan MM, Al-Namla A, Al-Thunayan A, Al-Omawi M. Tuberculosis of the hand. J Hand Surg Am. 2011;36(8):1413–1421; quiz 22.

[77] Wynn SW, Elhassan BT, Gonzalez MH. Infections of the hand in the immunocompromised host. J Am Soc Surg Hand. 2004;4(2):121–127.

[78] Lakhanpal S, Linscheid RL, Ferguson RH, Ginsburg WW. Tuberculous fasciitis with tenosynovitis. J Rheumatol. 1987;14(3):621–624.

[79] Evanchick CC, Davis DE, Harrington TM. Tuberculosis of peripheral joints: an often missed diagnosis. J Rheumatol. 1986;13(1):187–189.

[80] Martini M, Benkeddache Y, Medjani Y, Gottesman H. Tuberculosis of the upper limb joints. Int Orthop. 1986;10(1):17–23.

[81] al-Qattan MM, Bowen V, Manktelow RT. Tuberculosis of the hand. J Hand Surg Br. 1994;19(2):234–237.

[82] Subasi M, Bukte Y, Kapukaya A, Gurkan F. Tuberculosis of the metacarpals and phalanges of the hand. Ann Plast Surg. 2004;53(5):469–472.

[83] Hooker RP, Eberts TJ, Strickland JA. Primary inoculation tuberculosis. J Hand Surg Am. 1979;4(3):270–273.

[84] Andronikou S, Smith B. "Spina ventosa"-tuberculous dactylitis. Arch Dis Child. 2002;86(3):206.

[85] Wang MN, Chen WM, Lee KS, Chin LS, Lo WH. Tuberculous osteomyelitis in young children. J Pediatr Orthop. 1999;19(2):151–155.

[86] Bhargava AD, Malaviya AN, Kumar A. Tuberculous rheumatism (Poncet's disease): a case series. Indian J Tuberc. 1998;45:215–220.

[87] Falkinham 3rd JO. Epidemiology of infection by nontuberculous mycobacteria. Clin Microbiol Rev. 1996;9(2):177–215.

[88] Hurst LC, Amadio PC, Badalamente MA, Ellstein JL, Dattwyler RJ. Mycobacterium marinum infections of the hand. J Hand Surg Am. 1987;12(3):428–435.

[89] Chow SP, Stroebel AB, Lau JH, Collins RJ. Mycobacterium marinum infection of the hand involving deep structures. J Hand Surg Am. 1983;8(5 Pt 1): 568–573.

[90] Scollard DM, Adams LB, Gillis TP, Krahenbuhl JL, Truman RW, Williams DL. The continuing challenges of leprosy. Clin Microbiol Rev. 2006;19(2):338–381.

[91] al-Qattan MM. Opportunistic mycotic infections of the upper limb. A review. J Hand Surg Br. 1996;21(2): 148–150.

[92] Eo S, Jones NF. Fungal infections of the hand and upper extremity. J Am Soc Surg Hand. 2004;4(4): 250–255.

[93] Amadio PC. Fungal infections of the hand. Hand Clin. 1998;14(4):605–612.

[94] Rodgers P, Bassler M. Treating onychomycosis. Am Fam Physician. 2001;63(4):663–72, 77–78.

[95] Hitchcock TF, Amadio PC. Fungal infections. Hand Clin. 1989;5(4):599–611.

第二十章 手部疾病的疼痛治疗

Carmel Martin, Richard Kennedy, Jeremy Cashman

关键词

上肢；手；疼痛；伤害感受；急性；慢性；创伤；神经病变；镇痛；预防；多模式；CRPS；幻觉；生物 – 心理 – 社会；疼痛管理

躯体感觉系统感知有害的和潜在的组织损伤刺激的能力是一种重要的保护机制。感知这些有害刺激引发的多个相互关联的外周和中枢神经活动被定义为伤害感受。但是，正是中枢神经系统（Central Nervous System，CNS）内这些多重活动的演绎产生了疼痛的感觉。国际疼痛研究协会（International Association for the Study of Pain，IASP）将疼痛定义为：与实际或潜在的组织损伤相关的不愉快的感觉和情绪体验。

急性疼痛的定义是：是最近发作和可能持续时间有限的疼痛。它通常有明确的时间，并与伤害或疾病存在因果关系。

慢性疼痛的描述是：持续时间通常超过损伤痊愈的时间，并且可能没有明确的诱因存在。

然而，现在认为急性和慢性疼痛不是相互独立的疾病，而是代表一种疼痛在不同方面的延续。此外，疼痛的发生是多因素的，除了躯体感觉刺激，同时受个人以往的疼痛经历、心理和环境的影响。因此，对于任何疼痛患者，了解这些因素对于临床有效治疗来说至关重要。

疼痛生理学

伤害性疼痛

外周伤害性感受

在急性疼痛中，感知创伤和/或手术引起的有害刺激，需要激活外周离子通道，转换成神经动作电位，以传导至中枢神经系统。这些初级传入性伤害感受器广泛分布于皮肤、肌肉、关节和内脏，包括细胞膜离子通道的瞬时受体电位（Transient Receptor Potential，TRP）超家族。这些离子通道与温度、化学和机械感受有关。细胞膜电压门控钠通道参与感觉神经纤维中神经动作电位向脊髓的传导。传导动作电位有两种类型的神经纤维：慢传导的细小无髓的C纤维，快传导的较大有髓的A–δ纤维。C纤维数量更多，并且传递作用广泛，包括冷、热、压力和化学刺激。局部麻醉剂可以通过阻断电压门控钠通道，阻滞感觉神经传导，还可阻滞运动神经和交感神经。

中枢伤害性感受

初级传入伤害感受器投射到脊髓背根神经节（Dorsal Root Ganglia，DRG）。这些神经元的末梢含有兴奋性氨基酸（谷氨酸和天冬氨酸）和肽［降钙素基因相关肽（Calcitonin Gene Related Peptide，CGRP）和P物质］，它们充当神经递质。N–甲基–D–天冬氨酸（N-Methyl-D-Aspartate，NMDA）受体在将疼痛信号向更高中枢传递中起着主要作用。突触前NMDA受体位于细小直径的痛觉纤维末端，通过释放P物质和谷氨酸促进并延缓伤害性信息的传递。脊髓丘脑束向丘脑和体感皮层传递伤害性信号。丘脑还接受来自杏仁核传入的信号，这解释了疼痛的情感和情绪成分。除上述兴奋过程外，DRG中还有调节C纤维活性的抑制途径，这些可以被更高级中枢大脑的一些功能（注意力分散、认知输入等）或内源性神经递质（如内啡肽、脑啡肽、去甲肾上腺素和5-羟色胺）所激活。镇痛可以通过减少外周刺激（例如非甾体炎药、局部麻醉剂）或中枢刺激（例如扑热息痛、非甾体抗炎药、局部麻醉剂、氯胺酮）或通过增强抑制（例如阿片类、抗抑郁剂）来实现。

神经病理性疼痛

神经病理性疼痛定义为：原发性神经系统损伤或功能障碍引起的疼痛。

虽然神经病理性疼痛通常被认为是慢性疼痛的原因，但也存在于大约3%的外伤和手术患者中，并且可能在术后早期发现。神经系统的可塑性是神经病理性疼痛机制的基础；神经系统具有强大的可改变疼痛刺激阈值的能力，以及改变传入伤害性刺激强度的能力。

神经损伤导致伤害感受路径中的多个节点结构和功能变化。在外周，钠通道敏感性的改变和伤害感受器的"串扰"导致兴奋性增加（"异常疼痛"和"痛觉过敏"参见"超前镇痛和预防性镇痛"部分）和自发性疼痛。集中地促进敏化，可降低传输阈值，进而失去下行抑制作用。脊髓中持续的伤害感受器刺激导致邻近已经受影响的伤害感受器的激活，进而诱发受疼痛影响的肢体部位增加，这被称为"Wind Up"。

急性疼痛转为慢性疼痛

若治疗不当，严重急性疼痛可转为慢性疼痛，及继发的成人社交障碍和孤立化的风险也大为增加。然而，一项已发表的调查研究显示，术后疼痛是诊治不佳的表现，大手术后疼痛控制不佳是不应该的（表20.1）。

许多慢性疼痛患者的疼痛是与急性损伤相关联的。事实上，慢性疼痛常被称为持续性疼痛。

表20.1　成人术后急性疼痛的发生率

疼痛严重程度	急性疼痛的发生率（%）；平均（95%可信区间）
静息状态下中－重度疼痛	29.7（26.4~33.0）
活动时中－重度疼痛	32.2（24.8~39.6）
重度疼痛	10.9（8.4~13.4）

创伤后和手术后的急性疼痛和慢性疼痛之间存在密切的联系（表20.2）。此外，许多导致慢性疼痛的危险因素已经明确（表20.3）。

慢性或持续性疼痛是身心障碍的重要原因之一，并可带来较大的经济方面影响。慢性疼痛常兼有伤害性和神经病理性因素，但很少有相关对照研究探讨这两种疼痛状态之间转变的病因、预防和治疗。

表20.2　术后慢性疼痛的发生率

手术	慢性疼痛发生率（%）	重度（>5/10）慢性疼痛发生率（%）
截肢术	30~85	5~10
开胸术	6~65	10
乳房切除术	11~57	5~10
腹股沟疝	5~63	2~4
冠状动脉搭桥术	30~50	5~10
剖宫产	6~55	4
胆囊切除术	3~50	未评估
输精管结扎术	0~37	未评估
牙科手术	5~13	未评估

对>50名患者的回顾性研究。

表20.3　慢性疼痛发生的危险因素

术前危险因素	持续存在的疼痛 中－重度或更严重 年轻 女性 遗传易感性 患者焦虑特质 患者的"宿命论"倾向 以前的诉讼/赔偿 重复手术
术中危险因素	损伤神经风险的手术入路
术后危险因素	急性疼痛；中度至重度或极重度 疼痛放射到周围 患者焦虑状态 患者抑郁 患者神经过敏症 患者精神心理脆弱 神经毒性化疗

表 20.4 超前和预防性镇痛对术后慢性疼痛发生率的影响

药物治疗	病例数	超前镇痛		预防性镇痛		反作用
		阳性	阴性	阳性	阴性	
局部麻醉剂	13	3	3	6	1	2
加巴喷丁	6	0	1	4	1	0
复合技术	5	1	1	2	2	0
NMDA 拮抗剂	14	2	1	9	4	1
非甾体类抗炎药	14	7	3	4	2	0
阿片类药物	5	3	1	0	1	0

超前镇痛和预防性镇痛

超前镇痛的概念是基于术前镇痛可以增强术后镇痛效果从而降低进展为慢性疼痛风险的假说。然而，临床研究报道了相互矛盾的结果，这促使临床将焦点从干预时机转变为干预本身。保护性或预防性镇痛的概念从此演变而来。预防性镇痛方法是在急性期减少其敏感性，并且在干预期之后仍保持持续性镇痛。

有越来越多的证据表明，围手术期早期镇痛干预可降低术后慢性疼痛的发生率（表20.4）。

目前认为预防性镇痛可降低中枢敏感性和"Wind Up"式疼痛扩散。现在的观点是尽早干预并持续镇痛，直至致敏刺激消失，以达到更好的临床效果。

疼痛评估

可靠、准确和可重复的疼痛评估是诊断患者疼痛、选择正确的镇痛治疗、评估疗效并相应地改进治疗的根本。疼痛属个人体验，与多因素相关，包括先前的疼痛经历、文化背景、疾病/手术预后、应对策略、恐惧、焦虑和抑郁相互作用，最终形成患者所描述的疼痛。患者对疼痛的评估与医护人员对患者疼痛的评估之间往往缺乏相关性。

建议使用生物–心理–社会模型来评估疼痛，该模型能识别整个临床过程中生理、心理和环境因素。

对疼痛的评估应包括全面的病史和查体，以帮助判断如何进一步的检查。

疼痛病史

良好的疼痛史提供了重要的诊断信息，有助于区分伤害性疼痛和神经病理性疼痛（表20.5）。

疼痛特征

伤害性疼痛的特征通常被描述为尖锐的、剧烈的或针刺样的，并且较容易定位。它通常与周围组织的炎症和压痛有关。

提示神经病理性疼痛的特征包括：

· 外科手术或创伤，具有高风险的神经刺伤。

· 描述如燃烧、射击或刺伤。

· 阵发性或自发性疼痛，没有明确的诱发因素。

· 异常疼痛；由轻度刺激引起的疼痛（例如轻触）。

· 麻醉；自发性或诱发的不愉快的异常感觉。

· 痛觉过敏；对通常疼痛刺激的反应增强。

· 植物神经特征；皮肤颜色、温度改变和出汗。

· 幻肢痛。

疼痛强度

术后应定期评估疼痛强度，如果疼痛控制不良、疼痛刺激或治疗改变，应增加评估频率。对

表 20.5 疼痛病史

疼痛部位

原发部位

放射范围

疼痛发病时的环境

创伤或手术细节

疼痛特征

伤害性疼痛描述词：刺痛、跳痛、酸痛等

神经性疼痛描述词；LANSS 问卷

疼痛强度

静息时和运动时

加重或缓解因素

相关症状

头痛、恶心等

疼痛对活动和睡眠的影响

治疗

目前和既往服用的药物；剂量、频率、功效、副作用的细节

其他治疗：注射、TENS 等

其他医学专业人员意见

相关病史

既往或共存的疼痛状况及其结果

既往或共存的医疗状况；多发性硬化、HIV、糖尿病、癌症

其他因素

关于疼痛起因的担忧

知识背景及治疗的期望

焦虑或精神病状态

成人，使用3种常见的自我报告疼痛测量方法：

- 视觉模拟量表。
- 数值评定量表。
- 言语评定量表。

只要仔细选择端点和形容词并加以标准化，这些方法都相当可靠。

视觉模拟量表

视觉模拟量表（Visual Analogue Scale，VAS）使用10cm的线条。标记在线条左端描述为"无疼痛"，而"难以忍受的疼痛"标记在线条右端。患者被要求在一条线上标记一个最能代表疼痛程度的点。测量从"无疼痛"到患者标记的距离，该值等于VAS评分。VAS的优点在于它避免了不精确的描述性术语。然而，它可能比其他简单的评分方法更耗时，并且一些患者可能难以理解或执行较困难，特别是在术后急性疼痛期。

数值评定量表

数值评定量表（Numerical Rating Scale，NRS）是Likert量表，类似于VAS疼痛测量系统。患者被要求想象"0"等于"无痛"，而"10"等于"想象得到的最严重的疼痛"，然后分配一个数字最能代表患者的疼痛情况。NRS的优点是它不需要任何设备。但如果患者存在语言障碍，或者理解评分系统有困难，就可能出现一定的问题。

语言评分量表

语言评分量表（Verbal Rating Scale，VRS）使用不同的词来评分疼痛："无""轻""中""重"和"非常重"或"最重"的疼痛。VRS是疼痛测量的分类系统，通常还给每个描述词附加一个数字。VRS的优点是管理简单快捷，但缺点可能就是描述词数量较少。

体格检查

体格检查可以针对性地辅助进行疼痛诊断。下表所列尚不完全（表20.6）。

表 20.6 体格检查

望诊

瘢痕、与对侧手的对称性、温度、红斑、出汗、指甲改变、水肿、肌萎缩、肌肉震颤

触诊

瘢痕压痛、瘢痕下可触及肿块（神经瘤）

皮肤/非皮肤性疼痛分布

痛觉异常、感觉障碍、痛觉过敏

被动运动

关节压痛，运动范围

神经病学[a]

感觉功能、轻触、温度、针扎、音叉

运动功能

[a]：应该包括脊髓和臂丛，以及周围神经。

急性疼痛

术后疼痛

术后疼痛治疗的目标是：

· 提供主观的舒适（而不是完全消除疼痛）。

· 抑制创伤引起的伤害性冲动，以钝化对疼痛的自主和躯体反射。

· 促进功能恢复，让患者轻松地呼吸、咳嗽和活动。

此外，术后或创伤后急性疼痛的有效治疗可以降低慢性疼痛的发生率。急性术后疼痛不同于慢性疼痛或癌症疼痛，因为它是短暂的。焦虑也是相关因素之一，它与担心手术的结果和镇痛不佳有关。研究显示，对于等待手术的患者而言，术后严重急性疼痛是担心的主要问题。此外，术后疼痛控制不佳可导致手术恢复迟缓、肺功能不全和缺氧，同时出现活动能力降低和相应的血栓形成的风险增加。

诊断

急性疼痛，不论是因内科或外科手术所致，都应尽快解除。同时检查和治疗病因，镇痛掩盖诊断的情况很少出现。

管理：患者宣教

患者宣教对于优化疼痛管理很重要。外科医生有责任做好患者术后疼痛的预防和治疗。为了有效预防和治疗围手术期疼痛，必须采取团队合作的方法。急性疼痛服务（Acute Pain Service,

APS）是术后疼痛管理的优良方案，但必须包括外科医生和护士。大多数英国医院现在都有一个APS系统，培训员工、控制质量和审核效果。

管理：药物治疗

通常用于急性疼痛和慢性疼痛治疗的药物是相同的，并且都遵循世界卫生组织（World Health Organisation, WHO）的阶梯治疗镇痛（表20.7）。治疗疼痛的一般原则是从阶梯的底部开始向上。然而，在严重的术后疼痛中，可能需要从阶梯的顶部开始，即初始就可能需要步骤3的强阿片剂，在步骤1和2药物的基础上叠加应用。随着疼痛的减轻，沿阶梯逐级下降，最终只使用非阿片类药物。口服给药在所有镇痛阶段都是首选。

简单（非阿片）止痛药

对乙酰氨基酚：扑热息痛（对乙酰氨基酚）为乙酰苯胺衍生物，是世界上最常用的止痛药之一，部分原因在于其良好的安全记录。对乙酰氨基酚具有解热、镇痛作用，但缺乏抗炎作用。它被认为是一种中枢作用的环氧合酶（COX）抑制剂，具有微弱的外周效应。目前的研究证明了对乙酰氨基酚在中枢神经系统的多位点活性，包括抑制前列腺素的合成，以及5-羟色胺和大麻素途径的相互作用。

对乙酰氨基酚可口服、直肠和静脉给药。口服对乙酰氨基酚在近端小肠吸收良好，不受显著的首过效应影响，成人口服生物利用度估计为63%~89%。相比之下，直肠给药受到缓慢起效时间和生物利用度不可预测的限制。静脉制剂提供

表20.7 药物治疗和世界卫生组织镇痛阶梯

		步骤3：强阿片类 丁丙诺啡 芬太尼	佐剂 阿米替林 卡马西平 可乐定
	步骤2：弱阿片类 可待因	氢吗啡 吗啡	地塞米松 加巴喷丁
步骤1：非阿片类 对乙酰氨基酚	曲马多 可待因-扑热息痛合剂	哌替啶 羟考酮	氯胺酮 新斯的明
非甾体抗炎药		他喷他多	普瑞巴林

快速和可预测的治疗性血浆浓度，尤其适用于麻醉患者或不能口服药物的患者。静脉注射扑热息痛的推荐剂量为 15mg/kg，最大日剂量为 60mg/kg。1g 药物经静脉输注后约 25min 达到峰值血浆浓度（Cmax），而口服 1g 剂量达到峰值血浆浓度为 45min。临床上，静脉给药在镇痛时效上显示出明显差异。一项涉及 36 个研究的单剂量静脉注射对乙酰氨基酚的 Meta 分析显示，37% 接受对乙酰氨基酚的患者在 4h 内至少有 50% 的疼痛缓解，而接受安慰剂的患者疼痛缓解为 16%。

由于对乙酰氨基酚不引起胃刺激，治疗剂量相对无毒，副作用最小，因此它应该被认为是大多数术后镇痛方案的基本组成部分。扑热息痛是治疗轻中度疼痛的有效且耐受性良好的药物，因为它没有抗炎药物的肾脏或心血管副作用。它可以同时用于非甾体抗炎药和阿片类药物的协同作用。扑热息痛与非甾体抗炎药联合使用似乎可以产生协同作用，但迄今为止，仅有有限的证据表明这种相互作用在临床环境中是有利的。对比研究显示，扑热息痛在首个 24h 内具有显著的吗啡节省效应，大约为 20%。但是，这与吗啡相关副作用的减少无关。

非甾体抗炎药（Non-Steroidal Anti-Inflammatory Drugs，NSAIDS）：非甾体抗炎药的术后镇痛效果与阿片类药物相当。此外，还可发现有明显的阿片类节省效应，占 30%~50%，可减轻阿片类药物引起的恶心、呕吐及呼吸抑制。这种阿片类物质需要量和副作用的减少使患者明显获益，可产生良好的术后镇痛甚至减少住院时间。

NSAIDS 的镇痛、抗炎和解热作用以及典型的副作用均归因于抑制环氧化酶（Cyclo-Oxygenase，COX）1 和 2 受体，继而减少急性炎症反应介质的产生。经典的非甾体抗炎药如双氯芬酸、布洛芬和酮咯酸作为抗炎镇痛类药物已广泛应用，它们通过阻断 COX-1 和 COX-2 受体来抑制前列腺素的合成。遗憾的是，这些药物可产生许多不良的副作用。

NSAIDS 可使胃肠道（特别是胃）糜烂加重，原因不仅是对胃黏膜的局部刺激，而且造成胃黏液分泌的减少，黏膜血流的降低和胃酸分泌的增加。如果通过肠外或直肠途径给药，影响则会减轻，但尚不能完全消除。随时会出现胃刺激反应、消化不良和溃疡的可能，但短期治疗影响不大。原有的消化性溃疡病则可能会加重。

NSAID 诱导的前列腺素水平降低可导致肾血流量减少和急性肾功能损害（AKI），若既往存在的肾功能障碍则会增加该风险。在肾功能正常患者中，肾脏血流不依赖于前列腺素。但是麻醉可以改变肾脏的血流。非甾体抗炎药还可引起钠、钾和水潴留，这在某些患者中可能导致水肿。另也可能会出现一过性的肝功能异常。

血小板的聚集取决于前列环素（来自内皮细胞）和血栓素 A2（来自血小板）之间的平衡。前者是血管扩张剂，抑制血小板聚集。非甾体抗炎药通过抑制这两种因子的合成及相关平衡，进而决定出血的趋势。非甾体抗炎药有可逆地抑制血小板环加氧酶的作用，且只要血液中存在非甾体抗炎药，该效果就能持续存在。已有报道表明非甾体抗炎药能增加出血风险。

非甾体抗炎药能在部分哮喘患者中引发支气管痉挛。多达 20% 的成人哮喘患者可能发展成阿司匹林诱导的支气管痉挛，并且阿司匹林和其他非甾体抗炎药之间存在交叉敏感性。因此，对这些患者应慎用非甾体抗炎药。皮肤反应是非甾体抗炎药的第二个最常见的不良反应。患者可出现多种皮肤病，包括轻度皮疹、荨麻疹和光敏性，甚至会出现更严重且可能致命的疾病。

环氧化酶 -2 抑制剂：选择性 COX-2 抑制剂（昔布类）的研制，降低了与传统非甾体抗炎药相关的潜在胃肠道和肾脏不良反应的发生率。这些昔布类药物具有与传统非甾体抗炎药类似的镇痛效果，但能降低出血和胃肠道毒性的风险。然而，大量的结果和流行病学研究表明，尽管 COX-2 抑制剂确实能够提高胃肠道的安全性，但长期使用仍会出现胃肠道副作用。此外，选择性 COX-2 抑制剂会增加血栓性并发症发生率也引起了广泛重视。血栓性疾病能引起心肌梗死与脑卒中。选择性 COX-2 抑制剂可能通过破坏促血小板聚集和抗血小板聚集之间的平衡而增加血栓形成的风险。出于安全考虑，两种昔布类药物因安全问题已被下架：罗非昔布因心血管问题而下架，伐地昔布因引起严重皮肤反应而下架。

昔布类药物在术后镇痛中的作用尚不清楚。并且在费用上，它们比传统的非甾体抗炎药更加昂贵。然而，已经有许多研究对术后患者使用不同的非甾体抗炎药物进行预防性镇痛（详见本章节的"预防性镇痛"），虽然结果存在差异，但是对骨科疾病患者应用非甾体类抗炎药进行预防性镇痛是一种很普遍的常规。

阿片类镇痛药

阿片类药物能进行有效的术后镇痛，是对抗中度至重度疼痛的主要药物。最常用的阿片类药物包括丁丙诺啡、可待因和二氢可待因、芬太尼、氢吗啡酮、吗啡、氧可待因和曲马多。哌替啶不再被推荐用于术后镇痛，因为重复使用可能导致其代谢产物——去甲哌替啶的积累，并导致意识障碍和癫痫发作，同时也容易引起恶心与呕吐。

阿片类药物可以口服、肌内、静脉、皮下、经皮、黏膜内甚至关节内给药。它们也可以通过脊髓和硬膜外途径给药。口服阿片类药物通常是最方便和廉价的给药途径。只要患者能够口服，它便是适合的，并且口服阿片类药物是门诊手术人群疼痛管理的主要药物。患者静脉自控镇痛（PCA）——患者自主控制镇痛给药时间，已成为大手术后提供术后镇痛的标准方法。

药理学：吗啡与可待因是阿片生物碱类物质。自然界天然存在的称为"鸦片（Opiates）"；所有具有吗啡样作用的药物，无论是天然的还是人工合成的，都被称为阿片类药物。与其他强效药物不同，阿片类药物会影响疼痛患者的情绪，如焦虑和恐惧，并且提高疼痛阈值，使疼痛更可忍受。不管在开发新型止痛药方面有何进展，吗啡仍然是比照所有新型止痛剂的"金标准"。

现已确定了多种不同的阿片类受体：受体 μ、受体 δ、受体 κ 和受体 σ。受体 μ 有两种亚型，μ1 受体和 μ2 受体。μ1 受体介导镇痛，μ2 受体介导呼吸抑制。目前所有的阿片类药物受体激动剂均能激活 μ1 受体与 μ2 受体。

不同受体激活后的效应如表 20.8 所示：

表 20.8 阿片类受体激活后效应

受体 μ	镇痛、心动过缓、欣快感、抑制胃肠蠕动、缩瞳、恶心呕吐、呼吸抑制
受体 δ	镇痛、缩瞳、镇静
受体 κ	镇痛
受体 σ	烦躁、意识障碍、幻觉、瞳孔扩张

阿片类药物根据内啡肽受体的亲和力和活性分类如下：

1. 激动剂：结合和刺激阿片类受体的药物，如可待因、二氢吗啡、吗啡、羟考酮、哌替啶。

2. 拮抗剂：结合但不刺激阿片类受体的药物，例如纳洛酮。

3. 部分激动剂：结合和刺激阿片类受体但具有饱和（次最大）效应的药物，如丁丙诺啡。

4. 激动-拮抗剂：一种阿片类受体类型的激动剂，但是另一种受体拮抗剂，例如纳布啡、喷他佐辛。

激动-拮抗剂主要通过激活 κ 受体而起镇痛作用，同时作为 μ 受体的拮抗剂。这些药物大多数也能激活（至少部分激活）δ 受体。但这些药物往往会引发精神类疾病，例如病理性焦躁等，因此早已不再应用于临床实践。

副作用：所有主要作用于 μ 受体的阿片类药物在应用相同镇痛剂量时会有类似的副作用（表 20.9）。

表 20.9 阿片类药物副作用

心血管系统	心动过缓、心肌抑制、血管舒张
中枢神经系统	欣快感、烦躁不安、瞳孔缩小、肌肉僵硬、恶心呕吐、镇静
皮肤	瘙痒（常见于吗啡）
胃肠道	便秘（非常少见）、延迟胃排空
泌尿系统	尿潴留
呼吸系统	呼吸抑制

阿片类药物最严重的副作用是呼吸抑制，严重者可致缺氧。因此，在康复室或麻醉后复苏室（PACU）对所有术后患者进行呼吸频率监测和连续脉搏血氧饱和度测定是常规做法。术后应常规应用镇静评分监测镇静效果。阿片类药物是术后恶心呕吐（PONV）的主要危险因素之一。阿片类药物在术中或术后使用的情况下，应给予止吐预防。在许多研究中，抗呕吐药物与具有不同作用机制的药物联合使用可显著降低术后恶心呕吐PONV 的发病率。昂丹司琼和赛克利嗪已达到 95% 的有效率。

阿片类药物给药途径（口服途径）：最常用的治疗轻中度疼痛的药物有可待因、可待因联合扑热息痛、羟考酮和曲马多。

可待因，同吗啡相同，是一种天然生物碱。可待因在肝脏中代谢，其中 5%~10% 的可待因会转化为吗啡，并产生镇痛作用。口服可待因是治疗轻度至中度疼痛的常规手段。可待因加扑热息痛是术后镇痛和日间病房手术最常用的阿片类镇痛药。然而，在固定剂量的可待因加扑热息痛组合中，剂量－反应曲线相对平坦，上限效应明显。固定剂量联合用药的镇痛作用通常受到扑热息痛的副作用的限制。固定剂量联合制剂必须每 4~6h 给药 1 次，若未及时给药，特别是在"患者要求停药"的基础上，可能导致血浆阿片类物质浓度降低并再次出现疼痛。

因此，我们建议将可待因与扑热息痛分开应用。

羟考酮是一种用于治疗中重度疼痛的蒂巴因衍生物。它能应用于即刻释放或缓释剂型。羟考酮缓释片（奥施康定）已被证明能有效缓解术后疼痛。口服奥施康定的双相吸收模式初始吸收约 40% 的剂量，并在第一个小时达到镇痛效果，在后续 12h 内持续释放药物稳定血浆浓度，因此可以每日服药两次。一项针对骨科患者进行的试验表明，奥施康定能给髋关节和膝关节置换术后患者提供有效的镇痛效果，缩短其住院时间并减少镇痛给药频率。

曲马多能在小手术中为患者提供有效的镇痛作用。它通过两种机制提供镇痛作用，分别是阿片类物质的作用和增强下行的 5－羟色胺能和肾上腺素能的抑制作用。它是一种弱阿片类药物，因此并不具有典型阿片类药物的副作用。除非大剂量用药，否则很少发生呼吸抑制。它几乎不会导致便秘，成瘾性也小，能通过口服或静脉注射的途径给药，通常剂量为 100mg。恶心呕吐是静注给药后的常见并发症，因此应常规予以止吐药物治疗。

阿片类药物给药途径——肌注途径：肌注阿片类药物，特别是吗啡，已经作为 4h 按需给药镇痛的主要方式。肌注阿片类药物的有效血药浓度一般只能维持 2~4h。对患者安全性的担心与不配合是肌注镇痛缺乏有效性的主要原因之一。这种给药方法有许多缺点，由于以下原因不再推荐使用：

1. 肌注方式会产生剧烈疼痛。
2. 难以维持血浆中的有效浓度。
3. 患者经历疼痛的时间间隔延长。
4. 患者感觉不到疼痛是否缓解。
5. 给药后疼痛缓解时间有延迟。

此外，该给药方式还需要相关护理人员监护患者。

阿片类药物给药途径——静注途径：要使阿片类药物起效，必须达到一定血药浓度，并且需要剂量滴定对每个患者进行个体化治疗。监测阿片类药物治疗效果的最佳方法是疼痛评分。疼痛治疗的目的是让患者舒适而不产生镇静效果。通过静脉推注方式给药，能更加迅速的产生镇痛效应。通过患者自控镇痛（PCA）方式静滴阿片类药物，通常是吗啡，已成为许多医院治疗术后疼痛的常规。PCA 是一种镇痛方法，它采用复杂的输液装置，允许患者通过静脉推注方式自己控制阿片类药物给药剂量。PCA 机器结合了微处理器驱动的注射泵，当患者按下给药按钮时，机器将在预设限度内给予单次剂量药物。注射器与微处理器或保护代码的连接是关键。变量被编程到 PCA

机器中，以控制患者接受阿片类药物剂量的大小。大多数 PCA 机器也可以提供持续或"基础量"输液。当患者感到不适时，他们会按下需求按钮。如果患者无法使用双手时，可能需要备选的需求装置（如气动装置、压敏垫等）。PCA 的固有安全性在于只要机器处于 PCA 模式时（非连续输液，参见下文），如果患者变得过度镇静和没有更高需示求时，机器就不会提供更多剂量。

可管理的 PCA 变量包括：

1. 负荷剂量：开始持续治疗前对患者起到镇痛效果的初始阿片类药物剂量。由于患者个体之间效果差异很大，所以应对每位患者进行个体化治疗并根据其疼痛评分确定滴定速度。

2. 单次给药剂量：按下需求按钮时，PCA 机输送的阿片类药物的剂量。吗啡的标准剂量为 1mg。根据患者的年龄，该剂量可以增加或减少。

3. 锁定间隔：从一次给药结束到另一次给药开始的时间间隔。标准锁定间隔为 5min。

4. 连续（基础量）输液：该功能不常规使用，因为它增加副作用风险，但没有提高镇痛效果。

已有许多研究将 PCA 与传统的镇痛方法进行比较。1992 年和 2001 年的系统回顾性研究发现，PCA 与传统镇痛相比，其镇痛效果十分有限。然而，在 2007 年对 55 项研究共 3861 名患者进行了 Cochrane 回顾性分析发现，总体而言，在 PCA 组中更多的患者对 PCA 镇痛效果感到满意。此外，PCA 组在 24h 内的疼痛强度比常规镇痛组低 8 个百分点，在 25~48h 低 9 个百分点，在 49~72h 低 13 个百分点。

佐剂

尽管阿片类药物联合扑热息痛、非甾体抗炎药和局部麻醉剂在围手术期非常重要，但使用其他辅助药物在术后疼痛管理中可能发挥更大的作用。

加巴喷丁和普瑞巴林：抗惊厥药加巴喷丁和普瑞巴林可以作为多模式术后镇痛的组成部分。许多临床试验结果已证实了加巴喷丁和普瑞巴林的镇痛效应并减少阿片类药物使用。Meta 分析显

示，术前给予加巴喷丁可降低术后 24h 的疼痛评分和镇痛药品消耗。但是，却未证实副作用发生率是否会显著下降。

氯胺酮：氯胺酮作为术后镇痛佐剂的作用尚不清楚，许多研究表明氯胺酮具有止痛作用。一项 Meta 分析研究发现，在成人麻醉期间静脉注射氯胺酮能降低术后 48h 的疼痛强度，减少 24h 内吗啡消耗量，延迟首次额外镇痛给药时间。然而，氯胺酮作为围手术期镇痛组成部分的有效性可能受到其潜在副作用的限制，但可能对治疗慢性疼痛有一定作用。

其他药物：可乐定、地塞米松、镁和新斯的明在减轻疼痛方面都有潜在的益处，但迄今为止还没有在临床实践中常规使用。

治疗：有创治疗

局部麻醉阻滞：手由 3 根主要神经（正中神经、尺神经和桡神经）支配，这 3 根主要神经分别是臂丛的 3 个远端大分支。可采用以下局部麻醉技术来实现上肢镇痛：

局部浸润、关节内注射、静脉局部麻醉、神经阻滞、外周神经阻滞。

阻滞时间可以通过使用导管技术和连续注射或间歇性释放（患者控制）长效局麻药来延长。

局部浸润：在轻微软组织手术后，在伤口和切口中单次注射局部麻醉药物可提供有效的镇痛。布比卡因是一种长效局麻药，正被其异构体左旋布比卡因替代；罗哌卡因，是另一种长效局麻药。两者对心血管系统的副作用都很小。

关节内注射：关节腔内注射局部麻醉剂已用于膝关节镜手术多年，效果良好。对于肩、肘和腕关节镜手术，关节内注射局麻药的效果已优于浸润麻醉。手术结束时，主刀医生直视下插入关节内导管相对简单。术后通过导管输注局部麻醉剂稀释液。该技术能良好缓解疼痛，同时保持关节的运动功能。改进方式是将导管连接到 PCA 机上，允许患者自行使用长效局部麻醉药。

静脉局部麻醉：静脉局部麻醉（IVRA），Biers

阻滞是一种简单可靠又直接的麻醉方法，用于前臂和手部的浅表小型手术，包括骨折复位固定术。发表的系列报告中，96%~100% 的患者麻醉成功，且具有较低的副作用发生率。该技术仅适用于短时手术（手术时间＜30min），儿童禁用，针对手臂肥胖患者和高血压（收缩压＞200mmHg）患者的效果并不让人满意。首选的局部麻醉剂是 0.5% 丙胺卡因（最高可用 300mg），应避免使用布比卡因和左旋布比卡因。

臂丛阻滞：已有 40 多种进行近端、区域神经丛或束支部阻滞的技术，但它们都是 4 种基本入路衍生而来的：斜角肌间隙入路、锁骨上入路、腋窝入路、锁骨下入路。每个技术都不是完美的，因为它们各有不同的优点和并发症，应用的选择取决于哪种最适合于预期的手术。在手和前臂手术中，腋路臂丛麻醉的应用最为广泛。

腋路臂丛麻醉易于掌握，并发症发生率最低，非常适合手外科手术。一开始，阻滞是通过在腋动脉周围使用盲针技术引起感觉异常来实现的，后来采用经动脉旁入路，然后是被神经刺激器和单次注射技术代替。然而，当使用麻醉时，采用经动脉旁技术或单次注射技术刺，10%~40% 的患者出现阻滞不完全。针对逐个神经的多重刺激技术能产生更快和更广泛的阻滞，阻滞成功率为 90%~94%。此外，如果患者在手术过程中要保持清醒状态，肌皮神经阻滞十分重要，它可以避免在手术过程中因止血带产生的疼痛。并发症包括麻醉药注入血管和神经损伤。术后与神经阻滞相关的短暂神经症状在前 10 天（8%）相对较多，但在 1 个月后（2%~4%）则较少见，而与阻滞麻醉相关的症状持续 6 个月以上者极为罕见。

周围神经阻滞：单次注射联合持续注射的周围神经阻滞用于上肢术后镇痛十分常见。周围神经阻滞以最小的运动功能阻滞提供极好的镇痛效果，这有助于早期的关节活动和物理治疗。外周神经阻滞避免了阿片类药物的副作用。连续周围神经阻滞技术需经皮插入导管，并直接置入支配手术部位的外周神经处，然后通过导管注入稀释的局部麻醉溶液，以提供有效的特异性局部镇痛。该项技术安全有效，即使对门诊患者使用一次性弹性泵也安全有效。

超声引导阻滞

高分辨率实时超声（US）引导下神经阻滞在局麻中的应用日益广泛。

超声引导阻滞的优点包括解剖结构与局麻药物的浸润的可视化。在局部和外周神经阻滞期间使用超声显像可增加麻醉成功率，减少阻滞的潜伏期，减少局麻药物的使用剂量，减少操作时间，并可降低或消除麻醉药物注射进入血管或神经内的风险。大量的新兴研究支持了这些说法，例如，对腋窝阻滞的回顾性分析发现，超声引导阻滞的成功率高于传统阻滞法（91.6% 比 81.9%）。且超声引导阻滞使用的麻醉药剂量更少，产生镇痛效果时间更短。

持续性（慢性）疼痛

当症状超过初始损伤的预计程度与病程时间时，往往会产生持续性疼痛，且可导致明显的功能障碍。从急性疼痛到慢性疼痛的转变不是偶然的。持续性疼痛的患者在手术或创伤后的急性期常常有症状和体征。表 20.10 列出了持续性疼痛的鉴别诊断，列表内容仅为主要方面。

表 20.10　持续性疼痛的鉴别诊断

截肢；假肢或残肢疼痛
关节炎
骨或软组织损伤；骨折，韧带损伤，不稳定性
肿瘤；肿瘤浸润或化疗
骨筋膜室综合征
复杂区域疼痛综合征（CRPS）
红斑性肢痛
感染；骨、HIV、关节、皮肤、软组织
神经病理性疼痛；周围神经损伤、中枢神经或脊柱病变
自残／装病
胸廓出口综合征：神经或血管压迫
血管；动脉粥样硬化、雷诺综合征、血栓闭塞性脉管炎

截肢后疼痛

上肢截肢比下肢截肢少见得多，50%以上的上肢截肢是因为外伤。其他原因包括烧伤、先天性畸形、感染和肿瘤。截肢术后疼痛十分常见，急性期与慢性期疼痛会出现重叠。因此，截肢后，或确实是像臂丛神经撕脱这样的失传入神经损伤，会出现许多现象：残肢痛、幻肢感、幻肢痛。必须清楚认识到这3种现象可以共存。

残肢疼痛能被精确定位到截肢部位。残肢痛是急性疼痛，如果产生持续性疼痛，通常是神经源性的。严重的截肢前疼痛会增加残肢疼痛的风险。幻肢感的定义为缺失肢体除痛觉外所有的感觉。几乎所有截肢患者都有幻肢经历。感觉意识从模糊到完全的感觉，包括对大小、位置、运动和温度的感觉。幻肢痛被定义为身体缺失部位的任何有害感觉现象。幻肢痛的严重程度不同，对患者生活的影响也不同（表20.11）。

表20.11 幻肢痛严重程度的分类

1级	轻微的间歇性感觉异常，不影响正常的活动、工作或睡眠
2级	感觉异常令人不适，但不干扰活动或睡眠
3级	疼痛的强度、频率或持续时间足以使患者感到不适、烦恼
4级	持续的严重疼痛，干扰正常的活动和睡眠

3级的部分患者会有疼痛感：能忍；间歇性地干扰生活习惯；保守治疗有效。

流行病学

幻肢疼痛的患病率根据截肢的位置不同而不同。在上肢截肢者中幻肢痛的患病率接近82%，在下肢截肢者中为54%。幻肢痛的发生率为30%~80%，并且更常见于肢体的远端部分，例如多见于手和手指而非肘部。多达75%的患者在截肢后几天内会出现疼痛，通常随着时间慢慢缓解。然而，10%的患者会出现中度或重度的持续性疼痛。截肢前疼痛似乎会增加截肢术后幻肢痛的风险。截肢前和术后的疼痛强度是慢性疼痛强度的预测指标。

治疗：概述

预防

有证据支持使用围手术期局部麻醉剂可减轻持续性幻肢痛，因为它提供显著的术后疼痛缓解作用。然而，局部麻醉剂本身并没有减少幻肢痛的发生率。在上肢截肢手术中，局部麻醉可采用连续臂丛神经阻滞或术中直视下插入导管的方式提供。通过围手术期静脉注射氯胺酮72h可以减轻严重的长期幻肢疼痛（详见"佐剂"一节）。

治疗：药物治疗

简单（非阿片类）镇痛药

在急性期，截肢后疼痛主要是伤害性的。因此，应尽早开始非阿片类药物镇痛。可考虑使用扑热息痛、非甾体抗炎药和弱阿片类药物，如可待因和曲马多。

阿片类镇痛药

吗啡，无论是PCA静脉注射或口服缓释片（MST），均可有效地减少幻肢疼痛。

抗精神类药物

阿米替林和加巴喷丁对减少残肢和幻肢痛有效。它们应按照"一线治疗药物"进行使用。

降钙素

降钙素，无论是静脉、皮下或鼻内给药途径，均能有效治疗急性幻肢痛。它对持续性疼痛无效。

氯胺酮

氯胺酮能有效降低残端疼痛的严重程度，但是目前还没有口服制剂。

治疗：非药物性

非药物性技术，包括感觉辨别训练，镜像治疗和想象的肢体运动也很有效。

神经病理性疼痛

神经病理性疼痛通常比其他形式的疼痛更令人难以忍受，并且由于病因和潜在机制的异质性，治疗可能极具挑战性。引起周围神经病变的条件，如糖尿病、疱疹后神经痛、神经根压迫、臂丛神经病、创伤和癌症，均可表现为神经病理性疼痛的症状。引起中枢神经病理性疼痛的症状包括中风、脊髓损伤和多发性硬化等。手术或创伤后神经源性疼痛的大多数患者也会有伤害性因素，这取决于深层的病理生理学。

流行病学

神经病理性疼痛的患病率约为 1%。然而，术后、创伤后、截肢后的持续性疼痛的发生率高达 85%，严重的持续性疼痛发生率为 10%。

诊断

临床上神经性疼痛的诊断并不容易。它可被认为是发生在感觉异常或感觉缺失区域的疼痛。

症状

典型患者可诉自发性疼痛（没有检测到的刺激）和诱发性疼痛（对刺激的异常反应）疼痛可以持续稳定，也可以阵发性或间歇性发作。持续的疼痛通常被描述为"灼痛""割痛""蜇痛"或"刺痛"，阵发性疼痛通常被描述为"注射样"或者"刀割样"痛。

体征

体格检查应集中于疼痛的部位，并辨别对感觉刺激的任何异常反应。可能存在以下现象：

· 阳性现象：异位痛、痛觉过敏、痛觉过度、自主神经功能障碍。

· 阴性现象：浅触觉、针刺觉、振动和热感觉的丧失。

利兹神经性症状和体征评估（The Leeds Assesment of Neuropathic Symptoms and Signs，LANSS）疼痛量表是区分神经性疼痛和伤害感受性疼痛的有效工具。

治疗：患者宣教

应向患者和陪护人员提供信息，以促进自我管理。患者应确信物理和职业治疗是安全的，同时也是有效管理的中心。治疗的进度和目标的设定应该尽早讨论。英国疼痛协会（www.britishpainsociety.org.uk）提供患者信息。

药物治疗

一线治疗

一线药物治疗的选择包括阿米替林、加巴喷丁和普瑞巴林。开始夜间口服阿米替林 10mg，缓慢增加至有效剂量，剂量不超过 75mg。维持剂量为至少每晚 25mg。或者开始夜间口服加巴喷丁 300mg 慢慢增加到 300mg，每天 3 次，然后慢慢增加到每天不超过 3600mg 的有效剂量。维持剂量为 600mg，每天 3 次。或者开始夜间口服普瑞巴林 75mg，增加到 75mg 每天 2 次，然后慢慢达到有效剂量不超过 600mg 每天。维持剂量为 150mg，每天 2 次。

无论选择哪种药物，治疗效果应每隔 2 周评估一次，直到疼痛得到控制。如果一种药物无效或不能耐受，则更换另一种药物。但是，如果发现其中一种仅是部分有效的，阿米替林和加巴喷丁或普瑞巴林可以联合使用。

二线治疗

二线药物治疗的选择包括多洛西汀和卡马西平。开始夜间口服多洛西汀 30mg，缓慢增加，维持剂量不超过 120mg。夜间维持剂量为 60mg。或者开始口服卡马西平，每天两次，每次 100mg，增加至每日有效剂量不超过 1600mg。维持剂量为 200mg，每天 4 次。

三线治疗

选择包括曲马多和其他阿片类镇痛药。开始口服缓释曲马多 50mg，每天 2 次，缓慢增加到每日不超过 400mg 的有效剂量。在服用选择性 5- 羟色胺再摄取抑制剂（SSRI）抗抑郁药的患者中，应特别小心使用曲马多，因为它可能会引发严重的 5 - 羟色胺能现象。如果医生对阿片类药物的等效剂量和长期治疗以及出现的问题有把握，可以考虑其他有价值的阿片类药物。对这些药物的考虑也应该促使患者转诊给疼痛专家。

其他药物

其他药物和不同的应用方式也可以考虑，包括 5% 利多卡因膏剂（Versatis®）、局部应用 8% 辣椒素贴片（Qutenza®）、口服氯胺酮。

治疗：侵入性治疗

在周围神经分布区有可疑病史或疼痛史的病例中，由于外科手术或创伤可能造成神经损伤，手术探查可能是必需的。介入性疼痛治疗在转诊给疼痛专家之后可能会被建议，比如星形神经节阻滞、静脉注射局部麻醉（IVRA）和脊髓刺激。

治疗：物理和职业性康复

物理治疗应由在持续性和神经性疼痛方面有经验的治疗师提供。治疗的重点是通过获得自我管理技能来恢复功能和正常活动。患者和陪护人员应积极参与目标设定。如果疼痛持续或治疗无效，应考虑转诊疼痛专家。

复杂性区域疼痛综合征（CRPS）

复杂性区域疼痛综合征（Complex Regional Pain Syndrome，CRPS）是一种与感觉、运动、自主神经、皮肤和骨骼异常相关的令人虚弱的疼痛状态，其病因尚不清楚。周围神经和中枢神经的病理生理学之间存在相互作用。交感神经功能障碍作为主要问题的概念已经过时了（表 20.12）。CRPS 可以根据缺乏（1 型）或存在（2 型）主要神经损害分为两种类型。这种区别与治疗无关，但可能具有医学法学的重要作用。

流行病学

现有证据表明，短暂性 CRPS 常见于肢体骨折和手术后（高达 25%）。大多数情况下几个月后疼痛就会减轻。CRPS 常发生于创伤后，尽管创伤的严重程度不重。9% 的病例没有创伤史。欧洲 CRPS 的发病率是 1/25 000，患病率为 1/1500。CRPS 通常影响一个肢体，但 7% 的患者会影响到对侧的肢体。大多数症状出现在受伤或不能活动的 1 个月内，大约 15% 患者 2 年后会有持续性疼痛和功能损害。由于功能和结构的变化，一个短暂的 CRPS 时期可能导致长期功能障碍。

诊断

CRPS 是一种排除性诊断。在疼痛门诊应用 Budapest 标准（表 20.13）可鉴别引起疼痛的其他原因，Atkins 标准（表 20.14）用于外科手术设置。它们在 CRPS 的诊断中提供相似的结果。

常见的疼痛原因包括感染、骨折固定不良、不稳定、关节炎，关节病和神经卡压或神经损害（表 20.10）。

石膏过紧和 / 或石膏固定时不成比例的疼痛可能是早期 CRPS 甚至是筋膜室综合征的警告信号。感觉、运动缺失（"我的手感觉不属于我的" 或 "我没法按自己的想法动我的手"）是 CRPS 的特征。现不再推荐使用 ^{99} 锝 – 三相骨扫描。

治疗：概述

CRPS 应综合应用多学科方法治疗。对于 CRPS 患者，疼痛、功能丧失和心理障碍占主导地位。关怀的四大 "支柱" 见图 20.1。

建议尽早转至能提供多学科服务的疼痛管理专科中心。

治疗：患者教育

需要提供信息给患者和陪护人员，以促进其自我管理疼痛。患者应确信 85% 病例的疼痛将被完全或部分解决。患者应确信物理和职业治疗是

表 20.12 CRPS 以前的名称

痛性营养不良
痛性神经营养不良
灼性神经痛
骨折病
反射性神经血管营养不良
反射性交感神经营养不良
肩手综合征
Sudeck 氏萎缩

表 20.13　布达佩斯（Budapest）CRPS 临床诊断标准（国际疼痛研究协会修订）

与任何刺激性活动不相称的持续性疼痛

≥ 1 项下述 3 类的症状
≥ 1 项下述 2 类的体征

没有其他诊断能更好地解释症状和体征

类别 1	类别 2	类别 3	类别 4
症状 自发性疼痛 机械性痛觉过敏 热痛觉过敏 深部躯体痛觉过敏	症状 温度不对称 皮肤颜色改变	肿胀 多汗症 少汗症	症状 运动无力 震颤 / 肌张力障碍 协调障碍 指甲 / 头发改变 皮肤萎缩 关节僵硬 软组织的变化
体征 针刺痛觉过敏 触压痛	体征 血管扩张 血管收缩 温度不对称 皮肤颜色变	体征 肿胀 多汗 少汗	体征 运动无力 震颤 / 肌张力障碍 协调障碍 化指甲 / 头发变化 皮肤萎缩 关节僵硬 软组织的变化

表 20.14　Atkins CRPS 临床诊断标准

神经性疼痛
非皮节区、灼烧、无原因但伴有触压痛和痛觉过敏

血管舒缩不稳定和出汗异常
四肢红润干燥、皮温低、青灰色、湿冷，温度敏感性增加，四肢温差异常

肿胀

关节活动度丧失，伴有关节软组织挛缩
皮肤变薄、毛发和指甲营养不良

安全的，同时也是有效治疗的核心。活动的节奏和目标的设定应该尽早讨论确定。

治疗：药物治疗

1. 简单（非阿片类）镇痛：应及早开始简单镇痛。应考虑使用扑热息痛、非甾体抗炎药和可待因、曲马多等弱阿片类药物。虽然这些药物不能治疗 CRPS 的特殊疼痛，但它们可以治疗持续的伤害性疼痛，并辅助物理治疗。

2. 阿片类镇痛：如果医生对阿片类药物的等效剂量和长期治疗及出现问题的处理有把握，可以考虑其他有价值的阿片类药物。对这些药物的考虑也应该促使患者转诊给疼痛专家。

3. 抗精神类药：参照上文"治疗：非药物性"内容。

4. 其他药物：CRPS 病程小于 6 个月的患者可考虑静脉注射帕米膦酸钠 60mg。如果疼痛持续或治疗无效，应考虑转诊疼痛专家。

治疗：侵入性治疗

介入性疼痛治疗如星形神经节阻滞和静脉局部麻醉（IVRA）不推荐用于 CRPS 的管理。对于未对综合治疗作出反应的患者，转诊给疼痛专科医生后可建议脊髓刺激。

手术：截肢（见"截肢后疼痛"一节）仅在肢体感染无法治疗的情况下才考虑手术。CRPS 影响的肢体应避免早期手术，如果无法避免，应在积极治疗结束后至少推迟一年。在某些 2 型 CRPS 的病例中，如果发现有明确的神经损害，可能需要进行手术。没有证据表明任何一种麻醉技术在预防 CRPS 复发方面是有优势的。

治疗：物理和职业治疗

持续性和神经性的疼痛治疗应由经验丰富的治疗师进行。治疗的重点是通过学习自我管理技能恢复功能和正常活动度。患者和陪护人员应积极参与目标设定。该计划可能包括：进度和放松方法，自我管理触觉和热刺激脱敏方法，镜像治疗和 CRPS 的相关肌张力障碍治疗。

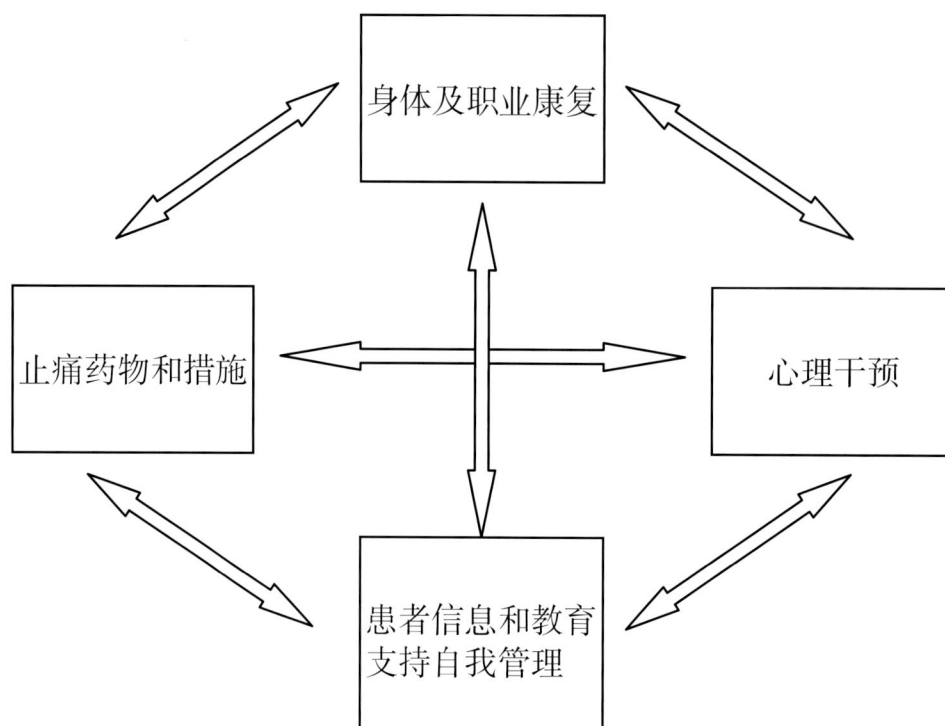

图 20.1 四大"支柱"

治疗：心理干预

　　心理干预是基于对情绪（焦虑或抑郁）期望和行为（逃避、灾难化）的个性化评估。通常在间歇性的一对一的治疗基础上，或由专科中心提供的加强住院疼痛管理项目（PMP）中，遵循认知行为疗法（CBT）的原则进行治疗。

参考文献

[1] Merskey H, Bogduk N. Classifi cation of chronic pain, IASP Task Force on Taxonomy. Seattle: IASP Press; 1994.

[2] Loeser JD, Treede RD. The Kyoto protocol of IASP basic pain terminology. Pain. 2008;137(3):473–477. [3] Hayes C, Browne S, Lantry G, et al. Neuropathic pain in the acute pain service: a prospective study. Acute Pain. 2002;4:45–48.

[4] Cousins MJ, Brennan F, Carr DB. Pain relief: a universal human right. Pain. 2004;112(1–2):1–4.

[5] Kehlet H, Dahl JB. Anaesthesia, surgery, and challenges in postoperative recovery. Lancet. 2003; 362(9399):1921–1928.

[6] Dolin SJ, Cashman JN. Effectiveness of acute postoperative pain management: I. Evidence from published data. Br J Anaesth. 2002;89:409–423.

[7] Kehlet H, Jensen TS, Woolf CJ. Persistent postsurgical pain: risk factors and prevention. Lancet. 2006; 367(9522):1618–1625.

[8] Macrae WA. Chronic post-surgical pain: 10 years on. Br J Anaesth. 2008;101(1):77–86.

[9] Kissin I. Preemptive analgesia: terminology and clinical relevance. Anesth Analg. 1994;79(4):809–810.

[10] Katz J, McCartney CJ. Current status of preemptive analgesia. Curr Opin Anaesthesiol. 2002; 15(4):435–441.

[11] Katz J, Clarke H. Preventive analgesia and beyond: current status, evidence, and future directions. In: Macintyre PE, Walker SM, Rowbotham DJ, editors. Clinical pain management: acute pain. 2nd ed. London: Hodder Arnold; 2008.

[12] Scott DA, McDonald WM. Assessment, measurement and history. In: Macintyre PE, Rowbotham D, Walker S, editors. Textbook of clinical pain management. 2nd ed. Acute pain. London: Hodder Arnold; 2008.

[13] Murphy D, McDonald A, Power C, Unwin A, MacSullivan R. Measurement of pain: a comparison of the visual analogue with a nonvisual analogue scale. Clin J Pain. 1988;3:197–199.

[14] Australian and New Zealand College of Anaesthetists and Faculty of Pain medicine: Scientifi c evidence, 2nd ed. Melbourne: Australian and New Zealand College of

Anaesthetists; 2005.

[15] McNicol ED, Tzortzopoulou A, Cepeda MS, Francia MBD, Farhat T, Schumann R. Single-dose intravenous paracetamol or propacetamol for prevention or treatment of postoperative pain: a systematic review and meta-analysis. Br J Anaesth. 2011;106(6): 764–775.

[16] Dsida R, Cote C. Nonsteroidal anti-infl ammatory drugs and hemorrage following tonsillectomy: do we have the data? Anaesthesiology. 2004;100:749–751.

[17] Kearney PM, Baigent C, Godwin J, et al. Do selective cyclo-oxygenase-2 inhibitors and traditional nonsteroidal infl ammatory drugs increase the risk of atherothrombosis? Meta-analysis of randomised trials. BMJ. 2006;332:1302–1303.

[18] Nussmier NA, Whelton AA, Brown MT, et al. Complications of the COX-2 inhibitors parecoxib and valecoxib after cardiac surgery. N Engl J Med. 2005;352:1081–1091.

[19] Apfel CC, Greim CA, Haubitz I, Usadel J, Sefrin P, Roewer N. A risk score to predict the probability of postoperative vomiting in adults. Acta Anaesthesiol Scand. 1998;42:495–501.

[20] Ahmed AB, Hobbs GJ, Gurran JP. How to study postoperative nausea and vomiting. Acta Anaesthesiol Scand. 2002;46:921–928.

[21] De Beer Jde V, Winemaker MJ, Donnelly GAE, et al. Effi cacy and safety of controlled-release oxycodone and standard therapies for postoperative pain after knee or hip replacement. Can J Surg. 2005;48: 277–283.

[22] Hudcova JC, McNicholl E, Quah C, et al. Patient controlled analgesia versus conventional opioid analgesia for postoperative pain. Cochrane Database Syst Rev. 2006;(4):CD003348.

[23] Seib RK, Paul JE. Preoperative gabapentin for postoperative analgesia: a meta-analysis. Can J Anaesth. 2006;53:461–469.

[24] Elia N, Tramer MR. Ketamine and postoperative paina quantitative systematic review of randomised trials. Pain. 2005;113:61–70.

[25] Fredrickson MJ, Kilfoyle DH. Neurological complication analysis of 1000 ultrasound guided peripheral nerve blocks for elective orthopaedic surgery: a prospective study. Anaesthesia. 2009;64:836–844.

[26] Lo N, Brull R, Perlas A, et al. Evolution of ultrasound guided axillary brachial blockade: retrospective analysis of 662 blocks. Can J Anaesth. 2008;55(7): 408–413.

[27] Kooijman CM, Dijkstra PU, Geertzen JH, et al. Phantom pain and phantom sensations in upper limb amputees: an epidemiological study. Pain. 2000; 87(1):33–41.

[28] Lambert AW, Dashfi eld AK, Cosgrove C, et al. Randomized prospective study comparing preoperative epidural and intraoperative perineural analgesia for the prevention of postoperative stump and phantom limb pain following major amputation. Reg Anesth Pain Med. 2001;26(4):316–321.

[29] Dertwinkel R, Heinrichs C, Senne I, et al. Prevention of severe phantom limb pain by perioperative administration of ketamine – an observational study. Acute Pain. 2002;4(1):9–13.

[30] Bennett M. The LANSS Pain Scale: the Leeds assessment of neuropathic symptoms and signs. Pain. 2001;92(1–2):147–157.

[31] NICE. The pharmacological management of neuropathic pain in adults in non-specialist settings. 2010. www.nice.org.uk/cg96 .

[32] Baron R, Fields HL, Jänig W, Kitt C, Levine JD. National Institutes of Health Workshop: refl ex sympathetic dystrophy/complex regional pain syndromesstate- of-the-science. Anesth Analg. 2002;95:1812–1816.

[33] Dijkstra PU, Groothoff JW, ten Duis HJ, Geertzen JH. Incidence of complex regional pain syndrome type I after fractures of the distal radius. Eur J Pain. 2003;7(5):457–462.

[34] Veldman PH, Reynen HM, Arntz IE, Goris RJ. Signs and symptoms of refl ex sympathetic dystrophy: prospective study of 829 patients. Lancet. 1993; 342(8878):1012–1016.

[35] Schasfoort FC, Bussman JG, Stam HJ. Impairments and activity limitations in subjects with chronic upper limb complex regional pain syndrome type I. Arch Phys Med Rehabil. 2004;85(4):557–566.

[36] Harden RN, Bruehl S, Stanton-Hicks M, Wilson PR. Proposed new diagnostic criteria for complex regional pain syndrome. Pain Med. 2007;8(4): 326–331.

[37] Thomson McBride AR, Barnett AJ, Livingstone JA, Atkins RM. Complex regional pain syndrome (type1): a comparison of 2 diagnostic criteria methods. Clin J Pain. 2008;24(7):637–640.

[38] Atkins RM, Tindale W, Bickerstaff D, Kanis JA. Quantitative bone scintigraphy in refl ex sympathetic dystrophy. Br J Rheumatol. 1993;32(1):41–45.

[39] Bruehl S, Harden RN, Galer BS, et al. External validation of IASP diagnostic criteria for complex regional pain syndrome and proposed research diagnostic criteria. International Association for the Study of Pain. Pain. 1999;81(1–2):147–154.